# GUIDE-FORMULAIRE

## DE

# THÉRAPEUTIQUE

## GÉNÉRALE ET SPÉCIALE

PAR

## le D' V. HERZEN

**DEUXIÈME ÉDITION**

ENTIÈREMENT REFONDUE

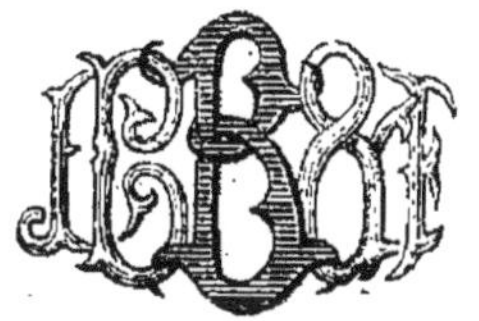

## PARIS

### LIBRAIRIE J.-B. BAILLIÈRE ET FILS

**Rue Hautefeuille, 19, près le Boulevard Saint-Germain.**

## 1903

# Traité de Médecine et de Thérapeutique

### PAR

**P. BROUARDEL** | **A. GILBERT**

Doyen de la Faculté de médecine de Paris | Professeur agrégé à la Faculté de Médecine

**10 vol. in-8 de 800 à 900 pages, illustrés de figures. Prix de chaque volume : 12 fr.**

**TOMES I et II. — Maladies microbiennes. — I. —** *Variole*, par AUCHÉ. — *Vaccine*, par SURMONT. — *Varicelle*, par GALLIARD. — *Scarlatine*, par WURTZ. — *Rougeole*, par GRANCHER. — *Rubéole, Grippe*, par NETTER. — *Diphtérie*, par GRANCHER et BOULLOCHE. — *Coqueluche, Oreillons*, par LEGROUX et HUDELO. — *Erysipèle et Streptococcie*, par WIDAL. — *Pneumococcie*, par LANDOUZY. — *Staphylococcie*, par COURMONT. — *Coli-bacillose*, par GILBERT. — *Fièvre typhoïde*, par BROUARDEL et THOINOT. — II. — *Typhus*, par NETTER. — *Peste*, par DESCHAMPS. — *Fièvre jaune*, par MOSNY. — *Choléra*, par THOINOT. — *Dysenterie, Tétanos*, par VAILLARD. — *Rhumatisme articulaire aigu*, par WIDAL. — *Tuberculose*, par STRAUS. — *Lèpre*, par HALLOPEAU. — *Syphilis, Chancre*, par BALZER. — *Morve, Charbon, Rage, Actinomycose*, par MÉNÉTRIER.

**TOME III. — Maladies parasitaires. — Intoxications. — Affections constitutionnelles. — Maladies de la Peau. —** *Maladies parasitaires*, par GIRODE. — *Trichinose*, par BROUARDEL. — *Paludisme*, par LAVERAN. — *Intoxications*, par LETULLE. — *Alcoolisme*, par LANCEREAUX. — *Empoisonnements*, par WURTZ. — *Obésité, goutte, diabète*, par RICHARDIÈRE. — *Cancer*, par GOMBAULT. — *Rhumatismes*, par TEISSIER et ROQUE. — *Rachitisme*, par MARFAN. — *Maladies de la peau, pellagre, myxœdème*, par GAUCHER et BARBE.

**TOME IV. — Maladies du Tube digestif et du Péritoine. —** *Maladies de la bouche et du pharynx*, par J. TEISSIER et ROQUE. — *Maladies de l'estomac*, par HAYEM et LION. — *Maladies de l'œsophage et de l'intestin*, par GALLIARD. — *Entérites infantiles*, par HUTINEL. — *Péritoine*, par E. DUPRÉ.

**TOME V. — Maladies du Foie, de la Rate, du Pancréas, des Reins, de la Vessie et des Organes génitaux. —** *Glandes salivaires*, par DUPRÉ. — *Pancréas*, par RICHARDIÈRE et CARNOT. — *Foie*, par GILBERT. — *Rate*, par LAUNOIS. — *Reins*, par A. CHAUFFARD et JEANSELME. — *Organes génitaux de l'homme*, par L. GUINON. — *Organes génitaux de la femme*, par SIREDEY.

**TOME VI. — Maladies de l'Appareil circulatoire. —** *Cœur*, par MERKLEN. — *Artères*, par ROGER et GOUGET. — *Veines*, par WIDAL et BEZANÇON. — *Lymphatiques*, par BEZANÇON. — *Sang*, par PARMENTIER.

**TOME VII. — Maladies de l'Appareil respiratoire. —** *Nez*, par CARTAZ. — *Larynx*, par CASTEX et BARBIER. — *Sémiologie de l'appareil respiratoire*, par BARTH. — *Bronchites*, par CLAISSE. — *Broncho-pneumonie*, par MOSNY. — *Pneumoconiose*, par CLAISSE. — *Tuberculose pulmonaire*, par GRANCHER et BARBIER. — *Pneumonie*, par LANDOUZY. — *Asthme*, par LE NOIR.

**TOME VIII. — Maladies des Plèvres. — Maladies du Système nerveux. —** *Pleurésies*, par LANDOUZY. — *Cancer pulmonaire*, par MÉNÉTRIER. — *Pneumothorax*, par GALLIARD. — *Médiastin*, par BOINET. — *Apoplexie, Délire, Céphalalgie, Vertiges, Convulsions, Contractures*, par ACHARD. — *Paralysies, Hémiplégie, Paraplégie, Hémorragie, Embolie, Ramollissement*, par MARIE. — *Aphasie*, par BALLET. — *Syphilis, Tumeurs, Abcès*, par KLIPPEL. — *Encéphalite*, par BOURNEVILLE.

**TOMES IX et X. — Maladies du Système nerveux. —** *Paralysie générale*, par RAYMOND. — *Psychoses*, par DUPRÉ. — *Méningites*, par HUTINEL et KLIPPEL. — *Maladies de la moelle épinière*, par DÉJERINE. — *Syphilis médullaire*, par GILBERT et LION. — — *Maladies des nerfs périphériques*, par PITRES. — *Névroses, Hystérie*, par GILLES DE LA TOURETTE. — *Epilepsie, Paralysie agitante*, par GRASSET. — *Migraine, Neurasthénie*, par BRISSAUD. — *Myopathies*, par MARINESCO. — *Insolation*, par VAILLARD.

**ENVOI FRANCO CONTRE UN MANDAT SUR LA POSTE**

# Traité de Chirurgie clinique et opératoire

PAR

| A. LE DENTU | PIERRE DELBET |
|---|---|
| rofesseur de clinique chirurgicale à la Faculté de médecine de Paris | Professeur agrégé à la Faculté de médecine de Paris |

**10 vol. in-8 de 800 à 1000 pages, illustrés de figures...... 125 fr.**



LIBRAIRIE J.-B. BAILLIÈRE ET FILS

# GUIDE-FORMULAIRE

## DE

# THÉRAPEUTIQUE

**BOCQUILLON LIMOUSIN. — Formulaire des Médicaments nouveaux**, par H. Bocquillon-Limousin, pharmacien de 1ᵉ classe, lauréat de l'Ecole supérieure de pharmacie. 14ᵉ *édition*, 1902, 1 vol. in-18 de 324 pages, cartonné. . . . . . . . 3 fr.

**— Formulaire des Alcaloïdes et des Glucosides.** 2ᵉ *édition*, 1899, 1 vol. in-18 de 312 p., cart. . . . . . . . . 3 fr.

**DANIEL (C.). — Mémorial thérapeutique.** 1902, 1 vol. in-32 de 240 pages sur papier de riz indien, reliure souple (format portefeuille. . . . . . . . . . . . . . . . 3 fr. 50

**DURAND (H.). Tableaux synoptiques de Thérapeutique.** 1899, 1 vol. gr. in-8 de 224 p., cart. (*Collection Villeroy*). . 5 fr.

**FONSSAGRIVES (J.-B.). — Principes de Thérapeutique générale.** 2ᵉ *édition*, 1 vol. in-8, 590 pages . . . . . . 9 fr.

**GALLOIS (N.). — Douze cents formules favorites.** 4ᵉ *édition*, 1 vol. in-32 de 670 pages, cart. . . . . . . . . . . . 3 fr.

**GILLET (H.). — Formulaire des médications nouvelles**, 1896, 1 vol. in-18 de 300 pages, cart. . . . . . . . . 3 fr.

**— Formulaire des régimes alimentaires.** 1897, 1 vol. in-18 de 316 p., avec fig., cart. . . . . . . . . . . . . 3 fr.

**HUCHARD (H.). — Consultations médicales**, par le Dʳ Huchard, médecin de l'hôpital Necker. 2ᵉ *édition*, 1901, 1 vol. in-8 de 544 p. . . . . . . . . . . . . . . . . . 8 fr.

**JEANNEL (J.). — Formulaire Officinal et Magistral international.** 4ᵉ *édition*, 1 vol. in-18 de 1,044 p., cart. . . 3 fr.

**LA HARPE (E. de). — Formulaire des Eaux minérales, de la Balnéothérapie et d'Hydrothérapie.** 3ᵉ *édition*, 1896, 1 vol. in-18 de 300 p., cart. . . . . . . . . . . . 3 fr

**— Formulaire des Stations d'hiver**, des stations d'été et de la climatothérapie. 1896, 1 vol. in-18 de 300 p., cart. . . 5 fr.

**LEFERT. — Aide-mémoire de Thérapeutique.** 1896, 1 vol. in-18, cart. . . . . . . . . . . . . . . . . . 3 fr.

**— Lexique-formulaire des Nouveautés médicales.** Nouvelles maladies, nouveaux syndromes, nouveaux remèdes, nouvelles opérations. 1898, 1 vol. in-18 de 336 p., cart. . . . 3 fr.

**MANQUAT. — Traité élémentaire de Thérapeutique**, de matière médicale et de pharmacologie, 5ᵉ *édition*, 2 vol. in-8, Ensemble 2,104 p. . . . . . . . . . . . . . . 24 fr.

**NOTHNAGEL et ROSSBACH. — Nouveaux Eléments de Matière Médicale et de Thérapeutique.** 1 vol. in-8 de 913 p. 16 fr.

# GUIDE-FORMULAIRE

DE

# THÉRAPEUTIQUE

## GÉNÉRALE ET SPÉCIALE

PAR

## le Dr V. HERZEN

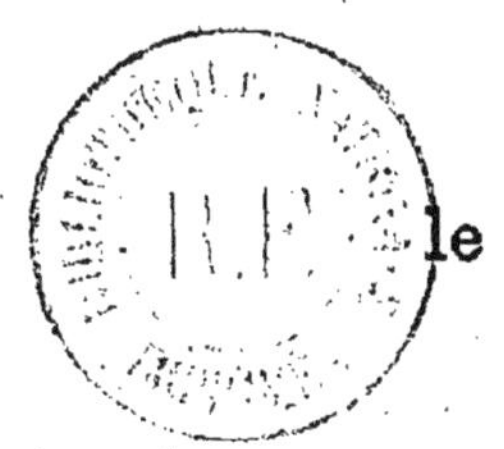

**DEUXIÈME ÉDITION**

ENTIÈREMENT REFONDUE

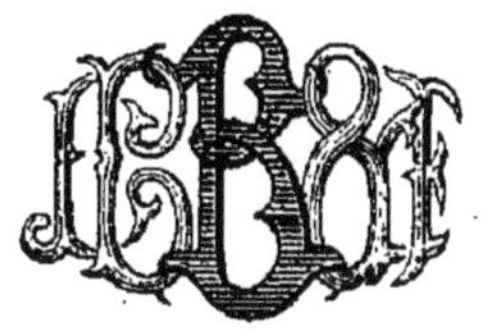

**PARIS**

LIBRAIRIE J.-B. BAILLIÈRE ET FILS

Rue Hautefeuille, 19, près le Boulevard Saint-Germain.

1903

Tous droits réservés

# PRÉFACE
## DE LA DEUXIÈME ÉDITION

Je me suis efforcé de garder à la deuxième édition de cet ouvrage l'esprit et les qualités que j'avais essayé de donner à la première : *concision, clarté, utilité pratique.*

Le texte par contre a subi des changements et des modifications notables, que le lecteur découvrira sans peine et qui m'ont été dictées par la rapide et remarquable transformation de la thérapeutique appliquée.

C'est ainsi que pour maintenir mon *Formulaire* au courant de la science, j'ai dû tenir grand compte de la rénovation qui s'accomplit de nos jours dans les méthodes thérapeutiques (*thérapeutique pathogénique, thérapeutique compensatrice, thérapeutique préventive, balnéothérapie, sérumthérapie, opothérapie*) et même suivre le mouvement qui entraîne actuellement la médecine vers la chirurgie, dans le traitement de nombreuses affections considérées jusqu'à ces dernières années comme de son ressort exclusif, telles que l'*appendicite*, les *péritonites*, les *pleurésies*, les *hématémèses*, l'*ulcère de l'estomac*, la *lithiase biliaire et rénale*, etc.

J'ai dû, en outre, toujours dans le même but, sacrifier

à la mode en citant dans cette édition les nombreux *médi-caments nouveaux* introduits en thérapeutique pendant le cours de ces dernières années.

Cette deuxième édition a donc été considérablement revue et augmentée; elle a aussi été enrichie d'un grand nombre de formules nouvelles.

C'est pourquoi j'espère que le public médical voudra bien lui faire l'accueil favorable qu'il a fait à la première.

Août 1902.

Dr V. HERZEN

---

## ABCÈS

### A. CHAUD.

*Incision* large au point le plus déclive, suffisante pour recevoir un drain. En cas de décollements ou de diverticules : *contre-ouvertures.*

*Lavage* immédiat et répété avec une solution antiseptique faible (acide phénique 2 à 3 p. 100, sublimé 1 p. 2000, lysol 1 à 2 p. 100).

*Pansement* à la gaze iodoformée, salolée ou à la gaze au sublimé.

### A. DENTAIRE.

*Ouvrir* largement, soit du côté de la gencive, soit du côté du palais, suivant que l'on a à faire à un abcès vestibulaire ou palatin.

### A. DU FOIE.

Voy. *Hépatite aiguë.*

### A. FROID.

Recourir de préférence aux *injections répétées d'éther iodoformé* de Verneuil. Pour les abcès peu volumineux, employer la solution à 10 p. 100, pour les abcès spacieux, employer celle à 5 p. 100.

Ne jamais injecter plus de 50 à 100 gr. de la solution d'éther iodoformé à 10 p. 100, même pour les abcès volumineux.

Voy. *Mal de Pott.*

**Lorsque la peau est très amincie** et sur le point de se rompre, ne pas pratiquer d'injection d'éther iodoformé ; recourir de suite à l'*opération sanglante :* pratiquer, selon le cas, une ou plusieurs incisions, suffisamment larges, mais surtout disposées de manière à pouvoir porter l'action de la curette ou des agents microbicides aussi près que possible du point d'origine de l'abcès, c'est-à-dire de la lésion osseuse, puis procéder à un grattage soigné des parois de l'abcès, dans toute l'étendue des surfaces que l'instrument pourra atteindre.

Compléter l'action destructive de la curette par des badigeonnages ou même des injections avec une solution de chlorure de zinc à 1 p. 20.

HERZEN.

1

L'opération terminée, diminuer autant que possible l'étendue des incisions à l'aide de quelques points de suture, et même oblitérer celles qui ne sont plus susceptibles de servir au traitement ultérieur.

Par les ouvertures restées béantes, établir un drainage convenable, grâce auquel on pourra pratiquer des injections de teinture d'iode, de naphtol camphré, ou de préférence, de glycérine iodoformée (S. Duplay).

**Si la collection est ouverte :** *incisions* et *raclage*, poursuivre les décollements. Pratiquer des *cautérisations* au chlorure de zinc à 1 p. 20 ; introduire dans les trajets fistuleux des *crayons d'iodoforme* ; tamponner à la *gaze iodoformée.*

Ne jamais négliger le traitement général.

### A. DE LA GLANDE DE BARTHO- LIN (BARTHOLINITE).

**Au début :** Repos, grands bains, cataplasme ou mieux *compresse* de tarlatane imbibée d'une solution d'acide borique à 3 p. 100, d'acide phénique ou de lysol à 1 p. 100, de sublimé à 1 p. 4000 ou de phénosalyl à 1 ou 2 p. 100.

**En cas de suppuration :** *Inciser* largement à la limite de la peau et de la muqueuse.

**En cas de bartholinite chronique** avec hyperplasie ou sclérose de la glande : pratiquer l'*ablation totale* du canal et de la glande (Labadie-Lagrave et Legueu).

### A. DE LA GLANDE DE COWPER.

Ordonner les *grands bains*, les *cataplasmes.*

**En cas d'inflammation intense :** *sangsues* au périnée.

Ne pas sonder, à moins de rétention d'urine.

**En cas de suppuration :** *incision* périnéale large ; débrider et drainer les diverticules.

### A. DE LA MARGE DE L'ANUS.

**En cas d'abcès superficiel :** simple *incision.*

**En cas de suppuration périrectale profonde :** pratiquer la *section du rectum* dans toute la hauteur correspondant à l'abcès.

### A. MASTOÏDIEN.

**Si l'abcès proémine derrière l'oreille :** *incision, drainage*, lavage, pansements antiseptiques.

**S'il n'y a que douleur, rougeur, gonflement :** recourir à la *trépanation* de l'apophyse mastoïde.

### A. MIGRATEURS.

Voy. *Abcès froid, Mal de Pott.*

### A. MULTIPLES, chez les nourrissons.

*Incision* suivie de lavages avec des solutions antiseptiques faibles : *acide borique* à 4 p. 100, *acide salicylique* à 0,2 p. 100, *lysol* à 0,50 p. 100.

Ne pas employer l'acide phénique, ni la gaze phéniquée.

Pansements à la *gaze salolée*; rejeter l'emploi de la gaze iodoformée.

Pour prévenir les abcès : *propreté absolue* de la peau, *bains antiseptiques* (1 gr. de sublimé et de chlorure de sodium par bain, dans une baignoire non métallique) (Comby).

### A. DES PAUPIÈRES.

**Au début** : *compresses* chaudes boriquées.

**En cas de suppuration** : pratiquer une *incision* parallèle au bord palpébral.

### A. PELVIEN, chez la femme.

**Au début** : repos au lit, révulsion, ventouses scarifiées.

Appliquer le *sac de glace en permanence* sur l'hypogastre; pratiquer des *injections vaginales et rectales chaudes*, de 45 à 50°.

Administrer des *laxatifs*, faire prendre des *lavements*.

Intérieurement, prescrire les *antithermiques* (quinine, phénacétine.)

Combattre la douleur à l'aide de *suppositoires calmants*.

**En cas de suppuration**, dans les cas aigus et récents et lorsque l'abcès *bombe* dans le vagin : pratiquer la *colpotomie*.

Si l'abcès est haut situé, on peut encore recourir à la colpotomie (incision transversale de la muqueuse sur la face postérieure du col utérin et décollement du péritoine jusqu'au contact de l'annexe purulente), mais, dans la plupart des cas, préférer la *laparotomie*.

**En cas de lésions anciennes** et quel que soit l'état d'hecticité de la malade : pratiquer *l'hystérectomie vaginale* d'emblée.

Voy. *Cellulite pelvienne, Hématocèle suppurée, Pelvipéritonite, Pyo-Salpinx*.

**Après la période aiguë** :

conseiller le *massage* général et local, *l'hydrothérapie*.

Administrer *l'iodure de potassium*, à la dose de 50 centigr. à 1 gr. par jour.

*Eaux salines* : Salins, Salies-de-Béarn.

### A. DE LA PROSTATE.

Recourir aux onctions avec *l'onguent mercuriel belladoné*; faire appliquer des *sangsues* au périnée.

Combattre la douleur, la congestion, la rétention d'urine par des *lavements chauds* à 50°, répétés 2 à 3 fois par jour, pris lentement avec un irrigateur et gardés le plus longtemps possible (Reclus).

**En cas de rétention absolue** : vider la vessie avec une sonde molle de Nélaton, ou avec une petite sonde-béquille à un seul œil.

**S'il y a suppuration** : pratiquer *l'ouverture de l'abcès par le périnée*.

Si une collection limitée et superficielle de la face postérieure de la glande pointe franchement sous la muqueuse rectale, recourir à *l'incision par le rectum*.

### A. RÉTRO-PHARYNGIENS, chez les enfants.

*Intervenir au plus tôt* : abaisser la langue de l'enfant placé en face d'un bon éclairage, plonger hardiment le bistouri à la base préalablement entourée de diachylon, au milieu de la tumeur, incliner vivement la tête en avant pour que le pus ne pénètre pas dans les voies aériennes et pratiquer une irrigation boriquée.

Préférer la *voie cutanée* qui assure l'antisepsie, l'hémostase et met à l'abri de tout danger. Si l'abcès est saillant à l'extérieur, l'ouverture par la peau s'impose (Phocas).

**A. DU SEIN.**

PROPHYLAXIE : lavages fréquents, lotions antiseptiques. Application de la pommade suivante :

℞ Tannate de plomb.... 3 gr.
  Onguent rosat........ 25 —
                    (Léon).

Pour onctions (commencer un mois avant l'accouchement).

℞ Tannin.......... 10 à 15 gr.
  Vin blanc ....... 200 —

Pour compresses sur le mamelon, répétées 3 ou 4 fois par jour.

**Au début** : faire appliquer sur le sein des *cataplasmes* de farine de lin ou des *compresses* imbibées d'une solution antiseptique faible (acide phénique 1 à 2 p. 100, résorcine 0,50 à 1 p. 100, lysol 1 p. 100, sublimé 1 p. 2000 à 3000), et recouvertes de taffetas gommé.

Interdire l'allaitement avec le sein malade et ne l'autoriser avec la mamelle saine, que si la fièvre n'est pas élevée.

INTÉRIEUREMENT, administrer les *antithermiques* (quinine associée à la phénacétine).

**En cas de suppuration** : inciser au point le plus éloigné du mamelon, afin d'éviter autant que possible les galactophores.

**Chez les nouveau-nés** : respecter et protéger les engorgements physiologiques contre tout froissement et tout traumatisme, proscrire les pressions, les succions et les tractions du mamelon pour vider la mamelle.

Appliquer une couche de *ouate hydrophile* ou une rondelle *d'emplâtre rouge* ou de *diachylon*.

En cas de suppuration : *incision* (Comby).

**A. URINEUX.**

*A. urineux aigu* :

**Si l'abcès siège à la région périnéale** : *incision périnéale*, de l'anus à la racine des bourses. Inciser couche par couche jusqu'à l'aponévrose superficielle ; ponctionner celle-ci sur la ligne médiane, puis introduire une sonde cannelée pour achever l'incision de la poche. Débrider largement, pratiquer une contre-ouverture au sommet de la poche et introduire un drain (Guyon).

Intervenir sur l'urètre quand la plaie périnéale est presque complètement fermée ; pratiquer à ce moment l'*urétrotomie interne*.

**Si l'abcès siège à la partie pénienne** : *incision large, urétrotomie interne*.

*A. urineux chronique* :

*Inciser* sur la ligne médiane, puis enlever à la curette tranchante, ou extirper au bistouri, ou mieux détruire au thermocautère les tissus indurés.

Ou encore, pratiquer l'*énucléation* de la tumeur en réséquant, s'il le faut, une partie de l'urètre (Horteloup).

Voy. *Fièvre urineuse, Infiltration d'urine*.

## ACARE.

(Voy. *Gale*).

## ACCOUCHEMENT.

**Avant l'accouchement :** conseiller de faire chaque jour, pendant les quinze derniers jours de la grossesse, un *savonnage* de la vulve suivi d'une *injection vaginale boriquée*.

**Au moment de l'accouchement :** pratiquer un *lavage antiseptique* de la vulve (acide phénique à 2 p. 100, sublimé à 1 p. 1000, lysol à 1 ou 2 p. 100) et donner une *injection vaginale antiseptique :*

> ℞ Sublimé.......... 50 cgr.
> Acide tartrique.... 1 gr.
> Pour 1 paquet à dissoudre dans 2 litres d'eau bouillie chaude.

**Pendant l'accouchement :** si le travail est normal, se limiter à *soutenir le périnée* pendant la sortie de la tête fœtale.

**En cas de contractions douloureuses :** administrer l'*antipyrine* par la voie stomacale (75 cgr. à 1 gr , toutes les deux heures) ou par la voie hypodermique (25 cgr.).

**En cas d'affaiblissement des contractions (inertie utérine) :** *savoir attendre*, faire *lever* et *marcher* la parturiente ; pratiquer le *massage* du fond utérin avec la paume de la main ; donner une *injection chaude* (50°); appliquer un *sac de caoutchouc* dans le vagin.

Administrer le *sulfate de quinine*, à la dose de 75 cgr. à 1 gr.

Si la dilatation a dépassé trois travers de doigt, que la présentation soit normale et la tête profondément engagée, pratiquer la *rupture des membranes*.

Ne jamais donner l'ergot de seigle.

**En cas d'exagération des contractions (tétanos utérin) :** ordonner le *chloral* (en potion ou en lavement), l'*opium*, la *morphine* ou le *chloroforme* en inhalations.

Voy. *Dystocies*.

**Pendant la délivrance :** Ne rien faire pendant le premier temps, pendant le décollement.

Au bout d'un certain temps, quand revient la contraction utérine, aider la sortie des annexes de l'œuf par des *tractions* exercées sur le cordon, ou bien pratiquer l'*expression* de la matrice selon la méthode de Crédé : saisir le fond de l'utérus à pleine main et le serrer comme une éponge, combiner cette manœuvre avec une légère pression sur l'hypogastre.

De préférence associer ces deux méthodes : tirer sur le cordon tout en exprimant l'utérus de l'autre main.

**Après l'accouchement :** *Repos au lit* pendant 8 à 15 jours.

Appliquer, pendant ce laps de temps, une large *bande* bien serrée autour du ventre de la parturiente.

Pratiquer deux à trois fois par jour la *toilette vulvaire* avec des

ALMANACH OBSTÉTRICAL

| Mois | 1 | 2 | 3 | 4 | 5 | 6 | 7 | 8 | 9 | 10 | 11 | 12 | 13 | 14 | 15 | 16 | 17 | 18 | 19 | 20 | 21 | 22 | 23 | 24 | 25 | 26 | 27 | 28 | 29 | 30 | 31 | Mois |
|---|---|---|---|---|---|---|---|---|---|---|---|---|---|---|---|---|---|---|---|---|---|---|---|---|---|---|---|---|---|---|---|---|
| Janv. | 1 | 2 | 3 | 4 | 5 | 6 | 7 | 8 | 9 | 10 | 11 | 12 | 13 | 14 | 15 | 16 | 17 | 18 | 19 | 20 | 21 | 22 | 23 | 24 | 25 | 26 | 27 | 28 | 29 | 30 | 31 | |
| *Oct.* | 8 | 9 | 10 | 11 | 12 | 13 | 14 | 15 | 16 | 17 | 18 | 19 | 20 | 21 | 22 | 23 | 24 | 25 | 26 | 27 | 28 | 29 | 30 | 31 | 1 | 2 | 3 | 4 | 5 | 6 | 7 | *Nov.* |
| Fév. | 1 | 2 | 3 | 4 | 5 | 6 | 7 | 8 | 9 | 10 | 11 | 12 | 13 | 14 | 15 | 16 | 17 | 18 | 19 | 20 | 21 | 22 | 23 | 24 | 25 | 26 | 27 | 28 | | | | |
| *Nov.* | 8 | 9 | 10 | 11 | 12 | 13 | 14 | 15 | 16 | 17 | 18 | 19 | 20 | 21 | 22 | 23 | 24 | 25 | 26 | 27 | 28 | 29 | 30 | 1 | 2 | 3 | 4 | 5 | | | | *Déc.* |
| Mars | 1 | 2 | 3 | 4 | 5 | 6 | 7 | 8 | 9 | 10 | 11 | 12 | 13 | 14 | 15 | 16 | 17 | 18 | 19 | 20 | 21 | 22 | 23 | 24 | 25 | 26 | 27 | 28 | 29 | 30 | 31 | |
| *Déc.* | 6 | 7 | 8 | 9 | 10 | 11 | 12 | 13 | 14 | 15 | 16 | 17 | 18 | 19 | 20 | 21 | 22 | 23 | 24 | 25 | 26 | 27 | 28 | 29 | 30 | 31 | 1 | 2 | 3 | 4 | 5 | *Janv.* |
| Avril | 1 | 2 | 3 | 4 | 5 | 6 | 7 | 8 | 9 | 10 | 11 | 12 | 13 | 14 | 15 | 16 | 17 | 18 | 19 | 20 | 21 | 22 | 23 | 24 | 25 | 26 | 27 | 28 | 29 | 30 | | |
| *Janv.* | 6 | 7 | 8 | 9 | 10 | 11 | 12 | 13 | 14 | 15 | 16 | 17 | 18 | 19 | 20 | 21 | 22 | 23 | 24 | 25 | 26 | 27 | 28 | 29 | 30 | 31 | 1 | 2 | 3 | 4 | | *Févr.* |
| Mai | 1 | 2 | 3 | 4 | 5 | 6 | 7 | 8 | 9 | 10 | 11 | 12 | 13 | 14 | 15 | 16 | 17 | 18 | 19 | 20 | 21 | 22 | 23 | 24 | 25 | 26 | 27 | 28 | 29 | 30 | 31 | |
| *Févr.* | 5 | 6 | 7 | 8 | 9 | 10 | 11 | 12 | 13 | 14 | 15 | 16 | 17 | 18 | 19 | 20 | 21 | 22 | 23 | 24 | 25 | 26 | 27 | 28 | 1 | 2 | 3 | 4 | 5 | 6 | 7 | *Mars* |
| Juin | 1 | 2 | 3 | 4 | 5 | 6 | 7 | 8 | 9 | 10 | 11 | 12 | 13 | 14 | 15 | 16 | 17 | 18 | 19 | 20 | 21 | 22 | 23 | 24 | 25 | 26 | 27 | 28 | 29 | 30 | | |
| *Mars* | 8 | 9 | 10 | 11 | 12 | 13 | 14 | 15 | 16 | 17 | 18 | 19 | 20 | 21 | 22 | 23 | 24 | 25 | 26 | 27 | 28 | 29 | 30 | 31 | 1 | 2 | 3 | 4 | 5 | 6 | | *Avril* |
| Juillet | 1 | 2 | 3 | 4 | 5 | 6 | 7 | 8 | 9 | 10 | 11 | 12 | 13 | 14 | 15 | 16 | 17 | 18 | 19 | 20 | 21 | 22 | 23 | 24 | 25 | 26 | 27 | 28 | 29 | 30 | 31 | |
| *Avril* | 7 | 8 | 9 | 10 | 11 | 12 | 13 | 14 | 15 | 16 | 17 | 18 | 19 | 20 | 21 | 22 | 23 | 24 | 25 | 26 | 27 | 28 | 29 | 30 | 1 | 2 | 3 | 4 | 5 | 6 | 7 | *Mai* |
| Août | 1 | 2 | 3 | 4 | 5 | 6 | 7 | 8 | 9 | 10 | 11 | 12 | 13 | 14 | 15 | 16 | 17 | 18 | 19 | 20 | 21 | 22 | 23 | 24 | 25 | 26 | 27 | 28 | 29 | 30 | 31 | |
| *Mai* | 8 | 9 | 10 | 11 | 12 | 13 | 14 | 15 | 16 | 17 | 18 | 19 | 20 | 21 | 22 | 23 | 24 | 25 | 26 | 27 | 28 | 29 | 30 | 31 | 1 | 2 | 3 | 4 | 5 | 6 | 7 | *Juin* |
| Sept. | 1 | 2 | 3 | 4 | 5 | 6 | 7 | 8 | 9 | 10 | 11 | 12 | 13 | 14 | 15 | 16 | 17 | 18 | 19 | 20 | 21 | 22 | 23 | 24 | 25 | 26 | 27 | 28 | 29 | 30 | | |
| *Juin* | 8 | 9 | 10 | 11 | 12 | 13 | 14 | 15 | 16 | 17 | 18 | 19 | 20 | 21 | 22 | 23 | 24 | 25 | 26 | 27 | 28 | 29 | 30 | 1 | 2 | 3 | 4 | 5 | 6 | 7 | | *Juil.* |
| Oct. | 1 | 2 | 3 | 4 | 5 | 6 | 7 | 8 | 9 | 10 | 11 | 12 | 13 | 14 | 15 | 16 | 17 | 18 | 19 | 20 | 21 | 22 | 23 | 24 | 25 | 26 | 27 | 28 | 29 | 30 | 31 | |
| *Juil.* | 8 | 9 | 10 | 11 | 12 | 13 | 14 | 15 | 16 | 17 | 18 | 19 | 20 | 21 | 22 | 23 | 24 | 25 | 26 | 27 | 28 | 29 | 30 | 31 | 1 | 2 | 3 | 4 | 5 | 6 | 7 | *Août* |
| Nov. | 1 | 2 | 3 | 4 | 5 | 6 | 7 | 8 | 9 | 10 | 11 | 12 | 13 | 14 | 15 | 16 | 17 | 18 | 19 | 20 | 21 | 22 | 23 | 24 | 25 | 26 | 27 | 28 | 29 | 30 | | |
| *Août* | 8 | 9 | 10 | 11 | 12 | 13 | 14 | 15 | 16 | 17 | 18 | 19 | 20 | 21 | 22 | 23 | 24 | 25 | 26 | 27 | 28 | 29 | 30 | 31 | 1 | 2 | 3 | 4 | 5 | 6 | | *Sept.* |
| Déc. | 1 | 2 | 3 | 4 | 5 | 6 | 7 | 8 | 9 | 10 | 11 | 12 | 13 | 14 | 15 | 16 | 17 | 18 | 19 | 20 | 21 | 22 | 23 | 24 | 25 | 26 | 27 | 28 | 29 | 30 | 31 | |
| *Sept.* | 7 | 8 | 9 | 10 | 11 | 12 | 13 | 14 | 15 | 16 | 17 | 18 | 19 | 20 | 21 | 22 | 23 | 24 | 25 | 26 | 27 | 28 | 29 | 30 | 1 | 2 | 3 | 4 | 5 | 6 | 7 | *Oct.* |

(Les mois imprimés en *italiques* sont ceux pendant lesquels aura lieu l'accouchement).

solutions légèrement antiseptiques et appliquer sur la vulve du coton hydrophile.

Le premier jour, après l'accouchement, donner une *alimentation légère*, conseiller ensuite à l'accouchée de se nourrir de soupes, de laitages, de purées de lentilles et de pommes de terre, d'œufs, de viandes grillées, de fruits cuits, de pruneaux.

Boissons : vin blanc ou vin rouge coupé d'eau, bière légère.

**Si l'accouchement a été long et pénible** : administrer la potion tonique suivante :

2 Teinture de noix
    vomique.......... X gouttes
  Extrait mou de quin-
    quina............ 2 gr.
  Eau distillée........ 120 —
  Sirop d'écorces d'o-
    ranges amères..... 30 —

1 cuillerée à soupe toutes les deux heures (Herzen).

**En cas de rétention d'urine** : Cathétérisme.

**En cas de tranchées** : prescrire l'*extrait thébaïque*, en potion (5 à 6 cgr.) ou bien le *laudanum*, par la voie stomacale (V gouttes, toutes les 2 heures) ou en lavement (XX gouttes, 2 à 3 fois dans les 24 heures).

**En cas de douleurs vulvaires** : recourir aux *compresses vulvaires très chaudes*, souvent renouvelées et légèrement antiseptiques.

**En cas de constipation** : *huile de ricin* (20 à 30 gr.), *lavements glycérinés*.

**En cas de subinvolution utérine** : faire prendre des *injections vaginales chaudes* (45 à 50°), répétées deux fois par jour et continuées pendant plusieurs semaines.

Si la femme n'allaite pas, pratiquer des injections quotidiennes d'*ergotine* ou d'*ergotinine*, pendant 10 à 12 jours consécutifs :

2 Ergotinine........... 1 cgr.
  Acide lactique........ 2 —
  Eau distillée de laurier
    cerise............. 10 gr.

Injecter 1/4 de c. c. tous les jours.

Ou bien prescrire :

2 Ergotine.......... 5 à 10 cgr.
  Sulfate de quinine. 10 —
    — de strychnine 1 mgr.

Pour 1 pilule : 3 pilules par jour (Herzen).

Recourir aussi à l'*électrothérapie* : employer les courants induits (bobine à fil gros et court). Introduire l'électrode bipolaire jusqu'au fond de l'utérus et atteindre peu à peu l'intensité maxima, en allant avec précaution dans l'engainement de la bobine induite.

Pratiquer des séances quotidiennes et courtes (3 à 4 minutes) ; ne pas dépasser 30 à 50 interruptions par minute.

Conseiller enfin la *gymnastique suédoise* et le *massage utérin*.

Voy. *Engorgement utérin*.

**En cas de fièvre** : Voy. *Fièvre puerpérale*.


# ACÉTONÉMIE

(Voy. *Coma diabétique*).

# ACNÉ

**A. VULGAIRE** (de la face).

TRAITEMENT GÉNÉRAL : *hygiénique et diététique.* de la diathèse arthritique ou de la scrofule.

Prescrire l'*huile de foie de morue*, le *morrhuol*, les *alcalins*, l'*arsenic*, ou administrer l'*ichtyol* à la dose de 1 à 3 gr. par jour pris au commencement des repas, en capsules de 25 cgr. chacune.

> ♃ Ichtyol ............... 5 gr.
> Extrait et poudre de réglisse............. Q. S.
>
> Pour 50 pilules kératinisées ; 2 à 3 pilules, 3 fois par jour.

*Eaux thermales* de La Bourboule, Uriage, Challes, Saint-Honoré, Vichy ou Royat.

*Régime* sévère : proscrire l'alcool, le vin, le thé, le café, la charcuterie, les graisses, les mets épicés, les viandes faisandées, le poisson de mer, les coquillages, les choux-fleurs et la salade.

Pratiquer l'*antisepsie intestinale* ; administrer des *laxatifs* (soufre) et des *purgatifs salins* (sel de Carlsbad).

TRAITEMENT LOCAL :

Utiliser, suivant l'état des téguments, le *soufre*, l'*ichtyol*, le *savon noir*, les *mercuriaux*.

**Si les téguments sont irritables** : prescrire de simples *lotions* tièdes à l'eau ayant bouilli avec de la camomille ou des têtes de pavots.

Appliquer ensuite des *pommades* à l'oxyde de zinc ou au sous-nitrate de bismuth, au 1 p. 10, auxquelles on incorpore peu à peu de 1 p. 100 à 1 p. 25 de résorcine, soit de 1 p. 50 à 1 p. 15 de calomel, soit de 1 p. 30 à 1 p. 10 de soufre.

> ♃ Résorcine.......... 5 à 10 gr.
> Oxyde de zinc.... ⎫
> Amidon.......... ⎬ ãã 25 —
> Lanoline .......... 100 —

**Si les téguments ne sont pas irritables** : recourir aux *préparations soufrées*, soit sous forme de lotions ou de pulvérisations faites une ou deux fois par jour avec une eau sulfureuse naturelle (Brocq), soit sous forme de savon, pommade ou pâte.

> ♃ Soufre précipité.... 10 gr.
> Alcool camphré.... 20 —
> Glycérine.......... 5 —
> Eau de roses.. ⎫
> Eau distillée.. ⎬ ãã 100 —
>
> Pour lotions.

Prescrire la lotion suivante où le savon est combiné au soufre :

> ♃ Soufre sublimé ....... 10 gr.
> Esprit de savon de potasse ............ 20 —
> Alcoolature de lavande 60 —
> Alcool camphré....... 10 —
> Baume du Pérou...... 1 — 50
> Essence de Bergamotte V gouttes
>
> Pour lotions (Hébra).

Employer la pâte soufrée suivante :

> ♃ Soufre précipité...... 40 gr.
> Carbonate de chaux .. 20 —
> Oxyde de zinc........ 20 —
> Riz pulvérisé ......... 15 —
> Glycérine ............ 20 gr.
> Eau ................ 75 —
>
> Appliquer cette pâte le soir au moment du coucher (Unna).

Enlever, le matin, cette pâte avec un lavage à l'eau savonneuse.

Puis, après avoir séché la peau, appliquer pour la journée du cold-cream et de la poudre d'amidon.

℞ Cold-cream...... 20 gr.
  Oxyde de zinc.... 3 —
  Acide salicylique . 20 cgr.

**Si le soufre n'est pas toléré :** recourir au *savon* noir qui est le remède le plus simple de l'acné:

Faire le soir et pendant 5 jours consécutifs, une onction.

Ou bien appliquer sur les parties malades des morceaux de flanelle sur lesquels on aura étalé une couche de savon noir rendu plus maniable par l'addition d'alcool.

Laver, le matin, avec de l'eau chaude et poudrer ;

Traiter la dermatite avec les émollients.

Employer aussi le savon noir additionné de soufre, de résorcine ou d'acide salicylique :

℞ Acide salicylique..    2 gr.
  Axonge .........  } āā 50 —
  Savon noir......  }
              (Besnier).

℞ Résorcine........  )
  Acide salicylique { āā 5 gr.
  Naphtol camphré. )
  Amidon..........  )
  Soufre .........  } āā 25 —
  Savon noir.......  )
  Vaseline..........)
              (Besnier).

Utiliser l'*ichtyol* sous forme de savon, de pommade ou de lotion:

℞ Ichtyol..........    5 gr.
  Vaseline.........   20 —
  Lanoline ........   10 —
  Vanilline........   10 cgr.
Pour onctions, le soir.
          HERZEN.

℞ Ichtyol.......... 25 à 30 gr.
  Acide salicylique
    ou résorcine ... 5 à 10 —
  Alcool .........  } āā 50 —
  Ether.......... }
Pour lotions.

Conseiller, dans les cas bénins, l'usage des *mercuriaux* en lavages avec du savon au sublimé, en lotions avec des solutions de bichlorure de mercure à 1 p. 500, en onctions avec des pommades au calomel de 1 p. 40 à 1 p. 20, ou au biiodure de mercure de 1 p. 50 à 1 p. 30.

**S'il y a des comédons :** voy. *Comédons.*

**En cas d'acné nécrotique :** recourir au même traitement que pour l'acné vulgaire.

**En cas d'acné indurée ou phlegmoneuse ou pustuleuse :** recourir au *galvanocautère.* Ouvrir les collections dermiques et sous-dermiques, ponctionner les follicules abcédés et les noyaux d'induration, même à la face (Brocq).

**A. PONCTUÉE.**

Voy. *Comédons.*

**A. ROSACEA (COUPEROSE).**

*Régime* : comme pour l'acné vulgaire.

Combattre la constipation en prescrivant des *pilules d'aloès.*

Tous les matins, frictionner vigoureusement tout le corps et en particulier les membres inférieurs avec de la flanelle et de l'eau de Cologne.

Faire prendre au début du repas, deux fois par jour, et pendant 20 jours par mois, 2 des pilules suivantes :

                              1.

℞ Arséniate de soude..    1 mgr.
Ergotine .............    5 cgr.
Extrait de belladone    2 mgr.
Chlorhydr. de quinine    4 cgr.
Extrait de gentiane et
glycérine .........    Q. S.
Pour 1 pilule (Brocq).

Eviter tout contact irritant (vent froid) à la figure.

Se laver la figure avec de l'eau aussi chaude que possible.

Tous les soirs, au coucher, faire un savonnage alternativement avec le *savon mou de potasse* et le *savon au soufre*.

Mettre ensuite pour la nuit sur les parties malades, la pommade suivante :

℞ Acide salicylique.....    25 cgr.
Oxyde de zinc.......    2 gr.
Benjoin .............    Q. S.
Vaseline ............    18 gr.
               (Brocq).

Si ce traitement n'irrite pas assez, mettre, pendant la nuit, une des deux pommades suivantes :

℞ Soufre précipité... }
Alcool camphré... } āā 30 gr.
Eau distillée.......    250 —
Bien agiter (Brocq).

℞ Soufre précipité ....    3 à 5 gr.
Oxyde de zinc......    2 —
Essence de violette .    Q. S.
Lanoline ........ }
Huile d'amandes } āā 5 gr.
douces........ }

**Dans les cas rebelles** à ces moyens : recourir aux *scarifications* fines et superficielles, à l'*électrolyse*, aux injections, à la seringue de Pravaz, d'*alcool* à 95° (XX à XXX gouttes), répétées 3 fois par semaine, pendant 1 à 3 mois.

**Dans la forme hypertrophique** : recourir à la *cautérisation ignée* et à l'*opération radicale au bistouri* (abrasion des parties exubérantes, en décortiquant le nez sans atteindre les cartilages) ; pratiquer ensuite des greffes ou l'autoplastie.

**Dans le rhinophyma** : recourir à la *galvano-cautérisation* (se servir de pointes très fines et traverser toute l'épaisseur du tissu malade) (Brocq).

## A. VARIOLIFORME (MOLLUSCUM CONTAGIOSUM).

**Au début** : toucher les petites tumeurs avec de la *teinture d'iode*, pratiquer des cautérisations répétées au *nitrate d'argent* ou à l'*acide chromique*, plus tard *excision* aux ciseaux courbes, suivie de cautérisation au nitrate d'argent, ou bien *raclage* à la curette tranchante.

Préférer l'*électrocautérisation*.

**En cas d'éléments éruptifs nombreux** : pratiquer d'abord des frictions au *savon noir salicylé* à 1. p. 30, puis des applications de *pommades soufrées fortes* :

℞ Naphtol β.......... }
Camphre.......... } āā 5 gr.
Résorcine......... }
Savon mou de potasse.    8 —
Craie préparée.......    3 —
Soufre précipité .... } āā 20 —
Vaseline pure...... }

Laisser en place 5 à 25 minutes, puis enlever (Brocq).

Détruire enfin à l'*électrocautère* les éléments qui résistent (Brocq).

# ACROMÉGALIE

Modifier la nutrition générale par *l'arsenic* (liqueur de Fowler, en commençant par V gouttes, 3 fois par jour et en augmentant jusqu'à 2 gr. dans les 24 heures).

Ou bien, *médication ferrugineuse* à haute dose et *hydrothérapie chaude* ; emploi prolongé du *seigle ergoté*.

Recourir à *l'organothérapie* (sucs glandulaires de thymus, de thyroïde, de corps pituitaire).

**Contre les douleurs** : antipyrine, antifébrine, exalgine.

**Contre l'insomnie** : sulfonal, trional, uréthane, chloral.

# ACROPARESTHÉSIES

Traitement général de l'hystérie ou de la neurasthénie.

Quatre fois par semaine, *douche sulfureuse*. dirigée sur les membres endoloris et engourdis ; *frictions* quotidiennes avec un morceau de flanelle enduit d'une *pommade à base de tannin*.

**Contre les paroxysmes nocturnes** : *quinine* associée à la *phénacétine*; *antipyrine* à la dose de 1 gr. 50, au diner.

**Contre l'excitation nerveuse** : *bromures, électrothérapie* (Gilbert Ballet).

# ACTINOMYCOSE

TRAITEMENT GÉNÉRAL : administrer *l'iodure de potassium* à la dose quotidienne de 2 à 5 gr. ; au début, donner, pendant quelques jours, 6 à 8 gr. de ce médicament, puis diminuer la dose à celle ci-dessus indiquée.

Soutenir les forces du malade par les *toniques* et *l'arsenic*; combattre la fièvre.

**A. ABDOMINALE.**

Prescrire *l'iodure de potassium*, instituer *l'antisepsie intestinale*.

**En cas de collection purulente** : pratiquer la *laparotomie* (Voy. *Péritonite purulente*).

**En cas d'occlusion intestinale** : recourir à *l'entérotomie*.

**A. CÉRÉBRALE.**

Traitement général par *l'iodure de potassium*.

**En cas de foyer cérébral localisé** : pratiquer la *trépanation*.

**A. EXTERNE (A. CUTANÉE, OSSEUSE, ANTHRACOÏDE).**

Recourir à *l'intervention chirurgicale précoce et radicale* : pratiquer, si possible, l'ablation du foyer, sinon inciser largement la collection, râcler la poche à la curette tranchante et cautériser au chlorure de zinc (voy. *Abcès froid*).

Dans certains cas, traiter les lésions actinomycosiques par les *injections interstitielles d'une solution iodo-iodurée*.

**A. THORACIQUE.**

Administrer l'*iodure de potassium* ; prescrire les *inhalations antiseptiques*, particulièrement celles de vapeurs d'iode.

**En cas de bronchite fétide :** faire prendre l'*essence d'eucalyptus*, en perles, à la dose de 1 à 2 et 3 grammes par jour, et conseiller les inhalations de cette même essence.

Voy. *Bronchite fétide, Gangrène pulmonaire.*

# ADÉNITES

**A. AIGUE.**

**Au début :** repos, purgatif, pansement soigné et antiseptique de la plaie originelle.

LOCALEMENT : onctions d'*onguent napolitain belladoné* à 1 p. 30, badigeonnages de *teinture d'iode*, application de *sangsues* ou de *cataplasmes* souvent renouvelés.

**A la période de suppuration :** voy. *Abcès chaud, Bubon.*

**A. CHRONIQUE SIMPLE.**

Traitement approprié du foyer d'absorption et de la cause de l'adénite (plaie, ulcère, dent cariée, séquestre).

LOCALEMENT : révulsifs, onguent mercuriel, *pommade iodoiodurée.*

℞ Iode pur............. 10 cgr.
Iodure de potassium... 1 gr.
Vaseline............. 20 —

℞ Ichtyol............. ⎱ āā 5 gr.
Onguent napolitain ⎰
Lanoline ........... 10 —

Pour onctions, 2 fois par jour (Herzen).

**A. SCROFULO-TUBERCULEUSES EXTERNES.**

TRAITEMENT GÉNÉRAL de la scrofule et de la phtisie.

Administrer pendant longtemps l'*huile de foie de morue*, à la dose de 4 à 8 cuillerées par jour, l'*iodure de potassium*, à la dose de 5 cgr. chez les enfants de quelques mois, à celle de 10, 15 et 20 cgr. chez les enfants plus âgés et à la dose de 50 cgr. à 1 gr., à la période de la puberté.

Donner l'*iodure de fer* sous forme de sirop, ou bien recourir au traitement par l'*iodure de fer à l'état naissant :* prescrire d'une part une solution de 4 gr. d'iodure de potassium dans 180 gr. d'eau et, d'autre part, de la teinture éthérée de malate de fer, et faire prendre au malade (enfants), à chacun des deux principaux repas, une cuillerée à dessert ou à bouche de la solution iodurée, dans laquelle on verse III à XX gouttes de la teinture martiale (Botkine).

Prescrire le *sirop iodo-tannique*, les *préparations arsenicales*, les *toniques.*

Voy. *Lymphatisme, Scrofule.*

TRAITEMENT LOCAL :

**En cas d'adénopathie légère, non suppurée :** badigeonnages iodés, emplâtre de Vigo ou emplâtre rouge en permanence.

℞ Axonge benzoïnée..... 30 gr.
Iodure de potassium... 2 —
Extrait de ciguë...... 2 —

Pour onctions, matin et soir (Comby).

2 Iodure de potassium ...    1 gr.
  Extrait de belladone..     1 —
  Axonge benzoïnée.....     15 —
Une onction par jour.

2 Extr. de belladone... )
  — de ciguë....... } ãã 4 gr.
  — de jusquiame.. )
  Axonge............... 30 —
Pour onctions, une onction par jour
(J. Simon).

Recourir à la *méthode scléro-gène* de Lannelongue : instiller dans les ganglions ou leur voisinage quelques gouttes d'une solution de chlorure de zinc à 1 p. 10 ou 1 p. 20.

Pratiquer l'*extirpation* des ganglions volumineux.

**En cas de suppuration :** pratiquer des injections d'*éther iodoformé* à 10 p. 100, ou de *naphtol camphré.*

Détruire le foyer tuberculeux par le *raclage,* avec destruction de la poche, et suivi de cautérisation au chlorure de zinc, ou bien par l'*extirpation* (voy. *Abcès froid*).

Envoyer les malades à la *campagne,* à la *mer,* dans les *stations minérales chlorurées sodiques* de Salies-de-Béarn, Salins, Bourbonne, Bourbon-l'Archambault, à la Bourboule, à Salies-les-Bains, à Saint-Nectaire, à Barèges, ou bien faire prendre des *bains quotidiens salés* ou d'eaux-mères de Salies et prescrire le mélange suivant :

2 Iodure de potassium .    3 gr.
  Bromure de sodium..     3 —
  Chlorure de sodium..    12 —
  Eau distillée........   100 —
A prendre 1 cuillerée à café, 2 fois par jour, dans une tasse de lait (usage prolongé) (Herzen).

# ADÉNOPATHIE TRACHÉO-BRONCHIQUE

*Relever la nutrition générale* par une bonne hygiène, par une bonne nourriture, par la vie au grand air, la gymnastique suédoise, les frictions cutanées, les bains tièdes.

LOCALEMENT : Badigeonnages à la *teinture d'iode* ou *coton iodé,* recouvert de taffetas gommé entre les épaules, de façon à entretenir sur la peau une irritation continue (Comby).

*Frictions* avec :

2 Iodure de potassium..    2 gr.
  Extrait de ciguë......   1 —
  Axonge benzoïnée....    30 —
                    (Comby).

A L'INTÉRIEUR : *huile de foie de morue, iodures de potassium ou de sodium, sirop d'iodure de fer.*

2 Iodure de sodium....    10 gr.
  Bromure de sodium..     20 —
  Chlorure de sodium..    40 —
  Eau...... Q. S. pour 800 c.c.
2 cuillerées par jour, dans du lait. (Grasset.)

Donner la *teinture d'iode,* à la dose de V à XV gouttes par jour dans du café, du malaga ou de l'eau de riz sucrée (Grancher).

Conseiller le *lait iodé* (10 cgr. par litre) chez les enfants à la mamelle. Faire prendre du *lait phosphaté.*

**Contre les accès spasmodiques :** prescrire la *teinture de belladone* (V à XX gouttes), la *teinture d'aconit* (X à XV gouttes), le *bromure de potassium* ou de *sodium* (20 cgr. à 1 gr. par jour), ou mieux encore le *bromoforme* :

℞ Bromoforme........ 2 gr. 50
Huile d'amandes.... 30 —
Gomme arabique pulvérisée .......... 20 —
Sirop d'écorces d'oranges amères.... 60 —
Eau.............. Q. S. p. 1/4 de litre.

2 à 6 cuillerées par jour (Grasset).

Envoyer les malades, en hiver, sur les *bords de la Méditerranée*; leur prescrire l'*eau de la Bourboule* pendant dix jours par mois, à la dose de 1/4 à 1/2 verre, selon l'âge.

En été, conseiller une cure aux eaux de *la Bourboule*, ou s'il y a, en même temps que l'adénopathie, un catarrhe bronchique très accusé, envoyer le malade au *Mont-Dore*.

En cas de lymphatisme à forme torpide, préférer les eaux de *Challes* ou celles d'*Eaux-Bonnes*.

Faire prendre des bains *d'eaux-mères de Salies*, ou les bains suivants :

℞ Sel marin........ 1000 gr.
Carbonate de soude 125 —
Iodure de sodium... 20 —

Pour un bain (Comby).

# ADHÉRENCES

## A. PÉRIGÉNITALES CHEZ LA FEMME.

Faire prendre des *injections chaudes* vaginales et rectales.

Pratiquer le *massage gynécologique.*

Voy. *Abcès pelvien, Cellulite pelvienne, Paramétrite, Pelvipéritonite, Salpingite.*

## A. PLACENTAIRES.

Voy. *Hémorragie pendant la délivrance.*

## A. PLEURALES.

**Au début :** Révulsion, iodure de potassium.

℞ Iodure de potassium 1 gr.
Rhum............. 20 —
Sirop de digitale ... 40 —
Eau distillée....... 100 —

3 cuillerées à café par 24 heures (à la troisième période d'une pleurésie sérofibrineuse) (Maurin).

*Exercices musculaires* divers, *gymnastique générale, thoracique et respiratoire.* Séjour à la montagne.

# ADIPOSE CARDIAQUE

(Voy. *Dégénérescence graisseuse du myocarde*).

# AGE CRITIQUE

(Voy. *Ménopause*).

# AÏNHUM

*(Amputation spontanée).*

Conseiller le massage, l'électricité, les bains chauds, les frictions stimulantes.

Prescrire l'*iodure de potassium* et les *toniques*.

Pratiquer des *débridements* pour enlever la constriction produite par l'anneau fibreux ; faire des *incisions* perpendiculaires au sillon, ou encore pratiquer l'*ablation totale* de l'anneau, suivie de suture des parties cruentées.

Recourir à la *désarticulation* ou à l'*amputation*,

# ALBUMINURIES

**A. ALIMENTAIRE** (sans néphrite).

Traitement variable avec chaque malade ; si celui-ci rend moins d'albumine avec le régime animal qu'avec le régime végétal, prescrire le premier ; inversement, si son albumine est moins élevée lorsqu'il est soumis au régime végétal, prescrire ce dernier.

Lorsque le chiffre de l'albumine est le même, que le malade soit soumis au régime carné ou au régime végétal, prescrire le régime mixte.

**A. BRIGHTIQUE.**

Voy. *Néphrites.*

**A. CYCLIQUE INTERMITTENTE DE PAVY.**

Au commencement de l'accès, donner l'*antipyrine*, à la dose de 2 à 3 grammes.

**A. DES CARDIAQUES.**

Repos, régime lacté et digitale.

Retour lent à l'alimentation ordinaire.

Voy. *Insuffisances* et *Rétrécissements valvulaires, Asystolie.*

**A. DES CHLORO-ANÉMIQUES.**

Traitement approprié de la chlorose. Diète fortifiante.

Cure aux eaux de Saint-Nectaire en Auvergne, ou de Ragatz en Suisse.

**A. DES DIABÉTIQUES, DES GOUTTEUX, DES OBÈSES.**

Traitement hygiénique et diététique de la diathèse arthritique et traitement médicamenteux de sa manifestation.

**A. DES DYSPEPTIQUES, DES DILATÉS.**

Soigner la dyspepsie et la dilatation stomacale. Antisepsie intestinale.

**A. DES ENFANTS DÉBILITÉS,** en voie de croissance rapide.

*Régime mixte* (le régime lacté est nuisible). Proscrire les boissons alcooliques et les vins pharmaceutiques. Ne pas insister sur les préparations ferrugineuses ou arsenicales.

Administrer les *phosphates* et la *strychnine*.

Agir sur la nutrition générale par les frictions sèches, les bains sulfureux ou salés, les promenades quotidiennes sans fatigue et le séjour à la campagne (altitude moyenne, 800 mètres).

℞ Sulfate de strychnine  10 à 30 mgr.
Phosphate de soude .   5 à 10 gr.
Eau distillée........    100 —
1 à 3 cuillerées à café progressivement et selon l'âge du malade (Legendre)..

### A. GRAVIDIQUE.

Voy. *Eclampsie*.

*Régime lacté* : 4 litres de lait par jour, coupé avec de l'eau de Vichy (Célestins), de l'eau de Vals ou de l'eau de chaux.

*Diurétiques, diaphorétiques, purgatifs salins, ventouses scarifiées*, à la région lombaire. *Saignée* de 250 à 300 gr., si la femme est pléthorique.

℞ Lactate de strontium..  20 gr.
Eau distillée.........  150 —
Sirop d'écorces d'oranges amères......  50 —
3 fois par jour, 1 cuillerée à bouche dans 1/2 verre de lait (Tarnier).

### A. PRÉGOUTTEUSE, chez les enfants ou les adolescents.

Traitement hygiénique de l'arthritisme. Sobriété ; repas à heures fixes, sans excès ; alimentation mixte ; se méfier des excès de viande et d'alcool, comme fortifiants. Recommander le grand air, les exercices du corps. Eviter le surmenage intellectuel et la vie sédentaire.

Cure aux eaux de Vichy, Royat, Vals.

### A. PRÉTUBERCULEUSE, chez les adolescents.

Bonne alimentation mixte. Séjour à la *montagne*.

Ne pas prescrire de créosote.

Donner les *phosphates*, le *sirop iodo-tannique*, le *sirop d'iodure de fer*.

Si les urines sont peu abondantes, faire prendre des *tisanes* ou des *médicaments diurétiques* :

℞ Fleurs de genêt........   30  gr.
Baies de genièvre ......   10  —
Faites infuser dans :
Eau..................  1000  —
Ajouter :
Sirop de 5 racines ......   50  —

Prendre tous les jours, 3 ou 4 tasses de cette tisane (Cullen).

℞ Sulfate de spartéine....  10 cgr.
Eau distillée..........  50 gr.
Sirop de tolu..........   30 —

3 cuillerées à café par jour (Comby).


## ALCOOLISME.

### A. AIGU.

**Forme légère, simple ivresse** : mettre le malade au lit et bien le couvrir.

Favoriser les vomissements par l'administration d'une *tisane chaude* (camomille, tilleul, fleurs d'oranger).

Ne donner l'*ipéca* ou le *tartre stibié* qu'à petites doses pour ne pas favoriser le collapsus : ipéca, 30 à 50 cgr. en 2 fois, ou bien

émétique, .5 cgr. dans un demi-
verre de vin.

Faire prendre un *lavement
d'eau salée.*

Administrer VIII à X gouttes
d'*ammoniaque* dans un verre
d'eau ou bien prescrire :

℞ Acétate d'ammoniaque.  10 gr.
  Chlorure de sodium....  4 —
  Infusion concentrée de
    café...............  50 —
  Sirop simple.........  20 —

En 2 fois, à 1/4 d'heure d'intervalle.

**Forme grave avec état co-
mateux :** appliquer des *sinapismes* aux extrémités et quelques *sangsues* aux apophyses
mastoïdes. Donner un *lavement
purgatif.*

**En cas de collapsus :** voy.
*Collapsus.*

**Contre le délire alcoolique
simple** : repos, *régime lacté,
boissons rafraîchissantes* (limonade, orangeade), *bains tièdes
prolongés, bromures associés au
chloral.*

**Contre l'embarras gastri-
que** : prescrire les *purgatifs salins* (sulfate de soude ou de
magnésie, 20 gr.)

Ordonner le *régime lacté* et les
*alcalins* (eau de Vichy, prise à
jeun à la dose d'un verre, matin et soir).

Si nécessaire, *laver l'estomac*
avec de l'eau alcaline (5 gr. de
bicarbonate de soude par litre).

**A. CHRONIQUE.**

**Contre la dipsomanie** : recourir à l'*isolement.*

*Diminution graduelle* des
boissons alcooliques ; faire boire
du *lait.*

Prescrire les *hypnotiques,* si
besoin est.

**En cas de délirium tremens :**
*isoler* le malade, le placer dans
une chambre capitonnée et obscure (Magnan).

Dans certains cas, recourir à
la *balnéation* froide : bains de
20° à 18°, de 12 à 15 minutes
de durée, répétés toutes les 3
heures (Letulle, Sainton).

Donner des *boissons abondantes rafraîchissantes.*

**S'il y a adynamie** : prescrire
l'*alcool,* les *stimulants diffusibles*
et la *strychnine* en injections
hypodermiques. Ne pas administrer les narcotiques.

**En cas de delirium surve-
nant pendant une maladie
fébrile ou après un traumatisme** : prescrire l'*alcool* (cognac, rhum), la *potion de Todd,*
les *vins généreux.*

Combattre l'agitation et l'insomnie, à l'aide des *hypnotiques* :

℞ Paraldéhyde..........  3 à 4 gr.
  Eau de laitue........  100 —
  Sirop thébaïque.......  25 —
  Teinture de vanille.... XXX gouttes

A prendre en une ou deux fois (Herzen).

Donner l'extrait d'*opium à
haute dose* : 15 à 30 cgr., ou
le *laudanum* en lavements, à la
dose de 2 à 3 gr. Préférer le
*chloral,* seul ou associé au *bromure de potassium,* à la *jusquiame* ou au *chanvre indien* :

℞ Hydrate de chloral..  10 gr.
  Extrait thébaïque...  10 cgr.
  Hydrolat de laitue..  160 gr.
  Sirop de gomme ...  40 —

1 cuillerée à bouche toutes les demi-
heures (Herzen).

Une fois l'effet hypnotique

obtenu, continuer à faire dormir le malade à l'aide d'injections répétées de *morphine* :

℞ Chlorhydrate de morphine   10 cgr.
Sulfate neutre d'a-
   tropine................   5 mg.
Eau stérilisée.   Q. S. pour 10 c. c.

Conseiller les *bains tièdes prolongés* (d'une heure et demie).

**En cas de faiblesse cardiaque** : pratiquer des injections sous-cutanées de *caféine* ou de *spartéine* (5 cgr.).

**En cas d'adynamie** : recourir aux injections hypodermiques de *sulfate de strychnine* à haute dose (2 à 3 mgr., 2 à 3 fois par jour).

℞ Sulfate de spartéine...   40 cgr.
Sulfate de strychnine..   15 mgr.
Eau distillée.. Q. S. p. 10 cc.

Injecter 3 seringues par jour (Herzen).

# ALLAITEMENT

## A. NATUREL.

Sauf contre-indication, la mère doit allaiter son enfant (cancer, syphilis récente, tuberculose pulmonaire, atrophie des seins, mamelons mal formés).

*Durée de l'allaitement* : 10 à 12 mois.

Mettre l'enfant au sein 10 à 12 heures après l'accouchement.

Ne pas lui donner du lait de vache, ni d'eau sucrée.

*Nombre des tétées :* 6 à 8 de jour, 1 à 2 de nuit.

Durée d'une tétée : 10 à 20 minutes.

*Quantité de lait* qu'un enfant doit prendre :

|  | Par tétée | En 24 heures |
|---|---|---|
| 1ᵉʳ jour | 3 gr. | 30 gr. |
| 2ᵉ — | 15 — | 150 — |
| 3ᵉ — | 40 — | 400 — |
| 4ᵉ et 5ᵉ jours | 55 — | 550 — |
| Jusqu'à 1 mois | 60 — | 600 — |
| 2ᵉ et 3ᵉ mois | 70 — | 700 — |
| 4ᵉ et 5ᵉ — | 100 — | 750 — |
| 6ᵉ mois | 120 — | 800 — |
| 7ᵉ et au delà | 150 — | 900 — |

(Tarnier).

**Si le nourrisson ne prospère pas** : modifier la qualité du lait par un régime approprié de la nourrice ; ragoûts, soupes, lentilles, haricots, légumes farineux. Défendre les boissons trop alcoolisées, permettre l'eau rougie, la bière légère, le cidre. Ecarter les aliments ou les condiments épicés, les oignons, les ails, les asperges, les choux, les salades qui pourraient modifier la saveur du lait. Promenades au grand air. Au besoin, changer de nourrice (Comby).

**Si la menstruation réapparaît** : changer de nourrice si l'enfant a moins de 6 mois et si la quantité de lait est insuffisante pendant les règles et la période intercalaire. Inutile dans le cas contraire.

**Si la nourrice devient enceinte** : ne pas avoir peur du *mauvais lait*, préparer lentement le sevrage (Comby).

**Si la sécrétion lactée devient insuffisante** : faire prendre de la *bière* aux repas.

Prescrire le *galéga*, l'*ortie*, le *cumin*, l'*anis* et le *fenouil*.

℞ Extrait de galéga....    50 gr.
  Sirop simple........ 1000 —

4 à 5 cuillerées à bouche par jour (1 à 4 gr.) (Caron de la Carrière).

℞ Extrait de galéga.. )
  Lactophosphate de } ãã  10 gr.
    chaux.........
  Teinture de fenouil )
  Sirop de sucre........  400 —

4 à 8 cuillerées à bouche par jour (Caron de la Carrière).

℞ Extrait d'ortie...   200 gr.
  Sirop simple .....  1000 —

4 à 5 cuillerées par jour.

**Depuis le neuvième mois :** faire prendre à l'enfant une *nourriture légère* (lait stérilisé, œufs au lait, crème de riz, panades, farine lactée).

**Au onzième mois :** commencer le *sevrage*. Éloigner la nourrice ou mettre de la quinine sur le bout du sein.

### A. ARTIFICIEL.

Le pis de *l'ânesse* convient aux enfants âgés de moins de 5 mois.

La *chèvre* doit être nourrie avec des feuilles et des brindilles de végétaux verts ; les fourrages secs rendent son lait trop caséeux.

Donner le *lait de vache* coupé à un tiers, un quart d'eau bouillie sucrée jusqu'à 6 mois ; *lait pur stérilisé* aux enfants plus âgés.

Laver à l'eau bouillie et boriquée le biberon, la cuiller ou le verre qui servent à donner le lait (Comby).

Pour les quantités : voy. *Allaitement naturel*.

### A. MIXTE.

Avoir soin de donner au nourrisson une alimentation qui se rapproche du lait de femme : voy. *A. artificiel*.

Beaucoup d'enfants ne supportent le meilleur lait de vache que si on le mélange avec 1/2 ou 1/3 de bouillon préparé sans sel et dégraissé (Herzen).

Ne donner à l'enfant que du lait, jusqu'à 9 à 10 mois.

# ALOPÉCIES.

### A. CONSÉCUTIVE AUX GRANDES PYREXIES OU AUX CACHEXIES.

Toniques généraux. Démêler et peigner les cheveux avec précaution.

Nettoyer le cuir chevelu avec de l'eau et du savon ou avec une décoction de panama.

Frictionner tous les jours avec :

℞ Naphtol β...........   50 cgr.
  Alcool à 80°........  100 gr.

ou bien avec :

℞ Teinture de cantharides ) ãã 42 gr.
  Teinture de capsicum .. )
  Huile de ricin............    7 —
  Eau de Cologne.........   28 —

                    (Duhring).

ou encore avec :

℞ Nitrate de pilocarpine.  50 cgr.
  Teinture de cantharides  10 gr.
  Glycérine .............   25 —
  Eau de Cologne .......  200 —

## A. SÉBORRHÉIQUE.

TRAITEMENT GÉNÉRAL : hygiénique et diététique de la diathèse arthritique voy. *Arthritisme, Herpétisme.*

TRAITEMENT LOCAL : nettoyer le cuir chevelu. Puis tous les jours le frictionner légèrement avec une brosse imbibée d'une solution de *sulfure de potasse* à 1 p. 50.

℞ Polysulfure de potassium. 4 gr.
Teinture de benjoin..... 6 —
Eau distillée.......... 250 —

ou :

℞ Sulfure de potasse...... 2 à 4 gr.
Carbonate de potasse... 1 —
Eau de laurier-cerise... 10 —
Lait d'amandes........ 240 —

**En cas de séborrhée humide** : employer la *lotion soufrée de l'hôpital Saint-Louis :*

℞ Soufre précipité...... ⎫ āā 10 gr.
Glycérine............ ⎭
Alcool camphré........ 20 —
Eau distillée.......... 160 —

**Si les cheveux sont secs :**

℞ Soufre précipité........ 5 gr.
Vaseline.............. 50 —

Voy. *Séborrhée sèche avec alopécie.*
Prescrire encore :

℞ Soufre précipité........ 6 gr.
Beurre de cacao........ 10 —
Baume du Pérou........ 1 —
Huile de ricin.......... 50 ..

Employer aussi les mélanges suivants :

℞ Acide salicylique........ 10 gr.
Alcool ................ 100 —
Glycérine.............. 200 —
(Neumann).

℞ Acide salicylique........ 5 gr.
Baume du Pérou ... ⎫
Glycérine.......... ⎬ āā 10 —
Alcool .............. ⎭
Alcool ................ 300 —
(Neumann).

## A. SYPHILITIQUE.

Traitement général de la syphilis.

Chez les hommes, *couper les cheveux ras.* Savonner tous les matins le cuir chevelu et faire une onction matin et soir avec :

℞ Protoiodure de mercure.. 1 gr.
Axonge................ 20 —
Teinture de cantharides. 3 à 5 —

ou bien avec :

℞ Turbith minéral........ 1 gr.
Vaseline.............. 30 —
(Brocq).

Ou mieux, pratiquer des lavages avec une solution de *sublimé* à 1 p. 1000 ou 1 p. 500.

# AMBLYOPIES.

## A. CONGÉNITALE : incurable.

## A. D'ORIGINE CÉRÉBRALE : chez un jeune syphilitique, *traitement spécifique.*

## A. HYSTÉRIQUE : *métallothérapie, aimants, électricité statique, hydrothérapie.*

## A. TOXIQUE (ALCOOLIQUE, NICOTINIQUE, SATURNINE) :

Suppression brusque et complète de la cause nocive.

Traitement général reconstituant adapté au cas. *Hydrothérapie.*

Intérieurement : *noix vomique :*

℞ Teinture de noix vomique. 6 gr.
Bromure de potassium .... 12 —
Eau.................... 300 —
1 cuillerée à soupe à chacun des deux principaux repas (Trousseau).

**En cas de tabagisme ou** d'alcoolisme : usage local des *courants continus*, 4 à 5 éléments pendant cinq minutes de chaque côté, tous les jours (Trousseau).

# AMÉNORRHÉE.

**En cas de chloro-anémie :** prescrire le *fer* et l'*arsenic*, voy. *Chlorose*.

℞ Acide arsénieux........ 10 cgr.
Fer réduit par l'hydrogène 10 gr.
Extrait de noix vomique.. 1 gr. 50
Aloès.................. 3 à 5 gr.
Pour 100 pilules : 3 pilules par jour, au commencement des repas (Herzen).

Faire prendre des *pédiluves sinapisés*, des *injections vaginales chaudes* et des *bains de siège chauds* à 30°. Recourir à l'*électrisation statique* et à l'*électrisation générale*, surtout chez les jeunes filles nerveuses et chlorotiques : un pôle à la nuque, l'autre dans un bain de pieds salé ; commencer le traitement quelques jours avant l'époque présumée des règles et faire une séance quotidienne jusqu'à ce moment.

Dans certains cas, administrer le *safran*, la *rue*, la *sabine*, l'*absinthe* :

℞ Poudre de sabine.. ⎫
— de rue..... ⎪
— de safran.. ⎬ ãã 5 cgr.
— d'aloès.... ⎪
— d'absinthe. ⎭
Fer réduit par l'hy- ⎱ ãã 15 —
drogène ........ ⎰
Pour 1 cachet : 2 cachets par jour. (Herzen).

Donner aussi le *permanganate de potasse*.

℞ Permanganate de ⎫
potasse........ ⎬ ãã 15 cgr.
Kaolin.......... ⎭
Vaseline ........ Q. S.
Pour 1 pilule : 3 pilules par jour. (Hart et Barbour).

**En cas d'émotion violente, de refroidissement** : prescrire l'*apiol*, à la dose de 50 cgr. par jour, en capsules de 25 cgr.

℞ Apiol cristallisé........ 2 gr.
Huile stérilisée... Q. S. p. 10 c. c.
Injecter une à deux seringues de Pravaz par jour.

Faire prendre le *safran* : une pincée de pistils infusés dans une tasse à thé d'eau bouillante, ou 1 à 3 gr. de pistils dans un litre d'eau, à boire dans la journée.

℞ Huile essentielle de ⎫
rue ........... ⎬ ãã VI gouttes
Huile essentielle de ⎪
sabine ......... ⎭
Eau de fleurs d'oranger 15 gr.
Eau distillée d'armoise. 120 —
Sirop de safran ....... 30 —
A prendre en 3 fois.

Conseiller l'*électrothérapie* : courants galvaniques, pôle + dans la cavité utérine ou cervicale, pôle — à l'hypogastre. Chez les vierges : pôle + au niveau de l'utérus (extérieurement), pôle — à la région lombaire (Bigelow).

**En cas d'aménorrhée post-opératoire** (castration), accompagnée de bouffées de chaleur, vertiges, douleurs: pratiquer des *scarifications du col*, administrer des *purgatifs salins* et recourir à l'*organothérapie ovarienne*: capsules de Vigier, contenant 20 cgr. de substance ovarienne, 2 à 6 par jour.

Séjour à Montmirail.

**Chez les obèses**: régime approprié.

*Curettage suivi d'injections iodées*, à l'époque présumée des règles (Pozzi).

Séjour à Brides, Vichy, Châtel-Guyon, Carlsbad, Marienbad.

## AMYGDALITES.

(Voy. *Angines, Hypertrophie des amygdales*).

## AMYOTROPHIES.

(Voy. *Atrophies musculaires, Paralysies*).

## ANAPHRODISIE.

### (*Impuissance sexuelle*).

*Régime tonique; hydrothérapie méthodique. Continence prolongée. Traitement psychique* de la timidité et de l'accoutumance chez les névropathes.

Dans certains cas, conseiller un *apprentissage pratique* avec une professionnelle pas trop jeune.

Recourir à la *faradisation*: pôle + sur l'épigastre, pôle — au niveau des organes génitaux externes; séances quotidiennes de 6 à 10 minutes.

Prescrire le *phosphure de zinc*, les *glycérophosphates*, la *kola*, la *coca*, la *noix vomique* et la *strychnine*, à haute dose en injections hypodermiques.

℞ Phosphure de zinc......　5 mgr.
　　Extrait de noix vomique.　2 cgr.
　　　— de kola ........　15 —
　　Poudre de quinquina...　Q. S.
　Pour 1 pilule, 5 pilules par jour (Herzen).

℞ Glycérophosphate de chaux.　30 cgr.
　　　　—　　　　de fer...　20 —
　　Poudre de kola..........　25 —
　　　—　　　de coca ..........　30 —
　Pour 1 cachet, 3 cachets par jour (Herzen).

Voy. *Neurasthénie génitale*.

## ANASARQUE.

Voy. *Ascite, Asystolie, Insuffisances et Rétrécissements valvulaires, Néphrites*.

*Régime lacté*, couper le lait avec de l'eau de Vichy-Célestins.

Administrer les *purgatifs drastiques*:

℞ Eau-de-vie allemande ..　15 à 30 gr.
　A prendre en une seule fois.

℞ Teinture de jalap
　　composée.........
　Sirop de séné .........　} āā　30 gr.
　　— de nerprun.....
　1 à 3 cuillerées à bouche.

Donner les *diurétiques* tels que digitale (surtout chez les cardiaques), scille, genièvre, diurétine, théobromine, nitrate de soude et potasse, lactose, calomel, etc.

℞ Baies de genièvre...... 10 gr.

   F. infuser dans :

Eau bouillante........ 200 gr.

   Ajoutez :

Nitrate de potasse.... )  ãã  2 gr.
Acétate de potasse.... )
Oxymel scillitique......   30 —
Sirop de cinq racines...   35 —
A prendre dans la journée (Millard).

℞ Sulfate de potasse
    pulvérisé........... )
Crème de tartre soluble } ãã  6 gr.
Nitrate de potasse
    pulvérisé .......... )
Feuilles de digitale pulvéris.  1 —
Pour 20 paquets : 2 à 3 paquets par jour (Huchard).

℞ Uva ursi ............. )
 Pariétaire........... } ãã  4 gr.
Arenaria rubra........ )
Eau bouillante........... 500 —

Laissez infuser jusqu'à refroidissement, passez et ajoutez :

Nitrate de potasse.... )
Benzoate de soude..... } ãã 50 cgr.
Carbonate de potasse.. )
Prendre cette tisane par tasse dans la journée (Huchard).

℞ Feuilles de digitale...  1 gr.
  Eau chaude ......... 200 —

Infusez et ajoutez :

Nitrate de potasse.....  3 gr.
Sirop de scille........  30 —
1 cuillerée à bouche toutes les 2 heures (Herzen).

℞ Poudre de scille...... 10 cgr.
  Extrait de scille......  5 —
Pour 1 pilule : 4 pilules par jour (Grasset).

℞ Nitrate de potasse......  2 gr.
  Poudre de digitale.....  1 —
  Extrait de scille........ 50 cgr.
    — de genièvre..... Q. S.
Pour 20 pilules : 8 à 12 pilules par jour.

℞ Lactose .............. 100 gr.
Dissoudre dans 1 litre d'eau ou de lait, à prendre dans la journée (G. Sée).

℞ Calomel.......... )
  Poudre de digitale. } ãã 5 à 10 cgr.
Pour 1 cachet : 2 cachets par jour. (Eichorst).

℞ Poudre de digitale...... 10 cgr.
  Diurétine..............  1 gr.
  Sucre ................. 30 cgr.
Pour 10 prises : 4 prises par jour (Eichorst).

℞ Poudre de digitale... )
   — de scille ..... } ãã  5 cgr.
  Calomel........... )
Pour 3 paquets, à prendre à 1 heure d'intervalle ; renouveler pendant trois jours (Lancereaux).

℞ Diurétine.......... 50 cgr. à 1 gr.
  Poudre de digitale. )
   — de scille.... } ãã 5 à 10 cgr.
Pour 1 cachet : 3 à 4 par jour.

℞ Théobromine........... 3 à 5 gr.
  Eau distillée.......... 100 —
  Sirop de menthe.......  20 —
A prendre dans la journée.

Autre mode d'administration de la *Théobromine* :

1ᵉʳ jour  3 gr.   en 6 cachets.
2ᵉ  —  4 —  — 6  —
3ᵉ  —  5 —  — 9  —

Continuer 3 à 4 jours à cette dose, puis donner pendant un jour seulement 1 milligr. de *digitaline* (Huchard).

## Chez les enfants :

℞ Uva ursi.............. 10 gr.
 -Eau distillée.......... 1000 —

   Ajoutez :

  S. de stigmates de maïs  100 —
2 ou 3 tasses par jour.

℞ Diurétine............. 2 gr.
Eau distillée.......... 60 —
Sirop de menthe...... 40 —

Par cuillerées à soupe de 2 en 2 heures (10 ans).

℞ Extrait de scille. } āā 2 à 5 cgr.
Poudre de scille.. }
Gomme arabique.... Q. S.

Pour 20 pilules : 1 à 2 pilules à chaque repas.

℞ Théobromine........ 2 gr.
Eau de chaux....... 50 —
Jaune d'œuf......... n° 1.

Pour 1 lavement.

**Chez les néphritiques :** conseiller les *bains de vapeur* (contre-indiqués chez les cardiaques).

Administrer les *sudorifiques* (sureau, bourrache, serpentaire, jaborandi, pilocarpine).

Pratiquer, selon le besoin, des *moucnetures* ou le *drainage capillaire* aux extrémités et des *ponctions aspiratrices*, thoracique et abdominale.

**En cas d'anasarque asthénique** (congestions rénale, médullaire, altérations des capillaires) : favoriser l'effet des diurétiques habituels par des injections hypodermiques de *sulfate de strychnine*.

# ANÉMIES

## A. AIGUE.

*Voy. Avortement, Hémorragies, Placenta praevia.*

**En cas de traumatisme :** pratiquer la *compression directe* de la plaie par un pansement aseptique ou la *compression indirecte* avec le tourniquet ou la bande d'Esmarch.

Recourir aux *irrigations d'eau très chaude*, 50° à 60°, ou à la *cautérisation au fer rouge.* Préférer la *ligature* des deux bouts du vaisseau ouvert, n'hésitant pas, si c'est nécessaire, à débrider la plaie.

S'abstenir de l'emploi des styptiques (perchlorure de fer),

**En cas de syncope :** Déclivité de la tête, flagellation, injections sous-cutanées d'*éther* et de *caféine, respiration artificielle.*

Réchauffer le malade par les *frictions* et les *boissons chaudes alcoolisées.*

Pratiquer la *transfusion* de sang ou mieux des injections intraveineuses de *sérum artificiel.*

℞ Chlorure de sodium.... 5 gr.
Sulfate de soude...... 10 —
Eau stérilisée........ 1 litre.

Injecter 1/2 à 1 litre, à la température de 38° (Hayem).

℞ Chlorure de sodium ... 7 gr.
Eau stérilisée........ 1 litre.
(Sahli).

## A. CHRONIQUE.

**Chez les arthritiques :** traitement hygiénique de l'arthritisme, promenades, exercices en plein air ; séjour à Royat-Saint-Mart, Saint-Nectaire, Luxeuil, à la montagne.

Prescrire le *sirop d'iodure de fer*, l'arsenic.

**Chez les cardiaques :** repos relatif. Préparations ferrugineuses ou arsenicales.

Traiter la chloro-anémie liée à un rétrécissement mitral par les *toniques* et les *préparations de manganèse* :

℞ Lactate de manganèse.... 15 cgr.
 Colombo pulvérisé... )
 Poudre de rhubarbe. } ãã 10 —
 — de noix vomique .. 2 —
 Pour 1 cachet : 2 à 3 cachets par jour.

**Contre l'anémie cérébrale** des malades atteints d'affections aortiques: donner l'*opium*, pratiquer des injections de *morphine* à la dose de 1/2 cgr.

Au moment des syncopes, conseiller les inhalations de *nitrite d'amyle* (V gouttes).

**Chez les convalescents** : régime fortifiant ; séjour à la *campagne* ou à la *montagne*; prescrire les préparations de *quinquina*, de *fer* et d'*arsenic*. Administrer les *glycérophosphates*, le *sirop de Fellow* (voy. *Chlorose*).

**Chez les brightiques** : ne pas insister sur le régime lacté exclusif ; instituer le *régime mixte*.

**Chez les lymphatiques** : voy. *Lymphatisme, Scrofule*.

Prescrire l'*huile de foie de morue*, l'*émulsion Scott*, le *sirop d'iodure de fer*.

Cure aux *eaux sulfureuses ferrugineuses* de Bagnères-de-Bigorre, *ferrugineuses* de Vals, *chlorurées bicarbonatées* de La Bourboule, Saint-Nectaire, Rouzat, Vic-sur-Cère, Royat-Saint-Victor.

Envoyer les malades mous et peu excitables aux *plages du nord*, les malades nerveux et irrités à *celles du midi*.

**Chez les rhumatisants** : utiliser l'*iodure* et l'*arséniate de fer*.

HERZEN.

En hiver, séjour dans les stations des bords de la Méditerranée.

**Chez les paludéens** : voy. *Paludisme chronique*.

Séjour prolongé à la *montagne* à 1200 et 1500 mètres.

*Quinquina, arsenic*, strychnine, hydrothérapie froide.

**Chez les syphilitiques** : toniques généraux. Traitement spécifique.

**En cas d'anémie des pays chauds, d'anémie toxique ou d'anémie produite par le surmenage et la misère** : conseiller le changement de climat, de milieu, de régime.

### A. INFANTILE·

**A. avec splénomégalie**: voy. *A. splénique, Leucocythémie, Lymphadénie, Paludisme chronique*.

**A. sans splénomégalie** : voy. *Chlorose*.

Traiter le rachitisme, la scrofule, la syphilis, lorsqu'ils existent.

Prescrire un *régime approprié*, les *exercices physiques* en plein air, les *bains salés* et *sulfureux*.

Conseiller le séjour à la campagne ou à la montagne.

Administrer les *ferrugineux* et chez les jeunes gens, à l'époque de la puberté, l'*arsenic*.

℞ Lactate de fer........ 10 cgr.
 Poudre de rhubarbe... 5 —
 — de noix vomique 1 —

 Pour 1 paquet : 2 paquets par jour.

℞ Tartrate ferrico-potassique 2 gr. 50
 Rhum............ )
 Sirop d'écorces d'o- } ãã 100 gr.
 ranges amères... )

 2 à 3 cuillerées à dessert par jour.

Chez les enfants anémiques et nerveux :

℞ Perchlorure de fer...... 10 gr.
  Liqueur d'Hoffmann..... 5 —
  V à X gouttes dans l'eau sucrée ; (humer au chalumeau, pour éviter de noircir les dents) (J. Simon).

En cas d'anémie compliquée de phénomènes hystériques :

℞ Extrait de valériane..... 10 gr.
  Sous-carbonate de fer.... 2 —
  Mêlez, divisez en 10 bols ; 2 bols par jour, peu avant les repas.

## A. PERNICIEUSE PROGRESSIVE (MALADIE DE BIERMER).

*Régime :* lait, œufs crus ou peu cuits, viandes rôties ou grillées, poissons, légumes en purée, fromage, fruits cuits ou confits. Pain en petite quantité. Boissons : de préférence, lait, képhir ou bière légère.

Séjour à la montagne.

**Au début :** prescrire le *fer*, comme dans la chlorose, ou bien :

℞ Liqueur de Fowler.... ⎰
  Tartrate ferrico-potas- ⎱ ãã 10 gr.
    sique .............. ⎰
  X à XV gouttes avant chaque repas.

Recourir de préférence aux *injections de citrate ammoniacal de fer et d'arsenic* (Herzen).

℞ Citrate de fer ammoniacal. 3 gr.
  Arséniate de soude........ 5 cgr.
  Strychnine pure.......... 3 —
  Eau stérilisée.... Q. S. p. 30 c. c.
  Injecter d'abord 1/4 de seringue de Pravaz, puis augmenter jusqu'à injecter, après quelques jours, 1 seringue entière tous les jours (Herzen).

Pratiquer la *transfusion du sang ou la transfusion de sang défibriné* dans le péritoine (au début).

Ne pas insister sur l'administration du phosphore, de la strychnine, du sulfate de quinine. Préférer l'*arsenic :* liqueur de Fowler, X à XX gouttes par jour ; si elle est mal supportée par le tube digestif, l'administrer par la voie hypodermique, à la dose de 1/2 à 1 cent. cube de liqueur de Fowler par jour.

℞ Liqueur de Fowler..... 5 gr.
  Eau de laurier-cerise... 10 —
  1 à 2 seringues de Pravaz par jour.

Ou bien, recourir à l'administration de l'*arsenic par la voie rectale :*

℞ Liqueur de Fowler..... 4 gr.
  Eau distillée.......... 56 —
  Injecter progressivement de 5 à 15 cc. de cette solution par jour, en une, deux et trois fois, à la dose de 5 c. c. chaque fois (5 c. c. = 33 cgr. de liqueur de Fowler, soit 3 1/3 milligr. d'acide arsénieux) (Vinay).

**En cas de vomissements incoercibles :** potion de Rivière, *eau chloroformée, menthol, cocaïne.*

Conseiller les inhalations d'*oxygène.*

## A. PSEUDO-LEUCÉMIQUE.

Voy. *Leucémie, Leucocythémie.*

## A. SPLÉNIQUE.

**En cas de malaria :** Voy. *Paludisme chronique.*

**En cas de syphilis :** traitement spécifique, toniques.

**En cas de rachitisme :** huile de foie de morue, phosphates, bains salés, arsenic, fer, séjour aux bords de la mer.

℞ Teinture de mars tartarisée  10 gr.
Liqueur de Fowler........  5 —

V gouttes matin et soir dans un peu d'eau ou de lait (enfants) (Comby).

Essayer la *moelle osseuse de veau :* une cuillerée à soupe, par jour, triturée avec 3 cuillerées d'eau filtrée et mêlée au lait (Comby).

## ANÉVRISME DE L'AORTE

Eviter tout ce qui pourrait augmenter la tension vasculaire.

Régime extrêmement sobre ; repos aussi complet que possible (voy. *Artériosclérose*).

MÉTHODE MÉDICALE : administrer l'*iodure de sodium, de rubidium, de potassium*, d'abord à la dose de 50 cgr. par jour, puis augmenter progressivement jusqu'à 3, 4 et 6 gr.

℞ Iodure de potassium..  15 gr.
Eau distillée........  250 —

1 à 4 cuillerées à bouche par jour, dans du lait (Dujardin-Beaumetz).

Interrompre cette médication, tous les 20 jours, pendant 6 à 10 jours. Donner les *bromures*, les *opiacés*, la *digitale*, l'*ergot de seigle*, pour combattre certains symptômes particuliers, comme l'éréthisme ou la défaillance cardiaque.

Tonifier le myocarde avec les pilules suivantes :

℞ Valérianate de qui-
nine...........  } 
Ergotine.........  } āā 10 cgr.
Sulfate de strychnine.  1 mgr.

Pour 1 pilule : 2 à 3 pilules par jour (Herzen).

Ou bien stimuler l'énergie du cœur (lorsqu'il est fatigué de lutter contre l'obstacle circulatoire) par la *caféine*, donnée à petites doses, et la *strychnine* :

℞ Caféine...........  80 cgr. à 1 gr.
Benzoate de soude ...  1 à 2 —
Eau distillée........  130 —
Sirop d'écorces d'o-
ranges amères .....  25 —

2 cuillerées à soupe par jour (Herzen).

℞ Strychnine.........  5 cgr.
Eau distillée........  150 gr.

1 cuillerée à café avant les principaux repas.

Lorsque l'anévrisme a une origine nettement syphilitique, prescrire un *traitement mercuriel :* frictions mercurielles ou mieux injections sous-cutanées de biiodure de mercure :

℞ Biiodure de mercure...  40 cgr.
Huile d'olive stérilisée..  100 c. c.

Injecter tous les jours 1 c. c. pendant 10 à 20 jours (Panas).

MÉTHODE DES INJECTIONS GÉLATINEUSES DE LANCEREAUX : employer une solution stérilisée de gélatine à 1 p. 100, dans une solution de NaCl à 1 p. 1000, maintenue à 37°. Injecter chaque fois 50 à 100 et même 150 gr. de cette solution dans le tissu sous-cutané de la région fessière, par exemple. Pratiquer les injections avec des intervalles d'au moins dix jours entre elles ; faire 15 à 20 injections dans l'espace de 3 à 4 mois.

MÉTHODE CHIRURGICALE : recourir à l'*électrolyse* ; batterie donnant 25 millimètres cubes de gaz en 5 minutes, en décomposant l'eau acidulée avec un 30ᵉ de son poids d'acide sulfurique du commerce ; aiguilles fines en fer doux, enveloppées à leur partie supérieure d'un enduit protecteur. Plonger les aiguilles dans la poche, et leur faire subir des mouvements correspondant à ceux produits dans l'anévrisme.

Au début de la cure, n'employer que 2 à 3 aiguilles, puis aux séances suivantes, en augmenter le nombre.

Faire passer le courant pendant 10 minutes dans chaque aiguille ; mettre ensuite une vessie de glace sur la tumeur.

Appliquer ce traitement aux anévrysmes ampullaires qui forment une poche distincte appendue à l'aorte, et chez des malades dont le cœur est en bon état.

Se servir exclusivement du courant positif ; le pôle négatif est appliqué sur le thorax.

Méthode de Moore-Baccelli : désinfection de la peau, introduction dans l'anévrysme, soit au moyen du trocart, soit directement, d'un ressort de montre soigneusement stérilisé et à l'extrémité bien aiguisée.

Employer un ressort de 20 à 40 cm. de longueur, et de quelques millimètres de largeur. Faire pénétrer l'extrémité externe du ressort bien profondément, pour éviter tout processus d'ulcération.

# ANGINES

## A. AIGUE.

*Généralités thérapeutiques :*

Antisepsie locale : gargarismes, lavages de la gorge, applications topiques. Les gargarismes sont insuffisants, préférer les *lavages* de la gorge pratiqués avec des solutions chaudes, 40° à 50°, et préparées avec de l'eau filtrée ou bouillie. Se servir de *solutions alcalines* (chlorate de soude ou borate de soude, à 3 p. 100), pour débarrasser la gorge des mucosités et des enduits pultacés, et faire ensuite un second lavage avec une *solution antiseptique* (acide phénique 1/2 p. 100, sublimé 1 p. 20.000).

Employer des solutions aniseptiques faibles ; répéter souvent les lavages (6 à 10 fois par jour), et les faire abondants (1/2 à 2 litres).

℞  Acide salicylique.....    10 gr.
    Alcool à 90°..........    150 —
    Essence de thym......      2 —

1 cuillerée pour 1 litre d'eau bouillie (Herzen).

Réserver les préparations antiseptiques énergiques pour les *applications topiques directes et localisées,* pratiquées à l'aide de petits tampons de coton hydrophile, fixés à l'extrémité d'une pince à forcipressure de forme et de longueur convenables. Avant d'appliquer le topique, enlever le mucus ou les produits pultacés que le lavage n'a pu entraîner. Éviter avec le plus grand soin de faire saigner la muqueuse. Ne pas employer de topiques caustiques ou douloureux. Faire usage de la liqueur de Van Swieten, de glycérine légèrement phéniquée, ou d'une solution d'acide phénique dans le sulforicinate de soude, jusqu'à 40 p. 100.

ANTISEPSIE INTESTINALE : au début de la maladie, *purgatif*.

Administrer ensuite les *antiseptiques insolubles dans l'estomac* : naphtol β, 2 à 3 gr. par jour ; salol, 4 gr. ; benzoate de naphtol.

Voy. *Antisepsie*.

RÉGIME : prescrire le *régime lacté*, les *œufs* à la coque peu cuits et, comme boissons, les *décoctions tièdes*, agréables au goût, stérilisées par l'ébullition, ou les *limonades acidulées*.

SOINS CONSÉCUTIFS : ne pas cesser tout traitement avec la guérison de la maladie, mais faire continuer, matin et soir, la pratique des *irrigations antiseptiques* de la gorge pour éviter les récidives. *Soins de la bouche*, matin et soir ; *extraction des chicots, obturation* des dents cariées (Ruault).

**A. CATARRHALE AIGUE.**

Voy. *A. érythémateuse*.

**A. CHRONIQUES.**

Chez les *lymphatiques* et les *herpétiques déprimés* : eaux sulfurées de : Cauterets (la Raillère), Saint-Honoré, Eaux-Bonnes, Ax, Amélie-les-Bains, Luchon ; eaux sulfurées calcaires : Enghien, Pierrefonds.

Chez les *malades excités :* Mont-Dore ou la Bourboule, intus et extra.

Chez les *arthritiques*, les *rhumatisants,* les *goutteux :* Royat.

**Angine granuleuse :** pulvérisations d'*eaux sulfureuses*.

Proscrire le tabac, l'alcool.

A l'intérieur : *liqueur de Fowler*, VI à XII gouttes par jour ; *sirop d'iodure de fer*.

Toucher les amygdales avec :

℞ Nitrate d'argent..... 2 gr.
Eau distillée........ 10 à 20 —

℞ Teinture d'iode ... |
Glycérine......... | ãã 10 gr.

Toucher les granulations au *crayon de nitrate d'argent* ou au *sulfate de cuivre*.

Pratiquer des *insufflations* avec :

℞ Nitrate d'argent..... 1 gr.
Sucre pulvérisé ..... 50 à 70 —

**Amygdalite lacunaire caséeuse :** *discission* des amygdales : introduire dans les orifices des cryptes malades un crochet mousse que l'on fait ressortir par l'orifice d'une crypte voisine en communication avec la première ; rompre par traction le pont qui les sépare.

Frotter ensuite les parties cruentées avec un topique iodé.

Répéter la manœuvre jusqu'à ouverture de toutes les cavités (Ruault).

**A. DIPHTÉROÏDE.**

Débuter par un *vomitif* ou un purgatif.

*Badigeonnages*, 3 fois par jour, avec :

HERZEN.

2.

℞ Acide phénique....... 5 gr.
  Alcool à 90°......... 10 —
  Camphre............. 20 —
  Glycérine ........... 25 —
          (Hutinel et Chantemesse).

ou bien avec :

℞ Salol............... 10 gr.
  Camphre............. 20 —
  Glycérine ........... 30 —
          (Comby).

*Irrigations*, également 3 fois par jour, avec :

℞ Acide salicylique..... 10 gr.
  Alcool à 90°......... 150 —
  Essence de thym..... 2 —
  1 cuillerée pour 1 litre d'eau bouillie (Herzen).

### En cas de douleurs vives :
antipyrine, exalgine, quinine.

℞ Menthol.............. 1 gr.
  Glycérine ............ 30 —
  Pour badigeonnages 3 à 4 fois par jour (Lubet-Barbon).

℞ Gaïacol cristallisé...... } āā 5 gr.
  Glycérine............. }
  Pour badigeonnages (adultes).

℞ Phénol absolu.......... 3 gr.
  Teinture de coca...... } āā 5 —
   — de benjoin.... }
  Infusion de coca à 2 p. 100 290 —
  Pour gargarismes (Ruault).

### A. ERYTHÉMATEUSE.
**Contre la fièvre** : donner la *quinine*, l'*antipyrine*, la *phénacétine*, l'*exalgine*, en potion.

℞ Antipyrine.......... 2 à 4 gr.
  Teinture d'aconit..... XII gouttes
  Eau de tilleul........ 90 c. c.
  Sirop de fleurs d'oranger 30 —
  1 cuillerée toutes les 2 heures.
          (Grasset).

ou bien :

℞ Antipyrine .......... 2 à 3 gr.
  Bromure de potassium. 1 gr.50
  Eau distillée.......... 120 gr.
  Sirop d'écorces d'oranges 30 gr.
  A prendre en 4 fois, dans la journée.
(Herzen).

**Au début** : prescrire aussi le *benzoate de soude*, le *salol* ou le *chlorate de potasse* :

℞ Benzoate de soude. 2 à 3 gr.
  Alcoolature de racines d'aconit .... XXV gouttes
  Eau de laurier-cerise. 10 gr.
  Sirop de tolu... } āā 30 —
   — de codéine }
  Eau .............. 120 —
Par cuillerées à bouche (Ruault).

℞ Salol .............. 2 gr.
  Emulsionner avec :
  Huile d'amandes.. )
   douces ........ } āā 4 gr.
  Gomme arabique.. )
  Sirop simple ........ 30 —
  Eau distillée ........ 80 —
   — de menthe...... 20 —
A prendre dans la journée : 1 cuillerée à dessert toutes les 2 heures, enfants de 10 à 15 ans (maintenir la potion tiède).

℞ Chlorate de potasse.. 1 à 2 gr.
  Eau distillée........ 90 —
  Sirop de sucre...... 20 —
1 cuillerée à dessert toutes les 2 heures.

**Contre les douleurs** : prescrire la *glace pilée* en petits fragments, les *gargarismes* et les *pulvérisations analgésiques* :

℞ Chlorhydrate de cocaïne. } āā 1 gr.
  Acide phénique........ }
  Eau distillée............. 500 —
Pour gargarismes (Fayet).

℞ Chlorhydrate de cocaïne. 50 cgr.
  Eau de laurier-cerise } āā 50 gr.
  Glycérine ........ }
  Eau distillée. Q. S. p. f. 1/2 litre.
Pour pulvérisations faites 3 fois par jour ; 2 cuillerées à bouche chaque fois (Grasset).

Ou bien pratiquer des *badigeonnages* avec une solution huileuse de menthol et de cocaïne :

℞ Chlorhydrate de cocaïne... 30 cgr.
Menthol ................. 1 gr.
Huile d'olive............. 30 —

Conseiller aussi l'application de *cataplasmes chauds* ou de *compresses imbibées d'eau chaude* recouvertes de taffetas gommé.

Prescrire les *gargarismes antiseptiques* :

Borate de soude à 5 p. 100, phénate de soude ou acide phénique 1/2 p. 100.

℞ Liqueur de Van
Swieten....... } āā 125 gr.
Eau chloroformée..)
Essence de menthe.... Q. S.
Eau distillée.......... 750 gr.
(Darbonet).

℞ Feuilles de coca...... 10 gr.
Infusez dans :
Eau bouillante....... 1000 —
Ajoutez :
Borate de soude...... 40 —
(Ruault).

Recourir, surtout dans les cas graves, aux *lavages* à l'eau boriquée, naphtolée, phéniquée ou salicylée :

℞ Acide salicylique..... 10 gr.
Alcool à 90°.......... 150 —
Essence de thym..... 2 —
1 cuillerée à bouche pour 1 litre d'eau bouillie (Herzen).

Badigeonner aussi, 3 fois par jour, les amygdales avec l'un des *collutoires* suivants :

℞ Borax............... 4 gr.
Glycérine............. 30 —
(Grasset).

℞ Acide salicylique...... 50 cgr.
Glycérine............. 60 gr.
(D'Espine).

℞ Borate de soude.... }
Acide borique...... } āā 5 gr.
Glycérine............. 10 —
(Soulier).

℞ Salol................. 2 gr.
Alcool...... Q. S. p. dissoudre.
Glycérine............. 40 gr.

℞ Salol................. 5 gr.
Sulforicinate de soude. 95 —
(Ruault).

℞ Gaïacol............ }
Glycérine.......... } āā 5 gr.
Pour badigeonnages.

**Contre la congestion du visage** : faire prendre des *bains de pieds sinapisés*, appliquer des *sinapismes* aux jambes.

Chez les enfants, faire mettre des *bottes de ouate* aux extrémités inférieures.

**En cas de suppuration** : *inciser*, sans blesser les piliers du palais, puis pratiquer des irrigations antiseptiques boriquées.

Pendant toute la durée de la maladie, administrer les *toniques* et instituer l'*antisepsie intestinale*.

**Après la guérison** : *soins de la bouche*, 2 fois par jour.

*Gargarismes* répétés plusieurs fois par jour.

℞ Salol................. 4 gr.
Alcool rectifié......... 20 —
Essence de menthe .... 5 —
1 cuillerée à café dans un verre d'eau

Voy. *Antisepsie buccale*.

**En cas d'angines à répétition** : si les amygdales sont hypertrophiées, détruire le tissu amygdalien, à l'aide du *galvanocautère*.

Voy. *Hypertrophie des amygdales*.

## A. GANGRÉNEUSE.

Prescrire les *toniques*, l'alcool :

℞ Extrait de noix vomique.. 10 cgr.
   — de quinquina... ⎰
   — de kola........ ⎱ āā 4 gr.
   Potion de Todd......... 130 —
   Sirop de quinquina....... 25 —
4 cuillerées à bouche par jour (Herzen).

*Gargarismes et irrigations antiseptiques :*

   Permanganate de potasse à 1 p. 2000
   Acide phénique........ à 1 p. 200
   Acide salicylique....... à 2 p. 1000
   Sublimé à 1 p. 15.000 ou 1 p. 10.000

℞ Trichlorure d'iode...... 1 gr.
   Eau distillée........... 1 litre.
Pour gargarismes et pour irrigations (Herzen).

*Pulvérisations antiseptiques* fréquentes et *collutoires.*

℞ Acide phénique..... 1 gr.
   Tannin............. 5 —
   Glycérine.......... 20 —

℞ Iode métallique..... 1 gr.
   Acide phénique...... 2 —
   Glycérine.......... 20 —

℞ Acide lactique ...... 5 à 10 gr.
   Glycérine .......... 20 —

℞ Sublimé........... 50 c. à 1 gr.
   Glycérine.......... 20 —

℞ Teinture d'iode..... ⎰
   Glycérine ......... ⎱ āā 10 gr.

**Dans les cas graves :** pratiquer des cautérisations au *thermocautère* ou au *galvanocautère.*

## A. HERPÉTIQUE,

Traitement hygiénique et diététique de l'herpétisme. Voy. *Herpétisme.*

Remédier au dérangement intestinal par les *laxatifs*.

**En cas de céphalée intense :** *vomitif;* si l'on craint son action déprimante, prescrire un *purgatif*.

*Gargarismes émollients :*

℞ Décoction de racines de
   guimauve à 2 p. 100.... 800 gr.
   Miel rosat.............. 50 —

*Gargarismes et irrigations antiseptiques,* avec une solution d'acide phénique à 0,50 p. 100.

**Contre la douleur et la congestion :**

℞ Extrait de feuilles d'aconit. 3 cgr.
   Poudre de feuilles d'aconit. 5 —
   Bromhydrate de quinine... 20 —
Pour 1 pilule : 3 pilules dans les 24 heures, une toutes les 8 heures (Herzen).

*Badigeonnages* répétés plusieurs fois par jour, avec :

℞ Chlorhydrate de cocaïne ⎰
   Acide phénique........ ⎱ āā 50 cgr.
   Glycérine.............. 20 gr.

*Gargarisme analgésique :*

℞ Feuille de coca........ 10 gr.
   Eau bouillante........ 1000 —
   Faites infuser et ajoutez :
   Borate de soude........ 40 —
Pour gargarismes (Ruault).

## A. MÉNORRAGIQUE (HERPÉTIQUE, CATAMÉNIALE).

Combattre les troubles menstruels, prescrire des *pilules d'aloès*, des *bains de pieds sinapisés* à l'époque des règles.

Traitement local de l'angine herpétique.

## A. PHLEGMONEUSE.

Même traitement que pour l'angine érythémateuse, mais

avec indications thérapeutiques spéciales pour combattre l'intensité de l'adénite concomitante et la formation d'un abcès.

Régime lacté, boissons abondantes. Gargarismes, collutoires et irrigations antiseptiques.

Antisepsie intestinale rigoureuse (naphtol β, salol, salicylate de bismuth, benzonaphtol).

Quinine, phénacétine, exalgine.

Toniques.

Appliquer continuellement, sur la région latérale du cou, des *cataplasmes* de farine de lin, larges, épais et aussi chauds que le malade peut les supporter.

Pour la nuit, remplacer les cataplasmes par l'onction suivante:

℞ Onguent napolitain.... 30 gr.
  Extrait de belladone... 2 —

**En cas de suppuration** : *Inciser* largement et faire des *irrigations* légèrement antiseptiques, fréquentes.

**A. SYPHILITIQUE.**

Traitement général antisyphilitique. voy. *Syphilis.*

**Contre l'angine de la période secondaire avec plaques muqueuses** : prescrire les *gargarismes* suivants :

℞ Liqueur de van Swieten. 50 gr.
  Miel rosat............... 40 —
  Décoction de guimauve.. 300 —

℞ Sublimé................. 10 cgr.
  Décoction légère de lin.. 200 gr.
  Sirop diacode.......... 50 —
             (Brocq).

Conseiller les *pulvérisations* pratiquées avec la solution suivante :

℞ Biiodure de mercure.... 50 cgr.
  Iodure de potassium .... 10 gr.
  Eau distillée .......... 690 —

Pratiquer des *attouchements* répétés tous les 2 ou 3 jours avec :

℞ Nitrate d'argent....... 1 gr.
  Eau distillée.......... 10 à 20 —

ou bien avec :

℞ Sublimé corrosif... 50 cgr. à 1 gr.
  Eau distillée....... 25 —

Toucher les plaques muqueuses à la *teinture d'iode*.

**Dans les cas rebelles** : recourir aux cautérisations légères avec le *nitrate acide de mercure*, après badigeonnage à la cocaïne : tremper une allumette dans le nitrate acide et toucher légèrement les points malades (Fournier).

**En cas de gommes** : traitement général mixte (iodure de potassium, 8 à 10 gr. par jour, associé au biiodure de mercure, 1 à 2 cgr. par jour) (Fournier).

Si la gomme est ouverte : pratiquer des badigeonnages à la *teinture d'iode*, répétés 2 à 3 fois par jour, et des pulvérisations avec le mélange suivant :

℞ Iodure de potassium.... } āā 5 gr.
  Teinture d'iode........ }
  Eau................. 100 —
             (Fournier).

Pratiquer aussi des cautérisations avec :

℞ Nitrate d'argent....... } āā 5 gr.
  Eau distillée.......... }

Voy. *Syphilis gommeuse.*

**A. TUBERCULEUSE.**

Traitement général de la phtisie. Voy. *Phtisie*.

*Antisepsie buccale.*

**En cas d'hypertrophie amygdalienne** : recourir à l'*ignipuncture*.

**En cas d'ulcérations** : pratiquer des attouchements avec la *teinture d'iode*, le *naphtol camphré*, le *phénol sulforiciné* à 4 p. 100, l'*acide lactique* à 50 p. 100.

Ou mieux recourir au *grattage* des ulcérations, suivi de *cautérisation au galvanocautère*.

℞ Acide phénique....... 50 cgr.
Menthol............. 1 gr.
Glycérine ........... 20 —

Pour badigeonnages (Herzen).

**Contre la dysphagie** : badigeonner, avant les repas, avec la *glycérine phéniquée* à 50 p. 100, avec une solution aqueuse de *cocaïne* à 5 ou 10 p. 100, ou encore avec une solution huileuse de *menthol* à 1 p. 20.

℞ Chlorhydrate de cocaïne... 5 mgr.
Menthol ................. 1 cgr.
Correctif. Q. S. p. faire 1 tablette
(Treitel).

# ANGINE DE POITRINE

Prescrire 2 *à* 3 *litres de lait* par jour, en partie aux repas, en partie entre les repas.

Eviter toute fatigue, tout effort, supprimer les exercices musculaires; marcher lentement, faire des repas peu copieux, ne pas manger de gibier, de poissons de mer, de crustacés, de mets épicés et de fromages faits. Eviter les boissons excitantes et alcooliques ; ne boire aux repas que de l'eau rougie, des *eaux alcalines* (Vichy, Vals).

Défendre l'usage du tabac et même le séjour dans une chambre dont l'atmosphère est imprégnée de fumée de tabac.

Combattre la diathèse arthritique par les *alcalins* et la *lithine*, s'il y a tendance à la goutte, et surtout par l'*iodure de sodium* ou de *rubidium*. Prescrire l'iodure de sodium, pendant des mois et des années, par périodes de 3 semaines tous les mois, à la dose de 50 cgr. à 2 gr. par jour.

Administrer aussi l'*iodure de potassium* associé à l'*arséniate de soude* :

℞ Arséniate de soude.. 5 à 10 cgr.
Iodure de sodium.... 10 gr.
Eau distillée........ 300 —

2 cuillerées par jour, aux repas, dans de l'eau rougie ou de la bière légère.

Si l'iodure n'est pas toléré, donner la *teinture d'iode* à la dose de V à X gouttes, 2 fois par jour.

Combattre l'aortite par les *vésicatoires*, les *pointes de feu répétées*, le *coton iodé* à la région précordiale.

Voy. *Aortites, Artériosclérose.*

Si l'alcoolisme ou le saturnisme sont en cause, s'efforcer d'en supprimer l'action nocive. Combattre le tabagisme et le paludisme chronique.

Traiter la syphilis, lorsqu'elle

existe, par les *préparations mercurielles* et l'*iodure de potassium.*

**En cas d'hystérie ou de neurasthénie** : *traitement hydrothérapique* approprié, pas de bains froids.

Prescrire les *bromures*, pour éloigner les accès, et le *valérianate d'ammoniaque.*

**Contre la constipation** : administrer l'*aloès* en pilules de 10 cgr.

**Contre les accès** : dès le début de l'attaque, inhalation de *nitrite d'amyle*, V à X gouttes, versées sur un mouchoir, ou d'*éther.*

Ou bien faire une *injection d'atropo-morphine* :

℞ Chlorhydrate de morphine. 10 cgr.
Sulfate neutre d'atropine. 5 mgr.
Eau stérilisée.. Q. S. p. 10 c. c.

**Pendant toute la durée de la crise** : *nitroglycérine* et *régime lacté exclusif.*

℞ Solution alcoolique de
trinitrine à 1 p. 100. XXX gouttes
Eau distillée ........ 300 gr.

3 à 6 cuillerées à dessert dans les 24 heures (Huchard).

ou :

℞ Nitrite de sodium.... 14 gr.
Eau distillée ........ 350 —

2 cuillerées à café par jour (Mathew-Hay).

**Contre la douleur** : injection de *morphine, chloral.*

## ANGIOCHOLITES

(Voy. *Fièvre intermittente hépatique, Ictère grave, Lithiase biliaire*).

## ANGIOMES

**Chez un enfant non vacciné** : inoculation par scarifications très rapprochées sur la tumeur.

**Chez un enfant déjà vacciné** : badigeonnages quotidiens avec :

℞ Sublimé corrosif....... 2 gr.
Collodion ............. 20 —
(Comby).

℞ Chrysarobine.......... 2 gr.
Collodion riciné ....... 20 —
(Monin).

Injecter tous les 8 jours, dans la tumeur, avec une seringue de Pravaz stérilisée, I ou II gouttes de *liqueur de Piazza* :

℞ Eau distillée.......... 60 gr.
Perchlorure de fer à 30° 25 —
Chlorure de sodium .... 15 —

**En cas d'angiomes très étendus**, employer la liqueur de Piazza modifiée par la substitution de chlorure de zinc au chlorure de sodium :

℞ Chlorure de zinc....... 3 gr.
Perchlorure de fer à 30° 25 —
Eau distillée .......... 60 —
(Th. Anger).

Préférer l'*électrolyse* ou l'*extirpation.*

# ANKYLOSTOMIOSE.

Administrer le *thymol* en deux cachets de 2 grammes chacun, pris à deux heures d'intervalle.

Ne pas dépasser cette dose, surtout chez les sujets anémiés.

Inutile de donner un purgatif (Neiret).

Recourir aux *tœnicides usuels*: extrait éthéré de fougère mâle voy. *Tœnias*.

Changement de climat, traiter l'anémie.

# ANOREXIE.

Promenades, exercices musculaires en plein air.

Douches froides, séjour à la campagne ou à la montagne.

Cuisine épicée, si l'anorexie n'est pas symptôme d'une maladie de l'estomac.

Combattre la constipation par un régime approprié, par l'administration de l'aloès, rhubarbe, podophyline, cascara sagrada. Voy. *Constipation*.

Traiter la dyspepsie, la congestion hépatique et la chloro-anémie, lorsqu'elles existent.

## Chez les enfants :

℞ Eau de fenouil............ 80 gr.
Sirop d'écorces d'oranges. 25 —
Teinture de rhubarbe.... 10 —
Sulfate de magnésie...... 15 —

1 cuillerée à café par jour (Archambault).

℞ Teinture de cascarille ⎞
—     cannelle.. ⎟
—,    gentiane.. ⎬ ãã 5 gr.
—     colombo.. ⎟
—     rhubarbe. ⎠
—     noix vomique.. 1 à 2 gr.

X gouttes avant chaque repas (J. Simon).

Donner la *teinture de noix vomique* aux doses suivantes :

| | | |
|---|---|---|
| De 6 à 15 mois..... | 1/2 à IV | gouttes |
| De 15 mois à 3 ans. | IV à VIII | — |
| De 3 ans à 5 ans... | VIII à X | — |
| De 5 ans à 10 ans.. | X à XV | — |

Par jour.

**Chez les adultes** : prescrire les *médicaments apéritifs* associés entre eux : teintures de colombo, de badiane, de quinquina, de gingembre, de quassia, de gentiane, de rhubarbe, d'aloès, de noix vomique.

℞ Teinture de quinquina. ⎞
—     de colombo... ⎬ ãã 5 gr.
—     de gentiane .. ⎠
—     de rhubarbe...... 3 —
—     de noix vomique... 2 —

XV à XX gouttes, dans un peu d'eau, avant les repas (Huchard).

℞ Teinture de quinquina. ⎞
—     de gentiane... ⎟
—     de rhubarbe.. ⎬ ãã 5 gr.
—     d'aloès......' ⎠
—     de noix vomique... 2 —

XX gouttes, dans un peu d'eau, avant les repas (Herzen).

Donner les *gouttes amères de Baumé*, à la dose de IV à VIII gouttes, et le *sulfate de strychnine*, en pilules ou en granules de 1 mgr.

Prescrire aussi la *quassine*

*amorphe*, à la dose de 5 cgr., en pilules.

### Chez les convalescents :

℞ Ecorce de condurango.  25 à 30 gr.
   F. macérer pendant 12 heures dans :
   Eau.................... 300 gr.
   Réduire lentement et
   filtrer à ............ 150 —
   Ajouter :
   Teinture de noix vomique  2 —
   Acide chlorhydrique dilué  1 — 50
   Sirop de gingembre ..... 50 —
   1 cuillerée à soupe toutes les deux heures.

### Chez les hystériques : traitement général de l'hystérie ;

*isoler* le malade et recourir à *l'intimidation morale* : persuader le malade que toute résistance est inutile et que l'isolement durera aussi longtemps que dure le refus d'alimentation.

Pratiquer la *suggestion hypnotique* et le *gavage par la sonde nasale.*

Ne faire au malade aucune concession sur la nature ou sur la quantité des aliments à ingérer (Lyon).

# ANTÉFLEXION DE L'UTÉRUS.

Traitement causal : métrite, paramétrite, corps fibreux.

**En cas de métrite** : voy. *Métrites.* ....

**En cas de périmétrite** : mobiliser l'utérus par le *massage* (voy. *Cellulite pelvienne, Paramétrite*).

### A. CERVICALE.

Pratiquer *l'amputation biconique du col* (Pozzi).

### A. CONGÉNITALE.

*Dilater* et *redresser l'axe utérin* au moyen de laminaires. Passer ensuite des bougies de Hégar, deux ou trois fois par semaine, jusqu'au n° 10 ou 12 (Pozzi).

Recourir aux *pessaires intrautérins* et à *l'hystéropexie abdominale antérieure.*

Voy. *Sténose du col.*

# ANTÉVERSION DE L'UTÉRUS.

Défendre les longues promenades en voiture, l'équitation et la danse.

Faire porter une *ceinture hypogastrique à plaque mobile* à double mouvement ; placer un *pessaire* de Dumontpallier.

Traiter la métrite, si elle existe (voy. *Métrites*).

**Contre les douleurs lombaires** : frictions avec le mélange suivant :

HERZEN.

℞ Chloroforme.............. 10 gr.
   Alcool camphré........ ) ãã 60 —
   Baume de Fioravanti.. )
                    (Herzen).

**En cas de règles douloureuses** : repos absolu. *Lavements laudanisés* (XX à XXX gouttes), 2 à 3 fois dans les 24 heures. Suppositoires calmants.

Voy. *Dysménorrhée.*

*Eaux* de Néris, de Forges, de

Luxeuil, de Bourbon-l'Archambault, de Plombières, d'Uriage.

## A. DE L'UTÉRUS GRAVIDE.

Faire porter une *ceinture*. Pendant l'accouchement, faire rester la femme dans la position horizontale et faire garder la ceinture appliquée pour que les contractions utérines s'exercent dans l'axe du détroit supérieur (Tarnier).

## ANTISEPSIE.

### A. BUCCALE.

Conseiller l'usage de la *brosse* et d'un *savon* ou d'une *pâte dentifrice*.

℞ Carbonate de magnésie )
  Talc................ }
  Rhizome d'iris pulvérisé } ãã 5 gr.
  Savon médicinal...... )
  Essence de menthe...... V gouttes.
(Savon dentifrice).

Faire rincer plusieurs fois par jour la bouche avec une *solution antiseptique* :

℞ Acide thymique........ 25 cgr.
  — benzoïque........ 3 gr.
  Teinture d'eucalyptus... 15 —
  Alcool ................ 100 —
  Essence de menthe poivrée 75 cgr.
Verser dans un verre une quantité suffisante pour produire un trouble (Miller).

℞ Acide phénique........ 1 gr.
  — borique.......... 25 —
  Thymol................ 50 cgr.
  Essence de menthe...... XX gouttes
  Teinture d'anis........ 10 gr.
  Eau distillée.......... 1 litre.
Employer cette solution pure (Dujardin-Beaumetz).

℞ Acide thymique... )
  — benzoïque... } ãã 1 gr.
  Essence de menthe..... V gouttes
  Alcool................ 100 gr.
Mettre une demi-cuillerée à café de ce mélange dans un verre d'eau (Grasset).

℞ Acide phénique........ 10 gr.
  Thymol................ 1 —
  Alcool à 90°........... 300 —
  Essence de menthe...... 10 —
  Teinture de cochenille... Q. S.
Élixir dentifrice (Herzen).

℞ Salol.................. 2 gr.
  Eau de Botot.......... 100 —
  XX gouttes dans un verre d'eau.

℞ Résorcine............. 20 gr.
  Eau de Botot.......... 100 —
        (Binet).

℞ Acide phénique pur cristallisé................ 20 gr.
  Alcool de menthe....... 160 —
V à VI gouttes dans un peu d'eau (Monin).

℞ Salol.................. 5 gr.
  Alcool à 90°........... 100 —
1 cuillerée à café dans un verre d'eau.

Employer l'une des *poudres dentifrices* suivantes :

℞ Salol pulvérisé........ 5 gr.
  Craie préparée.... )
  Talc.............. } ãã 20 —
  Essence de menthe...... X gouttes.

℞ Acide borique finement
   pulvérisé........... 2 gr. 50
  Chlorate de potasse..... 2 —
  Poudre de gaïac........ 1 — 50
  Craie préparée....... )
  Carbonate de magnésie } ãã 4 —
  Essence de menthe. Q. S p. aromatiser. (Legendre).

℞ Carbonate de chaux..... 30 gr.
  Chlorate de potasse.. )
  Borate de soude...... } ãã 15 —
  Salol pulvérisé........ 30 —
  Saccharine............ 50 cgr.
        (Thomas).

**Chez les sujets malades :** prescrire les *gargarismes* et les *lavages antiseptiques* avec :

Borate de soude........à 2 ou 3 p. 100
Acide salicylique......à     1  p. 1000
Acide thymique.......à  0,25  p. 1000
Acide phénique .......à  0,50  p. 100
Lysol................à  0,25  p. 100
Sublimé corrosif......à  0,20  p. 1000
Trichlorure d'iode....à     1  p. 1000
Liqueur de Labarraque à     5  p. 100

℞ Acide salicylique......  10 gr.
    Alcool à 90°...........  150 —
    Essence de thym......    2 —

1 cuillerée pour 1 litre d'eau bouillie (Herzen).

℞ Salol.................  20 gr.
    Alcoolat de cochléaria |
    Teinture de ratanhia.  | ãã 50 —
    Alcool...............  |
    Alcoolat de menthe...  | ãã 200 —

1 cuillerée à café dans un verre d'eau bouillie.

Appliquer des *collutoires anti-septiques* :

℞ Chlorate de potasse.  75 cgr.
    Jus de citron .......  15 gr.
    Glycérine...........  10 —
Pour enfants (Legendre).

Nettoyer les lèvres et les gencives à l'aide de tampons de coton hydrophile imbibés d'*eau chloratée, d'eau boratée* ou d'*eau de Vichy*.

Faire sur les lèvres des onctions avec de la *vaseline boriquée* ou *salolée* à 10 p. 100.

## A. CUTANÉE OU EXTERNE.

*Grands bains tièdes; savonnages et brossages énergiques* prolongés, pendant 10 à 15 minutes, suivis de lavage à l'*alcool* ou à l'*éther* et de désinfection avec une *solution antiseptique* : acide phénique, 2 à 5 p. 100; lysol, 2 à 3 p. 100; sublimé corrosif, 1 p. 2000, 1 p. 500.

*Couper* les ongles; *raser* les poils.

**En cas de plaies** : prescrire les *grands lavages antiseptiques* (solutions faibles : acide phénique 1 p. 100, sublimé 1 p. 5000 à 1 p. 10 000).

Employer la *pommade antiseptique* suivante :

℞ Iodoforme .......  2 gr.
    Acide borique....  5 —
    Vaseline........  50 —

ou bien les *poudres antiseptiques* suivantes :

℞ Poudre d'iodoforme .. |
    — de salol ..... |
    — de charbon... | ãã 10 gr.
    — de quinquina |
    — de benjoin... |
Sous-nitrate de bismuth |
            (Schwartz)

℞ Poudre d'iodoforme.. |
    — de benjoin... |
    — de quinquina. | ãã 10 gr.
    — de carbonate |
    —   de magnésie |
        (Lucas-Championnière).

Prescrire l'*aristol*, le *dermatol*, l'*iodol*, l'*amyloforme*, la *crurine*, le *xéroforme*, seuls ou associés entre eux.

## A. GYNÉCOLOGIQUE ET OBSTÉTRICALE.

**A. de la vulve et du vagin :** *raser* et *savonner* la vulve. Savonner le vagin avec des tampons d'ouate montés sur pinces ; faire ensuite un lavage au *sublimé* à 1 p. 1000, ou au *bi-iodure* de mercure à 1/2 ou 2 p. 1000 (ajouter de l'iodure de potassium, pour obtenir la solution), à la *créoline* à 5 ou 15 p. 1000, au *permanganate de potasse* à 1 ou 3 p. 1000, à l'*acide salicylique* à 1 p. 1000, à l'*acide thymique* à 2 ou 4 p. 1000, à *l'acide phénique* à 1 ou 3 p. 100 (Pozzi).

℞ Sublimé corrosif..... 50 cgr.
Acide tartrique....... 1 gr.

Pour 1 paquet : 1 paquet pour 1 litre d'eau bouillie.

℞ Acide thymique...... 5 gr.
— salicylique..... 15 —
Alcool à 90°.......... 300 —

1 cuillerée à bouche pour 1 litre d'eau bouillie (Herzèn).

**A. du col et de la cavité utérine** : introduire dans le canal cervical et dans la cavité utérine des *crayons médicamenteux :*

℞ Iodoforme.............. 20 gr.
Gomme arabique.. )
Glycérine......... } ãã 2 —
Amidon.......... )

Faire 20 bâtonnets de même calibre que les crayons ordinaires de nitrate d'argent (von Hacker).

℞ Bichlorure de mercure.. 50 cgr.
Poudre de talc........ 25 gr.
Gomme adragante...... 1 — 50
Eau bouillie...... ) ãã Q. S.
Glycérine neutre... )

Pour 50 crayons.

Ou bien *saupoudrer* simplement le col d'iodoforme ou en *insuffler* dans sa cavité avec un appareil spécial, puis laisser à son contact un tampon de gaze iodoformée (Pozzi).

Recourir aux injections ou *lavages intra-utérins* de sublimé à 1 p. 2000, ou d'acide phénique à 1 p. 100, en se servant d'une sonde à double courant.

Pendant les opérations sur la vulve, le vagin et sur le col de l'utérus : pratiquer *l'irrigation opératoire continue.* Se servir soit du spéculum spécial de Fritsch, soit simplement à l'aide d'une longue canule que l'un

des aides tient à pleine main, en prenant un point d'appui sur le pubis, en même temps qu'il tient dans la même main un autre instrument (une valve ou pince fixatrice).

Employer pour l'irrigation une solution phéniquée à 10 p. 1000, d'une température de 35° à 40°. Si l'irrigation doit être prolongée assez longtemps, en abaisser le titre à 5 p. 1000 (Pozzi).

**A. génitale des accouchées.**

*Toilette vulvaire* avec une solution d'acide phénique à 1 ou 2 p. 100, ou avec une solution de sublimé à 1 p. 4000.

℞ Acide phénique .. )
Alcool.......... } ãã 245 gr.
Essence de thym...... 10 —

1 cuillerée à soupe pour 1 litre d'eau bouillie = solution à 1 p. 100 (Auvard).

℞ Acide phénique....... 100 gr.
Glycérine............. 150 —

Un verre à liqueur pour un litre d'eau bouillie (de Kervilly).

℞ Bichlorure de mercure . 5 gr.
Alcool à 90°.......... 100 —
Eau distillée......... 150 —

Un verre à liqueur (25 cgr.) pour un litre d'eau bouillie (1 p. 2000) (de Kervilly).

℞ Bichlorure de mercure. 25 cgr.
Acide tartrique....... 1 gr.
Solution de carmin d'indigo à 5 0/00....... II gouttes

Pour un paquet, à dissoudre dans un litre d'eau bouillie (Auvard).

℞ Naphtol β............. 5 gr.
Alcool .............. 150 —

1 cuillerée à café pour 1 litre d'eau bouillie (Pinard).

Dans l'intervalle des toilettes, appliquer sur la vulve un tampon de ouate antiseptique sèche, maintenu en place par le rapprochement des jambes (Pinard).

Donner des *injections vaginales* une à trois fois par 24
heures avec des solutions phéniquées ou sublimées faibles
(acide phénique, 1/2 p. 100 ;
sublimé, 1 p. 5000 à 1 p. 10.000).
Ne jamais élever l'irrigateur à
plus de 50 centimètres du plan
du lit (Pinard).

Ces injections sont inutiles si
les précautions antiseptiques
ont été rigoureusement prises
avant et pendant l'accouchement.

**En cas d'albuminurie ou
d'anémie** : n'employer ni gaze
au sublimé ou à l'iodoforme, ni
coton phéniqué, et ne se servir
pour les injections que d'*eau
bouillie boriquée* ou de *solution
au permanganate de potasse* à
1 p. 1000.

Comme solution énergique,
employer l'*eau iodée* :

℞  Iode .................... 2 gr.
    Iodure de potassium .... 4 —
    Pour 1 litre d'eau (solution faible).

℞  Iode.................... 3 gr.
    Iodure de potassium ..... 6 —
    Pour 1 litre d'eau (solution forte).

**A. INTESTINALE.**
Purgation :

℞  Huile de ricin..... 30 gr.
    Salol............. 4 —

℞  Huile de ricin..... 30 gr.
    Salacétol........ 2 —
                    (Bourgot).

Donner le *calomel*, à la dose
de 40 cgr. à 1 gr., en une seule
fois ou à celle de 60 à 80 cgr., en
poudres de 20 cgr., prises à une
demi-heure d'intervalle.

**Chez les enfants** : adminis-

trer le *calomel comme purgatif*
aux doses suivantes, prises en
une seule fois :

De 0 à 6 mois...... s'abstenir.
De 6 à 15 mois.... 5 à 10 cgr.
De 15 mois à 3 ans. 10 à 20 —
De 3 ans à 5 ans... 20 à 30 —
De 5 ans à 10 ans.. 30 —
                (Marfan).

Et le donner *comme antiseptique intestinal* à doses faibles et
répétées :

De 0 à 6 mois...... s'abstenir.
De 6 à 15 — .... 5 mgr., 3 à 5 fois
De 15 mois à 3 ans. 1 cgr., 5 à 6 —
De 3 ans à 5 ans.. 2 — 4 à 5 —
De 5 ans à 10 ans.. 3 — 5 à 6 —
                (Marfan).

Ne pas répéter l'administration du calomel tous les jours.

Prescrire le *régime lacté*, et
pratiquer, au besoin, le *lavage de
l'estomac* et les *grandes irrigations intestinales antiseptiques*
avec des solutions antiseptiques
peu toxiques :

Acide borique... à 40 p. 1000
Borax .......... à 10 p. 1000
Chloral......... à 2 p. 1000
Acide thymique. à 1/2 p. 1000
Naphtol ........ à 1/4 p. 1000

℞  Acide thymique........ 60 cgr.
    Alcool........ Q. S. p. dissoudre.
    Biborate de soude...... 20 gr.
    Eau bouillie à 38°....... 2 litres.
                (Herzen).

℞  Naphtol............... 25 cgr.
    Borate de soude........ 10 gr.
    Eau bouillie à 38°...... 1 litre.

Pratiquer ces lavements à
l'aide d'une sonde molle en
caoutchouc qu'on introduit jusque dans le colon transverse,
et faire pénétrer le liquide sous
faible pression, au moyen d'un
irrigateur à élévation.

Prescrire aussi des potions de

*résorcine*, de *benzoate de soude*, de *créosote*, de *thymol*, de *sali-cylate de soude*, d'*acide salicy-lique*, et d'*acide lactique*.

℞ Acide lactique........ 10 à 15 gr.
Eau bouillie......... 1000 —

A prendre dans la journée, pendant plusieurs jours consécutifs (Hayem).

Ordonner des cachets de *salol* (2 à 4 gr. par jour), de *salicy-late de bismuth* (2 à 4 gr.), de *salacétol* (2 à 3 gr.), de *bétol* (2 à 3 gr.), de *benzonaphtol* (3 à 4 gr.).

℞ Naphtol β............. 15 gr.
Salicylate de bismuth... 7 — 50

Pour 30 cachets : 3 à 10 cachets par jour (Bouchard).

℞ Naphtol β............. 6 gr.
Salicylate de bismuth... 4 —
Charbon ............. 5 —

Pour 20 cachets : 3 à 10 cachets par jour (Hanot).

℞ Salicylate de bismuth ⎰
— magnésie.. ⎱ āā 25 cgr.
Benzoate de soude... ⎰

Pour 1 cachet : 6 à 10 cachets par jour.

℞ Magnésie .......... ⎰
Salicylate de bismuth ⎱ āā 30 cgr.
Benzonaphtol ....... ⎰

Pour 1 cachet : 2 à 3 cachets par jour.

℞ Salicylate de bismuth ⎰ āā 5 gr.
Naphtol β........... ⎱

Pour 30 cachets : 3 cachets par jour, après les repas (Boas).

℞ Benzonaphtol........ 40 cgr.
Dermatol........... 10 —

Pour 1 cachet : 6 cachets par jour (Gilbert).

℞ Bétol .............. ⎰
Salicylate de bismuth ⎱ āā 20 cgr.
Salol.............. ⎰

Pour 1 cachet : 4 à 6 cachets par jour (Herzen).

**Chez les enfants** : donner le benzonaphtol aux doses quoti-diennes suivantes, en suspen-sion dans un véhicule aqueux :

De 0 à 15 mois..... 5 à 50 cgr.
De 15 mois à 3 ans . 50 cgr. à 1 gr.
De 3 ans à 5 ans... 1 gr. à 1 gr. 50
De 5 ans à 10 ans... 1 gr. 50 à 3 gr.
(Marfan).

Employer aussi comme anti-septique et comme antitoxique général (diarrhée infectieuse, diarrhée fétide, fièvre typhoïde), la *teinture d'iode* dans du lait ou de l'eau de riz sucrée, à la dose de V à VI gouttes, répétée 3 à 4 fois par jour, pendant 2 à 3 jours consécutifs (Herzen).

### A. OCULAIRE.

Recourir aux grands lavages des paupières, du bord ciliaire et des culs-de-sac conjonctivaux avec une solution de *sublimé* à 1 p. 5000 ou à 1 p. 2000, ne contenant pas d'alcool (Trous-seau).

Employer aussi le *permanga-nate de potasse* à 1 p. 4000 ou à 1 p. 3000 (Kalt) et le *biiodure de mercure* à 1 p. 2000.

**En cas de plaie récente** : pratiquer un lavage abondant de la conjonctive avec une so-lution de *sublimé* à 1 p. 4000, après anesthésie à l'aide d'un collyre de cocaïne ; puis instil-ler le collyre suivant :

℞ Oxycyanure de mercure. 5 cgr.
Eau distillée.......... 10 gr.

### A. PULMONAIRE.

*Inhalations antiseptiques* pra-tiquées à l'aide d'un flacon bar-boteur, rempli à moitié du mé-lange suivant :

2́ Thymol .............. 15 gr.
Alcoolat de lavande  ⎞
Alcool............    ⎟ āā 100 —
Eau...... Q. S. pour 1 litre.
(Grasset).

Voy. *Bronchite fétide, Gangrène pulmonaire, Phtisie.*

Administrer la *créosote,* le *créosotal,* le *phosphotal,* le *myrtol,* l'*eucalyptol* et le *terpinol.*

**A. URINAIRE.**

Prescrire le *benzoate de soude* (1 à 3 gr.), ou de *lithine* (1 gr. à 1 gr. 50), ou l'*acide borique,* pris dans des tisanes.

Administrer la *térébenthine,* le *santal,* ou mieux le *salol :*

2́ Salol........ 50 cgr.
Pour 1 cachet : 4 à 8 cachets par jour.

Voy. *Cystites, Pyélonéphrites.*

# ANURIE

**En cas de congestion rénale intense :** *révulsifs* à la région lombaire (ventouses sèches) ; *émissions sanguines* locales (ventouses scarifiées).

*Régime lacté ; tisanes, alcalins.*

*Diurétiques* (digitale, caféine, diurétine), *purgatifs drastiques, sudorifiques.*

Essayer les *grands lavements froids* de 1 litre d'eau. Grands *bains chauds, bains de vapeur.*

Voy. *Anasarque.*

**En cas de calculs dans les uretères :** boissons diurétiques, purgatifs drastiques, sudorifiques.

Courants continus. *Néphrotomie.*

# AORTITES

**A. AIGUE.**

*Révulsifs* sous forme de ventouses scarifiées, de pointes de feu, de vésicatoires.

**Contre la douleur :** antipyrine, exalgine, chloral, injections de *morphine.*

**Contre la faiblesse cardiaque :** *digitale,* avec précaution.

**Contre l'éréthisme cardiaque :** *bromures* ; au moment des crises angineuses, inhalation de V à X gouttes de *nitrite d'amyle,* ou bien injection de *morphine.*

*Régime lacté : antisepsie intestinale.*

**En cas d'accidents graves :** pratiquer une *saignée.*

**Une fois la crise aiguë calmée :** usage prolongé d'*iodure de potassium,* à la dose de 50 cgr. à 2 gr. par jour.

**A. CHRONIQUE.**

*Régime :* éviter les aliments trop azotés, les mets épicés, manger peu de viande, s'abstenir de vin, d'alcool, d'excitants ; cesser de fumer.

Prescrire le lait, les légumes secs et frais, les fruits, les viandes blanches et bien cuites, les boissons légères (vin coupé d'eau),

Eviter tout travail musculaire, les marches rapides et prolongées.

Vie au grand air, absence d'émotions et de préoccupations.

*Médication* : iodures de potassium, de sodium, de rubidium, de strontium ou de calcium, pendant des mois et des années, à la dose de 50 cgr. à 2 gr. par jour.

℞ Iodure de rubidium .. 15 gr.
Eau distillée ........ 300 —
2 cuillerées par jour, après les repas.

Associer l'iodure de potassium à l'arséniate de soude :

℞ Iodure de sodium.... 10 gr.
Arséniate de soude.. 5 cgr.
Eau distillée ........ 300 gr.
2 cuillerées à soupe par jour, après les repas, pendant les 3 premières semaines de chaque mois.

Voy. *Angine de poitrine, Artériosclérose.*

## APHASIE

Traiter l'artériosclérose.

Mêmes indications thérapeutiques que pour le ramollissement du cerveau.

*Rééduquer progressivement la facultas signatrix* : commencer les séances quand toute acuité a disparu ; les faire courtes, espacées, surtout au début. S'arrêter dès le moindre signe de fatigue du sujet.

Utiliser les parties de langage qui survivent pour réapprendre graduellement toutes les autres parties manquantes. Ainsi : apprendre à copier des barres, puis des lettres, puis des mots, des phrases ; à répondre par écrit à des questions (orales ou écrites) simples, puis plus compliquées ; à écrire sous la dictée ; à écrire sa pensée. De même, apprendre à répéter des sons, des lettres, des phrases ; à dire des réponses ; à lire tout haut ; à trouver sur un livre des lettres ou des mots dits. Se servir, au besoin, des lettres en relief, les faire assembler pour constituer des mots (Grasset).

Voy. *Hémorragie cérébrale.*

## APHRODISIE

Exercices musculaires, gymnastique. Travail intellectuel. Hydrothérapie. Continence.

Prescrire les *bromures alcalins*, le *bromure de camphre*, les préparations de *valériane*, la *lupuline*, l'*ergot de seigle*.

℞ Camphre............ 10 cgr.
Extrait thébaïque .... 5 —
Miel............ |
Extrait d'althéa. | ãã Q. S.
Pour 1 pilule : 2 à 4 par jour (Callerier).

Voy. *Satyriasis.*

# APHTES

Prescrire le lait bouilli et une propreté rigoureuse des objets qui servent à l'alimentation des enfants.

Administrer le *chlorate de potasse*, en potion :

℞ Chlorate de potasse.. 1 gr.
　Eau distillée........ 90 —
　Sirop de groseilles... 10 —

1 cuillerée à café, toutes les 2 heures (Monti).

℞ Chlorate de potasse.. 2 gr.
　Eau de menthe...... 5 —
　Sirop de cachou...... 10 —
　Sirop simple........ 30 —
　Eau de tilleul........ 40 —

1 cuillerée à café toutes les 2 heures (4 à 8 par jour) (Descroizilles).

Recourir aux *collutoires* pour attouchements, badigeonnages des ulcérations, 4 à 5 fois, par jour :

℞ Salicylate de soude.. 20 gr.
　Eau distillée........ 100 —
　　　　　　　　　(Hertz).

℞ Chlorate de potasse.. 5 gr.
　Eau distillée........ 100 —

℞ Acide salicylique.... 2 gr.
　Alcool à 60°........ 10 —
　Glycérine.......... 20 —

℞ Borax en poudre.... 5 gr.
　Tanin.............. 2 —
　Glycérine.......... 60 —

Toucher les ulcérations au *crayon de nitrate d'argent* ou au *sulfate de cuivre*, ou bien les badigeonner avec un pinceau imbibé dans une solution de *sulfate de zinc* à 1 p. 30 ou de *nitrate d'argent* à 1 p. 25.

# APOPLEXIES

### A. CÉRÉBRALE.

**A. par anémie** : traitement hygiénique.

Dans le cas de syphilis (endartérite syphilitique), traitement spécifique intense.

Voy. *Ramollissement cérébral*.

**A. par hémorragie** : voy. *Hémorragie cérébrale*.

### A. PULMONAIRE.

Repos absolu, silence, température fraîche, ingestion de *glace* en petits fragments, boissons glacées et acidules ; *limonade sulfurique, eau de Rabel*.

**En cas d'hémoptysie abondante,** donner l'*ipéca* à doses nauséeuses (10 cgr tous les quarts d'heure) ou bien prescrire :

℞ Tartre stibié .... 10 cgr.
　Ipéca.......... 1 gr.
　Eau.......... 250 —
　Sirop de menthe 25 —

1 cuillerée à café d'heure en heure, pendant 24, 36, 48 heures (Capitan).

S'il survient des nausées ou des vomissements, suspendre pendant 1 à 2 heures environ la potion et intervenir au moyen de la glace, de l'eau chloroformée, de la potion de Rivière, de l'alcool mentholé à 10 p. 100 (IV à V gouttes dans une cuillerée à café d'eau glacée) (Capitan).

Appliquer des *révulsifs* sur le thorax, et même, si le sujet est robuste, recourir à la *saignée* (200 à 300 gr.).

Voy. *Embolie pulmonaire.*

**Dans les maladies générales** : *médication stimulante* et *tonique.*

**En cas de dépression cardiaque** : administrer toutes les heures la *spartéine*, à la dose de 2 ou 3 cgr. répétés 4, 5, 6 et 7 fois en 24 heures, si besoin est.

Voy. *Asystolie, Œdème pulmonaire.*

**En cas de collapsus** : pratiquer des *frictions générales*, des injections d'*éther*, d'*huile camphrée* (1 à 2 c. c. d'une solution à 10 p. 100), donner des boissons un peu fortement alcoolisées (Capitan).

Voy. *Collapsus.*

**Pendant la grossesse.**

**En cas d'accidents répétés d'apoplexie pulmonaire et à partir du sixième mois de la grossesse** : provoquer *l'accouchement prématuré* (Vaquez et Millet).

Intervenir pendant une période d'accalmie ; se garder de pratiquer cette intervention en pleine crise d'œdème pulmonaire.

# APPENDICITE

(Voy. *Pérityphlite*).

# ARTÉRIOSCLÉROSE

Traitement hygiénique : éviter toutes les causes de fatigue, aussi bien le surmenage physique que le surmenage intellectuel. Conseiller un exercice modéré, recommander les promenades quotidiennes, les lotions froides, le massage et les frictions excitantes.

Interdire l'usage du tabac et des boissons alcooliques.

Régime : réduire les viandes au minimum, interdire la charcuterie, les viandes faisandées, les poissons de mer, les coquillages, les crustacés, les conserves alimentaires et les fromages vieux.

Prescrire un *régime mixte*, composé surtout de laitage et de légumes, de quelques œufs, de viandes très fraiches et très cuites, prises avec modération.

Modérer la quantité des boissons prises à chaque repas, insister sur l'usage du *lait* comme boisson, le couper avec une eau alcaline (Vichy, Alet, Évian).

Défendre le séjour des altitudes dépassant 600 mètres et le séjour au bord de la mer ; choisir un climat à température égale.

Traitement médicamenteux :

**Au début,** lorsque l'hypertension artérielle prédomine, prescrire la nitro-glycérine ou *trinitrine* :

℞ Solution alcoolique de
    trinitrine au 100° .. XXX gouttes.
Eau distillée........ 300 gr.

2 à 6 cuillerées à bouche par jour, suivant la susceptibilité du malade (Huchard).

ou bien :

℞ Solution alcoolique de
    trinitrine au 100e ..   XL gouttes.
Eau distillée ........   10 gr.

Injecter 1/4 à 1/2 seringue, 2 à 4 fois par jour (Huchard).

Donner l'*iodure de potassium*, de *sodium* ou de *rubidium*, à la dose de 50 cgr. à 1 et 2 gr. par jour.

℞ Iodure de potassium.  |
Eau distillée ........  | āā  15 gr.

XV à XX gouttes, après les deux principaux repas, dans un peu d'eau.

Pour assurer la tolérance de l'iodure de potassium, l'associer à l'extrait thébaïque :

℞ Iodure de potassium..   10 gr.
    Extrait thébaïque ....   10 cgr.
    Eau ................   300 gr.

1 cuillerée à soupe après chaque repas, dans un peu de lait.

Ne pas oublier que l'iodure de potassium est plus actif que l'iodure de sodium et que, lorsque l'on prescrit ce dernier, il faut en donner une dose plus élevée.

En cas d'intolérance des voies digestives pour l'iodure de potassium, donner l'*iodure de calcium* ou de *strontium*.

Hâter l'élimination des toxines alimentaires, en prescrivant les *diurétiques* : théobromine, lactose, calomel, et les *purgatifs salins*.

**En cas de vertiges et de céphalée** : administrer l'*iodure de potassium associé à l'opium*, et recourir au *régime lacté*.

Pendant toute la durée du régime lacté, faire prendre le mélange tonique suivant :

℞ Extrait fluide de coca..  120 gr
   —    — de kola ..  80 —

1 à 2 cuillerées à café par jour, dans le lait (Huchard).

**En cas de céphalée rebelle, d'accès d'angoisse, d'accidents dyspnéiques graves** : prescrire le *régime lacté* et la préparation suivante :

℞ Teinture de grindelia robusta  30 gr.
   — de convallaria maïalis  10 —
   — de scille ............  5 —

XV gouttes, 3 fois par jour (Huchard).

Faire prendre l'iodure de potassium et la trinitrine alternativement, soit : le premier de ces médicaments pendant une période de 20 jours chaque mois, le second pendant 10 jours.

**Contre l'accès dyspnéique** : faire respirer pendant un instant les vapeurs du mélange suivant :

℞ Iodure d'amyle .......  25 gr.
    Chloroforme ........  5 —

**Si le cœur faiblit**, administrer le *strophantus*, ou le *sulfate de spartéine* :

℞ Sulfate de spartéine ..  50 cgr.
    Iodure de sodium.....  10 gr.
    Eau distillée .........  300 —

1 cuillerée au commencement de chaque repas (Grasset).

**Contre les palpitations :**

℞ Teinture alcoolique de  )
    digitale...........  )
    Teinture de scille ....  } āā  5 gr.
    — de racine d'aconit  )

X gouttes, 3 ou 4 fois par jour, pendant 8 ou 10 jours (Huchard).

℞ Teinture de veratrum viride ..  10 gr.
    Alcoolature de racines d'aconit  15 —
    Teinture de piscidia erythrina.  60 —

XXX gouttes, matin et soir (Liégeois).

L'usage de la digitale et de l'ergot de seigle est dangereux chez les artérioscléreux à la première période (tous deux augmentent la vaso-constriction qu'il faut combattre). La *digitale* ou la *digitaline*, administrées alternativement avec le *strophantus* et la *spartéine*, sont indiquées à la seconde période, lorsque le myocarde faiblit et se dilate et lorsque apparaissent les œdèmes.

Prescrire, à cette période, la *caféine* et la *théobromine*.

℞ Théobromine........ 50 cgr.
  Phosphate de soude.. 25 —
Pour 1 cachet : 4 cachets par jour (Grasset).

**En cas d'insomnie** : insister avec les moyens hygiéniques et être sobre de médicaments hypnotiques. Donner de préférence la *paraldéhyde*, à la dose de 2 à 3 gr.

℞ Paraldéhyde.............. 2 à 3 gr.
  Eau distillée............... 120 gr.
  Teinture de vanille ...... XV gouttes
  Sirop d'écorces d'oranges amères 30 gr.
  A prendre en 2 fois, avec une demi-heure d'intervalle.

## ARTÉRITES

### A. AIGUE.

*Repos* et *immobilité* du membre.

Défendre les frictions et les massages.

Pratiquer des onctions légères avec une *pommade résolutive* :

℞ Ichtyol............ } āā 10 gr.
  Onguent napolitain {
  Vaseline............ 20 —
Pour onctions, 1 à 2 fois par jour (Herzen).

S'abstenir des préparations de seigle ergoté.

A l'intérieur : *toniques*.

La période aiguë une fois passée, *iodure de potassium*.

### A. CHRONIQUE.

Traitement général de la diathèse (arthritisme, goutte) ou de l'intoxication chronique : paludisme, saturnisme, syphilis.

**Voy.** *Artériosclérose*.

## ARTHRITES

### A. BLENNORRAGIQUE.

**Contre la douleur** : *repos, immobilisation et compression. Révulsifs* (pointes de feu).

Administrer l'*antipyrine*, l'*exalgine*, la *salipyrine*, la *phénacétine*.

Pratiquer des onctions avec une *pommade ioduro-ichtyolée* :

℞ Ichtyol.............. } āā 15 gr.
  Iodure de potassium. {
  Axonge................ 100 —

**En cas d'hydarthrose énorme** : recourir à la *ponction aspiratrice* de la synoviale, suivie de *lavage* avec une solution phéniquée à 5 p. 100; bandage compressif (Schede).

Pratiquer de préférence l'*arthrotomie précoce*, suivie de lavage et toilette de l'articulation dans tous les recoins de la synoviale, avec une solution phéniquée à 5 p. 100. Préférer cette opération à la ponction suivie de lavage, surtout pour les articulations du poignet, du coude et du cou-de-pied. Suture immédiate, drainage pendant 24 à 48 heures (Tillaux).

**En cas de suppuration :** même traitement qu'en cas d'hydarthrose ; *l'arthrotomie* n'est vraiment indiquée que dans les cas graves.

**Après la phase aiguë :** procéder à la *mobilisation* de l'articulation et pratiquer le *massage*, pour empêcher la formation de raideurs articulaires : prescrire les *douches sulfureuses*.

**Contre l'atrophie**: recourir aux *courants continus*, au *massage*.

Intérieurement : administrer l'*iodure de potassium*, à la dose de 1 gr. par jour, pendant des mois.

*Eaux* d'Aix-les-Bains, Luchon, Cauterets, Barèges.

## A. GOUTTEUSE.

Traitement général : hygiénique, diététique et médicamenteux de la goutte.

Traitement local : *Repos, immobilisation*. Appliquer sur la jointure malade, en les renouvelant fréquemment, des *compresses imbibées d'eau de guimauve* ou *d'eau blanche froide* (entourer l'articulation de taffetas) ; ou pratiquer des badigeonnages de *teinture d'iode*, ou encore :

℞ Chloroforme.......... 10 gr.
Huile de jusquiame)
Huile camphrée . } āā 25 —
Baume tranquille )

Appliquer un morceau de flanelle imbibé de ce mélange, puis exprimé sur l'articulation malade ; le maintenir en place par un pansement ouaté.

℞ Extrait de jusquiame... 3 gr.
Laudanum de Sydenham 12 —
Huile camphrée ....... 100 —
Même mode d'emploi (Herzen).

## A. INFECTIEUSE.

Révulsifs ; immobilisation ; compression.

**En cas d'épanchement constitué par de la sérosité trouble** : pratiquer une *ponction évacuatrice*, suivie d'injection phéniquée à 5 p. 100.

**Si le liquide reparaît avec les mêmes caractères :** faire *l'arthrotomie large*.

**En cas de pyarthrose :** recourir d'emblée à *l'arthrotomie*.

*Au pied* : incision verticale, passant en dedans ou en dehors des muscles antérieurs.

*Au genou* : incision verticale, de 6 à 8 centimètres, passant sur le prolongement externe du cul-de-sac sous-tricipital en dehors de la rotule. Ouverture large de la synoviale, lavage articulaire à l'eau bouillie, puis à l'eau phéniquée à 5 p. 100. Gros drain, suture comprenant la peau et les aponévroses, ne laissant que le passage du drain.

*A la hanche* : incision verticale postérieure en arrière et en dedans du trochanter.

*Au poignet* : incision oblique passant entre l'extenseur de l'index et l'extenseur du pouce.

*Au coude* : double incision de chaque côté de l'olécrâne.

*A l'épaule* : longue incision verticale antérieure entre le coracoïde et l'acromion avec contre-ouverture directement en arrière (Chaput).

### A. RHUMATISMALE.

Voy. *Rhumatisme aigu.*

### A SÈCHE DÉFORMANTE.
Relever les forces du malade par les *toniques*, les *ferrugineux*, le *quinquina*, l'*huile de foie de morue.*

Conseiller l'*hydrothérapie froide.*

Recourir à la *médication alcaline, iodurée* et *arsenicale.*

Laisser le malade faire usage de son membre malade ; pratiquer des *mouvements combinés* et le *massage.*

Prescrire la *gymnastique suédoise.*

S'il y a laxité trop gênante, faire porter un *appareil de soutien.*

*Eaux* de Néris, Cauterets, Bagnères-de-Luchon, Barèges, Aix.

Voy. *Rhumatisme chronique progressif.*

### A. SYPHILITIQUE.
Repos relatif ; l'immobilisation n'est pas nécessaire

Recourir à la *compression* pour faciliter la résorption de l'hydarthrose.

Le *traitement spécifique* suffit à lui seul à procurer la guérison : emplâtre de Vigo, frictions mercurielles et iodure de potassium, sirop de Gibert.

Toutefois il est bon de varier, surtout dans les cas rebelles, le mode d'administration et de pratiquer des injections de sels hydrargyriques, en donnant la préférence au *calomel* : 5 à 10 centigr. tous les 8 à 10 jours.

Pratiquer 10 injections.

Rétablir l'intégrité fonctionnelle du membre par le *massage*, les *bains sulfureux*, l'*électrisation.*

### A. TRAUMATIQUE.
*Immobilisation* absolue et complète pendant les premiers jours.

*Compression* ouatée.

Dès que les douleurs se sont amendées, recourir au *massage.*

**Si la synoviale est trop distendue** : pratiquer une *ponction aspiratrice*, suivie ou non d'injection modificatrice (teinture d'iode, 5 à 10 gr.) ou de lavage articulaire avec une solution phéniquée.

### A. TUBERCULEUSE.
Traitement général de la phtisie.

**Au début,** recourir à l'*immobilisation*, à la *révulsion* et à la *compression.*

Extension continue, rectiligne pour le membre inférieur ; immobilisation dans la flexion à angle droit et dans la demi-pronation pour l'articulation du coude.

*Appareils plâtrés.*

**En cas d'échec** : pratiquer la *résection.*

**Si les lésions sont très étendues et si le malade est atteint de tuberculose pulmonaire en voie d'évolution** : pratiquer l'*amputation.*

Recourir aux *injections intramusculaires profondes* avec :

℞ Iode pur............  5 gr.
Iodure de potassium.  10 —
Eau distillée .......  100 —
(Durante).

2ʳ Gaïacol............ 20 gr.
  Iode pur............ 5 —
  Iodure de potassium. 10 —
  Glycérine........... 100 —

Injecter de 1/3 à 2 seringues de Pravaz par jour, en augmentant progressivement la dose, suivant l'âge du malade et sa tolérance.

Au début ; essayer aussi la *méthode des injections intra-articulaires* : VIII à X gouttes de sulfate de zinc à 1 p. 10, acide phénique à 3 ou 5 p. 100, ou mieux glycérine iodoformée à 10 p. 100.

Voy. *Abcès froid, Coxalgie*.

Recourir, pendant les premiers mois de la maladie, à la *méthode sclérogène de Lannelongue* : se servir de la seringue de Pravaz munie de son aiguille ou d'une aiguille plus longue, si on a affaire à une articulation profonde et d'une solution de *chlorure de zinc* à 1 p. 10. Pratiquer les piqûres tout autour de l'articulation, à 2 ou 3 cm., en injectant à chaque piqûre IV à V gouttes de liquide. Enfoncer l'aiguille perpendiculairement et pénétrer jusqu'à l'os, très obliquement dans les points où celui-ci est sous-jacent à la peau (rotule, côtes). Pratiquer 10 à 12 piqûres par séance chez l'adulte, 5 à 8 chez les enfants, puis immobiliser pendant 3 à 4 semaines dans un appareil plâtré et compressif. Si, au bout de ce temps, les fongosités n'ont pas disparu, une nouvelle série d'injections sera nécessaire. Si les fongosités ont pris une dureté caractéristique, de nouvelles injections seront inutiles ; l'immobilisation sera prolongée encore quelque temps, jusqu'à la cessation des phénomènes douloureux ; dès lors, on sera autorisé à faire faire des mouvements à l'articulation et bientôt à laisser marcher le malade.

Voy. *Arthropathies*.

## ARTHRITISME

Trois indications primordiales : 1º régulariser le mouvement nutritif ; 2º faciliter l'élimination des déchets de la vie organique ; 3º restaurer l'énergie nerveuse.

Conseiller les *promenades*, la *gymnastique*, les *exercices* en plein air, *équitation*, *bicyclette*.

Stimuler les fonctions de la peau par l'*hydrothérapie* tiède ou chaude, par les *frictions* au gant de crin, par les frictions alcooliques.

Éviter la sédentarité et le surmenage intellectuel.

*Régime* : conseiller un régime mixte. Défendre les excès de viande, se méfier des viandes rôties saignantes données aux arthritiques pour les fortifier. Proscrire les boissons alcooliques, permettre la bière légère, le cidre, le vin coupé d'eau.

Recommander aux malades de manger modérément et à heures fixes.

Conseiller l'usage quotidien de la *serviette mouillée*, avec laquelle on fait chaque matin une friction de tout le corps, l'eau ayant une température de 22º à 14º. Faire cette opération au sortir du lit et la continuer pendant toute l'année.

En été, *station thermale*, dont le choix sera fait d'après la prédominance de telle ou telle manifestation morbide, et, après la cure thermale, prescrire au malade une *cure d'air* et de *repos* de trois à quatre semaines, combinée à un traitement bien ordonné d'hydrothérapie.

Combattre certains désordres fonctionnels ou dynamiques (obésité, diabète arthritique, prurit) de l'arthritisme, ainsi que quelques-unes des lésions matérielles qu'il engendre (eczéma, psoriasis, athérome artériel, rhumatisme chronique) par l'emploi des *préparations de glande thyroïde*, l'arthritisme n'étant qu'une variation particulière et individuelle dans l'intensité des mutations nutritives ou dans le mode suivant lequel elles s'accomplissent, due à une insuffisance fonctionnelle chronique et congénitale de la glande thyroïde (Herzen).

Donner le *kola*, la *coca*, les *glycérophosphates* et la *strychnine* pendant longtemps.

Prescrire les *iodures alcalins* et l'*arsenic* :

℞ Arséniate de soude..... 10 cgr.
  Iodure de sodium...... 10 gr.
  Eau distillée.......... 300 —

1 cuillerée à bouche à chacun des deux principaux repas, pendant 20 jours chaque mois (Grasset).

℞ Arséniate de soude...... 5 cgr.
  Acide citrique.......... 1 gr
  Teinture de kola... ⎰
  —      coca... ⎱ ãã 50 —

1 cuillerée à café après chacun des 2 principaux repas (Grasset).

EAUX THERMALES : envoyer les jeunes arthritiques, gros et gras, ayant des raideurs articulaires, des douleurs, une tendance à la goutte, au rhumatisme, à *Aix-les-Bains*, les faire doucher et masser.

Conseiller aux arthritiques dyspeptiques avec des alternatives de diarrhée et de constipation, du ballonnement du ventre, de la gastro-entéralgie les eaux de *Plombières, Bourbon-Lancy*.

Chez les arthritiques à gros foie : *Vichy* ; chez ceux avec gravelle urique ou phosphatique : *Vittel, Cont exéville, Carlsbad, Wiesbaden, Évian ;* chez les sujets anémiques, mous, lymphatiques : *La Bourboule, Royat, Saint-Nectaire.*

Lorsqu'il existe des affections organiques du cœur et des gros vaisseaux, il y a contre-indication formelle pour les cures aux eaux minérales.

# ARTHROPATHIES

## A. HYSTÉRIQUE.

Traitement général de l'hystérie. *Suggestion* à l'état de veille, à l'état de sommeil hypnotique. Application d'*aimants. Massage.* Anesthésie, incision cutanée au niveau de l'articulation malade, suture, pansement.

Bannir la révulsion.

En cas de rétractions fibrotendineuses : *redressement forcé, ténotomies, appareil inamovible.*

Voy. *Coxalgie hystérique.*

## A. TABÉTIQUE.

Recommander l'enroulement d'une *bande de flanelle*, le port d'une *genouillère* pour parer aux traumatismes.

**En cas de laxité articulaire :** *appareils de soutien,* à tuteurs métalliques.

**En cas de déviations, de déformations** : recourir aux *moyens orthopédiques* et pratiquer exceptionnellement des interventions sanglantes.

## ASCARIDES

Administrer le *semen-contra* et la *mousse de Corse* :

    ♃ Semen-contra........      2 gr.
      Mousse de Corse.......    2 —
      Calomel ..............    30 cgr.
    Pour 2 paquets : 1 paquet le matin, pendant 2 jours de suite (8 à 10 ans).

    ♃ Semen-contra pulvérisé.   20 cgr.
      Calomel à la vapeur..     5 à 10 —
      Miel blanc............    Q. S.
    Pour 1 bol : 4 à 10 bols, selon l'âge.

    ♃ Semen-contra .........    4 gr.
      Mousse de Corse.......    8 —
      F. infuser dans :
      Lait..................    125 —
      Ajoutez :
      Sirop de mauve .......    30 —
    A prendre le matin à jeun (8 à 10 ans) (Veillard).

Préférer la *santonine,* donnée aux doses suivantes :

    De 1 à 2 ans... S'abstenir.
    De 2 à 5 ans... 5 à 10 cgr. par jour
    De 5 à 10 ans... 10 à 15    —
    Plus de 10 ans .. 15 à 30    —
                        (Marfan).

Il est bon de *l'associer au calomel* :

    ♃ Santonine...........     2 à 5 cgr.
      Calomel.............     5 à 10 cgr.
      Sucre de lait........    30 —
    Pour 1 paquet : 3 paquets le matin, à 1 heure d'intervalle, deux jours de suite (Herzen).

    ♃ Santonine............    18 cgr.
      Calomel à la vapeur...   18 —
      Sucre de lait.........   4 gr. 50
    Pour 9 paquets : 3 paquets le matin, à 1 heure d'intervalle, pendant 3 jours (Demme).

L'administration de la santonine en solution dans l'huile mettrait le malade à l'abri de tout accident toxique :

    ♃ Santonine ..........     5 à 20 cgr.
      Huile d'olive........     40 à 60 gr.
    A prendre en 2 fois, le matin (Kuchenmeister).

## ASCITE

Traitement général de la cause (cirrhose, néphrite, cardiopathie, tumeur abdominale).

Combattre le symptôme au moyen des *purgatifs drastiques* (eau-de-vie allemande, jalap, scammonée, séné, gomme gutte), des *sulfates neutres,* des *diurétiques* (digitale, scille, diurétine, théobromine, genièvre, calomel,

lactose, nitrate de soude et de potasse).

    ♃ Poudre de digitale. |
      —  de scille... | ãã   1 gr.
      Nitrate de potasse......  10 —
    Pour 20 paquets : 4 à 6 paquets par jour.

Donner *l'urée* à la dose de 10 gr. pendant 3 à 5 jours, puis 15 et 20 gr. ; durée de l'administration 20 à 25 jours :

℞ Urée chimiquement pure    10 à 20 gr.
    Eau distillée ..........      200 —
   1 cuillerée à bouche toutes les 2 heures (Klemperer).

Voy. *Anasarque.*

Pratiquer la *paracentèse* le plus tard possible pour pallier aux accidents que provoque la trop grande accumulation de liquide. Ponctionner sur le milieu d'une ligne allant de l'ombilic à l'épine iliaque antérieure et supérieure ; se servir d'un trocart muni d'un œil latéral.

Ne jamais évacuer complètement le liquide, afin d'éviter l'anémie séreuse, et ne pas répéter la paracentèse trop fréquemment.

## ASPERGILLOSE BRONCHO-PULMONAIRE

*Iodure de potassium* à haute dose ; *arsenic.* Régime reconstituant (Dieulafoy).

## ASPHYXIES

Se hâter de donner des secours et de continuer malgré le peu de chances de succès.

### A. AU COURS D'UNE PNEUMONIE OU BRONCHO-PNEUMONIE.

Administrer les *expectorants*, recourir à la *balnéation* et pratiquer, chez les sujets jeunes et vigoureux, une *saignée.*

Voy. *Bronchopneumonie, Pneumonie.*

### A. DES NOUVEAU-NÉS.

Plonger l'enfant dans un *bain chaud sinapisé*, le *flageller* avec un linge mouillé, le *frictionner* avec de l'alcool.

Faciliter le rétablissement de la respiration, en élevant et abaissant alternativement les bras et en exerçant des *pressions répétées* sur la cage thoracique.

Pratiquer aussi des *tractions rythmées de la langue*, à l'aide d'une pince large.

Faire une injection sous-cutanée de *strychnine*, à la dose de 3 décimilligr., pour exciter le centre respiratoire et les réflexes.

**Si l'enfant ne revient pas :** procéder à l'*insufflation :* coller ses lèvres contre celles de l'enfant et introduire avec force de l'air dans sa bouche.

Se servir de préférence d'un insufflateur, dont l'extrémité peut se fixer dans le larynx et dont le pavillon sert à insuffler l'air par la bouche ou par une poire en caoutchouc. Coucher l'enfant sur un oreiller, la tête renversée un peu en arrière ; introduire l'index gauche dans la bouche jusque sur les cartilages aryténoïdes, porter alors l'insufflateur tenu de la main droite dans la cavité du larynx et insuffler l'air. Parfois, quoique l'insufflateur soit bien placé, la dilatation thoracique ne se produit pas ; il faut alors aspirer les mucosités qui obstruent la trachée, retirer l'instrument et le réintroduire. Continuer l'insufflation jusqu'à ce que l'enfant fasse des inspirations naturelles (Comby).

Prescrire la potion suivante :

℞ Teinture de cannelle.. X gouttes.
  Alcool.............. 2 gr.
  Eau distillée........ 100 —

Par cuillerées à café, deux par heure (Dugès).

## A. LOCALE DES EXTRÉMITÉS.

Voy. *Gangrène symétrique des extrémités.*

## A. PAR ACIDE CARBONIQUE ET OXYDE CARBONIQUE.

Soustraire le malade aux causes d'asphyxie; le placer sur un lit, la tête et la poitrine élevées dans une pièce bien aérée, dont toutes les fenêtres sont ouvertes.

Pratiquer la *respiration artificielle*, les *tractions rythmées de la langue*, pendant une à trois heures de suite. Recourir à la *faradisation* du phrénique, à l'application du *marteau de Mayor*.

**Quand le malade est revenu à lui** : administrer la potion suivante :

℞ Acétate d'ammoniaque... 10 gr.
  Liqueur de Hoffmann.... 2 —
  Sirop de fleurs d'oranger. 30 —
  Eau.......... Q. S. p. 120 cc.

Par cuillerées (Grasset).

**Dans les cas d'intoxication grave par l'oxyde de carbone,** il n'y a guère qu'un moyen : *forte saignée suivie de transfusion du sang d'homme à homme.*

## A. PAR CORPS ÉTRANGER DU

## LARYNX, PAR ŒDÈME DE LA GLOTTE OU PAR CROUP.

Pratiquer au plus vite la *trachéotomie.*

Voy. *Croup, Diphtérie.*

## A. PAR LE GAZ DES FOSSES D'AISANCES ET DES ÉGOUTS.

Agir promptement, exposer le malade *au grand air*, et recourir aux moyens précédemment indiqués.

Mettre avec précaution sous les narines du malade une *compresse chlorée* ou lotionner les narines avec une solution étendue de chlore, de chlorure de soude ou de chaux.

Couvrir les extrémités de *sinapismes.*

## A. PAR STRANGULATION.

Couper le nœud, faire une saignée et pratiquer la *respiration artificielle.*

## A. PAR SUBMERSION. NOYÉS.

Débarrasser rapidement le noyé de ses vêtements en les coupant. Le *coucher sur le dos*, un peu tourné sur le côté droit et légèrement penché pour faire écouler les liquides muqueux contenus dans la trachée ; *débarrasser la bouche des mucosités* qui s'y trouvent. Ne jamais suspendre le noyé par les pieds. Le *réchauffer* le plus promptement possible, en promenant sur toutes les parties de son corps des briques ou des fers à repasser convenablement chauffés ; le frictionner avec de la flanelle chaude que l'on enduit quelquefois d'un *liniment ammoniacal*. Placer sous le nez du noyé un flacon rempli de vinaigre radical ou d'ammoniaque étendue ; appliquer le *marteau de Mayor* au creux de l'estomac. Exercer des compressions alternativement sur la poitrine et sur le bas-ventre, pour établir et maintenir la ventilation pulmonaire, continuer *cette respiration artificielle* pendant une ou deux heures, sans s'arrêter un seul instant. Recourir exceptionnellement à *l'insufflation d'air* dans les poumons, pratiquée avec lenteur à l'aide d'un tube de gomme de 16 à 18 cm., ou du tube laryngien de Chaussier, ou de la canule de Pia, ou du tube de Ribemont.

Préférer les *tractions rythmées de la langue*, d'après la méthode de Laborde : saisir la langue de la victime et la tirer au dehors assez fortement, à intervalles réguliers, de façon à pratiquer 15 à 16 tractions à la minute.

La période de traction doit durer autant que l'inspiration normale. Continuer, d'une façon rythmique, avec persévérance pendant une, deux, trois et même quatre heures, même si l'asphyxié a séjourné une demi-heure ou une heure dans l'eau. On a vanté *l'électricité ; l'acupuncture* du cœur lui est préférable.

Quelquefois il est nécessaire de faire *vomir* ou de *saigner* le noyé.

## A. PROGRESSIVE DES AFFECTIONS DU CŒUR ET DES REINS.

Prescrire les *médicaments toniques du cœur*, les *diurétiques* ; au besoin, recourir à la *saignée*.

Voy. *Asystolie, Œdème pulmonaire*.

# ASTHÉNOPIE ACCOMMODATIVE

Porter des *verres prismatiques* ; s'abstenir de lire et écrire à la lumière.

Combattre la faiblesse nerveuse ; prescrire les *toniques* et des *frictions* quotidiennes autour des yeux avec :

℞ Baume de Fioravanti.. ) āā 30 gr.
Alcoolat de lavande ... )
Ether sulfurique ........... 4 —
Camphre ................. 1 —
(Gallois).

*Electriser* les tempes avec la pile à courants continus, 5 minutes par jour (4 à 5 éléments).

# ASTHME

Avant d'instituer un traitement symptomatique ou diathésique, examiner le nez et le pharynx des malades, pour se mettre en garde contre l'asthme d'origine nasale.

Traitement de l'accès.

**Au commencement de l'accès** : faire brûler ou faire fumer du *papier nitré*, des feuilles de *datura*, de *belladone* ou de *jusquiame*, seules ou associées.

℞ Nitrate de potasse........... 3 gr.
  Poudre de feuilles de datura )
      —      de belladone... }ãã 5 —
      —      de jusquiame... )

Brûler sur une assiette une cuillerée à café de cette poudre.

℞ Poudre de feuil. de stramoine}ãã10 gr.
      —      de belladone......}
  Nitrate de potasse.......... 2 —
  Poudre d'opium........... 50 cgr.

A employer chez un enfant de 8 à 15 ans.

Prescrire les *poudres anti-asthmatiques* de Gambier, d'Escouflaire ou de Lefebvre, et les *cigarettes antiasthmatiques de stramoine*, de *belladone* ou celles d'*Espic* :

℞ Feuilles de jusquiame. )
      —    de stramoine. }ãã 18 cgr.
      —    de belladone ..... 36 —
      —    de phellandre .... 6 —
  Extrait d'opium.......... 8 mg.

Recommander aussi les inhalations d'*éther*, d'*iodure d'éthyle*, de *chloroforme*.

Faire mettre, près du lit du malade, une soucoupe contenant 4 à 5 gr. de *pyridine*, pour une chambre jaugeant 25 mètres cubes (G. Sée).

Donner la potion calmante suivante :

℞ Ether sulfurique........... 1 gr.
  Extrait de belladone....... 5 cgr.
  Eau de laurier-cerise...... 10 gr.
  Eau distillée...........}
  Sirop d'écorces d'oranges }ãã 60 —

1 cuillerée à soupe toutes les heures.

Ou bien, faire prendre un paquet ainsi composé :

℞ Codéine pure........... 2 cgr.
  Lactose................ 10 —

**Au culmen de l'accès** : recourir à la *morphine*, en injections sous-cutanées, à la dose de 1 cgr., répétée 2 à 3 fois dans les 24 heures.

℞ Chlorhydrate de morphine   1 cgr.
  Sulfate d'atropine........   1 mgr.
  Eau de laurier-cerise....   10 gr.

1 à 4 seringues dans les 24 heures, chez des enfants de 5 à 10 ans (Comby).

Traitement en dehors de l'accès.

Instituer le traitement général hygiénique et diététique du neuro-arthritisme.

Prescrire l'*iodure de potassium*, à la dose moyenne de 1 à 2 gr. ; l'associer à l'*arsenic*.

**Chez les enfants** : donner l'*arséniate de soude* aux doses quotidiennes suivantes :

| | |
|---|---|
| De 2 à 3 ans.. | 1/3 à 1/2 mgr. |
| De 3 à 5   — | 1/2 à 1    — |
| De 5 à 10  — | 1 à 1 1/2  — |
| De 10 à 15 — | 1 1/2 à 3  — |
| | (Marfan). |

℞ Arséniate de soude....... 2 cgr.
  Bromure de potassium... 2 gr. 50
  Sirop de fleurs d'oranger. 30 —
  Eau distillée........... 70 —

3 cuillerées à café par jour (Comby).

Traiter l'emphysème pulmonaire (aérothérapie), la bronchite chronique.

*Hydrothérapie* modérément, et avec précaution et discernement, préférer la douche écossaise.

*Climatothérapie* : séjour d'altitude, séjour dans des climats spéciaux et variables, suivant les asthmatiques ; séjour dans les étables.

*Cures thermales* : chez les asthmatiques goutteux : eaux bicarbonatées sodiques de *Vals, Vichy, Saint-Nectaire*. Chez la plupart des asthmatiques : eaux arsenicales de la *Bourboule* ou du *Mont-Dore*. Chez ceux atteints de bronchite catarrhale : eaux sulfureuses d'*Eaux-Bonnes*.

Conseiller aux malades d'habiter de préférence la ville, les localités abritées du vent, de fuir les hautes altitudes, d'éviter les brusques transitions de température.

Recourir à la *médication antispasmodique* : bromures, belladone, atropine, datura et daturine, lobelia inflata, grindelia robusta, teinture d'opium camphrée.

Poudre de feuil. de belladone | ãã 20 cgr.
Extrait de belladone...... |

Pour 20 pilules : débuter par 1 pilule, donner ensuite 2, 3 et 4 pilules par jour.

Ou mieux, donner l'*atropine* d'abord à la dose quotidienne de 1/2 mgr. (par la voie stomacale), en augmentant progressivement tous les trois jours de 1/2 mgr., jusqu'à faire prendre 3 1/2 à 4 mgr. dans les 24 heures. Continuer l'administration de cette dose pendant quelques jours, puis la diminuer progressivement, en faisant durer le traitement de 4 à 6 semaines. Après 5 à 6 mois, répéter ce traitement, mais en administrant des doses moindres et en ne le prolongeant que pendant 3 à 4 semaines.

Employer la célèbre *formule de Green* :

♃ Iodure de potassium...    8 gr.
  Teinture de lobélie....   25 —
   — d'opium camphrée   25 —
  Décoction de polygala..  100 —
2 cuillerées à soupe par jour (Green).

Ou bien :

♃ Iodure de potassium...    10 gr.
  Bromure de potassium .    5 —
  Teinture de lobélie....   20 —
   — d'opium camphrée   25 —
  Décoction de polygala..  120 —
2 cuillerées à soupe par jour.

♃ Iodure de potassium. ) ãã 15 gr.
  Teinture de lobélie... )
  Eau distillée...........  250 —
1 cuillerée à soupe dans un verre de bière, aux repas (Dujardin-Beaumetz).

♃ Iodure de potassium. ) ãã 15 gr.
  Teinture de lobélie . )
   — de datura .......   5 à 8 —
  Eau distillée...........  250 —
1 cuillerée à soupe aux repas (Dujardin-Beaumetz).

♃ Iodure de potassium. )
  Teinture de lobélie.. } ãã 10 gr.
   — de polygala .. )
  Extrait d'opium........   10 cgr.
  Eau distillée ..........  300 gr.
1 cuillerée à bouche, matin et soir (Huchard).

♃ Extrait thébaïque.......   50 cgr.
  Teinture de jusquiame ( ãã 10 gr.
  Iodure de potassium. )
  Eau distillée ..........  200 —
1 cuillerée à bouche, en se couchant (Barth).

## A. CARDIAQUE

Voy. *Artériosclérose, Angine de poitrine, Asystolie, Myocardites, Insuffisances* et *Rétrécissements valvulaires*.

## A. DES FOINS

Donner l'*iodure de potassium* (1 gr. par jour) et les *alcalins*, soit isolément, soit associés.

*Eau de Vichy* (Célestins ou Hauterive).

Cure thermale aux eaux du *Mont-Dore*, de *Plombières*, d'*Enghien*, de *Royat*.

**S'il existe une lésion nasale,** ou une zone hyperesthésique au niveau de la pituitaire :

recourir à la cautérisation au moyen du *galvanocautère*.

**Prévenir ou supprimer le réflexe nasal** par des badigeonnages avec une solution de *cocaïne* à 1 p. 10, ou introduire dans chaque narine une bougie à la cocaïne :

℞ Chlorhydrate de cocaïne. 5 cgr.
  Beurre de cacao........ 1 gr.

Pour 1 bougie : 1 à 2 bougies par jour et par narine.

Ou encore, faire des applications fréquentes dans le nez au moyen de petits tampons d'ouate hydrophile imbibés de la pommade suivante :

℞ Chlorhydrate de cocaïne. ) aa 15 cgr.
  Thymol................ )
  Sous-carbonate de bismuth. 6 gr.
  Vaseline................ 30 —
                     (Menck).

Pratiquer des *insufflations* dans les fosses nasales plusieurs fois par jour :

℞ Sulfate de quinine...... 3 gr.
  Poudre de benjoin...... 6 —
                  (Huchard).

℞ Acide borique.......... 1 gr.
  — salicylique...... 20 cgr.
  Sulfate de quinine..... 20 —
  Poudre de benjoin ..... 5 gr.

℞ Acide borique.......... 2 gr.
  Salicylate de soude,.... 2 — 50
  Chlorhydrate de cocaïne. 12 cgr.
                  (Philpats).

Faire des *irrigations* et des *pulvérisations antiseptiques* (résorcine, acide phénique) :

℞ Eau tiède................. 500 gr.
  Phosphate de soude bisodique 1 —
                  (P. Teissier).

**Au début de l'accès** : prescrire *l'antipyrine* et la *quinine*.

### A. GASTRO-INTESTINALE

Voy. *Dyspnée par intoxication alimentaire.*

**En cas de pneumatose stomacale** : introduire dans l'estomac la *sonde œsophagienne.*

Pratiquer une injection de *morphine.*

Combattre la constipation et traiter la dyspepsie, l'hystérie ou la neurasthénie.

Prescrire les pilules suivantes:

℞ Extrait de fève de Calabar. 30 cg.
  — de belladone.... ) aa 1 gr.
  — de noix vomique. )

Pour 50 pilules : 1 à 3 pilules par jour (Boas).

**En cas de pneumatose due aux fermentations stomacales** : Donner le *menthol* et le *carbonate de magnésie* (2 à 6 gr.).

℞ Menthol..... 30 cgr.

Pour 1 cachet : 3 cachets par jour (Lauterbach).

Voy. *Dilatation d'estomac.*
**Chez les névropathes** : *bromures* et *hydrothérapie.*

### A. D'ORIGINE NASALE

*Traiter chirurgicalement* les lésions nasales existantes.

**Au début de l'accès** : badigeonnage intra-nasal avec une solution de *cocaïne* à 1 p. 10.

### A. THYMIQUE

Voy. *Spasme de la glotte.*

## ASTASIES-ABASIES

**En cas d'astasie-abasie due à une amnésie motrice,** faire une sorte de rééducation en fixant, par tous les moyens possibles, l'attention du sujet sur les mouvements à accomplir pour réveiller les images motrices, les graver dans la mémoire, et faire rentrer dans le domaine de la conscience les acquisitions, jadis automatiques, qu'il a perdues (Séglas).

**En cas d'astasie-abasie hystérique, due à une idée fixe ou à une phobie obsédante,** distraire l'attention de l'acte à exécuter, en forçant le sujet à la fixer sur d'autres points, afin de favoriser l'exécution automatique des actes qui ne peuvent être accomplis sans angoisse (Séglas et G. Ballet).

## ASYSTOLIE

*Repos au lit* et *régime lacté absolu.*

Prescrire la *digitale* associée à la *scille*, à la *scammonée*, au *calomel*.

℞ Poudre de feuil. de digitale }
   — de scille .......... } ãã 1 gr.
   — de scammonée .... }

Pour 20 pilules : prendre 4 pilules dans la journée, durant 3 ou 4 jours ; en augmentant la dose jusqu'à 6 ou 8 pilules, puis cesser pendant plusieurs jours, pour reprendre si la diurèse et la régularité des battements cardiaques ne sont pas suffisantes (Lancereaux).

Pratiquer une injection de *digitaline cristallisée*, à la dose de 1 mgr.

℞ Poudre de scille... }
   — de digitale. } ãã 5 cgr.
   Calomel ......... }

Pour 3 paquets à prendre à 1 heure d'intervalle (en renouveler l'emploi à un, deux ou trois jours d'intervalle, suivant les indications) (Peter).

℞ Feuilles de digitale ... 50 cgr. à 1 gr.
  Faites infuser dans :
  Eau bouillante........ 130 gr.
  Ajoutez:
  Caféine ........ }
  Benzoate de soude} ãã  1 —
  Sirop de menthe..... 30 —
1 cuillerée à bouche toutes les 2 heures (Herzen).

Prescrire, après avoir administré la digitale, la *théobromine* :

℞ Théobromine............ 50 cgr.
  Phosphate neutre de soude  25 —
Pour 1 cachet : 4 cachets par jour (Grasset).

Pratiquer des injections sous-cutanées de *caféine*, d'*éther*, d'*huile camphrée* à 10 p. 100 (1 ou 2 c. c.) et de *strychnine*.

℞ Caféine............... 2 gr. 50
  Benzoate de soude..... 3 —
  Eau stérilisée   Q. S. p. 10 c. c.
Injecter 3 à 6 seringues de Pravaz par jour.

℞ Sulfate de strychnine.... 1 cgr.
  Eau stérilisée......... 10 gr.
Injecter 3 à 4 seringues par jour.

Recourir aux *excitants diffusibles* : acétate ou chlorhydrate d'ammoniaque, alcool.

**En cas d'ascite ou d'hydrothorax :** donner un *purgatif drastique* (eau-de-vie allemande), prescrire les *diurétiques* (scille, théobromine).

℞ Poudre de scille....... 10 cgr.
  Extrait de scille....... 5 —

Pour 1 pilule : 5 à 6 pilules par jour (Grasset).

Au besoin, recourir à la *paracentèse*.

Voy. *Ascite*.

**En cas d'œdème considérable des membres** : pratiquer des *mouchetures* (voy. *Anasarque*).

**Contre la dyspnée** : appliquer des *ventouses sèches* en très grand nombre ; injecter des petites doses de *morphine* (1/2 cgr. à la fois) :

℞ Sirop de morphine. } āā 100 gr.
  — d'éther...... }

A prendre 2 à 4 cuillerées à bouche du mélange.

**En cas d'asphyxie imminente** : pratiquer, chez les sujets jeunes, vigoureux et exempts d'artériosclérose, une *saignée* de 150 à 200 gr.

**En cas d'insomnie ou de délire** : donner le *sulfonal*, la *paraldéhyde*, l'*extrait thébaïque* ou la *morphine* à faibles doses.

Eviter l'emploi du chloral.

Voy. *Artériosclérose, Endocardite aiguë, Insuffisance et Rétrécissement aortique* ou *mitral* (traitement de la période troublée), *Myocardites, Péricardites*.

**Chez les enfants** : prescrire la *caféine* ou l'*extrait de strophantus*, à la dose de 1 à 3 mg. dans les 24 heures, suivant l'âge (5, 10, 15 ans).

℞ Caféine.......... } āā 1 gr.
  Benzoate de soude }
  Sirop de cinq racines... 50 —
  Eau distillée.......... 70 —

1 cuillerée à dessert, trois fois par jour (Comby).

HERZEN.

Ou bien, pratiquer des *injections sous-cutanées de caféine*, à la dose de 10 à 20 cgr.; répétées 2 à 3 fois par jour.

Administrer la *digitale* :

X gouttes de teinture ou :
10 cgr. de poudre en infusion.
De 3 à 5 ans (Comby).

Recourir aux *diurétiques*, aux *excitants diffusibles* : alcool, acétate ou chlorhydrate d'ammoniaque, éther.

**Pendant la grossesse** :
*Repos au lit, régime lacté.*
Prescrire le *strophantus* :

℞ Extrait de strophantus. 1 mgr.
  Excipient............. Q. S.

Pour 1 pilule : 2 à 3 pilules par jour.

ou bien recourir à la *médication digitalique*, mais à doses fractionnées.

Surveiller avec soin l'état de la circulation pulmonaire et si cet état donnait des inquiétudes, faire précéder l'administration de la digitale d'un *purgatif salin*, ou d'une *saignée locale*, ou même d'une *saignée générale* de 200 à 300 grammes (Vaquez et Millet).

**En cas de congestion hépatique ou rénale**, avec diminution de la quantité des urines : prescrire le *régime lacté absolu* ; administrer la *théobromine*, ou bien :

℞ Poudre de feuilles de
  digitale............. 10 cgr.
  Diurétine............. 1 gr.
  Sucre en poudre....... 30 cgr.

Pour 1 poudre : 3 poudres par jour.

Donner tous les 3 ou 4 jours un *léger purgatif salin* (15 à 20 gr. de sulfate de soude).

**Pendant l'accouchement :**
Terminer la délivrance le plus vite possible (Auvard).

**Après l'accouchement :**
En cas d'asystolie, prescrire la *digitale*, la *caféine*.

En cas de gêne de la respiration pulmonaire, avec oppression extrême, éviter plus que jamais de prescrire la digitale ou la caféine, et donner la *morphine* en injections sous-cutanées de 1/2 cgr. chacune, toutes les 5 ou 6 heures.

### A. DES VIEILLARDS.

Mettre le patient au *régime lacté absolu*, prescrire d'abord XXX gouttes de *teinture de digitale* par jour, pendant 4 jours consécutifs. Au bout de ce temps, cesser l'usage de la digitale et donner 3 gr. de *théobromine* par jour, en cachets de 50 cgr., pris toutes les 2 heures.

**Une fois la diurèse établie, les œdèmes et les accidents urémiques disparus (36 à 48 heures!, cesser l'usage de la** théobromine et administrer l'*iodure de potassium*.

### A. D'ORIGINE HÉPATIQUE ET GASTRIQUE.

Traiter l'affection hépatique ou gastrique.

Pratiquer des *lavages d'estomac*.

**En cas d'asystolie hépatique** (cirrhose cardiaque hypertrophique), instituer le *traitement habituel de l'asystolie* : repos, régime lacté, purgation, injection de digitaline cristallisée à la dose de 1 mgr., puis strophantus, sous forme de teinture, associé à la théobromine.

**Si le foie est très gros et douloureux,** recourir aux *émissions sanguines locales* (voy. *Congestion passive du foie*).

### A. D'ORIGINE NERVEUSE.

Régulariser les fonctions du myocarde par la *digitale*, la *caféine*, la *strychnine*, l'*ergotine* et le *valérianate de quinine*.

## ATAXIE LOCOMOTRICE

**Au début** : recommander d'éviter tout excès et tout surmenage. Instituer un *traitement antisyphilitique* (frictions mercurielles, iodure de potassium, 2 à 4 gr.).

Après une cure mercurielle, prescrire les pilules toniques suivantes :

℞ Lactate de fer......... 3 à 5 gr.
  Extrait aqueux de quinquina ............... 4 à 5. —
  Extrait alcoolique de noix vomique ....... 40 à 60 cgr.
  Extrait de gentiane.... Q. S.
Pour 100 pilules : 1 à 2 pilules, 3 fois par jour (Erb).

Donner le *nitrate d'argent*, à la dose de 3 à 5 cgr. par jour, en pilules de 1 cgr., et le *seigle ergoté* à la dose de 60 à 90 cgr. de poudre d'ergot, pour chacun des trois premiers jours de chaque semaine, pendant 4 à 6 semaines (Charcot).

℞ Nitrate d'argent......... 1 cgr.
  Ergotine pure.......... 5 —
  Extrait et poudre de gentiane............ Q. S.
Pour 1 pilule : 3 pilules par jour ; augmenter jusqu'à 6 pilules, puis diminuer.

Charcot ordonnait :

1° Toutes les semaines, pendant les quatre premiers jours, prendre après les repas un paquet de poudre de *seigle ergoté* fraîchement pulvérisé :

℞ Poudre fraîche de seigle ergoté 20 cgr.

Pour 1 paquet (Charcot).

2° Tous les mois, pendant les quinze premiers jours, avant les deux principaux repas, deux granules de *phosphure de zinc* (quatre par jour) :

℞ Phosphure de zinc en
    poudre fine.......... 80 cgr.
  Poudre de réglisse..... 1 gr. 90
  Sirop de gomme....... 30 cgr.

Pour 100 pilules contenant chacune 8 mgr. de phosphure de zinc, soit 1 mg. de phosphore actif. Prendre 3 à 5 pilules par jour. (Vigier).

3° Les quinze autres jours, prendre avant les deux principaux repas une des pilules suivantes de *nitrate d'argent* :

℞ Nitrate d'argent....... 50 cgr.
  Mie de pain.......... Q. S.

Pour 50 pilules (Charcot).

ou bien prendre le matin, au réveil, dans une tasse à thé de macération de *quassia amara*, une cuillerée à soupe de la solution suivante :

℞ Iodure de sodium...... 6 gr.
  Eau distillée.......... 200 —
          (Charcot).

Pratiquer en outre de la *révulsion* le long de la colonne vertébrale : pointes de feu à droite et à gauche du rachis, frictions irritantes, pommade de Gondret.

**Contre les douleurs fulgurantes** : prescrire l'*antipyrine*,

l'*exalgine* ou *acétanilide* à hautes doses :

℞ Antipyrine............ 5 gr.
  Eau.......... Q. S. p. 10 c. c.

Injecter 1 à 4 seringues par jour.

Prescrire des applications de *baumes calmants* :

℞ Chloroforme.........
  Laudanum de Sydenham  āā 10 gr.
  Huile de jusquiame ....
         (Herzen).

ou bien :

℞ Vératrine ............. 50 cgr.
  Chloroforme.......... 15 gr.
  Baume tranquille ...... 30 —
         (Herzen).

Faire prendre des *bains chauds prolongés* et pratiquer des *pulvérisations d'éther* ou de *chlorure de méthyle* le long de la colonne vertébrale.

Recourir à la *suspension* et à l'*électrisation* avec les courants continus.

Si besoin, pratiquer des injections de *morphine*.

**Contre les crises viscérales** : *antipyrine, exalgine, acétanilide, suspension.*

℞ Acétanilide............. 3 gr.
  Cognac................ 20 —
  Eau distillée........... 100 —
  Extrait de chanvre indien 30 cgr.
  Sirop de fleurs d'orangers 20 gr.

3 cuillerées à bouche avec 1 ou 2 heures d'intervalle.

**En cas de crises gastriques :** rechercher l'hyperchlorhydrie et la combattre par les *alcalins à hautes doses* (Sahli).

**Au moment de l'accès :** injection de *morphine, vésicatoire* au creux de l'estomac ou *pulvérisations d'éther* ou de *chlorure de méthyle.*

**Contre les vomissements :** donner le *protoxalate de cérium* à la dose de 5 à 15 cgr., répétée 3 à 4 fois par jour.

**Contre l'incoordination :** recourir à la *suspension*, séances de 1 à 4 minutes, progressivement (Motschutkowski).

Ou mieux, pratiquer la *flexion forcée du rachis* au moyen d'un appareil spécial (Gilles de la Tourette).

Employer ces méthodes de traitement chez les tabétiques parvenus à la deuxième période avec incoordination commençante ; les proscrire chez les ataxiques à la troisième période.

Essayer la *rééducation progressive des muscles* à l'aide des exercices méthodiques de gymnastique (Frenkel).

**Contre les troubles urinaires :** prescrire le *seigle ergoté* et la *faradisation* de la vessie (un pôle dans le rectum, l'autre à la racine de la verge).

Ne pas donner de strychnine.

**En cas d'excitation génitale :** administrer les *bromures*, le *bromure de camphre*, le *valérianate de zinc*.

Faire prendre des *bains de siège froids*.

**Contre l'amyosthénie et l'asthénie :** recourir aux injections de *glycéro-phosphate de soude* ou de *sérum artificiel*.

℞ Arséniate de soude........ 5 cgr.
  Extrait hydroalcoolique de
    kola.................... 10 gr.
  Sirop d'écorces d'oranges
    amères...... Q. S. pour 300 c.c.
 1 cuillerée à chaque repas (Grasset).

**Contre les anesthésies et les paresthésies :** conseiller la *faradisation* (pôle négatif au niveau des zones anesthésiques, pôle positif sur le sternum).

Prescrire des *frictions excitantes :*

℞ Ammoniaque liquide...... 5 gr.
  Teinture de noix vomique. 20 —
  Baume de Fioravanti } ãã 50 —
  Alcool camphré..... }
              (Herzen).

**Contre les atrophies musculaires :** pratiquer le *massage*, l'*électrisation*.

**Contre les troubles de la vue :** recourir à la *faradisation*, en cas de diplopie.

En cas d'amblyopie, employer les *courants continus*; pratiquer des injections de *strychnine* ou de *cyanure d'or* et de *potassium :*

℞ Cyanure d'or et de potassium 2.5 cgr.
  Eau distillée .............. 10 gr.
  Injecter d'abord six gouttes, puis augmenter progressivement jusqu'à dix et vingt gouttes; redescendre graduellement (Galezowski).

Hydrothérapie :

Prescrire l'*hydrothérapie tiède* ou *chaude* contre les phénomènes douloureux.

L'hydrothérapie froide est en général mal supportée.

Cures thermales : dans la période active, chez les tabétiques ayant des douleurs ou présentant de l'hyperesthésie, pas de médication thermale ; y recourir quand la maladie semble s'être arrêtée dans sa marche, après disparition des douleurs fulgurantes et des arthropathies.

Envoyer les malades à Lamalou, Lamotte, Balaruc, Uriage,

Digne, Gréoulx, Wildbad, Tœplitz, Aix-la-Chapelle, Néris.

## A. A MARCHE FORT LENTE.

Savoir respecter ces cas, de crainte d'entraver par une médication intempestive leur bénignité naturelle (Gilles de la Tourette).

# ATÉLECTASIE PULMONAIRE.

## A. MARASTIQUE.

Défendre au malade de rester continuellement couché sur le dos, lui recommander de *changer fréquemment de position* et de se coucher, pendant quelques minutes, sur le ventre (Duguet).

Prescrire les *toniques* et les *excitants diffusibles :* quinquina, noix vomique, acétate d'ammoniaque, alcool.

## A. PULMONAIRE CONGÉNITALE.

**Si le nouveau-né n'a pas respiré :** voy. *Asphyxie des nouveau-nés.*

**Chez les nouveau-nés qui** ont respiré : pratiquer des *frictions stimulantes ;* donner des *bains chauds* suivis d'affusion à l'eau froide ; recourir à la *faradisation* des nerfs phréniques et des muscles du thorax. Inhalations d'*oxygène.*

Combattre la somnolence, en faisant fréquemment changer de position à l'enfant, en le secouant et en le réveillant toutes les 2 heures.

Nourrir l'enfant toutes les demi-heures et le réchauffer.

Si nécessaire, mettre le nouveau-né dans la *couveuse* de Tarnier.

# ATHÉROME.

(Voy. *Artériosclérose*).

# ATHÉTOSE.

(Voy. *Hémiplégie spasmodique*).

# ATHREPSIE.

Donner à l'enfant une *bonne nourrice* et *régler l'allaitement.*

Si l'allaitement naturel ne peut être pratiqué, instituer l'allaitement artificiel (voy. *Allaitement*).

**Contre l'affaiblissement :** employer la *couveuse*, prescrire les *bains chauds* et *sinapisés* (50 gr. de farine de moutarde pour 30 litres d'eau).les *frictions stimulantes.*

℞ Huile de camomille
camphrée ......... 
Alcoolat de lavande..
— de romariu.. 

āā 10 gr.

(Comby).

Herzen.

**Contre la dépression :** faire prendre, avant chaque tétée, 1 ou 2 cuillerées à café de *bouillon de bœuf frais*, fait sans légumes, sans sel et dégraissé ; ou bien, donner, après chaque tétée, X à XX gouttes de *cognac* (10 à 15 gr., par jour, dans un julep gommeux.)

**Combattre la diarrhée :** voy. *Diarrhées chez l'enfant.*

Prescrire l'*acide lactique*, les *lavements* au sous-nitrate de bismuth ou à l'amidon, les *irrigations* intestinales avec de l'eau tiède additionnée de tanin.

℞ Acide lactique.......... 2 gr.
Eau distillée ...... } ãã 50 —
Sirop de framboise. {

Par cuillerées à café toutes les heures ; dans les cas graves, tous les quarts d'heure (Grancher).

Administrer les *antiseptiques intestinaux* (benzonaphtol) et les *astringents* (dermatol, tannigène, tannalbine).

**S'il existe des ulcérations :** saupoudrer avec de l'*aristol*, du *salol*, de l'*amyloforme*, du *xéroforme*, ou du *sous-carbonate de fer*.

℞ Salol pulvérisé........ } ãã 5 gr.
Dermatol ou xéroforme. {
(Herzen).

# ATONIE GASTRO-INTESTINALE.

(Voy. *Anorexie, Constipation, Dilatation d'estomac, Dyspepsies atoniques, Entérite muco-membraneuse, Neurasthénie abdominale*).

# ATRÉSIES GÉNITALES.

(Chez la femme).

### A. DU COL.

Ouvrir le col par une *incision ;* maintenir un calibre suffisant par la *dilatation* avec les bougies de Hégar ; désinfecter la cavité utérine par le *drainage* et le *curettage* (Labadie-Lagrave et Legueu).

### A. DE LA VULVE ET DU VAGIN.

*Créer un vagin artificiel* (dans le seul but de permettre le coït, ou pour remédier à de graves accidents de rétention) et assurer, dans la même séance, l'évacuation de la collection : sur le doigt introduit comme conducteur dans le rectum, inciser le fond imperforé du vagin, comme pour la création d'un vagin artificiel. Refouler le rectum en arrière et en avant ; se créer ainsi un canal artificiel jusqu'à la collection ; ponctionner celle-ci avec un trocart et, le long du trocart, inciser la poche.

Assurer plus tard la continuité du vagin avec la poche et prévenir la rétraction artificielle.

Voy. *Hématocolpos.*

# ATROPHIES MUSCULAIRES.

## A. MUSCULAIRES PAR NÉVRITES PÉRIPHÉRIQUES.

Pratiquer la *faradisation générale* : asseoir le malade sur une chaise, les pieds nus, appuyés sur un escabeau à plan incliné. Recouvrir ce plan incliné d'une plaque en fer ou en cuivre, séparée des pieds du malade par un morceau de flanelle mouillée ; relier la plaque à l'un des pôles d'un appareil d'induction et promener l'autre pôle, terminé par une éponge ou un pinceau, sur les différentes régions du corps. Appliquer d'abord le pôle mobile sur la nuque, tout particulièrement sur les points douloureux et les régions correspondant aux première, deuxième et septièmes vertèbres cervicales. Promener ensuite le pinceau successivement sur chaque moitié du dos, de la poitrine, sur le ventre et en particulier sur le creux épigastrique (plexus solaire), sur les membres supérieurs et sur les inférieurs. Terminer la séance par la faradisation de la tête et des ganglions cervicaux, en se servant de la main comme électrode.

Faire des séances de 15 minutes de durée : tête 1 minute, cou et région cervicale 4, dos 3, ventre 3, membres 4 (Raymond).

Voy. *Névrites.*

## A. MYÉLOPATHIQUES.

Traiter la myélite.

Stimuler la fonction nutritive des cellules antérieures par le *phosphore*, le *phosphure de zinc*, la *noix vomique*, la *strychnine*, le *fer*, l'*arsenic* et l'*ergotine*, donnés seuls ou associés.

| ℞ Phosphure de zinc... | 8 cgr. |
|---|---|
| Arséniate de soude.. | 8 — |
| Oxalate de fer....... | 4 gr. |
| Ergotine .......... | 20 — |
| Extrait alcoolique de noix vomique..... | 80 cgr. |

Pour 80 pilules : 3 pilules par jour.

Recourir au *massage*, à la *faradisation* des muscles. Conseiller l'*hydrothérapie* méthodique.

S'il existe une position vicieuse (pied bot) ou des rétractions tendino-fibreuses : *intervention chirurgicale.*

## A. MYOPATHIQUES.

Voy. *A. musculaire progressive.*

*Révulsion* sur la colonne vertébrale et les principaux nerfs. *Massage, gymnastique* sans exagérer et laisser les muscles se reposer.

*Douches*, bains sulfureux, eaux chlorurées sodiques.

Administrer la *noix vomique*, la *strychnine* et l'*ergotine*.

Recourir aux *courants faradiques* : appliquer les deux électrodes sur la région à électriser ; faire contracter les muscles par l'intermédiaire des nerfs moteurs.

Recommander *Aix-les-Bains*.

# AVORTEMENT.

## A. HABITUEL.

Traiter les maladies chroniques du père et de la mère (tuberculose, albuminurie, anémie, diabète et surtout syphilis) : combattre les intoxications (tabac, plomb, sulfure de carbone, alcool).

Ne pas employer, pendant la grossesse, l'ergot de seigle, la rue, la sabine, le sulfate de quinine, le salicylate de soude et les purgatifs énergiques.

Conseiller à la femme d'éviter les fatigues, les traumatismes, les rapports sexuels trop fréquents, les excitations génitales, les émotions.

Traiter l'endométrite, la métrite, les déviations utérines, les fibromes utérins, les tumeurs abdominales, surtout les kystes de l'ovaire et les adhérences laissées par d'anciennes pelvi-péritonites (Auvard).

**Contre l'irritabilité utérine :** *repos absolu au lit* pendant une durée variable de quelques jours à quelques mois.

Recourir à l'emploi des *opiacés* et du *viburnum prunifolium*, à la dose de XXX gouttes d'extrait fluide dans un verre d'eau, répétée deux et même trois fois dans les 24 heures.

S'il y a accumulation de matières fécales, donner un lavement évacuant d'eau glycérinée ou de décoction de graines de lin, et dès que l'effet purgatif s'est produit, administrer un *lavement* calmant :

℞ Teinture de piscidia
érythrina ........ 3 gr.
Laudanum de Sydenham 50 cgr. à 1gr.
Eau distillée (tiède) 100 gr.

Pour un lavement que le malade doit garder (Bossi).
Ne donner qu'un ou tout au plus deux de ces lavements dans les 24 heures.

**Contre la congestion utérine** (pesanteur dans la région inférieure de l'abdomen, s'exagérant surtout à l'époque correspondant à la menstruation et s'accompagnant souvent de coliques utérines, ainsi que d'hémorragies génitales) : *repos* dans la position assise et mieux horizontale ; *laxatifs* intestinaux. Si la femme est pléthorique, pratiquer des *saignées répétées et périodiques* de 200 à 300 gr. (Auvard).

En cas de perte sanguine : associer l'usage du viburnum prunifolium à celui de l'*extrait fluide d'hydrastis canadensis*, à la dose de L gouttes, répétée 2 ou 3 fois dans les 24 heures au maximum. Chez les femmes dont l'estomac ne tolère pas l'extrait d'hydrastis, administrer ce médicament par la voie rectale (LX gouttes dans le lavement calmant ci-dessus formulé).

**Lorsque la cause de l'avortement habituel reste indéterminée :** recourir au traitement antisyphilitique ou mieux donner le *mercure* à petites doses, pendant trois mois ou plus, suivant le cas.

℞ Bichlorure de mercure. ⎱ āā  10 cgr.
  Extrait thébaïque..... ⎰
  Extrait et poudre de réglisse.  Q. S.
  Pour 30 pilules : à prendre une pilule
tous les soirs (Bossi).

Si le mercure est bien toléré,
porter, au bout d'un mois, la
dose de sublimé à 5 milligrammes.

**En cas de mort habituelle
du fœtus pendant les trois
derniers mois de la grossesse :** *provoquer l'accouchement*
quelques jours avant l'époque
où l'enfant cesse ordinairement
de vivre.

### A. PROVOQUÉ.

INDICATIONS : vomissements incoercibles, rebelles aux autres
moyens thérapeutiques ; pelviviciations au-dessous de 6 centimètres, tumeur du bassin,
cancer de l'utérus.

Avoir recours à la *bougie de
Krause* qui suffit dans la grande
majorité des cas pour provoquer
l'expulsion prématurée, ne faire
usage du ballon intra-utérin ou
de tout autre moyen que si ce
procédé échoue ou n'agit qu'a-
vec une trop grande lenteur
(Auvard).

1re MÉTHODE : *cathétérisme
utérin ;* employer une bougie
en celluloïde (n° 15 à 17, 5 à 6
millim. de diamètre), bien aseptique et enduite de vaseline boriquée. L'introduire, au moyen
du spéculum, à l'aide d'une longue pince, dans l'orifice externe
du col, la pousser doucement
entre la paroi extérieure et les
membranes. Replier l'extrémité
extérieure de la sonde dans le
vagin, afin qu'elle soit bien
maintenue en place (Krause).

2e MÉTHODE : *douche utérine
ascendante,* consistant en injections vaginales chaudes à 40°
et 45°.

3e MÉTHODE : *perforation des
membranes,* au moyen du perforateur spécial ou de l'hystéromètre rendu aseptique.

4e MÉTHODE : introduire dans
la cavité utérine un *ballon dilatateur* en caoutchouc (Tarnier,
Champetier de Ribes), après avoir
dilaté le col au moyen d'une
tige de laminaire bien aseptique
(éther iodoformé).

**En cas d'hémorragie :** *tamponnement vaginal* à la gaze
iodoformée ou salolée, introduction du *sac de Barnes, injections vaginales très chaudes.*

### A. SPONTANÉ.

Voy. *Irritabilité de l'utérus
gravide.*

**Menace d'avortement :** *Repos absolu* au lit.

Prescrire le *laudanum* par la
voie stomacale ou mieux par la
voie rectale :

℞ Laudanum de Sydenham
                    XX à XXV gouttes.
  Eau tiède........  60 à 100 gr.

Pour 1 lavement : 2 à 3 lavements
dans les 24 heures (vider préalablement
le rectum par un lavement évacuateur)
(Pinard).

Associer *l'antipyrine* au laudanum :

℞ Antipyrine ............  3 gr.
  Laudanum de Sydenham  XL gouttes
  Eau bouillie tiède.....  250 gr.

Pour 2 lavements, pris à 2 heures
d'intervalle.

Chez les brightiques et les
cardiaques, donner le *viburnum
prunifolium* (extrait 2 à 3 gr.;

teinture XX à L gouttes dans les 24 heures, en lavement[1].

℞ Extrait fluide de viburnum
　　prunifolium............ 2 à 3 gr.
　Hydrolat de laitue........ 120 —
　Sirop diacode.......... 30 —
　1 cuillerée à soupe toutes les 2 heures (Herzen).

Recourir enfin à l'administration des différents médicaments calmants et hémostatiques associés :

℞ Extrait fluide d'hydrastis canadensis
　— — d'hamamelis virginica.....
　— — de viburnum prunifolium..　} āā 10 gr.
　Teinture de piscidia erythrina.........
Laudanum de Sydenham... 2 —
XC gouttes dans 1/2 verre d'eau, 2 à 3 fois dans les 24 heures (Bossi).

**Si l'avortement est inévitable** : repos au lit ; assurer l'*antisepsie vaginale*, pratiquer un *tamponnement vaginal* antiseptique et attendre plusieurs heures.

**Si l'expulsion de l'œuf et des annexes est incomplète; ou s'il survient une hémorragie** : pratiquer la *dilatation du* col utérin et *vider l'utérus*, soit avec le doigt en s'aidant avec l'autre main appuyée sur le fond utérin, soit avec une curette mousse.

Faire suivre cette intervention d'une *injection intra-utérine chaude et légèrement antiseptique* (acide phénique à 2 p. 100, sublimé à 1 p. 5000), et du *tamponnement vaginal*.

Donner, une fois l'utérus vidé, l'*ergotine* par la voie stomacale ou par la voie hypodermique :

℞ Ergotine.............. 2 à 4 gr.
　Vin cordial............ 100 —
　Sirop d'écorces d'oranges
　　amères.............. 30 —
　Par cuillerées dans la journée.

℞ Ergotine.............. 2 gr. 50
　Hydrolat de laurier-cerise 10 —
　Injecter 1 c. c., 2 à 4 fois par jour.

**En cas d'hémorragie grave :** voy. *Anémie aiguë, Hémorragies de la délivrance.*

**En cas de collapsus :** voy. *Collapsus.*

**En cas de lochies fétides :** voy. *Endométrite puerpérale septique* et *Fièvre puerpérale.*

## AZOTURIE SANS POLYURIE.

*Régime* surtout azoté ; ne pas supprimer complètement les féculents.

*Repos absolu* au lit.

*Médicaments antidéperditeurs :* valérianate de quinine, 20 à 50 cgr. ; extrait de valériane, 8 à 20 et 30 gr. par jour.

Arsenic, opium, et codéine associée à la strychnine (Bouchard).

℞ Codéine............ 6 à 10 cgr.
　Extrait de valériane.　}
　Poudre de valériane.　} āā 5 gr.
　Pour 10 bols à prendre dans la journée (Herzen).

Voy. *Diabète azoturique.*

# BAILLEMENTS.

**B. GASTRIQUES** (chez les dyspeptiques).

Traiter la dyspepsie ; prescrire :

> ℞ Cyanure de potassium.....     5 cgr.
> Sirop de morphine..... ⎫ ãã 75 gr.
> — fleurs d'oranger ⎰
>
> 1 cuillerée à café toutes les heures, sans dépasser le tiers de la dose ci-dessus (A. Robin).

**B. NERVEUX** (chez les névropathes).

Traitement général de l'hystérie et de la neurasthénie

Prescrire le *bromoforme*, la *belladone*, la *jusquiame*, le *datura*, l'*opium* :

> ℞ Extr. de belladone.. ⎫
> — jusquiame.. ⎪ ãã 1 cgr.
> — datura..... ⎬
> — thébaïque.. ⎭
> Camphre................... 5 —
> Sirop de camphre......... Q. S.
>
> Pour 1 pilule : 2 pilules par jour (matin et soir), augmenter progressivement jusqu'à 4 pilules par jour.

# BAINS.

*Bain antithermique*, 15° à 25°.

**Chez les enfants,** *dans la première enfance*, ne jamais abaisser la température au-dessous de 25°; *dans la seconde enfance*, donner des bains à 25°, 20° et 18°.

*Bain tonique*, 25° à 30°.

*Bain calmant*, 34° à 38°.

**Chez les enfants nerveux et agités,** prescrire les bains tièdes prolongés (15 à 30 minutes), additionnés de *tilleul* et de *feuilles d'oranger* :

> ℞ Tilleul en bractées....     50 gr.
> Feuilles d'oranger ....     10 —
> Faire infuser dans :
> Eau bouillante.......     1000 —
> Ajouter à l'eau du bain (25 à 30 litres)

*Bain médicamenteux.*

*Bain alcalin :* sous-carbonate de soude, 200 à 500 grammes.

*Bain d'amidon :* amidon 500 gr, délayer dans 2 litres d'eau et mélanger lentement au bain, en agitant.

*Bain aromatique :* espèces aromatiques 500 gr., infuser une heure dans 5 litres d'eau bouillante, passer et ajouter au bain.

*Bain arsenical :* arséniate de soude 2 à 10 gr. pour un bain (200 à 300 litres d'eau).

*Bain de Barèges artificiel :*

> ℞ Monosulfure de sodium.. ⎫ ãã 60 gr.
> Chlorure de sodium .... ⎰
> Carbonate de soude desséché................... 30 —
>
> Dans une baignoire émaillée ou peinte au blanc de zinc.

*Bain de Bourbonne :*

> ℞ Carbonate de soude...     100 gr.
> Bromure de sodium....     10 —
> Chlorure de sodium...     500 —
>
> Pour un bain.

*Bain iodé :*

> ℞ Iode ................     10 gr.
> Iodure de potassium...     20 —
> Eau ................     250 —

*Bain ioduré :*

℞ Iodure de potassium .. 50 gr.
Pour un bain.

*Bain mercuriel :*

℞ Sublimé corrosif......
Chlorhydrate d'ammo- } āā 10 à 15 g.
niaque............. )
Eau distillée........... 500 gr.
(Baignoire en bois ou émaillée).

## Chez les enfants :

℞ Sublimé corrosif....... 1 gr.
Chlorure de sodium ou
d'ammonium ou alcali
à 90°.............. 10 —
Eau chaude.......... 30 litres

*Bain de Pennès :*

℞ Bromure de potassium. 1 gr.
Carbonate de chaux... 1 —
—      de soude ... 3)0 —
Phosphate de soude... 8 —
Sulfate de soude...... 5 —
—      d'alumine..... 1 —
—      de fer........ 3 —
Huile essentielle de
lavande.... }
—      thym... } āā 1 —
—      romarin. )
Teinture de staphisaigre. 50 —

*Bain de Plombières :*

℞ Carbonate de soude.... 10) gr.
Sulfate de soude....... 60 —
Gélatine............. 10J —
Sel marin ........... 2J —

*Bain salé :*

℞ Sel gris............. 5 kgr.

## Chez les enfants :

℞ Sel gris............. 1 kgr.
Pour 30 à 35 litres d'eau tiède.

Employer les bains salés, pendant longtemps, tous les jours ou tous les deux jours, et, s'ils sont trop irritants, les mitiger avec l'amidon, le carbonate de soude :

℞ Chlorure de sodium..... 1000 gr.
Amidon................ 500 —
Carbonate de soude..... 50 —
Pour un bain.

*Bain sinapisé :*

℞ Farine de moutarde.. 1 kgr.
Mettre la farine de moutarde dans un sac très fin.

## Chez les enfants :

℞ Farine de moutarde.. 100 gr.
Po r 30 litres d'eau tiède.

*Bain de son :*

℞ Son........ 1 kgr.
Faire bouillir 5 minutes dans 10 litres d'eau, passer et mélanger à l'eau du bain.

*Bain sulfureux :*

℞ Trisulfure de potassium. 100 gr.
Laisser fondre dans l'eau du bain.

## Chez les enfants :

℞ Trisulfure de potassium. 30 à 50 gr.
Pour 30 à 40 litres d'eau chaude.
(Baignoire en bois ou émaillée).

**B. DE MER.**

*Indications et contre-indications des bains de mer chez les enfants :*

Comme règle générale, ne pas envoyer à la mer les enfants au-dessous de trois ans, excepté les rachitiques.

Conseiller la cure marine aux enfants lymphatiques, anémiques, faibles de constitution, aux convalescents, à ceux qui ont grandi trop vite et qui sont maigres, pâles, inertes et défaillants.

Éloigner des bords de la mer les enfants nerveux, très excitables, et à plus forte raison les hystériques, les épileptiques, les choréiques.

Les enfants atteints de blépharo-conjonctivite, de kératite, d'otites, de bronchites, de tuberculose pulmonaire, [de rhumatisme, de maladies du cœur, d'eczéma, de coqueluche, d'affections prurigineuses, doivent fuir la mer.

Ces contre-indications sont formelles pour les plages du Nord et de l'Océan, elles le sont moins pour celles de la Méditerranée (Comby).

## BALANITE.

Rechercher le sucre dans les urines.

*Repos* relatif. *Bains généraux* tous les deux jours.

*Lotions locales* émollientes, légèrement antiseptiques ou astringentes (permanganate de potasse à 1/2 p. 1000 ; sulfate de zinc à 1 p. 200 ; acétate de plomb à 1 p. 200 ; extrait de saturne à 1 p. 100). Après le lavage faire, avec une seringue urétrale introduite entre le prépuce et le gland, une injection avec :

$\mathrecal{Z}$ Nitrate d'argent.. 1 gr.
Eau distillée..... 100 —
(Fournier).

## BARTHOLINITE.

(Voy. *Abcès de la glande de Bartholin*).

## BÉGAIEMENT.

*Exercices méthodiques orthophoniques* (méthode de Colombat, de Chervin).

Dans certains cas, lorsqu'il existe de *l'asymétrie* crânienne avec aplatissement de la moitié gauche du crâne, recourir à la *crâniectomie temporaire* (Jonnesco).

## BÉRIBÉRI.

*Changement de climat* : partir des régions tropicales.

*Hygiène générale* rigoureuse. *Frictions, massage.*

Défendre l'usage du riz ; régime mixte, fortifiant.

**Forme séreuse :** recourir au traitement symptomatique ; administrer les *purgatifs drastiques*, les *diurétiques*, les *diaphorétiques*.

Voy. *Anasarque, Néphrites, Asystolie.*

S'il existe de l'hydrothorax,

HERZEN.

de l'*hydropéricarde* ou de l'ascite abondante, pratiquer la *ponction évacuatrice* (voy. *Ascite*).

Combattre la fièvre par la quinine.

**Forme atrophique :** *révulsion* le long des principaux troncs nerveux. Instituer le traitement de l'atrophie musculaire myopathique et de celle consécutive aux néphrites périphériques : *faradisation, galvanisation, massage, douches* froides ou chaudes, *douches sulfureuses, frictions générales* au gant de crin.

Voy. *Atrophies musculaires.*

Intérieurement, prescrire là quinine, le *phosphore*, le *phosphure de zinc*, les *glycérophosphates*, la *noix vomique*, la *strychnine*, l'*arsenic* et l'*iodure de potassium.*

Pratiquer des injections de *cacodylate de soude*, ou mieux de :

℞ Cacodylate de soude...... 1 gr. 50
Citrate de fer ammoniacal. 3 —
Strychnine pure.......... 30 mgr.
Eau stérilisée..... Q. S. p. 30 c. c.
Injecter progressivement de 1 /2 cc.
1 cc. par jour (Herzen).

S'opposer à la formation de rétractions fibro-tendineuses.

# BLENNORRAGIE.

## B. AIGUE CHEZ L'HOMME.

Défendre les fatigues, les longues marches, l'équitation, la bicyclette et les excitations sexuelles.

Faire porter un *suspensoir*, recommander les *lavages répétés* des organes génitaux et des mains et faire prendre, tous les deux jours, un *grand bain*.

*Régime :* défendre les excitants de tout genre, les mets épicés, le gibier, les huitres, les poissons de mer, les fromages faits, les truffes, les asperges.

Défendre le vin pur, les liqueurs et la bière.

Administrer des *tisanes rafraichissantes* (orge, graine de lin, réglisse, queues de cerises) à la dose de 1 litre à 1 1/2 litre par jour ; prescrire les *eaux alcalines* (Alet, Vichy, Vals), ou bien :

℞ Bicarbonate de soude. 3 à 5 gr.
Sucre en poudre..... 40 —
Essence de citron.... II gouttes.
Pour 1 litre d'eau, à boire dans la journée (Fournier).

**Au début,** pendant les premières 24 à 48 heures : tenter le *traitement abortif :*

℞ Nitrate d'argent ..... 3 à 5 gr.
Eau distillée........ 100 —
Injecter 5 c. c. dans l'urètre ; laisser agir le liquide pendant 2 minutes. Ne jamais répéter l'injection (Ricord).

Préférer les grands *lavages de l'urètre* avec une solution de permanganate de potasse, selon la méthode de Janet, pratiqués à l'aide d'un irrigateur à élévation, muni d'un tube de caoutchouc de 2 mètres de longueur, terminé par une canule en verre à bout conique.

*Traitement de huit jours :* pratiquer le premier, le deuxième et le quatrième jour deux lavages quotidiens ; le troisième jour et les quatre derniers, faire un seul lavage.

Premier et second lavage : solution de permanganate variant de 1 p. 1000 à 1 p. 4000, suivant l'intensité de l'urétrite. Troisième et quatrième lavage : solution à 1 p. 2000. Continuer ensuite à laver avec une solution à 1 p. 1000.

Après ce traitement, rechercher le gonocoque et, s'il existe, pratiquer encore cinq à six lavages (Janet).

**Contre l'écoulement** : recourir aux *injections urétrales antiseptiques*, pratiquées avec une seringue de 20 c. c. et répétées 4 à 8 fois par jour, excepté dans les cas où l'urétrite atteint l'urètre postérieur.

Faire prendre ces injections après avoir uriné et étant assis.

Prescrire le *permanganate de potasse* à 1 p. 2000 ou 1 p. 800, le *sublimé* à 1 p. 10.000 ou 1 p. 8000, la *résorcine* à 2 ou 3 p. 100.

℞ Sulfophénate de zinc.... 1 gr.
   Résorcine.............. 4 —
   Eau distillée.......... 200 —

Pour injections pratiquées *jour et nuit*, d'abord toutes les 2 heures, jusqu'à ce qu'il ne se montre plus de goutte au méat le matin au réveil. A ce moment les pratiquer toutes les 3 heures pendant la première semaine et tous les 8 jours augmenter d'une heure cet intervalle jusqu'à ce qu'il atteigne six heures pendant la quatrième semaine (Unna).

Employer aussi le *nitrate d'argent*, 2 à 10 cgr. p. 100 ; l'*ichtyol* à 1 p. 100, l'*argentamine* à 1 p. 3000, le *protargol* à 1 p. 250 ou à 1 p. 150, l'*airol*.

℞ Airol............., 2 gr.
   Glycérine........ 15 —
   Eau distillée..... 5 —

Une injection par jour après lavage préalable avec l'eau boriquée (Legueu).

Préférer à ces injections les *grands lavages des deux urètres avec une solution de permanganate de potasse* de 1 p. 4000 à 1 p. 2000 : faire uriner et coucher le malade, laver d'abord l'urètre antérieur, puis faire pénétrer le liquide jusque dans la vessie en maintenant la canule appliquée contre le méat et en recommandant au malade de respirer profondément.

Élever l'irrigateur à la hauteur de 1 m. 50 au moins. Utiliser pour chaque lavage de 1 et demi à 2 litres de la solution.

Interrompre le lavage chaque fois que le malade aura besoin d'uriner et le reprendre quand le malade aura uriné.

Faire un seul lavage par jour, pendant 10 à 15 jours consécutifs.

*Contre-indications des lavages et des injections* : orchite, prostatite, foyers inflammatoires dans l'urètre.

**En cas de blennorragie très intense** : *expectation*, bains généraux quotidiens, purgatifs légers répétés tous les 2 jours, lavements émollients, laudanisés ou chloralés.

Donner intérieurement le *salol* (4 gr. par jour), le *salicylate de soude* ou le *borate de soude* (2 à 4 gr.).

**Une fois les phénomènes inflammatoires amendés** (période de déclin), lorsque l'écoulement devient blanc et filant :

recourir aux *injections astringentes* et aux *balsamiques*.

℞ Sulfate de zinc........ 30 à 50 cgr.
　Eau distillée.......... 100 gr.

℞ Sulfate de zinc....... 30 cgr.
　Tannin .............. 1 g. 50 à 2 g.
　Eau distillée de roses.. 200 gr.

℞ Sulfate de zinc.............. 1 gr.
　Tannin ..................... 2 —
　Teinture de cachou...... |
　Laudanum de Sydenham. | ãã 3 —
　Eau de roses.............. 200 —
　　　　　　　　　　　(Ricord).

℞ Sulfate de zinc ............|
　Acétate de plomb cristallisé| ãã 2 gr.
　Eau distillée de roses...... 200 —

℞ Alun cristallisé.......... 15 gr.
　Sulfate de zinc.......... 12 —
　Eau chaude............. 1000 —
　(Injection de Pringle).

℞ Sulfate de zinc........... 1 gr.
　Acétate de plomb cris-　）
　　tallisé ............ |
　Sulfate d'alumine et de 〉 ãã 50 cgr.
　　potasse............ |
　Camphre pulvérisé........ 10 gr.
　Gomme pulvérisée......... 2 —
　Eau distillée de roses...... 150 —

F. dissoudre la gomme dans l'eau,
ajouter le camphre et les sels. Agiter.

Recourir aussi aux *bougies
médicamenteuses* à l'alumnol (2
à 10 p. 100), à l'airol (5 à 10
p. 100), au nitrate d'argent (0,25
à 10 p. 100), à l'argonine, au
protargol, au sulfate de zinc (1/2
p. 100).

Prescrire le *copahu* à la dose
de 8 à 12 gr. par jour, et le *cu-
bébe* aux doses de 10 à 30 gr.,
ou bien l'*opiat de cubèbe-co-
pahu* .

℞ Cubèbe.................... 40 gr.
　Copahu.................... 20 —
　Tartrate ferrico-potassique.. 4 —
　Sirop de ratanhia.......... Q. S.

Prendre dans un cachet, 4 à 6 fois
par jour, gros comme une noisette de
cet opiat (15 à 20 gr.).

℞ Copahu.................... 10 gr.
　Cubèbe fraîchement pulvérisé 20 —
　Magnésie calcinée.......... Q. S.

Pour 30 bols : 4 à 6 bols par jour (Velpeau).

℞ Cubèbe................ 30 gr.
　Copahu................ 15 —
　Essence de santal....... 10 —
　Salol.................. 5 —

Pour opiat (Herzen).

Prendre 6 à 10 fois par jour
gros comme une noisette de cet
opiat.

Administrer le *santal* à la dose
de 4 à 6 gr. par jour, en capsules de 30 à 40 cgr.

**S'il persiste un suintement
muqueux** : prescrire les lavages
au *nitrate d'argent* à 1 p. 10.000,
ou au *sublimé* à 1 p. 20.000
(sans alcool) (Janet).

**Contre la douleur à la mic-
tion** : plonger la verge dans un
verre d'*eau froide* (Fournier).

**Contre les érections dou-
loureuses** (nocturnes) : conseiller de coucher sur un *lit dur*,
de *se couvrir peu* et de ne pas
dormir dans le décubitus dorsal.

Faire prendre des *ablutions
froides*, prescrire l'*antipyrine*,
l'*opium*, la *belladone*, la *jusquiame*, la *valériane*, le *camphre* et le *bromure de camphre*.

℞ Antipyrine........ 1 gr. 50 à 2 gr.
　Laudanum de Sy-
　　denham........ XV à XX gout.
　Eau chaude....... 50 gr.

Pour un lavement, pris le soir au coucher (Guiard).

℞ Camphre ................. 3 gr.
　Extrait thébaïque ........ 20 cg.

Pour 24 pilules : 4 pilules avant le
coucher de quart d'heure en quart
d'heure (Diday).

℞ Camphre ................. 50 cgr.
  Extrait gommeux d'opium.. 5 —
  Jaune d'œuf ............. n° I
  Gomme arabique pulvérisée 6 gr.
  Eau tiède ............... 180 —
  Pour un lavement (Jullien).

℞ Bromure de camphre..... 10 cgr.
  Extrait de valériane...... 5 —
   — de jusquiame...... 2 —
  Poudre de valériane...... Q. S.
  Pour 1 pilule : 6 pilules par jour (Herzen).

Recourir aux injections de *cocaïne* à 1 ou 2 p. 100 dans l'urètre, au moment du coucher.

**Contre les pollutions :** prescrire les *bromures :*

℞ Bromure de potassium.. ⎫
   — de sodium..... ⎬ āā 10 gr.
   — d'ammonium... ⎭
  Eau distillée............ 300 —
  2 à 3 cuillerées à bouche par jour.

**En cas de dysurie :** cesser les injections, prescrire les *grands bains chauds prolongés*, les *suppositoires calmants*, les *boissons mucilagineuses* et légèrement *alcalines*.

**En cas de rétention d'urine :** *évacuer la vessie*, après avoir exploré la prostate ; se servir d'une sonde de gomme n° 10 ou 12 à bec un peu coudé. Recourir à la *médication calmante et antiphlogistique :* bain tiède prolongé (1 ou 2 heures), lavement laudanisé (XX gouttes), grands cataplasmes chauds et très humides sur le périnée ; sangsues au périnée.

Pratiquer le cathétérisme pendant trois ou quatre jours consécutifs (Mauriac).

En cas d'urétrite postérieure et de cystite du col : *instillations argentiques* au 100°, au 50°.

**Complications :** voy. *Abcès de* *la glande de Cowper, Arthrite blennorragique , Conjonctivite blennorragique, Cystites, Orchites, Prostatites.*

## B. CHRONIQUE CHEZ L'HOMME.

Même *traitement hygiénique* que pour B. aiguë.

Régime tonique, hydrothérapie, préparations ferrugineuses.

Combattre la constipation ; traiter les hémorrhoïdes.

**En cas d'urétrite chronique récente :** recourir aux *injections* ou mieux aux *grands lavages des deux urètres avec une solution de permanganate de potasse* (1 p. 4000 à 1 p. 1000) pratiquées après avoir massé la prostate et exprimé l'urètre (voy. ci-dessus : *B. aiguë*).

**En cas d'urétrite chronique ancienne avec sclérose de l'urètre :** préférer les *instillations* de nitrate d'argent et les *cautérisations* endoscopiques, pratiquer la *dilatation*.

INSTILLATIONS.

Se servir d'une bougie exploratrice à boule olivaire percée d'un orifice étroit à la partie terminale de la boule et d'une seringue de Guyon (4 c. c.).

Faire uriner le malade, laver soigneusement le prépuce, le gland et le méat avec un tampon imbibé d'une solution antiseptique (sublimé à 1 p 2000), puis faire un lavage de l'urètre antérieur avec une solution de permanganate de potasse, à canal ouvert ou mieux à canal fermé en faisant pénétrer le liquide en vessie.

Comme caustique, employer le *nitrate d'argent :* commencer

par tâter la tolérance urétrale par les solutions au 100e et au 50°, puis augmenter le titre de la solution et se servir de solutions au 30e ou au 20e.

Instiller dans l'urètre antérieur, au-devant du sphincter membraneux, VI à X gouttes de la solution argentique, que l'on laisse trois à quatre minutes en contact avec la muqueuse avant de retirer la bougie.

Dans l'urètre postérieur, instiller XV à XX gouttes et retirer immédiatement la bougie.

Répéter les instillations tous les 2 jours et instiller surtout au niveau des points douloureux.

Employer aussi le *sublimé*, le *sulfate de cuivre* à 4 ou 6 p. 100, le *protargol* à 5 p. 100, ou l'*acide picrique* à 1/2 ou 1 p. 100 (Desnos).

CAUTÉRISATIONS ENDOSCOPIQUES. Recourir aux cautérisations endoscopiques, en cas de **lésions localisées** (polypes, lacunes, etc.).

Se servir de l'urétroscope et après avoir détergé les points malades, les cautériser avec une solution de *nitrate d'argent* à 1 p. 10, de *sublimé* à 1 p. 200 ou 1 p. 100, de *chlorure de zinc* à 1 p. 20 ou 1 p. 10.

Pratiquer les cautérisations seulement quand l'écoulement est très faible et qu'il ne tache plus le linge (Desnos).

DILATATION. Recourir à la dilatation dans les cas de **lésions anciennes avec sclérose urétrale, quand il existe des points plus serrés, douloureux, ébauches de rétrécissements**, et la combiner aux instillations, en observant le programme suivant : une séance de Béniqué, le lendemain, instillation ; le surlendemain, repos.

Faire, avant de pratiquer la dilatation, un lavage de l'urètre et une injection dans la vessie d'une solution de sublimé à 1 p. 20.000.

Commencer la dilatation par le n° 36, bougie de 6 millimètres de diamètre ; passer successivement les numéros suivants, jusqu'au n° 42, dans la même séance ; monter de trois à quatre numéros par séance ; ne pas dépasser le n° 52 ou 54.

## TRAITEMENT DES INFECTIONS SECONDAIRES

Si le gonocoque existe encore : pratiquer deux lavages de *permanganate sublimé* : ajouter à la solution de permanganate de potasse, 10 cgr. de sublimé par litre de solution. Puis faire quelques lavages au permanganate (Janet) : voy. *B. chronique*.

Si le gonocoque a disparu : pratiquer deux lavages de *sublimé*, espacés de 24 heures, le premier avec une solution à 1 p. 20.000, le second à 1 p. 10.000 (Janet).

### B. AIGUE CHEZ LA FEMME.

Voy. *Abcès de la glande de Bartholin, Métrite aiguë blennorragique, Vaginite blennorragique, Vulvite*.

*Repos, cessation de rapports sexuels, grands bains, bains de siège* matin et soir. *Lotions vulvaires,* répétées plusieurs fois par jour avec une solution légèrement antiseptique (permanganate de potasse à 1 p. 4000, sublimé à 1 p. 4000, eau boriquée à 4 p. 100).

En cas d'urétrite : *Régime* : abstention de vin pur, de bière, de cognac, de liqueurs, de thé, de café, de vinaigre, de poivre, de moutarde, de tomates, d'asperges.

Boissons abondantes, eau de Vichy, alcalins.

Recourir aux *lavages de l'urètre* avec des solutions de permanganate de potasse, variant de 1 p. 4000 à 1 p. 1000 ou de sublimé à 1 p. 10.000.

Prescrire les *balsamiques* (copahu, cubèbe, santal).

Voy. *B. chez l'homme.*

Donner le *salol* à la dose de 3 à 4 gr.

## B. CHRONIQUE CHEZ LA FEMME.

Faire prendre tous les jours des *injections vaginales antiseptiques* (permanganate de potasse, 1 p. 2000, sublimé, 1 p. 4000, acide phénique, 1 p. 100).

Pratiquer tous les 3 jours des *cautérisations* de la muqueuse vaginale avec le nitrate d'argent à 1 p. 30, ou le chlorure de zinc à 1 p. 50.

Recourir au *tamponnement du vagin* avec du coton imbibé de glycérine iodoformée ou bien saupoudré de :

℞ Alun..........  
Salol..........  } ãã 10 gr.  
Iodol..........  
(Herzen).

℞ Tannin........... 10 gr.  
Glycérine.......... 300 —

Pratiquer aussi des *insufflations* de poudres antiseptiques et astringentes :

℞ Salol pulvérisé.  
Tannin........  } ãã 10 gr.

℞ Dermatol......  
Salol pulvérisé.  } ãã 10 gr.  
Alun..........  
(Herzen).

En même temps que l'on traite la vaginite, agir sur le canal cervical, s'il est atteint.

En cas d'érosions du col : attouchements avec la *teinture d'iode* ; insufflations de *poudres kératoplastiques* :

℞ Amyloforme..........  
Sous-nitrate de bismuth.  } ãã 10 gr.  
Oxyde de zinc........  
(Herzen).

En cas de catarrhe blennorragique du canal cervical : nettoyer cette cavité à l'aide d'un petit tampon de coton roulé autour d'une pince et trempé dans une solution de *sublimé* à 1 p. 1000, ou de *chlorure de zinc* à 2 p. 100.

Voy. *Vaginite maculo-granuleuse.*

Contre l'urétrite chronique persistante : *cautérisations* avec le nitrate d'argent en solution à 1 p. 50 ou 1 p. 30, le chlorure de zinc à 1 p. 30, ou bien avec :

℞ Protargol......... 1 gr. à 1 gr. 50  
Eau distillée...... 20 gr.  
(Herzen).

# BLÉPHARITES.

Éviter la lumière trop vive, les poussières, la fumée, les irritations mécaniques. Défendre d'écrire ou de lire le soir à l'éclairage artificiel. Soins minutieux de propreté. Chercher à modifier la constitution par un traitement général approprié.

Faire porter un *lorgnon fumé*.

### B. CILIAIRE

*Lotions* fréquentes à l'eau boriquée.

Le matin, au réveil, nettoyage méthodique des bords palpébraux.

Pratiquer *l'avulsion* des cils déviés vers la cornée.

*Evacuer* le contenu des petites pustules à la base des cils avec la pointe d'une aiguille à cataracte.

Prescrire une pommade à *l'iodoforme* à 1 p. 5, au précipité blanc à 1 p. 10 ou mieux à *l'oxyde rouge de mercure* dans la proportion de 1 p. 50 à 1 p. 20, que l'on fera appliquer le soir sur les paupières avec un pinceau.

℞ Précipité rouge....... 10 cgr.
Acétate de plomb cristallisé............. 5 —
Axonge .............. 5 gr.
Huile d'amandes douces V goutt.
(Galezowski).

En cas d'ulcérations : voy. *B. ulcéreuse.*

### B. ECZÉMATEUSE

**Période aiguë. — En cas d'inflammation intense** : application nocturne de *cataplasmes* de fécule de riz et de *compresses* chaudes, imbibées d'eau boriquée à 4 p. 100.

*Onction* le soir, au coucher, avec la pommade suivante :

℞ Oxyde de zinc....... 20 cgr.
Vaseline........... 5 gr.
(Trousseau).

**En cas d'inflammation modérée** : appliquer matin et soir, pendant 15 à 30 minutes, des *compresses tièdes* imbibées d'une solution de sublimé :

℞ Sublimé............. 5 cgr.
Eau distillée........ 500 gr.
(Trousseau).

**Période chronique. —** Combattre la scrofule, le lymphatisme.

Donner l'*huile de foie de morue*, le *sirop d'iodure de fer*, la *liqueur de Fowler*, de *Pearson* ou celle de *Donovan :*

℞ Iodure d'arsenic..... 20 cgr.
Biiodure de mercure. 40 —
Iodure de potassium . 4 gr.
Eau ................ 125 —

Donner de 6 *à 12 mois*, I à VI gouttes, 2 fois par jour dans de l'eau sucrée avant les tétées. De 1 *à 5 ans*, X à XV gouttes progressivement, 2 fois par jour aux repas.

Faire usage d'une *pommade à l'ichtyol*, au *sulfure d'antimoine*, ou mieux au *précipité rouge :*

℞ Précipité rouge....... 3 cgr.
Vaseline............. 5 gr.
(Trousseau).

℞ Protonitrate de mercure 1 à 3 cgr.
Vaseline............. 10 gr.
(Hardy).

℞ Bioxyde de mercure.. 10 cgr.
Extrait de Saturne.... X gouttes
Vaseline............. 20 gr.
(Panas).

### En cas de prurit :

℞ Acétate neutre de plomb. 10 cgr.
Chlorhydrate de cocaïne. 15 —
Vaseline.............. 3 gr.

Onctions répétées sur le bord libre des paupières (Landolt).

## Si l'eczéma est très torpide :

℞ Huile de cade........ 35 cgr.
  Vaseline............ 5 gr.
           (Trousseau).

### B. ERYTHÉMATEUSE

Corriger les vices de réfraction par l'emploi des *verres correcteurs*. Désobstruer les voies lacrymales par des *cathétérismes* répétés.

Défendre les veillées ; éviter les poussières, la fumée.

Prescrire l'application, matin et soir, sur les yeux pendant 20 minutes, de *compresses* bien mouillées trempées dans la solution suivante :

℞ Sulfate de zinc..... 1 gr. 50
  Eau distillée....... 300 —
           (Trousseau).

Pratiquer des *instillations* d'un collyre au protargol à 5 p. 100, répétées 2 à 3 fois par jour, et recourir en même temps, *matin et soir*, aux *onctions* du bord des paupières, avec de la vaseline boriquée ou avec la pommade suivante :

℞ Protargol.......... 1 gr.
  Lanoline...... | ãã 5 —
  Vaseline...... |
          (Moinson).

### B. HYPERTROPHIQUE

*Compresses* tièdes au sulfate de zinc à 1/2 p. 100 (voy. *B. érythémateuse*).

*Onctions* avec la pommade suivante :

℞ Oxyde jaune d'hydrargire . 25 cgr.
  Vaseline................ 5 gr.
          (Trousseau).

**Dans les cas rebelles :** *scarifier* le bord libre des paupières
  HERZEN.

et le traverser à plusieurs reprises avec la pointe fine du *galvano-cautère* (Trousseau).

### B. PITYRIASIQUE

*Compresses* tièdes au sulfate de zinc à 1/2 p. 100.

*Onctions* à la pommade à l'oxyde jaune de mercure, à 1 p. 20.

**En cas de démangeaisons :** prescrire des lotions tièdes faites avec une solution *d'acide phénique* à 1/2 0/0 et des onctions avec des pommades à la *cocaïne*, au *menthol* ou à l'*acide phénique* :

℞ Acide phénique. 50 cgr.
  Vaseline ....... 5 gr.
         (Trousseau).

### B. ULCÉREUSE

Faire tomber les croûtes à l'aide de *cataplasmes* de fécule.

*Epiler* le bord palpébral et *désinfecter* les paupières par l'application de compresses trempées dans :

℞ Acide phénique. 1 gr. 50
  Eau distillée... 300 —
         (Trousseau).

ou bien :

℞ Sublimé ....... 5 cgr.
  Eau distillée... 300 gr.
(Sans alcool) (Trousseau).

Application de *pommades antiseptiques* à l'iodoforme, au nitrate d'argent.

Toucher les ulcérations avec la pointe effilée d'un *crayon au nitrate d'argent*.

**Après cicatrisation des ulcérations :** prescrire les *compresses au sulfate de zinc à 1/2*

5.

p. 100 et les onctions avec la pommade suivante :

℞ Précipité rouge.. 3 cgr.<br>
Vaseline........ 5 gr.<br>
(Trousseau).

## BLÉPHAROSPASME.

*Traitement causal* : Affection oculaire, Névrose.

## BOTHRIOCÉPHALE.

(Voy. *Taenia*).

## BOULIMIE.

Rechercher et *traiter la cause :* dyspepsie hyperchlorydrique, helminthiase, fistules biliaires, diabète, azoturie, phosphaturie, maladie d'Addison ou de Basedow, paralysie générale.

**Chez les névropathes** : instituer le traitement général hygiénique et diététique de l'hystérie ou de la neurasthénie, selon le cas.

Donner les *bromures* à hautes doses et le *bromure de camphre*; prescrire l'*opium*, la *belladone*, la *valériane*, la *cocaïne*, le *menthol*, l'*eau chloroformée*, et essayer la *liqueur de Fowler*, à la dose de III à V gouttes, 3 fois par jour.

℞ Extrait d'opium..... ⎱ āā 3 cgr.<br>
Extrait de belladone. ⎰<br>
Sucre ................. 50 —<br>
Pour 1 poudre : une poudre matin et soir (Boas).

℞ Chlorhydrate de cocaïne.. 25 cgr.<br>
Eau distillée ........... 160 gr.<br>
Sirop de framboises..... 40 —<br>
1 cuillerée à bouche toutes les 2 heures, 4 à 5 par jour.(Dujardin-Beaumetz).

℞ Chloroforme............ 1 gr.<br>
Menthol............... 2 —<br>
Teinture éthérée de valériane................ 20 —<br>
Prendre XX gouttes plusieurs fois par jour (Herzen).

℞ Menthe dissoute dans l'alcool................ 50 cgr.<br>
Chlorhydrate de cocaïne. 10 —<br>
Eau chloroformée...... 250 gr.<br>
Sirop simple ou de codéine ............... 50 —<br>
2 à 4 cuillerées à bouche par jour.

## BOURDONNEMENTS D'OREILLE.

**En cas de congestion simple** : *purgatifs* répétés. Petits *vésicatoires* ou *sangsues* aux apophyses mastoïdes.

Éviter le soleil, les travaux physiques fatigants et le travail intellectuel prolongé. Éviter aussi de rester la tête penchée en avant.

**En cas d'artério-sclérose** : traitement général de l'artériosclérose, iodures, trinitrine. Injection d'atropo-morphine, nitrite d'amyle, digitale.

**En cas d'anémie** : toniques, préparations martiales ou arsenicales.

**En cas de cardiopathie** : *digitale, aconit.* Dans les affections aortiques, injection de *morphine* (1/2 cgr.), *nitrite d'amyle.*

**En cas de névropathie** : *bromures, valériane, aconit. Hydrothérapie.*

**En cas de maladies de l'estomac ou de l'utérus** : traitement causal.

**En cas de bouchon de cérumen ou de corps étranger** : *ablation.*

**En cas d'hyperhémie catarrhale de la caisse du tympan** : *cathétérisme de la trompe* suivi d'envoi dans la caisse de vapeurs d'éther acétique, d'iode, d'iodure d'éthyle, de balsamiques. Insufflations d'air.

Intérieurement : *quinine, salicylate de soude, pilocarpine.*

℞ Salicylate de soude... 10 gr.
Ergotine............ 2 —
Sirop de réglisse...... 20 —
Eau................ 180 —

1 cuillerée à bouche toutes les deux heures.

**En cas d'affection de l'oreille interne** : administrer le *bromure de potassium* à haute dose (4 à 6 gr. par jour, en 2 ou 3 fois, pendant 6 semaines) ; donner aussi l'iodure de potassium (2 gr. par jour), l'acide bromhydrique anglais (40 à 60 gouttes par jour, pendant 3 semaines) et la liqueur de Fowler (2 à 10 gouttes par jour).

## BRACHYCARDIE.

*(Maladie de Stokes-Adams).*

Traitement général hygiénique et diététique de l'artériosclérose.

Insister sur le *repos* et le *régime lacté;* instituer l'*antisepsie intestinale.*.

**Combattre l'ischémie bulbaire** par la *caféine* :

℞ Caféine.......... } āā 20 cgr.
Benzoate de soude }
Pour 1 cachet : 4 à 5 cachets par jour (Huchard).

Recourir aux injections sous-cutanées de ce même médicament.

℞ Citrate de caféine...... 1 gr. 50
Benzoate de soude...... 3 —
Sulfate de spartéine..... 20 cgr.
Eau distillée.......... 150 gr
Sirop d'écorces d'oranges
amères.............. 20 —

3 cuillerées à bouche par jour (Herzen).

Ne jamais prescrire la digitale (elle ralentit le pouls et est dangereuse, si le cœur est graisseux).

Employer les vaso-dilatateurs : *nitrite d'amyle* en inhalations ou *trinitrine*, à la dose de VI à X gouttes par jour, de la solution alcoolique au 100e.

℞ Solut. alcoolique de trinitrine au 100°....... LX gouttes
Eau distillée.......... 10 gr.
Injecter 2 à 3 demi-seringues par jour.

Donner les *opiacés* et pratiquer des injections de morphine (1/2 cgr.), selon le besoin.

# BROMIDROSE.

(Voy. *Hyperidrose*).

# BRONCHECTASIE.

(Voy. *Dilatation bronchique*).

# BRONCHITES.

## B. AIGUE DES ADULTES.

INDICATIONS THÉRAPEUTIQUES : 1º modifier et diminuer les sécrétions bronchiques ; 2º diminuer la toux ; 3º faciliter l'expectoration.

**Modifier et diminuer les sécrétions bronchiques**, en prescrivant les *balsamiques* (térébenthine, terpine, terpinol, copahu, benjoin, acide benzoïque, goudron, créosote, baume de Tolu, baume du Pérou), les *plantes à huile essentielles* (boldo, buchu, bourgeons de sapin, eucalyptus), les *gommes-résines* (asa fœtida, galbanum, gomme-ammoniaque), les *sulfureux*.

L'insuffisance urinaire et l'intolérance de l'estomac sont des contre-indications à l'administration de ces agents. En cas d'intolérance stomacale, administrer les balsamiques par inhalation : verser une cuillerée à dessert d'essence de térébenthine dans de l'eau chaude et faire inhaler au malade les vapeurs qui s'élèvent au-dessus du mélange. Employer aussi des inhalations pratiquées à l'aide d'un flacon dans lequel pénètrent deux tubes, et rempli à moitié du mélange suivant :

℞ Créosote de hêtre......... 10 gr.
Baume du Pérou.......... 25 —
Térébenthine suisse....... 30 —
Teinture d'eucalyptus. } āā 15 —
— de benjoin... }
Essence de térébenthine... 100 —
(A.-B. Marfan).

**Calmer la toux** par les *narcotiques*, les *antispasmodiques*, particulièrement l'opium, le laurier-cerise et la racine d'aconit.

**Favoriser la sudation, apaiser la toux, calmer la sécheresse et la chaleur de la gorge** par les *tisanes préparées avec les espèces béchiques du Codex* (plantes suivantes mélangées à parties égales : feuilles de capillaire du Canada, de lierre terrestre, de scolopendre, de véronique, de sommités d'hysope, de capsules de pavot blanc privées de semence), à la dose de 10 gr., en infusion, dans 1 litre d'eau.

Prescrire la **médication expectorante** : *ipéca, préparations antimoniales* et *apomorphine.*

En cas d'adynamie, se garder d'administrer ces médicaments ; dans ce cas, donner l'alcool, l'*acétate d'ammoniaque*, le *chlo-*

*rhydrate d'ammoniaque*, la *liqueur ammoniacale anisée*.

**Contre la douleur,** recourir
à la *révulsion*.

**Au début :**

**Pendant la période fébrile :**
*repos* au lit dans une chambre
à 18°; administrer les *tisanes
chaudes* (10 gr. d'espèces béchiques du Codex, à infuser dans
1 litre d'eau bouillante, ou 10 gr.
de lichen d'Islande pour 1250
réduits à 1000, couper avec du
lait).

℞ Feuilles de guimauve.. ) ãã  30 gr.
  Racine de guimauve... )
    — de polygala.... )  ãã  10 —
    — de réglisse..... )
  Fleurs de pavots blancs )  ãã  5 —
    — de pavots rouges )

Pour 4 paquets : infuser 1 paquet
dans 1 litre d'eau bouillante et édul-
corer avec du sirop capillaire (Dujardin-
Beaumetz).

Ou bien :

℞ Racine d'aunée........  5 gr.
    — de réglisse. )
  Lierre terrestre... ) ãã  10 —
  Fleurs de tussilage )
F. bouillir 5 minutes dans :
  Eau bouillante ........  1 litre.
F. refroidir, passer et ajouter :
  Sirop de tolu..........  35 gr.

A prendre dans la journée (Dujardin-
Beaumetz).

Extérieurement : applications
de *teinture d'iode* (recouvrir la
poitrine d'une couche de ouate
à la suite de ces applications) ou
de *cataplasmes sinapisés*. En
même temps, prescrire :

℞ Sirop de tolu........  300 gr.
  Eau de laurier-cerise .  100 —
  Teinture d'aconit.....  C gout.

4 à 5 cuillerées à dessert (Grasset).

℞ Alcoolature de racines
    d'aconit..........  XXX goutt.
  Eau de laurier-cerise.  10 gr.
  Sirop de codéine .. )  ãã  20 —
    — de tolu...... )
  Eau distillée..........  100 — .

1 cuillerée à soupe toutes les 2 heures.

**Contre la fièvre :** donner
*l'antipyrine* ou le *sulfate de
quinine* seul ou associé à la
*phénacétine*, à *l'antifébrine*.

**Contre la toux et l'insom-
nie :** administrer les *opiacés*, la
*poudre de Dower*, le *bromoforme*, *l'héroïne*.

℞ Sirop diacodé........  100 gr.
  Eau de laurier-cerise..  20 —
  Alcoolature de racines
    d'aconit..........  2 —

1 cuillerée à bouche toutes les 2 à 3
heures (le soir 2 cuillerées pour dormir.
Cesser cette potion à la période de maturité) (Marfan).

℞ Chlorhydrate d'héroïne..  4 cgr.
  Extrait de jusquiame....  15 —
    — de feuilles d'aconit  10 —

Pour 12 pilules : 3 à 4 pilules par
jour (Herzen).

℞ Bromoforme........ )
  Alcoolature de racines )
    d'aconit.......... )
  Teinture de drosera . )  ãã  2 gr.
  Alcool à 90°........ )
  Glycérine officinale.. )

Enfants : X à XX gouttes ; adultes :
XX à XXX gouttes en 3 fois dans les
24 heures (Berlioz).

**En cas d'expectoration dif-
ficile et pénible,** prescrire :

℞ Chlorhydrate d'ammoniaque. 50 cgr.

Pour 1 cachet : 3 à 4 cachets par jour
(Marfan).

℞ Benzoate d'ammoniaque. 25 cgr.
  Poudre de Dower........  10 —

Pour 1 cachet : un cachet toutes les
heures (Herzen).

℞ Carbonate d'ammoniaque..    1 gr.
  Eau de menthe...........   100 —
  Sirop Desessarts.........    20 —
  Par cuillerées.

℞ Infusion de polygala à 2 0/0.  150 gr.
  Liqueur ammoniacale anisée    1 —
  Sirop d'ipéca.......... }
   — de tolu.......... } ãã 20 —
   — diacode............    25 —
  Par cuillerées, toutes les 2 heures
(Herzen).

℞ Ipéca................    50 cgr.
  F. infuser dans :
  Eau chaude...........   150 gr.
   Ajouter :
  Liqueur      ammoniacale
   anisée..............     2 —
  Chlorhydrate de pilocar-
   pine...............     3 cgr.
  Sirop de polygala......    30 gr.
  1 cuillerée à bouche, toutes les heures.

℞ Ipéca ..............   30 à 50 cgr.
  Fleurs de sureau.....     2 —
  F. infuser dans :
  Eau chaude ........   150 —
   Ajouter :
  Acétate d'ammoniaque    10 —
  Sirop de guimauve...    30 —
  1 cuillerée à bouche, d'heure en heure.

### A la période de déferves-cence :

℞ Terpine............ }
  Baume de Tolu..... } ãã 4 gr.
  Pour 40 pilules : 4 à 8 pilules par
jour (Marfan).

℞ Terpine............    15 cgr.
  Acide benzoïque.....   10 —
  Poudre de Dower....   15 —
  Pour 1 cachet : 5 cachets par jour
(Herzen).

℞ Terpinol............ }
  Benzoate de soude... } ãã 5 gr.
  Chlorhydrate de morphine  25 —
  Extrait d'eucalyptus.....  Q. S.
  Pour 50 pilules : 5 à 6 pilules par jour
(Herzen).

Si la toux est encore pénible :

℞ Terpinol............ } ãã 3 gr.
  Acide benzoïque..... }
  Extrait thébaïque........   50 cgr.
   — de belladone.....   30 —
  Pour 30 pilules : 5 pilules par jour
(Herzen).

℞ Goudron........... }
  Poudre de Dower.... } ãã 2 gr.
  Extrait de racines d'aconit  20 cgr.
  Pour 50 pilules : 5 à 6 pilules par
jour.

℞ Goudron de Norvège.....    1 gr.
  Poudre de Dower.......   1 à 2 —
   — de benjoin.......   Q. S.
  Pour 20 pilules : 4 pilules par jour
(Guéneau de Mussy).

℞ Kermès............ } ãã 50 cgr.
  Extrait de polygala.. } 
  Poudre d'opium..........   25 —
  Pour 50 pilules : 4 à 6 pilules par jour.

**Contre l'élément fluxion-naire** : pratiquer des *enveloppe-ments humides permanents* du thorax.

(Voy. *Bronchite aiguë des enfants*).

**Une fois la fièvre tombée :** ne pas défendre les sorties, au contraire : un *changement d'air* est le meilleur moyen pour obtenir la disparition complète de l'affection.

**Cas graves.**

Soutenir les forces du malade (alcool, quinquina, noix vomique).

Contre la fièvre, donner la *quinine* (1 gramme).

Prescrire les toniques du cœur : *digitale*, ou mieux, *caféine* en injections sous-cutanées, ou encore *strophantus* (3 à 4 mgr. par jour, en pilules de 1 mgr.).

Administrer, dès le début, l'*ipéca* à doses vomitives, excepté dans le cas d'adynamie ou de dyspnée intense.

Éviter le tartre stibié.

Donner l'*ergotine* comme tonique vasculaire.

℞ Ipéca............. 50 cgr. à 1 gr.
   Faire infuser dans :
   Eau chaude ....... 150 —
   Ajouter :
   Carbonate d'ammo-
     niaque......... 2 —
   Gomme ammoniaque 1 —
   Sirop de codéine..... } ãã 20 —
   — de gomme..... }

1 cuillerée à soupe toutes les heures (Herzen).

℞ Poudre d'ipéca........ 50 cgr.
   Ergotine Bonjean..... 4 gr.
   Rhum ou cognac...... 40 —
   Julep gommeux....... 125 —

1 cuillerée à bouche toutes les heures (Renaut).

**En cas de dyspnée excessive** : inhalations d'*oxygène*.

*Saignée générale* de 150 gr., si le malade est encore vigoureux.

**En cas de menace de collapsus** : prescrire l'*acétate d'ammoniaque*, l'*éther*, la *caféine*.

℞ Camphre............... 1 gr.
   Ether sulfurique....... 2 —
   Huile d'olives stérilisée. Q. S. p.
                            10 c.c.

Injecter 1 à 2 seringues à la fois.

**Pendant la convalescence :** faire sur le thorax, devant et derrière, des *frictions révulsives et stimulantes* :

℞ Alcoolat de genièvre...... 120 gr.
   — de lavande....... 60 —
   Essence de térébenthine... 30 —
   Menthol............. } ãã 50 cg.
   Thymol............. }
              (Huchard).

**B. AIGUE DES ENFANTS**

**Au début** : *boissons chaudes,*

*lait chaud* sucré et additionné d'une cuillerée à dessert de cognac ou de rhum. *Tisanes* de fleurs pectorales, de violettes, de capillaire :

℞ Hysope........ )
   Lierre terrestre.. } ãã 5 gr.
   Polygala........ )
Infuser dans 1 litre d'eau.
Ajouter :
   Sirop de guimauve... 30 gr.

Ou bien :

℞ Racine de guimauve ...... 50 gr.
Macérer pendant une demi-heure dans :
   Eau distillée.............. 200 —
Ajoutez :
   Eau d'amandes amères.... 10 —
   Sirop de polygala........ 30 —

1 cuillerée à bouche d'heure en heure.

**En même temps, pour favoriser l'expectoration et calmer la toux :**

℞ Ipéca.............. 15 à 30 cgr.
   Infuser dans :
   Eau chaude........ 100 gr.
   Ajouter :
   Sirop de guimauve .. } ãã 15 —
   — de codéine .... }

1 cuillerée à dessert toutes les 2 heures (5 à 10 ans) (Herzen).

℞ Racine de polygala........ 5 gr.
   Infuser dans :
   Eau chaude............. 100 —
   Ajoutez :
   Liqueur ammoniacale anisée 1 —
   Sirop diacode ............. 20 —

1 cuillerée à dessert, toutes les 2 heures (8 à 10 ans) (Herzen).

℞ Oxyde blanc d'anti-
     moine........... 50 cgr. à 1 gr.
   Infusion d'hysope.. 60 —
   Sirop de tolu..... 20 —
   — de codéine... 10 —

1 cuillerée à café toutes les 1 à 2 heures, de 2 à 6 ans (Comby).

℞ Looch blanc.......... 60 gr.
   Kermès bien trituré.... 10 cgr.

1 cuillerée à café toutes les 2 heures, de 3 à 4 ans (Comby).

Pratiquer, en outre, sur le thorax des *frictions* avec :

℞ Essence de térébenthine  
Alcoolat de Fioravanti . } āā 15 gr.  
Alcool camphré.......  
(Herzen).

Ou bien, recourir à la *révulsion* : ventouses sèches, badigeonnages de teinture d'iode, cataplasmes sinapisés.

**Contre la fièvre** : donner le *chlorhydrate de quinine* dans du café ou en suppositoire.

℞ Chlorhydrate de quinine .............. 10 à 25 cgr.  
Beurre de cacao...... 1 gr.  
Pour 1 suppositoire.

## Contre la toux violente et l'insomnie :

℞ Infusion de lierre terrestre. 60 gr.  
Sirop de violettes........ 20 —  
Teinture de belladone.... V gout.  
Elixir parégorique........ X —  
1 cuillerée à café, toutes les heures, de 2 à 3 ans.

℞ Sirop de coquelicots...... 30 gr.  
Infusion de capillaire.... 50 —  
Eau de laurier-cerise .... 5 —  
Elixir parégorique ....... X gout.  
1 cuillerée à café, toutes les 2 heures.

Donner l'*eau de laurier-cerise* aux doses quotidiennes suivantes :

Au-dessous de 3 ans. abstention.  
De 3 ans à 5 ans.... 2 à 5 gr.  
De 5 à 10 ans....... 5 à 10 —  
De 10 à 15 ans..... 10 à 15 —  
(Marfan)

Rejeter d'une façon générale l'emploi des *préparations opiacées* ; à partir de 2 à 3 ans prescrire le *sirop de codéine* aux doses quotidiennes suivantes ;

De 3 à 5 ans .... 3 à 10 gr.  
De 5 à 10 —..... 10 à 20 —  
De 10 à 15 —..... 15 à 25 —  
(Marfan).

**Contre l'élément fluxionnaire** : lorsque la fièvre s'allume et qu'il existe une toux sèche incessante avec gêne respiratoire en même temps que de l'agitation et de l'insomnie, pratiquer les *enveloppements humides permanents du thorax* : prendre une pièce de gaze pliée en huit doubles d'une hauteur suffisante pour aller de l'ombilic jusqu'au sommet du thorax, assez longue pour entourer celui-ci au moins une fois ; tailler un morceau de taffetas gommé des mêmes dimensions. Tremper la compresse de gaze dans l'eau froide à la température de la chambre (se servir d'eau à une température inférieure en y ajoutant plus ou moins de glace lorsque l'on veut provoquer une réaction plus énergique), l'exprimer assez pour qu'elle reste simplement humide et l'appliquer autour du thorax, de manière que le bord supérieur effleure le creux axillaire, tandis que le bord inférieur passe en arrière au niveau de la région lombaire et en avant, au niveau de l'ombilic, appliquer assez exactement pour qu'il ne se forme pas de plis et enrouler par dessus la toile imperméable. Recoucher ensuite le malade et le couvrir comme d'habitude (P. Le Gendre).

**Si la bronchite est diffuse et tend à la capillarisation** : recourir à la *balnéation chaude systématique*. Faire prendre à l'enfant toutes les 3 heures, ou mieux toutes les fois que la température atteint ou dépasse 39°, un bain chaud à 30° ou à 35°, de cinq à quinze minutes de durée. Entourer le front et la tête avec une serviette doublée et si l'enfant semble se congestionner, faire sur sa tête des affusions froides (à la température de la chambre).

Si l'enfant est âgé de 2 à 3 ans. lui donner à la moitié du bain un peu de champagne, de cognac ou de vin d'Espagne.

**A la période de coction :** prescrire les *balsamiques* (terpine, carbonate de créosote ou créosotal, 1 à 3 gr.).

℞ Terpine.............. 25 cgr.
 Benzoate de soude.... 1 —
 Sirop de tolu........ 40 —
 Eau distillée........ 80 —

Agitez : 1 cuillerée à dessert toutes les 2 heures.

℞ Sirop de térébenthine.. 60 gr.
 — de tolu.......... 60 —

1 cuillerée à soupe matin et soir dans une tasse de lait chaud.

℞ Terpine................. 1 gr. 50
 Eau distillée de laurier-cerise ................ 30 —
 Sirop de térébenthine.⟩ãã 60 —
 — de tolu........⟩

1 cuillerée à dessert matin et soir (4 à 6 ans) (Barth).

℞ Terpine.............. 4 gr.
 Eau-de-vie vieille.... 40 —
 Sirop de tolu.....⟩
 — de bourgeons⟩ãã 100 —
 de pin........⟩

3 à 4 cuillerées à entremets par jour.

**En cas de dépression :** *alcool*, grogs chauds, vin de Malaga, de Marsala ou de Xérès.

℞ Cognac ou rhum....... 15 à 30 gr.
 Sirop simple.......... 25 —
 Teinture de cannelle.. 3 —
 Eau................. 60 —

1 cuillerée à café toutes les heures.

ou bien :

℞ Extrait mou de quinquina.. 2 gr.
 Sirop simple.............. 20 —
 Xérès .................... 40 —
 Eau distillée............. 80 —

1 cuillerée à café toutes les heures.

## B. AIGUE DES VIEILLARDS

Administrer les *toniques du myocarde* (digitale, strophantus, caféine).

Voy. *B. aiguë, Cas graves.*

Donner les *excitants diffusibles* (alcool, teinture de cannelle, acétate d'ammoniaque, éther).

Surveiller l'état des reins (lait, tisanes diurétiques).

Se méfier des congestions et de la bronchite capillaire (Voy. *Bronchite des cardiaques et des albuminuriques*).

**Pendant la convalescence :** ne pas prescrire les sulfureux chez les artério-scléreux et chez les malades à tendance congestive.

Administrer l'*iodure de potassium* ou mieux celui de *sodium*, à la dose de 50 cgr. par jour.

Voy. *Bronchite des artério-scléreux.*

## B. CAPILLAIRE

Voy. *Broncho-pneumonie.*

Chez l'adulte : *révulsion, toniques généraux* et *toniques cardiaques.*

**Si les bronches sont encombrées :** prescrire un *vomitif,* ou bien :

℞ Chlorhydrate de morphine) ãã 3 cg.
— d'apomorphine)
Acide chlorhydrique dilué... X g.
Eau distillée............... 150 g.

1 cuillerée à soupe toutes les 2 ou 3 heures.

Contre-indiqué en cas d'adynamie.

**Contre les quintes de toux :** donner les *préparations opiacées*, l'*élixir parégorique*, le *chloral*.

℞ Sirop de morphine... )
— de chloral..... } ãã 40 gr.
Eau de tilleul....... )
— de fleurs d'oranger... 10 —

Par cuillerées à bouche toutes les 3 heures (Dieulafoy).

**Dans la forme grave** : donner, en même temps qu'une potion expectorante (infusion d'ipéca), la potion suivante :

℞ Ergotine ............. 1 à 2 gr.
Sulfate de strychnine.. 2 à 5 mgr.
Julep simple.......... 120 cc.

1 cuillerée à bouche toutes les 2 heures (Grasset).

Recourir aux *bains tièdes* (35°), donnés 3 à 4 fois dans les 24 heures, ou aux *bains chauds* (38°), répétés toutes les trois heures.

Dans certains cas : *bains sinapisés*.

**En cas de suffocation** : vésicatoire, ventouses scarifiées, *saignée* ; ordonner des inhalations d'*oxygène*.

Faire garder au malade la *position assise*.

℞ Acide benzoïque... )
Camphre pulvérisé. } ãã 10 cgr.
Sucre ............... 50 —

Pour 1 cachet : 1 cachet toutes les 1 à 2 heures.

*Chez l'enfant.*
Rendre l'air de la chambre humide par des *vaporisations*.

Tenir l'enfant fréquemment assis ou sur les bras.

Surveiller les voies digestives.

Envelopper les jambes avec de la ouate et du taffetas gommé, ne pas changer ces *bottes* plus de deux fois par jour.

Appliquer de larges *sinapismes* et, au besoin, des *ventouses sèches* en avant et en arrière de la poitrine (J. Simon).

**Au début** : *vomitif;* pas de tartre stibié. Prescrire l'*ipéca* seul, à la dose de 30 cgr., de 6 mois à 1 an ; à celle de 50 cgr., de 1 an à 2 ans ; à la dose de 1 gr. après 2 ans.

Ne pas renouveler le vomitif pour éviter la dépression.

Administrer la *potion calmante et stimulante* suivante :

℞ Acétate d'ammoniaque. 1 gr.
Alcoolature de racines
d'aconit............ X à XV go.
Sirop de codéine...... 10 à 30 gr.
Potion gommeuse..... 100 —

1 cuillerée à café toutes les heures (J. Simon).

Ou bien :

℞ Acétate d'ammoniaque..... 2 gr.
Teinture de cannelle....... 3 —
Eau de mélisse....... )
— de menthe...... } ãã 15 —
— distillée............. 60 —
Sirop de punch .......... 20 —

1 cuillerée à dessert toutes les heures (Herzen).

℞ Vin de Malaga ........ 80 gr.
Sirop d'écorces d'orange 20 —
Eau de menthe ........ 10 —
Acétate d'ammoniaque. 2 —

Par cuillerées à dessert d'heure en heure (Comby).

**Au point maximum des lésions** : appliquer un *vésicatoire*

de la grandeur d'une pièce de
5 francs, que l'on renouvellera
après deux jours, surtout en cas
d'anxiété respiratoire (J. Simon).

**Contre l'hyperthermie** : administrer le *sulfate* ou le *chlorhydrate de quinine*, soit par la voie stomacale, soit par la voie rectale ou hypodermique.

℞ Chlorhydrate de quinine  15 à 20 cgr.
Beurre de cacao.......  4 —

Pour 1 suppositoire : 2 à 3 par jour.

℞ Bromhydrate neutre de quinine.....................  1 gr.
Eau distillée et stérilisée....  10 —

Injecter 1/2 à 1 seringue de Pravaz,
2 à 3 fois par jour (Herzen).

**En cas de congestion pulmonaire intense et de dyspnée** : plonger l'enfant pendant 4 à 5 minutes dans un *bain sinapisé tiède* à 32° (J. Simon).

**Contre l'asthénie et la dépression** : *café, alcool*.

Prescrire l'*eau-de-vie* aux doses suivantes :

| | |
|---|---|
| Avant 1 an....... | 10 à 20 gr. |
| A 2 ans.......... | 20 à 40 — |
| A 4 ans.......... | 30 à 50 — |

℞ Teinture de digitale..  VIII gouttes
Cognac............  20 gr.
Eau de mélisse..
— de menthe...  } ãã 30 —
— distillée.....
Sirop d'écorces d'oranges amères..........  25 —

1 cuillerée à dessert toutes les heures (Herzen).

**En cas d'agitation nerveuse**: pas d'opium.

℞ Bromure de potassium...  50 cgr.
Eau de fleurs d'oranger..  50 gr.
Sirop simple ...........  20 —

Par cuillerées à café dans la journée (enfants de 2 ans).

℞ Hydrate de chloral.....  50 cgr.
Eau................  60 gr.
Teinture de musc......  XX goutt.
— de valériane..  XV —

Pour 1 lavement (1 à 2 ans) (J. Simon).

## En cas de collapsus :

℞ Looch............  }
Eau camphrée .....  } ãã  30 gr.
Alcool de mélisse .......  5 —
Sirop de quinquina......  25 —
Teinture de musc........  2 —

Par cuillerées à café toutes les heures (D'Espine et Picot).

Pratiquer des injections d'*huile camphrée*, d'*éther* et de *caféine*, alternativement.

Voy. *Broncho-pneumonie.*

*Chez le vieillard.*

Proscrire toute médication déprimante. N'user que de la *révulsion* et des *stimulants diffusibles* (acétate d'ammoniaque, éther, alcool, café).

Pratiquer des injections de *sulfate de strychnine* et de *sulfate de spartéine*, associés.

### B, CHRONIQUE

HYGIÈNE DES CATARRHEUX : se prémunir contre l'action du froid; porter constamment de la *flanelle* sur le corps. S'aguerrir par l'*hydrothérapie*, les *frictions* sèches ou alcooliques. Eviter de sortir par les temps humides, fuir les changements brusques de température. Passer l'hiver dans un climat tempéré, dans une *station hivernale* : Pau, Dax, Madère conviennent dans les formes éréthiques ; Cannes, Menton, Hyères, Nice, Amélie, dans les formes atoniques (Marfan).

Pendant l'été, fuir les villes.

Bains généraux chauds, pris tous les 2 jours.

Défendre de fumer, fuir les poussières.

MÉDICATIONS : 1º médications qui modifient les sécrétions bronchiques ; 2º médication expectorante ; 3º médication astringente ; 4º médication stupéfiante ; 5º médication révulsive ; 6º aérothérapie ; 7º traitement thermal.

*Chez l'adulte.*

**Formes humides.** Prescrire les *balsamiques*, les *expectorants*, les *astringents*, l'*opium*, la *belladone*, l'*aconit*.

> ℞ Créosote.............. 10 gr.
>    Teinture de gentiane... 20 —

Progressivement de XXV à CL gouttes par jour en 3 fois, dans un peu de vin.

> ℞ Créosote.............. 4 gr.
>    Baume de tolu.......... 7 —
>    Térébenthine de mélèze. 1 —
>    Acide benzoïque........ Q. S.

Pour 80 pilules : 10 pilules par jour (Bouchard).

Faire prendre des capsules d'*essence de térébenthine*, de *goudron*, de *gaïacol*, de *créosotal*, d'*eucalyptol*.

> ℞ Goudron purifié.......... 2 gr.
>    Benjoin de Siam pulvérisé. 2 —
>    Poudre de Dower........ 1 —

Pour 40 pilules : 4 à 8 pilules par jour (Guéneau de Mussy).

> ℞ Goudron purifié.......... 5 gr.
>    Baume de tolu........... 5 —
>    Benzoate de soude....... 4 —

Pour 40 pilules : 4 pilules par jour (Huchard).

> ℞ Goudron purifié...... ⎫
>    Poudre de Dower.... ⎬ āā 2 gr.
>    — de benjoin... ⎭
>    Extrait de racines d'aconit 20 cgr.

Pour 50 pilules : 4 à 6 pilules par jour (Huchard).

Prescrire la *terpine* et le *terpinol* :

> ℞ Terpine............. 10 cgr.
>    Extrait de laitue...... Q. S.

Pour 1 pilule : 5 à 6 pilules par jour (Delpeuch).

> ℞ Terpine......... ⎫
>    Acide benzoïque. ⎬ āā 10 cgr.
>    Poudre thébaïque...... 1 —

Pour 1 pilule : 4 à 6 pilules par jour (Lyon).

> ℞ Terpine............. 5 gr.
>    Eau-de-vie.......... 75 —
>    Sirop diacode... ⎫ āā 100 —
>    — de tolu... ⎭

2 à 3 cuillerées à bouche par jour (Lyon).

> ℞ Terpinol........ ⎫ āā 3 gr.
>    Acide benzoïque. ⎭
>    Extrait d'opium ..... 15 cgr.
>    — de belladone . 30 —

Pour 30 pilules : 5 à 6 pilules par jour (Herzen).

Donner l'*acétate de plomb* et le *tannin* :

> ℞ Acétate de plomb..... 50 cgr.
>    Tannin.............. 3 gr.
>    Conserves de roses.... Q. S.

Pour 50 pilules : 5 pilules par jour (Traube).

**Forme sèche.**

Recourir à la *révulsion* ; donner l'*iodure de potassium* à la dose de 1 à 2 gr. par jour.

Faire des *inhalations de vapeurs d'eau chaude* à 60º, additionnée de 2 p. 100 de sel marin.

**Contre la sensibilité bronchique et la toux spasmodique suffocante** : ne pas donner d'opium, ni de belladone. Prescrire le *bromure de potassium,* le *bromoforme,* le *chloral.*

> ℞ Alcoolature de racines
>    d'aconit.............. L gout.
>    Bromure de potassium. 5 gr.
>    Eau distillée.......... 150 —

3 à 4 cuillerées par jour.

℞ Bromure de strontium....... 6 gr.
Sirop d'écorces d'oranges.⎫
 — de punch ............⎬ āā 60 —
 — diacode ..........⎭

1 cuillerée à soupe le soir au coucher (Renaut).

℞ Bromoforme............ 30 cgr.
Benzoate de soude...... 4 gr.
Sirop de tolu.......... 30 —
Hydrolat de laitue...... 90 —

Par cuillerées à soupe dans les 24 heures (Lemoine).

℞ Iodure de potassium.. 2 gr.
Chloral .............. 4 —
Eau distillée........... 150 —

1 cuillerée à bouche toutes les demi-heures (en cas d'asthme) (G. Sée).

Conseiller les *inhalations* faites avec de l'*eau boriquée additionnée de teinture de benjoin ou d'eucalyptus* (1 cuillerée à café), ou bien de *menthol* dissous dans l'alcool :

℞ Alcool à 70°.... 30 gr.
Menthol ........ 1 —

1 cuillerée à café pour chaque inhalation.

Ou bien prescrire :

℞ Menthol.............. 2 gr.
Teinture de benjoin ... 6 —
Chloroforme ......... 2 —
Alcool............... 10 —

Inhaler pendant quelques instants X gouttes de ce mélange.

**Contre le catarrhe sec avec toux quinteuse** : prescrire, en même temps que les inhalations, la *codéine*.

℞ Teinture de jusquiame....⎫
 — de racines d'aconit⎬ āā 15 gr.
Codéine................... 60 cg.

V à X gouttes toutes les six heures (X gouttes contiennent 1 centig. de codéine) (Barth).

**En cas de poussée aiguë** : *révulsifs ; ipéca, acétate d'am-* moniaque, liqueur ammoniacale anisée.

℞ Ipéca.............. 50 cgr.
Infuser dans :
   Eau chaude......... 150 gr.
Ajouter
   Acétate d'ammoniaque 5 à 10 gr.
   Sirop de guimauve... 30 —

1 cuillerée à bouche toutes les 1 ou 2 heures.

### Chez les vieillards.

℞ Carbonate d'ammoniaque 2 gr.
Gomme ammoniaque.... 1 —
Poudre d'ipéca ......... 20 cgr.
Extrait de jusquiame.... 20 —
Mucilage de gomme..... Q. S.

Pour 20 pilules toluisées : 3 à 4 pilules par jour (Herzen).

℞ Extrait de digitale...... 60 cgr.
 — de scille........ 1 gr.
Gomme ammoniaque.... 1 —
Poudre thébaïque...... 20 cgr.

Pour 20 pilules : 3 à 5 pilules par jour (Herzen).

Eaux thermales.
*Eaux sulfurées* : Cauterets, Eaux-Bonnes, Luchon, Ax, Amélie ; cette médication, qui est excitante, est contre-indiquée chez les sujets sanguins.

Si le catarrhe est récent, peu étendu, à grosses bulles : *Enghien, Allevard, Saint-Honoré, Pierrefonds.*

Pour les catarrheux arthritiques : *Royat.*

Pour les catarrheux lymphatiques : *La Bourboule.*

Pour les catarrheux à poussées aiguës : *Mont-Dore.*

En Allemagne : *Ems* ; en Suisse : *Weissemburg, Schinznach.*

*Chez les enfants.*
*Révulsion* répétée et prolongée (teinture d'iode, coton iodé, ca-

taplasmes sinapisés, liniment térébenthiné).

℞ Essence de térébenthine.. 15 gr.
   Baume de Fioravanti..... 30 —
   Alcoolat de romarin...... 15 —

Pour frictions pratiquées, matin et soir, à la région antérieure et postérieure du thorax (Herzen).

INTÉRIEUREMENT : *balsamiques* (sirop de sève de pin, sirop de térébenthine à la dose de 1 à 2 cuillerées à bouche par jour. Capsules de térébenthine, de goudron, d'eucalyptol, de créosotal. Eau de goudron, aux repas).

Prescrire aussi le *soufre* associé au *quinquina* :

℞ Extrait de quinquina. 10 gr.
   Fleur de soufre...... 5 —
   Sirop de gomme...... 250 —

1 cuillerée à soupe matin et soir (Comby).

Chez les enfants scrofuleux : insister sur l'usage de *l'huile de foie de morue*, à la dose de 2 à 4 cuillerées à bouche, par jour.

℞ Huile de foie de morue 100 gr.
   Créosote............ 1 —
   Saccharine.......... 5 —

3 cuillerées à café ou à dessert par jour (Hock).

Remplacer l'huile de foie de morue par le *sirop iodotannique*, *antiscorbutique* ou de *raifort iodé*.

Faire prendre des *bains sulfureux* et prescrire la *liqueur de Donovan* à la dose de VIII à XV gouttes, progressivement, en 2 fois par jour, de 2 à 6 ans.

## B. ASTHMATIQUE.

Même médication que dans la bronchite chronique à forme sèche.

Donner l'*iodure de potassium* associé à la *teinture de lobélie enflée* (1 à 4 gr. par jour).

℞ Iodure de potassium ) āā 15 à 20 gr.
   Teinture de lobélie. )
   Eau distillée.......... 300 —

2 cuillerées à dessert ou à soupe par jour.

### Pendant les crises d'asthme :

℞ Iodure de potassium. 1 à 2 gr.
   Chloral ............ 4 —
   Eau ............... 120 —

Par cuillerées à soupe toutes les demi-heures (G. Sée).

Ou mieux :

℞ Bromoforme.............. 1 gr. 75
   Teinture de racines d'aconit 1 gr.
   — de noix vomique... 75 cgr.
   — de grindelia robusta 75 —
   — de bryone........ 50 —
   Sirop d'extrait d'opium.... 50 —
   — d'écorces d'oranges am. 150 —
   Alcool à 90°............. 25 —

Dissoudre le bromoforme dans l'alcool et le mélange des teintures ; verser cette solution sur le mélange des sirops.
Chaque cuillerée à bouche de ce sirop contient VII gouttes de bromoforme, V gouttes de teinture d'aconit, IV gouttes de teinture de noix vomique et de grindelia et III gouttes de teinture de bryone, plus 1 cgr. d'extrait d'opium. *Doses :* enfants, 1 cuillerée à café ; adultes, 1 cuillerée à bouche, 2 à 4 fois par jour.
Etendre chaque dose dans deux fois son volume d'eau.

Ou encore :

℞ Bromoforme........ XXX gouttes.
   Alcool à 90°........ 10 gr.
   Eau de laurier-cerise 20 —
   Sirop d'ipéca........ 30 —
   — thébaïque.... 150 —

3 à 5 cuillerées à bouche par jour.

Voy. *Asthme.*

Si la bronchite devient muco-purulente, prescrire les *balsamiques* et les *expectorants*.

## B. DES ARTÉRIO-SCLÉREUX ET DES EMPHYSÉMATEUX

Prescrire l'*iodure de potassium* (50 cgr. à 1 gr. par jour) *associé à l'extrait thébaïque* ou à la *belladone* et aux *balsamiques* (sirop de térébenthine, sirop de bourgeons de sapin ou sirop d'ipéca).

**En cas de dyspnée nocturne :**

℞ Extrait de belladone..... 10 cgr.
    — thébaïque....... 20 —
Iodure de potassium..... 15 gr.
Eau distillée........... 300 —

1 cuillerée à bouche le soir, au coucher (Herzen).

## B. DES ALBUMINURIQUES

*Régime lacté,* repos au lit.

*Révulsion* sous forme de ventouses sèches en nombre illimité. *Dérivation intestinale* (eau-de-vie allemande).

Combiner le traitement des bronchites cardiaques à celui des bronchites albuminuriques.

Voy. *Néphrite chronique, Anasarque.*

**En cas de dyspnée intense :** recourir à la *saignée* et conseiller les *inhalations d'oxygène.*

Dans les cas où la dyspnée paraît purement nerveuse, prescrire l'*ipéca* (Dieulafoy).

℞ Ipéca............ 5 cgr.
Opium.......... 2 mgr.

Pour 1 pilule : une pilule toutes les heures jusqu'à production de l'état nauséeux.

## B. DES CARDIAQUES

**Chez les aortiques :** révulsion, bromures, iodures et caféine.

**Chez les mitraux :** digitale, strophantus associés ou non à l'ergot de seigle.

℞ Feuilles de digitale..... 1 gr.
   Faire infuser dans :
     Eau chaude........... 200 —
   Ajouter :
     Ergotine............... 1 à 2 —
     Sirop simple.......... 25 —

**En cas de dyspnée intense :** pas de stupéfiants.

Application de *ventouses scarifiées* ; dans certains cas, *saignée* : 150 à 200 gr.

℞ Feuille de digitale...... 1 gr.
   Ipéca................. 50 cg.
   Faire infuser dans :
     Eau chaude........... 120 gr.
   Ajouter :
     Liqu. ammoniac. anisée.. 1 à 2 gr.
     Sirop de guimauve...... 25 —

1 cuillerée à soupe toutes les 2 heures.

Voy. *Asystolie, Insuffisances* et *Rétrécissements valvulaires.*

## B. FÉTIDE

Prescrire les inhalations d'*essence de térébenthine,* d'*essence d'eucalyptus,* de *thymol,* de *créosote,* de *terpinol,* de *gaïacol,* d'*eucalyptol,* de *résorcine,* d'*acide phénique* et d'*acide salicylique.*

℞ Créosote de goudron de hêtre 10 gr.
   Alcool.................... 200 —
   Glycérine................. 20 —
   Eau...................... 770 —

Ou bien :

℞ Acide phénique.......... 5 gr.
   — thymique.......... 1 —
   Alcool à 90°............. 20 —
   Eau.................... 1000 —
               (C. Paul).

Ou encore :

℞ Acide thymique......... 50 cg.
  — phénique......... 3 à 5 gr.
  Alcool à 90°........... Q. S.
  Résorcine ............. 10 gr.
  Eau distillée........... 1 litre.
(Herzen).

Conseiller aussi les *inhalations d'oxygène* : faire inhaler 3 fois par jour 10 à 20 litres d'oxygène avec l'appareil Limousin, dont le flacon laveur renfermera, outre la quantité habituelle d'eau de chaux, 20 grammes d'essence de térébenthine (Barth).

Administrer la *créosote*, le *créosotal* (3 à 10 gr.), le *gaïacol*, l'*eucalyptol* (1 à 2 gr.), la *terpine* (1 gr.), le *terpinol*, le *myrtol*, l'*essence de térébenthine*, la *teinture d'eucalyptus* (3 à 4 gr.), et la *teinture de benjoin* (2 gr.). (Voy. *Bronchite chronique* et *Phtisie*),

℞ Terpine................ 20 cgr.
  Codéine............... 1 —
  Pour 1 pilule : 5 pilules par jour (Grasset).

℞ Teinture d'eucalyptus.. 3 à 4 gr.
  Sirop de térébenthine . 40 —
  Eau distillée........ 120 —
  Par cuillerées à bouche dans les 24 heures (Herzen).

Pratiquer des *injections sous-cutanées de gaïacol ou d'eucalyptol, associé à l'iodoforme* :

℞ Eucalyptol............. 25 gr.
  Iodoforme ............ 1 —
  Vaseline liquide.  Q. S. p. 100 cc.
Injecter 5 cent. cubes (Herzen).

Donner aussi l'*hyposulfite de soude*, à la dose de 6 à 15 gr. par jour, excepté dans les cas où il y a tendance à l'hémoptysie.

℞ Hyposulfite de soude.. 6 gr.
  Julep gommeux........ 250 —
Par cuillerées dans les 24 heures (Lancereaux).

Recourir enfin aux *injections intralaryngiennes* avec la solution suivante :

℞ Gaïacol ............... 2 parties
  Menthol............... 10 —
  Huile d'olives stérilisée. 80 —
Injecter, 2 fois par jour, 4 grammes de cette solution dans le larynx.

Faire, en même temps que l'on institue ces différentes médications, de la *révulsion* par les pointes de feu.

## B. PSEUDO-MEMBRANEUSE CHRONIQUE

*Iodure de potassium*, à la dose de 2 à 3 gr. par jour. *Balsamiques* (Huchard).

Cure *d'eaux sulfureuses* : Challes, Cauterets, Luchon, St-Honoré, Allevard.

# BRONCHO-PNEUMONIE DES ENFANTS

(Voy. *Bronchite aiguë, Bronchite capillaire*).

Traitement général tonique et reconstituant.

*Régime* : lait, crèmes, gelées de viande, bouillon.

Donner du vin de Malaga, de Marsala étendu d'eau ou bien prescrire une potion au cognac :

℞ Cognac ............. 15 à 20 gr.
Infusion de mélisse .. 60 —
Sirop de quinquina.. } ãã 15 —
— de fl. d'oranger }

1 cuillerée à café toutes les heures (Roger).

**Au début** : faire appliquer des *cataplasmes sinapisés* en avant et en arrière de la poitrine, ou bien des *ventouses sèches*.

Ne pas employer de vésicatoire.

Administrer un *vomitif* tous les jours ou tous les deux jours :

℞ Ipéca............. 30 cgr. à 1 gr.
Sirop d'ipéca...... 30 —

Ne pas donner le tartre stibié.

**Combattre la fièvre** par l'*antipyrine* ou la *quinine*.

A la période initiale, période des poussées successives du processus pneumonique, donner l'*antipyrine* en potion, additionnée d'une petite quantité de cognac, aux doses suivantes prises en deux ou trois fois, à une heure d'intervalle :

De 2 à 4 ans........ 20 à 35 cgr.
De 5 à 10 ans....... 40 à 75 —
De 11 à 15 ans...... 75 à 1 gr.
(Demme).

Contre la fièvre hectique avec rémissions matutinales et exacerbations vespérales, préférer la *quinine*, à la dose de 10 cgr. à un an, en augmentant de 5 cgr. par année d'âge.

℞ Sulfate de quinine... 10 à 20 cgr.
Infusion de café..... 20 gr.
Sucre en poudre ..... 5 —
Pour enfant de 1 à 2 ans.

℞ Chlorhydrate de quinine. 1 gr.
Eau distillée.......... 4 —
Injecter 1/2 à 2 seringues de Pravaz par jour.

HERZEN.

℞ Bromhydrate de quinine 10 à 20 cg.
Beurre de cacao ...... 2 gr.
Pour 1 suppositoire : enfant de 1 à 2 ans.

Recourir aux *bains tièdes* (32° à 35°), donnés plusieurs fois par jour (voy. *Bronchite aiguë des enfants*).

**Contre l'hyperthermie avec agitation et délire** : prescrire les *bains tièdes* de 30° à 35°, de 10 à 15 minutes, répétés 3 à 6 fois par jour.

S'il existe des troubles nerveux assez accentués, faire, pendant le bain, des ablutions froides sur la tête.

Ou bien employer les *bains à température successivement moins chaude* : commencer par donner un bain de 2° inférieur à la température du petit malade (à 38°, si la fièvre est à 40°), d'une durée de 5 minutes ; une heure après, second bain à 35°, pendant 10 minutes ; deux heures plus tard, troisième bain à 32° pendant 15 minutes ; continuer en donnant, toutes les 3 heures, un bain de 30° à 25°.

Dans l'intervalle des bains, continuer la réfrigération par les *compresses froides* (température de la chambre 16° à 18°), faites autour du thorax et changées tous les quarts d'heure ou toutes les demi-heures, voire même toutes les heures.

Si l'hypothermie résiste à la balnéation tiède, employer les *bains froids* de 28° à 25°, donnés toutes les 2 ou trois heures, pendant 5 à 15 minutes.

Pour les enfants plus grands (10 à 12 ans), abaisser la température du bain à 20°.

Après le bain, bien essuyer

6

l'enfant avec des serviettes chaudes et le coucher sans trop de couvertures ; lui faire prendre du café ou un grog chaud.

A défaut de bains, employer le *drap mouillé*, les *compresses glacées sur la poitrine*.

**Contre l'encombrement bronchique et la congestion :**

℞ Kermès minéral.......... 10 cgr.
Benzoate de soude........ 1 gr.
Eau de laurier-cerise..... 1 —
Sirop de gomme.......... 80 —

Par cuillerées à café de 2 en 2 heures.

℞ Oxyde blanc d'antimoine.. 50 cgr.
Infusion de polygala...... 50 gr.
Oxymel scillitique........ 15 —

Par cuillerées à café d'heure en heure.

*Ne pas trop insister* avec les antimoniaux, le polygala et l'ipéca, qui sont des médicaments hyposthénisants.

Pratiquer les *enveloppements humides permanents du thorax* (voy. *Bronchite aiguë des enfants*).

**Contre la toux quinteuse avec agitation** : ne pas prescrire les opiacés, ni la belladone, ni l'aconit.

Faire prendre la potion suivante :

℞ Antipyrine.......... 30 à 50 cgr.
Sirop de quinquina.. ⎫
— de tolu........ ⎬ āā 30 g.
Eau de menthe ..... ⎭

Par cuillerées à café d'heure en heure (Comby).

Ordonner les *bains tièdes* à 34º ou 35º.

**Contre la dyspnée intense par encombrement bronchique** : administrer un *vomitif*.

*Poudre d'ipéca :*

Nouveau-né ..... 10 à 15 cgr.
Jusqu'à 1 an.... 30 —
A partir de 1 an. 50 —
A 2 ans........ 1 gr.

Donner la poudre d'ipéca dans 30 gr. de sirop.

**Contre la dyspnée, la cyanose par congestion** : *cataplasmes sinapisés, ventouses sèches*.

Ordonner les *bains chauds à 32º sinapisés*, de 10 à 15 minutes.

Prescrire *l'acétate d'ammoniaque*, aux doses quotidiennes suivantes :

De 0 à 15 mois..... 50 cg. à 1 gr.
De 15 mois à 3 ans. 1 gr. à 3 gr.
De 3 ans à 5 ans... 3 — a 5 —
De 5 ans à 10 ans.. 5 — à 8 —
(Marfan).

℞ Acétate d'ammoniaque... 1 à 2 gr.
Rhum .................... 10 —
Infusion de mélisse...... 80 —
Sirop d'éther............ 20 —

Par cuillerées à café toutes les heures.

**En cas de poussée locale de congestion pulmonaire ou de pneumonie** : appliquer un *petit vésicatoire* sur le point correspondant au maximum des lésions pulmonaires.

**En cas d'affaiblissement du cœur et d'anurie** : donner la *digitale*, le *strophantus*, la *caféine*, en injections sous-cutanées.

Prescrire *l'éther*, la *liqueur d'Hoffmann*, III à V gouttes, 3 à 4 fois par jour.

℞ Poudre de digitale .... 10 à 20 cg.
Infuser dans :
Eau bouillante........ 100 gr.
Ajouter :
Liqueur ammoniacale ⎫
anisée............ ⎬ āā 50 cg.
Benzoate de soude... ⎭
Sirop de tolu............ 20 gr.

1 cuillerée à café toutes les 2 heures.

℞ Teinture de strophantus.    V goutt.
Liqueur    ammoniacale
    anisée..............    X  —
Eau distillée..........    60 gr.
Sirop d'éther ou de punch    20  —
1 cuillerée à café toutes les heures.

**En cas d'adynamie** : prescrire les *excitants diffusibles*, *l'alcool*.

℞ Extrait de quinquina...    2 gr.
    Xérès................    40  —
    Eau distillée.........    80  —
    Sirop de punch.......    20  —
Par cuillerées à café d'heure en heure.

℞ Liqueur ammoniacale
    anisée............    XII gtt.
    Alcoolat de mélisse..    5 à 10 gr.
    Rhum.............    20 à 40  —
    Infusé de tilleul.....    100  —
1 cuillerée à soupe toutes les 2 heures dans de l'eau sucrée.

Faire prendre des *bains froids* répétés 3 à 4 fois par jour, à température progressivement plus basse, d'une durée de 5 à 10 minutes : premier bain à 28°, second bain à 25°, troisième à 24° et au-dessous jusqu'à 20°.

**Contre l'insomnie** : recourir aux *bains chauds* à 35°.

Ne pas donner d'hypnotiques.

**Pendant la convalescence** : séjour à la *campagne* ; *huile de foie de morue, préparations martiales et arsenicales, quinquina.*

Cure aux *Eaux-Bonnes*, au *Mont-Dore*.

## FORMES CHRONIQUES

*Révulsion*, sous toutes ses formes. *Toniques.*

Faire prendre l'*arsenic* :

℞ Arséniate de soude ...    5 cgr.
    Eau distillée........    200 gr.
1 à 2 cuillerées à café par jour (Cadet de Gassicourt).

# BRONCHORRAGIE

(Voy. *Hémoptysie*).

# BRONCHORRÉE

(Voy. *Bronchite chronique, Dilatation des bronches*).

# BRULURES

**B. AU 1er DEGRÉ**

Application de *topiques pulvérulents* (poudre d'amidon, de lycopode, de fécule de pomme de terre, mélange de poudre de riz et d'oxyde de zinc).

Ou bien, après avoir lavé les parties atteintes avec une solution antiseptique faible, appliquer des compresses de tarlatane aseptique ou de toile bien propre. trempées dans de l'*eau boriquée froide*. Renouveler ces compresses tous les quarts d'heure ou bien les arroser d'eau froide dès qu'elles commencent à s'échauffer. Continuer ce traitement jusqu'à disparition de la douleur (12 à 15 heures).

Remplacer alors les compresses froides par des *compresses chaudes* ; tremper des morceaux de gaze stérilisée dans de l'eau boriquée à 40°, les exprimer fortement (pour qu'elles puissent exercer une action absorbante) et les appliquer sur les brûlures, puis les recouvrir d'une toile imperméable. S'il n'existe pas de suppuration, changer le pansement une fois par jour, dans le cas contraire, le changer deux fois par jour en ayant soin d'enlever chaque fois avec une pince les tissus mortifiés et de laver les parties atteintes avec un jet d'eau boriquée à faible pression (Calliano).

**Dans le cas de brûlures très étendues** : *bains prolongés* à une température un peu inférieure à celle du corps.

### B. AU 2ᵉ DEGRÉ

Mélanger avec grand soin l'épiderme soulevé ; évacuer le contenu des phlyctènes par une *ponction aseptique*, au point le plus déclive ; envelopper les parties brûlées dans une épaisse couche de ouate hydrophile.

Quand ces brûlures sont plus profondes, quand la couche de Malpighi est à découvert, recourir au traitement par le *pansement humide absorbant* (voy. *B. au 1ᵉʳ degré*), ou bien envelopper les parties atteintes avec des *compresses de tarlatane imbibées de sublimé* à 1 p. 2 à 4000, en faisant par dessus un pansement absorbant (Reclus).

Recourir aussi aux applications de *vaseline phéniquée* à 1 p. 100.

℞ Vaseline................ 50 gr.
   Acide borique.....  }
   Antipyrine........  } ãã 5 —
   Iodoforme...........  } 1 —
           (Reclus).

℞ Vaseline................ 30 gr.
   Salol................. 4 —
   Chlorhydrate de cocaïne 25 cgr.

℞ Naphtolate de soude .... 2 à 3 gr.
   Essence de thym.....  }
   —    d'origan .....  } ãã 25 cg.
   —    de verveine ..  }
   —    de géranium..  }
   Vaseline................ 100 gr,
      (Lucas-Championnère).

℞ Aristol ............... 3 gr.
   Huile d'olives stérilisée 20 —
   Lanoline ............. 80 —

℞ Airol.................. 1 à 2 gr.
   Lanoline ..........  } ãã 20 —
   Eau distillée ......  }
         (Stauffer).

Enduire largement les parties malades avec ces pommades, et appliquer par dessus de minces gâteaux de ouate hydrophile, imbibés de sublimé à 1 p. 2000, fortement exprimés. Superposer plusieurs de ces gâteaux, envelopper le tout de taffetas gommé. Changer le pansement tous les jours ou tous les 2 ou 3 jours, selon le cas (Reclus).

Intérieurement, prescrire des *toniques* et des *calmants*.

Stimuler l'élimination des toxines par les reins et le tube digestif, prescrire des *diurétiques* (tisane d'uva ursi ou de chiendent, acétate de potasse en solution à 2 ou 3 p. 100) et des *purgatifs salins*.

**Si la peau devenait très rouge et douloureuse,** faire des applications avec la pommade suivante :

℞ Carbonate de plomb... ⎫ ãã 2 gr.
Oxyde de plomb ...... ⎭
Vaseline............... 15 —
(Calliano).

ou bien se servir du *liniment oléo-calcaire additionné de thymol* :

℞ Eau de chaux ........ 100 gr.
Huile de lin.......... 50 —
Thymol............. 1 —
(Wertheimer).

TRAITEMENT PAR L'ACIDE PICRIQUE. Employer la solution à 12 p. 1000 gr., ou bien :

℞ Acide picrique ........... 5 gr.
Alcool à 90°.............. 80 —
Dissoudre et ajouter :
Eau distillée et bouillante.. 1 lit.

Imbiber des compresses, les exprimer et les appliquer sur les brûlures, pourvu qu'il reste des traces d'épiderme.

Recourir au procédé de Miles : laver les parties atteintes avec une solution faible d'acide phénique, ouvrir les phlyctènes et appliquer du lint aseptique imprégné d'une *solution saturée d'acide picrique*, obtenue par le mélange de 10 parties de cette substance avec 90 parties d'alcool et 1200 parties d'eau. Recouvrir ensuite avec une couche de ouate et maintenir le pansement en place par quelques tours de bande.

Chez les enfants, recourir à l'anesthésie chloroformique (avant d'appliquer ce pansement, s'enduire les mains de vaseline et après l'avoir effectué, se laver à l'alcool).

**Dans les cas graves, avec choc nerveux, chute de la pression et auto-intoxication,** HERZEN.

pratiquer toutes les 2 ou 3 heures une injection sous-cutanée d'un dixième de milligramme d'*atropine*, ou bien administrer en ce même laps de temps 1 cgr. d'*extrait de belladone*.

℞ Acétate d'ammoniaque.. 8 à 10 gr.
Teinture de belladone.. XX gtt.
Liqueur d'Hoffmann.... 10 gr.
Eau chloroformée.... ⎫ ãã 50 —
Hydrolat de mélisse.. ⎭
Sirop de cannelle...... 30 —

1 cuillerée à bouche de demi-heure en demi-heure.

Donner les *excitants diffusibles* (acétate ou chlorhydrate d'ammoniaque, liqueur ammoniacale anisée, liqueur d'Hoffmann), faire des injections hypodermiques d'*éther*, de *caféine*, pratiquer le lavage interne de l'organisme au moyen de l'injection sous-cutanée de *sérum artificiel* (1/2 à 1 litre), surtout s'il existe une albuminurie assez abondante.

**B. des pieds et des mains :** éviter les cicatrices difformes, la syndactylie, *en séparant les doigts avec de la ouate*.

**B. de tout un membre,** avec escarres, peau hyperhémiée, vaisseaux thrombosés : *balnéation continue* à 38° ou 40°, légèrement antiseptique ; s'abstenir avec grand soin de refroidir au début le brûlé. Maintenir le membre dans la *position élevée*.

**B. de l'œil.**

En cas de brûlure par un agent liquide, laver abondamment l'œil avec de l'*eau bouillie* (Trousseau).

En cas de brûlure par un solide, *enlever avec une pince* toutes les parties qui restent en contact avec l'œil et ne procéder au lavage que s'il ne reste aucune matière étrangère qu'il y aurait chance de diluer (Trousseau).

Introduire ensuite entre les paupières une grande quantité de *vaseline blanche pure*, puis panser avec un linge imbibé de vaseline. Dans le cas de brûlure de la cornée, appliquer des compresses tièdes, souvent renouvelées (Trousseau).

Surveiller le jeu des paupières et éviter le symblépharon en introduisant régulièrement, au moins deux fois par jour, de la *vaseline* dans les culs-de-sac ou même de la *gaze imbibée de vaseline*. *Mobiliser* fréquemment les paupières (Trousseau).

En cas de brûlure de la surface cutanée des paupières : pratiquer la *suture* de celles-ci.

## B. PAR UN ACIDE MINÉRAL.

Avant tout pansement, pratiquer un lavage avec une solution de *bicarbonate de soude* à 1 ou 2 p. 100 ou d'*eau légèrement savonneuse*.

## B. PAR UNE SUBSTANCE ALCALINE (CHAUX VIVE).

Faire un lavage préliminaire à l'*eau vinaigrée*.

En cas de brûlure de l'œil par la chaux, pratiquer des lavages à l'*eau sucrée* (Gosselin).

# BUBON

**Au début** : repos au lit, bains répétés, purgatif salin.

Appliquer la pommade suivante :

℞ Extrait de belladone.... 2 gr.
— de ciguë ........ 3 —
Ichtyol...........
Onguent napolitain
Vaseline..........  } āā 8 —
Lanoline .........

Pour onctions, matin et soir (Herzen).

Ordonner des *cataplasmes chauds* de farine de lin.

Voy. *Adénite aiguë*.

Médication abortive : injections intra-ganglionnaires de X, XX à XXX gouttes de *solution phéniquée* au 60° ; placer ensuite sur le bubon un sac de plomb ou de sable, du poids de 3 à 4 livres (Taylor-Armstrong).

**En cas de suppuration peu étendue** : pratiquer une *petite incision* de 5 à 6 mm. de longueur avec un bistouri pointu que l'on plonge au centre de l'abcès ; exprimer le pus, puis injecter dans la cavité, avec une seringue de Pravaz, munie d'une petite canule à pointe olivaire, une solution de nitrate d'argent au 100° ou au 50°, en quantité suffisante à remplir la cavité (Lang).

Répéter ces injections d'abord tous les jours, puis, quand la sécrétion est diminuée, tous les deux jours.

Laver aussi la cavité de l'abcès avec une solution de *sublimé* à 1 p. 100, ou de la *teinture d'iode* ou de la *résorcine* à

25 ou 50 p. 100 (Segré, Ramazzotti).

Appliquer ensuite un *pansement antiseptique absorbant* et légèrement compressif à la tarlatane, au sublimé et à la ouate antiseptique, fixée par une bande amidonnée.

On peut, en même temps, *exciser au bistouri le chancre* qui a donné lieu à l'adénite.

**En cas de suppuration très limitée** : *Extirpation* du bubon (Audry).

**En cas de suppuration très étendue** : *Inciser* largement dans l'axe longitudinal de l'abcès. Exprimer le pus ; détruire les brides et les cloisons ; gratter les parois de la cavité avec la curette tranchante ; cautériser avec une solution de chlorure de zinc à 1 p. 10, et faire un lavage soigneux avec une solution antiseptique (sublimé à 1 p. 1000). Tamponner la cavité à la gaze iodoformée et appliquer un pansement compressif.

**S'il y a des trajets fistuleux** : fendre au *thermocautère* ou au *galvanocautère*.

**Si la plaie prend un aspect lardacé, avec fond irrégulier:** cautérisation légère au *thermocautère*, au *galvanocautère* ou au *nitrate d'argent*.

**Si la cicatrisation est lente :** lavages au *sublimé* à 1/2 ou 1 p. 1000, saupoudrer la plaie avec :

| | | |
|---|---|---|
| ℞ Iodoforme ................ | | 20 gr. |
| Poudre de quinquina .. | ãā | 10 — |
| Sous-nitrate de bismuth | | |
| Camphre pulvérisé ........ | | 5 — |

Ou bien application de compresses imbibées de *vin camphré*, renouvelées 2 fois par jour.

**En cas de bubon ouvert, ulcéré et chancrelleux** : cautérisations répétées au *chlorure de zinc* à 1 p. 10 et pansements à l'*iodoforme*.

**En cas de phagédénisme** : *râcler* la plaie à la curette, abraser toute la surface chancreuse, puis application de *caustiques* (Reclus).

## CACHEXIES

**C. CANCÉREUSE.**
Voy. *Cancers*.

**C. DES CHLORO-ANÉMIQUES.**
**Au début** : eaux ferrugineuses faibles ;

**S'il y a éréthisme** : Evian, Cambo, Bagnères-de-Bigorre.

**Si la dépression domine :** Royat, Saint-Nectaire (sources arsenicales), Sainte-Marguerite, Châteauneuf.

**En cas de constipation opiniâtre** : Chatel-Guyon, Aulus.

**En cas de lymphatisme et de scrofule** : La Bourboule.

**Si l'état de l'estomac le permet** : Forges-les-Eaux.

Voy. *Anémie pernicieuse, Leucémie*.

**C. MYXŒDÉMATEUSE.**
Voy. *Myxœdème*.

**C. PALUDÉENNE.**
Administrer la *quinine* à petites doses, ou mieux le *quinquina*.

Recourir à la *médication arsenicale* : liqueur de Fowler, VI à XV gouttes par jour.

Séjour à la *campagne*, à la *montagne* (800 mètres) et *hydrothérapie froide* ou *tiède*.

Voy. *Paludisme chronique*.

EAUX THERMALES. **S'il y a engorgement de la rate et du foie** : eaux bicarbonatées sodiques ; Vals et ses sources ferrugineuses.

**En cas d'engorgement intestinal :** Châtel-Guyon.

**En cas d'entéralgie :** Plombières, Aulus, Encausse.

**En cas d'entéralgie compliquée d'anémie profonde :** Encausse, Forges, Cransac, Luxeuil, La Bourboule, Saint-Nectaire, Châteauneuf.

**C. SCROFULEUSE.**

Voy. *Scrofule, Lymphatisme*.

Eaux thermales de La Bourboule, La Mouillère-les-Bains, Salins, Salies-de-Béarn, Saint-Nectaire, Vichy et ses sources ferrugineuses.

# CALCULS

**C. BILIAIRES.**

Voy. *Colique hépatique, Lithiase biliaire*.

**C. URINAIRES.**

Voy. *Colique néphrétique, Gravelle*.

# CALVITIE

(Voy. *Alopécies*).

# CANCERS

(Voy. *Epithélioma cutané*).

**C. DU COL UTÉRIN.**

TRAITEMENT GÉNÉRAL TONIQUE ET RECONSTITUANT (fer, arsenic, cacodylate de soude, quinquina, huile de foie de morue phosphorée).

Combattre l'anorexie et la constipation.

Séjour à la *campagne* ou au *bord de la mer*.

*Eaux* de Saint-Honoré, Saint-Sauveur, Luxeuil, Allevard, Uriage, Salies-de-Béarn.

**Au début :** TRAITEMENT CHIRURGICAL CURATIF.

Si le cancer est limité au museau de tanche (n'arrivant pas aux culs-de-sac vaginaux) : *amputation infravaginale* du col, procédé de Verneuil.

Si le cancer a envahi la totalité du museau de tanche, *amputation élevée ou supravaginale* du col, procédé de Schrœder.

Toutefois préférer, même dans

le cas de cancer du col, l'*hystérectomie abdominale*, qui trouve, dans les cas au début, son maximum d'indications, car elle présente alors son maximum d'innocuité, son maximum de facilité, et donne les chances maximales d'éradication complète (Ricard).

En cas de cancer du col avec envahissement du corps, mais sans propagation aux tissus voisins : *hystérectomie vaginale* ou mieux *hystérectomie abdominale*.

**Quand on ne peut enlever tout le mal, en cas de cancer propagé aux tissus voisins :** TRAITEMENT PALLIATIF des hémorragies, de la douleur, de l'infection.

Pratiquer des injections quotidiennes de *bichlorhydrate de quinine* à la dose de 50 cgr. à 1 gr. (Jaboulay).

**Contre les hémorragies :** *injections chaudes* à 50° ou *froides* à 10°.

Pratiquer le *curettage*, suivi ou non de *cautérisation* énergique avec un gros cautère ; terminer par un tamponnement à la gaze iodoformée, laissé en place pendant 48 heures.

**Contre les écoulements ichoreux :** *injections antiseptiques,* répétées 3 fois par jour.

℞ Permanganate de potasse ... 1 gr.

Pour un paquet à dissoudre dans une tasse d'eau chaude, puis à verser dans un irrigateur contenant 2 litres d'eau (Herzen).

℞ Acide phénique......  } āā 245 gr.
Alcool.............. }
Essence de thym.......... 10 —

2 cuillerées à bouche par litre (Auvard).

℞ Acide thymique ...... 5 gr.
— salicylique..... 20 —
Alcool à 90°......... 300 —

1 cuillerée pour 1 litre d'eau bouillie (Herzen).

℞ Bichlorure de mercure 50 cgr.
Acide tartrique...... 1 gr.

Pour 1 paquet, à dissoudre dans un litre d'eau bouillie.

Pratiquer en outre des *cautérisations* ou des *insufflations* d'une poudre antiseptique :

℞ Salol pulvérisé....... } āā 20 gr.
Xéroforme.......... }
(Herzen).

**Contre l'érythème de la vulve :** soins de propreté minutieux ; *bains de siège* fréquents ; lotions d'*eau blanche ;* onctions de *vaseline boriquée.*

**Contre les douleurs :** *lavements* et *suppositoires* calmants ; injections de *morphine.*

℞ Hydrate de chloral..... 2 à 4 gr.
Laudanum de Sydenham X à XX go.
Jaune d'œuf.......... n° 1
Eau tiède ............ 200 gr.
Pour un lavement.

℞ Extrait de belladone... 1 cgr.
— d'opium....... 5 —
Beurre de cacao...... 4 —

Pour 1 suppositoire : 2 à 3 par jour (Auvard).

**C. DU COL COMPLIQUÉ DE GROSSESSE.**

1° Pendant les premiers mois de la grossesse et lorsque le cancer est limité et non propagé, pratiquer l'*hystérectomie vaginale.*

Si le cancer est propagé, le col très dur et manifestement inextensible, provoquer l'*avortement,* puis recourir au *traitement palliatif.*

Si le col est fongueux, mais extensible, toute sa circonférence n'étant pas envahie, *attendre* et ne provoquer l'*accouchement prématuré* que si l'affaiblissement des bruits du cœur fœtal fait craindre une mort imminente (Pozzi).

2° Pendant les derniers mois de la grossesse, lorsque l'utérus est trop développé pour qu'on puisse songer à l'hystérectomie vaginale, avant de l'avoir évacué, recourir selon les circonstances aux opérations suivantes : *accouchement provoqué suivi d'hystérectomie*, au bout de peu de jours ; *opération césarienne*, suivie plus tard de *colpo-hystérectomie* ou d'*extirpation totale de l'utérus* par laparotomie combinée à la dissection vaginale ; *hystérectomie par la voie pelvienne* (après résection du coccyx et, s'il est nécessaire, d'une partie du sacrum).

3° Au terme de la grossesse, avoir recours à ces mêmes interventions; cependant, si le col est dilatable, préférer la première des opérations ci-dessus indiquées : commencer par curetter les masses cancéreuses pour se faire de la place, pratiquer des incisions profondes dans les parties saines du col et dans l'utérus ; extraire rapidement le fœtus par le forceps ou la version ; exprimer le placenta et pratiquer séance tenante l'hystérectomie vaginale (Fritsch).

Réserver l'opération césarienne aux cas de bassins très rétrécis pour sauver la vie de l'enfant. Au moment de l'accouchement, lorsque celui-ci est laborieux, pratiquer des *incisions profon-des* dans la partie saine du col, puis recourir, selon les circonstances, au *forceps* ou à la *version*, en dernier lieu à l'*opération césarienne*, pour sauver la vie de l'enfant.

Ne pas faire la crâniotomie.

## C. DU CORPS DE L'UTÉRUS.

Mêmes indications thérapeutiques générales et locales que pour le cancer du col.

**Au début, lorsqu'on peut extirper tout le mal :** pratiquer l'*hystérectomie vaginale* ou mieux l'*hystérectomie abdominale* : il est plus difficile d'extirper par la voie vaginale la masse utérine friable, sanieuse, septique, dont l'exérèse est pénible, longue, malpropre et s'accompagne souvent d'hémorragies difficiles à maîtriser (Ricard).

**Lorsqu'on ne peut enlever tout le mal :** ne pas intervenir et recourir au *traitement palliatif* (Voy. ci-dessus *C. du col*).

*Injections vaginales et intra-utérines antiseptiques* (permanganate de potasse à 1 p. 1000, acide salicylique à 1 p. 1000, acide phénique à 1 p. 100, lysol à 1/2 p. 100, liqueur de Labaraque à la dose de 2 cuillerées à bouche pour 1 litre d'eau).

*Curettage*, suivi ou non de *cautérisation ignée* et d'un tamponnement antiseptique intra-utérin.

*Insufflations intra-utérines* avec :

℞ Salol pulvérisé..... } ãã 20 gr.
Xéroforme.......... }
                  (Herzen).

℞ Amyloforme............ 25 gr.
Pour insufflations (Herzen).

*Onctions* du vagin et de la vulve avec la pommade suivante :

℞ Chlorhydrate de cocaïne.. 3 | cgr.
Xéroforme................ 2 gr.
Vaseline............ |
Lanoline ......... | ãã 15 —
(Herzen).

Injections de *morphine*.

## C. ÉPITHÉLIAL.

Voy. *Épithélioma*.

## C. DE L'ESTOMAC.

**Au début** : TRAITEMENT CHIRURGICAL CURATIF. Si le cancer siège au pylore : *pylorectomie*, suivie de gastro-entérostomie.

Si le cancer siège sur l'estomac : *résection partielle* de l'estomac.

**Lorsque la tumeur est appréciable à l'épigastre, qu'elle présente des adhérences au foie, au pancréas, à la colonne vertébrale et que l'état général est mauvais** : recourir au TRAITEMENT MÉDICAL PALLIATIF et, dans le cas d'imperméabilité pylorique, à la *gastro-entérostomie palliative* ou à la *gastrostomie*, s'il y a cancer du cardia avec fort rétrécissement.

RÉGIME. Indications diététiques : 1° diminuer ou supprimer les albuminoïdes ; 2° arrêter les fermentations ; 3° augmenter la ration des féculents.

Donner des poissons maigres (sole, barbue, turbot, merlan, poisson blanc), des volailles tendres en purée, des gélatineux et des poudres de viandes, des peptones.

Insister sur le régime végétal, les féculents azotés (purées de pois, de lentilles, de haricots, de fèves, pâtes alimentaires). Peu de légumes verts.

Conseiller les condiments.

Supprimer les aliments fermentescibles : pain, fromage, charcuterie.

Le lait et le képhir sont souvent mal supportés (fermentation, production d'acide lactique).

Comme boisson : bière, extrait de malt, champagne étendu d'eau gazeuze.

Ne faire que trois repas par jour (A. Robin).

**Réveiller l'appétit** par le *condurango* :

℞ Ecorce de condurango. 15 gr.
Eau distillée........ 250 —
Faire bouillir jusqu'à réduction à 150 gr. 1 cuillerée à soupe un quart d'heure avant les repas (A. Robin).

℞ Ecorce de condurango.... 15 gr.
Eau distillée............. 250 —
F. macérer pendant 12 heures, puis faire bouillir jusqu'à réduction à 150 gr.

Filtrer et ajouter :

Acide chlorhydrique dilué. 2 —
Sirop d'écorces d'oranges amères................ 25 —
1 cuillerée à soupe avant les repas (Herzen).

Donner les *strychniques*, le *vin thériacal* (1 à 6 cuillerées, 10 minutes avant les repas), ou encore, un des cachets suivants :

℞ Chlorure d'ammonium. 15 cgr.
Bicarbonate de soude.. 25 —
Poudre de Dower...... 10 —
(A. Robin).

S'efforcer d'obtenir des digestions artificielles dans l'estomac des màlades ; administrer pour cela la *pepsine*, la *papaïne*, la *dextrine*, la *maltine*, la *pancréatine* et l'*acide chlorhydrique* :

    ℞ Pepsine............. 50 cgr.
      Maltine......... } āā 10 —
      Pancréatine..... }
    Pour 1 cachet, à prendre au milieu du repas (A. Robin).

    ℞ Papaïne............. 15 cgr.
    Pour 1 cachet, à prendre au milieu du repas.

    ℞ Acide chlorhydrique    1 gr. 50
      Eau distillée....... 1000 —
    A prendre un grand verre de cette solution, du milieu à la fin du repas, par gorgées.

### En cas d'hyperchlorhydrie :

donner les *alcalins* :

    ℞ Bicarbonate de soude..... 50 cgr.
      Codéine................. 1 —
    Pour 1 cachet : 3 à 6 cachets par jour.

### Contre les fermentations stomacales : voy. *Antisepsie intestinale.*

Prescrire le *soufre lavé* ou *sublimé*, le *fluorure d'ammonium.*

    ℞ Naphtol............. 20 cgr.
      Benzonaphtol........ 30 —
    Pour 1 cachet : un cachet à chaque repas (Grasset).

    ℞ Fluorure d'ammonium    1 gr.
      Eau distillée........ 300 —
    1 cuillerée à bouche, au milieu du repas (A. Robin).

    ℞ Résorcine........... 4 gr.
      Sous-nitrate de bismuth  20 —
      Eau distillée ......... 200 —
    1 cuillerée à bouche dans un verre d'eau, une demi-heure avant les repas, 3 fois par jour (Agiter la mixture avant de s'en servir) (Einhorn).

Ou bien encore, administrer le *chlorate de soude*, à la dose de 8 à 15 gr. par jour (Brissaud).

    ℞ Ecorce de condurango..... 5 gr.
      Eau .................... 150 —
      Faire bouillir ; passer avec expression et ajouter :
      Chlorate de soude........ 10 gr.
      Sirop d'écorces d'oranges amères ............... 50 —
    Par cuillerées dans les 24 heures (Debove).

Pratiquer enfin le *lavage de l'estomac*, avec une solution aqueuse de chlorate de soude à 10 p. 1000.

**Contre les vomissements :** employer la *cocaïne*, l'*eau chloroformée*, le *chlorate de soude* ou *de potasse*, la *picrotoxine.*

    ℞ Picrotoxine ............. 5 cgr.
      Chlorhydrate de morphine.  5 —
      Sulfate neutre d'atropine..  1 —
      Eau de laurier-cerise...... 10 —
    V à VIII gouttes à la fois (A. Robin).

    ℞ Teinture d'iode... } āā 5 gr.
      Chloroforme...... }
    V gouttes, 2 à 4 fois par jour, au début des repas (Huchard).

Pratiquer le *lavage d'estomac* et laisser l'organe au repos pendant plusieurs heures, en permettant seulement de boire par petites gorgées du champagne frappé.

**En cas d'hémorragie :** *glace* intus et extra. *Ergotine* par voie stomacale ou par voie hypodermique ; *tannin, ferropyrine, perchlorure de fer.*

Voy. *Hématémèse, Anémie aiguë, Collapsus.*

**Contre les douleurs :** *Révulsion*, tous les 8 jours, pointes de feu ou vésicatoire de 5 cent. carrés.

Appliquer sur le creux épigastrique l'emplâtre suivant :

℞ Emplâtre de diachylon.......... } ãã 5 parties.
  Emplâtre thériacal.

Extrait de belladone............
Extrait de ciguë... } ãã 1 partie.
— de jusquiame........
Acétate d'ammoniaque . 2 —
(A. Robin).

# CARDIOPATHIES

(Voy. *Insuffisances et Sténoses valvulaires, Asystolie*).

# CARREAU

(Voy. *Diarrhée des tuberculeux, Péritonite tuberculeuse*).

# CATARRHES

**C. D'ESTOMAC.**
Voy. *Anorexie, Dyspepsies, Gastrites*.

**C. NASO-PHARYNGIEN.**
**Cas aigus** : voy. *Rhinites, Coryza, Pharyngites*.
**Cas chroniques.**
Combattre la diathèse : lymphatisme, scrofule, arthritisme.
Enlever les mucosités par un nettoyage avec :

℞ Bicarbonate de soude.
  Biborate de soude.... } ãã 60 cgr.
  Chlorate de soude....
Pour un paquet à faire dissoudre dans un verre d'eau tiède.

Ou bien, *irrigations légèrement antiseptiques abondantes*, antérieures et postérieures, en alternant avec :

℞ Naphtol β........ 1 gr.
Pour un paquet, à dissoudre dans un litre d'eau tiède et bouillie.

℞ Résorcine........ 5 gr.
Pour un paquet, à dissoudre dans un litre d'eau bouillie.

**HERZEN.**

℞ Aseptol......... 50 gr.
1 à 2 cuillerées à café pour un litre d'eau bouillie.

ou mieux :

℞ Acide salicylique........ 5 gr.
  Chlorure de sodium....... 50 —
  Bicarbonate de soude..... 100 —
2 cuillerées à café par litre d'eau.

Se servir des *astringents* : actol, itrol, sulphophénate de soude, alun, tannin.
Si ces irrigations ne suffisent pas, pratiquer des *badigeonnages* de la gorge et du nez avec :

℞ Salol...............
  Résorcine.......... } ãã 30 cgr.
  Salicylate de bismuth.
  Huile de vaseline...... 15 gr.

Passer tous les 2 ou 3 jours, dans le pharynx nasal, un tampon de coton imbibé de :

℞ Tannin............
  Iodoforme ......... } ãã 6 gr.
  Alcool camphré....... 60 —

Introduire tous les soirs, au

coucher, de la *vaseline boriquée* dans les narines.

**S'il y a des végétations adénoïdes** : *Grattage* de la voûte, suivi de badigeonnages iodo-iodurés à 1 p. 60.

## C. PULMONAIRE.

Voy. *Bronchites, Broncho-pneumonie, Emphysème pulmo-naire.*

## C. SUFFOCANT.

Voy. *Asthme, Laryngite spas-modique, Spasme de la glotte.*

## C. UTÉRIN.

Voy. *Endométrites, Métrites, Leucorrhée.*

## C. VÉSICAL.

Voy. *Cystites.*

# CELLULITE PELVIENNE.

(Chez la femme).

## C. AIGUE.

*Repos au lit,* dans le décubitus horizontal et dorsal.

*Alimentation liquide* : lait, bouillon, limonades, eau vineuse.

*Purgatifs légers, antither-miques.*

**Au début** : appliquer à la région hypogastrique 8 à 12 *ventouses scarifiées,* puis mettre le *sac de glace en permanence,* en ayant soin d'interposer une flanelle.

Pratiquer des *onctions cal-mantes* et *antiphlogistiques* sur la paroi abdominale :

℞ Ichtyol .................. ) āā 20 gr.
  Onguent napolitain..... )
  Extrait de belladone.....   2 —
  — de ciguë.........   3 —
              (Herzen).

Faire des *injections vaginales chaudes* (45 à 50°), légèrement antiseptiques.

**En cas de suppuration** : *évacuer le pus* par la paroi abdominale, par le rectum ou par le vagin.

S'il existe un phlegmon du ligament large, pratiquer de préférence la *colpotomie.*

Voy. *Abcès pelviens, Pelvi-péritonite, Pyosalpinx.*

**Une fois la période aiguë passée** : hâter la résolution, en faisant prendre des *bains chauds généraux,* en donnant l'*iodure de potassium* (1 gr. par jour), en pratiquant des onctions avec la *pommade résolutive* suivante :

℞ Ichtyol .............. ) āā 5 gr.
  Iodure de potassium ... )
  Vaseline .............. ) āā 25 gr.
  Lanoline.............. )
              (Herzen).

Appliquer, trois fois par semaine, des tampons vaginaux imbibés de *glycérine ichtyolée* :

℞ Ichtyol..........  30 à 40 gr.
  Glycérine........    200 —

S'il existe des douleurs, préférer le mélange suivant :

℞ Ichtyol .............. ) āā 15 gr.
  Iodure de potassium.... )
  Extrait de jusquiame.....  3 à 4 —
  Glycérine..............   100 —
              (Herzen).

**C. CHRONIQUE.**

*Antisepsie vaginale et utérine.*
Application de tampons imbibés
de *glycérine ichtyolée,* et *massage gynécologique.*

*Cure aux eaux* de Luxeuil,
Salies-de-Béarn, Uriage, La
Bourboule.

## CÉPHALÉES.

Traiter l'arthritisme, l'anémie,
la scrofule.

Rechercher la cause et instituer un traitement approprié au
cas : astigmatisme, hypermétropie, myopie, maladies inflammatoires de l'œil ou du nez,
polypes du nez, troubles digestifs, artério-sclérose, néphrite
chronique, intoxication chronique, paludisme chronique, syphilis ; chez la femme, déviations utérines.

Chez presque tous les malades
atteints de céphalalgie, défendre
la vie sédentaire et le surmenage
intellectuel. Recommander par
contre la *vie au grand air*, à la
*campagne*, à la *montagne* et les
*exercices physiques.*

**Contre l'accès** : donner l'*antipyrine*, l'*exalgine*, la *phénacétine*, l'*antifébrine*, la *quinine*,
la *migrainine.*

℞ Antipyrine....... 25 à 30 cgr.
Phénacétine..... 15 à 20 —
Antifébrine..... 5 à 10 —
Pour un cachet : 3 cachets par jour,
un toutes les 3 heures.

℞ Sulfate de quinine......... } āā 25 à 50 cgr.
Salicylate de soude........ }
Pour 1 cachet : 3 cachets par jour.

℞ Antipyrine.............. 50 cgr.
Citrate de caféine........ 10 —
Sulfate de spartéine...... 2 —
Pour 1 cachet : 4 par jour (Grasset).

Donner aussi le *bromure de
potassium* et les *hypnotiques* :

℞ Bromure de potassium. 3 gr.
Teinture de racine d'aconit.............. X gouttes.
Eau distillée.......... 125 gr.
A prendre en une seule fois.

℞ Bromure de potassium. }
Hydrate de chloral.... } āā 10 gr.
Extrait de chanvre indien............... }
Extrait de jusquiame.. } āā 10 cgr.
Sirop d'écorces d'oranges
amères ............. 100 gr.
1 cuillerée à café au moment de
l'accès.

**Contre la céphalalgie persistante et rebelle aux médications ordinaires :**

℞ Calomel........ 10 cgr.
Pour cachet : prendre 1 cachet le
matin à jeun pendant 6 jours (Galliard).

Si la cure échoue, en faire
une seconde 3 semaines après.

**Contre la céphalalgie continuelle des neurasthéniques :**
voy. *Neurasthénie.*

EXTÉRIEUREMENT : crayons de
menthol, eau sédative :

℞ Ammoniaque liquide à
0,92................. 60 gr.
Alcool camphré......... 10 —
Chlorure de sodium...... 60 —
Eau distillée ............ 1000 —
(Eau sédative camphrée). Pour compresses (Raspail).

Recourir au *massage*, à la *faradisation*, aux *aimants*.

Voy. *Migraine*.

## CÉPHALÉMATOME.

Ne pas inciser, attendre la résorption spontanée. Appliquer un *bandage légèrement compressif*.

**En cas de tension excessive** : *ponction aspiratrice*.

**En cas de suppuration** : *incision*, pansement à la *gaze salolée*. Ne pas employer l'acide phénique, ni le sublimé.

## CHALAZION.

*Extirper* la petite tumeur ; pratiquer une incision à la peau ou à la conjonctive, après avoir pris le chalazion dans une pince de Desmarres. Disséquer avec soin au bistouri ; ne pas se servir de la curette.

Faire un seul point de suture ; pansement antiseptique (Trousseau).

Si le malade refuse l'opération, prescrire la pommade suivante :

℞ Iode pur .............. 20 cgr.
   Iodure de potassium... 60 —
   Lanoline.............. 4 gr.
   Huile de vaseline.. ) ãã 80 cgr.
   Eau distillée ...... )

Appliquer gros comme un poids de cette pommade sur la surface cutanée du chalazion, avant de se coucher (Strzeminski).

## CHANCRES

**C. INDURÉ** (syphilitique).

**Au début** : pratiquer l'*excision* au bistouri, s'il n'existe pas encore d'induration ou d'adénopathie et s'il ne s'agit pas de chancre du frein (Fournier).

**Lorsque le chancre est constitué**: prescrire des *lotions* faites avec une solution faible de sublimé (1 p. 2000 à 1 p. 4000), répétées de 3 à 6 fois par jour.

Panser, après chaque lotion, avec une *poudre antiseptique* (iodoforme, diiodoforme, xéroforme, salol, aristol, iodol, dermatol) et du coton hydrophile.

Ou bien, recourir aux *pommades antiseptiques* :

℞ Iodoforme ............ 2 à 4 gr
   Baume du Pérou,...... 3 —
   Vaseline.............. 10 —
Pour pansements (Dujardin - Beaumetz).

℞ Calomel........ ) ãã 1 gr.
   Oxyde de zinc... )
   Amidon ............ 2 —
   Vaseline boriquée... 25 —
                    (Mauriac).

℞ Salol .......... ) ãã 2 gr.
   Xéroforme ...... )
   Vaseline .......... 25 —
                    (Herzen).

Éviter les pommades caustiques ou les cautérisations.

**S'il existe de l'inflammation** : recourir aux *applications émollientes*, aux *bains prolongés*, aux *cataplasmes*, jusqu'à ce que l'inflammation et les croûtes soient disparues et que l'ulcération soit détergée.

**En cas de chancre douloureux** : incorporer de la *cocaïne* (2 à 3 p. 100) aux pommades qui servent à panser le chancre.

**En cas de chancre buccal ou amygdalien** : *gargarismes* légèrement antiseptiques (chlorate de potasse, acide thymique, sublimé à 1 p. 5000).

Défendre l'usage du tabac et des liqueurs.

 ♃ Acide thymique ...... 50 cgr.
  Alcool à 90° .......... 2 gr.
  Eau distillée.......... 1 litre.
  Borate de soude...... 10 gr.
Pour gargarismes (Herzen).

**Si la cicatrisation est lente** : cautériser légèrement au *nitrate d'argent*, ou bien employer la pommade suivante :

 ♃ Nitrate d'argent...... 50 cgr.
  Baume du Pérou....... 1 gr.
  Vaseline ............. 30 —

**En cas de chancre phagédénique** : repos, alimentation tonique et reconstituante. *Toniques*.

Instituer le *traitement mixte* : iodure de potassium, 2 gr. par jour, frictions mercurielles ou biiodure de mercure, par la voie stomacale.

Panser l'ulcération avec de *l'onguent napolitain* ou de *l'iodoforme*.

Cautériser avec la solution de *perchlorure de fer*, ou bien avec :

 ♃ Tartrate ferrico-potassique. 3 gr.
  Eau distillée.............. 10 —
Faire précéder ces applications douloureuses par celles d'alcool absolu.

Recourir enfin au *thermo* ou au *galvanocautère*, mais ne pas renouveler ces cautérisations et insister avec la médication interne.

### C. MOU (SIMPLE).

**Au début** : essayer de détruire le chancre par les *caustiques* : pâte carbo-sulfurique, chlorure de zinc.

 ♃ Poudre de charbon... 10 gr.
  Acide sulfurique...... 4 —
     (Ricord).

 ♃ Chlorure de zinc...... 1 partie.
  Oxyde de zinc........ 10 —
  Eau distillée.... Q. S. p. f. pâte.
Appliquer cette pâte directement ou au moyen d'un petit tampon de coton hydrophile ; répéter la médication 2 à 3 fois, à intervalle de 24 heures ; puis faire des pansements antiseptiques (Balzer).

Recourir aussi à la destruction par le *thermocautère* ou le *galvanocautère*.

Ne pas pratiquer l'excision du chancre.

**Une fois le chancre constitué** : prescrire les *bains locaux*, répétés 2 fois par jour, dans l'eau phéniquée à 1 p. 100 ou dans une solution de sublimé à 1 p. 4000, pris à la température de 45°.

Pratiquer des *cautérisations* tous les deux ou trois jours, en donnant la préférence à des caustiques faibles : tartrate ferrico-potassique au 6°, ou mieux chlorure de zinc au 10°.

℞ Chlorure de zinc ....  1 gr.
 Eau distillée........  10 —

Faire pénétrer cette solution dans tous les recoins du chancre et sous les bords décollés. Badigeonner largement : tremper à plusieurs reprises le pinceau dans la solution et ne pas craindre de passer sur le gland et le prépuce (le chlorure de zinc respecte les épithéliums sains et n'agit que sur les parties ulcérées des muqueuses). Laver ensuite à l'eau phéniquée faible (Berdal).

Ou bien employer :

℞ Alcool à 90° ...... 10 parties.
 Acide phénique...  1  —

Pour attouchements quotidiens, panser avec une poudre antiseptique (Du Castel).

℞ Nitrate d'argent .... 3 à 5 gr.
 Eau distillée .......  100 —

Appliquer sur le chancre un tampon de ouate imbibé de cette solution et l'y maintenir.

Utiliser enfin le *perchlorure de fer*, l'*acide pyrogallique*, le *salol camphré*, le *phénol camphré* et le *gaïacol*.

℞ Acide phénique........ 10 gr.
 Camphre..............  5 —
  (N'est pas caustique).

℞ Acide pyrogallique..... 10 gr.
 Amidon ou vaseline ... 40 —

**Après chaque application de caustique** : panser avec une *poudre antiseptique* : iodoforme, diiodoforme, xéroforme, iodol, aristol, dermatol, amyloforme, salol.

*L'iodoforme est le meilleur topique*, mais ne l'employer, à cause de son odeur pénétrante, que pendant la nuit et recourir, pendant le jour, aux autres poudres antiseptiques, ou bien le prescrire comme suit :

℞ Iodoforme............. 5 gr.
 Coumarine ...........  1 —

℞ Iodoforme............. 5 gr.
 Essence de roses...... V gout.

℞ Iodoforme............. 10 gr.
 Essence de néroli...... 50 cgr.
  — de menthe..... 10 —
  — de citron...... 20 —
 Teinture de benjoin,... 10 —

Panser ensuite avec la *pommade* suivante :

℞ Salol pulvérisé........ 3 gr.
 Xéroforme ...........  2 —
 Chlorhydrate de cocaïne 20 cgr.
 Vaseline.............. 30 gr.
    (Herzen).

**En cas de chancre compliqué de phimosis, de chancre du méat, de l'urètre ou de l'anus** : ne pas pratiquer de cautérisations ; appliquer des *poudres* et des *pommades antiseptiques*.

# CHARBON

TRAITEMENT GÉNÉRAL : soutenir les forces du malade ; quinquina, vin, alcool, café.

Intérieurement : donner X, XX à XXX gouttes de *teinture d'iode* par jour, dans de l'eau sucrée, ou bien :

℞ Iode.................. 1 gr.
 Iodure de potassium.... 2 —
 Eau distillée.......... 1 litre.

2 cuillerées à soupe toutes les 2 heures.

TRAITEMENT LOCAL : *excision large de la pustule maligne*,

suivie de cautérisation de la surface mise à nu.

*Extirpation de la pustule au thermocautère* avec débridement profond de tous les tissus œdématiés ; opérer largement, ne pas craindre les incisions longues et profondes.

*Injections antiseptiques* : le *sublimé* est peu maniable, préférer l'*acide phénique* à 1/2 p. 100, ou mieux employer une *solution iodo-iodurée* (iode, 1 g., iodure de potassium, 2 gr., eau, 1 litre) ou la *teinture d'iode* de 2 à 5 p. 100.

*Manuel opératoire* : au delà de la zone vésiculaire, à 2 cm. autour de l'induration, injecter la solution choisie, en des points assez rapprochés pour que les noyaux formés se touchent et se confondent. Injecter dans le tissu cellulaire sous-cutané, faire 6 à 10 injections, matin et soir, chaque fois plus excentriques.

Pratiquer aussi des injections iodées autour des ganglions engorgés.

TRAITEMENT MIXTE DE VERNEUIL : enlever la plaque et cautériser la surface cruentée ; puis larder l'aréole de pointes de feu profondes, jusque dans le tissu cellulaire.

En plus, injections iodées multiples dans la zone œdématiée.

# CHÉLOÏDE.

**Chez les scrofuleux** : administrer l'*arséniate de soude*, l'*huile de foie de morue*.

LOCALEMENT, employer à tour de rôle les quatre médications suivantes :

1º *Emplâtres*, appliqués pendant des mois : emplâtre de Vigo cum mercurio ; emplâtre à la résorcine ou à l'acide pyrogallique et surtout l'emplâtre à l'*acide chrysophanique* au 1/20, au 1/10, au 1/5, quand il est supporté

2º *Pulvérisations*, faites matin et soir pendant une demi-heure ou trois quarts d'heure chaque fois avec une *solution phéniquée* ou *résorcinée* à 1 p. 200 ou 1 p. 100 suivant la tolérance des téguments.

3º *Scarifications linéaires quadrillées*, répétées tous les huit jours et qui divisent la chéloïde dans sa totalité.

Dans l'intervalle des séances, appliquer un des emplâtres ci-dessus mentionnés.

4º *Electrolyse*. (Brocq.)

# CHLOASMA UTÉRIN.

Traiter l'affection utérine.

*Voilettes* épaisses, bleues ou vertes, chapeaux à larges bords.

Frictionner la peau avec le *savon mou de potasse*, jusqu'à ce qu'elle présente un certain degré d'irritation.

Mettre ensuite le soir, au

coucher, la pommade suivante :

2¢ Onguent de Vigo..... } āā 10 gr.
    Vaseline...........

L'étendre sur de la mousseline et recouvrir de taffetas gommé. Le matin, nettoyer la figure avec une solution chaude de *sublimé* à 1 p. 2000, à 1 p. 4000, et appliquer une *pommade inerte* (à l'oxyde de zinc, par exemple), pour dissimuler l'effet de la médication.

                   (Besnier).

**En cas de pigmentation peu marquée :** Lotions journalières avec une *solution de borax* (borax 15 gr., eau 250 gr.) qu'on laisse sécher sur la peau (Gaucher).

2¢ Borate de soude........    20 gr.
    Bichlorure de mercure..    1 —
    Alcoolat de lavande....    60 —
    Eau....................   250 —

Ou bien toucher les taches, matin et soir, avec un pinceau imbibé de la solution suivante :

2¢ Sublimé corrosif.......    1 gr.
    Sulfate de zinc....... }
    Acétate de plomb..... } āā 2 —
    Eau...................   250 —
    Alcool................    Q. S.

Employer cette solution pure ou étendue d'eau, suivant la susceptibilité de la peau (Hardy).

**Dans les cas rebelles :** recourir à l'application de *compresses imbibées d'une solution alcoolique de sublimé* à 1 p. 100, laissées en place pendant quelques heures (Kaposi). S'il se produit des phlyctènes, les percer avec une aiguille aseptique. Panser avec des poudres inertes.

Pratiquer enfin l'*écorchement*, moyen radical, mais douloureux (Unna et van Hoorn).

Conseiller les *douches sulfureuses chaudes*, principalement avec les eaux thermales naturelles.

Voy. *Ephélides.*

# CHLOROSE.

## (Voy. *Anémies*.)

### CAS ORDINAIRES.

Eviter les fatigues, la vie sédentaire, les veillées, les soirées, les bals, le séjour dans l'air confiné.

*Régime tonique et reconstituant.* Pas de vin, de café. de thé, de liqueurs, de bière. Préférer le lait au vin et aux liqueurs ; ne pas insister sur l'administration de vins fortifiants, ils déterminent souvent la dyspepsie.

*Promenade quotidienne, exercice en plein air.* Séjour à la *campagne* ou à la *montagne.*

Combattre la constipation, traiter la dyspepsie (acide chlorhydrique, pepsine), stimuler l'appétit.

Conseiller les *bains chauds* à 40° d'un quart d'heure de durée pris trois fois par semaine, suivis d'une *affusion froide très courte;* ou bien prescrire les frictions quotidiennes au *drap mouillé,* au sortir du lit, ou encore les *douches en jet brisé* de 18° à 10° et 9°.

Recommander les *bains de mer,* si le malade n'est pas trop impressionnable, nisurtout trop excitable.

Administrer les *préparations*

*ferrugineuses* : fer réduit, oxyde de fer, éthiops minéral, safran de mars apéritif, sous-carbonate de fer, pilules de Vallet, pilules de Blaud, iodure de fer, pilules de Blancard, tartrate ferricopotassique, boules de mars, citrate de fer, lactate de fer, pyrophosphate de fer, protoxalate de fer, albuminate de fer, peptonates de fer.

℞ Fer réduit........... 10 à 20 cgr.
   Pour 1 cachet : 2 cachets par jour.
                (Grasset).

℞ Protoxalate de fer.... 10 à 20 cgr.
   Pour 1 cachet : 1 cachet au commencement de chaque repas (Hayem).

En même temps administrer les cachets suivants :

℞ Phosphate de chaux.. )
  Chlorure de sodium... ) $\tilde{a}\tilde{a}$ 50 cgr.
   Pour 1 cachet : 1 à 2 cachets après le repas.

Ou bien :

℞ Protoxalate de fer... 10 à 20 cgr.
  Phosphate de chaux..     25 —
   Pour 1 cachet à prendre au commencement de chaque repas (Hayem).

℞ Fer réduit............... 15 cgr.
  Sulfate de quinine.......   5 —
  Extrait de quinquina.....  Q. S.
   Pour 1 pilule : 3 pilules par jour (Herzen).

℞ Lactate de fer.......... )
  Poudre de rhubarbe..... } $\tilde{a}\tilde{a}$ 3 gr.
  Aloès................. )
   Pour 100 pilules : 4 pilules par jour.

℞ Protoxalate de fer.... )
  Poudre de colombo ... | $\tilde{a}\tilde{a}$ 10 cgr.
  Excipient et glycérine...  Q. S.
   Pour 1 pilule : 2 à 4 pilules par jour.

℞ Citrate de fer............  10 gr.
  Teinture de noix vomique.  5 —
  Sirop d'écorces d'oranges
    amères ...............  385 —
   2 cuillerées par jour.

     Herzen.

Prescrire la *poudre de sang desséchée*, l'*hémoglobine*, l'*oxy-hémoglobine*.

**En cas d'anorexie, de gastralgies, de constipation opiniâtre ou de dyspepsie** (hyper ou hypochlorhydrie, dilatation d'estomac, ulcère gastrique) : traiter la constipation et la dyspepsie ; ne pas donner le fer par la voie stomacale et recourir aux *injections sous-cutanées de citrate de fer ammoniacal*, seul ou associé à l'arséniate de soude.

℞ Citrate de fer ammoniacal.  2 gr.
  Eau stérilisée.......... )
  — de laurier-cerise... ) $\tilde{a}\tilde{a}$ 10 —
   Injecter 1 à 2 seringues de Pravaz par jour (injections profondes).

℞ Citrate de fer ammoniacal.  5 gr.
  Arséniate de soude.......  5 cgr.
  Eau stérilisée. Q. S. p ....  50 c. c.
   Injecter progressivement de 1/2 à 1 seringue de Pravaz par jour, pratiquer 30 à 40 injections.

℞ Citrate de fer ammoniacal.  5 gr.
  Arséniate de soude...... )
  Strychnine pure ........ } $\tilde{a}\tilde{a}$ 5 cgr.
  Eau stérilisée..... Q. S. p. 50 c. c.
   Injecter progressivement de 1/2 à 1 seringue par jour ; dans les cas graves jusqu'à 2 c. c. dans les 24 heures ; pratiquer de 35 à 40 injections, de préférence dans la région deltoïdienne ou fessière (Herzen).

**Chez les surmenés** : beaucoup de *repos*, peu de fer.
**Dans les cas de chlorose accompagnés de névralgies** : prescrire l'*arsenic* seul ou associé au fer.

℞ Lactate de fer...,......  5 cgr.
  Acide arsénieux.........  1 mgr.
  Excipient..............  Q. S.
   Pour 1 pilule : 1 à 2 pilules à la fois ; 6 à 8 par jour.

                      7.

℞ Liqueur de Fowler.....  ⎫
    Tartrate ferrico-potas- ⎬ ãã 10 gr.
    sique.............. ⎭

X à XV gouttes progressivement selon l'âge du malade avant chaque repas.

## Dans les cas rebelles au fer : essayer le *manganèse*.

℞ Carbonate de manganèse... 10 gr.
    Extrait de gentiane........ Q. S

Pour 100 pilules : 2 à 4 pilules par jour (Potain).

℞ Sulfate ferreux......... ⎫
    —    manganeux...... ⎬ ãã 4 gr.
    Extrait de gentiane....... Q. S.

Pour 120 pilules : 2 à 4 pilules par jour.

### CAS GRAVES.

*Repos* au lit pendant 2 à 3 semaines, alimentation tonique et reconstituante, *lait, viande crue hachée* ou *râpée.* Champagne.

Injections sous-cutanées de *citrate de fer ammoniacal associé à l'arséniate de soude et à la strychnine.*

Inhalations *d'oxygène.* Bains *d'air comprimé.*

## En cas de tendance permanente aux lipothimies :

Prescrire le *sulfate de spartéine,* à la dose de 5 à 10 centigr. par jour.

EAUX MINÉRALES.

*Stations thermales ferrugineuses :* Forges-les-Eaux, Bauche, Bussang, Reinlaigue, Pyrmont, Schwalbach en Allemagne, Spa en Belgique.

*Stations thermales arsenicales :* La Bourboule ; *chlorurées :* Salies, Salins ; *sulfureuses :* Barèges, Luchon, Saint-Sauveur, Saint-Gervais, Saint-Honoré, Uriage.

# CHOLÉRA

## Au début, contre la diarrhée prémonitoire : prescrire le *calomel* à la dose de 10 à 20 cgr., répétée toutes les 2 heures.

℞ Calomel..... 10 à 15 cgr.

Pour 1 poudre   n° 6. Prendre une poudre toutes les 2 heures.

Ou bien, faire prendre une forte dose de calomel, 30 à 60 cgr. et prescrire ensuite des petites doses (2 à 5 cgr.) de ce même médicament, répétées toutes les deux heures, en l'associant aux *antiseptiques intestinaux* (salol, bétol, benzonaphtol) et au *laudanum,* à l'*élixir parégorique* ou à la *poudre d'opium.*

℞ Teinture éthérée de
    valériane.......... 10 gr.
    Laudanum de Syden- ⎫
    ham............ ⎬ ãã 6 —
    Alcoolat de mélisse.. ⎭
    Essence de menthe anglaise............. X gouttes.

Ne pas filtrer et agiter avant de s'en servir.

XXV à XXX gouttes après chaque garde-robe, dans une cuillerée à soupe d'eau sucrée (Lereboullet).

Ou encore :

℞ Teinture de quinquina ⎫
    composée.......... ⎬ ãã 15 gr.
    Liqueur d'Hoffmann.. ⎭
    Chlorhydrate de quinine... 4 —
    Acide chlorhydrique dilué.. 2 —
    Teinture thébaïque....... 4 —
    Huile essentielle de menthe
    poivrée............... X gtt.

X gouttes toutes les 2 heures (Botkin).

Pratiquer des *irrigations intestinales antiseptiques* avec le tube de Faucher : eau boriquée à 2 p. 100, thymol à 1 p. 1000.

Donner, dès le début, l'*acide lactique* associé au *laudanum* (1 gr.) ou à l'*élixir parégorique* (3 à 4 gr.).

℞ Acide lactique........ 10 à 15 gr.
   Sirop de sucre....... 200 —
   Eau. bouillie......... 800 —

Un ou deux litres dans les 24 heures, par verres (Hayem).

℞ Acide lact'que........ 10 à 15 gr.
   Sirop de sucre........ 90 —
   Alcoolat d'orange ou de
     citron.............. 2 —
   Eau bouillie.......... 1000 —

Par verres, toutes les heures ; additionner cette potion de 3 à 4 gr. d'élixir parégorique, surtout si les évacuations sont fréquentes. (Dujardin-Beaumetz).

*Isoler* le malade dans une chambre à 18° ; lui faire prendre du thé, du café, des boissons alcooliques.

*Désinfection* des vases avec une solution de sulfate de cuivre à 5 p. 100, et de la literie et des linges avec une solution de sublimé à 1 p. 1000.

**Contre la soif et les vomissements :** prescrire la *glace* par petits morceaux, les *boissons glacées* (eau de Seltz ou eau de Vichy glacée, champagne frappé).

Donner l'*éther*, l'*eau chloroformée*, le *menthol* (50 cgr. à 1 gr., dans une potion alcoolisée), le *chlorhydrate de cocaïne* à petites doses (2 à 4 cgr).

℞ Menthol............. 1 gr.
   Chloroforme......... 2 —
   Alcool à 90°......... 25 —
   Teinture d'opium..... 5 —

X gouttes, plusieurs fois par jour (Herzen).

℞ Laudanum de Sydenham.. XVgtt.
   Ether sulfurique......... 4 gr.
   Eau de fleurs d'oranger ⎰ ãã 30 —
   Sirop de limons....... ⎱
   Eau de tilleul........... 90 —

Par cuillerées à soupe, toutes les heures (C. Paul).

Au besoin, pratiquer le *lavage de l'estomac* avec une solution d'acide lactique à 2 ou 3 p. 100.

**En cas d'algidité :** administrer des *boissons chaudes alcoolisées* (thé au rhum) ; donner des *bains chauds* (un bain à 40°, toutes les deux heures) ; pratiquer des *frictions alcooliques* ; faire mettre des *briques chaudes* aux pieds.

Prescrire des potions à l'*acétate d'ammoniaque*, à l'*éther*.

**Contre la diarrhée :** ne pas prescrire le *laudanum* (il favorise le collapsus).

Employer l'*acide lactique*, en en abaissant progressivement la dose : 15, 10 et même 5 gr. pour 1000 gr. d'eau (Galliard).

Recourir à l'*entéroclyse*, pratiquée au moyen du tube de Faucher introduit aussi haut que possible dans l'intestin.

Se servir de l'une des solutions suivantes :

℞ Eau bouillie à 38° ou 40° 2 lit.
   Acide tannique........ 8 à 10 gr.
   Gomme arabique....... 50 —
   Laudanum de Sydenham XX à L gtt.
         (Cantani).

ou mieux :

℞ Acide tannique....... 10 à 20 gr.
   Teinture d'opium...... 2 —
   Infusion de camomille. 2 lit.

Injecter au moins à 38°.

**Contre les crampes musculaires :** *frictions alcoolisées* énergiques et *bains chauds* pro-

*longés* (40°), donnés toutes les 2 heures.

**Contre l'adynamie :** prescrire les *boissons alcooliques* (cognac, rhum, champagne) et les *stimulants diffusibles* (acétate ou carbonate d'ammoniaque, éther, musc).

℞ Carbonate d'ammoniaque    3 gr.
Teinture de musc.......    2 à 4 —
    —    de cannelle .....    10 —
Hydrolat de camomille...    150 —
Sirop d'écorces d'oranges
    amères ..............    30 —

1 cuillerée à bouche, de demi-heure en demi-heure.

℞ Ether sulfurique.......    2 gr.
Teinture de cannelle...    10 —
Alcoolat de mélisse |
Cognac .......... | ãã 20 —
Acétate d'ammoniaque .    10 —
Eau distillée de menthe    80 —
Sirop d'écorces d'oranges
    amères..............    30 —

1 cuillerée à bouche, de demi-heure en demi-heure (Herzen).

Pratiquer, au besoin, des injections de *caféine*, *d'éther*, de *camphre*, de *musc*, de *strychnine*.

℞ Camphre..................    1 gr.
Ether sulfurique............    2 —
Huile d'olives stérilisée......
                    Q. S. p. 10 cc.

Injecter 1 à 2 c. c. à la fois.

℞ Camphre.............    1 gr.
Ether sulfurique.......    10 cc.

Injecter 2 à 4 seringues de Pravaz par jour.

℞ Teinture éthérée de musc    20 cc.
Sulfate de strychnine ...    20 mgr.

Injecter 2 à 4 seringues dans les 24 heures (Herzen).

**En cas de dyspnée :** conseiller les *inhalations d'oxygène*.

**Contre les phénomènes de déshydratation des tissus :** pratiquer la *transfusion saline intra-veineuse* et la *transfusion hypodermique* (hypodermoclyse) de *sérum artificiel*.

℞ Eau distillée ...........    1 litre.
Chlorure de sodium.......    5 gr.
Sulfate de soude........    10 —
                    (Hayem).

Pratiquer la transfusion veineuse dans une veine du pli du coude ou bien dans la saphène ; injecter lentement de 1500 à 2000 centimètres cubes, à la température de 38°, à l'aide d'un récipient muni d'un tube de caoutchouc terminé par une aiguille creuse et que l'on élève de 50 cm. à 1 mètre au dessus du plan du lit.

Répéter la transfusion toutes les 6, 12 ou même toutes les 24 heures, selon le cas.

Pratiquer les *injections sous-cutanées de sérum artificiel*, soit à la partie antérieure des cuisses, sous la peau du ventre ou dans la région interscapulaire. Injecter 400 à 800 cm. cubes de sérum artificiel à la température de 38°; masser légèrement la région pendant toute la durée de l'injection et répéter cette transfusion 2 à 4 fois dans les 24 heures, selon le besoin.

**S'il existe des symptômes d'urémie :** recourir à la *saignée* (200 gr.), pratiquée immédiatement après une injection intraveineuse.

**Contre le collapsus :** recourir aux *injections de sérum artificiel* soit intraveineuses, soit sous-cutanées. Pratiquer en plus des injections de *caféine*, *d'éther*, d'*éther camphré* à 1 ou 2 p. 100, et donner des *bains* *chauds* à 40°, toutes les 2 heures, ou des *bains sinapisés*.

**Si la réaction se produit :** administrer ·l'*alcool*, prescrire la *caféine* et la *strychnine*.

**Pendant la convalescence :** insister sur le *régime lacté exclusif*, puis permettre les œufs et les viandes blanches.

Administrer les *antiseptiques intestinaux :*

℞  Benzonaphtol........ ⎞ āā 50 cgr.
    Benzoate de bismuth . ⎠

Pour 1 cachet, à prendre après les repas (Grasset).

Prescrire les *toniques* : noix vomique, strychnine, glycérophosphates, kola, coca.

Traiter la neurasthénie post-cholérique par l'hydrothérapie (Grasset).

## C. INFANTILE.

Voy. *Diarrhée cholériforme.*

# CHORÉES

## C. DE SYDENHAM.
### Cas légers.

Imposer le *repos* et défendre le travail intellectuel. Vie calme, isolée et régulière, au grand air, à la *campagne*. Alimentation légère : conseiller le lait, les œufs, les viandes grillées, les légumes verts, les graisses.

HYDROTHÉRAPIE : si l'enfant a plus de 7 ans, donner la *douche froide en forme de jet brisé* appliqué sur tout le corps et d'une durée de 1/4 de minute au plus. Ou bien : *douche froide en jet sur la colonne vertébrale*, en pluie sur les épaules, le tout d'une durée de 1/4 de minute.

Les pratiques hydrothérapiques sont contre-indiquées par le rhumatisme ou les complications cardiaques ; prescrire alors les *bains sulfureux*, pris tous les 2 jours, d'une demie à une heure de durée.

Chez les enfants âgés de moins de 7 ans, s'en tenir soit aux *lotions à l'éponge* à l'eau salée, soit à l'*enveloppement dans le drap mouillé* ; prendre pour cela de l'eau très froide (9° à 10°), y tremper un drap, l'exprimer, et envelopper le malade jusqu'au cou en pratiquant, par-dessus le drap, des frictions énergiques. Quand le patient est bien réchauffé, l'enrouler dans plusieurs couvertures, le laisser ainsi 25 à 30 minutes ; activer la réaction en mettant des boules d'eau chaude aux pieds. Répéter l'opération 2 fois par jour.

En même temps, recommander la *gymnastique suédoise, cadencée et rythmée*.

Ne pas insister sur l'application de ventouses sèches à la nuque ; recourir aux *pulvérisations d'éther* ou de *chlorure de méthyle* le long de la colonne vertébrale.

Employer l'*électricité* sous différentes formes : faradisation, galvanisation, franklinisation (P. Blocq).

Si l'enfant est chlorotique, prescrire le *protoxalate de fer*, ou mieux, pratiquer des *injec-*

*tions profondes de fer et d'arsenic :*

℞ Citrate de fer ammoniacal. 1 gr. 50
Arséniate de soude.. 15 à 20 mgr.
Eau stérilisée... Q. S. p. 20 c. c.

Injecter progressivement 1/4 à 1 seringue par jour, pratiquer 30 à 40 injections (Herzen).

### Cas de moyenne intensité.

Administrer méthodiquement les différents médicaments suivants : *salicylate de soude, arsenic* et *antipyrine.*

Prescrire le *salicylate de soude* dans les cas d'origine rhumatismale ; autrement préférer l'arsenic et l'antipyrine.

Donner la *liqueur de Fowler* en commençant par IV gouttes par jour, augmenter d'une goutte par jour jusqu'à X et XX gouttes.

Si, à ce moment, apparaissent des troubles intestinaux, suspendre pendant 2 à 3 jours, pour reprendre ensuite à la dose atteinte au moment de l'apparition des accidents et augmenter d'une goutte par jour jusqu'aux doses de XVIII à XX gouttes par jour. Continuer à ces doses ; cesser de temps en temps la médication, s'il survient des accidents.

Prescrire de préférence l'*acide arsénieux,* qui est plus actif que l'arséniate de soude, faire prendre la *liqueur de Boudin* ou solution d'acide arsénieux à 1 p. 1000, à doses progressivement croissantes : commencer par donner 4 grammes de liqueur incorporée dans une potion de 125 grammes, à prendre dans la journée. Augmenter cette dose initiale de 2 grammes par jour, jusqu'à ce que l'intolérance se produise, sans toutefois dépasser 30 milligrammes d'acide arsénieux, c'est-à-dire 30 grammes de liqueur de Boudin. En cas d'intolérance, abaisser la dose : une diminution de 4 grammes de liqueur suffit ordinairement pour faire cesser l'intolérance. Ces symptômes disparus, reprendre la marche ascendante de la médication.

Une fois la guérison survenue, ne pas interrompre brutalement l'administration de l'acide arsénieux, mais diminuer la dose de 4 grammes environ par jour, pour arriver progressivement à la suppression complète de la médication.

Cette médication exige une surveillance très étroite (Marfan).

Ou bien prescrire :

℞ Acide arsénieux.... 10 cgr.
Eau distillée ...... 100 gr.

A prendre : de une demi-cuillerée à café à sept cuillerées à café par jour (Filatow).

La dose maxima est donc de trois cuillerées à café et demie (14 grammes de la solution) jusqu'à l'âge de dix ans, et de sept cuillerées à café (28 grammes de la solution) pour les enfants plus âgés.

Si l'usage interne de l'arsenic n'est pas toléré, recourir aux *injections sous-cutanées de liqueur de Fowler pure,* à la dose de 0cc,25 à 0cc,50 (Filatow).

**En cas d'échec avec l'arsenic** : employer l'*antipyrine.*

℞ Antipyrine............  10 à 20 gr.
  Sirop de fleurs d'oran-
      ger...............  100 cc.
  Eau de tilleul........  200  —

, 2 à 3 cuillerées à café par jour (Grasset).

℞ Antipyrine.........  3 à 4 gr.
  Julep gommeux.....  120  —

1 cuillerée à soupe de 2 en 2 heures (Legroux).

Débuter, chez les enfants de 6 à 15 ans, par la dose quotidienne minima de 3 grammes, augmenter les doses jusqu'à 4, 5 et 6 grammes par jour, suivant les âges. Si la dose de 5 à 6 grammes, prise pendant 3 semaines, ne produit pas d'amélioration, ne pas compter, dans le cas particulier, sur ce médicament (Legroux).

Compléter le traitement par l'antipyrine, par l'arsenic ou par l'usage d'un *hypnotique*.

Prescrire le *chloral* à la dose de 75 cgr. à 2 gr., le soir, vers 9 heures.

S'il existe une affection cardiaque, administrer une potion au *bromure de potassium* additionnée d'une petite dose d'*opium*.

℞ Paraldéhyde......  4 gr.
  Sirop de limon....  30  —
  Eau de tilleul.....  70  —

A prendre en 2 fois, le soir avant de se coucher.

℞ Sulfonal.........  30 cgr.

Pour 1 cachet : 2 à 4 cachets le soir et avaler une gorgée d'eau après chaque prise.

MÉDICATIONS DIVERSES :

*Chloral*, à la dose de 1 gr. à 1 gr. 75, suivant l'âge et la force des sujets, à prendre dans la journée, à la fin des trois principaux repas, dans du sirop (Joffroy).

*Exalgine* à la dose de 20 cgr., trois fois par jour.

*Bromure de potassium*, à la dose de 2 à 4 grammes par jour, suivant l'âge.

*Valérianate de zinc, bromure de camphre, extrait de valériane, extrait de belladone, extrait de castoréum, extrait de jusquiame et extrait thébaïque*, associés entre eux.

Injections de *chlorhydrate d'hyoscine* : 1/4 à 1 mgr. par seringue de Pravaz ; injections de *morphine*, 2 à 5 mgr. à la fois

**En cas de chorée à forme typhoïde** : recourir à la *balnéation froide* (Marfan).

**Pendant la convalescence** : prescrire la *gymnastique*, les *bains sulfureux* pris tous les jours à une température de 35° et d'une durée de dix minutes.

Conseiller de faire deux fois par jour, une séance de *mouvements rythmés*, d'abord partiels, puis d'ensemble, faits au commandement ; séances courtes pour ne pas provoquer la fatigue.

**C. CHRONIQUE DES ADULTES ET DES VIEILLARDS.**

Les médicaments usuels échouent habituellement.

*Intérieurement* : bromures, antipyrine, arsenicaux, ferrugineux. Injections sous-cutanées d'hyoscine et de duboisine.

*Extérieurement* : pointes de feu, ventouses sèches, teinture d'iode, sur la nuque ; stypage de la colonne vertébrale (P. Blocq).

**C. DES FEMMES ENCEINTES.**

Rechercher l'hystérie et, si elle existe, instituer le traitement général de cette névrose (Gilles de la Tourette).

Prescrire un *traitement tonique et sédatif*.

Administrer le *chloral*, de telle sorte que la malade soit plongée dans un sommeil continuel ; réveiller la malade au moment des repas.

> ℞ Chloral .......... 6 à 8 gr.
> Sirop simple...... 30 —
> Essence de menthe II gouttes
> Eau ............. 90 gr.

A prendre dans les 24 heures (Pinard).

Prescrire le *bromure de potassium*, l'*antipyrine*, l'*arsenic*.

> ℞ Antipyrine.......... ⎱ āā 1 gr.
> Bromure de potassium ⎰

Pour 1 cachet : 4 cachets dans les 24 heures (G. Sée).

Essayer l'*opium*, l'*hyosciamine*, recourir aussi à l'*hydrothérapie* sous forme de bains tièdes prolongés, d'applications du drap mouillé, de douches.

**Dans les cas graves** avec insomnie persistante : *Dilatation digitale du col; accouchement provoqué.*

**C. MOLLE.**

S'abstenir de mesures thérapeutiques excessives.

*Médication tonique et antispasmodique*, usitée contre la chorée vulgaire.

*Electrisation faradique* (P. Blocq).

**C. FAUSSE ÉLECTRIQUE.**

*Electrisation galvanique* : un des électrodes sur le rachis, l'autre successivement promené sur les membres affectés.

La valériane, la belladone, les bromures sont peu efficaces.

Pratiquer des injections d'*hyoscine* ou de *cocaïne*, méthodiquement employées, à doses extrêmement faibles.

Recourir à l'*émétique* :

> ℞ Tartre stibié .......... 5 cgr.

A prendre le matin à jeun dans un peu d'eau sucrée, pour un enfant de 8 à 10 ans, faire suivre cette prise de quelques gorgées d'eau chaude.

**C. SALTATOIRE.**

Voy. *Hystérie*.

# CHUTE DU RECTUM.

**Chez les enfants.**

Combattre la cause : diarrhée, constipation, oxyures, polypes, atonie intestinale.

En cas de constipation, prescrire des *lavements froids* quotidiens.

Conseiller au malade d'*aller à la selle assis sur un siège élevé*, de façon que ses pieds ne touchent pas le sol. Ou bien, prescrire le *décubitus latéral ou dorsal* au moment de la défécation.

Traiter le rachitisme, s'il existe. Donner les *toniques* (huile de foie de morue, sirop d'iodure de fer, sirop iodo-tannique, fer, phosphore, phosphates).

Réveiller la contractilité du sphincter anal par des *lotions froides* à 10° ou 15°, ou par des *lavements froids,* pris tous les jours, ou encore par l'introduction de petits morceaux *de glace* dans l'anus.

Appliquer le soir un *suppositoire astringent :*

♃ Extrait de ratanhia.... ⎫ ãã 1 gr.
　 Tannin................. ⎭
　 Beurre de cacao........    2 —
　 Pour 1 suppositoire.

Administrer le *sulfate de strychnine*, comme excito-moteur.

Essayer l'*électrisation*, ou bien faire au voisinage de l'anus des *injections profondes d'ergotine :*

♃ Ergotine................. 2 gr.
　 Hydrolat de laurier-cerise... 10 —
　 Injecter 1/2 seringue de Pravaz, par jour (Vidal).

Préférer les *injections d'alcool absolu :* enfoncer l'index profondément dans le rectum, pour guider à distance l'aiguille de Pravaz plongée à fond parallèlement au rectum, en dehors de ses tuniques.

Pratiquer deux à trois injections par séance; répéter éventuellement cette intervention avec ou sans anesthésie générale (Mayor, Roux).

Recourir à la *réduction* de la tumeur chaque fois que cela sera nécessaire : mettre le malade dans l'attitude génu-pectorale ou le coucher dans le décubitus latéral, enduire le bourrelet de vaseline, et avec un linge fin également vaseliné presser doucement en refoulant vers l'anus. Maintenir la réduction à l'aide d'un tampon de ouate fixé par un bandage en T.

**Chez l'adulte.**

Traitement général tonique et reconstituant.

Injections profondes de citrate de fer ammoniacal associé à l'arséniate de soude et à la strychnine.

Traitement hygiénique et diététique des hémorroïdes.

Pratiquer, selon le cas, la *résection du prolapsus* avec abaissement de la muqueuse rectale que l'on suture à la peau, ou la *rectococcypexie.*

## CHUTE DE L'UTÉRUS.

(Voy. *Prolapsus utérin.*)

## CIRRHOSES.

**C. ALCOOLIQUE (VEINEUSE) DU FOIE** (*atrophique* et *hypertrophique*).

Régime : Proscrire absolument l'alcool, le vin, la bière, le cidre. Ne permettre comme boissons que le lait écrémé, les eaux alcalines (Vichy, Vals) et amères, le café léger.

Peu ou pas de viandes, pas

de graisses ; *régime lacté absolu* (le lait doit être écrémé) ou *régime mixte* comprenant les aliments peu aptes à la production de toxines intestinales, comme les œufs, les purées de haricots, de lentilles, les soupes d'orge, d'avoine (Chauffard).

Si le cas n'est pas grave, permettre les viandes blanches, les poissons légers, les crèmes, les fromages frais, les légumes verts cuits et les fruits cuits.

Aider à la digestion du lait par l'emploi des *alcalins* : bicarbonate de soude (4 gr. par litre), eaux alcalines naturelles (Vichy-Hôpital, Vals, Pougues), eau de chaux, ou bien prescrire :

℞ Pepsine................ )
Pancréatine............ } ãã 4 gr.
Bicarbonate de soude ... )

Pour 20 cachets, 3 à 4 cachets par jour (Huchard).

Ajouter enfin de la *magnésie* et du *charbon* au lait, s'il y a dyspepsie flatulente.

Ne pas prescrire d'élixirs, de vins médicamenteux toniques ou diurétiques (vin diurétique de Trousseau ou de la Charité) ; la suppression de l'alcool doit être radicale, complète, absolue.

**Contre la sensation de tension douloureuse à l'hypochondre,** faire appliquer de *grands cataplasmes chauds* ou quelques *ventouses scarifiées*.

**Au moment des poussées aiguës :** recourir à la *révulsion* (vésicatoire, pointes de feu), ou aux *émissions sanguines* locales et administrer les *purgatifs salins* (voy. *Congestion du foie*.)

S'il y a ictère, vomissements, langue saburrale, donner un *vomitif* : ipéca (Debove).

**Contre la sclérose hépatique :** *Révulsion* au moyen de sangsues, de ventouses scarifiées ou de vésicatoire.

Prescrire pendant longtemps l'*iodure de potassium* à la dose de 50 cgr. à 1 gr. par jour, ou le *peptoniode*, qui n'irrite pas la muqueuse stomacale (soluté concentré, dont chaque centimètre cube représente 5 centigr. d'iode, à la dose de 2 à 4 centimètres cubes par jour.)

℞ Iodure de potassium.. )
Eau................ } ãã 15 gr.

V à XL gouttes, progressivement.

Préférer le *calomel*, à la dose de 1 à 2 centigr., pris le matin pendant 10 à 20 jours consécutifs, ou à la dose de 3 à 5 centigr. tous les deux jours, en y joignant l'usage du chlorate de potasse et l'antisepsie buccale.

Donner, toutes les semaines, un *purgatif* : eau de vie allemande ou calomel associé à la gomme-gutte.

℞ Calomel............. 30 à 50 cgr.
Gomme-gutte......... 15 à 20 —

Pour 1 paquet, à prendre le matin à jeun (Herzen).

Conseiller l'*hydrothérapie* : douche hépatique froide prise tous les jours, d'une durée de quelques secondes.

Recourir enfin à l'*opothérapie hépatique*.

**Contre l'ascite :** *Régime lacté* en coupant le lait, s'il est mal toléré, avec de l'eau de Vichy ou de Vals ; administrer les *diurétiques*, pendant des se-

maines et les *purgatifs drasti-*
*ques* (eau de vie allemande, à
petites doses, calomel combiné
à la gomme-gutte).

℞ Baies de genièvre........  10 gr.
 Faire infuser dans :
  Eau bouillante..........  500 —
 Ajouter :
  Nitrate de potasse..... ⎫ ãã 2 —
  Acétate de potasse..... ⎭
  Oxymel scillitique.......  30 —
  Sirop de cinq racines....  35 —
A prendre dans la journée, en 4 fois
(Millard).

℞ Poudre de scille......  10 cgr.
 Extrait de scille ......  5 —
Pour 1 pilule, 4 pilules par jour
(Grasset).

℞ Théobromine............. 50 cgr.
 Phosphate neutre de soude.  25 —
Pour 1 cachet, 4 à 5 cachets par jour,
pendant 10 jours consécutifs (Grasset).

℞ Théobromine........... 3 à 4 gr.
 Sirop de menthe........  20 —
 Eau distillée..........  100 —
Par cuillerées, dans la journée.

Voy. *Ascite, Anasarque.*
Pratiquer la *ponction évacua-*
*trice* chez les malades relativement vigoureux, avant que la
distension de l'abdomen soit
excessive ; ne la renouveler que
si le liquide se reforme après 3
à 4 semaines.
*Cures hydrominérales :* s'en
abstenir.

## C. BILIAIRE.

Proscrire l'alcool, tout surmenage physique ou vénérien,
éviter toute action du froid
humide.
Instituer l'*antisepsie intesti-*
*nale permanente* (salol, 4 gr.,
salophène) :

℞ Benzonaphtol........ ⎫ ãã 20 cgr.
 Salol................. ⎭
Pour 1 cachet : 6 à 10 cachets par
jour.

*Régime lacté absolu* ou *mitigé.*
Faire prendre de préférence
des œufs, des purées de lentilles,
de haricots, de féculents.
Prescrire le *calomel à doses*
*minimes* (Chauffard.)
Voy. *Cirrhose alcoolique,*
*Ictère chronique.*
*Cures hydro-minérales :*
Saint-Nectaire, Chatel-Guyon,
Carlsbad, Vichy.

## C. CALCULEUSE.

Désenclaver le calcul, rétablir
la perméabilité biliaire, éviter
la rétention biliaire, soit en établissant une *fistule biliaire ex-*
*terne,* soit en abouchant directement le fond de la vésicule
dans l'intestin par la *cholécys-*
*tentérostomie* (Tuffier).
Essayer avant tout le traitement par *l'huile.*
Voy. *Colique hépatique.*

## C. CARDIAQUE.

Voy. *Asystolie, Congestion*
*passive du foie, Insuffisances et*
*Rétrécissements valvulaires.*

## C. GRAISSEUSE (aiguë ou su-
baiguë).

Combattre la cause : alcoolisme, tuberculose.
*Régime* et *traitement médica-*
*menteux* de la cirrhose alcoolique.

## C. PIGMENTAIRE PALUDÉENNE.

*Traiter l'impaludisme chro-*
*nique* (voy. *Fièvres intermit-*
*tentes).*

Administrer l'*iodure de potassium* et le *calomel* à petites doses.

*Régime* de la cirrhose alcoolique.

## C. SYPHILITIQUE.

**Chez le nouveau-né et chez l'enfant :** *traitement spécifique* intensif, mixte et prolongé par l'*iodure de potassium* à 1 ou 2 gr. par jour et l'*onguent napolitain*, 2 à 3 gr. en frictions.

**Chez l'adulte :** frictions mer-curielles avec ménagement, *iodure de potassium* à doses moyennes (2 gr. par jour) ; *régime lacté* (Chauffard).

## C. TUBERCULEUSE.

Traitement général hygiénique et médicamenteux de la phtisie.

*Régime* de la cirrhose alcoolique.

Traitement symptomatique de la douleur, de l'ascite.

# COCCYGODYNIE

Traiter l'hystérie ou la neurasthénie, lorsqu'elles existent.

Recourir au traitement des névralgies : *antipyrine, exalgine* (25 à 30 cgr., deux à trois fois par jour), *phénacétine*.

Prescrire des *suppositoires calmants :*

    ℞ Extrait de belladone... 1 cgr.
       —      d'opium....... 5 —
       Beurre de cacao...... 4 gr.

Pour 1 suppositoire : 2 par jour (Auvard).

Appliquer des *pointes de feu.*
Conseiller l'*électrisation faradique.*

**Dans les cas rebelles :** pratiquer des *myotomies*, des *ténotomies* ou l'*extirpation* du coccyx.

# CŒUR

## (Maladies du)

Voy. *Artério-Sclérose, Artérite, Asystolie, Endocardites, Insuffisances et Rétrécissements valvulaires, Myocardises, Palpitations.*

# COLIQUES

## C. HÉPATIQUES.

**Si la crise est imminente :** donner le *salicylate de soude*, à la dose de 3 gr. par jour, surtout dans le cas d'infection angiocholitique (Chauffard).

Prescrire aussi le *salol*, le *salophène* et le *salicylate de méthyle.*

Recourir à l'administration de l'*huile d'olives* à la dose de 150 à 400 gr.

℞ Huile d'olives... 200 à 400 gr.
   Cognac.......... 25 —
   Jaune d'œuf.... nº II
   Menthol........ 50 cgr.

A prendre en 2 fois à une demi-heure d'intervalle (Chauffard, Dupré).

En même temps, prescrire 6 à 12 capsules d'*éther amylvalérianique* par jour, pour émousser la sensibilité morbide des voies biliaires.

**Lorsque la crise éclate :** faire appliquer des *cataplasmes laudanisés*, des *linges chauds* ou la *vessie de glace*.

Donner, s'il n'y a pas de vomissements, l'*antipyrine* à la dose de 1 gr., répétée trois fois dans la journée et faire prendre, surtout en cas de vomissements, des *lavements laudanisés* ou *chloralés*.

℞ Hydrate de chloral... 3 gr.
   Eau de camomille.... 100 —
   Sirop de morphine... 20 —

1 cuillerée à soupe tous les 1/4 d'heure jusqu'à effet.

℞ Laudanum de Sydenham
           XV à XXV gouttes.
   Eau tiède............ 60 gr.

Pour 1 lavement : 2 lavements par jour.

℞ Hydrate de chloral.. 2 à 4 gr.
   Lait................ 200 —
   Jaune d'œuf........ nº I.

Pour 1 lavement (Dujardin-Beaumetz).

℞ Antipyrine............ 1 gr. à 1,50
   Laudanum de Sydenham   XV gtt.
   Eau tiède............ 60 gr.

Pour 1 lavement : 3 lavements par jour (Herzen).

Ou bien, ordonner des *suppositoires calmants* :

℞ Extrait de belladone... 2 cgr.
    —   d'opium....... 3 —
   Beurre de cacao....... 4 gr.

Pour 1 suppositoire : 2 par jour.

Conseiller les *bains chauds prolongés* à 34º.

Prescrire l'*huile d'olives anisée* à la dose de 200 grammes.

**Si la douleur est très vive :** pratiquer des injections de *morphine* à la dose de 1 cgr., mais ne pas abuser de ce médicament pour éviter de prolonger la crise.

Associer la morphine à l'atropine :

℞ Chlorhydrate de morphine 10 cgr.
   Sulfate neutre d'atropine. 5 mgr.
   Eau de laurier-cerise.... 10 c. c.

Injecter 2 à 4 seringues de Pravaz dans les 24 heures (Dujardin-Beaumetz).

Recourir aussi aux inhalations d'une petite quantité de *chloroforme* et d'*éther* :

℞ Alcool ................ 4 gr.
   Chloroforme.......... 8 —
   Ether sulfurique....... 12 —

Inhaler X à XX gouttes versées sur le mouchoir.

**En cas de vomissements :** *glace, champagne, potion de Rivière*, etc.

**En cas de fièvre et de phénomènes infectieux :** *traitement chirurgical* (voy. *Ictère grave, Lithiase biliaire*).

ALIMENTATION : pendant toute la durée de la crise, permettre au malade le *lait écrémé*, le *bouillon dégraissé*, l'*eau de Vichy*, ou l'*eau de Seltz*.

**Après la crise douloureuse :** faciliter l'expulsion du ou des calculs en prescrivant l'*huile de ricin*, à la dose de 40 gr. en une fois, ou l'*huile d'olives* à la dose de 200 ou 400 grammes.

Soumettre le malade au *régi-*

me de la *lithiase biliaire* et ordonner comme prophylactique le *remède de Durande*.

℞ Essence de térébenthine. 8 gr.
  Éther sulfurique....... 12 —
Prendre 4 gr. de ce mélange par jour, dans du bouillon, pendant 3 à 4 semaines.

Ou mieux, prescrire des *capsules d'éther* et des *capsules d'essence de térébenthine* (1 de térébenthine pour 2 d'éther).
Voy. *Lithiase biliaire*.

## C. INTESTINALES.

Combattre la cause.

*Extérieurement*: cataplasmes laudanisés, linges chauds, onctions calmantes.

*Intérieurement* : laudanum de Sydenham par la voie stomacale, à la dose de V à X gouttes, répétée 2 à 3 fois dans la journée, ou par la voie rectale à la dose de X à XXX gouttes pour un lavement.

Dans certains cas, commencer par administrer un *purgatif* (huile de ricin, 30 gr., ou sulfate de soude ou de magnésie, 20 gr.).

Si le malade est un névropathe : voy. *Entéralgie*.

### Chez les jeunes enfants :

Régler les tétées, en réduire le nombre; veiller à la propreté des biberons; écarter les aliments grossiers; faire prendre du lait bouilli ou stérilisé.

Donner aux nourrissons, après chaque tétée, une demi-cuillerée à café d'*eau de Vichy* ou de *Vals* (Saint-Jean).

Si l'enfant est au biberon, ajouter à son lait ces eaux alcalines ou de *l'eau de chaux* (5 à

10 gr. par biberon) ou de la *dextrine* (1 cuillerée à café par biberon).

Recouvrir le ventre de *ouate* ou de *flanelle chaude*, pratiquer des *onctions calmantes* avec de l'huile de camomille camphrée, de l'huile de jusquiame, de l'huile chloroformée, du baume tranquille :

℞ Huile de camomille camphrée 40 gr.
  — de jusquiame........ 25 —
  — chloroformée......... 15 —
Laudanum de Sydenham... VI gtt.
           (Herzen).

**En cas de tympanisme :** prescrire, chez les enfants de 2 à 6 mois :

℞ Liqueur ammoniacale anisée. 10 gr.
  X gouttes par jour, en trois fois dans un peu de lait.

Chez les enfants plus âgés :

℞ Liqueur ammoniacale anisée. 10 gr.
  Liqueur d'Hoffmann......... 2 —
V à X gouttes dans une infusion de tilleul (Comby).

ou bien, prescrire la *poudre de Dower* :

℞ Poudre de Dower... 3 à 5 cgr.
  Magnésie calcinée.. 10 —
  Poudre d'anis....... 3 —
Pour 1 paquet : un paquet toutes les 3 heures (Herzen).

℞ Poudre d'anis......... 2 cgr.
  — de noix vomique 1 —
Pour 1 paquet : 2 paquets par jour dans du lait sucré (Comby).

℞ Essence d'anis........ XII gout.
  Sucre blanc.......... 4 gr.
  Teinture de gingembre 8 —
  Eau distillée de menthe 280 —
2 cuillerées à dessert par jour (Ainslie).

Combattre la constipation (rhubarbe, magnésie calcinée).

2′ Rhubarbe......... 10 à 15 cgr.
 Magnésie calcinée.. 15 —
 Poudre d'anis..... 3 —
Pour 1 paquet : 1 à 2 paquets par jour (enfants de 2 à 3 ans) (Herzen).

Cure aux eaux de *Bourbon-Lancy* ou *Plombières*.

## C. NÉPHRÉTIQUES.

*Cataplasmes* très chauds, laudanisés, sur la région lombaire.

*Bains chauds prolongés* à 34°.

**Intérieurement,** s'il n'y a pas de vomissements, donner l'*antipyrine*, le *chloral*, l'*extrait thébaïque*.

Administrer des *lavements calmants* laudanisés ou chloralés.

Prescrire des *suppositoires calmants* (voy. *Coliques hépatiques*).

**Si la douleur est très intense et si la crise se prolonge** : recourir à la *chloroformisation à la reine* ou mieux pratiquer des injections de *morphine* (1 cgr., 2 à 3 fois dans les 24 heures).

**Une fois la crise passée :** soumettre le malade au *régime de la gravelle*.

**En cas d'accidents inflammatoires ou d'hématuries fréquentes** : intervenir chirurgicalement par la *néphrotomie* suivie d'ablation du ou des calculs et de drainage.

Voy. *Pyélites, Hématurie*.

## C. NERVEUSES.

Voy. *Entéralgie*.

## C. DE PLOMB.

**Contre la douleur** : appliquer des *cataplasmes laudanisés* sur

l'abdomen ; donner l'*antipyrine*, à la dose de 4 à 6 gr. par jour (Devic). Essayer la *belladone*, à la dose de 10 centigr. d'extrait, en pilules de 1 à 2 centigr., ou bien l'*atropine* (1/2 à 1 milligr.).

Pratiquer aussi des *frictions calmantes* sur l'abdomen avec :

2′ Extrait de belladone....... 4 gr.
 Axonge.................... 30 —

et faire des *irrigations intestinales* avec de l'eau très chaude (45° à 40°) à l'aide d'un bock à injections (Tripier).

**En cas de douleur très vive,** recourir aux *lavements laudanisés* ou *chloralés* (3 à 4 gr.), ou mieux aux injections de *morphine*, à la dose de 1 centigr., répétées 2 à 3 fois dans les 24 heures.

**Contre la constipation** : administrer l'*huile de ricin* associée à l'*huile de croton* et insister sur les *irrigations intestinales* avec de l'eau très chaude.

2′ Huile de ricin ........ }
 — d'amandes douces } āā 30 c. c.
 Sirop de limons........ 60 —
 Huile de croton......... I goutte.
 1 cuillerée toutes les 2 heures (Grasset).

Administrer enfin un *lavement purgatif* :

2′ Feuilles de séné....... 15 à 20 gr.
 Sulfate de soude...... 20 à 30 —
 Eau ................ 1000 —

Ou bien instituer le traitement par l'*huile d'olives* à la dose de 50 à 60 gr., répétée chaque matin, pendant 4 à 6 jours consécutifs, en donnant avant son ingestion 20 à 30 centigr. de menthol ou une petite dose de cocaïne (Weil, Combemale).

**Une fois la crise passée :** chercher à transformer le plomb en sels insolubles et inoffensifs pour l'économie (sulfure ou sulfate de plomb) et entretenir la liberté du ventre, donner dans ce but le *soufre sublimé et lavé*.

℞ Soufre.................. ⟩ ãã 50 gr.
   Crème de tartre pulvérisé. ⟩
   Miel.................... Q. S.
   Prendre 15 grammes tous les matins.

Combattre l'intoxication chronique : voy. *Saturnisme, Goutte saturnine, Encéphalopathies saturnines*.

### C. DU POST-PARTUM.

Comprimer le fond de l'utérus, afin de provoquer l'expulsion des caillots et pratiquer une *injection intra-utérine* avec une solution phéniquée tiède, à 1 p. 250 ou avec une solution de sublimé, à 1 p. 5000.

Intérieurement, donner les *opiacés,* le *chloral* et l'*antipyrine,* si la malade est une névropathe.

Recourir aussi aux *lavements laudanisés* ou *chloralés*.

℞ Laudanum de Sy-
   denham ....... X à XV gouttes.
   Antipyrine....... 1 gr.
   Infusion de camo-
   mille.......... 60 —
   Pour 1 lavement : 2 à 3 lavements par jour (Herzen).

### C. SALPINGIENNES.

Voy. *Salpingites.*

## COLITES.

### C. DYSENTÉRIFORME.

Traiter la dyspepsie primitive; combattre les fermentations gastro-intestinales.

*Repos* au lit; donner une dose de *calomel,* 40 à 60 centigr.; faire mettre en permanence sur le ventre des *compresses imbibées d'eau chaude,* recouvertes de taffetas gommé (maillot humide).

*Régime :* lait coupé d'eau de chaux, œufs, viande crue rapée.

Administrer tous les matins à jeun une petite dose de *sulfate de soude* (4 à 5 gr.), pris dans de l'eau de Vichy, ou bien prescrire le *sel de Carlsbad* à la dose de une cuillerée à café, pendant 15 à 20 jours (Lyon).

Contre le ténesme : employer les lavements peu abondants d'infusion de camomille ou de décoction d'amidon (50 à 150 gr.), additionnés de laudanum (XV à XX gouttes).

Voy. *Dysenterie.*

**S'il existe des ulcérations :** administrer des *lavements astringents*.

℞ Acide tannique...... 4 gr.
   Gomme arabique..... 60 —
   Eau bouillie........ 1000 —
   Laudanum de Sy-
   denham.......... XXV gouttes.
   Pour 1 lavement.

### C. MUCO-MEMBRANEUSE.

Voy. *Entérite muco-membraneuse*.

# COLLAPSUS.

*Révulsifs* (sinapismes aux extrémités, ventouses sèches sur le tronc). *Frictions alcoolisées* énergiques. Marteau de Mayor.

Bien couvrir le malade et placer des *boules d'eau chaude* à ses pieds.

Administrer les *excitants diffusibles* : alcool, acétate ou carbonate d'ammoniaque, éther, musc.

℞ Acétate d'ammoniaque .... 5 gr.
  Teinture de cannelle....... 10 —
  Eau de menthe.........
    — de mélisse......... } ãã 40 —
    -- de camomille ...... )
  Sirop d'éther.............. 30 —
Une cuillerée à soupe, tous les 1/4 d'heure (Herzen).

Chez les enfants, donner l'*éther* aux doses quotidiennes suivantes :

De 0 à 15 mois ......... I à III.
De 15 mois à 3 ans...... III — X
De 3 ans à 5 ans........ X — XV
De 5 ans à 10 ans ...... XV — XX

et employer la *liqueur d'Hoffmann*, à doses doubles.

Pratiquer des injections souscutanées d'*éther*, de *caféine*, d'*huile camphrée* à 10 p. 100.

℞ Musc.................... 30 cgr.
  Ether sulfurique.......... 15 gr.
Injecter 4 à 8 seringues de Pravaz par jour.

℞ Camphre................ 2 gr.
  Huile d'olives stérilisée ( ãã 40 —
  Ether sulfurique...... )
Injecter 4 à 5 c. c. par jour.

Voy. *Asystolie*, *Œdème pulmonaire*.

**En cas de collapsus consécutif à une hémorragie :** Recourir en plus du traitement ci-dessus, aux *injections hypodermiques ou intraveineuses de sérum artificiel*.

Voy. *Anémie aiguë*.

# COMA.

**C. APOPLECTIQUE.**
Voy. *Hémorragie cérébrale*.

**C. DIABÉTIQUE.**
Eviter les émotions, les fatigues, la diète carnée et toute alimentation abondante.

*Boire abondamment de l'eau alcaline;* prescrire les *diurétiques* et les *drastiques*.

Recourir au *traitement alcalin intensif* : bicarbonate de soude (40 à 80 gr. dans les 24 heures).

Herzen.

*Injections intraveineuses*, répétées de 1 litre d'eau stérilisée, contenant 7 gr. de chlorure de sodium et 10 gr. de bicarbonate de soude par litre (3 à 6 litres en 24 heures).

*Soutenir le cœur et faciliter la diurèse* avec des injections hypodermiques de *citrate de caféine* (1 gr. à 1 gr. 50 cent. par jour).

**Contre la dyspnée :** inhalations d'*oxygène* (Lépine).

**C. URÉMIQUE.**

Pratiquer une *saignée* de 400 à 600 gr., suivie d'*injection de sérum artificiel* à la dose de 1 litre et à la température de 38°.

Si possible, administrer les *diurétiques* et les *drastiques* (eau-de-vie allemande, 20 à 30 gr.).

## COMÉDONS.

Traitement général de l'acné.

Faire sortir mécaniquement les comédons : *expression.*

Recommander l'usage pour la toilette du *savon à l'ichtyol.* ou du *savon au soufre.*

Prescrire les *lotions*, pratiquées matin et soir, avec l'alcool camphré, avec l'eau de Cologne, ou avec l'eau chaude additionnée de XX à XXX gouttes d'ammoniaque, par verre.

Recourir aux *frictions* avec :

| | | |
|---|---|---|
| ℞ Acide salicylique | 1 | gr. |
| Savon noir | 40 | — |
| Alcool de lavande | 10 | — |
| Alcool à 90° | 80 | — |
| | (Brocq). | |

**Si les comédons sont confluents** : dissoudre les bouchons sébacés avec une *solution chaude alcaline ou éthérée*, puis faire une lotion alcoolique ou astringente.

**Si ces médications sont insuffisantes** : passer aux *applications soufrées*, comme pour l'acné simple.

## COMMOTION CÉRÉBRALE.

**Forme légère** : soumettre le malade à un *isolement* et à un *repos physique* et *cérébral absolus*, jusqu'à ce que la lourdeur de tête soit passée.

**Forme grave** : *excitants* sur la peau (sinapismes).

Intérieurement : *dérivatifs intestinaux* et *stimulants.*

Ne pas abuser de l'alcool.

Si la déglutition est impossible : *lavements nutritifs et stimulants.*

*Repos absolu* et *isolement prolongé* pendant des semaines.

## CONDYLOMES.

**C. ACUMINÉS.**

Voy. *Végétations vénériennes.*

**C. PLATS.**

Traitement général antisyphilitique.

Localement, prescrire des *soins minutieux de propreté* (grands bains tièdes, 3 par semaine ; bains de siège quotidiens).

Recommander de faire, en outre, deux fois par jour, des *lotions avec une solution de sublimé* à 1 p. 3000.

Dans le cas où les condylomes siègent à l'anus et aux organes génitaux externes, faire prendre des *bains de siège au sublimé* (1 gr.).

Après chaque bain ou chaque lotion, panser avec une *poudre antiseptique* associée à une *poudre inerte* (iodoforme, salol, xéroforme, iodol, aristol), puis recouvrir les parties malades de coton hydrophile, pour éviter toute irritation locale.

℞ Acide salicylique........ 1 gr.
Calomel...........
Acide borique pulvé- } ãã 10 —
  risé .............. )
Talc................... 30 —

Préférer le pansement au *calomel*.

**Lorsqu'il existe de l'infiltration profonde des tissus** : employer la *solution de Plenk*.

℞ Alcool dilué........ }
Vinaigre concentré.... } ãã 45 gr.
Sublimé corrosif .......... 4 —
Alun............... )
Camphre .......... } ãã 2 —
Céruse blanc........ )

Pour cautérisations (Plenk).

# CONGÉLATION

*Frictions* avec de la neige, de l'alcool camphré, du baume de Fioravanti, du vin aromatique.

Donner des *boissons chaudes alcoolisées* (grogs, thé au rhum) ; administrer les *excitants diffusibles* (sels ammoniacaux, éther).

Exécuter des *mouvements passifs* avec les membres congelés.

*Réchauffer lentement* le malade, en le mettant au lit bien couvert et en plaçant des boules d'eau chaude le long de son corps.

Voy. *Engelures.*

# CONGESTIONS

**C. CÉRÉBRALE.**

**Congestion active.**

Repos, éviter le soleil, ne pas séjourner dans une chambre trop chauffée. Défendre le travail cérébral, le vin et le café.

Faire garder au malade la *position assise* et mettre sur la tête un *sac de glace* en permanence.

Administrer un *purgatif drastique* et donner ensuite l'*aloès*, pour entretenir la liberté du ventre.

Recourir aux *émissions sanguines* : sangsues derrière les oreilles, à la nuque, aux tem-

pes et, au besoin, saignée générale de 300 gr.

Administrer les *bromures* :

℞ Bromure de sodium... 30 gr.
Eau distillée........ 120 —
3 cuillerées à café par jour, dans du lait (Hammond).

Ne jamais prescrire l'opium, ni le chloral.

Conseiller aux sujets prédisposés aux congestions cérébrales une cure aux *eaux de Chatel-Guyon* ou de *Carlsbad*.

**Au cours des maladies infectieuses** : recourir à la *balnéation*.

**Au cours des maladies nerveuses** (sclérose en plaques, paralysie générale) : pratiquer des injections d'*ergotine*.

℞ Ergotine................. 1 cgr.
  Acide lactique........... 2 —
  Eau de laurier-cerise..... 10 gr.

Injecter 2 à 3 seringues de Pravaz par jour.

**Chez la femme, en cas d'aménorrhée** : *bains de pieds sinapisés*, sinapismes sur les cuisses. *Scarifications* du col ; *sangsues* à l'anus et sur le col.

Chercher à faire reparaître les règles. Voy. *Aménorrhée*.

**Congestion passive.**

Supprimer toute gêne de circulation veineuse.

**Chez les cardiaques** : administrer les *toniques du cœur;* associer la *digitale* (tonique du cœur) à l'*ergotine* (tonique des vaisseaux).

℞ Feuilles de digitale.... 1 gr. 50
  Faire infuser dans :
  Eau chaude........... 180 —
  Ajouter :
  Ergotine.............. 1 à 2 —
  Sirop d'écorces d'oranges amères......... 20 —

1 cuillerée à bouche toutes les 2 heures.

Voy. *Insuffisances* et *Rétrécissements valvulaires, Asystolie*.

**En cas d'insomnie** : n'administrer ni opium, ni chloral ; donner les *bromures*, le *sulfonal*, la *paraldéhyde*.

Voy. *Insomnie*.

**C. DU FOIE.**

**Forme active aiguë.**

*Régime lacté absolu*, si possible (lait écrémé) ; sinon, permettre les purées de lentilles, de haricots, les légumes verts cuits, les œufs, peu de viandes blanches non épicées, peu de poissons légers.

Pas de graisse, pas d'alcool. Boissons amères.

Pratiquer l'*antisepsie intestinale* : naphtol, benzonaphtol, bétol, salol, salacétol, salophène.

Recourir aux *émissions sanguines locales* (sangsues, ventouses scarifiées au nombre de douze) et à la *révulsion* (vésicatoire, ou mieux, pointes de feu).

Au besoin, appliquer des *sangsues à l'anus*.

Décongestionner le foie en donnant :

℞ Calomel ........ ) ā̄ā 5 cgr.
  Aloès........... )
  Gomme-gutte........ 2 —

Pour 1 pilule : prendre 1 pilule, le matin, pendant plusieurs jours consécutifs (Rendu).

℞ Calomel................. 3 cgr.
  Extrait de rhubarbe...... 10 —

Pour 1 pilule : prendre 1 pilule tous les matins, pendant 5 à 6 jours.

Donner aussi le *sulfate de soude* à la dose de 30 à 50 gr.

Administrer des *grands lavements d'eau froide* (1 litre), pour provoquer l'évacuation des voies biliaires.

**Dans les cas prolongés, subaigus ou à répétition** : régime de la goutte. Défendre l'alcool, les mets épicés et conseiller l'usage du *lait* en assez grande quantité. *Eaux minérales alcalines* (Vichy, Vals).

Combattre la constipation chronique par des *purgatifs sa-*

*lins* et par l'emploi du *calomel*, donné pendant plusieurs jours consécutifs, à la dose de 10 cgr.

℞ Sulfate de soude ..... } ãã 20 gr.
— de magnésie.. }
Magnésie calcinée ... } ãã 10 —
Crème de tartre...... }

2 cuillerées à café, le matin à jeun, dans un verre d'eau tiède (Herzen).

Faire prendre aussi le *sel de Carlsbad*, à la dose de 1 cuillerée à café, tous les matins, dans un verre d'eau tiède, pendant 3 à 4 semaines.

Conseiller l'*hydrothérapie générale* et les *douches locales* sur la région hépatique.

*Cure aux stations thermales* : au début de l'engorgement du foie : Vichy, Vals.

En cas de constipation : Aulus, Châtel-Guyon.

Si le sujet est pléthorique : Bourbonne, Balaruc, Marienbad.

Si le malade est anémié, excité ou déprimé ; Luxeuil, Pougues, Cransac, Chaudesaigues, Sylvanes, Carlsbad.

**Forme passive** (foie cardiaque).

Prescrire les *dérivatifs intestinaux*, les *purgatifs salins*, les *diurétiques* (théobromine).

Insister sur le *régime lacté absolu*.

Donner la *digitale*, le *strophantus*, la *caféine*.

(Voy. *Insuffisances* et *Rétrécissements valvulaires, Asystolie*).

**En cas de douleurs** : appliquer des *sangsues* ou des *ventouses scarifiées* sur la région du foie.

**Contre l'ascite** : *ponctionner*

HERZEN.

si l'épanchement est abondant. Voy. *Ascite, Anasarque.*

## C. DE LA MOELLE.

*Repos absolu. Révulsion* le long de la colonne vertébrale.

Prescrire l'*ergotine*. Voy. *Ataxie locomotrice, Myélites, Paralysie infantile*.

Dérivation intestinale, à l'aide de *purgatifs drastiques*.

## C. PULMONAIRE.

**C. active aiguë ou fluxion** (*Maladie de Woillez*).

*Révulsion* sous toutes ses formes; préférer l'application de *ventouses scarifiées* au nombre de 8 à 12, et les jours suivants, l'application de ventouses sèches ou de larges sinapismes.

Administrer des *dérivatifs intestinaux*.

Prescrire l'*ipéca*, comme expectorant, surtout dans les cas accompagnés d'hémoptysies.

℞ Ipéca.............. 50 cgr. à 1 gr.
Eau bouillante..... 130 —
Faire infuser, filtrer, ajouter :
Carbonate d'ammoniaque.......... 5 —
Sirop de guimauve ou diacode....... 25 —

1 cuillerée à bouche toutes les heures ou toutes les 2 heures (Herzen).

℞ Ipéca ............. 50 cgr.
Julep gommeux.... 150 gr.

1 cuillerée à soupe toutes les 2 heures (Huchard).

℞ Poudre de Dower ...... 2 gr.
— de scille.. } ãã 1 —
Sulfate de quinine }

Pour 20 paquets : 4 paquets par jour (Huchard).

Chez les enfants, donner l'*i-*

8.

*péca* à dose vomitive, puis prescrire :

> ℞  Acétate d'ammoniaque.  1 à 2 gr.
> Benzoate de soude....    2 —
> Oxymel scillitique.....   10 —
> Sirop de cerises.......   30 —
> Eau distillée ........   110 —

1 cuillerée à dessert toutes les heures (Périer).

**Si la congestion est intense :** recourir, chez les sujets jeunes et vigoureux, à la *saignée* : 250 à 350 gr.

Pratiquer également une saignée dans le coup de sang pulmonaire des ivrognes refroidis, ou des surmenés soumis au chaud et froid.

**Contre la dyspnée et surtout s'il y a menace d'asphyxie :** *Saignée, excitants diffusibles.*

> ℞  Liqueur d'Hoffmann ....  2 gr.
> Acétate d'ammoniaque..   8 —
> Teinture de cannelle....  5 —
> Cognac ou rhum........  40 —
> Hydrolat de mélisse....  60 —
> Sirop de menthe........  30 —

1 cuillerée toutes les heures (Huchard).

Pratiquer des *injections de spartéine* :

> ℞  Sulfate de spartéine......  50 cgr.
> Eau distillée et stérilisée.  10 c. c.

Injecter 2 à 3 seringues de Pravaz dans les 24 heures.

Voy. *Œdème aigu du poumon.*

**Au cours d'une maladie aiguë des bronches, du poumon ou de la plèvre :** traitement approprié dela maladie causale.

Si la congestion est très étendue, recourir à la *saignée.*

Insister sur la *révulsion* et employer les *enveloppements humides permanents du thorax*, ou les *enveloppements froids du thorax*, ou la *balnéation tiède.* Au cours d'une bronchite grave, donner l'*ipéca* combiné à l'*ergotine.*

Voy. *Bronchite aiguë, Broncho - pneumonie, Pleurésies, Pneumonie.*

Combattre la dyspnée, à l'aide du *sirop d'éther* et de *morphine* associés, à parties égales.

**Au cours de la phtisie pulmonaire :** instituer le traitement de l'hémoptysie.

**Au cours d'une maladie infectieuse fébrile :** *Antisepsie* de la bouche et de la cavité nasale; *aération* de la chambre du malade.

Conseiller de *changer fréquemment le décubitus* du malade.

Administrer les *toniques*, les *excitants diffusibles*, les *toniques du cœur.*

Recourir à la *balnéation :* bains tièdes ou froids.

Au cours de l'**influenza :** *Ipéca*, associé dans certains cas avec l'*ergotine.*

Au cours du **rhumatisme articulaire :** *Tartre stibié.*

> ℞  Tartre stibié............  20 cgr.
> Julep gommeux.........  120 gr.

1 cuillerée toutes les heures (Jaccoud).

Combattre l'action hyposthénisante du tartre stibié à l'aide d'une potion cordiale.

Pendant un accès de **fièvre intermittente :** sels de *quinine.*

**Congestion passive.**

**Chez les cardiaques :** Voy. *Insuffisances* et *Rétrécissements* *valvulaires, Asystolie, Artério-sclérose.*

Si la congestion persiste en dehors d'un accès asystolique, recourir à l'application répétée de *pointes de feu* et à l'administration de l'*iodure de potassium*, à la dose de 50 centigr. par jour.

Pendant la grossesse, en cas d'accidents gravido-cardiaques, pratiquer la *saignée*. (Voy. *Asystolie pendant la grossesse. Insuffisance mitrale*).

**Chez les brightiques** : voy. *Anasarque, Œdème du poumon.*

*Purgatifs, diurétiques, lait. Toniques du cœur.*

### C. RÉNALE.

**C. aiguë** (primitive).

Repos au lit; *régime lacté.*

Appliquer des *ventouses scarifiées* sur la région lombaire.

Prescrire le *sulfate de quinine* à la dose de 1 gr. 50 centigr., en trois fois, dans la journée (Dreyfus-Brisac).

Si l'urine est sanguinolente, donner l'*ergotine*, le *tannin*, le *perchlorure de fer*. (Voy. *Hématurie*).

Après quelques jours, administrer un *purgatif salin.*

**C. passive** (rein cardiaque).

Prescrire les *toniques du cœur* (digitale, strophantus, caféine), associés à l'*ergotine.*

℞ Ergotine.................... 2 gr.
Sirop de digitale........... 30 —
Eau de fleurs d'oranger .... 10 —
— de tilleul .............. 90 —

1 cuillerée à soupe toutes les heures (Debove).

Si le cœur est faible, préférer les *excitants.*

Traiter l'hydropisie. Voy. *Anasarque, Asystolie.*

### C. UTÉRO-OVARIENNE.

**C. aiguë.**

Voy. *Métrite aiguë, Endométrite aiguë.*

*Scarifications du col, révulsifs* (petits vésicatoires, pointes de feu à l'hypogastre). *Pédiluves sinapisés, sinapismes* sur les cuisses. Application de la *vessie de glace* en permanence.

Combattre la constipation.

**C. chronique.**

Voy. *Engorgement utérin.*

# CONJONCTIVITES.

### C. BLENNORRAGIQUE.

*Prophylaxie :* pratiquer, chez les parturientes, des injections antiseptiques vaginales avant et pendant l'accouchement.

Instiller, chez les nouveau-nés, II à III gouttes dans chaque œil, d'une solution de *nitrate d'argent* à 1 p. 50 (Crédé), ou bien laver les yeux pendant les premiers jours avec une solution de *sublimé* à 1 p. 4000.

Voy. *Conjonctivite purulente.*

### C. CATARRHALE.

Soustraire le malade à l'action des poussières irritantes, de la fumée, de l'éclairage artificiel.

Isoler le malade.

**C. catarrhale aiguë.**

**Si l'écoulement est peu abondant** : laver trois à quatre fois par jour l'intérieur des paupières avec une *solution froide de sublimé.*

| | |
|---|---|
| ℞ Sublimé............... | 10 cgr. |
| Eau distillée........... | 500 gr. |
| Sans alcool (Trousseau). | |

Lotions répétées à l'*eau boriquée*, à 4 p. 100.

Appliquer sur les yeux, matin et soir, pendant trente minutes, des *compresses froides ou chaudes* imbibées d'eau boriquée.

**Si l'écoulement est abondant** : cautériser une fois par jour la conjonctive palpébrale avec une solution de *nitrate d'argent* à 1 ou à 2 p. 100, et sans s'astreindre à neutraliser par l'eau salée l'excédent du collyre, laver largement les paupières avec une solution d'acide borique.

Appliquer sur les yeux, trois à quatre fois par jour et pendant 20 minutes chaque fois, des compresses trempées dans une solution de *sublimé* à 1 p. 5000 (préparée sans alcool), ou dans :

| | |
|---|---|
| ℞ Acide salicylique......... | 1 gr. |
| Borate de soude.......... | 10 — |
| Eau bouillie............. | 1000 — |

Rejeter complètement l'emploi des solutions phéniquées, même très diluées (Delens).

### C. catarrhale chronique

Compter surtout sur l'*hygiène* générale ; conseiller le séjour à la campagne.

Faire appliquer, matin et soir, des *compresses* trempées dans la solution suivante :

| | |
|---|---|
| ℞ Sulfate de zinc...... | 1 gr. |
| Eau distillée........ | 250 à 300 — |

Instiller, une ou deux fois par jour, quelques gouttes du *collyre* suivant, sans toutefois en prolonger l'emploi :

| | |
|---|---|
| ℞ Nitrate d'argent......... | 10 cgr. |
| Eau distillée............. | 30 gr. |

ou de :

| | |
|---|---|
| ℞ Sulfate de zinc....... | āā 5 cgr. |
| — de cadmium... | āā 5 cgr. |
| Acide borique.......... | 1 gr. |
| Eau distillée........... | 30 — |

Combattre l'état hypertrophique de la muqueuse par des légers attouchements avec le *crayon de sulfate de cuivre* ; dans quelques cas, recourir même aux *scarifications* de la muqueuse (Trousseau).

**Chez les enfants** : insister sur le *traitement général* (huile de foie de morue, sirop d'iodure de fer).

Agir localement par les *pommades mercurielles* :

| | |
|---|---|
| ℞ Précipité jaune......... | 20 cgr. |
| Vaseline.............. | āā 5 gr. |
| Lanoline............ | āā 5 gr. |

*Eaux minérales* chlorurées sodiques, arsenicales et sulfureuses.

### C. DIPHTÉRITIQUE.

Traitement général de la diphtérie. Injections sous-cutanées de *sérum antidiphtéritique* (Voy. *Diphtérie*).

*Compresses* et *lavages antiseptiques tièdes* : eau boriquée, sublimé à 1 p. 5000, acide phénique à 1/2 p. 100.

S'abstenir de tout caustique ; employer le *jus de citron*.

Après chaque lavage (quatre fois par jour), instiller dans le sac conjonctival quelques gouttes de *sérum antidiphtéritique*, puis placer un bandeau occlusif (Mongour).

Dès le début, employer le collyre au *sulfate d'ésérine*, à 1 p. 100.

**Contre la tension douloureuse des paupières** : conseiller l'application de compresses trempées dans l'*eau glacée*, sans toutefois abuser de ce moyen.

### C. FOLLICULAIRE.

Lorsque la conjonctivite résulte de l'action d'un collyre à l'atropine, en cesser l'emploi et le remplacer par des onctions avec une pommade belladonée (Delens).

Traiter les affections des voies lacrymales et les vices de réfraction, s'ils existent.

Lavages et compresses froides au *sublimé* à 1 p. 5000 (solution sans alcool).

Attouchements répétés de la muqueuse des culs-de-sac avec une solution d'*acétate de plomb* étendue de moitié d'eau, ou avec une solution de *sublimé* à 1 p. 1000, ou encore avec le *crayon d'alun* ou de *sulfate de cuivre*.

### C. GRANULEUSE.

Isoler le malade.

*Antisepsie rigoureuse;* employer pour les lotions oculaires du coton hydrophile qui sera détruit dès qu'il aura servi une fois.

**Lorsqu'il n'y a pas de complications** : cautériser la conjonctive palpébrale, tous les jours ou tous les deux jours, après avoir préalablement retourné les paupières, avec un pinceau trempé dans :

℞ Sulfate de cuivre...... 1 gr.
  Glycérine neutre....... 10 —

Après un mois, substituer à ce collyre l'un des suivants :

℞ Eau de Vallée........ 10 gr.
  Sous-acétate de plomb. 50 —
Ne pas employer ce collyre, s'il y a desquamation épithéliale de la cornée.

℞ Tannin............... 1 gr.
  Glycérine neutre ...... 10 —
Alterner l'emploi de ces collyres jusqu'à guérison complète (3 mois à 3 ans).

Dans l'intervalle des cautérisations, prescrire de fréquentes lotions et des applications de compresses imbibées d'une solution de *sublimé* à 1 p. 3000, ou d'*acide borique* à 4 p. 100.

**Lorsque les granulations sont peu nombreuses et nettement isolées** : substituer au glycérolé la cautérisation directe avec le *crayon au sulfate de cuivre*.

**En cas de poussée aiguë, lorsque la sécrétion est abondante** : préférer les cautérisations au nitrate d'argent à 2 ou 3 p. 100 (neutraliser l'excès de nitrate d'argent avec une solution de chlorure de sodium).

Employer aussi le *crayon de nitrate d'argent mitigé* ou le *crayon de sulfate de cuivre*.

Recourir aux frictions vigoureuses de la muqueuse avec un tampon de coton hydrophile ou au *brossage de la conjonctive* avec une brosse à dents imbibés, l'un ou l'autre, d'une *solution de sublimé* à 1 p. 500 et même à

1 p. 100 (Hippel, Manolescu).

**Si les granulations sont volumineuses :** *Scarifier, curetter* et *gratter* les granulations, puis pratiquer un brossage au sublimé (Darier).

*Exciser* avec des ciseaux, puis cautériser au *thermocautère* ou au *galvanocautère*.

**En cas de pannus intense :** pratiquer la *péritomie* au thermocautère.

**En cas d'ulcération ou de perforation de la cornée :** employer le collyre à l'*ésérine;* quelquefois recourir à la *cautérisation au galvanocautère*.

**En cas de déplacement des points lacrymaux et d'obstruction des canaux :** pratiquer le *catéthérisme*.

Recourir à des opérations spéciales pour les complications qui se produisent du côté de la conjonctive (xérosis, cicatrices vicieuses) ou des paupières (entropion, ectropion, trichiasis, blépharophimosis, déformation du cartilage tarse).

### C. HYPÉRÉMIQUE.

Interdire le séjour dans les lieux dont l'atmosphère est viciée par des poussières, par de la fumée de tabac.

Eviter l'action du vent, les frottements intempestifs.

Faire cesser tout travail à la lumière artificielle.

Conseiller le *repos de l'organe* et l'emploi de *verres fumés*.

Corriger les vices de réfraction ; arracher les cils déviés.

### C. HYPÉRÉMIQUE AIGUE.

Application sur les yeux de compresses imbibées d'une *solution boriquée tiède ou froide*, répétée trois fois par jour, pendant 15 à 20 minutes chaque fois.

Faire usage de *solutions astringentes faibles*, mais ne jamais employer de collyre au nitrate d'argent ou au sous-acétate de plomb, ne jamais pratiquer de cautérisations.

### C. HYPÉRÉMIQUE CHRONIQUE.

Compresses appliquées, pendant 20 minutes chaque fois, trempées dans l'une des solutions suivantes :

℞ Sublimé corrosif..... 10 cgr.
Eau distillée........ 500 gr.
(Delens).

℞ Sulfate de zinc... 2 gr.
Eau distillée..... 500 à 600 —

Ne jamais pratiquer de cautérisations.

### C. PHLYCTÉNULAIRE.

Traitement local des manifestations impétigineuses de la face et de la rhinite infectieuse, lorsqu'elles existent.

Proscrire la cautérisation des phlyctènes avec le crayon de nitrate d'argent.

Faire mettre sur les yeux, deux fois par jour, des *compresses tièdes boriquées*, pendant 20 minutes chaque fois.

Au moment du coucher, déposer, avec un pinceau, dans le cul-de-sac conjonctival inférieur, gros comme un pois de la pommade suivante :

℞ Oxyde jaune d'hydrargyre........ 50 cgr. à 1 gr.
Vaseline.......... 10 —

Ne jamais prescrire d'iode ou d'iodures à l'intérieur pendant que l'on fait usage de cette pommade.

Ou bien, projeter entre les paupières une pincée de poudre de *calomel* à la vapeur.

## C. PURULENTE.

Isoler le malade. Soins minutieux de propreté ; antisepsie rigoureuse ; ne faire usage que de coton hydrophile.

Si un seul œil est atteint : laver l'œil sain au sublimé à 1 p. 5000 ; le protéger d'un *verre de montre* enchâssé dans du diachylon ou faire un *pansement occlusif antiseptique*, que l'on renouvelle tous les jours.

**S'il n'existe pas de complications cornéennes** : recourir aux *cautérisations au nitrate d'argent* à 2 ou 3 p. 100.

Pratiquer l'éversion complète des paupières, de façon à pouvoir atteindre les culs-de-sac ; si le spasme de l'orbiculaire rendait la manœuvre difficile, fendre d'un coup de ciseaux la commissure externe. Enlever avec un tampon de coton hydrophile le pus qui recouvre la conjonctive, puis promener sur toute la surface, et jusque dans les replis des culs-de-sac, un pinceau de blaireau imprégné de la solution de nitrate d'argent. Faire la cautérisation sans timidité et la prolonger jusqu'à ce que toute la muqueuse soit blanche ; neutraliser alors, avec un autre pinceau trempé dans l'eau salée, le surplus du caustique et laisser les paupières reprendre leur position naturelle.

Répéter les cautérisations tou-

tes les 12 heures, ou toutes les 24 heures dans les cas légers.

Employer aussi le *protargol* à 5 p. 100 (Darier).

℞ Protargol.............. 1 gr.
Chlorhydrate de cocaïne. 40 cgr.
Eau distillée............ 20 gr.
Pour cautérisations (de Speyr).

Après chaque cautérisation, instillation au collyre de *sulfate d'ésérine* et application sur les paupières de *compresses* trempées dans une solution saturée d'acide borique.

℞ Sulfate d'ésérine... 2 à 10 cgr.
Eau distillée ...... 10 gr.
(Galezowski).

Recourir en outre aux *grands lavages ou douches oculaires* à 25°, pratiqués toutes les 2 heures, avec une solution de *sublimé* (sans alcool) à 1 p. 1000 (Trousseau) ou avec une solution de *permanganate de potasse* à 1 p. 300 (Kalt), en élevant le récipient à 40 ou 50 centimètres de hauteur.

Faire faire aussi des *lotions antiseptiques*, fréquentes avec du coton hydrophile imbibé de :

℞ Sublimé ........... 20 cgr.
Glycérine .......... 20 gr.
Eau distillée....... 1000 —

℞ Acide phénique...... 5 gr.
Alcool............. Q. S.
Eau bouillie....... 1 litre.

℞ Acide salicylique... 1 gr.
Borate de soude.... 10 —
Eau bouillie ....... 1000 —

et faire appliquer des *compresses* dans l'une de ces solutions glacées.

**Contre les douleurs oculaires tensives et lancinantes :**

appliquer quelques *sangsues* à la région temporale.

**En cas de complications cornéennes :** préférer les *lavages au permanganate de potasse*, continuer les *cautérisations* comme il vient d'être indiqué.

Instiller le *collyre a l'ésérine*.

Substituer aux applications de compresses glacées des *compresses trempées dans une solution boriquée chaude*.

**En cas d'abcès ou d'ulcération :** employer le collyre à l'*ésérine*, et s'ils s'étendent, les toucher au *galvanocautère*.

**En cas de perforation imminente :** rompre le fond de l'ulcère à l'aide du *galvanocautère*, continuer le collyre à l'*ésérine* et appliquer un *bandeau compressif*, que l'on renouvellera très fréquemment.

**S'il y a eu perforation :** insister sur les lavages antiseptiques ; *réséquer* l'iris hernié ou le toucher avec le *galvanocautère*. Instiller l'*ésérine* ; appliquer un *bandeau compressif*.

Toutefois si la perte de substance de la cornée est considérable et qu'une grande partie de l'iris se trouve à nu, mieux vaut alors *respecter la hernie*.

**En cas de chémosis très prononcé :** pratiquer de larges *scarifications* parallèlement au diamètre horizontal des paupières, après avoir fait une cautérisation.

**Lorsque par le traitement ci-dessus indiqué et rigoureusement suivi on est arrivé à arrêter les progrès de la conjonctivite purulente :** espacer de 24, puis de 48 heures, les cautérisations qui devront être renouvelées tant que persiste la sécrétion du pus, même en quantité minime.

En même temps, diminuer la proportion du nitrate d'argent, employer une solution à 1 p. 100.

**Plus tard, lorsque toute sécrétion purulente a disparu :** employer une solution de *sulfate de zinc* à 1 p. 500, en lotions.

**Si la conjonctivite passe à l'état chronique :** faire usage du *glycérolé de sulfate de cuivre* à 1 p. 10 ; se servir aussi du *crayon de sulfate de cuivre* (Delens).

# CONSTIPATION.

**Chez un nouveau-né,** qui n'a pas rendu le méconium, introduire dans le rectum une *sonde de Nélaton* trempée dans la vaseline, ou mieux, dans la glycérine. Prescrire aussi un petit *suppositoire au beurre de cacao* ou au savon.

Donner, comme purgatifs, le *sirop de manne*, le *sirop de chicorée*, l'*huile d'amandes douces*, administrés à la dose de une à deux cuillerées à café, le matin à jeun.

**Chez les enfants de quelques mois :** prescrire la *manne* (5 à 10 gr.), la *mannite* (10 à 20 centigr.), l'*extrait de tamar*

*indien,* et au besoin le *calomel,*
à la dose de 5 à 10 centigr.,
dans une cuillerée à café de lait.

℞ Manne .................... 5 gr.
Eau de fenouil ............ 25 —

1 cuillerée à café, tous les quarts
d'heure.

℞ Mannite cristallisée........ 5 gr.
Eau distillée.............. 100 —

1 cuillerée à café toutes les heures
(Monti).

℞ Extrait de tamar indien.... 10 gr.
Sirop composé de manne... 25 —
Eau distillée.............. 25 —

2 cuillerées à café, avant de téter,
4 fois par jour.

**Chez les enfants de plus de
un an :** donner l'*huile de ricin,*
à la dose de 1 à 2 cuillerées à
café, prises le matin à jeun, ou
bien :

℞ Huile de ricin ....... } āā 10 gr.
Sirop de gomme...... }

A prendre en une fois.

℞ Huile de ricin....... } āā 10 gr.
Glycérine........... }
Essence de menthe.... II gouttes.

A prendre en une fois.

la *rhubarbe,* aux doses suivantes :

De  1 à  3 ans..... 20 à 40 cgr.
De  3 à  5 — ..... 40 à 50 —
De  5 à 10 — ..... 50 à 75 —
De 10 à 15 — ..... 75 cgr. à 1 gr. 50

la *poudre de racine de scammonée :*

De  1 à  3 ans........ 5 à 10 cgr.
De  3 à  5 — ........ 20 à 30 —
De  5 à 10 — ........ 30 à 50 —
De 10 à 15 — ........ 50 à 75 —

Il est bon d'associer la scammonée au *calomel,* à la dose de
4 à 10 centigr.

HERZEN.

℞ Rhubarbe pulvérisée... )
Magnésie calcinée...... } āā 5 gr.
Oléo-saccharure d'anis. )

Une pincée trois fois par jour
(Wyeth).

℞ Calomel ................. 10 cgr.
Scammonée.............. 30 —
Sucre de lait............. 4 gr.

Pour 10 prises : une prise toutes les
heures jusqu'à effet (Sevestre).

Faire prendre le *jalap,* l'*eau-
de-vie allemande,* à la dose de
1 gr., par année d'âge, associée
à la même dose de sirop de
nerprun :

℞ Poudre de jalap....... 5 à 10 cgr.
Calomel............... 2 à 5 —
Sucre vanillé......... 25 —

Pour 1 paquet: 2 à 3 paquets, suivant
l'âge.

le *séné :*

℞ Follicules de séné......... 4 gr.
Manne en larmes......... 30 —
Poudre de café torréfié..... 10 —
Eau bouillante........... 100 —

A prendre en 2 ou 3 fois (Sevestre).

Donner le *podophyllin* et la
*cascara sagrada :*

℞ Podophyllin.............. 5 cgr.
Alcool rectifié............ 5 gr.
Sirop de rhubarbe........ 95 —

1 à 2 cuillerées à café par jour,
selon l'âge (Bouchut).

℞ Extrait hydroalcooli-
que de cascara ... 50 cgr. à 1 gr.
Sirop simple....... 50 —
Teinture de cannelle. 2 —

1 à 2 cuillerées à café le soir, au
coucher.

Employer les sels purgatifs
suivants : *sulfate de soude, sulfate de magnésie, citrate de
magnésie, tartrate de soude.*

℞ Sulfate de soude........... 10 gr.
Sirop de framboises........ 40 —
Eau...................... 60 —

A prendre en une ou deux fois, selon l'âge.

℞ Citrate de magnésie........ 10 gr.
Sirop de séné ............. 30 —
Eau...................... 70 —

A prendre en une fois, le matin à jeun.

℞ Tartrate de soude ........ 10 gr.
Sirop de limon............ 30 —
Eau...................... 70 —

A prendre en une ou deux fois, selon l'âge.

User toujours avec beaucoup de ménagements des purgatifs; préférer les *lavements tempérés*, de la contenance de 50 à 100 grammes, donnés avec une poire en caoutchouc, munie d'une petite canule en os.

Employer la décoction de guimauve ou de graines de lin, l'eau savonneuse, l'eau tiède additionnée d'une cuillerée à café de glycérine.

Ne pas abuser des lavements; les remplacer par des *suppositoires à la glycérine* (suppositoires creux au beurre de cacao contenant 1 gr. de glycérine) ou par les *ovules en glycérine solidifiée*.

Recourir au *massage de l'abdomen* : s'enduire les mains de vaseline, puis commencer par soulever la peau du ventre sous forme de larges plis qu'on pince tout doucement entre les doigts. Ceci fait, pratiquer le pétrissage d'abord des muscles droits, puis des muscles transverses de l'abdomen; ensuite exécuter avec la paume de la main des effleurages circulaires sur l'intestin grêle, dans l'espace com-pris entre l'ombilic et le pubis, et terminer par un pétrissage profond du côlon, en suivant cet intestin sur tout son trajet.

Avant la première séance, faire évacuer l'intestin au moyen d'un purgatif ou d'un lavement.

Lorsque l'abdomen est très dur et distendu, pratiquer, avant de commencer le massage proprement dit, un effleurage circulaire, pour assouplir les parois abdominales.

Faire des séances d'abord de 3 à 4 minutes, plus tard de 6 à 8 minutes de durée.

Continuer ce traitement pendant 4 à 6 semaines (Heubner).

Modifier le *régime*, conseiller les légumes, les fruits bien mûrs et les compotes.

Ne pas négliger de traiter les accidents qui résultent de la constipation ou qui l'entre-tiennent : hernie, invagination intestinale, fissure anale, etc.

**Chez l'adulte.**

*Régime* : peu de viandes, préférer les viandes blanches.

Légumes verts, fruits crus mûrs (oranges, pommes, figues, raisins, prunes, pruneaux), fruits cuits ou compotes, miel, pains grossiers.

Peu de boissons alcooliques; *limonades, cidre, café.*

Conseiller les *promenades*, les *exercices* en plein air; éviter les transpirations abondantes.

Prescrire une *cure de raisin* ou *de petit lait.*

*Se présenter chaque jour à la même heure à la garde-robe*, après avoir pris ou non, au préalable, un *suppositoire glycériné* ou un *lavement glycériné*

(3 à 4 cuillerées à soupe de glycérine, pour 1 litre d'eau), ou, si le cas l'exige, après avoir pratiqué un *lavement abondant* au moyen d'une canule souple et longue et d'un irrigateur à élévation.

Faire prendre la *graine de lin* et la *semence de psyllium*, à la dose de 1 cuillerée à café, avant chaque repas.

Recourir au *massage intestinal* : placer le malade dans la position génu-pectorale. Se tenir à sa gauche ; appliquer la main gauche au-dessus, et la main droite au-dessous de l'ombilic. Masser ainsi l'abdomen, en faisant alterner les mouvements transversaux avec les mouvements longitudinaux. Dans ces derniers, mouvoir la main gauche du rebord des côtes à l'ombilic, en même temps exécuter avec la main droite un mouvement en sens inverse, de la symphyse pubienne à l'ombilic. Après cinq minutes de ce massage, qui doit être énergique, coucher le malade sur le dos et pratiquer alors, dans cette situation, le massage de l'abdomen d'après le procédé usuel : effleurages circulaires, avec la paume de la main, dans l'espace compris entre l'ombilic et le pubis, puis pétrissage profond du côlon, en suivant cet intestin sur tout son trajet.

Séances quotidiennes, continuées pendant 4 à 6 semaines.

Recommander aux malades de continuer chez eux le massage, en se servant de la *boule anglaise*, du poids de 5 kilogrammes en moyenne, qu'ils promèneront chaque matin sur le ventre (de droite à gauche), pendant 5 minutes.

Recourir aussi à l'*électrothérapie* : courants faradiques ou galvaniques, électricité statique (bain électrique).

Conseiller l'*hydrothérapie* : douches sur le ventre, douches périnéales, anales ou rectales.

*Cure thermale* aux eaux de Châtel-Guyon, Aulus, Capvern, Montmirail, Pullna, Birmenstorf, Carlsbad.

**C. accidentelle.**

Prescrire l'*huile de ricin* (20 à 40 gr.), le *sulfate de soude* ou de *magnésie* (15 à 30 gr.), l'*eau-de-vie allemande* (15 à 30 gr.), le *calomel* (30 à 80 centigr.), associé au jalap, à la scammonée, ou à la gomme-gutte.

℞ Calomel.............. 30 à 50 cgr.
Gomme-gutte........ 10 à 15 —
Pour 1 poudre, à prendre le matin à jeun (Herzen).

℞ Huile de ricin............. 30 gr.
Poudre de gomme arabique. 8 —
Eau de menthe............ 15 —
— distillée.............. 60 —
Sirop de sucre............. 90 —
A prendre le matin à jeun.

℞ Emétique.............. 5 cgr.
Sulfate de magnésie..... 30 gr.
Eau................... 500 —
Sirop de nerprun........ 30 —
A prendre en une fois (purgatif énergique).

Donner les *eaux purgatives naturelles* : Carabana, Hunyadi-Janos, Rubinat, Pullna, Montmirail, Birmenstorf, Sedlitz, Villa-Cabras.

**C. habituelle.**

Administrer des pilules

d'*aloès*, de *cascara sagrada*, de *rhubarbe*, de *podophyllin*, d'*évonymin*.

℞ Aloès.................. ⎫
   Rhubarbe............. ⎬ ãā 5 cgr.
   Savon amygdalin...... ⎭

Pour 1 pilule : 1 à 3 pilules au repas du soir (Dujardin-Beaumetz).

℞ Aloès.................... 2 gr
   Calomel ................ 30 cgr.

Pour 20 pilules : 1 à 2 pilules par jour (Empis).

℞ Extrait de cascara sagrada. 10 cgr.
   — de jusquiame...... 2 —
   Poudre de rhubarbe ...... Q. S.

Pour 1 pilule : 1 à 2 pilules par jour au coucher.

℞ Podophyllin.............. 3 cgr.
   Extrait de jusquiame...... 2 —
   Savon médicinal.......... Q. S.

Pour 1 pilule, prise le soir au coucher (Lyon).

℞ Extrait de cascara ....... 10 cgr.
   Podophyllin.............. 2 —
   Extrait de jusquiame...... 2 —

Pour 1 pilule : 1 à 2 par jour (Herzen).

℞ Aloès............... ⎫
   Extrait de rhubarbe... ⎬ ãā 5 gr.
   — de coloquinte... ⎭
   — de noix vomique ⎫ ãā 1 —
   Huile de croton........ ⎭ 1 goutte.

Pour 100 pilules : une pilule matin et soir (Herzen).

℞ Euvonymin.............. 10 cgr.
   Conserve de roses........ Q. S.

Pour 1 pilule : 1 à 3 pilules au repas du soir (Dujardin-Beaumetz).

℞ Podophyllin ........ 1 gr.
   Aloès.............. 5 —
   Gomme-gutte....... 2 — 50 cgr.

Pour 50 pilules : 1 à 2 pilules par jour.

℞ Aloès.................... 1 gr.
   Résine de scammonée.. ⎫
   — de jalap ....... ⎬ ãā 50 cgr.
   Calomel............. ⎭
   Extrait de belladone.. ⎫ ãā 25 —
   — de jusquiame.. ⎭
   Savon amygdalin....... Q. S.

Pour 50 pilules : 3 à 4 par jour (Ball.)

# CONVULSIONS.

(Voy. *Eclampsie*, *Epilepsie*, *Hystérie*, *Hémorragie cérébrale*, *Tétanie*).

## C. CHEZ LES ENFANTS.

**Au moment de l'attaque :** desserrer les vêtements ; placer l'enfant au grand air près de la fenêtre.

Donner immédiatement un *lavement d'eau de savon*, ou *d'eau salée*, ou un *lavement glycériné* (1 cuillerée à café de glycérine pour 100 gr. d'eau tiède).

Pratiquer des *flagellations*, faire prendre un *bain sinapisé*.

**Après l'attaque :** combattre la cause (indigestion, constipa-tion, helminthiase, dentition, auto-intoxication, dilatation d'estomac, nervosisme, syphilis cérébrale, impaludisme, urémie).

Insister sur le *régime lacté* ou l'*allaitement*, selon l'âge du malade.

*Veiller à ce que la nourrice n'abuse pas de boissons alcooliques.*

Prescrire une *potion calmante* :

℞ Bromure de potassium... 1 gr.
   Musc.................. 20 cgr.
   Hydrolat de tilleul.... ⎫
   — de fleurs d'o- ⎬ ãā 50 gr.
   ranger ............. ⎭
   Sirop simple.......... 20 —

1 cuillerée à café tous les quarts d'heure (J. Simon).

℞ Bromure de potassium..... 2 gr.
  Sirop de fleurs d'oranger... 30 —
    — de codéine.......... 5 —
  Hydrolat de tilleul........ 100 —

Une cuillerée à café, toutes les heures.

**Si les convulsions persistent** : donner un *lavement antispasmodique*.

℞ Hydrate de chloral... 50 cgr.
  Camphre............. 1 gr.
  Teinture de musc..... XX gouttes.
  Eau distillée........ 100 gr.
  Jaune d'œuf........ N° I.

℞ Hydrate de chloral... 30 cgr.
  Musc................ 20 —
  Camphre............ 1 gr.
  Jaune d'œuf.......... N° I.
  Eau................. 100 gr.
Pour 1 lavement (J. Simon).

Appliquer à la nuque un *vésicatoire*, grand comme une pièce de 5 francs, que l'on laissera en place pendant 3 heures et que l'on remplacera par un cataplasme.

### C. PENDANT L'ACCOUCHEMENT.

Terminer l'accouchement aussi promptement que possible (Auvard).

# COQUELUCHE.

### FORME ORDINAIRE.

*Traitement hygiénique* : empêcher l'enfant de sortir par les temps froids et humides ; lui faire porter des vêtements chauds ; lui donner une alimentation substantielle sous un petit volume.

Faire prendre dans la journée, à deux ou trois reprises, des boissons chaudes, des *tisanes* de violettes, de capillaire, de fleurs pectorales édulcorées avec du sirop de tolu.

Prescrire une des potions suivantes :

℞ Infusé de mauve.......... 60 gr.
  Sirop d'althœa........... 30 —
    — de thridace......... 10 —
                  (H. Roger).

℞ Soluté de gomme.......... 60 gr.
  Sirop de capillaire........ 30 —
  Eau de laurier-cerise...... 1 —
Par cuillerées à dessert de 2 en 2 heures (H. Roger).

Administrer la *belladone*, l'*aconit*, l'*antipyrine*, certains opiacés, les *bromures*, le *bromoforme*, l'*antispasmine*, la *valériane* et l'*ipécacuanha*, contre l'encombrement bronchique et les congestions pulmonaires.

**Chez les enfants de moins de 1 an :**

℞ Sirop de belladone....... 50 gr.
    — de tolu........... 150 —
1/2 cuillerée à café, matin et soir, puis augmenter d'une demi-cuillerée à midi (Cadet de Gassicourt).

**Chez les enfants de 1 an :**

℞ Sirop de belladone......... 50 gr.
    — de tolu............. 100 —
1 cuillerée à café matin et soir.

Cesser d'administrer ce mélange, quand on voit les pommettes rougir, les yeux devenir brillants, les pupilles se dilater.

**Chez les enfants de plus de 2 ans :**

℞ Sirop de belladone.....  ⎫
    — de tolu..........  ⎬ āā 30 gr.
    — de codéine.......  ⎭

1 cuillerée à café, matin et soir (enfants de 2 1/2 à 5 ans) (J. Simon).

℞ Sirop de belladone....  }
—— de codéine......  } ãã 30 gr.

3 à 6 cuillerées à café par jour (enfants de 6 à 8 ans) (Guéneau de Mussy).

℞ Extrait de belladone.....  5 cgr.
Sirop de tolu...........  100 gr.

1 à 2 cuillerées à café par jour, pour les enfants âgés de 1 an; au-dessus de 1 an, 2 cuillerées à café dans les 24 heures, par année d'âge.

℞ Sirop de belladone ....  )
— d'opium........  )
— d'éther........  } ãã 20 gr.
— de fleurs d'oranger  )

2 à 4 cuillerées à café par jour, selon l'âge de l'enfant (Descroizilles).

Administrer la belladone en fractionnant les doses, mais en allant jusqu'aux limites de la tolérance.

*Associer la belladone à l'aconit :*

℞ Teinture de belladone  )
Alcoolature de racines  } ãã 5 gr.
d'aconit...........  )
X gouttes, matin et soir (J. Simon).

℞ Teinture de belladone..  )
— d'aconit......  } ãã 2 gr.
— de drosera....  )
— de myrrhe........  10 —
X gouttes, après chaque quinte, dans un peu de lait (5 à 10 fois par jour) (Monin).

Prescrire les *bromures* comme suit :

℞ Bromure de potassium.  )
— d'ammonium.  } ãã 2 gr.
— de sodium ...  )
Sirop de chloral......  } ãã 60 —
Eau distillée.........  )
De 1 cuillerée à café à 1 cuillerée à bouche, matin et soir, dans du lait chaud (enfants de 5 à 10 ans) (Dujardin-Beaumetz).

℞ Bromure de potassium....  3 gr.
Musc..................  20 cgr.
Sirop de fleurs d'oranger..  45 gr.
— de belladone...  )
— de codéine.....  } ãã 30 —
— d'éther...........  )  15 —
Eau de laurier-cerise......  6 —
3 cuillerées à dessert dans les 24 heures (matin, soir, nuit), chez les enfants de 8 à 10 ans (Guéneau de Mussy).

Donner l'*antipyrine*, à la dose de 20 cgr., à un enfant de 2 ans; augmenter de 10 cgr. par année d'âge; dans les cas intenses, doubler la dose.

Préférer les doses fortes et non fractionnées, répétées trois fois par jour :

De 2 à 3 ans ........ 25 cgr.
De 3 à 6 ans........ 50 —
De 6 à 10 ans ....... 75 —
De 10 à 15 ans....... 1 gr.

℞ Antipyrine........  2 à 5 gr.
Sirop de belladone .  20 à 50 —
Eau de tilleul .....  80 à 250 —
4 cuillerées par jour (Grasset).

Prescrire le *bromoforme* de la façon suivante :

℞ Bromoforme .  1 gr. 20 ou XLV gtt.
Huile d'amandes douces....  15 gr.
Gomme arabique pulvérisée.  10 —
Sirop de laurier-cerise.....  30 —
Eau distillée.............  65 —
Par cuillerées à café : une cuillerée à café contient 5 cgr. de bromoforme (Gay et Grasset).
*Doses :*
A 2 ans......  1 à 2 cuillerées à café.
De 2 à 4 ans.  2 à 3  —  —
De 4 à 8 ans.  3 à 6  —  —
dans les 24 heures.

Employer l'*antispasmine*, comme suit :

℞ Antispasmine........  2 gr.
Eau distillée........  900 —
Elixir pectoral........  98 —
(Demme et Stoss).
Doses, pour enfants, 3 fois par jour :

A 1 an....... 1 à 2 cuillerées à café.
De 2 à 3 ans. 2 à 3 — —
De 5 à 6 ans . 1 à 1 1/2 cuillerée à
bouche.

**Pendant la convalescence :** conseiller les *bains sulfureux*, un *changement d'air*, la vie à la *campagne* ou un séjour à la *montagne* à altitudes moyennes, pendant 4 à 6 semaines.

Voy. *Adénopathie trachéo-bronchique.*

### FORME GRAVE.

Associer aux médications qui précèdent (belladone, antipyrine, aconit et bromoforme à hautes doses) les *narcotiques* (chloral, sirop de codéine ou de chloral ; sirop de morphine, dans la seconde enfance).

Entretenir des *vapeurs médicamenteuses* dans la chambre de l'enfant :

℞ Acide phénique...... 3 gr.
  Thymol............. 5 —
  Alcool pur ......... 50 —
  Alcoolat de lavande.. 20 —
  Eau distillée........ 1000 —

A faire évaporer dans une bouillotte, pendant la journée (Herzen).

Pratiquer des *pulvérisations médicamenteuses* directes dans la gorge du malade :

℞ Acide phénique....... 1 gr.
  Glycérine ........... 50 —
  Eau.................. 200 —

Pour pulvérisations, 3 à 4 fois par jour.

℞ Phénate de soude..... 1 gr.
  Résorcine............ 3 —
  Alcool .............. Q. S.
  Eau.................. 250 gr.
                    (Herzen).

℞ Thymol.............. 10 gr.
  Alcool............... 250 —
  Eau.................. 750 —

Pour pulvérisations, 3 à 4 fois par jour (Bouchut).

Recourir aux *inhalations médicamenteuses :*

℞ Essence de térébenthine. 1 gr.
  Chloroforme........... 3 —
  Ether sulfurique........ 6 —
                    (Wilde).

Pratiquer des *badigeonnages à la cocaïne* du pharynx et de l'isthme du gosier, 2 à 4 fois par jour, avec une solution aqueuse à 1 p. 20, associés aux *insufflations nasales de mélanges antiseptiques*, répétées 2 fois par jour.

℞ Benjoin pulvérisé...... } aa 10 gr.
  Salicylate de bismuth.. }
  Sulfate de quinine.......... 2 —
                    (Moizard).

℞ Antipyrine pulvérisée.. } aa 1 gr.
  Chlorhydrate de quinine ( }
  Acide borique.............. 2 —
  Sous-nitrate de bismuth..... 5 —

**Contre les vomissements :** veiller à ce que l'enfant n'absorbe pas trop de médicaments.

Réduire également l'alimentation, la limiter pendant quelques jours à l'emploi du laitage, des œufs, de la somatose (2 cuillerées à café par jour, délayées dans du lait).

Faire prendre les repas immédiatement après le vomissement, en donnant 1/2 à 1 goutte de *laudanum*, directement avant le repas (Trousseau).

Prescrire une infusion de café, à prendre par cuillerées à dessert.

Chez les très jeunes enfants, donner l'*élixir parégorique*, à la dose de I à V gouttes, ou encore :

℞ Acide chlorhydrique... 2 gr.
  Sirop de sucre........ 200 —
  Alcoolature de citron. 2 —

1 cuillerée à café, après la quinte.

**Contre la fièvre** : employer la *quinine* en potion ou en suppositoires, à la dose de 25 à 60 cgr. par jour.

℞ Chlorhydrate de quinine. 2 gr.
Eau distillée........... 100 —

2 à 6 cuillerées à café par jour, dans un peu de sirop.

**En cas d'insomnie** : hydrate de *chloral* en potion ou en lavements, *paraldéhyde*, *uréthane*.

℞ Sulfonal........: 30 cgr.

Pour un cachet : 2 à 3 cachets dans la soirée ; avaler une gorgée de tisane chaude après chaque prise.

**En cas de fréquence et de faiblesse du pouls** : donner la *digitale* sous forme de sirop : 5 à 12 gr. par jour ; teinture : V à XV gouttes dans les 24 heures, pendant 3 à 4 jours.

**En cas d'abattement** : *toniques, café, cognac* à la dose de 5 à 25 gr. par jour, selon l'âge de l'enfant.

**En cas d'encombrement bronchique, de dyspnée** : *vomitif*; prescrire l'*ipéca*, à la dose de 30 cgr. à 1 an, à celle de 1 gr. à 2 ans. Répéter l'administration du vomitif une fois par semaine ou tous les quatre jours, dans les formes intenses, s'il n'existe pas de dépression.

**En cas d'agitation** : *Bains tièdes prolongés* (32° à 34°, 1/2 heure de durée). répétés 2 à 4 fois par jour. *Enveloppement humide, maillot.*

**En cas de convulsions avec fièvre** : plonger l'enfant 5 à 10 minutes, dans un *bain à 25° ou 30°*. plusieurs fois par jour.

**En cas de délire** : prescrire le *musc* en potion :

℞ Teinture de musc......... X goutt.
Sirop de fleurs d'oranger 20 gr.
Eau distillée........... 40 —

Par cuillerées à café ou à dessert (Comby).

**En cas de syncope, de crise spasmodique** : *flagellation,* avec un linge mouillé d'eau froide ; *exciter la pituitaire* avec les barbes d'une plume ; exercer des *tractions rythmées de la langue*, pratiquer la *respiration artificielle*.

**En cas d'épistaxis répétées et abondantes** : *sinapismes* aux jambes ou *bains de pieds sinapisés*.

Faire des *irrigations nasales* avec de l'eau très chaude, ou des *insufflations* dans les narines de poudres astringentes au tannin, alun, ratanhia.

**En cas d'ulcération sublinguale** : attouchements avec le crayon de *nitrate d'argent* ou avec un pinceau trempé dans le collutoire suivant :

℞ Acide borique........... 3 gr.
Chlorhydrate de cocaïne.. 20 cgr.
Glycérine............... 20 gr.

Pour badigeonnages, répétés 2 fois par jour (ne pas employer le borax avec la cocaïne en collutoire en raison de l'incompatibilité).

**En cas d'exagération de la bronchite ou de broncho-pneumonie** : voy. ces mots.

**Pendant la convalescence** : traiter la bronchite chronique, l'anémie, l'adénopathie bronchique.

Cure au *Mont-Dore*, en cas de persistance de la bronchite ; à la *Bourboule*, en cas d'asthénie et d'anémie.

**Dans les formes graves, si tous les médicaments**

**échouent** : avoir recours au *changement d'air*, qui seul, parfois, permet d'espérer la guérison.

# CORPS ÉTRANGERS

## C. É. DE L'ESTOMAC.

Administrer un *vomitif*, si les corps étrangers peuvent être rejetés facilement.

Favoriser le passage dans l'intestin, toutes les fois que la nature, le volume et la forme des corps étrangers ne s'opposent pas à cette évolution naturelle. Dans ce but, chercher à enrober les corps étrangers dans les matières alimentaires ; donner des *purées de pommes de terre*, du *riz*, des *panades*.

Si le corps étranger est volumineux, cause ou peut causer des accidents graves, pratiquer la *gastrotomie* (Peyrot).

## C. É. DES FOSSES NASALES.

Essayer de chasser le corps étranger d'arrière en avant, en faisant une *irrigation forte* par le côté sain ; tenir bouché l'orifice antérieur du côté malade, pour accroître la pression, puis le déboucher brusquement.

Provoquer les éternuements, à l'aide du *tabac à priser*. Si ces moyens échouent, éclairer les fosses nasales avec le spéculum nasal et le miroir frontal, déplacer le corps étranger avec un stylet recourbé et le saisir avec une *pince à griffes* ou *à mors recourbés*.

Après extraction, aseptiser le foyer et arrêter l'hémorragie par un tamponnement à la gaze salolée.

HEIIZEN.

## C. É. DE L'ŒIL.

**Conjonctive**. — Lorsque le corps étranger (grain de sable, particule de charbon, petit insecte) est logé dans le cul-de-sac conjonctival supérieur, recourir au *retournement de la paupière supérieure* : faire regarder le malade en bas, saisir le rebord ciliaire entre le pouce et l'index gauche et attirer la paupière en bas, pour la déplisser. Appliquer alors un stylet sur le milieu de la surface externe de la paupière supérieure et presser légèrement, pour faire basculer le cartilage tarse ; relever à ce moment le bord ciliaire, afin de mettre à nu la surface conjonctivale de la paupière supérieure.

En cas de spasme intense des paupières, faire précéder cette manœuvre de l'instillation, entre les paupières, de V à VI gouttes d'une solution de cocaïne à 1 p. 50.

Pratiquer l'ablation du corps étranger à l'aide d'un petit tampon de coton hydrophile.

Si le corps étranger est implanté sous la conjonctive, l'extraire à l'aide d'une *pince*, après avoir pratiqué, si le cas l'exige, une petite incision à l'aide d'un bistouri.

**Cornée**. — Pratiquer l'anesthésie locale cocaïnique, puis exécuter l'*ablation* immédiate du corps étranger à l'aide de l'aiguille spéciale à corps étrangers

9.

de la cornée, ou, si l'on n'a pas cet instrument sous la main, à l'aide de la pointe d'un bistouri fin. Chercher à insinuer la pointe de l'instrument choisi entre le corps étranger et la cornée pour le faire sauter hors de la logette qu'il occupe.

Le corps étranger retiré, appliquer, sur l'œil malade, un pansement aseptique simple, que l'on laissera en place pendant 24 heures.

## C. É. DE L'ŒSOPHAGE.

Extraire, avec une *pince adaptée* ou le *panier de Graefe*, les corps étrangers assez réguliers.

Pratiquer l'*œsophagotomie externe*, lorsque les corps étrangers ne peuvent pas être extraits par la bouche, lorsqu'ils sont très irréguliers et durs, et lorsqu'ils occupent la région cervicale ou la partie tout à fait supérieure de la région thoracique.

Si le corps étranger ne dépasse pas la première pièce du sternum, on peut encore avoir avantage à aller le saisir par la plaie œsophagienne, au moyen de longues pinces.

Si le corps étranger est fixé près du cardia, pratiquer la *gastrotomie*.

## C. É. DE L'OREILLE.

Extraire le corps étranger avec une *pince à griffes*, ou bien, s'il y a résistance, faire des *injections abondantes d'eau tiède savonneuse* avec une pompe suffisamment puissante.

Si l'on échoue, et si la présence du corps étranger cause des accidents graves, *décoller le pavillon* en arrière, *sectionner le conduit auditif externe* à son insertion osseuse et aller cueillir directement le corps du délit. Suture de la plaie, tamponnement du conduit à la gaze iodoformée, pansement aseptique (Lubet-Barbon).

**En cas de bouchons cérumineux** : verser de l'*eau tiède savonneuse*, ou de l'*huile*, ou de la *vaseline liquide*, ou de la *glycérine* dans l'oreille et boucher avec un bourdonnet de ouate ; faire garder ce pansement une journée ou une nuit.

Employer aussi le mélange suivant :

℞ Bicarbonate de soude... 2 gr.  
Glycérine......... )  
Eau distillée...... ) ãã 6 —  
　　　　　　　(Herzen).

Après avoir ainsi imbibé le cérumen, pratiquer avec une grande pompe ou un fort irrigateur une *irrigation tiède*, jusqu'à ce que tout le bouchon soit entraîné au dehors.

Essuyer ensuite le conduit et le badigeonner avec :

℞ Glycérine............. 30 gr.  
Coaltar saponiné....... 4 —  
　　　　　　　(Ménières).

Tenir l'oreille fermée avec du coton pendant 2 jours.

## C. É. DE L'URÈTRE.

Pratiquer l'extraction par le méat, en le débridant, au besoin, à l'aide de la *pince articulée*.

Si l'on échoue, faire une *boutonnière*, en suturant la plaie urétrale.

### C. É. DU VAGIN.

Si le corps étranger est petit, le retirer à l'aide d'une *pince à pansements vaginaux*.

S'il est gros et lisse, employer une *pince à faux germe*.

Si le corps étranger a des extrémités pointues ou des crêtes vives, protéger les parois du vagin avec un *spéculum* ou des *valves*.

Si le corps étranger est incrusté et devenu rigide, le *briser*, avant d'en pratiquer l'extraction.

Traiter la vaginite concomitante.

### C. É. DE LA VESSIE.

Chez l'homme : *taille hypogastrique*.

Chez la femme : dilatation de l'urètre, suivie d'*extraction* du corps étranger, s'il est petit et lisse Pratiquer la *taille vaginale* quand il est volumineux (Bouilly).

### C. É. DES VOIES AÉRIENNES.

Si le corps étranger s'est arrêté dans le larynx, l'*extraire* en s'aidant du miroir et d'une *pince laryngienne* de Fauvel.

Si l'on échoue : *pharyngotomie sus-hyoïdienne*, pour les corps sus-glottiques; *thyrotomie*, pour ceux fixés plus profondément.

En cas d'accidents asphyctiques : *trachéotomie*.

# CORPS FIBREUX

(Voy. *Fibromes utérins*).

# CORS ET DURILLONS

Ramollir l'épiderme par un *bain* ; *enlever par grattage ou couche par couche, avec le bistouri*, des lamelles épidermiques sans intéresser le derme.

Ou bien mettre sur le cor pendant plusieurs jours de suite :

℞ Acide salicylique.. ) āā 2 gr.
— lactique..... )
Collodion élastique..... 8 —
Pour applications avec le pinceau.

# CORYZAS

### C. AIGU.

Défendre au malade de sortir, si le temps est froid et humide

Favoriser la sudation en conseillant au malade de se coucher et de boire à deux ou trois reprises dans la journée des *tisanes chaudes* (violettes, guimauve, tilleul).

**Au début** : prescrire le *benzoate de soude* (6 à 10 gr., chez l'adulte : 3 à 5 gr. chez l'enfant) pendant 3 à 4 jours, associé à l'*aconit*, pour calmer les douleurs frontales.

℞ Benzoate de soude..... 6 à 10 gr.
. Alcoolature de racines
 d'aconit............. XX gtt.
 Eau de laurier-cerise... 3 gr.
 Sirop de tolu........ }
 — de codéine..... } ãa 30 —
 Eau distillée.......... 60 —

A prendre en 4 fois, dans les 24 heures, entre les repas (Ruault).

Ou bien :

℞ Aconitine cristallisée...... 1 mgr.
 Bromhydrate de quinine.. 50 cgr.
 Extrait de réglisse....... Q. S.

Pour 10 pilules : une pilule toutes les 1 heure et demie à 2 heures (Huchard).

Faire inspirer, plusieurs fois par jour, quelques gouttes du mélange suivant, versé sur un mouchoir ou sur du papier buvard :

℞ Acide phénique.... }
 Ammoniaque...... } ãa 5 gr.
 Alcool à 90°........... 10 —
 Eau.............. 15 —
 (Brand).

Prescrire des *poudres antiseptiques à priser* :

℞ Menthol.............. 20 cgr.
 Chlorhydrate de cocaïne 10 —
 Acide borique pulvérisé. 10 gr.

℞ Menthol.............. 25 cgr.
 Chlorhydrate de cocaïne 50 —
 Bétol................. 2 gr. 50
 Poudre de café torréfié. 4 — 50
 (Greletty).

℞ Iodol......... }
 Tannin........ } ãa 5 gr.
 Acide borique.. }
 (Saenger).

℞ Chlorhydrate de cocaïne... 20 cgr.
 Menthol................ 30 —
 Salol pulvérisé.......... 5 gr.
 Acide borique pulvérisé... 15 —
 (Lermoyez).

**Contre la céphalalgie et la douleur frontale :** *antipyrine,* 2 à 3 gr. par jour ; *sels de qui-*

*nine,* 20 à 25 cgr., 3 fois par jour.

Faire priser une *poudre composée à la morphine :*

℞ Chlorhydrate de morphine. 5 cgr.
 Salol pulvérisé....... }
 Acide borique pulvérisé } ãa 1 gr.

A priser dans les 24 heures (Herzen).

**En cas d'excoriations aux lèvres ou aux narines :**

℞ Salol pulvérisé. }
 Xéroforme.... } ãa 1 gr.
 Vaseline......... 20 —
 (Herzen).

**Chez les enfants au-dessous de 1 an :** rétablir la respiration par le nez, en instillant dans chaque narine I goutte, 3 à 4 fois par jour, de la solution suivante :

℞ Chlorhydrate de cocaïne. 2 gr.
 Glycérine........ }
 Eau distillée..... } ãa 50 —
 (Naegeli-Akerblom).

Ou bien, employer *l'huile mentholée,* à 3 ou 5 p. 100.

℞ Menthol.............. 30 à 50 cgr.
 Huile d'olives stérilisée 10 gr.

Instiller III à IV gouttes dans chaque narine, 3 à 4 fois par jour.

Pratiquer des *lavages* des fosses nasales avec une solution de bicarbonate de soude à 5 p. 1000 que l'on injecte à l'aide d'une seringue en verre.

Voy. *Rhinites infectieuses.*

**C- CHRONIQUE.** — Voy. *Catarrhe naso-pharyngien chronique.*

Rechercher la cause et la combattre : scrofule, lymphatisme, syphilis.

Traiter les végétations adénoïdes, l'hypertrophie des cornets, la pharyngite granuleuse, l'hypertrophie des amygdales.

Défendre le tabac, l'alcool, le séjour dans l'atmosphère viciée.

Éviter les refroidissements, porter de la flanelle sur le corps.

Prescrire des *irrigations abondantes et légèrement antiseptiques*, ou de préférence, à la fois *alcalines et antiseptiques*, répétées 2 à 3 fois par jour et données à la température de 25° à 30°.

℞ Acide salicylique......  5 gr.
  Chlorure de sodium...  50 —
  Bicarbonate de soude.  100 —
2 cuillerées à café par litre d'eau.

Employer une solution de *phosphate de soude* à 1 p. 500, le *chlorure de sodium* à 7 p. 1000.

Une fois les fosses nasales nettoyées, agir sur la muqueuse par des *astringents* ou des *caustiques* pulvérulents, en insufflations.

℞ Nitrate d'argent...  10 cgr. à 1 gr.
  Poudre d'amidon..  10 —

Augmenter progressivement la dose de nitrate d'argent.
Insuffler cette poudre tous les deux ou trois jours alternativement dans chaque narine. Faire 10 à 12 insufflations.

℞ Acide borique.... ⎫ āā 10 gr.
  Talc de Venise... ⎭
  Sulfate de zinc .......  2 —
  Menthol.............  60 cgr.

Pour insufflations répétées 3 fois par jour (Comby).

℞ Bétol................. ⎫ āā 10 gr.
  Sous nitrate de bismuth ⎭
  Protargol..............  2 à 4 —
                  (Herzen).

℞ Résorcine.............  4 gr.
  Sulfophénate de zinc.....  2 —
  Poudre d'amidon...... ⎫ āā 10 —
  Talc de Venise........ ⎭

Pour insufflations répétées 3 fois par jour (Herzen).

℞ Acide salicylique ...  25 cgr.
  Borax............ ⎫ āā 2 gr. 50 —
  Tannin.......... ⎭

Ne pas employer l'alun.

Recourir aussi aux badigeonnages avec une *solution de nitrate d'argent*, variant de 2 p. 100 à 1 p. 10, et si l'on veut exercer une action caustique énergique, employer le *nitrate d'argent pur*, l'*acide chromique* ou le *chlorure de zinc*.

Voy. *Rhinites, Ozène*.

# COUP DE SOLEIL.

## (*Insolation*).

### CAS LÉGERS.

Éloigner le malade du soleil et le mettre à l'ombre; puis le dévêtir, lui faire sur le visage et sur la tête des *affusions froides;* appliquer aussi sur la tête des *compresses glacées*.

Prescrire une *infusion froide de café*.

### CAS GRAVES.

Déshabiller le malade et recourir à la *réfrigération* : frictions énergiques avec de l'eau froide sur le corps, affusions d'eau froide, frictions avec de la glace.

Pratiquer en même temps des injections de *caféine* et d'*éther*, alternativement.

Si le malade a repris connaissance, administrer l'*éther*, la *liqueur d'Hoffmann*, et la *liqueur ammoniacale anisée*, en potion.

℞ Liqu. ammon. anisée..    VI gouttes.
    Ether sulfurique......     X —
    Eau sucrée..........    10 gr.

A prendre en 2 ou 3 fois avec 5 minutes d'intervalle (Herzen).

### Dans la forme anémique :

℞ Sulfate de strychnine....    1 cgr.
    —   d'atropine .......    3 mgr
    Trinitrine .............    5 —
    Eau distillée et stérilisée.
     Q. S.................    p. 5 c. c.

Injecter 1 centimètre cube.

### Dans la forme apoplectique :

℞ Teinture de strophantus.   30 cgr.
    Alcoolature de racines
     d'aconit.............    X gouttes
    Trinitrine.............    5 mgr.
    Eau distillée et stérilisée
     Q. S.................    p. 5 c. c.

Injecter 1 centim. cube; répéter, au besoin, l'injection au bout de 2 heures.

Recourir à la *saignée*, chez les sujets vigoureux et pléthoriques.

**En cas de convulsions :** *révulsion cutanée* (sinapismes à la nuque, sur la poitrine, aux extrémités); *émissions sanguines* (sangsues aux tempes et derrière les oreilles); *saignée*, si le sujet est jeune et vigoureux.

Administrer un *lavement purgatif* et mettre le *sac de glace* sur la tête.

Ne pas prescrire l'opium, ni le chloral.

**En cas de coma persistant :** pratiquer des injections d'*éther camphré*, appliquer un *vésicatoire* à la nuque.

℞ Camphre..............    1 gr.
    Ether sulfurique.......    10 c. c.

Injecter 3 à 5 seringues de Pravaz par jour.

**En cas d'asphyxie :** pratiquer avec persévérance la *respiration artificielle* ou les *tractions rythmées de la langue*.

Employer les inhalations d'*oxygène*.

**Pendant la convalescence :** recommander au malade d'éviter toute fatigue physique ou intellectuelle.

# COUPEROSE.

(Voy. *Acné rosacée*).

# COWPÉRITE.

(Voy. *Abcès de la glande de Cowper*).

# COXALGIES.

**C. HYSTÉRIQUE.**
Eviter les moyens violents, les révulsifs énergiques, l'extension continue, les appareils inamovibles.

Préférer les *frictions*, le *massage*, les *douches locales*.

**En cas d'attitude vicieuse persistante :** appliquer un *appareil à extension continue* avec un poids de 2 à 10 kilos, selon l'âge du malade et le degré de l'attitude vicieuse.

**Dans les cas invétérés** : *ténotomie, redressement* forcé en narcose.

**Dans les cas qui se prolongent** : faire une *opération fictive* (anesthésie générale, incision cutanée, suture, pansement aseptique) (S. Duplay).

Dans tous les cas, insister sur le *traitement hygiénique* et *psychothérapique* de l'hystérie ; recourir à l'*électricité* sous ses différentes formes.

## C. TUBERCULEUSE.

*Immobilisation au lit,* pendant un an ou deux ans au moins ; combinée à l'*extension continue* à l'aide de poids.

Employer l'appareil de Lannelongue.

Recourir aux *injections de chlorure de zinc,* comme moyen adjuvant.

**En cas d'abcès** : pratiquer, si l'abcès n'est pas encore ouvert, des injections d'*éther* ou d'*huile iodoformée*; recourir à ce moyen même, après avoir appliqué un appareil plâtré dans lequel on aura ménagé une fenêtre au niveau de l'abcès.

Voy. *Abcès froids.*

Si l'abcès est ouvert, appliquer un *appareil plâtré* immobilisant l'article dans la position où il se trouve; pratiquer des *injections modificatrices,* pour chercher à tarir les fistules. Si cela ne suffit pas, faire des *grattages*, des *tunnellisations* des os, et même des *résections atypiques* qui favoriseront le drainage de l'articulation (S. Duplay).

**En cas de fièvre intense** : pratiquer la *résection de nécessité.*

**En général** : ne pas recourir à la résection de la hanche : elle donne de mauvais résultats thérapeutiques et de plus mauvais résultats au point de vue de la marche (Chaput).

Indications de la résection de la hanche :

1º Nécrose et séparation de la tête fémorale en totalité ;

2º Présence d'un séquestre, soit dans le col, soit dans la cavité cotyloïde;

3º Carie étendue du fémur ou du bassin, donnant naissance à une suppuration prolongée, et à la formation de trajets fistuleux;

4º Abcès intrapelviens, consécutifs à une lésion de la cavité cotyloïde;

5º Affection étendue et très ancienne de la synoviale, ulcération des cartilages articulaires, avec suppuration persistante;

6º Luxation de la tête du fémur dans la fosse iliaque externe avec trajets fistuleux.

## CRAMPES.

### C. DE LA GROSSESSE.

**Au moment des crampes** : *masser* les muscles contracturés ; étendre fortement la jambe, le pied, les orteils si la crampe siège dans les fléchisseurs ; la fléchir, si elle siège dans les extenseurs (Tarnier).

Frictions avec le *liminent ammoniacal camphré*, ou bien avec :

> ℞ Ammoniaque liquide.... 3 gr.
> Huile d'amandes douces  )
> Baume de Fioravanti..    } āā 30 —
> Alcool camphré.......    )
> (Herzen).

**Pour prévenir le retour des crampes** : faire porter une *ceinture abdominale*; combattre la constipation ; prescrire les *bromures* (2 à 3 gr. par jour).

> ℞ Bromure de potassium.. 6 gr.
> Sirop d'éther..........  ) āā 40 —
> — de fleurs d'oranger   )
> Teinture de musc.......  XX gouttes
> Eau distillée..........  20 gr.
> 3 cuillerées à soupe, par jour (Tarnier).

**C. PROFESSIONNELLES** (*des écrivains*).

*Électrothérapie* : courants faradiques ou courants galvaniques.

*Massage* : séances quotidiennes pendant 4 à 6 semaines.

Pratiquer des injections sous-cutanées de *strychnine*.

Recourir à la *méthode de Schott*, qui comprend la gymnastique et le massage : la gymnastique consiste en mouvements passifs, que le malade exécute et en mouvements actifs, qu'une autre personne arrête. Le massage porte sur les nerfs et sur les muscles (Norström).

Traiter l'état nerveux (hystérie, neurasthénie).

Conseiller au malade d'*apprendre à écrire de la main gauche*, ou s'il veut continuer à écrire de la main droite, lui faire employer un appareil spécial : porte-plume en forme de massue, appareil à trois anneaux reliés, anneau de caoutchouc, pour maintenir deux ou trois doigts réunis, appareil à boule simple de Velpeau, appareil de Duchenne (de Boulogne).

## CRANIOTABES.

### (*Craniomalacie*).

Traitement général : *allaitement naturel*; si l'allaitement artificiel est inévitable, le réglementer, et donner du *bon lait*, bouilli ou stérilisé ; prescrire le *lait phosphaté*.

Combattre les troubles digestifs (diarrhée, vomissements).

Si les enfants sont nés avant terme, les mettre dans la *couveuse* de Tarnier, les *gaver*.

Prescrire les *bains salés* quotidiens de 10 à 15 minutes de durée, suivant la tolérance des enfants (1 kilogr. de sel par bain).

Sorties fréquentes ; vie à la *campagne*.

Traitement local : éviter les coups, les pressions sur le crâne; faire usage d'*oreillers mous*; dans les cas extrêmes, faire porter aux enfants des *casques rigides* moulés sur le crâne (en fil de fer, carton, cuir bouilli, celluloïd) (Comby).

## CRÊTES DE COQ.

*(Voy. Condylomes, Végétations vénériennes ou spontanées).*

## CREVASSES.

**C. DES MAINS.**

Eviter l'action du froid et de l'eau froide; protéger les mains à l'aide de *gants*; appliquer, matin et soir, la *pommade* suivante :

℞ Menthol ............. 1 gr.
   Salol................ 2 —
   Huile d'olive........ 10 —
   Lanoline............. 30 —

ou bien employer la *glycérine* ou le *cold-cream*.

Prescrire aussi le *liniment* suivant :

℞ Beurre de cacao........ 7 gr.
   Huiles d'amandes douces 5 —
   Oxyde de zinc......... ⎫ ãã 10 cgr.
   Borate de soude....... ⎭
   Essence de bergamote. VIII gouttes.
A appliquer le soir.

**C. DU SEIN.**

Empêcher le traumatisme de la succion, employer la *téterelle biaspiratrice* de Auvard ; dans certains cas, faire cesser complètement l'allaitement et donner à l'enfant une nourrice.

*Lavages*, après chaque tétée, avec une solution légèrement antiseptique (itrol à 1 p. 4000, actol à 1 p. 4000, aseptol à 1 p. 500, acide borique à 4 p. 100, sublimé à 1 p. 3000), ou bien appliquer sur le sein des *compresses* imbibées d'une solution antiseptique faible :

℞ Phénosalyl............. 2 gr. 50
   Eau distillée .......... 500 —

Recourir aux onctions avec la *pommade* suivante :

℞ Menthol............... ⎫ ãã 50 cgr.
   Chlorhydrate de cocaïne ⎬
   Salol pulvérisé........ ⎫ ãã 1 gr.
   Huile d'olive stérilisée. ⎭
   Lanoline .............. 50 —

**Contre les douleurs** : application de compresses trempées dans une *solution de cocaïne* à 1 ou 2 p. 100 ; ou badigeonnages des crevasses avec une *solution éthérée d'orthoforme.*

Pratiquer, dans les **cas invétérés**, des badigeonnages au *glycérolé de tannin* ou des cautérisations au *nitrate d'argent* en crayon ou en solution à 1 p. 30.

## CROISSANCE.

Traitement hygiénique : prescrire le *repos* et le sommeil prolongés.

Envoyer les enfants à la *campagne*, au grand air, mais ne pas leur imposer de marches et de fatigues ; les envoyer aussi à la *mer*, excepté s'ils sont irritables et nerveux.

*Bains salés* ou *sulfureux*; *douche froide*, si elle est supportée ; chez les jeunes arthritiques, préférer l'*hydrothérapie tiède*; *frictions sèches* au gant de crin.

*Cure aux eaux* de La Bourboule, Saint-Nectaire, Forges-les-Bains, Salies-de-Béarn, Salins-les-Bains ; *séjour à la montagne* (altitude 800 à 1200 mètres).

*Régime* : lait, lait de poule, œufs, poissons, viandes rôties (ne pas abuser des viandes chez les fils d'arthritiques), légumes verts, épinards, purées de lentilles, de haricots, décoctions de céréales : mettre dans 4 litres d'eau, deux cuillerées à soupe de blé, d'orge, d'avoine, de seigle, de maïs et de son ; faire bouillir le tout, pendant trois heures, jusqu'à réduction de 1 litre de décoction. Laisser refroidir et passer à travers un tamis fin.

Administrer cette décoction, aux repas et entre ceux-ci, coupée ou non avec du lait, sucrée ou non sucrée, ou encore aromatisée avec un peu de kirsch, d'anisette, d'eau de fleurs d'oranger, etc. (Springer).

Peu de vin, pas de café.

**En cas de céphalalgie** : retirer l'enfant du collège et le mettre au *repos le plus complet.*

**Contre l'anémie** : *prépara-tions ferrugineuses* et *arsénicales ;* sirop d'iodure de fer.

Eaux d'Orezza, de Spa, de Bussang, de Renlaigue.

Prescrire les modificateurs de la nutrition, tels que les *préparations phosphatées,* et avoir recours aux agents qui stimulent le système nerveux, comme la *strychnine* :

℞ Sulfate de strychnine... 1 à 4 cgr.
Phosphate de soude.... 5 à 10 gr.
Eau distillée.......... 100 —

2 à 3 cuillerées à café, par jour (Legendre).

Donner les *glycérophosphates,* le *sirop de Fellow's* aux hypophosphites.

**En cas de palpitations,** prescrire :

℞ Iodure de potassium...... 5 gr.
Bromure de potassium .... 10 —
Sirop d'écorces d'oranges
amères............... 300 —

1 à 2 cuillerées par jour, selon l'âge (Comby).

**En cas de douleurs osseuses, d'arthralgie** : prescrire le *repos,* les *bains tièdes.*

**En cas de scoliose** : conseiller la *gymnastique suédoise* (Comby).

## GROUP.

### (*Diphtérie du larynx*).

Traitement général hygiénique et médicamenteux de la diphtérie.

Injections de *sérum antidiphtéritique Roux.*

Voy. *Diphtérie.*

**Contre le tirage sus et sous-sternal continu et pro-gressif** : pratiquer le *tubage,* chez les enfants très jeunes, et la *trachéotomie* chez les malades âgés de plus de 2 ans.

**TUBAGE.**

*Instruments* : ouvre-bouche ; introducteur ou applicateur qui sert à porter le tube dans le larynx ; série graduée des tubes avec leurs mandrins.

*Manuel opératoire :* enrouler l'enfant dans un drap, les bras étant allongés le long du corps, et le faire maintenir par un aide entre ses jambes.

Placer l'ouvre-bouche et le faire tenir par un second aide, qui en même temps immobilisera la tête de l'enfant.

Rechercher avec l'index gauche les points de repère (épiglotte, orifice glottique) ; une fois ceux-ci trouvés, saisir de la main droite l'introducteur et le porter dans l'orifice glottique, en suivant le bord externe de l'index gauche et placer le tube. Tenir toujours le manche de l'instrument exactement sur la ligne médiane.

Si la glotte est fermée, par contracture des cordes vocales, l'obturer, pendant quelques instants, avec l'index gauche, et introduire le tube au moment où l'enfant fait une forte inspiration.

S'assurer que le tube est engagé (le doigt ne doit plus sentir le tube qu'à travers une sorte de pont tendu entre les deux cartilages aryténoïdes), le fixer avec l'ongle de l'index gauche et libérer le mandrin en élevant le levier de l'applicateur, retirer enfin l'applicateur.

En cas de faux engagement intercrico-thyroïdien, recourir à la manœuvre suivante : le tube étant engagé dans le larynx à 1 ou 2 centimètres sans pouvoir pénétrer plus loin, retirer la main gauche du pharynx tout en tenant fixé le tube dans la position où il se trouve par la main droite armée de l'applicateur. Exercer alors avec le pouce gauche, la main étant appliquée dans une position analogue à celle de l'énucléation, une pression sur l'espace inter-crico-thyroïdien (Escat).

En cas de faux engagement ventriculaire droit ou gauche, maintenir le tube engagé et de la main gauche saisir le larynx entre le pouce et l'index, comme dans la crico-trachéotomie, mais en sens inverse, le poignet tourné vers le sternum. Imprimer alors au conduit laryngo-trachéal des mouvements de latéralité (Escat).

En cas d'obturation du tube par une fausse membrane, tirer sur le fil dont est muni le tube et le retirer ; puis, si la membrane a été ramenée avec le tube, recommander l'intubation ; dans le cas contraire, injecter dans la trachée 3 centimètres cubes d'huile mentholée à 3 ou 5 p. 100 pour faciliter le détachement des fausses membranes.

*Soins consécutifs :* maintenir dans la chambre une atmosphère saturée de vapeur d'eau ; pratiquer deux fois par jour des lavages de la bouche avec une solution de *liqueur de Labarraque* à 5 p. 100, ou bien dans les cas graves avec :

℞ Chloral.................. 10 gr.
Eau distillée et bouillie .. 1000 —
Pour irrigations de la gorge et des fosses nasales (Sevestre).

Ne jamais perdre de vue l'enfant qui rejette ou expectore souvent le tube ou qui peut asphyxier, si une fausse membrane l'obstrue.

Laisser le tube en place, pendant trois jours en moyenne, si l'on a recours en même temps à la sérumthérapie ; dans le cas contraire, ne le retirer que lorsque la fièvre est tombée et que la respiration est devenue normale.

### TRACHÉOTOMIE.

**Chez les enfants.** *Préparatifs :* choisir une table solide, sans roulettes (table de cuisine), assez grande pour y coucher l'enfant ; y déposer comme matelas une série de draps pliés jusqu'à la hauteur convenable, et recouverts d'une toile imperméable et d'une alèze ; comme traversin, se servir d'une bûche ou d'une bouteille roulée dans un drap.

*Instruments :* bistouris droit et boutonné, dilatateur à deux branches, canule (modèle Lüer), écarteurs, sonde cannelée, pince à fausse membrane, plumes avec leurs barbes, plaques d'amadou.

Se servir, suivant l'âge de l'enfant, d'une canule d'un calibre plus ou moins grand.

N° 00 jusqu'à 6 mois.
— 0 de 6 mois à 2 ans.
— 1 de 2 ans à 4 ans.
— 2 de 4 ans à 6 ans.
— 3 de 6 ans à 15 ans et au-dessus.

Avoir soin de se munir de deux numéros voisins.

Avoir deux aides : l'un doit tenir le corps de l'enfant en roulé dans un drap ou dans des couvertures ; l'autre doit maintenir fixée la tête. Avec le chloroforme un seul aide peut suffire.

*Antisepsie* du champ opératoire et des instruments.

Pratiquer l'*anesthésie générale au chloroforme*, sans la pousser jusqu'à la résolution musculaire complète. (La chloroformisation est contre-indiquée dans les cas d'asphyxie et d'intoxication très avancées, et lorsqu'il existe de la broncho-pneumonie).

*Procédés opératoires :*

1° Procédé lent ou procédé de Trousseau (consistant à inciser lentement, couche par couche, les tissus jusqu'à la trachée, en pratiquant une hémostase minutieuse).

2° Procédé rapide ou procédé de Saint-Germain (permettant d'arriver dans la trachée d'un seul coup de bistouri).

3° Procédé mixte, celui que l'on emploie habituellement.

*Manuel opératoire :* coucher l'enfant sur la table d'opération, la tête rejetée en arrière, la nuque reposant sur le traversin. Palper successivement les divers points de la région antérieure du cou, afin de reconnaître les saillies et les dépressions qui s'y rencontrent (rebord de l'os hyoïde, membrane thyro-hyoïdienne, bord supérieur proéminent du cartilage thyroïde, sillon crico-thyroïdien, saillie arrondie du cricoïde, enfin dépression sous-cricoïdienne). Commencer l'opération quand on a « dans les doigts les divers points de repère. » Fixer à ce moment le larynx, en le saisissant de la main gauche par ses faces latérales au niveau du cartilage thyroïde, comme si on voulait l'énucléer. Chercher avec l'index de la même main le cartilage cricoïde et appliquer l'ongle au niveau de son bord intérieur. A ce moment, prendre le bistouri et faire exactement sur la ligne médiane, à partir de l'ongle de l'index, une incision de 3 centimètres d'étendue, intéressant toute l'épaisseur de la peau. Arriver rapidement sur la trachée, au moyen d'une ou deux incisions semblables, sans se préoccuper de l'hémorragie, et, avec le bistouri tenu perpendiculairement, la ponctionner et l'inciser d'un seul coup, de façon à avoir une incision trachéale exactement parallèle à l'incision cutanée et assez longue pour admettre le doigt (1 1/2 à 2 centimètres). Remplacer le bistouri, dans l'ouverture trachéale, par l'index gauche et introduire la canule de la main droite en glissant son extrémité le long de l'index.

Si l'introduction en est difficile, se servir du dilatateur et glisser la canule entre les branches écartées de l'instrument.

Une fois la canule introduite, laisser l'enfant se réveiller, nouer les cordons, nettoyer soigneusement les alentours de la plaie et appliquer au-devant du cou une couverture de tarlatane destinée à tamiser l'air.

En cas de mort apparente, terminer l'opération le plus rapidement possible et pratiquer la respiration artificielle ou les tractions rythmées de la langue.

*Soins consécutifs :* donner à boire à l'enfant du cognac étendu d'eau, des vins généreux, du café.

Veiller à ce que la chambre soit fréquemment aérée et à ce que l'atmosphère y soit entretenue en état d'humidité. Faire évaporer ou pulvériser près du malade la solution suivante :

| 2 Acide thymique | 5 gr. |
|---|---|
| — phénique | 20 — |
| Alcool | 100 — |
| Eau distillée | 875 — |
| | (Hutinel). |

Changer fréquemment la cravate de tarlatane, placée au-devant du cou.

Nettoyer la canule interne toutes les trois heures ; enlever immédiatement les fausses membranes qui obstruent la canule.

Enlever la canule externe, au bout de vingt-quatre heures, après avoir préparé une seconde canule, qui pourra être introduite immédiatement si l'enfant suffoque.

Faire pénétrer la canule, après nettoyage, dans un orifice percé au milieu de plusieurs doubles de gaze salolée, recouverte de taffetas gommé, destiné au pansement de la plaie, et à la protection de la partie antérieure du cou.

A chaque pansement suivant, laisser l'enfant sans canule, d'abord pendant quelques minutes seulement, puis progressivement pendant un laps de temps plus long.

Retirer complètement la canule du 6e au 12e jour.

En cas de *diphtérie de la plaie,* enlever les fausses membranes et badigeonner la plaie avec du jus de citron, ou avec le naphtol camphré, et pratiquer des injections de sérum antidiphtéritique.

**Chez l'adulte :**

*Antisepsie* du champ opératoire et des instruments.

Choisir une *canule* du n° 3 ou 4.

Prendre les points de repère et exécuter l'opération, comme il a été dit plus haut.

Couper aux ciseaux et cautériser au crayon de nitrate d'argent les bourgeons, qui, après un certain temps, forment une collerette autour de l'orifice.

# CYANOSE.

## (*Maladie bleue*).

Traitement purement palliatif.

Insister sur le *repos* ; éviter les fatigues et les émotions ; défendre au malade les jeux en plein air.

Faire des *massages*, des *frictions* sèches et stimulantes

Conseiller le séjour dans le Midi, surtout en hiver ; faire porter de la flanelle.

Relever l'énergie du cœur par la *digitale*, prise pendant 4 jours consécutifs, toutes les 3 à 4 semaines.

℞ Teinture de digitale. )
　　—　　de scille... ) āā 5 gr.

X gouttes par jour, en 2 à 3 fois, pour un enfant de 5 à 6 ans (Comby).

**Pendant les paroxysmes :**

faire inhaler l'*oxygène*, appliquer des *ventouses sèches* ; essayer les *bains d'air comprimé*.

Prescrire les toniques, l'huile de foie de morue, le fer, le quinquina (Comby).

### C. DES NOUVEAU-NÉS.

Voy. *Asphyxie des nouveau-nés*.

Dans le cas de cyanose simple avec hypothermie, placer le nouveau-né dans une *couveuse* ; à son défaut, ordonner les *bains chauds prolongés* à 37°, d'après la méthode de Winckel ; pratiquer des *frictions excitantes* et donner les *stimulants diffusibles*.

Voy. *Sclérème*.

# CYSTITES

### C. AIGUE.

**Au début** : repos au lit. *Régime lacté*, pendant quelques jours : additionner le lait de 2 gr. de bicarbonate de soude par litre.

Éviter les mets épicés, le café, les liqueurs, le vin pur ; donner du *thé, très léger, coupé*

de lait, des *tisanes* rafraîchissantes.

Prescrire les *alcalins* (bicarbonate de soude 3 à 8 gr., par jour ; eaux alcalines de Vichy, de Vals), le *salol* (4 gr. par jour), l'*acide benzoïque*, le *benzoate de soude* ou de *lithine*.

℞ Benzoate de soude . } ãã 30 à 40 cgr.
   Borate de soude... }

Pour 1 cachet : 4 à 6 cachets par jour.

℞ Salol................. } ãã 50 cgr.
   Bicarbonate de soude }
   Magnésie anglaise........ 25 —

Pour 1 cachet : 4 à 8 cachets par jour.

Combattre la constipation (laxatifs doux, lavements émollients).

Faire prendre des grands bains chauds.

**En cas de fièvre** : *antithermiques* (sels de quinine, antipyrine, phénacétine) associés au *salol*.

**Contre la douleur** : *fomentations chaudes* à l'hypogastre et au périnée.

Donner les *bromures alcalins* ou mieux prescrire le *chloral* à petites doses souvent répétées.

Prescrire des *lavements laudanisés* (XX gouttes de laudanum de Sydenham pour 50 gr. d'eau tiède) ou *chloralés* (2 à 3 gr. de chloral pour 1 lavement composé d'un verre de lait et d'un jaune d'œuf, pour émulsionner).

Ordonner aussi des *suppositoires calmants* :

℞ Extrait thébaïque..... 5 cgr.
   — de belladone... 1 —
   Beurre de cacao....... 4 gr.

Pour 1 suppositoire : 2 à 3 dans les 24 heures.

Quand la douleur ne cède pas aux antiphlogistiques et aux calmants, faire une *injection de morphine*, ou bien recourir aux *instillations de nitrate d'argent*. Cette méthode est applicable aux cas les plus aigus et surtout à ceux qui s'accompagnent de petites hémorragies à la fin de la miction. Faire uriner le malade avant l'opération. Eviter tout lavage vésical boriqué ou autre, avant et après l'instillation. Choisir un instillateur n° 13 ou 14, et instiller XXX gouttes de nitrate d'argent à 1 p. 50. Au bout de quelques jours, employer les solutions à 1 p. 40 et à 1 p. 20.

**Contre la rétention d'urine** : *cathétérisme*, répété 3 à 4 fois par jour ; évacuer lentement et incomplètement la vessie.

**Contre le ténesme (dysurie)** : appliquer des *sangsues* à l'anus ; recourir aux *lavements calmants*, ou bien prescrire le *camphre*, le *bromure de camphre*, l'*opium*, la *jusquiame* et la *belladone*.

℞ Bromure de camphre.. 10 cgr.
   Excipient............ Q. S.

Pour 1 pilule : 10 à 12 pilules par jour.

℞ Camphre................ 10 cgr.
   Extrait d'opium..... } ãã 1 —
   — de jusquiame }
   — de belladone ...... 5 mg.

Pour 1 pilule : 6 pilules par jour (Herzen).

℞ Camphre............ 50 cgr.
   Elixir parégorique... 3 gr.
   Gomme pulvérisée... 5 —
   Potion gommeuse .... 125 —

Par cuillerées à bouche, toutes les heures.

**Après la période aiguë du début** : faire des *lavages vésicaux légèrement antiseptiques* (contre-indiqués dans la première période des cystites aiguës).

℞ Acide borique.......... 50 gr.
   Biborate de soude....... 5 —
   Eau distillée bouillante.. 945 —
            (Desnos).

℞ Résorcine............... 10 gr.
Sulfophénate de zinc..... 4 —
Eau filtrée et bouillie..... 1000 —
(Herzen).

℞ Itrol................... 25 cgr.
Eau distillée tiède...... 1000 gr.

Donner les *balsamiques* (voy. *Cystite chronique*).

**En cas de pyurie abondante** : lavages avec des solutions d'*acide phénique* à 1 p. 200, de *sublimé* à 1 p. 4000, de *permanganate de potasse* à 1 p. 2000, à 1 p. 1000, de *chinosol* à 1 p. 1000.

**La pyurie terminée** : faire encore quelques *lavages astringents*, pour modifier la muqueuse vésicale, avec des solutions d'alun, de *sulfophénate de zinc* ou de *nitrate d'argent* à 1 p. 500.

Recourir aux *instillations de nitrate d'argent*.

Voy. *Cystite chronique*.

## C. BLENNORRAGIQUE.

Préférer les lavages avec des solutions de permanganate de potasse ou de sublimé corrosif (voy. *Blennorragie*).

## C. CANTHARIDIENNE.

Pour la prévenir, saupoudrer de camphre les vésicatoires cantharidiens, ou mieux, employer la vésication ammoniacale.

Une fois la cystite déclarée, prescrire les *boissons alcalines* abondantes et le *camphre*, à l'intérieur.

℞ Camphre............. 10 cgr.
Extrait thébaïque.... } āā 1 —
— de jusquiame . }

Pour 1 pilule : 5 à 6 pilules, par jour (Herzen).

## C. CHRONIQUE.

**En cas de calcul vésical :** *Lithotritie*.

**En cas de rétrécissement :** *Urétrotomie*, suivie de *dilatation progressive* avec les sondes Béniqué

Dans tous les cas : prescrire les *balsamiques* (copahu, santal, térébenthine).

℞ Térébenthine de Venise } āā 10 cgr.
Extrait de quinquina.. }
Magnésie calcinée....... Q. S.

Pour 1 pilule : 6 à 10 pilules, par jour (Guyon).

℞ Baume de copahu.... } āā 2 gr.
Térébenthine de Venise }
Magnésie calcinée..... Q. S.

Pour 30 pilules : 3 à 5 pilules, 3 fois par jour.

Pratiquer des *lavages vésicaux antiseptiques*, répétés tous les jours ou tous les deux jours, avec des solutions d'acide borique à 4 p. 100, de permanganate de potasse à 1 p. 2000, de permanganate de chaux à 1 p. 5000, au sublimé à 1 p. 10.000 ou à 1 p. 3000, au biiodure de mercure à 1 p. 20.000, à 1 p. 10.000, au nitrate d'argent à 1 p. 1000 et jusqu'à 1 p. 300, au protargol à 1 p. 200.

℞ Biiodure de mercure .... 5 cgr.
Alcool.................. 25 gr.
Eau distillée........... 975 —
(Desnos).

Les injections vésicales sont indiquées quand l'urine stagne et se décompose dans la vessie.

Les pratiquer doucement, à la température de 38°, injecter le liquide par petits coups. Dès que 50 à 80 grammes de la solution choisie auront été introduits dans la vessie, les laisser ressortir. S'arrêter, quand le liquide injecté ressort limpide.

Les lavages seront courts, si la muqueuse est sensible, et lorsqu'elle supporte mal les médicaments ci-dessus indiqués, pratiquer un lavage boriqué :

    2. Acide borique........    50 gr.
       Biborate de soude.....   5 —
       Eau distillée .........  1 litre.

puis injecter dans la vessie et y abandonner une petite quantité d'*iodoforme* ou de *dermatol*, tenu en suspension dans un liquide mucilagineux.

Ne jamais terminer un lavage, sans laisser dans la vessie une petite quantité d'un liquide antiseptique (Desnos).

**En cas de rétention d'urine partielle** : *sondages évacuateurs*, pratiqués plusieurs fois par jour.

**En cas d'urétro-cystite** (dans la blennorragie chronique): Recourir aux *instillations de nitrate d'argent* : XXV à XXX gouttes d'une solution à 1 p. 50, déposées au niveau du col vésical et dans la région prostatique de l'urètre. (Voy. *Blennorragie chronique*).

**En cas de cystite douloureuse** : pas de lavages.

*Instillations de nitrate d'argent* et mise au repos de la vessie par une *sonde à demeure*.

Intérieurement : *antispasmodiques*, bromure de camphre à la dose de 1 gr. 50 centigr., par jour.

Si le drainage est insuffisant, pratiquer, **chez l'homme**, la *taille hypogastrique* ou la *taille périnéale* et, **chez la femme**,

HERZEN.

la *dilatation forcée de l'urètre*, la *taille vésico-vaginale* ou la *taille hypogastrique.*

A côté de ce traitement local, ne pas oublier l'état diathésique du sujet ; agir sur l'élément strumeux, par les *médications sulfurées arsenicales*, sur l'élément goutteux par les *eaux minérales* appropriées ; combattre l'état névropathique du sujet par les *bromures alcalins* ; on aura ainsi raison de cystites jusqu'alors rebelles à toute médication locale.

Chez la femme, rechercher et traiter les affections qui produisent un état congestif de la vessie (constipation, tumeurs pelviennes, prolapsus génital, cystocèle, hémorroïdes).

EAUX THERMALES DANS LES MALADIES DE LA VESSIE ET DE L'URÈTRE.

1° *Affections anciennes de la vessie chez les anémiés* : Cransac (ferrugineuses).

2° *Algies vésicales et urétrales*, d'origine spinale avec gravelle urique ou phosphatique : Evian.

3° *Atonie de la vessie et des organes uropoiétiques* : Forges, Evian, Orezza, Bussang.

En cas de *constipation* : Evian, Cransac, Vittel, Contrexéville, Châtel-Guyon, source Gubler.

En cas de *goutte* : Martigny, la Preste, Vichy, Vals.

En cas de *dépression* : Cauterets.

4° *Blennorrée* ; chez les constipés : Aulus, Pougues, Vichy, Vals, la Preste ; chez les anémiés : Vals (Dominique), Cransac, Orezza, Forges.

5° *Catarrhe vésical* : Martigny-les-Bains.

Catarrhe avec cystite du col et épreintes : Evian, Bagnères-de-Bigorre.

Catarrhe avec gravelle phosphatique : La Preste.

Catarrhe avec gravelle urique : Wildungen, Saint-Boès

Catarrhe muqueux ou muco-purulent : Contrexéville.

Catarrhe léger et récent : Pougues.

Catarrhe lié à l'arthritisme : Capvern.

Catarrhe chez les névropathes : Evian, Vals.

Catarrhe lié à l'herpétisme : La Porretta, Saint-Sauveur.

Catarrhe chez les rhumatisants, les goutteux, les sanguins, les congestionnés : Aulus.

6° *Cystite chronique du col* : Evian.

7° Emission rare d'urine chez les constipés, les congestionnés, les hypocondriaques : Châtel-Guyon, Aulus, Vittel.

8° *Hématurie* : Cransac, Forges-les-Eaux, Spa, Orezza, Aulus, Châtel-Guyon, Rubinat, Birmenstorf, Hunyadi-Janos, Pullna, Montmirail.

9° *Hypertrophie et induration des parois vésicales* : Saint-Amand.

10° *Névroses et névralgies rhumatismales du col de la vessie et de l'urètre* : Néris, Evian.

11° *Paralysie et parésie de la vessie* : Boues de Dax, de Saint-Amand, Forges, Evian, Capvern, Wildungen.

12° *Paralysie de la vessie avec atrophie musculaire* : Acqui et ses boues.

13° *Rétrécissements de l'urètre, rétrécissements inflammatoires* : Martigny ;

En cas de cystite subaiguë ou chronique : Contrexéville, La Preste, Soultzmatt.

14° *Stagnation d'urine* : Soultzmatt.

15° *Troubles des nerfs moteurs ou sensitifs de la vessie* : Saint-Amand.

16° *Calculs phosphatiques* : Saint-Léger.

17° *Calculs uriques et oxaliques* : Vals, Vichy, Saint-Alban, Pougues, Vic, Evian, Capvern, Contrexéville.

S'il y a coliques néphrétiques : La Preste, Moligt, Olette, Contrexéville, Martigny, Vittel.

## C. TUBERCULEUSE.

*Traitement général de la phtisie* (voy. *Phtisie*).

| ℞ Créosote | 5 cgr. |
|---|---|
| Iodoforme | 1 — |
| Arséniate de soude | 1 mgr. |
| Cynoglosse | 5 cgr. |
| Poudre de Benjoin | Q. S. |

Pour 1 pilule : 4 pilules par jour, 2 pilules au déjeuner, 2 au dîner (Guyon).

*Lavages vésicaux*, avec sublimé corrosif à 1 p. 1000, 3 fois par semaine.

Préférer les *instillations de sublimé*, à titre variant de 1 p. 1000 à 5 p. 1000, à la dose de XX à XL gouttes.

Ces instillations calment les douleurs et diminuent la fréquence des mictions, tout en agissant comme bactéricides. Les employer dès le début.

Eviter les instillations au nitrate d'argent (Guyon).

**Combattre la purulence des urines et les douleurs vésicales,** au moyen du *salol* ou du *gaïacol*, associés à la *codéine* :

℞ Chlorhydrate de codéine⎰ āā 30 cgr.
　Extrait de chanvre indien⎱
　Carbonate de gaïacol ..... 6 gr.
　Pour 20 capsules gélatineuses : une capsule après chaque repas.

**Contre la fermentation ammoniacale,** donner l'*urotropine* en cachets de 30 cgr., pris quatre fois par jour.

　Ne pas pratiquer le curettage ou la résection totale de la muqueuse vésicale.

**Dans les formes douloureuses de la cystite tuberculeuse,** intervenir par la *cystotomie hypogastrique*, sans toucher à la muqueuse vésicale, en se contentant de drainer la vessie et en gardant la fistule pendant longtemps (une année).

## DACRYOADÉNITES

**D. AIGUE.**

*Lotions antiseptiques* tièdes, fréquemment renouvelées.

Pendant la nuit, *cataplasmes* de farine de lin, ou *pansement* avec une couche de coton hydrophile, imprégné d'une solution boriquée à 4 p. 100 et recouvert d'un morceau de taffetas imperméable

**En cas de suppuration :** donner issue au pus à l'aide du bistouri (Delens).

**D. CHRONIQUE.**

Emploi des *iodures alcalins* et de l'*arsenic* (les iodures congestionnent les yeux et sont par conséquent contre-indiqués, quand il existe une inflammation oculaire).

*Massage* de la glande.

**En cas de syphilis :** traitement général antisyphilitique (Panas).

## DACRYOCYSTITES

**D. AIGUE.**

Emollients, *cataplasmes. Lotions* fréquentes à l'eau boriquée.

**En cas de suppuration :** *incision*, au point où proémine l'abcès ; si les points lacrymaux peuvent être trouvés et si le patient est assez docile, introduire le couteau de Weber dans le point lacrymal, *sectionner le canal, débrider le ligament palpébral interne;* puis, pratiquer des *injections antiseptiques* (Delens).

**D. CHRONIQUE.**

*Cathétérisme* du canal nasal avec les sondes de Bowman, précédé de la dilatation du point lacrymal inférieur, pratiquée avec le stylet conique dilatateur.

Recourir aux *injections modificatrices* de sulfate de zinc à 1 p. 200, de *nitrate d'argent* à 1 p. 100, de *protargol* à 5 ou 10 p. 100.

Dans les cas légers, employer le *sublimé* à 1 p. 3000.

# DARTRES

(Voy. *Eczémas*, *Pityriasis*, *Séborrhée*).

## DÉBILITÉ CONGÉNITALE

(Voy. *Faiblesse congénitale*).

## DÉCHIRURES

### D. DU COL UTÉRIN.

**D. peu étendue** : cautérisations au *thermocautère*, suivies d'un pansement à la gaze salolée.

*Antisepsie vaginale.*

**D. étendue** : recourir à la *trachélorraphie* ou opération d'Emmet.

Si la malade ne consent pas à se laisser opérer, recourir au traitement suivant, applicable surtout dans les cas où, avec une lacération très étendue, l'orifice utérin est largement ouvert : appliquer chaque jour dans la cavité du col un *crayon* ainsi préparé :

℞ Aristol................ 5 gr.
　　Gomme arabique...... 40 —

Pour faire 10 crayons semblables, mesurant chacun 5 cm. de longueur (Lutaud).

Maintenir en place le crayon introduit, à l'aide d'un tampon de ouate. Enlever ce pansement, au bout de 24 heures et diriger sur le col, pendant que le spéculum est en place, de façon à bien déterger les parties malades, l'injection suivante :

℞ Acide salicylique...... 4 gr.
　　Alcoolat de lavande... 30 —
　　Eau distillée........ 450 —

2 cuillerées à soupe pour 1 litre d'eau (Lutaud).

Voy. *Antisepsie vaginale*.

**D. compliquée d'érosion ou d'ulcération peu étendue** : en obtenir la cicatrisation par de simples cautérisations au *thermocautère*, puis pratiquer l'*opération d'Emmet* (trachélorraphie).

En cas d'**ulcération étendue**, recourir à l'*opération de Schrœder* ou excision de la muqueuse (Pozzi).

Voy. *Erosions du col, Ulcérations du col*.

### D. DU PÉRINÉE.

**D. récente et simple** : faire immédiatement une série de *sutures* à la soie ou au crin de Florence, le long du vagin et du périnée. Enlever les fils au bout de huit jours.

**D. compliquée** : faire *trois ordres de sutures*. Une suture continue au catgut réunissant les deux lèvres de la paroi recto-anale ; des sutures à points interrompus à la soie ou au crin de Florence, pour accoler les bords de la paroi vaginale, et des sutures analogues sur le périnée.

Si les tissus sont œdématiés, remettre la périnéorraphie à plus tard.

**D. centrale** : *faire du côté*

*du vagin et du côté du périnée une série de sutures* à la soie, en ayant soin de prendre une épaisseur de tissu, suffisante pour éviter la formation d'un cloaque entre les sutures superficielles et les sutures profondes (Auvard).

Pendant l'accouchement, *couper d'un coup de ciseaux le pont de tissus* qui sépare la plaie de la commissure postérieure de la vulve pour éviter la rupture de l'anus, puis, après l'accouchement, suturer comme il vient d'être indiqué.

**D. ancienne** : pratiquer la *périnéorraphie*.

## D. DE L'UTÉRUS.

Voy. *Rupture de l'utérus*.

## D. DU VAGIN.

Pratiquer une *injection chaude* (45° à 50°) et porter sur la plaie hémorragipare quelques *bourdonnets de coton aseptique* (tamponnement local).

Eviter l'emploi local du perchlorure de fer.

Si l'on peut nettement distinguer un vaisseau qui saigne, jeter une *pince hémostatique* sur le vaisseau.

# DÉGÉNÉRESCENCE

## D. GRAISSEUSE DE L'AORTE, DU MYOCARDE ; ADIPOSE CARDIAQUE.

**Contre la surcharge graisseuse** : soumettre le malade au *régime de l'obésité*, réduction des liquides : aux repas, 1 verre d'eau de Vichy ou Vals rougie ou de thé non sucré ; entre les repas, 1 verre de lait. Suppression des graisses, des féculents et des sucres. Conseiller la croûte de pain (200 gr., en deux repas), les œufs, le poisson, la viande dégraissée (300 gr.), les légumes verts, les fruits. Pas de confitures, ni d'alcool.

*Massage, douches froides* ou *hydrothérapie tiède*. Eviter les efforts violents. *Promenade quotidienne* sans fatigue. Permettre l'équitation, la bicyclette, le patinage, la danse, si ces exercices sont bien supportés ; sans cela, conseiller le jeu du billard, les travaux de jardinage.

HERZEN.

Défendre de jouer des instruments à vent.

**Si le myocarde n'est pas trop dégénéré** : conseiller la *cure de terrain* ou bien instituer un *traitement méthodique par marches régulièrement graduées* et par l'*exercice du mur* qui consiste à appliquer aussi exactement que possible toute la partie postérieure du corps contre une surface verticale, puis de lever lentement les bras au-dessus de la tête en leur faisant décrire un demi-cercle d'avant en arrière ; continuer l'exercice pendant trois minutes, puis augmenter progressivement jusqu'à 10 minutes par séance (Barié),

Prescrire la *gymnastique suédoise*.

Limiter les heures de *sommeil* (6 à 8 heures au plus) ; ne pas faire de sieste après le repas.

Combattre la constipation ;

10.

faire usage des *eaux salines purgatives* (Carabana. Huniady-Janos, Villacabras, Rubinat).

Pendant 15 jours par mois, faire prendre au malade 1 gr. d'*iodure de sodium* par jour, en 2 fois, aux repas.

> ℞ Iodure de sodium.. 10 à 15 gr.
> Eau distillée...... 300 —
>
> 1 cuillerée à bouche, à la fin des 2 principaux repas, dans un peu d'eau.

Conseiller l'usage des *alcalins*, des *eaux de Vichy* ou de *Vals*, aux repas.

**En cas de débilitation cardiaque** : prescrire les *toniques du myocarde*.

> ℞ Caféine............... 75 cgr.
> Benzoate de soude...... 1 gr.
> Eau de tilleul........ 90 —
> Sirop de cinq racines... 30 —
>
> Par cuillerées à bouche, toutes les heures (Barié).

S'il faut agir plus énergiquement, donner le *sulfate de spartéine* à la dose de 10 cgr., par jour.

> ℞ Sulfate de spartéine..... 10 cgr.
> Sirop de tolu.......... 20 gr.
> Eau de tilleul......... 60 —
>
> Par cuillerées à bouche dans la journée (Bar.é).

> ℞ Sulfate de spartéine... 50 cgr.
> Extrait de quinquina... 2 gr. 50 —
> — de noix vomique 25 —
>
> Pour 25 pilules : 4 à 5 pilules, dans les 24 heures (Herzen).

> ℞ Sulfate de spartéine.. 1 gr.
> Eau distillée........ 50 —
>
> XV à XX gouttes, 3 fois par jour.

Ne pas prescrire de médica-

ments qui augmentent la pression artérielle.

**En cas d'angine de poitrine** : *trinitrine, nitrite d'amyle, morphine* avec précaution.

Voy. *Angine de poitrine*.

## D. GRAISSEUSE AIGUE DU CŒUR DANS L'INTOXICATION AIGUE PAR LE PHOSPHORE.

Même traitement que pour le collapsus cardiaque : inhalations d'*oxygène*, injections de *caféine*, d'*éther*, d'*huile camphrée*.

### STÉATOSE CARDIAQUE.

Lutter contre la cause (anémie, cachexie, tuberculose, etc.).

*Régime sobre, mais tonique.* Exercices modérés, abstention de tout effort, séjour à la campagne.

Usage des *iodures*.

**Contre l'asthénie cardiaque** : *Toniques du cœur* (A. Petit).

> ℞ Sulfate de strychnine 6 à 10 millig.
> — de spartéine. 15 à 20 centig.
> Eau de mélisse ..... 20 gr.
> — de menthe ..... 60 —
> Sirop de 5 racines... } āā 25 —
> — d'éther ....... }
>
> 2 à 4 cuillerées à bouche, dans les 24 heures (Herzen)

### D. GRAISSEUSE DU FOIE.

Rechercher la cause et la combattre (suppurations prolongées, tuberculose, alcoolisme, etc.).

Régime alimentaire de la cirrhose hépatique ; *opothérapie hépatique*.

## DÉLIRES.

### D. DES AUTO-INTOXICATIONS ET DES EMPOISONNEMENTS.

Prescrire les *diurétiques*, le régime lacté ; donner un *purgatif*.

Pratiquer des injections de *sérum artificiel* et de *caféine*.

Recourir au besoin, à la *saignée*.

Voy. *Empoisonnements, Urémie*.

## D. DE LA CONVALESCENCE.

*Repos* au grand air, à la *campagne; hydrothérapie;* alimentation substantielle; toniques.

## D. DES NÉVROSÉS.

**Chez les hystériques** : *compression des ovaires, hypnotisme*.

En cas de délire hallucinatoire provoqué par hallucinations de la vue, placer un *bandeau* sur les yeux.

**Chez les choréiques** : *chloral, sulfonal, uréthane*, à hautes doses.

**Chez les épileptiques** : *bromures*, à hautes doses.

## D. AU COURS DE LA PARALYSIE GÉNÉRALE.

Recourir, contre le délire congestif, à l'*ergotine* en injections sous-cutanées, aux *révulsifs* appliqués à la nuque, et, au besoin, aux *émissions sanguines locales* (sangsues aux apophyses mastoïdes).

## D. DES PYRÉXIES.

Faire *couper les cheveux* et faire mettre le *sac de glace* sur la tête (interposer une flanelle entre le sac et le cuir chevelu).

Administrer un *purgatif* (huile de ricin, calomel associé à la scammonée ou au jalap, eau-de-vie allemande).

Favoriser l'élimination des toxines par l'administration de *tisanes diurétiques*, par l'absorption abondante d'*eau* et de *limonades*, par la *diète lactée*, par les *diurétiques* (caféine, diurétine, théobromine, scille) et par le *lavage de l'organisme*, pratiqué à l'aide d'injections de sérum artificiel (eau salée à 7 p. 1000), à la dose de 1 à 2 litres par jour.

Recourir à la *saignée*, seule ou associée aux injections de sérum artificiel.

**Contre le délire fébrile simple** : recourir de préférence à la *balnéation froide*, chez les sujets jeunes et vigoureux, et à la *balnéation tiède*, chez les enfants et les vieillards.

Voy. *Pneumonie*.

Etre sobre d'antipyrétiques, d'antispasmodiques et d'hypnotiques.

**Chez les alcooliques** : administrer simultanément l'*alcool* et l'*opium*, à hautes doses.

Voy. *Alcoolisme chronique*.

**Chez les paludéens**, en cas de délire au cours d'un accès de fièvre intermittente : donner la *quinine*, soit par la voie stomacale, soit en injections sous-cutanées, à la dose de 1 gr. d'emblée.

Voy. *Fièvres intermittentes*.

**En cas d'agitation continuelle accompagnée d'insomnie** :

Prescrire les *hypnotiques* : bromure de potassium, chloral, uréthane, paraldéhyde, opium ou mieux jusquiame et chanvre indien.

℞ Bromure de potassium....    2 gr.
Hydrate de chloral.......      4 —
Eau de laurier-cerise.....     10 —
Eau de tilleul ..........     100 —
Sirop de codéine.........      20 —

A prendre en 3 fois, dans du lait chaud, le soir (Herzen).

℞ Uréthane .............        3 gr.
Antipyrine.............         2 —
Bromure de potassium...       80 cgr.
Extrait de jusquiame ....      10 —
Sirop de digitale ........     30 gr.
Eau de tilleul..........       90 —

1 cuillerée à bouche toutes les 3 heures; le restant en une seule fois, le soir, entre 8 et 10 heures.

Chez les enfants, prescrire la potion suivante :

℞ Bromure de sodium......       1 gr.
Hydrate de chloral......       50 cgr.

Extrait alcoolique de jus-
    quiame .............        3 —
Extrait  alcoolique  de
    chanvre indien .......      3 —
Eau distillée...........       60 gr.
Sirop de fleurs d'oranger.     20 —

1 cuillerée à café toutes les 2 heures (Herzen).

## D. POST-OPÉRATOIRE ET TRAUMATIQUE.

Rechercher la cause et agir en conséquence (sénilité, inanition, alcoolisme, névropathie, anémie, intoxication médicamenteuse, urémie, septicémie, psycose).

## DÉLIRIUM TREMENS.

Voy. *Alcoolisme chronique.*

## DENGUE.

**Contre l'embarras gastrique :** *purgatif* ou *vomitif*, au début.

**Contre la fièvre et les douleurs articulaires :** *antipyrine, phénacétine, exalgine, sulfate de quinine, salipyrine.*

℞ Bromhydrate de quinine 15 à 20 cgr.
Phénacétine .......... 30 à 40 —

Pour 1 cachet : 3 cachets, par jour (Herzen).

**En cas de douleurs très fortes :** *chloral, morphine.*

## DENTITION.

Faire mâcher à l'enfant une *racine de guimauve.*

Ne pas faire trop hâtivement des scarifications des gencives.

**En cas d'agitation :** faire des *frictions sur les gencives* avec un des sirops suivants :

℞ Chlorhydrate de cocaïne. 10 cgr.
Teinture de safran ...... X gouttes.
Sirop simple .......... 10 gr.

Pour frictions sur les gencives, plusieurs fois par jour.

℞ Chlorhydrate de cocaïne.. 25 cgr.
Sirop simple............ 20 gr.
Eau de laurier-cerise.....  5 —

Frictions légères avec le doigt (Comby).

℞ Cocaïne .............. 10 cgr.
Saccharine ........... 5 —
Glycérine.............. 20 gr.
Teinture de vanille..... XX gouttes.

Frictions douces avec une boulette d'ouate imbibée de ce mélange.

**Contre l'insomnie :** donner les *bromures,* le *chloral.*

**En cas de méningisme :** *bromure de potassium,* à la dose de 30 centigr. à 1 gr. par jour ; au besoin, *chloral,* 25 à 50 centigr.

*Bains tièdes prolongés à 32°.*

## DERMALGIE.

Traiter l'hystérie et la neurasthémie (kola, coca).

Donner le *valérianate* ou le *bromhydrate de quinine*, les préparations de *valériane*, la *jusquiame*, les *bromures*, le *bromure de camphre.*

Administrer *l'antipyrine*, *l'exalgine*, la *phénacétine*.

℞ Bromhydrate de quinine .. 25 cgr.
    Extrait de jusquiame...... 5 —
      — de valériane...... 10 —

Pour 1 pilule : 1 pilule par jour, puis progressivement 2, 3 et 4.

## DERMATITES.

**D. CONTUSIFORME.**

Voy. *Erythème noueux.*

**D. HERPÉTIFORME** (D. polymorphe prurigineuse chronique à poussées successives).

Traitement général hygiénique et diététique de l'arthritisme et de l'herpétisme (voy. ces paragraphes).

Combattre la dyspepsie et le nervosisme.

Prescrire les *toniques du système nerveux* (strychnine, arsenic, cacodylate de soude, phosphates, kola, coca).

**En cas de fièvre :** bromhydrate et valérianate de quinine.

Localement :

**Contre les douleurs et le prurit :** *ouvrir les bulles* avec une aiguille purifiée, puis faire des *lotions à l'acide phénique*, au *sublimé*, à l'*acide cyanhydrique*, à la *cocaïne*.

Conseiller les *bains prolongés*, pratiquer des onctions avec le *liniment oléo-calcaire additionné d'un peu d'acide phénique*, ou avec des *pommades faibles au goudron*.

Essayer, au besoin, des cautérisations des surfaces à vif avec des solutions de *nitrate d'argent*.

**Si le derme est irrité :** pansements avec des *poudres sèches* (Brocq).

## DÉVIATIONS UTÉRINES

(Voy. *Antéflexion, Rétroflexion, Rétroversion* et *Prolapsus de l'utérus*).

## DIABÈTE

**D. AZOTURIQUE** (azoturie avec polyurie).

*Régime azoté,* sans supprimer les féculents.

Dans les cas un peu intenses : *repos absolu* et *prolongé* au lit.

Administrer les *médicaments antidéperditeurs :* bromhydrate ou valérianate de quinine, arsenic, cacodylate de soude, valériane, coca.

Donner 10 à 30 gr. d'*extrait*

*de valériane*, dans les 24 heures.

Prescrire les *opiacés*, surtout la codéine, à la dose de 10 à 50 cgr. par jour, associée à la *strychnine*.

Pas d'alcalins, pas d'iodure de potassium, excepté dans les cas de syphilis (Bouchard).

> ℞ Valériane en poudre ...  50 gr.
> Sirop de sucre........  Q. S.

Pour un électuaire : à prendre gros comme une noisette toutes les 2 heures dans du pain azyme.

> ℞ Codéine.............  1 cgr.
> Poudre de valériane...  10 —
> Miel................  Q S.

Pour 1 pilule : 5 à 30 pilules progressivement.

> ℞ Codéine ...........  1 cgr.
> Strychnine ..........  1 mgr.
> Poudre de valériane..  10 cgr.
> Sirop de quinquina...  Q. S.

Pour 1 pilule : 3 à 10 pilules dans les 24 heures.

Donner aussi les *médicaments reconstituants* : quinquina, fer, kola.

> ℞ Extrait alcoolique de kola..  15 cgr.
> Poudre de kola...........  Q. S.

Pour 1 pilule : 10 à 15 pilules par jour.

Recourir à l'*hydrothérapie*, en se bornant aux applications du drap mouillé, pratiquées le matin, au sortir du lit, avec repos au lit pendant un temps plus ou moins long, jusqu'à plusieurs heures après l'opération.

Se garder de dire au malade d'aller prendre des douches sans autre indication. Employer les douches seulement quand le malade aura gagné assez de force pour les supporter avec avantage, en suivant les mêmes règles, en prenant toutes les précautions qui auront présidé à l'application du drap mouillé, c'est-à-dire en les combinant avec un repos plus ou moins absolu, suivant l'état du sujet (Glatz)

**En cas de neurasthénie azoturique** : recourir à la cure de Weir-Mitchell, par la *suralimentation* et le *repos absolu*.

## D. PHOSPHATURIQUE.

*Régime* : aliments riches en phosphates, céréales, poissons, œufs.

Combattre la cause (dyscrasie acide, infection).

Prescrire les *médicaments nervins*, administrer les *glycérophosphates*, en cachets ou en sirop.

> ℞ Glycérophosphate de chaux....  30 cg.
> — soude ...  10 —
> — potasse..  10 —
> — magnésie  10 —
> — fer......  5 —
> Poudre de fève Saint-Ignace..  2 —

Pour 1 cachet, 2 cachets par jour (A. Robin).

> ℞ Glycérophosphate de chaux.  30 cgr.
> Poudre de noix vomique...  3 —
> — de coca ..........  50 —

Pour 1 cachet : 3 cachets par jour.

> ℞ Glycérophosphate de chaux..  6 gr.
> — soude...)
> — potasse..}aã 2 —
> — magnésie)
> — fer........  1 —
> Teinture de fève de Saint-Ignace................  XXX gtt.
> Teinture de kola........  10 gr.
> Sirop de cerise pour compléter ..............  200 —

2 à 3 cuillerées à bouche par jour (A. Robin).

Recourir à l'*hydrothérapie* en applications diverses et à l'*électrothérapie* (bain statique, courants de haute fréquence).

**D. SUCRÉ.**

### 1º **Diabète arthritique.**

Suppression absolue du sucre et des mets, fruits et racines sucrés (raisins, melons, figues, dattes, betteraves, navets, carottes).

Diminution aussi complète que possible, et même suppression, au moins au début, des aliments féculents (pain, pâtes, haricots, lentilles, pois, pommes de terre).

Remplacer le sucre par la *saccharine* en tablettes comprimées :

| | |
|---|---|
| ♃ Saccharine.............. | 3 gr. |
| B.carbonate de soude.. | 2 — |
| Mannite.............. | 50 — |
| Mucilage............. | Q. S. |

Pour 100 pastilles : 1 pastille représente un morceau de sucre de 10 gr.

RÉGIME ALIMENTAIRE *à suivre avec rigueur* : se nourrir exclusivement d'œufs, de viandes de toutes sortes, volailles, gibier non faisandé, fromage frais.

Tous les légumes verts sont permis, sauf les betteraves, les carottes et les navets.

Manger de tous les fruits, sauf les fruits doux : raisin, figues, dattes, melon.

Insister sur les aliments gras, tels que sardines à l'huile, thon à l'huile, hareng saur à l'huile, lard, beurre, graisse d'oie, gras de jambon, charcuterie, choucroute garnie, caviar.

Prendre surtout des soupes aux choux, du bouillon aux œufs pochés, des soupes maigres, de la soupe à l'oignon.

Tous les potages doivent être pris sans pain et sans pâtes alimentaires.

Manger du pain de gluten, de soja, du pain sans mie ou bien encore à chaque repas 100 gr. de pommes de terre cuites à l'eau.

*Boissons* : permettre aux diabétiques de boire, même en abondance, de l'eau fraîche, des eaux alcalines, de l'infusion de genièvre, du thé léger, du café, du maté, du kola sucrés à la saccharine.

Peu de vin de Bourgogne ou de Bordeaux : pas de vins sucrés, ni de champagne, ni de liqueurs.

HYGIÈNE STIMULATRICE DE LA NUTRITION : *exercices physiques* journaliers. Insister surtout sur les promenades à pied en plein air ; conseiller la gymnastique, l'escrime, le patinage, l'équitation, le canotage. Tous les exercices du corps sont favorables, mais ils doivent être faits avec modération, les sueurs profuses étant défavorables aux diabétiques.

Faire prendre trois *bains tièdes* par semaine, suivis de frictions énergiques et de *massage* ; en été, bains de mer ou de rivière très courts, à condition que la réaction se fasse.

*Bains salés, bains sulfureux, hydrothérapie tiède* : prescrire les douches chaudes et froides en pluie (de 35º à 40º et poussées jusqu'à 45º et plus si le malade supporte facilement l'eau très chaude) ; durée de la douche chaude, 2 à 4 minutes, la faire suivre d'une douche fraîche (22º à 18º) ou même froide (14º à 10º) très courte, de 10 à 15 secondes (Glatz).

*Electrothérapie* (courants de haute fréquence).

HYGIÈNE GÉNÉRALE : usage de la flanelle, les refroidissements étant funestes aux diabétiques.

Éviter les passions et les émotions violentes ; habitudes journalières sagement ordonnées.

Pendant l'hiver, séjour dans les *climats chauds* et les *stations méridionales*.

TRAITEMENT MÉDICAMENTEUX.

Prescrire les *alcalins* : prendre, pendant 15 jours chaque mois, avant les deux principaux repas, dans un verre d'eau de Vichy (Hauterive) ou de Vals (Saint-Jean), une des doses suivantes :

℞ Carbonate de lithine... 10 gr.
En 30 doses (Dujardin-Beaumetz).

Pendant les autres 15 jours du mois, donner l'*iodure de sodium* :

℞ Iodure de sodium . 10 à 15 gr.
  Eau distillée...... 300 —
1 cuillerée à bouche après les 2 principaux repas.

Faire boire aux repas et dans la journée de l'*eau bouillie additionnée de bicarbonate de soude*, 2 à 4 gr. par litre.

Associer l'*arséniate de soude* ou le *cacodylate de soude* aux prescriptions précédentes, si le cas est de moyenne intensité :

℞ Liqueur de Fowler..... 10 gr.
V à X gouttes, ajoutées au carbonate de lithine (Dujardin-Beaumetz).

Surveiller la tolérance gastro-intestinale et interrompre pendant 2 jours, tous les 8 à 10 jours, l'administration de l'arsenic, si nécessaire.

Ou bien, prescrire les *pilules de Vigier* :

℞ Carbonate de lithine.... 10 cgr.
  Arséniate de soude..... 3 mgr.
  Extrait de gentiane..... 5 cgr.
Pour 1 pilule : 2 à 3 pilules, dans les 24 heures.

Recourir à l'administration de l'*antipyrine*, à la dose de 2 à 3 gr par jour, excepté dans les cas où il existe de l'albuminurie.

℞ Antipyrine........... 20 gr.
  Bicarbonate de soude.. 10 —
Pour 20 cachets : 3 à 4 cachets par jour, avec 4 heures d'intervalle (Huchard).

℞ Extrait thébaïque...... 10 à 15 cg.
  Antipyrine........... 10 gr.
  Bicarbonate de soude.. 5 —
  Eau distillée......... 250 —
  Saccharine........... 20 —
3 cuillerées à bouche par jour, dans un peu d'eau (Herzen).

Continuer l'emploi de l'antipyrine pendant 3 à 4 semaines, si le sucre s'abaisse rapidement, si la diminution de la polyurie ne s'accompagne pas d'une densité sensiblement plus grande de l'urine s'il ne survient pas d'accidents digestifs avec affaiblissement général et s'il n'apparait pas d'albumine dans les urines : dans le cas contraire, cesser l'administration de ce médicament.

Après 3 ou 4 semaines, interrompre l'usage de l'antipyrine, pendant 15 jours, puis reprendre une autre série (Renault).

**En cas de symptômes d'auto-intoxication et d'insuffi-**

sance hépatique (diminution de la sécrétion urinaire et de l'élimination de l'urée, haleine dégageant l'odeur de pomme-reinette) ; prescrire les cachets suivants :

℞ Antipyrine............ |
  Benzoate de lithine.... | āā 50 cgr.

Pour 1 cachet : 3 cachets par jour ; matin, midi et soir, dans un verre d'eau alcaline (Lemoine).

**Lorsqu'il n'y a plus de sucre dans l'urine** : administrer les *alcalins*.

℞ Benzoate de lithine... |
  Carbonate de lithine.. | āā 50 cgr.

Pour 1 cachet : 2 cachets par jour ; un le matin, avant le premier repas, le second vers cinq ou six heures du soir avec un verre d'eau alcaline (Lemoine).

**Dans tous les cas** : instituer *l'antisepsie intestinale* (salol, benzonaphtol, bétol, après les repas) ; combattre la constipation par les *laxatifs* (rhubarbe, aloès, calomel) et par les *lavements frais*.

Prescrire aussi *l'antisepsie de la bouche* :

℞ Acide borique............ 25 gr.
  — phénique.......... 1 —
  Thymol................. 25 cgr.
  Eau distillée............., 1 litre.
      Ajouter :
  Teinture d'anis .......... 10 gr.
  Essence de menthe........ X gtt.
  Alcool .................. 100 gr.
  Cochenille........ Q. S. p. colorer.
  Étendre de moitié d'eau pour l'usage.

Se rincer la bouche, en se frottant doucement les gencives, après les repas (Dujardin-Beaumetz).

Voy. *Antisepsie buccale; Gingivite, Stomatites.*

**Chez la femme** :

Femme à marier : *pas de mariage.*

HERZEN.

Femme mariée : *pas de grossesse.*

Femme accouchée : *pas d'allaitement.*

Recourir à *l'opothérapie hépatique* ou à la *médication thyroïdienne*, en surveillant les effets.

EAUX MINÉRALES.

Diabétiques gras, diabétiques hépatiques avec congestions répétées du foie, diabétiques atteints de goutte ou de gravelle : *Vichy, Vals*, tant qu'il n'existe pas d'azoturie et de phosphaturie, ni des signes d'épuisement nerveux, de la tuberculose pulmonaire, de l'artério-sclérose ou une cardiopathie.

Diabétiques excités, anémiés : *Evian.*

Diabétiques anémiés, déprimés : *Capvern.*

Diabétiques lymphatiques et scrofuleux : *La Bourboule.*

**Cas graves.**

**En cas de sommeil agité** : donner toujours l'antipyrine, mais à la dose de 1 gr. 50 cent. en trois prises ou à celle de 2 gr. en deux prises, et faire prendre, une heure avant le coucher, du *bromure de potassium* associé au *phosphate de soude*, en qualité de tonique du système nerveux.

℞ Bromure de potassium .... 40 gr.
  Phosphate de soude ...... 10 —
  Eau distillée............ 300 —

1 cuillerée à soupe, dans un bol d'une infusion non sucrée, une heure avant le coucher (Lemoine).

Continuer l'usage du bromure endant un mois environ.

**Contre l'insomnie** : donner

11

le *sulfonal*, le *trional*, l'*uréthane*.

> ℞ Sulfonal............ 4 gr.

Pour un cachet : 2 cachets à une demi-heure d'intervalle, pris 2 heures avant l'heure du coucher.

## Contre la polyphagie, la polydypsie et la polyurie intenses : Prescrire l'*opium*.

> ℞ Extrait thébaïque........ 1 cgr.
> Poudre de valériane...... Q. S.

Pour 1 pilule : 5 à 10 pilules, dans les 24 heures.

## Contre les douleurs névralgiques :

> ℞ Antipyrine............ ⎱ āā 50 cgr.
> Bromure de potassium ⎰
> Chlorhydrate de cocaïne  1 centig.
> Valérianate de caféine..  2 —

Pour 1 cachet, à prendre au moment de l'accès.

## En cas de congestion hépatique : prescrire les *alcalins*, diminuer la quantité des aliments gras, des graisses.

Administrer l'*iodure de sodium*, à la dose de 1 à 2 gr., par jour.

## En cas de prostration des forces et d'azoturie : défendre les exercices musculaires et ne pas donner les alcalins.

Insister sur les *aliments azotés* : œufs, fromages, viandes, poisson ; faire prendre des *aliments gras*. Permettre le *vin* (vin de Bourgogne ou de Bordeaux), défendre les liqueurs.

Conseiller le *repos*.

Administrer l'*arsenic*, le *cacodylate de soude*, la *valériane* et les *valérianates de quinine* ou *de fer*, l'*opium* ou mieux la *codéine*, la *strychnine*, les *phosphates*, le *kola* et le *coca*.

Donner tous ces médicaments à hautes doses.

Employer l'*huile de foie de morue* et la *glycérine*.

> ℞ Glycérine.............. 40 gr.
> Rhum ou cognac ........ 10 —
> Essence de menthe...... I goutte.

A prendre en 3 ou 4 fois, dans la journée.

> Glycérine pure....... 20 à 30 gr.
> Eau distillée ............ 64 —
> Acide citrique ou tartrique 1 à 2 —

Faire dissoudre. A prendre dans la journée. (Schultzen).

Recourir aux *injections rectales d'arsenic* :

> ℞ Liqueur de Fowler..... 4 gr.
> Eau distillée ......... 56 —
> (Vinay).

Faire une injection rectale de 5 c. c. de cette solution, pendant cinq jours, matin et soir ; donner ensuite, pendant les cinq jours suivants, 3 injections par jour ; puis 4 pendant cinq autres jours. Interrompre alors durant cinq jours et reprendre comme précédemment. S'il se produit un peu d'irritation rectale ou de diarrhée, ajouter, à la dose de 5 c. c., I goutte de laudanum.

Ou bien pratiquer des *injections sous-cutanées d'huile*, à la dose de 30 à 200 gr. par jour ; ou encore se servir pour l'alimentation sous-cutanée de la formule suivante :

> ℞ Huile stérilisée........... 100 gr.
> Chlorure de sodium....... 5 —
> Iodure de sodium......... 2 —

Injecter 3 fois par jour 5 c. c. (pratiquer chaque fois un massage prolongé).

## En cas d'oligurie : *eaux minérales diurétiques* ou *infusion de genièvre*.

℞ Baies de genièvre.... 20 gr.
Faites infuser dans :

℞ Eau bouillante...... 1000 gr.
À prendre par demi-verres.

**En cas de diarrhée** : réduction des aliments, *diète képhirienne mitigée*, pas de lait.

**En cas de dyspepsie intense, de néphrite, de troubles cardiaques, de myocardite ou d'œdèmes** : essayer le *régime lacté*; si la quantité de sucre dans les urines augmente, cesser ce régime (Oettinger).

**En cas de mal perforant :** *Intervention chirurgicale*, sans trop tarder.

**En cas de coma** : voy. *Coma diabétique.*

## II. D. NERVEUX.

*Hygiène générale des névropathes;* repos de l'esprit, distractions. Eviter toute émotion, toute excitation nerveuse.

Séjour à la *campagne.*

*Hydrothérapie* tiède ou froide.

Prescrire les *bromures*, la *valériane*, les *valérianates de quinine, d'ammoniaque* ou *de zinc,* l'*opium,* la *jusquiame,* la *belladone.*

Donner les toniques et les reconstituants : *quinquina, fer, arsenic, cacodylate de soude, phosphates, phosphure de zinc, strychnine, kola, coca, huile de foie de morue.*

Administrer tous ces médicaments à hautes doses.

*Régime* : œufs, poissons, fromage, mets gras, mets salés (conserves, salaisons, olives conservées, charcuterie), légumes verts (choux et chicorée), en cas de déperdition de potasse.

Ne pas donner les *alcalins* en cas d'épuisement nerveux avec dépression générale.

## III. D. PANCRÉATIQUE.

Exercices musculaires avec modération.

Permettre le *vin* comme tonique.

Ne pas donner les alcalins, les bromures, l'antipyrine, qui dépriment et affaiblissent encore le malade.

**En cas de syphilis** : traitement antisyphilitique mixte.

*Régime azoté;* régime du diabète en général.

Prescrire les *antidéperditeurs* (arsenic; cacodylate de soude, valériane, codéine) les *toniques généraux* et les *toniques du système nerveux* (quinquina, kola, coca, phosphates, strychnine, huile de foie de morue, glycérine).

Recourir à l'*opothérapie pancréatique* : pancréas frais et cru, mangé en sandwichs.

## IV. D. SYPHILITIQUE.

Instituer le *traitement spécifique mixte* : frictions mercurielles avec onguent napolitain; iodure de potassium à doses moyennes, 2 à 3 gr. par jour; ne jamais atteindre les doses de 6, 8 et 10 gr. par jour.

# DIARRHÉES DES ADULTES.

**D. AIGUE** (*D. ab ingestis, D. estivale*).

**Formes légères** : *diminution de l'alimentation* ou même *diète lactée*; administration de *poudres inertes* (sous-nitrate de bismuth, craie préparée, talc ou salicylate de bismuth) associées aux *opiacés* (poudre d'opium, extrait thébaïque, laudanum, élixir parégorique).

℞ Sous-nitrate de bismuth. | āā 50 cgr.
Craie préparée......... |
Opium brut pulvérisé .... 1 centig.
Pour un cachet : 6 à 10 dans les 24 heures.

**Formes intenses** : Donner avant tout traitement un *léger purgatif salin* (15 gr. de sulfate de soude ou de magnésie), ou :

℞ Salol..................... 4 gr.
Huile de ricin............. 30 —

℞ Salacétol ................. 2 gr.
Huile de ricin............. 30 —
A prendre en une fois (Bourget).

℞ Chloroforme.......... II gouttes.
Teinture d'iode....... X —
Essence de menthe poivrée.............. III —
Huile de ricin........ 20 gr.
A prendre en une fois (Bizine).

℞ Chloroforme........ V gouttes.
Teinture d'iode...... XV —
Essence de girofles... VII —
— de menthe .. V —
Emulsion d'huile de ricin. 180 gr.
1 cuillerée à bouche, toutes les heures (Bizine).

L'iode agit comme antiseptique et antitoxique puissant.

Ou bien, administrer le *calomel*, à la dose de 40 à 60 centigr.

Mettre le malade à la *diète absolue* et ne permettre comme boisson que l'*eau albumineuse*.

℞ Eau bouillie............. 1 litre.
Blancs d'œuf............. N° 4.
Eau de fleurs d'oranger... 10 gr.
Sirop de coings ......... 100 —

Donner en outre l'*acide lactique*, à hautes doses :

℞ Acide lactique........ 10 à 15 gr.
Eau bouillie.......... 900 —
Sirop de limons...... 100 —
Alcoolature de limons . Q. S.
A prendre par demi-verres, dans la journée (Hayem).

Ajouter à cette limonade 1 gr. de laudanum, ou 2 à 3 gr. d'élixir parégorique.

Conseiller l'application de *flanelles chaudes* ou de *cataplasmes chauds* sur le ventre.

Après 24 à 36 heures, selon les cas, prescrire la *diète lactée*, puis permettre les *œufs*, le *riz*, la *viande crue hachée* et donner l'*alcool*.

Administrer les *constipants* et les *antiseptiques intestinaux*; faire usage des *lavements astringents*.

Faire prendre le *silicate de magnésie* (talc) à la dose de 200 à 400 gr. par jour, dans du lait (Debove).

℞ Opium en poudre ........ 2 cgr.
Tannin ................. 10 —
Sucre en poudre......... 50 —
Pour 1 cachet : 1 cachet toutes les heures.

℞ Tannin ................. 25 cgr.
Poudre de ratanhia....... 50 —
— d'opium brut..... 2 —
Pour un cachet : 5 par jour (Lemoine)

℞ Salicylate de bismuth. ⎫ āā 20 cgr.
. Bétol................ ⎭
  Tannin................    30 —
  Poudre d'opium ........    2 —
Pour 1 cachet : 4 à 5 par jour (Herzen).

℞ Sous-nitrate de bismuth ..    1 gr.
  Dermatol................    30 cgr.
  Poudre d'opium ..........    2 —
Pour 1 cachet : 6 à 8 cachets dans les 24 heures (Herzen).

℞ Tannin..................    25 cgr.
  Salol pulvérisé...........    50 —
  Opium en poudre.........    2 —
Pour 1 cachet : 6 par jour (Herzen).

℞ Tannalbine..............    50 cgr.
  Salicylate de bismuth....    30 —
  Poudre d'opium..........    1 —
Pour 1 cachet : 6 à 10 cachets par jour.

℞ Tannigène..............    50 cgr.
  Benzonaphtol............    30 —
  Poudre d'opium..........    1 —
Pour 1 cachet : 6 à 10 par jour (Herzen).

Voy. *Antisepsie intestinale*.
Prescrire les potions suivantes :

℞ Laudanum de Sydenham. XX gouttes
  Sous-nitrate de bismuth.    10 gr.
  Sirop de ratanhia......    50 —
  Eau distillée de menthe.    40 —
  — de laitue..........    80 —
Par cuillerées à bouche dans la journée
Agiter avant de s'en servir.
                (Dujardin-Beaumetz).

℞ Extrait de ratanhia.......    5 gr.
  Salicylate de bismuth.....    2 —
  Sirop diacode............    30 —
  — de gomme...........    20 —
  Hydrolat de mélisse......    60 —
1 cuillerée à bouche, toutes les heures (Lemoine).

℞ Tannin..................    2 gr.
  Extrait de ratanhia ......    4 —
  Élixir parégorique.......    5 —
  Sirop de cachou.........    30 —
  Infusion de camomille....    150 —
Par cuillerées toutes les heures.

**En cas de vomissements, d'adynamie, de refroidissement des extrémités** : voy. *Choléra*.

**D. fétide, infectieuse.**
Insister sur l'emploi des *antiseptiques intestinaux* sur l'usage de *l'acide lactique*.

℞ Salol................. ⎫ āā 15 gr.
  Salicylate de bismuth.. ⎭
Pour 30 cachets : 6 à 8 par jour.

℞ Salicylate de bismuth....    60 cgr.
  Benzonaphtol............    40 —
Pour 1 cachet : 5 par jour (Lemoine).

Voy. *Antisepsie intestinale*.
Pratiquer des *irrigations intestinales*.
Donner les *toniques*.
Contre la fièvre : *quinine*.

**D. palustre.**
Administrer la *quinine associée aux astringents*.

℞ Chlorhydrate de quinine..    30 cgr.
  Tannin..................    25 —
  Poudre d'opium .........    1 —
Pour 1 cachet : 5 à 6 par jour (Herzen).

**D. CHRONIQUE.**
*Régime* : lait bouilli ou pasteurisé (2 à 3 litres par jour, par tasses toutes les heures), viande crue râpée et képhir.

Lorsqu'il se produit une amélioration, permettre le riz, les bouillies au lait et au gruau de blé ou d'avoine, au maizena, à l'arrow-root, au tapioca, les purées de féculents, les poudres de viande (salvatose), la somatose et le tropon, les œufs peu cuits ou crus.

Plus tard, donner des consommés et en dernier lieu des viandes très cuites râpées.

Supprimer le vin rouge ; faire prendre la tisane de roses de Provins et la décoction de myrtilles (faire bouillir 200 gr. de baies sèches dans 500 à 1000 gr. d'eau, jusqu'à évaporation d'un tiers du liquide ; laisser refroidir et passer.

Boire 2 à 3 verres, par jour, de cette décoction.

Conseiller l'eau de Vichy.

Faire porter une *ceinture de flanelle*.

Prescrire les *poudres inertes*, les *astringents*, les *antiseptiques intestinaux*, les *opiacés*.

℞ Craie préparée ......... } ãã 30 gr.
  Phosphate de chaux.... }
  Salicylate de bismuth..... 15 —
  3 cuillerées à café, par jour.

℞ Salicylate de bismuth... )
  Magnésie.............. ) ãã 10 gr.
  Carbonate de chaux.... }
  Phosphate de chaux..... )
  3 à 4 cuillerées à café, par jour.

Donner le *silicate de magnésie* (talc), aux doses de 200 gr. et plus, à prendre dans du lait.

℞ Tannin ................. 10 cgr.
  Extrait de ratanhia....... 5 —
  Cachou en poudre....... }
  Miel.................. } Q. S.
  Pour 1 pilule : 5 à 6 pilules, par jour (Debove).

℞ Alun................. )
  Cachou .............. } ãã 10 cgr.
  Extrait de ratanhia... )
  Pour 1 pilule : 6 à 12 pilules, par jour.

℞ Tannin .............. } ãã 10 cgr.
  Extrait de ratanhia... }
  — thébaïque...... 1 —
  Pour 1 pilule : 8 à 10 pilules, par jour.

Employer aussi le *tannigène*, la *tannalbine* et le *dermatol* (sous-gallate de bismuth) seul à la dose de 3 à 4 gr. par jour,

ou associé aux astringents et aux antiseptiques intestinaux.

℞ Dermatol.......... 30 cgr.
  Bétol ............ 25 —
  Poudre d'opium .... 1 à 2 —
  Pour 1 cachet : 5 à 8 cachets, par jour (Herzen).

Recourir au *nitrate d'argent* ou au *protargol* :

℞ Nitrate d'argent.......... 25 cgr.
  Extrait d'opium.......... 50 —
  — et poudre de gentiane ................. Q. S.
  Pour 50 pilules : 4 à 8 pilules, par jour.

℞ Nitrate d'argent........ 2 cgr.
  Extrait de belladone... 1 —
  — d'opium........ 2 —
  Pour 1 pilule : 2 à 3 pilules, par jour.

℞ Protargol............... 5 cgr.
  Extrait de belladone... ) ãã 1 —
  — d'opium....... )
  Pour 1 pilule : 4 à 5 pilules, dans les 24 heures.

**Chez les femmes enceintes :** donner les médicaments usuels (sous-nitrate de bismuth, salol, astringents divers, lavements laudanisés). Prescrire le *nitrate d'argent*, à la dose de 2 centigr. par jour, une pilule matin et soir (Charpentier).

Administrer les *médicaments nervins :* bromure de potassium, antipyrine.

**Chez les arthritiques, les herpétiques et les goutteux :** recommander au malade d'éviter les refroidissements ; prescrire les *alcalins* et la *quinine*. (Voy. *Herpétisme*).

**Chez les paludéens :** associer le *sulfate de quinine* aux *antiseptiques intestinaux*, aux *astringents* et à la *poudre de Dower*.

♃ Salicylate de bismuth. | ãã 30 cgr.
Tannin.............. |
Sulfate de quinine........ 15 —
Pour 1 cachet : 4 à 6 par jour (Herzen).

♃ Bétol .............. |
Phosphate de chaux.. | ãã 25 cgr.
Salicylate de bismuth. )
Sulfate de quinine........ 15 —
Charbon de peuplier...... Q. S.
Pour 1 grand cachet : 4 par jour (Herzen).

♃ Bétol ................ 30 cgr.
Poudre de Dower ..... 20 —
Sulfate de quinine..... 25 —
Pour 1 cachet : 3 à 4 par jour (Herzen).

**En cas de diarrhée matutinale** (névropathes hyperchlorhydriques) : faire prendre le soir de la viande grillée ou rôtie plutôt que des légumes ; avant de souper, un paquet de 2 à 4 gr. de *bicarbonate de soude* et le soir, en se couchant, du *phosphate de chaux gélatineux* en suspension dans du lait (10 grammes) ou dans un sirop :

♃ Phosphate de chaux gélatineux ................. 100 gr.
Sirop simple ............ 900 —
Alcoolat de citron........ 5 —
1 verre à Bordeaux, le soir (Lemoine).

**En cas de diarrhée consécutive aux repas** (hyperchlorhydriques, dilatés, névropathes) : surveiller l'alimentation, régler les repas et conseiller l'usage des *opiacés* au début ou à la fin des repas (laudanum de Sydenham, V à VIII gouttes ; gouttes noires anglaises, III gouttes).

Recommander le repos après les repas (Lemoine).

**En cas de diarrhée fétide :** insister sur l'emploi des *antisep-*

*tiques intestinaux* (salicylate de bismuth, bétol, benzonaphtol, 2 à 3 gr., salol 3 à 4 gr., xéroforme 2 à 4 gr., en cachets de 25 à 30 cgr., chez les adultes).

Donner le *charbon pulvérisé*, le *charbon naphtolé*.

Voy. *Antisepsie intestinale.*

Conseiller les *irrigations intestinales* à 38° ou 40°.

**En cas de coliques douloureuses et de météorisme :** *cataplasmes chauds sur l'abdomen* ; pendant la nuit, *compresse échauffante.* Faire prendre de grands *bains chauds prolongés* (35° à 37°).

Prescrire les *opiacés* (laudanum, par la voie stomacale ou rectale ; extrait thébaïque en pilules, élixir parégorique).

**En cas d'entérite du gros intestin** : recourir aux *grandes irrigations intestinales antiseptiques,* aux *lavements de tannin et de ratanhia* et aux *lavements d'ipéca* : faire bouillir 10 gr. d'ipéca concassé dans 250 gr. d'eau, pendant une minute et administrer cette infusion en lavement, après avoir ajouté V à XV gouttes de laudanum (Dujardin-Beaumetz).

**En cas de diarrhée chronique accompagnant l'hypochlorhydrie** : employer les *eupeptiques,* la *pepsine,* la *pancréatine,* la *dextrine* et l'*acide chlorhydrique.*

♃ Phosphate de chaux ... 30 gr.
Salicylate de bismuth . 20 —
Sulfate de quinine ..... 10 —
Pepsine............... 20 —
Pancréatine.......... 25 —
Charbon de peuplier... Q. S.
Pour 1 grand cachet : 3 cachets par jour, aux repas (Herzen).

Eaux thermales : Plombières, Bourbon-Lancy, Luxeuil, Cauterets (Mauhourat), Bagnères-de-Bigorre, Celles, Evian.

### D. LIENTÉRIQUE.

Administrer la *pancréatine*.

℞ Bicarbonate de soude... 8 gr.
Pancréatine............ 6 —
Pepsine................. 4 —
Diastase ............... 2 —

Pour 20 cachets : 1 cachet au milieu de chaque repas.

**Chez les hypochlorhydriques** avec hypoacidité extrême du contenu stomacal : donner *l'acide chlorhydrique*, faire prendre, après chacun des deux principaux repas, XV gouttes d'acide chlorhydrique officinal, puis, au bout d'une demi-heure, en faire ingérer encore XV gouttes.

### D. NERVEUSES.

**Chez les neurasthéniques, les névropathes** : prescrire les *opiacés*, la *belladone* et l'*atropine* (1/2 à 1 mgr.).

Faire prendre la *décoction de myrtilles* : faire bouillir 20 gr. de baies sèches dans 500 à 1000 gr. d'eau, jusqu'à évaporation d'un tiers du liquide, puis laisser refroidir et passer ; prendre 2 ou 3 verres dans la journée (Glatz).

Voy. *D. chronique matutinale* et *D. chronique consécutive aux repas.*

Défendre le vin rouge, les mets épicés.

Recourir à l'*hydrothérapie générale* (douches froides ou chaudes) et aux *douches rectales chaudes* à 40° et 48°.

Conseiller l'*électrothérapie générale* et la *galvanisation* de l'abdomen.

**Chez les tabétiques et les basédowiens** : donner l'*atropine*, à la dose de 1/2 à 1 mgr. par jour.

### D. DES PAYS CHAUDS.

Hygiène diététique rigoureuse ; ne permettre au malade de boire que de l'*eau bouillie et filtrée*.

Faire prendre le *lait* et les *peptones* ; donner les *alcalins* (eau de Vichy-Hauterive, bicarbonate de soude, 2 à 6 gr. par litre de lait ou d'eau bouillie).

Prescrire les *poudres inertes*, les *astringents* et les *antiseptiques intestinaux* ; employer le *calomel* à petites doses : 1 cgr. de calomel toutes les 2 heures (6 cgr. par jour) pendant plusieurs jours.

Administrer des *lavements astringents* :

℞ Tannin............. 3 à 5 gr.
Décoction de ratanhia  500 —
Pour un lavement.

Ou pratiquer de *grandes irrigations intestinales* à 38° ou 40° :

℞ Acide thymique ....... 1 gr.
Biborate de soude ..... 20 —
Eau bouillie.......... 2 litres
Pour une irrigation donnée à 38° avec un irrigateur à élévation (Herzen).

### D. SYPHILITIQUE TERTIAIRE.

Être très prudent en prescrivant le mercure qui pourrait empirer l'état entéritique ; au besoin, recourir aux injections hypodermiques de sels de mercure.

Administrer l'*iodure de potassium* par la voie stomacale ou par la voie rectale.

*Lait, lait d'ânesse* ; cure tonique et reconstituante.

## D. DES TUBERCULEUX,

Traitement général hygiénique de la phtisie.

**En cas de diarrhée due à l'auto-intoxication** : prescrire la *teinture d'iode* en qualité d'antitoxique, à la dose de X à XII gouttes, en surveillant l'action que ce médicament exerce sur l'état pulmonaire.

℞ Teinture d'iode.. X à XII gouttes.
Eau distillée..... 130 gr.
Sirop de sucre... 25 —

1 cuillerée à bouche toutes les heures ; boire immédiatement après un peu de lait.

**En cas de diarrhée lientérique** : ne pas prescrire le régime lacté absolu. Faire prendre le *képhir* et permettre les viandes blanches râpées, les gelées de viande, les œufs, le jambon, le riz et les purées de féculents.

Administrer la *pancréatine* qui émulsionne et dédouble les corps gras, associée à la *maltine*, à la *dextrine* et à la *pepsine* :

℞ Pancréatine.......... 50 cgr.
Maltine......... ⎱ āā 30 —
Dextrine........ ⎰
Bicarbonate de soude. 25 —

Pour 1 cachet pris au milieu du repas (Herzen).

**S'il existe de l'hypochlorhydrie** : employer l'*acide chlorhydrique*.

**En cas d'entérite ulcéreuse** : voy. *Entérites*.

# DIARRHÉES DE L'ENFANT

## D. AIGUE (enfants de 2 à 15 ans).

*Régime lacté* ; permettre les *bouillies au lait préparées avec des farines alimentaires* (gruau de blé ou d'avoine, maizena, arrow-root, farine lactée). Faire boire de l'*eau de riz*.

Donner les *poudres inertes*, de préférence le *sous-nitrate de bismuth*, à la dose de 2 à 5 gr. en 24 heures.

Prescrire les *astringents* (tannin, ratanhia, tannigène, tannalbine, dermatol) et les *antiseptiques intestinaux* (benzonaphtol, 1 à 2 gr. par jour).

Au besoin, recourir aux *préparations opiacées*. Administrer le *laudanum de Sydenham* à la dose de :

Jusqu'à 6 mois........ 1/2 goutte.
De 6 mois à 1 an....... I —
De 1 an à 2 ans........ II —
A 2 ans............... III —
A 3 ans .............. IV —

Répartir l'ingestion de ces doses sur toute la journée (1 cuillerée à café, d'heure en heure, d'une potion de 60 à 80 gr.) (Comby).

Pour un lavement, rester plutôt en deçà des doses indiquées, à cause de l'impossibilité du fractionnement, ne pas dépasser I à II gouttes.

Prescrire l'*élixir parégorique* (dix fois moins actif que le laudanum), à la dose de :

De 1 à 3 ans (24 heures), VI à XX gout.

Faire usage du *sirop diacode* à la dose de :

HERZEN.

11.

```
A 1 an.........        2 gr.
A 2 ans.......        3 à 4 —
A 3 ans.......        5 à 6 —
```

en répartissant ces doses sur toute la journée (Comby).

```
℞  Sous-nitrate de bismuth....    2 gr.
   Laudanum de Sydenham...      I gtt.
   Cognac..................     10 gr.
   Sirop de ratanhia....  |
    —    de coings.......  | ãã  20 —
   Eau bouillie............       40 —
```

1 cuillerée à café, de 1/2 heure en 1/2 heure (agiter avant de s'en servir).

```
℞  Extrait de ratanhia....    1 gr.
   Elixir parégorique.....    V gtt.
   Eau de riz............    40 gr.
   Sirop de coings .......   30 —
```

1 cuillerée à café, toutes les heures.

```
℞  Tannin..................    50 cgr.
   Laudanum de Sydenham .    II gtt.
   Eau de tilleul..........    70 gr.
   Vin de Xérès.......  |
   Sirop simple ....... | ãã  15 —
```

1 cuillerée à café, toutes les heures ou toutes les deux heures.

```
℞  Tannigène ou tannalbine..    20 cgr.
   Pour 1 prise : 3 par jour.
```

**Contre les douleurs intestinales** : applications de *cataplasmes chauds* sur l'abdomen ; onctions avec le liniment suivant :

```
℞  Chloroforme..........    10 gr.
   Huile de jusquiame...   100 —
```

**En cas de diarrhée fétide** : insister avec les *antiseptiques intestinaux* et donner le *calomel* à dose purgative (15 à 30 cgr.).

Faire usage du *salicylate de bismuth*, aux doses quotidiennes suivantes :

```
De 0 à 15 mois.......    10 à 50 cgr.
De 15 mois à 3 ans...   50 cgr. à 1 gr.
De 3 ans à 5 ans......   1 gr. à 2 gr.
De 5 ans à 10 ans.....   2 gr. à 3 gr.
                         (Marfan).
```

**D. D'ORIGINE ALIMENTAIRE.**

**Chez les enfants nourris exclusivement au sein :**

Peu ou pas de médicaments. Rechercher la cause et y remédier, en prescrivant 7 *ou* 8 *tétées dans les* 24 *heures*, dont 6 dans la journée et 2 dans la nuit.

*Régler le régime de la nourrice*, qui devra éviter les mets indigestes et les spiritueux.

Si malgré la réglementation des tétées, le lait est mal digéré, faire prendre à l'enfant, à l'aide d'une petite cuiller, quelques gouttes d'*eau de chaux*, d'*eau de Vichy* (Hauterive), de *Vals* (Saint-Jean) (Comby).

Si la nourrice est réglée et si l'enfant a de la diarrhée persistante, *changer de nourrice.*

**D. SIMPLE OU LIENTÉRIQUE** des enfants soumis à l'allaitement artificiel ou mixte, alimentés prématurément :

*Régler l'allaitement* artificiel ou mixte selon les indications données à ces paragraphes.

Faciliter les digestions, en donnant de l'*eau de chaux* aux doses quotidiennes suivantes :

```
De 0 à 15 mois.......    5 à 10 gr.
De 15 mois à 3 ans...   15 à 25 —
De 3 ans à 5 ans......   25 à 30 —
De 5 ans à 10 ans....   30 à 60 —
```

ou en faisant prendre de l'*eau de Vichy*, mêlée au lait dans la proportion de 2 à 3 cuillerées à café par jour; ou bien en prescrivant 1 cuillerée d'*eau de Vals* (Saint-Jean), avant et après chaque repas.

Préférer l'administration de la *dextrine*, à la dose de 1/2 cuillerée à café, 2 à 3 fois par jour : délayer une demi-cuillerée à café de dextrine dans du lait très chaud (pur ou coupé d'eau, selon le cas), et ajouter le tout à la quantité de lait que doit prendre l'enfant (200 à 300 gr.) (Herzen).

Beaucoup d'enfants ne supportent le meilleur lait de vache que si on le mélange avec 1/2 ou 1/3 de *bouillon préparé sans sel et dégraissé*.

**En cas de diarrhée abondante** : prescrire les *poudres inertes* (sous-nitrate de bismuth), les *astringents* (tannigène, tannalbine, dermatol) et les *antiseptiques intestinaux* (benzonaphtol, salicylate de bismuth).

Voy. *D. aiguë*.

### D. DU SEVRAGE.

Ne sevrer l'enfant qu'à l'âge de 12 à 14 mois ; procéder au sevrage avec méthode, le préparer pendant des semaines et des mois, et de préférence pendant la saison printanière et automnale.

Remplacer les tétées supprimées par le lait stérilisé, les laitages, les *petites soupes préparées avec des farines lactées ou de la farine d'avoine, du maïzena, du tapioca, du sagou.* Prescrire du *lait de poule*, des *œufs à la coque, du bouillon bien dégraissé.*

Repas très réguliers. Ne pas laisser prendre les mets en trop grande quantité.

Comme boisson, *lait allongé d'eau de Vichy* (Hauterive), 2 cuillerées à café par verre, ou bien faire boire de l'eau de Vals pendant 4 à 5 jours, puis celle d'Alet.

Ne pas donner de vin, de cidre, de bière, ou autre boisson fermentée.

Défendre les viandes, les féculents, les légumes (Comby).

### D. DE DENTITION.

Surveiller et régler l'allaitement ; prescrire l'eau de Vichy avant et après les tétées, à la dose de 1/2 cuillerée à café.

Voy. *D. simple lientérique, Dentition.*

### D. VERTE INFECTIEUSE.

Recourir à la *diète relative* ou mieux à la *diète absolue*.

Prescrire, au début, le *calomel*, à dose purgative :

℞ Calomel........... 2 à 4 cgr.
Sucre en poudre... 50 —

Pour 1 paquet : 4 paquets par jour, pris à une demi-heure d'intervalle.

Ou bien donner la *mixture antiseptique* et *antitoxique* suivante :

℞ Emulsion d'huile de ricin 180 gr.
Essence de menthe poivrée................. III gouttes
Essence de girofle...... V —
Teinture d'iode.......... X —
Chloroforme ........... II —

1 cuillerée à café d'heure en heure (tenir ce mélange dans la glace) (Bizine).

Instituer pendant 24 heures la *diète hydrique* ou mieux donner :

℞ Eau bouillie et refroidie................. 1 à 1 1/2 litre.
Acide lactique....... 5 à 8 gr.
Sirop de coings...... 50 —

Par petites quantités, dans les 24 heures.

Permettre ensuite le *lait stérilisé coupé d'eau de riz, d'eau de chaux*, l'*eau de riz*, l'*eau albumineuse*, le *bouillon de poulet dégraissé*, ou un *mélange à parties égales d'eau dextrinisée, de bouillon dégraissé et de lait* (Herzen).

Eau albumineuse :

♃ Eau bouillie........    100 gr.
   Blanc d'œuf........    N° 1.

♃ Eau...............    2 litres.
   Os.................    1 kilogr.
   Sel ...............    une pincée.

Faire bouillir pendant 24 heures jusqu'à réduction de moitié ; dégraisser, laisser refroidir et ajouter 100 gr. de glycérine pour 1 litre de bouillon (Baratier).

♃ Eau...................    1 litre.
   Viande sans graisse....    250 gr.
   Légumes ..............    50 —
   Sel ...................    2-50 cgr.

Faire bouillir 6 heures, dégraisser et laisser refroidir : 50 à 60 gr. de ce bouillon toutes les 2 heures (Lesage).

Prescrire la *décoction de Salep* :

♃ Salep...................    1 gr.
   Eau bouillante..........    500 —
   Sirop de ratanhia........    50 —

A prendre à volonté dans la journée.

Employer la *décoction blanche de Sydenham*, de préférence additionnée de cognac et de sirop de coings.

Décoction blanche de Sydenham :

♃ Corne de cerf calcinée porphyrisée...............    10 gr.
   Mie de pain blanc..........    20 —
   Gomme arabique..........    10 —
   Sucre blanc..............    60 —
   Eau de fleurs d'oranger...    10 —
   — distillée.............    1000 —

Remplacer la corne de cerf calcinée et porphyrisée par le phosphate tricalcique à la dose de 10 gr.

♃ Décoction blanche de Sydenham................    500 gr.
   Cognac ...................    20 —
   Sirop de coings..........    30 —

Par cuillerées dans la journée.

Conseiller la *décoction d'orge* et l'*eau de riz*, préparées de la manière suivante : faire bouillir pendant une demi-heure deux cuillerées à café d'orge perlé dans un demi-litre d'eau, puis passer au tamis. Pour préparer l'eau de riz, jeter 60 gr. de farine de riz dans un demi-litre d'eau froide, ajouter un demi-litre d'eau bouillante, puis faire bouillir le mélange, passer ensuite dans une étamine claire.

Conseiller l'*alcool*, le *cognac*, le *rhum*, en potion.

Continuer l'administration de l'*acide lactique* :

♃ Acide lactique............    2 gr.
   Sirop de coings..........    30 --
   Eau distillée............    100 —

Par cuillerées à café, toutes les demi-heures ou toutes les heures.

Essayer l'*acide chlorhydrique* :

♃ Acide chlorhydrique......    25 cgr.
   Sirop de ratanhia........    30 --
   Eau distillée ............    100 —

1 cuillerée à café toutes les 2 heures.

Recourir aux *antiseptiques intestinaux* (benzonaphtol, bétol, salol, salicylate de bismuth, xéroforme à la dose de 60 centigr. à 1 gr. par jour, en julep gommeux) et les *astringents* (ratanhia, tannin, tannigène, tannalbine, dermatol), surtout si la diarrhée est abondante.

Voy. *D. aiguë*.

**En cas de diarrhée persistante** : prescrire les lavements suivants :

℞ Eau de chaux............ 40 gr.
    — de riz.............. 60 —
    Laudanum de Sydenham.. I goutte.

Pour un lavement, administré une fois par jour si l'enfant est âgé de moins de 1 an 1/2, répété deux fois dans les 24 heures, si l'enfant a 2 ans ou plus (Comby).

Voy. *Diarrhée cholériforme.*

## D. CHOLÉRIFORME (CHOLÉRA INFANTILE).

**Dès le début**, prescrire la *diète hydrique* : donner de l'eau filtrée et bouillie, refroidie, à la dose de 1 litre à 1 litre et demi par jour, prise par gorgées ou administrée à l'aide d'une cuillère.

Ne pas additionner l'eau d'alcool, de bouillon, de sucre, de thé, ni de blanc d'œuf.

Continuer la diète hydrique pendant 24 heures, au moins.

A ce moment, s'il s'est produit une amélioration, permettre *l'eau albumineuse*, *l'eau de riz*, la *décoction d'orge* et laisser l'enfant prendre le *sein*, toutes les 4 heures pendant 2 à 4 minutes, ou bien lui donner également toutes les 4 heures 20 *gr. de lait stérilisé coupé avec 40 gr. d'eau filtrée et bouillie* (Marfan).

Laver à l'eau boriquée le biberon, la cuiller ou le verre qui servent à donner le lait.

Si au bout de 24 heures de diète hydrique, il ne s'est pas produit d'amélioration, *prolonger cette diète pendant 10-12 ou 24 heures encore.*

Ne pas prescrire l'acide lactique, ni le calomel, ni les antiseptiques intestinaux, ni de potions au bismuth, au ratanhia, à l'élixir parégorique ; ne pas donner l'alcool (Marfan).

Pratiquer, également dès le début, la *balnéation chaude* : bains à 35° ou 36°, d'une durée de 5 à 10 minutes, donnés 2 à 4 fois par jour (Marfan).

Dans la forme pyrétique, préférer les *bains à 28° et 30°*, de 5 minutes de durée, renouvelés toutes les 3 ou 4 heures, si la température atteint 39°.

Recourir en outre aux *injections sous-cutanées de sérum artificiel*, pratiquées sous la peau de l'abdomen ou des cuisses, à la dose de 30 centimètres cubes, répétées 2 à 3 fois dans les 24 heures, pendant 3 à 4 jours consécutifs.

℞ Sulfate de soude........ 10 gr.
    Chlorure de sodium...... 5 —
    Eau distillée stérilisée ... 1 litre.
             (Hayem).

Débarrasser aussi l'estomac et l'intestin des produits septiques, à l'aide du *lavage de l'estomac* et des *irrigations intestinales* pratiquées à l'eau bouillie additionnée de biborate de soude à 10 p. 1000.

Coucher le malade légèrement penché sur le côté droit, de façon à ce que le cœcum soit en position déclive, introduire dans le rectum une sonde en caoutchouc (n° 25 de la filière Charrière) et l'enfoncer jusqu'à 15 centimètres environ. Faire alors pénétrer la solution choisie à l'aide d'un irrigateur d'Esmarch, que l'on élève au-dessus du plan du lit. Au début, retirer la sonde, pour évacuer les matières fécales, puis l'introduire à nouveau et obturer hermétiquement l'anus, pour empêcher le reflux du liquide. Employer 1 litre à 1 litre et demi de solution, à 38° ou 40°.

℞ Acide thymique....... 50 cgr.
Biborate de soude .... 10 gr.
Eau bouillie.......... 1 litre.

Pour une irrigation à 38° (Herzen).

℞ Naphtol β............. 1 gr.
Biborate de soude..... 10 —
Eau bouillie.......... 1 litre.

Pour une irrigation (Bonnaire).

**Contre les vomissements :** *diète hydrique, lavage d'estomac;* donner tous les aliments et toutes les boissons *glacés,* essayer la *potion de Rivière.*

**En cas d'algidité** : *Bains chauds sinapisés* à 38°, répétés 3 à 4 fois par jour, suivis de friction et d'enveloppement dans une couverture. *Boules d'eau chaude. Bains de vin chaud.*

Administrer les *excitants diffusibles* (alcool à la dose de 5 à 25 gr. par jour, sels d'ammoniaque, teinture de cannelle, liqueur d'Hoffmann) :

℞ Cognac ou rhum ...... 10 à 30 gr.
Teinture de cannelle... 6 —
Eau distillée ........ 60 —
Sirop simple......... 25 —

1 cuillerée à café, d'heure en heure.

℞ Acétate d'ammoniaque . 2 gr.
Eau de chaux........ 30 —
— distillée.......... 50 —
Sirop de coings........ 30 —

1 cuillerée à café, d'heure en heure (Comby).

℞ Ammoniaque..... 10 à 20 gr.
Huile camphrée.. 80 —

Pour frictions.

**En cas de collapsus** : relever les forces et stimuler l'organisme à l'aide des *injections de sérum artificiel à faibles doses* (10 à 60 gr. par jour) :

℞ Eau (non distillée) stérilisée ............... 300 gr.
Chlorure de sodium..... 2 — 40
Citrate ou benzoate de caféine............. 75 cgr.

Faire 3 injections par jour avec cette solution : injecter chaque fois 5 à 20 gr. (Marfan).

Prescrire :

℞ Ether sulfurique..... ⎫ āā 2 gr.
Teinture de valériane. ⎭

II gouttes plusieurs fois de suite, à quelques minutes d'intervalle, dans une cuillerée à café d'eau bouillie (Comby).

Pratiquer des injections sous-cutanées de *caféine,* d'*éther,* d'*huile camphrée.*

**En cas de convulsions :** *bains tièdes* ou *chauds* (28° à 36°) avec *affusion froide sur la tête,* pendant la durée du bain.

**Lorsque les symptômes cholériformes ont disparu :** reprendre l'alimentation lactée, graduellement, avec lenteur et avec prudence.

**Contre la diarrhée persistante :** prescrire le *tannigène,* à la dose de 25 cgr., répétée 3 à 4 fois par jour, ou bien :

℞ Benzonaphtol ........... 1 gr.
Sous-nitrate de bismuth.. 2 —
Teinture de colombo ..... 5 —
— de cachou....... 10 —
Julep gommeux.......... 80 —

5 à 6 cuillerées, par jour (Marfan).

℞ Sous-nitrate de bismuth. 25 cgr.
Dermatol.............. 20 —

Pour 1 prise : 4 prises par jour (Herzen).

**En cas de rechute :** reprendre la *diète hydrique* et donner le *calomel* à très faibles doses (Marfan).

**Pendant la convalescence :** prescrire comme reconstituant :

℞ Biphosphate de chaux... 10 gr.
Eau distillée.......... 300 —
1 cuillerée à café, à dessert ou à soupe, selon l'âge, 3 fois par jour (Grasset).

Surveiller attentivement l'alimentation (voy. *Allaitement*).

Conseiller, *jusqu'à neuf mois*, exclusivement le lait. A partir de neuf mois, permettre les potages légers, les bouillies au lait préparées avec des farines lactées, de la farine d'avoine, de riz, de maizena, de froment, d'arrow-root.

*A 12 mois*, faire prendre les potages gras ou maigres au tapioca, au sagou, au pain, et donner un œuf chaque jour.

Continuer à faire boire à l'enfant environ 1 litre de lait par jour.

*A 1 an et demi*, permettre les viandes blanches, le poisson d'eau douce.

Donner, comme boisson, de l'eau pure.

*A 2 ans*, faire manger à l'enfant des soupes, des potages, des œufs, du pain bien cuit, des légumes cuits, des fruits très mûrs.

Permettre, comme boisson, l'eau rougie.

## D. CHRONIQUE·

Donner du *lait stérilisé* pur ou coupé d'eau bouillie, suivant l'âge de l'enfant.

Prescrire le *képhir*.

Chez les enfants plus âgés,

éviter les aliments indigestes, les légumes grossiers, les crudités, les sauces épicées, la charcuterie et les boissons irritantes (vin, bière, cidre) ; ne permettre que trois ou quatre repas par jour, rationner l'enfant, ne pas laisser prendre les mets en trop grande quantité ; ne rien donner entre les repas et faire manger les aliments suivants : laitages, crèmes, purées de légumes secs, potages au pain grillé, au tapioca, à la semoule, aux œufs. Œufs à la coque, viande crue finement hachée, riz.

Comme boisson : lait coupé d'eau de Vichy, eau de riz édulcorée avec le sirop de coings, ou lait coupé d'infusion de glands de chêne torréfiés et moulus.

Défendre le vin, le café.

Prescrire les *toniques* et les *amers*.

℞ Lactate de fer......... 2 à 5 cgr.
Sous-nitrate de bismuth. 10 à 20 —
Pour 1 prise : 2 à 3 prises par jour.

℞ Teinture de mars tartarisée. 10 gr.
V à X gouttes, pendant le repas, dans un peu d'eau édulcorée avec du sirop de framboises.

Donner aussi la *pepsine* à la dose de 25 cgr., après chaque repas, associée à *l'acide chlorhydrique.*

Vie au grand air, promenades, séjour à la *campagne*.

Administrer le *calomel*, avant d'instituer tout autre traitement médicamenteux, à la dose de 5 cgr., répétée 3 à 4 fois par jour, pendant un jour seulement.

Puis faire usage des *alcalins*,

des *astringents* et des *antiseptiques intestinaux*.

℞  Eau de chaux........ 40 gr.
   Sirop de cachou.. |
      — de ratanhia. | ãã  20 —

Par cuillerées à café, toutes les 2 heures.

℞  Bétol ou benzonaphtol... 20 cgr.
   Sucre en poudre........ 1 gr.

Pour 1 paquet : prendre un paquet semblable toutes les 2 heures (Comby).

℞  Benzonaphtol.... |
   Dermatol ....... | ãã  15 cgr.
   Sucre en poudre ..... 30 —

Pour 1 paquet : 5 à 6 par jour (Herzen).

℞  Dermatol ....... |
   Benzonaphtol.... | ãã  1 à 2 gr.
   Teinture de ratanhia..    10 —
   Julep gommeux.......   100 —

1 cuillerée à café ou à dessert toutes les 2 heures (Herzen).

℞  Alun................. 60 cgr.
   Eau de tilleul........ 60 gr.
   Sirop de sucre........ 30 —
      — diacode........ 10 —

Par cuillerées à café, en 2 ou 3 jours.

Employer le *tannigène* mélangé à du sucre, aux doses quotidiennes suivantes :

De 0 à 2 ans....   15 cgr. à 1 gr.
De 2 à 5 ans...   75 cgr. à 1 gr. 50
De 5 à 10 ans...   1 gr. à 2 gr.
                        (Marfan).

Prescrire encore le *nitrate d'argent* ou le *protargol* :

℞  Nitrate d'argent......   1 cgr.
   Eau distillée.........  60 gr.
   Sirop simple........   30 —

Donner par cuillerées à café, la moitié de cette potion chez les enfants de 1 à 2 ans et la totalité chez les enfants de 2 à 5 ans (Marfan).

℞  Protargol ............... 3 cgr.
   Eau distillée............ 60 gr.
   Sirop de fleurs d'oranger.. 25 —

Par cuillerées à café, dans la journée (Herzen).

**Chez les enfants de 5 à 15 ans** : ne pas insister sur le régime lacté et la viande crue.

Conseiller les potages très cuits, épais et dégraissés, les purées de légumes secs, le riz, le macaroni, les pâtes, les œufs à la coque, les viandes très cuites et tendres.

Avant chaque repas, administrer une petite dose *d'opium* (I à III gouttes de laudanum de Sydenham).

Après les repas, donner *l'acide chlorhydrique* :

℞  Acide chlorhydrique officinal  50 cgr.
   Eau distillée............... 200 gr.
   Sirop de limons ........... 50 —

Une à plusieurs cuillerées à café après les repas.

Prescrire le *phosphate de chaux* :

℞  Phosphate de chaux |
   Craie préparée..... | ãã  20 gr.
   Salicylate de bismuth ...  10 —

Une pincée, 3 fois par jour.

Donner tous les matins, pendant un certain temps, une légère dose *d'eau laxative* ou de *sulfate de soude ou de magnésie* (Hutinel).

Cure thermale aux eaux de *Plombières* et de *Carlsbad*.


## DIATHÈSES

(Voy. *Arthritisme, Goutte, Herpétisme, Rhumatisme chronique, Scrofule*).

# DILATATIONS

## D. BRONCHIQUE.

HYGIÈNE GÉNÉRALE DES CATARRHEUX : éviter les refroidissements, soigner le moindre rhume. Habiter une maison sèche et bien abritée du vent. Porter de la flanelle.

Proscrire toutes les substances qui peuvent fatiguer le cœur : alcool, tabac.

Vie à la campagne, à proximité, si possible, d'une forêt de sapins. En hiver, séjour au bord de la Méditerranée.

TRAITEMENT MÉDICAMENTEUX : mêmes indications thérapeutiques que pour la bronchite chronique.

**Contre le catarrhe bronchique** : *balsamiques* (térébenthine, terpine, goudron, créosote, gaïacol, tolu, eucalyptus) et les *expectorants* (kermès, polygala).

℞ Goudron............  
Créosote............ } ãã 5 cgr.  
Poudre d'eucalyptus .  
— de benjoin... )

Pour 1 pilule : 6 à 10 pilules par jour (Debove).

℞ Terpine..............  10 cgr.  
Extrait de polygala...  5 —  
— thébaïque.....  1 —

Pour 1 pilule : 6 pilules par jour (Herzen).

Voy. *Bronchite aiguë* et *Bronchite chronique*.

℞ Racine de polygala ...  8 gr.  
Eau bouillante.......  150 —  
Infusez, passez et ajoutez :  
Kermès..............  20 cgr.  
Sirop de tolu.... | ãã  15 gr.  
— de codéine. |

A prendre par cuillerées (Herzen).

Employer les *eaux sulfureuses* en inhalations ou en boisson.

**Contre la toux** : éviter autant que possible les narcotiques ; calmer la toux avec des *inhalations d'eau bouillante additionnée de teinture de benjoin ou d'eucalyptus*.

Prescrire la *codéine*, la *jusquiame*, la *poudre de Dower*.

**En cas d'accidents inflammatoires** : *révulsifs* (voy. *Bronchite aiguë, Broncho-pneumonie*).

**En cas de défaillance du cœur** : *digitale, caféine*.

**En cas de fétidité** : *inhalations antiseptiques* (voy. *Bronchite fétide*).

Ou bien *injections intra-laryngiennes antiseptiques* :

℞ Gaïacol cristallisé.....  2 parties.  
Menthol .............  10  —  
Huile d'olives stérilisée  80  —

Injecter dans le larynx, 2 fois par jour, 4 grammes de cette solution (Grainger-Stewart).

**Chez un syphilitique** : recourir au *traitement ioduré*.

TRAITEMENT CHIRURGICAL : pratiquer la *pneumotomie* dans le cas de dilatation ampullaire unique à contenu putride, à siège superficiel, accessible et précis (déterminé par la ponction exploratrice) et dans les cas où il existe des phénomènes généraux graves ou des accidents septicémiques ; enfin dans les cas où il n'existe ni tuberculose, ni gangrène évidente du poumon, ni emphysème très prononcé du côté opposé (voy. *Gangrène pulmonaire*).

### D. DE L'ESTOMAC.
#### Chez les adultes.

Indications thérapeutiques : distendre l'estomac le moins possible, le moins souvent possible et le moins longtemps possible (Bouchard). Activer la digestion, empêcher et combattre les fermentations, calmer les douleurs.

Dans ce but, permettre seulement 2 *repas*, séparés par un intervalle de 9 heures, si le cas est grave.

*Le plus souvent, permettre* 3 *repas*, avec un intervalle de 4 à 5 heures entre le premier et le second (7 heures du matin et midi), et de 8 heures entre le second et le troisième (midi et 8 heures du soir).

*Réduire la quantité quotidienne des liquides à* 600 *ou* 700 *grammes*. Boire un grand verre aux deux principaux repas, un autre au premier repas.

Proscrire le vin rouge, boire du *vin blanc* coupé d'eau d'Alet, de Vals, ou du *thé très léger avec du lait*. Défendre les eaux minérales gazeuses.

*Interdire* les potages liquides, les ragoûts, les sauces grasses, la viande de porc, la charcuterie, le gibier faisandé, les homards, les poissons de mer, les mets épicés, les fritures, les féculents (pommes de terre), les crudités (salade, radis, artichauts), les pâtisseries, les fruits crus et la mie de pain.

*Permettre* les œufs à la coque ou sur le plat, les viandes grillées, de préférence des vian-des froides et très cuites ; le poisson d'eau douce bouilli ; des potages épais de riz, d'orge, de gruau, de purées de lentilles et de haricots ; des fromages frais, des compotes de fruits.

Manger seulement la croûte du pain et du pain grillé.

Comme fruits frais, permettre les fraises, les pêches, les bananes, les figues et les raisins (Bouchard).

Lorsque la viande et les farineux ne sont pas digérés, et surtout lorsqu'il y a des phénomènes douloureux, insister sur le *régime lacté* sans dépasser 2 litres et demi de lait par jour, en 10 doses de 250 grammes chacune.

Arriver par transitions insensibles au *régime mixte;* ajouter successivement au lait un potage au riz, à l'orge, à l'avoine, au gruau, puis un œuf, du poisson bouilli, de la volaille froide, de la purée de lentilles ou de haricots et en venir lentement au régime ordinaire de la dilatation de l'estomac (Mathieu).

Conseiller les *promenades* quotidiennes, une occupation manuelle ; ordonner, chez la femme, la suppression du corset et le port d'une *ceinture hypogastrique spéciale*.

Recourir à l'électricité (courants continus), au *massage* suédois vibratoire de l'épigastre, à l'*hydrothérapie* (douches écossaises).

**S'il existe un état neurasthénique prononcé** : voy. *Neurasthénie abdominale*.

**Stimuler la digestion** à l'aide des *amers*, de la *noix vo-*

*mique* pris avant les repas, et de *l'acide chlorhydrique* utile surtout dans les cas où la digestion n'est pas terminée quatre à six heures après le repas :

℞ Acide chlorhydrique fu-
    mant pur ............. 4 gr.
    Eau distillée ............ 1000 —
1 verre à la fin du repas, en plusieurs fois.

Administrer les médicaments excito-moteurs : *strychnine*, à la dose de 5 mgr. par jour.

℞ Sulfate de strychnine. 5 cgr.
    Eau ............... 150 c.c.
1 cuillerée à café, après les repas (Grasset).

**Combattre la constipation :** *cascara sagrada, rhubarbe, podophyllin.*

℞ Poudre de colombo .. ⎫
    — de rhubarbe. ⎬ āā 25 cgr.
    Bicarbonate de soude ⎭
    Poudre de noix vomique ... 1 —
Pour 1 cachet : prendre un cachet semblable avant chaque repas (Bouchard).

**Contre les fermentations stomacales et intestinales :** instituer *l'antisepsie intestinale* (voy. ce mot).

℞ Naphtol .......... 20 cgr.
    Benzonaphtol ...... 30 —
Pour 1 cachet : 1 cachet à chacun des repas (Grasset).

℞ Bétol ............... ⎫
    Salicylate de bismuth. ⎬ āā 20 gr.
    Magnésie ............. ⎭
Pour 30 cachets : 1 cachet à chaque repas (Bouchard).

℞ Salophène .......... 50 cgr.
    Bétol .............. 30 —
    Charbon de Belloc ... Q. S.
Pour un grand cachet : un cachet à chaque repas (Herzen).

℞ Fluorure d'ammonium. 1 gr.
    Eau distillée ........ 300 —
1 cuillerée à bouche après chaque repas, ou une cuillerée à café, si le malade ne fait que de petits repas (A. Robin).

**En cas de douleurs, de gastralgie :** conseiller le *repos horizontal* après les repas, l'application du *maillot humide.*

Prescrire *l'opium*, *l'eau chloroformée*, la *cocaïne*, la *jusquiame*, la *belladone* et recourir aux *révulsifs* appliqués à l'épigastre.

S'il y a hyperchlorhydrie, donner les *alcalins* pour neutraliser les acides : bicarbonate de soude, craie préparée, magnésie calcinée.

**En cas de gastralgie intense :** pratiquer le *lavage de l'estomac* avec :

℞ Sous-nitrate de bismuth. 30 à 40 gr.
    Eau distillée .......... 1 lit.
        (Dujardin-Beaumetz).

℞ Eau de Vichy .......... 1 litre.
    Eau chloroformée saturée 2 à 3 cuill.
        (Debove).

**Dans les cas très prononcés, lorsqu'il persiste des résidus alimentaires six ou sept heures après les repas :** *Eloigner les repas,* ne permettre que deux repas par jour, à intervalle de 9 heures et recourir au *lavage de l'estomac* pratiqué à l'aide du tube de Faucher, avec de l'eau de Vichy ou l'une des solutions suivantes :

℞ Bicarbonate de soude .. 4 gr.
    Eau ............... 1 litre.

℞ Sulfate de magnésie ... 10 gr
    Eau ............... 1 litre.

℞ Acide borique ........ 20 gr.
    Eau ............... 1 litre.

℞ Naphtol β............. 1 gr.
Eau................. 1 litre.

℞ Permanganat. de potasse 30 cgr.
Eau................. 1 litre.

TRAITEMENT CHIRURGICAL : intervenir chirurgicalement dans les cas de *sténose pylorique* (voy. *Cancer de l'estomac, Gastrosuccorrhée*).

CURE THERMALE aux eaux de Vals, Vichy, Condillac, Pougues, Saint-Nectaire, Alet, Luxeuil, Plombières, Châtel-Guyon, Carlsbad, Marienbad, Kissingen.

## Chez les enfants.

Prescrire *quatre repas*, si l'enfant est âgé de moins de 10 ans : au-dessus de cet âge, *trois repas*. Le repas du matin (7 ou 8 heures) et celui de l'après-midi (4 heures) seront très légers : une soupe ou potage *épais*, un œuf à la coque, une marmelade de fruits, avec une petite quantité de pain grillé.

Les deux autres repas (11 heures et 7 heures) seront plus substantiels ; donner du pain grillé, des potages *épais* au pain, au tapioca, au riz, au sagou, bouillies de racahout, d'arrowroot, œufs à la coque ou sur le plat, brouillés, pochés, et tous les aliments indiqués pour l'adulte.

Faire boire un grand verre (200 grammes) de vin blanc étendu de 3/4 ou 4/5 d'eau à chacun des deux principaux repas.

Interdire tous les aliments défendus chez l'adulte et toute ingestion de liquides en dehors des repas ; ne rien donner à manger entre ceux-ci.

Prescrire, pendant 8 à 15 jours, avant les repas :

℞ Poudre de noix vomique ... 1 cgr.
Craie préparée ........... 20 —
Bicarbonate de soude ..... 20 —
Sucre en poudre ......... 1 gr.

Pour un paquet : un paquet avant les 2 principaux repas dans une cuillerée de lait ou d'eau (enfants de 4 à 8 ans) Comby).

Après les repas, faire prendre :

℞ Acide chlorhydrique... IV gouttes.
Pepsine soluble....... 2 gr.
Glycérine anglaise..... 20 —
Sirop de limons.. ⎞ ãã 30 —
Eau distillée .... ⎠

1 cuillerée à dessert, 1/2 heure après les 2 principaux repas (d'Espine et Picot).

Stimuler les contractions stomacales par la *strychnine* :

℞ Sulfate de strychnine .. 1 cgr.
Eau distillée ........ 20 gr.

X gouttes, après les repas, dans de l'eau sucrée.

Instituer *l'antisepsie intestinale* :

℞ Salol, bétol ou benzo-naphtol........... 15 à 20 cgr.
Sucre en poudre ..... 50 —

Pour 1 paquet : un paquet à la fin des repas.

Combattre la constipation ou la diarrhée.

**S'il existe des phénomènes gastro-intestinaux avec acétonurie,** recourir aux *évacuants:* magnésie associée à la rhubarbe, citrate de magnésie, sulfate de soude ou de magnésie, calomel à la dose quotidienne de 10 à 15 cgr. pendant 2 à 3 jours de suite. Prescrire la potion antifermentescible suivante :

℞ Hyposulfite de soude.. 20 à 50 cgr.
Eau glycérinée ....... 100 gr.
Sirop de fleurs d'oranger.............. 10 —

A prendre dans la journée par cuillerées à dessert (Vergely).

**Dans les cas graves** : pratiquer le *lavage de l'estomac.*

Conseiller les promenades,
les exercices et les jeux en plein
air, le séjour à la montagne.

### D. DU MYOCARDE.

Régler l'hygiène, défendre les
exercices violents ; proscrire
l'alcool et le tabac ; combattre
la constipation et la dyspepsie.

**En cas d'accidents subasys-
toliques** : insister sur la *diète
lactée,* les *laxatifs* et le *repos,*
surtout s'il s'agit de dilatation
d'origine gastrique.

**En cas d'altération du myo-
carde et d'obstacle permanent
de déplétion du cœur** : *repos
absolu,* soutenir l'énergie du
muscle cardiaque avec la *digitale,* la *spartéine* et la *caféine,*
données avec modération.

**Contre la cyanose, la stase
veineuse, l'encombrement
cardiaque, la dyspnée très
marquée** : applications de *ventouses scarifiées,* inhalations
d'*oxygène, purgatifs* (calomel) ;
*saignée* de 200 grammes au
plus, répétée au besoin (A. Petit).

Voy. *Asystolie, Insuffisances
et Rétrécissements valvulaires,
Dégénérescence graisseuse du
myocarde.*

# DIPHTÉRIE.

Indications thérapeutiques :
1º Enlever les fausses membranes qui recèlent le microbe
spécifique.

2º Chercher à détruire non
seulement sur la surface sous-
jacente, mais sur les régions
voisines, les bacilles spécifiques.

3º S'opposer aux effets des
toxines déjà absorbées, combattre l'intoxication et l'infection
généralisée (Ruault).

Traitement général.

*Isoler* le malade dans une
chambre vaste et bien aérée,
pas trop chauffée (16º à 18º).
Pratiquer souvent la *ventilation*
de la pièce, en protégeant le
malade contre le refroidissement ; pendant la bonne saison,
laisser la fenêtre ouverte pendant la plus grande partie de
la journée.

*Propreté rigoureuse* de la
chambre qui devra être débar-
rassée des tentures, tableaux,
meubles en étoffe, livres, en
général de tout ce qui peut re-
tenir la poussière.

*Alimenter le malade le plus
possible* à l'aide du lait, du
bouillon, des potages, du jus
de viande, des œufs, des purées
de viande et de lentilles ou
haricots, des crèmes.

Donner des *vins généreux* :
Malaga, Banyuls, Xérès, Madère,
ou de l'*eau-de-vie* (20 à 60 gr.,
selon l'âge du malade).

Faire des *vaporisations* dans
la chambre, avec une casserole
ou une bassine en fer battu,
contenant 2 litres d'eau ; faire
bouillir et ajouter toutes les
2 à 3 heures une cuiller à
soupe de l'un des mélanges
suivants :

℞ Acide phénique........... 250 gr.
— salicylique......... 50 —
Alcool.................. 1000 —
(Renon).

℞ Acide phénique .......... 280 gr.
— salicylique......... 56 —
— benzoïque.......... 112 —
Alcool rectifié........... 468 —
(Hutinel).

Examiner les urines du malade, et si elles deviennent foncées, cesser la vaporisation, ventiler et remplacer les mélanges précédents par le suivant :

℞ Essence de thym......... 10 gr.
Alcool.................. 250 —
Eau.................... 750 —
A faire évaporer dans la journée.

Administrer les *toniques* et les *excitants diffusibles* :

℞ Extrait de quinquina..... 2 gr.
Cognac................. 20 —
Eau de menthe....... } ãã 40 —
Sirop de gomme...... }
1 cuillerée à soupe, toutes les 2 heures (enfants de 2 à 3 ans) (Comby).

℞ Teinture éthérée de perchlorure de fer.............. 10 gr.
XV à XL gouttes par jour.

℞ Acétate d'ammoniaque.. 3 à 6 gr.
Teinture de cannelle... 1 à 2 —
Eau de mélisse ....... 90 c. c.
Sirop de quinquina .... 30 —
1 cuillerée toutes les 2 heures (Grasset).

Faciliter l'**élimination des toxines,** par les *diurétiques* : caféine, diurétine, théobromine, scille.

℞ Caféine................ 50 cgr.
Benzoate de soude....... 2 —
Oxymel scillitique...... } ãã 15 —
Sirop de 5 racines ..... }
Décoction de chiendent... 100 —
A prendre dans la journée (enfants) Comby).

Combattre la **fièvre** par la *quinine*, et la **constipation** par les *purgatifs* (calomel, scammonée, jalap).

**En cas d'anurie, d'intoxication grave, de collapsus :** injections sous-cutanées de *sérum artificiel* (20 à 200 gr.), répétées 2 à 3 fois dans les 24 heures.

SÉRUMTHÉRAPIE :

Pratiquer des injections de *sérum antidiphtérique,* qui administré en quantité suffisante guérit la maladie déclarée, si toutefois elle n'est pas arrivée à une période trop avancée avec empoisonnement diphtérique prononcé.

Injecter une *dose variant de* 10 *centim. cubes à* 30 *centim. cubes,* suivant l'âge du malade et la gravité du cas.

Faire les injections en n'importe quel point du corps, de préférence dans la région du flanc, à la région externe des cuisses.

**Chez les enfants** : pratiquer une première injection de 10 à 15 centim. cubes, s'il s'agit d'une **diphtérie bénigne prise au début**; pratiquer, 24 heures plus tard, une seconde injection de 5 à 10 centim. cubes, et, le troisième jour, en faire une troisième de 5 centim. cubes.

Ne pas malaxer la peau pour hâter la résorption du sérum injecté.

En général, les fausses membranes se détachent dans les 24 ou 36 heures qui suivent la première injection, si la dose injectée était suffisante.

Ne considérer la maladie

comme terminée que lorsque la température rectale du matin est inférieure à 38°.

Dans les cas de **diphtérie datant de plusieurs jours**, ou de **diphtérie hypertoxique**, rapprocher les injections et en augmenter la dose ; faire une première injection de 20 centim. cubes, suivie d'une seconde et d'une troisième injection, à 18 ou 24 heures d'intervalle, de 15 centim. cubes.

**Chez l'adulte** : injecter une dose initiale de 20 centim. cubes, si le cas est bénin ; exceptionnellement, injecter jusqu'à 30 centim. cubes, dans les cas graves, particulièrement dans ceux où l'on est obligé de pratiquer une trachéotomie.

Renouveler l'injection, 24 h. après, à la dose de 15 centim. cubes et en faire une troisième de 10 centim. cubes.

*La sérumthérapie doit toujours être associée au traitement général et à un traitement local.*

TRAITEMENT LOCAL :

**Si l'on a eu recours à la sérumthérapie** : instituer un *traitement local simplifié*, et ne pas appliquer sur les fausses membranes des topiques caustiques ou irritants, qui par leur action caustique locale contrarieraient celle de l'antitoxine.

Pratiquer des *pulvérisations et des irrigations légèrement antiseptiques*, toutes les 3 ou 4 heures, avec de l'eau boriquée à 3 p. 100, ou bien avec :

℞ Liqueur de Labarraque. 50 gr.
 Eau distillée............ 1 litre.

Faire des *badigeonnages* avec :

℞ Résorcine............. 2 gr.
 Glycérine............. 30 —
 (Herzen).

**Si l'on n'a pas eu recours à la sérumthérapie** : pratiquer *l'ablation des fausses membranes*, au moyen de tampons de molleton fixés à l'extrémité de tiges d'osier ou de pinces à forcipressure.

Avoir toujours plusieurs tampons à sa disposition (6 à 8).

Se servir aussi de tampons serrés de coton hydrophile ou de petits morceaux d'éponge.

Abaisser la langue et éclairer le pharynx, puis appliquer un de ces tampons secs sur la surface de la fausse membrane, l'enlever en imprimant au tampon un mouvement de rotation sur lui-même.

Brûler les tampons ou les écouvillons, à mesure qu'on les retire de la gorge.

Continuer l'opération jusqu'à ce que la gorge soit bien nettoyée ; s'efforcer de produire le moins possible de lésions.

Une fois l'exsudat enlevé, procéder à l'*application du topique*, avec un tampon de coton hydrophile monté sur une pince à forcipressure.

Employer le *phénol sulforiciné* à 20 p. 100 chez l'enfant, à 30 p. 100 chez l'adulte.

℞ Acide phénique........... 20 gr.
 Sulforicinate de soude..... 80 —
 (Ruault).

Prescrire aussi les topiques suivants, qui tous cependant sont inférieurs au précédent :

℞ Camphre................. 20 gr.
  Huile de ricin........... 15 —
  Alcool à 90°............. 10 —
  Phénol pur et absolu..... 5 —
  Acide tartrique.......... 1 —
(Gaucher).

℞ Acide phénique cristallisé. 5 gr.
  Camphre ................ 20 —
  Alcool à 90°............. 10 —
  Glycérine pure .......... 25 —
(Hutinel).

℞ Acide phénique neigeux. ⎫
    — citrique cristallisé. ⎬ āā 5 gr.
  Teinture d'iode......... ⎭
  Cognac.................. 100 —
(Ozegowski).

℞ Acide salicylique.......... 1 gr.
  Alcool................... Q. S.
  Glycérine................ 40 —
  Teinture d'eucalyptus...... 60 —
(J. Simon).

℞ Acide phénique............ 5 gr.
  Essence de térébenthine ... 40 —
  Alcool absolu ........... 60 —
(Strübing).

℞ Naphtol β................. 10 gr.
  Camphre.................. 20 —
  Glycérine................ 30 —
(Comby).

℞ Naphtol β................. 10 gr.
  Sulforicinate de soude...... 90 —

℞ Perchlorure de fer.. ⎫
  Acide lactique ..... ⎬ āā 10 gr.
(Comby).

*Répéter l'ablation des fausses membranes et l'application du topique, toutes les 3 ou 4 heures,* selon que les fausses membranes se reproduisent plus ou moins vite. A moins de cas très graves, ne les pratiquer qu'une ou deux fois la nuit.

*Faire des irrigations de la gorge toutes les 2 à 4 heures,* un quart d'heure après l'application du topique.

Le meilleur appareil à irrigations est un flacon de verre à deux tubulures, dont une inférieure, pouvant être élevé à l'aide d'une partie fixée au plafond ou le long du mur, à une hauteur de 2 mètres 50 centim. environ. La tubulure inférieure porte un tube de caoutchouc de longueur suffisante, terminé par une longue canule mousse à robinet, pouvant donner un jet liquide de 2 1/2 à 3 millimètres (Ruault).

Employer les solutions suivantes :

Acide phénique        à 1/2 p. 100.
Acide salicylique à 1 ou 2 p. 1000.
Acide borique         à 3 p. 100.
Acide citrique        à 1 p 100.
Acide lactique        à 1 p. 100.
Eau de Vichy.
Eau de chaux médicinale.
Résorcine             à 2 p. 100.
Hydrate de chloral    à 1 p. 100.
Permanganate de
   potasse       à 1/2 ou 1 p. 1000.
Liqueur de Labarraque à 5 p. 100.

La quantité de liquide pour chaque irrigation doit être de *1 1/2 à 2 litres, à la température de 38° à 40°.*

Chez les enfants indociles, remplacer les *irrigations* par les *pulvérisations à bout portant avec l'appareil de Lucas-Championnière* ou avec un *pulvérisateur à main* (Comby).

Chez les adultes, conseiller en outre les *gargarismes* répétés toutes les heures. (Voy. *Angine érythémateuse* et *Antisepsie buccale*).

℞ Trichlorure d'iode........ 1 gr.
  Eau distillée............ 1 litre.
(Herzen).

La triple opération de l'ablation des fausses membranes, de l'application du topique et des irrigations, doit être continuée pendant toute la durée de la maladie et même pendant 4 à 6 jours après la disparition de l'exsudat (Gaucher).

**Contre l'engorgement ganglionnaire** : prescrire la pommade suivante :

℞ Extrait de belladone...... 2 gr.
   Iodure de potassium...... 1 —
   Axonge................. 30 —

Etendre cette pommade sur une cravate ouatée que l'on met autour du cou (J. Simon).

**En cas d'engorgement douloureux et volumineux :**

℞ Extrait de belladone...... 1 gr.
   — de jusquiame...... 2 —
   — de ciguë.......... 3 —
   Iode pur................. 30 cgr.
   Iodure de potassium...... 3 gr.
   Axonge................. 30 —

Pour onctions, 2 fois par jour (Herzen).

Pratiquer aussi des *injections antiseptiques et intraganglionnaires* :

℞ Acide phénique...... 1 gr. 50 cgr.
   Eau distillée........ 100 gr.
Injecter V à VIII gouttes à la fois.

℞ Sublimé................. 10 cgr.
   Eau distillée............ 100 gr.
Injecter V à VIII gouttes à la fois.

℞ Trichlorure d'iode........ 3 gr.
   Eau distillée............ 100 —
Injecter une seringue de Pravaz dans les ganglions engorgés.

**Une fois la formation de l'exsudat terminée et l'application du topique devenue superflue** : pratiquer pendant quelques jours des *badigeonnages à la teinture d'iode* ou bien avec :

℞ Teinture d'iode....... } āā 15 gr.
   Glycérine............ }
     HERZEN.

Pour badigeonnages avec un pinceau, répétés deux à trois fois par jour.

**En cas de diphtérie laryngée** : voy. *Croup*.

**En cas d'asphyxie** : pratiquer le *tubage du larynx*. Cette méthode reste surtout applicable aux hôpitaux plus qu'à la pratique de la ville ; elle exige un personnel spécial, qui ne perde de vue le malade qui souvent rejette ou expectore le tube (De Cérenville).

Voy. *Croup* : tubage.

Après insuccès du tubage, en cas d'asphyxie avancée et d'excès de densité des membranes, pratiquer la *trachéotomie*.

Voy. *Croup* : trachéotomie.

**DIPHTÉRIE ASSOCIÉE** (infection mixte ou surajoutée).

Au début, utiliser le *sérum antidiphtérique*, dont l'action n'est en rien entravée du fait de l'association microbienne et dont les indications restent les mêmes que s'il s'agissait d'une diphtérie à bacille de Loeffler.

Dans la plupart des cas, à cause de la gravité plus grande de l'affection, *employer des quantités plus considérables de sérum* (Méry).

Une fois que les fausses membranes ont perdu le caractère des pseudo-membranes diphtéritiques pour prendre celui des fausses membranes streptococciques, instituer le traitement qui suit.

**En cas de streptodiphtérie** (membranes à aspect grisâtre, mollasse, reposant sur un fond ulcéreux, saignant facilement) : ne pas insister sur l'emploi du sérum antidiphtérique, qui ne peut rien sur les fausses membranes streptococciques.

Abandonner le traitement de l'affection primitive (diphtérie par bacille de Loeffler, emploi du sérum), pour combattre l'infection surajoutée par l'emploi du *sérum antistreptococcique* et l'*antisepsie buccale*.

Injecter le *sérum antistreptococcique de Marmorek*, à la dose de 20 à 30 centim. cubes, toutes les 12 ou 24 heures, selon la gravité des symptômes et jusqu'à disparition complète de ceux-ci.

Se servir de tous les *antisep-tiques locaux*, mais à des concentrations légères pour ne pas léser la muqueuse (Roux, Martin, Barbier).

Conseiller les *gargarismes* avec une solution de trichlorure d'iode, à 1 p. 1000, répétés toutes les heures ou toutes les deux heures.

Recourir à l'emploi de la *teinture d'iode,* prescrite en applications locales et donnée à l'intérieur à la dose de V à XX gouttes, selon l'âge du malade (Herzen).

Relever les forces, l'état général et le cœur par les moyens appropriés.

## DIPLOPIE.

**En cas de paralysie musculaire récente** : *bains salés* ou *sulfureux. Electricité. Hydrothérapie.*

*Strychnine,* en injections sous-cutanées de 1 à 5 milligr., par jour.

**Contre le vertige** : occlusion d'un œil, *porter devant l'œil malade un verre opaque.*

**En cas de paralysie ancienne** : *ténotomie, avancement capsulaire* (Trousseau).

## DOTHIÉNENTÉRIE.

(Voy. *Fièvre typhoïde*).

## DOULEURS OSTÉOCOPES.

(Voy. *Syphilis*).

## DRAGONNEAU.

(Voy. *Filaire de Médine*).

## DURILLONS FORCÉS.

*Inciser* les durillons, lorsqu'ils sont douloureux depuis trois jours ; inciser sans retard s'il existe du gonflement et surtout s'il est apparu sur le dos de la main une rougeur correspondant au durillon à la paume,

# DYSENTERIE.

**D. AIGUE.**

*Régime lacté* : lait froid, coupé avec de l'eau de chaux ou de l'eau de Pougues, pris par petites doses souvent répétées.

Lorsque le lait n'est pas supporté, recourir à *l'eau albumineuse*, à *l'eau de riz*, au *riz gommé*.

Si le cas n'est pas grave, permettre les *œufs*, la *bouillie de riz*, le *bouillon dégraissé*, les *potages*, la *viande crue hachée*.

Prescrire *l'ipéca* ; employer la méthode brésilienne : prendre 8 gr. d'ipéca concassé, les faire infuser dans 200 gr. d'eau, filtrer et administrer le tout par cuillerées à bouche le premier jour ; le deuxième jour, reprendre les 8 gr. d'ipéca qui ont servi et les faire infuser de nouveau dans 200 gr. d'eau, décanter une deuxième fois, prendre cette infusion le deuxième jour ; le troisième jour, toujours sur les mêmes 8 gr., verser 200 gr. d'eau bouillante, ne pas décanter, mélanger la racine d'ipéca avec le liquide, et prendre le tout par cuillerées à bouche.

Préférer les formules suivantes :

℞ Poudre d'ipéca............ 4 gr.
  Faire bouillir 5 minutes dans :
    Eau bouillante............ 300 gr.
  Filtrer et ajouter :
    Sirop d'opium........ }
    Hydrolat de cannelle. } āā 30 gr.

1 cuillerée à bouche toutes les heures (Délioux de Savignac).

℞ Ipéca .................... 4 à 6 gr.
  Faire infuser dans :
    Eau chaude.............. 100 c. c.
  Passer et ajouter :
    Sirop diacode........... 30 c. c.

1 cuillerée toutes les 2 heures (Grasset).

Après avoir administré l'ipéca pendant 3 à 4 jours, prescrire le *calomel*, soit à doses massives, soit à doses fractionnées :

℞ Calomel............. 50 cgr.
  Sucre en poudre..... 1 gr.

Pour 1 paquet : un à deux paquets par jour.

℞ Calomel............. 30 cgr.
  Sucre en poudre...... 3 gr.

Pour 10 prises, à prendre dans la journée et donner le soir une pilule *d'extrait d'opium* à 3 cgr.

**Si, après ce traitement, la bile n'a pas reparu** dans les matières fécales, recommencer l'administration de l'ipéca ; donner par exemple les *pilules de Segond*, pendant 3 à 4 jours de suite :

℞ Ipéca en poudre...... 40 cgr.
  Calomel.............. 20 —
  Extrait d'opium...... 5 —
  Sirop de nerprun..... Q. S.

Pour 6 pilules, à prendre dans la journée).

Ou bien prescrire *l'ipéca associé au sulfate de soude* :

℞ Racine d'ipéca........ 1 gr. 50
  Eau bouillante........ 200 —
  Infuser, filtrer et ajouter :
    Sulfate de soude...... 20 —
    Sirop d'opium........ 30 —

Une cuillerée à bouche toutes les 2 heures.

Recourir enfin au *traitement*

*par l'huile de ricin* : 1er jour, donner 40 gr. d'huile ; 2e jour, 30 gr., et 20 gr. chacun des jours suivants, jusqu'à ce que les matières fécales soient redevenues normales.

**En cas de vomissements, ou pour les prévenir** : prescrire l'ipéca associé au *menthol* :

℞ Menthol............... 50 cgr.
   Alcool............... Q. S.
   Teinture d'ipéca..... 15 gr.
   Potion gommeuse.... 150 —
Par cuillerées toutes les 2 heures

Pendant toute la durée du traitement, instituer l'*antisepsie intestinale* (salol, salophène, salicylate de bismuth, bétol, benzonaphtol).

Voy. *Antisepsie intestinale, Diarrhées de l'adulte.*

℞ Salol................... 4 gr.
   Eau................... 120 —
1 cuillerée à café et jusqu'à une cuillerée à bouche toutes les demi-heures (Bangkok).

Administrer, en outre, des *lavements astringents* :

℞ Extrait de Saturne .... 3 à 5 gr.
   Eau.................. 250 —
Pour 1 lavement (Courtois-Suffit).

℞ Nitrate d'argent ..... 30 à 50 cgr.
   Eau distillée........ 200 gr.
Pour 1 lavement (adultes) (Trousseau).

℞ Nitrate d'argent...... 5 à 10 cgr.
   Eau distillée.......... 120 gr.
Pour 1 lavement (enfants).

℞ Protargol ......... 1 gr. 50 à 2 gr.
   Eau.............. 250 —
Pour 1 lavement (Herzen).

℞ Alun.................. 8 à 12 gr.
   Extrait de valériane.... 4 —
   Laudanum de Sydenham 1 —
   Amidon .............. 30 —
   Décoction de guimauve. 500 —
Pour 2 lavements.

Ou encore, donner l'*ipéca en lavements* : 3 gr. en infusion.

Recourir aussi aux *lavements au permanganate de potasse* à 50 cgr. p. 1000, à la température de 42° à 45°, répétés d'abord toutes les 12 heures, puis tous les jours ou tous les deux jours en diminuant la quantité de permanganate de potasse jusqu'à 30 cgr. ou 20 cgr. pour 1000 (Gastinel).

**Cas graves.**

*Entretenir la chaleur du corps* par tous les moyens possibles (couvertures, frictions chaudes, boules d'eau chaude, cataplasmes chauds sur le ventre, bains chauds prolongés).

Administrer les *astringents* et les *poudres inertes* (tannin, ratanhia, talc, bismuth). Voy. *Diarrhée aiguë* et *chronique.*

**En cas d'hémorragie intestinale** : donner un lavement avec une cuillerée à bouche de *perchlorure de fer* pour 1 litre d'eau (voy. *Hémorragie intestinale*).

## D. CHRONIQUE.

*Repos, diète lactée* rigoureusement suivie, *antisepsie intestinale* (benzonaphtol).

Ne cesser le traitement et ne reprendre l'alimentation habituelle qu'avec beaucoup de prudence ; passer graduellement du régime lacté intégral au régime lacté mitigé par adjonctions de bouillon dégraissé, de peptones, de riz, de poudres de viande (salvatose), de poudres ou farines alimentaires préparées avec du lait sous forme de bouillies (somatose, tropon, farine de gruau, de blé ou d'avoine, de maïzena, de sagou, d'arrow-root).

Administrer des *lavements astringents* et *antiseptiques*, en particulier des lavements au *nitrate d'argent* à 1 p. 500 et même à 1 p. 250.

℞ Protargol...... 1 gr. 50 à 3 gr.
  Eau.......... 300 —
Pour un lavement, répété tous les 2 ou 3 jours (Herzen).

℞ Teinture d'iode...... XX gouttes.
  Iodure de potassium. 50 cgr.
  Eau.............. 250 gr.
Pour 1 lavement, pris tous les jours (Deboux).

Pratiquer aussi des *irrigations abondantes* faites à l'eau bouillie tiède, puis avec du *nitrate d'argent* à 1 p. 1000 (Le Dentu), ou avec de l'*itrol* à 1 p. 4000 (Herzen), ou au *permanganate de potasse* à 1 p. 4000, ou à l'*eau naphtolée* à 1 p. 1000.

Donner les *astringents* (tannin, ratanhia, dermatol), associés à l'*opium*, au besoin (voy. *Diarrhée aiguë* et *chronique*).

**Contre le ténesme, les épreintes** : lavements d'*eau chaude*, à 45° ou 48°, à la dose de 1 litre, gardés le plus longtemps possible (Tripier).

*Lavements laudanisés* (XX gouttes de laudanum pour 60 gr. d'eau tiède), ou lavements à la *cocaïne* (3 à 5 centigr. pour 60 gr. d'eau tiède).

Prescrire des *suppositoires calmants et astringents* :

℞ Extrait d'opium........ 3 cgr.
  — de ratanhia .... 2 gr.
  Beurre de cacao ....... 5 —
Pour un suppositoire : 2 à 3 par jour.

Au besoin, pratiquer une injection de *morphine* (1 cent.).

**Lorsque la dysenterie est terminée, contre la diarrhée persistante** : employer les *astringents* et les *antiseptiques intestinaux associés à la poudre de Dower*.

℞ Bétol................ 20 cgr.
  Tannin.........  )
  Poudre de Dower ) ãã 10 —
Pour 1 cachet : 6 à 8 par jour (Herzen).

Conseiller une cure thermale aux *eaux de Plombières* et à celles de *Vichy, en bains,* car leur absorption à l'intérieur demande de grands ménagements.

## DYSIDROSE.

### (*Cheiro-pomphalyx*).

Prescrire les *toniques;* combattre l'arthritisme à l'aide des *alcalins*, de l'*arsenic;* donner des *tisanes diurétiques*.

*Percer les grosses vésicules* avec une aiguille aseptique et en faire sortir le liquide qu'elles contiennent.

Faire prendre des *bains locaux* avec de l'eau d'amidon, deux fois par jour.

**En cas de vives démangeaisons** : additionner les bains de *vinaigre* ou d'*eau blanche*.

Après les bains, appliquer sur les parties malades de la

HERZEN.12.

*pommade à l'oxyde de zinc* ou mieux :

℞ Acétate de plomb ...... 2 gr.
Oxyde de zinc ......... 3 —
Vaseline ............. 30 —

**En cas d'inflammation intense** : *enveloppements humides* avec de la gaze pliée en huit ou douze doubles, imbibée d'eau d'amidon boriquée et recouverte de taffetas imperméable.

Ou bien panser avec du liniment oléo-calcaire légèrement boriqué et de la ouate (Brocq).

# DYSMÉNORRHÉE.

**D. CONGESTIVE** (sanguine ou pléthorique).

Combattre la constipation habituelle.

**Au moment où doivent apparaître les règles**, donner les *laxatifs*, prescrire les *lavements évacuateurs*.

Administrer la potion suivante :

℞ Acétate d'ammoniaque ..... 25 gr.
Teinture de piscidia érythrina ...............
Teinture de viburnum prunifolium ..........
Teinture d'hamamelis virginica ............... } āā 10 —

3 à 4 cuillerées à café, chacune dans un quart de verre d'eau sucrée (Herzen).

ou bien :

℞ Acétate d'ammoniaque .. 4 gr.
Sirop de quinquina ..... 45 —
Infusion de camomille .. 150 —

A prendre en deux fois, l'avant-veille et la veille du jour où doivent venir les règles.

**Contre la douleur** : prescrire l'*opium*, la *jusquiame*, le *chloral* en potion ou en lavement; essayer les *analgésiques* (voir *D. nerveuse*).

**Dans les cas graves** : recourir aux *scarifications du col*.

**D. DES JEUNES FILLES CHLOROTIQUES.**

Traitement général de la chlorose.

Faire prendre *pendant les six jours qui précèdent l'apparition des règles* :

℞ Teinture de viburnum prunifolium (teinture au demi).. 10 gr.

X à XX gouttes, 4 à 5 fois par jour (Auvard).

ou bien :

℞ Teinture de piscidia erythrina ..........
Teinture de viburnum prunifolium ....... } āā 10 gr.

XX gouttes, 5 fois par jour (Huchard).

**Au moment des règles**, prescrire l'*antipyrine*, l'*exalgine*, la *phénacétine*.

Ou bien :

℞ Teinture de viburnum prunifolium .......
Teinture de chanvre indien ........... } āā 10 gr.

X à XV gouttes, 4 à 5 fois par jour (Herzen).

**Chez les fillettes de 12 à 16 ans**, lorsque la menstruation est défectueuse :

℞ Sommités d'armoise.
Racine de valériane...
Absinthe ...........
Feuille d'ambroisie du Mexique ......... } āā 10 gr.
Safran ............... 50 cgr.

Prendre 4 gr. de cette tisane et les

faire infuser dans 1 litre d'eau bouillante ; sucrer et donner 3 à 4 tasses par jour.

Ou bien :

℞ Huile essentielle de rue.............
Huile essentielle de Sabine ......... } ãã V gouttes.
Eau de fleurs d'oranger    10 gr.
Sirop de safran.......    20 —
Eau distillée d'armoise   100 —

A prendre par cuillerées, dans la journée.

## D. MÉCANIQUE.

Voy. *Atrésie et Sténose du col* ; *Antéflexion et Antéversion, Rétroflexion et Rétroversion, Prolapsus de l'utérus*.

## D. MEMBRANEUSE (métrite exfoliatrice).

*Curettage* suivi d'injections intra-utérines *iodées* (Pozzi).

## D. NERVEUSE.

Traitement général de l'hystérie ou de la neurasthénie.

Ordonner l'*hydrothérapie tiède*, les *bains de Barèges* (2 par semaine), les *frictions cutanées*.

Recourir à l'*électricité statique* ; prescrire le *phosphure de zinc* pris pendant longtemps :

℞ Phosphure de zinc.......    5 mgr.
Extrait de noix vomique...   2 cgr.
— de kola...........   15 —
Poudre de quinquina......   Q. S.
Pour 1 pilule : 5 à 6 par jour (Herzen).

℞ Valérianate de zinc.......    5 cgr.
Extrait de jusquiame ......   2 —
— de belladone.......   1 —
Pour 1 pilule : 3 à 4 par jour (Herzen).

Ou bien :

℞ Bromure de potassium..
— de sodium....
— d'ammonium.. } ãã 10 gr.
Eau distillée ...........    300 —
Prendre 2 cuillerées à soupe (matin

et soir), ou bien une et demie à deux cuillerées le soir au coucher, continuer pendant 10 à 15 jours par mois, en commençant 8 jours avant l'apparition des règles (Auvard).

℞ Camphre monobromé..
Valérianate de quinine. } ãã 10 cgr.
Extrait de jusquiame....    2 —
— de chanvre indien    2 —
Pour 1 pilule ; 4 à 5 par jour, pendant plusieurs jours (commencer l'administration quelques jours avant l'apparition des règles) (Herzen).

## Au moment des règles,

prescrire la potion suivante :

℞ Acétate d'ammoniaque...    30 gr.
Teinture de piscidia erythrina ...............
Teinture de valériane ... } ãã 8 —
1 à 3 cuillerées à café, chacune dans un quart de verre d'eau sucrée.

Calmer la douleur en prescrivant les *narcotiques* et les *analgésiques*, soit en potion ou en lavements.

Donner des *lavements calmants*, toujours après avoir administré préalablement un lavement évacuateur.

℞ Laudanum de Sydenham XV à XX gt.
Eau tiède.............. 30 à 50 gr.
Pour un lavement.

℞ Hydrate de chloral....    2 à 4 gr.
Jaune d'œuf..........    N° 1.
Eau tiède...........    150 gr.
Pour un lavement.

℞ Teinture d'opium......    XV gouttes.
Camphre pulvérisé ....   25 cgr.
Jaune d'œuf..........    N° 1.
Eau distillée........    200 gr.
Pour un lavement.

℞ Hydrate de chloral...    2 gr.
Camphre.............    50 cgr.
Teinture de musc.....    XX gouttes.
Jaune d'œuf..........    N° 1.
Eau tiède............    250 gr.
Pour un lavement.

Prescrire les *analgésiques* comme suit :

℞ Antipyrine......... 1 gr.

Pour un cachet. N° 3. A prendre un cachet, 2 heures après un second et 4 heures après, un troisième.

℞ Phénacétine...... 30 cgr.

Pour un cachet. N° 3. A prendre un cachet le matin, un à midi et un le soir.

℞ Exalgine.......... 75 cgr.
Alcool à 90°...... 5 gr.
Sirop d'opium.... 45 —
Eau distillée..... 20 —

A prendre en 3 fois dans la journée.

Donner aussi les *antispasmo-diques* :

℞ Liqueur d'Hoffmann ....  
Teinture de valériane....  } ãã 5 gr.  
Teinture de chanvre in-  
dien................

XV à XX gouttes toutes les 2 heures, dans de l'eau sucrée (Herzen).

℞ Valérianate d'ammoniaque 1 à 2 gr.
Teinture de chanvre indien XX gout.
Eau de tilleul........... 120 gr.
Sirop d'éther........ } ãã 20 —
— de menthe..... }

1 cuillerée toutes les heures (Herzen).

℞ Camphre monobromé...... 1 gr.
Extrait d'opium........... 5 cgr.

Pour 5 pilules; à prendre dans les 24 heures

Ou bien :

℞ Teinture de chanvre in-  
dien................ 1 gr. 50  
Hydrolat de laurier-ce-  
rise................. 10 —  
Hydrolat de tilleul..... 100 —  
Sirop d'opium....... } ãã 20 —  
— d'éther........ }

Par cuillerées à soupe toutes les heures (De Sinéty).

**En cas de vomissements,** préférer les *suppositoires* cal-mants :

℞ Chlorhydrate de morphine. 5 mgr.
Extrait de jusquiame...... 5 cgr.
Extrait de belladone...... 2 —
Beurre de cacao......... Q. S.

Pour 1 suppositoire; 2 par jour.

Ou bien, administrer des *lave-ment calmants et antispasmo-diques* :

℞ Asa fœtida.............. 4 gr.
Jaune d'œuf............. N° I.
Teinture de chanvre indien. 1 à 2 gr.
Infusion de racine de valé-
riane à 20 p. 100...... 250 —

Pour 1 lavement : 2 par jour (Herzen).

**Contre les contractions spasmodiques du col,** pratiquer des injections hypodermiques de *sulfate d'atropine,* à la dose de V à X gouttes d'une solution au 100e.

### D. OVARIENNE.

*Cataplasmes chauds* et lauda-nisés sur l'hypogastre. *Injections* vaginales et rectales chaudes, à 45° ou 50°. *Pédiluves sina-pisés* et *sinapismes* à la partie interne des cuisses.

Traitement médicamenteux pour calmer la douleur (voir *D. nerveuse*).

Combattre la constipation : purgatifs drastiques.

**Si les ovaires sont malades :** pratiquer l'*ophorectomie*.

Recourir à cette opération dans les circonstances sui-vantes : 1° douleurs atroces ou troubles nerveux graves, à l'ex-clusion de psychoses que l'opé-ration ne calme jamais, mais aggrave parfois; 2° point de départ nettement ovarien des accidents; 3° insuccès de tous les autres modes de traitement sérieusement essayés, y compris la suggestion ; 4º ménopause éloignée (lorsque la ménopause est proche il vaut mieux attendre) (Labadie-Lagrave et Legueu).

**En cas d'adhérences périovariennes** : pratiquer le *massage gynécologique*.

**En cas d'hystérie** : *Castration simulée* (?)

## D. UTÉRINE.

Traiter l'endométrite, la métrite par le *curettage* et les *cautérisations intra-utérines* à la créosote au 1/3 (voy. *Métrites*).

    ℞ Créosote.............. 20 gr.
      Glycérine............. 60 —

**En cas de ménorragies** : *curettage*.

**En cas d'atrésie du col, de déviations ou flexions de l'utérus** : recourir au *traitement mécanique* (dilatation de l'utérus, redressement de l'utérus, pessaires, ceinture hypogastrique).

**En cas d'empâtement périutérin** : *Massage* gynécologique ; *injections* chaudes vaginales et rectales, à 45º ou 50º, applications de tampons d'*ichtyol*.

    ℞ Ichtyol.............. ⎫
      Iodure de potassium.. ⎬ āā 10 gr.
      Extrait de jusquiame...    3 —
      Glycérine.............    100 —

Pour pansements vaginaux quotidiens, un tampon tous les soirs (Herzen).

**Calmer les douleurs** par l'*opium*, la *jusquiame*, la *belladone*, l'*exalgine* (voy. *D. nerveuse*).

**Dans les cas graves** : pratiquer des *scarifications du col* de l'utérus, au moment où doivent apparaître les règles.

# DYSPEPSIES DE L'ADULTE.

## D. GASTRIQUES ATONIQUES

(*Hypochlorhydrie, dyspepsie nervo-motrice atonique, dyspepsie des chlorotiques*).

Traiter la chlorose ; administrer les toniques.

Combattre l'anorexie et la constipation.

    ℞ Quassine amorphe........    5 cgr.
      Bicarbonate de soude.....   50 —

Pour 1 cachet, à prendre avant chaque repas (Camperdon).

    ℞ Teinture de noix vomique..    5 gr.
      Gouttes amères de Baumé ⎫
      Teinture de gentiane....⎬ āā 10 —
        — de rhubarbe...⎫
      Eau distillée de laurier-⎬ āā 20 —
        cerise................⎭
      Eau de menthe.., Q. S. p. 100 c. c.

1 cuillerée à soupe à chaque repas (Grasset).

    ℞ Gingembre pulvérisé.......    10 gr.
      Cannelle pulvérisée........   20 —
      Cascarille pulvérisée.......  40 —
      Anis pulvérisé.............   10 —
      Poudre de noix vomique ...    1 —

Divisez en paquets de 60 centigr. : 1 paquet avant chaque repas.

Voy. *Anorexie*.

Ordonner les *promenades* quotidiennes, les *exercices* en plein air, la gymnastique, la bicyclette, l'équitation, le canotage. Séjour à la *campagne* ou à la *montagne*.

Conseiller l'*hydrothérapie* froide ou tiède, les douches écossaises, les *bains salins*.

Régulariser la sécrétion du suc gastrique en prescrivant :

℞ Bicarbonate de soude..... | āā 10 gr.
  Phosphate neutre de soude. |

Pour 60 cachets : 2 par jour avant les repas (Huchard).

Prescrire les *substances peptogènes* : bouillon, potage au pain grillé, pris une demi-heure avant le repas (Herzen).

*Régime mixte* : alimentation tonique, lait, viandes grillées ou rôties, volailles, légumes verts, mets épicés, œufs, charcuterie, purée de lentilles, fruits cuits.

Interdire le café, le thé, les liqueurs, la bière.

Permettre le vin rouge coupé d'eau.

Administrer les *eupeptiques* (peptones, pepsine, maltine) et l'*acide chlorhydrique*, pris pendant le repas ou à la fin du repas.

℞ Pepsine soluble........ 1 gr.
Pour 1 cachet, à prendre à la fin du repas.

℞ Pepsine.............. 30 cgr.
  Maltine.............. 15 —
  Magnésie calcinée.... 20 —
Pour 1 cachet, à prendre au repas.

Associer aussi la *pancréatine* à la pepsine et à la maltine.

℞ Pancréatine....... | āā 10 cgr.
  Maltine........... |
  Pepsine........... 50 —
Pour 1 cachet, pris au milieu du repas.

Donner l'*acide chlorhydrique*, à la dose de 1 à 3 et 4 grammes par jour : faire prendre après chacun des deux principaux repas d'abord XV gouttes d'acide officinal, puis, au bout d'une demi-heure, faire ingérer encore XV gouttes ; dans certains cas, donner une troisième dose de XV gouttes, après un nouvel intervalle de 30 minutes.

Ou bien prescrire :

℞ Acide chlorhydrique fumant
  pur.................... 4 gr.
  Eau distillée............. 1000 —
1 verre à la fin des repas (Bouchard.)

℞ Acide chlorhydrique....... 2 gr.
  Eau distillée............. 200 —
1 cuillerée à bouche dans un quart de verre d'eau sucrée, 2 à 3 fois par jour (Hayem).

℞ Pepsine soluble.......... 5 gr.
  Acide chlorhydrique....... 2 —
  Teinture d'oranges ........ 10 —
  Eau distillée ............ 200 —
1 cuillerée à soupe après les repas dans un peu d'eau (Herzen).

Stimuler les contractions gastro-intestinales par les *excito-moteurs* : strychnine, à la dose de 3 à 5 mgr. par jour.

Cure thermale aux *eaux de Chatel-Guyon*, s'il existe de la constipation chronique ; Forges, Plombières, Luxeuil.

**En cas de dilatation de l'estomac** : pratiquer des *lavages de l'estomac* avec une solution de chlorure de sodium à 1 p. 100.

Voy *Dilatation de l'estomac.*

**Chez les neurasthéniques** : recourir au *régime alimentaire de la dilatation* ; prescrire la *noix vomique*, la *rhubarbe* à doses plus ou moins fortes.

Frictions au *drap mouillé* pratiquées le matin au sortir du lit ; puis *douches en jet brisé* de 22° à 14° et 10°, de 15 secondes de durée ; le soir *douche chaude sur le ventre* (de 32° à 40° et

42°), ou bien *douches chaudes et froides sur l'estomac*, suivies *d'une douche froide très courte*, sur tout le corps.

*Massage abdominal* (stomacal et intestinal).

*Galvanisation et faradisation de l'estomac* avec le pinceau métallique.

Voy. *Neurasthénie*.

## D. DOULOUREUSE.

Voy. *D. irritative, Gastralgie, Entéralgie*.

## D. FLATULENTE.

Limiter la quantité des boissons et du pain.

Défendre les féculents et les boissons gazeuses ; peu de vin, pas de liqueurs.

Conseiller les *promenades* et les *exercices*, après les repas.

Combattre la constipation.

Prescrire les *amers*, avant les repas.

℞ Teinture de quinquina.
— de gentiane.. { ãã 10 gr.
— de badiane..
— de noix vomique 5 —
XX à XXX gouttes progressivement avant les repas (Herzen).

Administrer, après les repas, les *absorbants* (craie préparée, charbon de Belloc, carbonate de magnésie), associés aux *antiseptiques intestinaux*.

℞ Salophène............... 1 gr.
Charbon de Belloc........ 50 cgr.
Pour 1 cachet, pris à la fin du repas (Herzen).

℞ Bétol.................
Charbon de Belloc.... { ãã 25 cgr.
Carbonate de magnésie
Craie préparée........

Pour 1 cachet, pris à la fin du repas (Herzen).

Prescrire aussi la *pepsine*, la *maltine* et la *pancréatine*.

**Chez les névropathes et les hypochondriaques atteints de météorisme, de gonflement gastro-intestinal :** recourir au *massage électrique*, à la *faradisation* et à la *galvanisation*.

Combattre l'atonie intestinale.

Voy. *Neurasthénie abdominale*.

## D. GASTRIQUES IRRITATIVES

(*Hyperchlorhydrie, Dyspepsie avec gastralgie, vomissements,* etc.).

**Hyperchlorhydrie aiguë** (par crises).

Même régime alimentaire que pour l'hyperchlorhydrie permanente.

Donner, pour calmer la douleur et saturer l'acide en excès, le *bicarbonate de soude* soit seul, soit associé à la *craie*, à la *magnésie*, au *sous-nitrate de bismuth*.

℞ Magnésie calcinée....... 1 gr. 50 cgr.
Sous-nitrate de bismuth. 20 à 60 —
Chlorhydrate de morphine 1 à 2 mgr.
Bicarbonate de soude... 1 gr.
Lactose............... 50 cgr.
Pour 1 paquet, à prendre en une seule fois dans un peu d'eau au moment de l'accès (A. Robin).

*Repos intellectuel*, vie à la campagne ; hygiène sévère, *hydrothérapie*.

**Hyperchlorhydrie permanente.**

Modifier l'état général à l'aide de l'*hydrothérapie*.

Défendre le travail intellectuel prolongé ; ordonner des *prome-*

*nades* et des *distractions* quotidiennes. Vie à la *campagne*.

Proscrire le tabac.

RÉGIME : faire trois repas par jour et ne rien prendre dans leur intervalle. Manger lentement et mâcher avec soin. Ne pas absorber d'aliments trop chauds ou trop froids.

Prescrire un *régime azoté, alcalinisé* : viandes, œufs, fromages frais ; peu de féculents, purée de lentilles, légumes verts cuits, fruits cuits, compotes.

Manger peu de pain, seulement la croûte ou des biscuits.

Défendre les mets épicés, la moutarde, le poivre, le vinaigre, les salades, les fromages fermentés, les fruits peu mûrs, les pâtisseries, les bonbons, l'alcool sous toutes ses formes et le café après les repas.

Limiter la quantité des boissons à 1 1/2 à 2 verres par repas, et boire de préférence de l'eau ordinaire pure ou additionnée d'un peu de vin blanc de Bordeaux, ou du lait pur ou coupé d'eau de Vichy, ou du thé léger pur ou coupé de lait. Eaux de Vichy, de Vals, d'Alet.

S'abstenir complètement d'apéritifs.

Dans les cas graves : recourir à la *diète lactée* ou au *gavage* avec de la poudre de viande délayée dans un liquide fortement alcalinisé.

TRAITEMENT MÉDICAMENTEUX.

Prescrire les *alcalins*. Administrer, dans les cas ordinaires, le *bicarbonate de soude*, 2 à 3 heures après les repas, à la dose de 50 centigr. à 1 et 2 gr., associé à la *magnésie calcinée*,

au *carbonate de magnésie*, à la *craie préparée*, aux *saccharates alcalins*, au *sous-nitrate de bismuth*.

♃ Bicarbonate de soude... ⎫
Sous-nitrate de bismuth. ⎬ āā 10 gr.
Magnésie calcinée...... ⎭

Pour 20 paquets : 1 à 2 paquets, 2 à 3 heures après le repas (au moment où éclate la douleur).

♃ Bicarbonate de soude... ⎫
Craie préparée.......... ⎬ āā 10 gr.
Magnésie anglaise....... ⎭

Pour 20 paquets : 1 à 2 paquets, 2 heures après le repas (D. Beaumetz).

♃ Magnésie calcinée...... ⎫
Bicarbonate de soude... ⎬ āā 20 gr.
Carbonate de chaux.... ⎭
Extrait de belladone...... 30 cgr.

1 cuillerée à café bien pleine, 2 heures après les repas (Rosenheim).

♃ Magnésie calcinée ..... 15 gr.
Carbonate de bismuth ⎫
— de soude.. ⎬ āā 5 —
Extrait de belladone . ⎫ āā 10 à 20 cgr.
— de strychnine. ⎭

1 cuillerée à café, trois fois par jour, une demi-heure après les repas (Boas).

S'il y a constipation, préférer :

♃ Bicarbonate de soude..... 10 gr.
Magnésie calcinée......... 25 —

1 à 2 cuillerées à café, au moment des douleurs (Mathieu).

Administrer aussi l'*atropine* :

♃ Sulfate d'atropine........ 5 cgr.
Eau distillée............. 20 gr.

Prendre progressivement V, X et XX gouttes, avant les repas.

Ou bien :

♃ Sulfate d'atropine........ 1 cgr.
Eau distil.ée............. 100 gr.

Commencer par XX gouttes, 5 fois par jour, puis augmenter progressivement 6, 7 et jusqu'à 15 et 20 fois dans les 24 heures.

Recourir à la *douche de l'estomac*, pratiquée avec une solution de nitrate d'argent, à dose faible, 1 p. 1000 : pratiquer d'abord un lavage à l'eau simple, puis au nitrate : enfin, de nouveau à l'eau, jusqu'à ce que le liquide retiré de l'estomac ressorte tout à fait clair (ce lavage diminue l'hyperacidité et l'hypersécrétion, combat la faiblesse musculaire et atténue les douleurs hypéresthésiques).

Agir sur l'ensemble nerveux, surtout chez les névropathes, par l'*hydrothérapie chaude* ou *froide* et l'*électricité statique* et *à hautes tensions.*

**Contre les douleurs et les gastralgies** : donner les *opiacés*, le vinaigre d'opium ou *gouttes noires anglaises*, à la dose de III à V gouttes, dans un peu d'eau, au moment des crises douloureuses.

Ou bien prescrire les *gouttes blanches* :

℞ Chlorhydrate de morphine. 10 cgr.
Eau de laurier-cerise...... 5 gr.
II gouttes sur un morceau de sucre, avant les repas (Gallard).

Ou encore :

℞ Chlorhydrate de morphine. 3 à 5 mgr.
Sous-nitrate de bismuth.. 1 gr.
Pour 1 paquet, à prendre avant le repas.

℞ Chlorhydrate de morphine. 5 à 10 cgr.
Eau distillée............. 40 gr.
Sucre en poudre.........  5 —
1 cuillerée à café avant les 2 principaux repas.

**En cas de douleurs intenses** : associer la *morphine* à la *jusquiame* et à la *belladone*.
Herzen.

℞ Chlorhydrate de morphine 3 millig.
Extrait de jusquiame..... 15 —
— de belladone..... 5 —
Baume de tolu.......... Q. S.
Pour 1 pilule : 4 à 6 pilules par jour.

**En cas d'amélioration :** prescrire la *codéine*.

℞ Codéine........... 1 cgr.
Bicarbonate de soude 50 cgr. à 1 gr.
Pour 1 paquet : 4 à 6 par jour.

Administrer aussi, pour combattre les douleurs, l'*eau chloroformée :*

℞ Eau chloroformée saturée. 150 gr.
— de fleurs d'oranger... 50 —
— distillée............. 100 —
1 cuillerée à café ou à bouche, avant les repas, ou bien 1 cuillerée à dessert de 1/4 d'heure en 1/4 d'heure, jusqu'à disparition de la douleur (De Beurmann).

℞ Eau chloroformée saturée. 80 gr.
— de fleurs d'oranger... 20 —
Sirop d'opium.......... 50 —
Par cuillerée à café de 1/4 d'heure en 1/4 d'heure, jusqu'à effet.

**En cas de gastralgies vives avec vomissements** : prescrire la *cocaïne*.

℞ Chlorhydrate de cocaïne.. 50 cgr.
Eau distillée............. 300 gr.
1 cuillerée à bouche avant les repas, ou 1 cuillerée à bouche toutes les 2 heures (Dujardin-Beaumetz).

(Voy. *Gastralgie, Vomissements*).
Pratiquer le *lavage de l'estomac.*

Eaux thermales de Vichy, Vals, Pougues, Saint-Alban, Alet, Carlsbad ; en cas de constipation, Châtel-Guyon.

**Hypersécrétion continue ou maladie de Reichmann.**
*Bicarbonate de soude,* 10 à 25 gr. par jour.

*Sulfate d'atropine* à hautes doses :

℞ Sulfate d'atropine....... 5 cgr.
Eau distillée.......... 10 gr.
Sirop simple.......... 1000 —
(1 cuillerée à bouche contient 1 mgr )
3 cuillerées par jour, augmenter progressivement, jusqu'à prendre 5 mgr. d'atropine.

Ou bien administrer l'atropine par la voie hypodermique :

℞ Sulfate neutre d'atropine. 5 centig.
Eau distillée .......... 25 gr.
(1 seringue de Pravaz contient 2 mgr. de sulfate d'atropine). Commencer par injecter 1/4 de seringue, puis 1/2 seringue par jour, pour arriver, après quelque temps, à la dose de 1 seringue par jour.

Voy. *Gastrosucchorrée.*

## D. INTESTINALE.

**D. hépatique** (*hépatisme des pays chauds*).

*Régime de la congestion du foie* : régime mixte, légumes verts, fruits, compotes.

Défendre les mets épicés, l'abus de viandes, les viandes en conserve, les fromages faits, l'alcool sous toutes ses formes.

Conseiller les *eaux alcalines* (Vichy, Vals, Alet) et l'*eau d'Evian.*

Ordonner les promenades quotidiennes, les exercices musculaires, l'équitation, le canotage.

Combattre la constipation et activer les fonctions du foie, en prescrivant le *calomel* (2 cgr.), le *podophyllin*, l'*évonymin*, le *cascara sagrada*, la *rhubarbe*, en pilules, ou bien le *sel de Carlsbad* à la dose de une cuillerée à café, pris dans un grand verre d'eau tiède le matin à jeun pendant 15 à 20 jours consécutifs.

℞ Calomel .................. 1 gr.
Extrait de noix vomique.... 50 cgr.
— de rhubarbe....... 5 gr.
Poudre de rhubarbe....... Q. S.
Pour 50 pilules : une pilule, matin et soir.

Voy. *Congestion du foie.*

**Dans les cas graves** : cure aux *eaux de Vichy;* cure de *raisin,* cure de *petit lait.*

**D. intestinale à forme gazeuse (D. flatulente).**

Voy. *D. flatulente, Flatulence.*

Chez les névropathes et les hystériques : voy. *Neurasthénie abdominale, Tympanite.*

*Cure aux eaux thermales* de Luxeuil, Plombières, Bourbon-Lancy, Bagnères-de-Bigorre, Lamalou, Saint-Sauveur.

## D. NERVEUSES.

Voy. *D. atonique, D. irritative, Bâillements, Boulimie, Eructations nerveuses, Flatulence, Hyperesthésie simple de la muqueuse de l'estomac, Mérycisme, Tympanite, Vomissements.*

# DYSPEPSIES DES ENFANTS.

**D. des nourrissons.**

Surveiller l'allaitement, 7 à 8 tétées dans les 24 heures, par intervalles de 2 à 3 heures, de 10 minutes de durée, au lieu de 15 à 20.

Donner, après chaque tétée, 1/4 de cuillerée à café d'*eau de*

*Vichy*, de *Vals*, ou d'*eau de chaux*, dans un peu de lait de la nourrice.

Surveiller en même temps le régime de la nourrice, qui devra ne pas abuser des boissons alcooliques, et éviter les mets indigestes.

Combattre la constipation de l'enfant et de la nourrice.

Si l'enfant est nourri artificiellement, régler l'allaitement artificiel d'après les indications données à ce paragraphe; diminuer la quantité d'aliments ingérés, régler les repas (4 repas par jour, si l'enfant est âgé de moins de 10 mois).

Prescrire les *eupeptiques* :

℞ Acide chlorhydrique..... II gouttes.
Pepsine soluble........ 1 gr.
Sirop de fleurs d'oranger 20 —
Eau distillée ........... 30 —

1/2 cuillerée à café, après les repas, 2 fois par jour.

### D. de la seconde enfance.

**D. atonique** (avec défaut d'acide) : combattre la chloro-anémie, le lymphatisme ; conseiller les *promenades*, les exercices et les jeux en plein air, la vie à la *campagne*, à la montagne et l'*hydrothérapie* tiède ou froide.

Administrer les *toniques*; donner, avant les repas, les *amers* et après les repas, l'*acide chlorhydrique* et la *pepsine*, à la dose de 50 centigr. à 1 gr.

Voy. *Anorexie*.

℞ Acide chlorhydrique officinal ................. 2 gr.
Eau distillée ............. 200 —
Sirop de limons......... 50 —

1 ou plusieurs cuillerées à café, après les repas.

℞ Acide chlorhydrique dilué.. 10 gr.
Biphosphate de chaux..... 5 —
Eau.................... 500 —

1 cuillerée à dessert ou à bouche, après les repas, dans un demi-verre d'eau (Bourget).

**En cas de fermentations anormales :** Utiliser le *régime* et prescrire les *antiseptiques* (solution faible d'acide chlorhydrique, eau chloroformée).

℞ Eau chloroformée.. ⎫ āā 125 gr.
Sirop de menthe ... ⎭

1 cuillerée à dessert ou à bouche, après les repas (Gillet).

**D. irritative** (avec excès d'acide).

*Hygiène générale sévère*, promenades, exercices physiques, bains.

Combattre le nervosisme, éviter le surmenage scolaire.

*Régime azoté* (voy. *D. irritative de l'adulte*); bannir les mets épicés, les aliments gras et sucrés ; défendre complètement les boissons alcooliques. Eviter les vins toniques et digestifs.

Conseiller les *eaux alcalines*.

Prescrire les *alcalins* (bicarbonate de soude, carbonate de magnésie, magnésie calcinée, craie préparée, carbonate de bismuth).

℞ Bicarbonate de soude.. 25 cgr.
Eau distillée.......... 50 gr.
Sirop de fleurs d'oranger 10 —

1 cuillerée à café, toutes les 2 heures (Tordeus).

℞ Bicarbonate de soude.. 2 gr.
Teinture de rhubarbe.. 6 —
Sirop de chicorée...... 20 —
Infusion de colombo ... 60 —

Par cuillerées à café (Descroizilles).

**En cas de gastralgie :** donner les *préparations opiacées*, l'*élixir parégorique*, la *codéine*, la *morphine*, la *jusquiame* et la *belladone*.

℞ Magnésie calcinée. 1 gr.
Craie préparée.... 50 cgr.
Opium brut....... 5 mgr. à 1 cgr.
Pour 1 paquet : 2 à 4 dans les 24 heures (Herzen).

℞ Bicarbonate de soude...⎫ āā 25 cgr.
Sous-nitrate de bismuth.⎭
Codéine ................. 1 —
(Herzen).

℞ Bicarbonate de soude. 1 gr.
Eau distillée........... 60 —
Elixir parégorique...... V à X go.
Sirop de fleurs d'oranger 15 gr.
Par cuillerées à café, toutes les 2 heures (Herzen).

℞ Chlorhydrate de morphine. 5 cgr.
Sucre ................... 10 gr.
Eau distillée ............ 40 —
1 ou 2 cuillerées à café, par jour (enfants de 12 à 15 ans).

Voy. *Gastralgie*.

**En cas de vomissements :** conseiller, surtout s'il s'agit d'hyperchlorhydrie paroxystique, d'*avaler de l'eau chaude additionnée d'une petite quantité de bicarbonate de soude*.

Si les vomissements persistent, administrer un *lavement de chloral* et de *bromure de potassium* prescrits à doses appropriées à l'âge du sujet.

Voy. *Vomissements*.

# DYSKINÉSIES PROFESSIONNELLES

(Voy. *Crampes professionnelles*).

# DYSPHAGIE

(Voy. *Angine érythémateuse, Angine tuberculeuse*).

# DYSPNÉE

Voir aux différents articles des maladies de l'appareil *respiratoire*, des maladies des *reins* et du *cœur* où ce symptôme fait habituellement partie du tableau morbide.

## D. PAR INTOXICATION ALIMENTAIRE CHRONIQUE (ptomaïnique).

Combattre la constipation.
*Régime lacté* (au moins le soir).

Proscrire l'abus de viande, le gibier, les mollusques, la charcuterie, les fromages vieux.

Conseiller le lait, les œufs, les purées de lentilles, de haricots, les compotes de fruits.

Faire boire des *eaux alcalines* et *diurétiques* (Vichy, Vals, Alet, Evian).

Instituer l'*antisepsie intestinale* :

℞ Benzonaphtol. 50 cgr.
Pour 1 cachet : 1 cachet à chacun des trois repas.

**Chez les artério-scléreux :** prescrire le traitement général hygiénique diététique et médicamenteux de l'artério-sclérose. Ne pas donner la digitale ; employer la préparation antidyspnéique et diurétique suivante :

℥ Teinture de grindelia robusta . 30 gr.
   — de convallaria....... 10 —
   — de scille........... 5 —
   XV gouttes, 3 fois par jour (Huchard).

**Dans les cas graves** : *Ré-*

*gime lacté absolu* ; *purgatif énergique. Diurétiques. Antisepsie intestinale rigoureuse* (benzonaphtol, 3 à 4 gr. par jour ; salicylate de strontium).

## DYSTOCIES

### D. FŒTALE.

**En cas d'excès de volume de la tête fœtale** (*hydrocéphalie*) : *ponctionner le crâne* à dilatation complète, puis attendre la terminaison spontanée de l'accouchement; si elle n'a pas lieu, recourir à l'*extraction avec le basiotribe.*

Si la tête hydrocéphale vient dernière, ne pas faire de tractions violentes. Pratiquer une incision sur la ligne médiane du dos de l'enfant pour ouvrir le canal rachidien, y pousser une sonde urétrale jusque dans le crâne et évacuer le liquide (van Huevel, Tarnier).

**En cas d'excès de volume du tronc fœtal** ; s'il s'agit d'un excès de volume des **épaules,** arrêtant la tête dans l'excavation ou à la vulve, appliquer le *forceps* et amener la tête au dehors de la vulve. Puis, recourir à la *manœuvre de Jacquemier* : abaisser successivement les deux bras en commençant par l'antérieur ; extraire le fœtus.

Si la tête est hors de la vulve, faire des tractions soutenues, mais prudentes, en dégageant un ou deux bras avant le tronc.

**En cas de tête dernière,** abaisser les bras s'ils sont relevés.

S'il s'agit d'un excès de volume de l'abdomen (ascite), *ponctionner* et attendre la terminaison spontanée, ou bien extraire avec le *forceps.*

**En cas de gemmellité : fœtus en 99,** *repousser la tête la moins engagée,* pour permettre la descente de celle qui l'est davantage.

**Fœtus en 66,** *ne tirer que sur un pied,* de manière à éviter, en prenant deux pieds, d'agir sur les deux fœtus à la fois.

**Fœtus en 69 ou en 96 :** si le premier fœtus se présente par le sommet, *attendre la terminaison spontanée de l'accouchement.*

Si, par contre, le premier fœtus se présente par le siège, tenter successivement : 1º de *repousser la tête du second fœtus,* de manière à permettre l'extraction du premier ; 2º une application de *forceps sur la tête du second fœtus ;* 3º la *crâniotomie sur la tête du second fœtus,* au cas seulement où il serait supposé mort ; 4º si le second enfant est vivant, comme l'existence du premier est très compromise par la situation dans laquelle il vient de rester un certain temps, avoir recours à la *crâniotomie,* soit à la *déca-*

*pitation du premier enfant*, qui permettra d'extraire le second vivant (Auvard).

**Fœtus antéro-postérieurs,** *intervenir comme dans le cas de fœtus en* 99.

**Fœtus en T**, extraire le second fœtus par la *version interne*, de suite après la naissance du premier enfant.

**Fœtus en T renversé** : si le premier fœtus se présente transversalement et obstrue complètement l'accès du détroit supérieur, l'extraire par la *version*, ou au besoin par l'*embryotomie*, excepté dans le cas où le fœtus serait facilement accessible, auquel cas on pourrait essayer de l'extraire le premier avant de tenter l'embryotomie (Auvard).

Si le second fœtus, insinué entre le premier et l'utérus, se présente le premier et par le sommet, tenter de *libérer l'épaule*, si l'introduction de la main est possible et extraire par le *forceps*. Ou bien faire soit la *crâniotomie* de la tête qui se présente, ou la *décollation* de l'autre fœtus et extraire par la version interne l'enfant resté dans l'utérus.

**Fœtus en hamac,** extraire successivement les deux fœtus par la *version interne* (Auvard).

### D. FUNICULAIRE.

**En cas de circulaires du cordon** : *desserrer* les circulaires, pour les faire passer par dessus la tête ou pour permettre aux épaules de les traverser.

Si les circulaires sont très serrés, *couper le cordon* entre deux pinces ou ligatures, puis extraire le tronc.

Si la tête est dans l'excavation ou plus haut (circulaires ou cordon congénitalement trop court), appliquer le *forceps*.

### D. PÉRIUTÉRINE (tumeurs de l'ovaire)

**Pendant la grossesse** : *ovariotomie*, la pratiquer de préférence pendant les trois premiers mois. Opérer surtout dans les cas de petite tumeur des ovaires (Olhausen).

**Pendant l'accouchement** : intervenir seulement dans le cas de tumeur prævia (kyste de l'ovaire) par la *ponction évacuatrice* du kyste, par la voie vaginale ou en pratiquant une *incision* vaginale sur la ligne médiane jusque sur la tumeur, suturer les lèvres de l'incision vaginale à la poche kystique, puis inciser et évacuer le kyste. L'accouchement terminé, irrigation antiseptique faible, tamponnement à la gaze iodoformée de la poche incisée (Fritsch).

### D. VULVO-VAGINO-PÉRINÉALE (résistance du périnée).

**En cas d'étroitesse ou de rigidité de l'orifice vulvo-vaginal** : *épisiotomie* (incisions pratiquées en bas et latéralement). application du *forceps*.

**Pendant le travail** : faire prendre de *grands bains chauds prolongés* et répétés à plusieurs reprises.

Placer dans le vagin un *pessaire à air de Gariel*, gonflé de liquide (Auvard).

### D. UTÉRINE.

**En cas de déviation de l'orifice utérin** : *introduire l'in-*

*dex recourbé en crochet dans l'orifice utérin*, ramener vers le centre de la filière génitale le segment inférieur par des tractions douces, exécutées au moment des contractions utérines.

**En cas de rigidité du col :** recourir aux *calmants généraux et locaux*, s'il s'agit d'un spasme du col : bains généraux prolongés, lavements chauds, injections vaginales chaudes légèrement antiseptiques. Lavements laudanisés (XXV à XXX gouttes) ou lavements de chloral.

Inhalations de chloroforme.

Ne pas rompre les membranes.

Voy. *Spasme du col utérin.*

**S'il s'agit d'une rigidité anatomique :** appliquer dans le col l'*écarteur de Tarnier* ou mieux un *ballon dilatable gonflé de liquide* (ballon de Champetier), laissé en place pendant 2 à 6 heures.

Dans les cas de rigidité très intense, pratiquer deux incisions sur les parties latéro-inférieures du col, prolongées jusqu'à l'insertion vaginale. Préférer les *incisions multiples mais petites* (1 centimètre), pratiquées sur les parties latérales du col.

**En cas de rigidité pathologique** : *extirper la tumeur* (fibrome) ou pratiquer l'*opération césarienne.*

S'il existe un épithéliome du col, employer les moyens doux : introduction du *ballon dilatable ;* si le col étant trop résistant, il est impossible d'obtenir une dilatation suffisante pour terminer l'accouchement, pratiquer l'*opération césarienne,* quand l'enfant est vivant ou l'*embryotomie,* lorsqu'il est mort (Auvard).

Voy. *Cancer du col* et *Fibromes utérins pendant l'accouchement.*

## DYSURIE

(Voy. *Cystites, Hypertrophie de la prostate, Spasme de la vessie*).

## ÉCLAMPSIE

### É. GRAVIDIQUE.

**En cas d'albuminurie accompagnée de troubles de la vue, de douleurs épigastriques, de céphalalgie, d'insomnie, d'œdèmes :** prescrire le *régime lacté absolu* (3 à 4 litres de lait par jour) et un *purgatif salin,* répété tous les 2 ou 3 jours. Faire prendre des *bains chauds.*

Si l'albuminurie est légère, permettre un peu de viande, une fois par jour ; des potages ou des bouillies au lait, des crèmes, des purées de lentilles, de haricots, de pommes de terre (voy. *Néphrites*).

**Si l'albuminurie augmente et s'il existe de l'agitation :** instituer la *diète hydrique* (Bar), administrer un *purgatif drastique* (eau-de-vie allemande, 20 gr.), pratiquer une *saignée* de 300 gr. Conseiller les inhalations *d'oxygène* (voy. *Urémie*).

Donner le *chloral* à la dose de 6 gr. par jour, et faire faire des inhalations de *chloroforme*.

**Pendant l'attaque convulsive** : éloigner du mur le lit de la malade, empêcher les morsures de la langue en plaçant une *compresse entre les mâchoires*.

Ne pas faire inhaler du chloroforme.

Si l'accès se prolonge, pratiquer des injections de *morphine*.

**Entre les accès** : traitement rationnel des auto-intoxications surtout de l'hépato-toxémie.

*Régime lacté absolu, saignée de 300 gr., bains chauds prolongés, enveloppements chauds humides.*

Continuer l'administration des *purgatifs salins* ou *drastiques*, donner les *sudorifiques* et les *diurétiques*.

℞ Huile de croton........ 1 goutte.
— de ricin......... 25 gr.

A prendre en une fois, tous les 2 jours (Tarnier).

℞ Calomel.............. 60 cgr.
Poudre de jalap...... 40 —
Gomme gutte........ 15 —

Pour 1 paquet : prendre 1 paquet semblable tous les 3 jours (Herzen).

℞ Chlorhydrate de pilocarpine  5 cgr.
Eau de laurier-cerise....... 10 gr.

Injecter 1 à 2 seringues de Pravaz.

Recourir aux injections sous-cutanées de *sérum artificiel* (300 gr., 2 fois par jour), aux inhalations d'*oxygène*.

Administrer en outre le *chloral*, associé au *bromure de potassium*.

Donner le chloral, à la dose de 8 à 12 gr. dans les 24 heures, de préférence en lavements.

℞ Hydrate de chloral...... 2 à 4 gr.
Lait...:.......... 150 —
Jaune d'œuf........... n° 1.

Pour un lavement, répété assez souvent pour maintenir la malade dans le calme.

℞ Potion gommeuse........ 180 gr.
Hydrate de chloral....... 8 —
Bromure de potassium.... 4 —

1 cuillerée à soupe toutes les 1/2 heures (Rivière).

℞ Hydrate de chloral....... 20 gr.
Sirop d'écorces d'oranges amères............... 100 —
Eau................... 200 —

1 cuillerée à bouche contient 1 gr. de chloral : 6 à 12 cuillerées par jour, selon le besoin (Bar).

Recourir au *traitement par la morphine* : débuter par une injection sous-cutanée de 2 centigrammes de chlorhydrate de morphine, puis continuer à injecter ce médicament, à la dose de 1 centigr., répétée toutes les 2, 3 ou 4 heures, selon le besoin ; ne pas craindre d'atteindre la dose de 10 centig. de chlorhydrate de morphine dans les 24 heures.

**En cas de coma** : pratiquer une *saignée* de 300 à 500 gr., *suivie ou non d'injection intraveineuse de sérum artificiel* (eau salée à 7 p. 1000, 1/2 à 1 litre), à la température de 38° à 40°.

Préférer l'*injection sous-cutanée de solution saline*, faite d'emblée, à la dose de 1 litre.

TRAITEMENT OBSTÉTRICAL.

**En cas de col incomplètement dilaté et résistant** :

*Expectation*, surveillance attentive, car la dilatation se fait quelquefois très vite.

*Hâter, au besoin, la dilatation*

à l'aide du tamponnement vaginal, du sac de caoutchouc, de la pénétration douce des doigts dans la cavité du col, et, si l'état de la mère est grave, *ponctionner* les membranes, pratiquer *l'accouchement forcé* ou la *crâniotomie*.

**Si le col est dilaté** : terminer l'accouchement par le *forceps*, éviter autant que possible la version.

**En cas de mort de la mère** : pratiquer, si l'enfant reste vivant, *l'accouchement forcé* par les voies naturelles quand le col est perméable ; dans le cas contraire, faire l'*opération césarienne post mortem*.

### É. INFANTILE.

Voy. *Convulsions*.

# ECTHYMA.

### E. SIMPLE SUPERFICIEL.

**En cas de phtiriase ou de gale** : commencer par détruire les parasites.

**Dans les autres cas** : faire tomber les croûtes avec des *bains d'amidon*, des *cataplasmes de fécule* ou des *compresses salicylées* à 1 p. 1000, recouvertes de taffetas gommé.

Puis pansement occlusif avec l'*emplâtre de Vigo* ou l'*emplâtre rouge de Vidal*.

Si l'emplâtre rouge est mal supporté, panser avec des *poudres sèches* : xéroforme, iodoforme, iodol, salol, dermatol, aristol, amyloforme, sous-carbonate de fer, sanoforme.

Grande *propreté*, changer souvent de linge et de vêtements.

Chez les enfants, donner les *toniques* : huile de foie de morue, sirop d'iodure de fer, sirop iodo-tannique, arsenic.

### E. PROFOND ET ULCÉREUX.

Administrer les *toniques*.

Traiter les varices.

Lotionner avec des *solutions antiseptiques légères* : acide borique 3 p. 100, acide phénique 1/2 p. 100, sublimé 1 p. 5000.

Panser ensuite à sec avec de la poudre d'*iodoforme* ou l'un de ses succédanés (europhène).

**En cas d'ulcérations atoniques** : lotions avec le *vin aromatique*, l'*alcool camphré*, panser avec des compresses imbibées de *vin camphré* ou avec de l'*onguent de styrax* pur ou mélangé à de l'iodoforme ou à de l'aristol (Brocq).

# ECTOPIE RENALE.

(Voy. *Rein mobile*).

# ECTROPION DES LÈVRES DU COL UTÉRIN

Traiter l'endométrite, la métrite et les déchirures du col.

**Dans les cas légers** : pratiquer des *cautérisations fré-*

HERZEN.                    13.

*quentes* à la teinture d'iode, à la créosote au tiers, avec la solution normale de perchlorure de fer, ou avec une solution de nitrate d'argent à 1 p. 30.

℞ Acide tannique ........  5 gr.
Eau distillée.........  ⎫
Glycérine............  ⎬ ãã  10 —
Teinture d'iode ......  ⎭
Pour badigeonnages (Herzen).

Prescrire une *antisepsie vaginale rigoureuse* (injections quotidiennes avec des solutions antiseptiques chaudes)

Faire suivre les cautérisations d'*insufflations médicamenteuses* : salol, aristol, iodol, dermatol, xéroforme, iodoforme :

℞ Dermatol..............  ⎫
Alun pulvérisé.........  ⎬ ãã 10 gr.
Acide borique pulvérisé.  ⎭
(Herzen).

℞ Iodol, iodoformine......  ⎫
Tanin.................  ⎬ ãã 10 gr.
Acide borique.........  ⎭
(Herzen).

℞ Salol pulvérisé........  ⎫
Xéroforme, sanoforme..  ⎬ ãã 15 gr.
(Herzen).

Employer les substances kératosplastiques, telles que le

*thiol* ou mieux l'*amyloforme* :

℞ Amyloforme..........  ⎫
Sous-nitrate de bismuth  ⎬ ãã 10 gr.
Oxyde de zinc ........  ⎭
Pour insufflations (Herzen).

Terminer le pansement par le tamponnement à la gaze salolée.

Pratiquer des *scarifications du col* avec le scarificateur de Doléris, répétées 1 à 2 fois par semaine.

**Dans les cas intenses** : recourir aux *injections interstitielles dans le col* avec :

℞ Créosote de hêtre........  ⎫
Glycérine à 30°.........  ⎬ ãã 10 gr.
Alcool ...............  ⎭
(Auvard).

Traiter un jour une lèvre, le lendemain l'autre lèvre ; 4 à 5 piqûres sur chaque lèvre, en injectant quelques gouttes chaque fois.

Pratiquer l'*opération de Schroeder* (excision de la muqueuse hypertrophique).

Voy. *Déchirures, Antisepsie vagino-utérine, Métrite chronique, Erosions, Lacérations* et *Ulcérations du col.*

# ECZÉMAS.

**E. AIGU.**

Traitement général hygiénique.

*Régime :* interdire l'usage du café, de l'alcool, des liqueurs, de la charcuterie, des poissons de mer, des crustacés, du gibier faisandé, des fromages vieux et fermentés, des aliments épicés et des crudités.

Recommander le *lait* comme boisson aux repas et entre les repas.

Donner des *laxatifs doux* (rhubarbe, magnésie, podophylle, calomel).

Supprimer tous les médicaments internes qui peuvent produire des éruptions.

Administrer le *bicarbonate de*

*soude* ou le *carbonate de lithine* (30 centigr. avant chaque repas dans de l'eau gazeuse) :

℞ Bicarbonate de soude... 10 à 12 gr.
Sirop simple.......... 250 —
(Gaucher).

Conseiller l'usage des *eaux minérales alcalines* : Vichy, Vals, Royat.

Chez les neuro-arthritiques avec eczéma intense prurigineux et compliqué d'urticaire, prescrire le *régime lacté* pendant la phase aiguë de l'affection, donner des *laxatifs* et de la *quinine,* à la dose de 60 à 75 centigr. par jour, pendant trois jours de suite.

Combattre aussi le prurit par *l'aconit* ou *l'aconitine cristallisée,* à la dose de 1 milligr. au maximum, dans les 24 heures.

℞ Extrait de feuilles d'aconit.. 3 cgr.
Poudres de feuilles d'aconit. 5 —
Bromhydrate de quinine.... 15 —
Pour 1 pilule : 4 pilules dans les 24 heures (Herzen).

**Pendant la vésiculation et suintement** : *poudres dessiccatives* (amidon, oxyde de zinc, talc, sous-nitrate de bismuth).

Pas de bains, pas de pommades, pas de cataplasmes.

℞ Poudre d'amidon.......... 30 gr.
Oxyde de zinc............ 10

℞ Poudre d'amidon.......... 30 gr.
Oxyde de zinc............ 5 —
Sous-nitrate de bismuth... 10 —

Lorsque la congestion de la peau est éteinte, que la surface de la peau est rouge, légèrement suintante, la kératiniser avec *l'acide picrique* : badigeonner la surface malade, après l'avoir bien détergée à l'aide d'une pulvérisation boriquée, avec un pinceau de ouate, imbibé d'une solution d'acide picrique, puis recouvrir de ouate sèche.

**Quand les croûtes sont formées** : prescrire les *cataplasmes de fécule,* les *compresses d'eau boriquée,* les bains d'amidon avec modération.

Ne jamais donner l'arsenic dans les eczémas qui présentent le moindre phénomène inflammatoire.

**Pendant la desquamation :** *pommades.*

℞ Oxyde de zinc.......... 2 à 3 gr.
Vaseline................ 20 —
Lanoline .............. 10 —

℞ Sous-nitrate de bismuth .... 3 gr.
Axonge .................. 30 —

**S'il existe des démangeaisons :** additionner ces pommades de 30 à 40 centigr. de *menthol.*

Prescrire les *bains d'amidon* (1 kilogr. par bain).

**En cas de vives démangeaisons :** donner intérieurement la *quinine,* la *teinture de belladone* (X à XII gouttes), *l'acide phénique.*

℞ Acide phénique cristallisé. 5 à 10 gr.
Glycérine............... Q. S. p. diss.
Sirop d'écorces d'oranges
amères............... 400 gr.
Prendre 2 cuillerées, par jour (chez les enfants, réduire la dose d'acide phénique à 3 gr.).

Prescrire des pommades à *l'acide tartrique,* à *l'acide phénique,* au *menthol,* à la *cocaïne.*

℞ Acide tartrique ......... 1 gr.
Vaseline............... 20 —
(Vidal).

℞ Chlorhydrate de cocaïne .. 50 cgr.
Acide tartrique .......:.... 1 gr.
Vaseline................. 20 —
Lanoline................. 10 —

Voy. *E. avec démangeaisons.*

## En cas d'eczéma craquelé :

℞ Sous-acétate de plomb.. } āā 8 gr.
Glycérine .............. }
Axonge................. 30 —

(Gaucher).

## S'il y a tendance à la chronicité :

℞ Acide salicylique....... 2 gr.
Oxyde de zinc........ } āā 25 —
Amidon............. }
Vaseline ............. 50 —

(Besnier).

## E. CHRONIQUE.

Traitement général hygiénique et diététique de l'état général.

**En cas d'arthritisme** : traitement diététique et hygiénique de l'arthritisme ; *alcalins.* (voy. *Arthritisme*).

℞ Benzoate de soude...... 2 gr.
Bicarbonate de soude... 10 —
Sirop de fumeterre ... } āā 200 —
Eau distillée........ }
2 à 4 cuillerées à soupe, par jour (Brocq).

*Médication thyroïdienne* : tablettes de thyroïdine de 20 cgr., commencer par 1/2 tablette, augmenter progressivement la dose et la porter à 3 tablettes par jour, en surveillant les effets du traitement.

**En cas de goutte** (voy. *Goutte*).

℞ Chlorhydrate de quinine.... 10 cgr.
Extrait de colchique..... }
Poudre de feuilles de digi- } āā 1 —
tale................ }
Extrait de gentiane et glycérine.................. Q. S.

Pour 1 pilule : 2 pilules par jour aux repas, pendant 8 jours par mois (Brocq).

## En cas d'herpétisme : voy. *Herpétisme*.

℞ Arséniate de soude..... 5 à 10 cgr.
Eau distillée.......... 300 gr.
2 cuillerées à bouche, par jour, aux repas.

## En cas de rhumatisme chronique : (voy. *Rhumatisme chronique*).

*Iodure de potassium,* ou bien *médication thyroïdienne* (Herzen).

## En cas de scrofule : (voy. *Scrofule*).

*Huile de foie de morue,* 3 à 6 cuillerées à bouche par jour; *sirop d'iodure de fer, sirop iodo-tannique, sirop antiscorbutique.*

LOCALEMENT : recourir aux *applications excitantes* ou aux *médicaments réducteurs.*

## E. SÉBORRHÉIQUE DES PLIS ARTICULAIRES ET DU THORAX.

*Lotions* avec une solution boriquée ; en cas de prurit, avec une *solution phéniquée.*

*Savonnages,* plus ou moins énergiques (savon au goudron), puis application des *pommades* suivantes :

℞ Calomel................ 2 à 4 gr.
Oxyde de zinc........... 10 —
Vaseline ............... 100 —

℞ Oxyde jaune d'hydrargyre. 1 gr.
Huile de cade........... 1 à 3 —
Vaseline................ 20 —

Poudrer par dessus avec une poudre minérale inerte, recouvrir avec de la toile fine et usée (Brocq).

## E. SÉBORRHÉIQUE DES RÉGIONS VELUES.

Employer le *savon*, l'*eau de Panama*, l'*éther*, l'*alcool*, les pommades au *soufre*, à la *résorcine*, à l'*ichtyol*, à l'*acide salicylique*

℞ Soufre.............. 5 gr.
Oxyde de zinc........ 10 —
Vaseline............. 100 —
(Besnier).

℞ Résorcine............ 5 gr.
Oxyde de zinc........ 10 —
Vaseline............. 100 —
(Besnier).

℞ Acide salicylique........ 2 à 4 gr.
Oxyde de zinc.........⎱ āā 50 —
Vaseline.............⎰
(Besnier).

## E. SÉBORRHÉIQUE DE LA TÊTE.

Mettre, tous les soirs, sur la tête, la *pommade soufrée* à 15 p. 100. Le lendemain matin, préparer une *solution d'ammoniaque* (1 cuillerée à café pour 3 cuillerées d'eau) et se nettoyer le cuir chevelu avec une petite éponge trempée dans cette solution et exprimée (Besnier).

## E. SQUAMEUX PSORIASIFORME.

Prescrire des *pommades au goudron*, à l'*huile de cade*, à l'*acide chrysophanique*.

℞ Goudron.............. 15 gr.
Axonge .............. 60 —

℞ Acide chrysophanique .... 4 gr.
Axonge benzoïnée........ 100 —

℞ Huile de cade........⎱
Soufre précipité......⎰ āā 10 gr.
Savon vert..........⎰

Cesser l'application des pommades à l'huile de cade ou à l'acide chrysophanique, dès qu'il se produit une vive irritation.

## E. IMPÉTIGINEUX.

Lotionner les parties malades avec de l'*eau de feuilles de noyer* et une *solution boriquée*.

Faire tomber les croûtes avec des *cataplasmes*, ou des *enveloppements* de tarlatane, imbibés de décoction de camomille boriquée et recouverts de taffetas gommé.

**Lorsque les croûtes sont tombées,** employer :

℞ Huile de cade.  1 à 5 gr.
Savon noir.... Q.S. p. émulsionner.
Vaseline...... 30 gr.

℞ Précipité jaune......... 1 gr.
Huile de cade......... 15 —
Glycérolé d'amidon ..... 30 —
(Vidal).

**Quand l'éruption est sèche :**

℞ Précipité jaune ......... 1 gr.
Cérat sans eau......... 20 —
(Vidal).

**Dans les cas rebelles, atoniques, avec infiltration profonde des téguments :** employer le *nitrate d'argent* en solution à 1 p. 20, ou :

℞ Huile de cade........... 5 gr.
Glycérolé d'amidon...... 30 —
(Vidal).

**Dès que l'éruption est sèche :** mettre :

℞ Précipité jaune......... 1 gr.
Cérat sans eau ......... 20 —
Emplâtre simple........ 600 —
Cire jaune ............. 250 —
Huile blanche......... 400 —
Dextrine .............. 20 —
Eau...... Q. S. pour délayer la dextrine.
(Vidal).

## E. IMPÉTIGINEUX DE LA FACE. — E. DES PAUPIÈRES.

℞ Précipité jaune.. 50 cgr. à 1 gr.
Vaseline........ 20 —
(Brocq).

**E. DE L'ANUS.**

℞ Nitrate d'argent..... 5 à 10 gr.
 Eau distillée........ 100 —

Pour badigeonnages tous les 2 ou 3 jours (Besnier).

**E. AVEC DÉMANGEAISONS.**

℞ Acide phénique......... 1 gr.
 — salicylique........ 2 —
 — tartrique ......... 3 —
 Glycérolé d'amidon...... 54 —
      (Brocq).

℞ Chlorhydrate de morphine 20 cgr.
   de cocaïne.. 50 —
 Oxyde de zinc........... 2 gr.
 Vaseline............... 20 —

Additionner, au besoin, cette pommade de 1 gr. d'acide salicylique (Brocq).

Badigeonnages avec une *solution de cocaïne* à 2 p. 100, ou de *nitrate d'argent* à 5 p. 100.

Pommades à l'*acide phénique* et au *menthol* :

℞ Tannin ............. ) ãã 1 gr.
 Acide phénique..... (
 Glycérine .......... ) ãã 15 —
 Eau ............... )

℞ Menthol............... 1 gr.
 Huile d'olives......... 2 —
 Lanoline............. 10 —

Voy. *Eczéma aigu.*

En cas de démangeaisons : voy. *Prurit.*

**E. TRÈS ÉTENDU** (diathésique).

Instituer le traitement général hygiénique et diététique de la diathèse en cause et ne procéder qu'avec lenteur à la cure locale ; ne pas supprimer trop rapidement un exutoire étendu.

# ÉLÉPHANTIASIS ENDÉMIQUE

**Au début** : instituer le traitement de toute lymphangite ; en cas de fièvre, donner la quinine.

**Une fois l'éléphantiasis confirmé** : soulager le malade et diminuer la tension par des *mouchetures* et des *scarifications* rigoureusement aseptiques, répétées à plusieurs reprises, pour faire diminuer les masses éléphantiasiques.

Pratiquer aux membres la *compression méthodique* avec la bande de caoutchouc. Placer le membre dans l'*élévation.*

Interventions chirurgicales : Ne pas lier l'artère principale d'un membre, préférer l'*amputation.*

Aux parties génitales, chez l'homme : extirpation du scrotum ou *oschéotomie ;* chez la femme : *ablation des lèvres* de la vulve au bistouri (Broca).

# EMBARRAS GASTRIQUE

*Régime lacté, bouillon dégraissé, potages, œufs, pain grillé.*

*Boissons acidulées* (limonade au jus de citron, limonade à l'acide chlorhydrique à 4 p. 1000, 1 à 3 verres par jour) ou *boissons amères.*

*Antisepsie intestinale* (benzonaphtol, bétol, salol, naphtol β).

Assurer l'évacuation de l'estomac et de l'intestin par les

*vomitifs* et les *purgatifs salins.*
Chez l'enfant, prescrire :

℞ Poudre d'ipéca.....  30 à 50 cgr.
  Sirop d'ipéca......        30 gr.
1 cuillerée à café de 1/4 d'heure en
1/4 d'heure, jusqu'à effet vomitif.

℞ Poudre d'ipéca.......    50 cgr.
  Sirop d'ipéca.... ⎫
     — de violettes ⎬ ãã 15 gr.
  Hydrolat de menthe . 70 —
A prendre en 2 fois à jeun (Dauchez).

**Si les vomissements se sont
déjà produits ou si le contenu stomacal a déjà passé
dans l'intestin** : donner le *calomel* à la dose de 40 à 80 cgr.

℞ Sulfate de soude........  10 gr.
  Eau .............. ⎫
  Sirop de framboises ⎬ ãã 50 —
A prendre en une fois, à jeun (en-
fants).

℞ Calomel............  2 à 3 cgr.
  Poudre de jalap.....       5 —
  Sucre en poudre.....      25 —
Pour 1 prise : 1 toutes les heures,
jusqu'à effet (4 à 5 prises, selon l'âge
de l'enfant) (Herzen).

Pratiquer le *lavage de l'estomac,* surtout chez les dilatés.
**Contre la fièvre** : donner la
quinine (20 à 50 cgr., chez l'enfant ; 75 cgr. à 1 gr., chez l'a-
dulte).

**Si l'appétit reste languis-
sant** : prescrire les *alcalins* à
petites doses, pris avant les repas sous forme d'eau *alcaline
naturelle* (Vichy, Vals) ; donner
aussi les *amers* (quinquina, gentiane, quassine, colombo, noix
vomique, orexine).

℞ Orexine basique........    10 cgr.
  Extrait de rhubarbe....      5 —
    — de noix vomique. 1 à 2 —
Pour 1 pilule : 2 par jour, avant les
repas (Herzen).

**En cas de constipation** :
faire prendre des *lavements évacuateurs* surtout s'il existe de
l'encombrement intestinal chronique.

℞ Racine de rhubarbe con-
    cassée...............  6 à 8 gr.
  Faites infuser dans :
  Eau bouillante.........   180 —
  Ajoutez :
  Résorcine ...........        2 —
  Bicarbonate de soude ...     8 —
  Oléosaccharure de menthe    10 —
1 cuillerée à bouche toutes les 2 heu-
res.

<h1 style="text-align:center">EMBOLIES</h1>

**E. DU CERVEAU.**
Voy. *Ramollissement cérébral.*

**E. PULMONAIRE** (infarctus hémorragique du poumon.
**Contre la dyspnée et la
toux** : *ventouses scarifiées* et
injections de *morphine.*
**En cas d'hémoptysie abon-
dante** : mettre en œuvre les
traitements habituels de l'hémoptysie.

Administrer à l'intérieur la
*térébenthine,* pour prévenir la
suppuration ou la gangrène de
l'infarctus (perles de térébenthine à 20 cgr., 8 à 15 par jour)
(Constantin Paul).
**Contre l'asthénie cardia-
que** : prescrire la *digitale,* la
*caféine,* recourir, au besoin, à
la saignée (voy. *Asystolie*).
Voy. *Apoplexie pulmonaire.*

# EMPHYSÈME PULMONAIRE

HYGIÈNE. — Porter des vêtements de laine ; se tenir en garde contre les variations brusques de la température.

Eviter de sortir par les grands froids, par les temps de brouillards, de pluie froide ou de bise.

Soigner le moindre rhume, défendre le tabac.

En cas de bronchites interminables, faire garder strictement la chambre, dès que la température s'abaisse au-dessous d'un certain degré variable avec la susceptibilité de chaque malade ; ou bien conseiller le séjour, pendant l'hiver, dans un climat tempéré où l'atmosphère soit peu agitée et pas trop sèche.

En été, séjour à la campagne, de préférence dans les forêts de pins.

Abandonner les professions pénibles et les exercices du corps qui exigent de grands efforts.

Combattre la constipation et la dyspepsie flatulente ; en cas de dyspepsie flatulente, avec crises pseudo-asthmatiques, faire prendre :

℞ Teinture d'iode........ 10 gr.

V à VI gouttes dans un peu d'eau rougie et sucrée, après les repas (Marfan).

TRAITEMENT MÉDICAMENTEUX.

Traiter l'arthritisme, lorsqu'il existe, par l'*arsenic*, l'*iodure de potassium* et les *alcalins* (eaux de Vichy, de Vals, d'Alet).

Prescrire :

℞ Benzoate de soude........ 5 gr.
Bicarbonate de soude..... 10 —
Sirop de salsepareille }
Eau distillée........ } ãã 200 —

3 cuillerées à bouche par jour (Herzen).

Donner l'*arsenic* et l'*iodure de potassium* alternativement, chacun pendant 15 jours chaque mois.

℞ Arséniate de soude..... 10 cgr.
Eau distillée .......... 250 gr.

1 cuillerée à café, matin et soir (enfants) (Comby).

℞ Iodure de potassium..... 10 gr.
Sirop d'écorces d'oranges
amères................ 300 —

1 cuillerée à café, 2 fois par jour (enfants) (Comby).

Ou bien associer ces deux médicaments : prescrire alors chez l'adulte :

℞ Arséniate de soude... 10 cgr.
Iodure de potassium. 10 gr.
Eau distillée........ 300 —

1 cuillerée à soupe, au commencement ou à la fin des 2 principaux repas, dans un peu d'eau et de vin.

Voy. *Arthritisme*.

**Combattre la bronchite chronique** : par l'*iodure de potassium*, les *balsamiques* (goudron, benjoin, térébenthine, terpine, créosote, eucalyptol).

℞ Sirop de tolu.......... }
— de térébenthine.. } ãã P. E.
— d'ipéca.......... }

2 à 3 cuillerées par jour.

♃ Gomme ammoniaque .... 1 gr.
 Poudre d'ipéca .......... 20 cgr.
 Acétate de morphine .... 10 —
 Carbonate d'ammoniaque. 1 gr.
 Mucilage de gomme...... Q. S.

Pour 20 pilules : 4 à 6 par jour (Romberg).

Voy. *Bronchite chronique, Bronchite des artério-scléreux et des emphysémateux*.

Conseiller les *sulfureux* et les *eaux sulfureuses*.

Donner les *expectorants* (kermès, polygala, ipéca, gomme ammoniaque).

♃ Racine de polygala... 10 gr.
 Eau chaude .......... 200 —
F. infuser, passer, ajouter :
 Kermès.............. 15 cgr.
 Sirop de codéine...... 30 gr.

Par cuillerées à bouche, toutes les 2 heures (Herzen).

**En cas de bronchite aiguë :** combattre la toux et la dyspnée avec l'*opium*, la *jusquiame*, la *belladone*, le *chloral*, l'*héroïne*.

♃ Sirop de morphine.. )
 — de chloral.... } āā 40 gr.
 Eau de tilleul...... )
 — de fleurs d'oranger .. 10 —
 1 cuillerée à bouche, toutes les heures (Dieulafoy).

Voy. *Bronchite aiguë*.

**En cas d'encombrement bronchique :** recourir à la médication vomitive ; donner 1 gr.50 à 2 gr. d'*ipéca*.

**En cas d'accès d'asthme :** pratiquer une injection de *morphine*, recourir aux inhalations d'*oxygène*, de *pyridine*, de *nitrite d'amyle*, d'*éther*.

Prescrire le *datura*, la *lobélie enflée*, le *papier nitré*, les *cigarettes antiasthmatiques* ou bien le *bromoforme*, à la dose de 10 à 15 cgr. par jour.

♃ Bromoforme................ 1 gr.
 Teinture de jusquiame . )
 — de lobélie..... } āā 10 —

XX gouttes, plusieurs fois par jour, dans un peu d'eau sucrée (Herzen).

Voy. *Asthme*.

**En cas de congestion pulmonaire :** recourir aux *ventouses sèches* ou *scarifiées*, aux *vésicatoires*.

**En cas de dilatation du cœur droit avec stases viscérales :** administrer la *digitale*, le *strophantus* et la *caféine*.

Aérothérapie : ne pas prescrire le *bain d'air comprimé* ; recourir à la pneumothérapie : faire inspirer dans l'air comprimé et expirer dans l'air raréfié ou l'air libre. Se servir des appareils de Waldenburg et de Dupont. (Ce traitement est contre-indiqué chez les vieux emphysémateux avec lésions cardiaques ou artérielles.)

Cures thermales aux eaux du *Mont-Dore* ; conseiller aux arthritiques une cure à *Royat*.

# EMPOISONNEMENTS

Indications thérapeutiques : 1º évacuer le poison, à moins qu'il ne puisse être immédiatement neutralisé par le contre-poison ; 2º une fois le poison reconnu, administrer le contre-poison ; 3º donner à l'empoisonné les soins médicaux que réclame son état.

## 1° ÉVACUATION DU POISON.

Donner 5 cgr. d'*émétique* dissous dans un demi-verre d'eau ; répéter cette dose trois ou quatre fois, à quelques minutes d'intervalle ; faire boire beaucoup d'eau tiède, et favoriser le vomissement par la titillation de la luette.

> ♃ Poudre d'ipéca......... 2 gr.
> Tartre stibié........... 5 cgr.
> Sucre en poudre........ 1 gr.

Pour 2 prises, à prendre à 10 minutes d'intervalle (adultes) (Herzen).

> ♃ Tartre stibié....... 5 à 10 cgr.
> Sirop d'ipéca....... 25 gr.

1 cuillerée à café toutes les 5 minutes, jusqu'à effet (enfants de 4 à 10 ans).

Employer aussi le *sulfate de cuivre*, à la dose de 20 cgr dissous dans deux cuillerées d'eau ; réitérer cette dose.

Ou encore pratiquer des injections de *chlorhydrate d'apomorphine* :

> ♃ Chlorhydrate d'apomorphine. 5 cg.
> Eau distillée de laurier-cerise 10 gr.

Injecter une seringue de Pravaz et cinq à dix minutes après une seconde seringue, ou bien injecter deux seringues d'emblée.

Lorsqu'on ne peut faire vomir le malade, introduire la *sonde œsophagienne* et pratiquer le *lavage de l'estomac*. Chez les enfants, employer une sonde en caoutchouc rouge, *sonde Nélaton*, du n° 12 ou 14 ; adapter un petit entonnoir en verre au pavillon de la sonde.

**En cas de poison insoluble,** ayant déjà franchi l'estomac : préférer un *éméto-cathartique* :

> ♃ Tartre stibié......... 20 cgr.
> Sulfate de soude...... 60 gr.
> Eau distillée......... 1 litre.

A prendre par grands verres ; un verre toutes les 3 ou 4 minutes.

Dans les empoisonnements par les substances végétales nuisibles, administrer de *fortes solutions de sel marin*, qui agissent comme éméto-cathartique :

> ♃ Sel marin........ 50 gr.
> Eau ............. 1 litre.

A prendre rapidement par grands verres.

Ce moyen est précieux, car on a toujours du sel sous la main, et l'on ne saurait administrer trop tôt un évacuant.

**Quand le poison a été pris sous forme de lavement et qu'il est parvenu dans le gros intestin** : avoir recours aux *lavements évacuateurs et purgatifs*.

Prescrire le séné et le sulfate de soude :

> ♃ Séné ............... 20 gr.
> Sulfate de soude...... 50 —
> Eau ............... 300 —

Faire bouillir légèrement le séné avec l'eau, ajouter le sulfate de soude, passer, exprimer.

Préférer ce lavement aux drastiques les plus énergiques, dont l'action est plus lente.

## 2° ADMINISTRATION DU CONTREPOISON :

Donner la préférence à un *contrepoison d'une complète innocuité* et que l'on puisse se procurer immédiatement partout.

*Administrer le contrepoison en quantité beaucoup supérieure* à celle qui est strictement nécessaire pour opérer la neutralisation chimique du poison.

Prescrire, comme contrepoison des poisons organiques, le *tannin* ou l'*iode*.

> ℞ Tannin............. 10 gr.
>   Eau distillée........ 200 —
>   Sirop de gomme..... 50 —
> A prendre en plusieurs fois.

> ℞ Iode................ 10 à 20 cgr.
>   Iodure de potassium. 20 à 40 gr.
>   Eau distillée........ 400 —
>   Sirop de gomme..... 100 —
> 3 cuillerées à bouche toutes les 5 minutes.

Dans la plupart des cas, *insister, après l'administration du contrepoison, sur la médication évacuante.*

**Quand le poison a traversé l'estomac et a pénétré dans l'intestin grêle** : préférer un *contrepoison insoluble*, à un contrepoison soluble, dont l'effet pourrait se limiter à l'estomac.

### 3° TRAITEMENT GÉNÉRAL ET SYMPTOMATIQUE :

**Ranimer la circulation** en réchauffant la peau à l'aide de *couvertures chaudes*, de *frictions sèches*, de *boules d'eau chaude*, de *sinapismes* promenés sur divers points ; quelquefois il est utile de pratiquer une *saignée*.

> ℞ Ammoniaque.............. 5 gr.
>   Ether acétique............ 20 —
>   Baume de Fioravanti...... 40 —
>   Alcool camphré .......... 80 —
> Pour frictions (Herzen).

**Faciliter la respiration** par l'introduction d'un air pur en quantité suffisante, par des *pressions alternatives sur les parois du thorax*, par des *insufflations d'air*, par des *commotions galvaniques* convenablement employées, par des *inhalations d'oxygène*.

**Augmenter l'activité des organes sécréteurs** par les *diurétiques* et les *injections intraveineuses de sérum artificiel*, dans le cas d'empoisonnement par les antimoniaux et les arsenicaux, qui sont éliminés par les reins ; à l'aide des *cholagogues*, dans les cas d'empoisonnement par des poisons minéraux.

Dans quelques cas, pour **diminuer la quantité du poison**, pratiquer la *saignée suivie d'injection intraveineuse de solution saline* (7 p. 1000), pour diluer la quantité restante de poison et pour en faciliter l'élimination par les reins.

Quand le poison est absorbé et ne peut être facilement et promptement éliminé de l'économie, si l'on ne peut le poursuivre dans le sang avec le contrepoison, il faut avoir recours à des *remèdes* ou *agents dynamiques dont l'action n'est point nuisible et peut se substituer à l'action dynamique fâcheuse du poison*. C'est ainsi que le café agit dans les cas d'empoisonnement par l'opium.

**En cas de vomissements incessants** : pratiquer le *lavage de l'estomac avec de l'eau cocaïnisée*, à 10 centigr. par litre. Appliquer la *glace* extérieurement et faire prendre continuellement au malade des petits morceaux de glace.

**En cas d'hémorragies gastriques** : donner le *tannin* ou le *perchlorure de fer* en potion, ou bien recourir au *lavage de l'estomac avec de l'eau légèrement perchlorurée*.

**Contre la gastrite aiguë** :

prescrire la *glace*, à l'intérieur ; pratiquer des *lavages d'estomac très froids*.

*Régime lacté.*

## EMPOISONNEMENT PAR :

**Acétanilide** : vomitifs, inhalations d'oxygène, stimulants, respiration artificielle, saignée.

**Acides** : alcalins, magnésie, 50 à 100 gr., eau de savon, eau de chaux, eau albumineuse, huile, lait.

**Aconit** : vider l'estomac, vomitifs ou mieux pompe stomacale, stimulants : injections d'éther, inhalations de nitrite d'amyle, respiration artificielle pendant 2, 3 et 4 heures, si nécessaire.

**Aconitine** : voy. *Aconit.*

**Alcalis, Ammoniaque** : vider l'estomac, lavages de l'estomac avec acide acétique 10 gr. pour un litre d'eau. Faire prendre du vinaigre dilué dans de l'eau, du jus de citron, des limonades acides.

℞ Acide chlorhydrique
ou sulfurique....... XX à XXX gtt.
Eau............... 300 gr.
A boire en trois fois avec 5 minutes d'intervalle.

℞ Acide tartrique....... 10 gr.
Eau............... 1 litre.
Prendre 2 grands verres 5 minutes l'un après l'autre ; puis, toutes les 5 minutes, prendre une cuillerée à café d'huile d'amandes douces, avec 3 cuillerées à bouche de limonade tartrique.

En cas de dyspnée par œdème de la glotte : trachéotomie.

**Alcool** : vider l'estomac, ipéca 30 à 50 centigr., pour ne pas provoquer le collapsus ; ou bien émétique, 5 centigr. dans un demi-verre d'eau.

Café fort et chaud, additionné de XV gouttes d'ammoniaque. Affusions froides.

Au besoin : stimulants, inhalations de nitrite d'amyle.

Voy. *Alcoolisme aigu.*

**Alun** : vomitifs, lait, magnésie, boissons mucilagineuses.

**Ammoniaque** : voy. *Alcalis.*

**Aniline** : air frais, stimulants, respiration artificielle, saignée.

**Antimoine, Emétique, Tartre stibié** : vider l'estomac. Astringents : acide tannique, acide gallique, café fort, thé vert fort.

℞ Acide tannique........... 4 gr.
Eau distillée............. 200 —
Sirop de coings.......... 50 —
2 cuillerées, puis une cuillerée toutes les 5 minutes.

Emollients ; blancs d'œufs, tisane d'orge, lait.

Chercher à faciliter l'élimination du tartre stibié par les reins en faisant prendre la limonade tartrique :

℞ Acide tartrique......... 6 à 8 gr.
Ou crème de tartre soluble 15 —
Eau.................. 500 —
Sucre................ 50 —
A boire par verres.

S'il y a collapsus : caféine, éther. Réchauffer le malade.

**Arsenic, Acide arsénieux** : vider l'estomac. Eau chaude ou eau salée en grande quantité. Hydrate de sesqui-oxyde de fer ou hydrate ferrique.

℞ Hydrate de sesqui-oxyde de
fer................... 15 gr.
Eau................... 500 —
1 verre toutes les 3 à 4 minutes (agiter).

Ou bien fer dialysé, à la dose de 30 gr. souvent répétée.

Si on ne peut pas se procurer ces contrepoisons, donner la magnésie à hautes doses, 30, 40, 60 gr.

℞ Magnésie calcinée....... 30 gr.
Eau.................... 300 —
A prendre en 2 fois.

Huile d'olives et eau de chaux, à parties égales, à doses considérables.

℞ Huile d'olives..... ) āā 300 gr.
Eau de chaux...... )
A prendre par verres à bordeaux, toutes les 5 minutes.

℞ Magnésie calcinée......... 30 gr.
Eau de chaux............. 150 —
— distillée............. 200 —
Sirop de fleurs d'oranger... 50 —
A prendre par verres à bordeaux, toutes les 5 minutes.

Administrer enfin un purgatif énergique, en donnant la préférence au sulfate de soude, à la dose de 30 gr.

Stimulants. Boissons mucilagineuses (tisane de graines de lin).

**Arum maculatum** : vomitif, café très fort.

**Atropine** : voy. *Belladone.*

**Azotique (Acide)** : voy. *Nitrite.*

**Baryum ou Baryte** : vider l'estomac. Sulfate de soude 30 gr., acide sulfurique, dilué à la dose de 2 gr. dans de l'eau. Stimulants.

**Belladone** : vider l'estomac. Lavages de l'estomac avec une solution d'acide tannique :

℞ Acide tannique......... 10 gr.
Eau.................... 1 litre.

Stimulants : alcools, vins généreux, café fort. Sinapismes aux jambes.

Sudorifiques : Jaborandi (5 à 7 gr. de teinture) par la bouche ou par le rectum ; pilocarpine, 2 centigr., en injection hypodermique (éviter ou compenser par les stimulants l'action dépressive sur le cœur).

℞ Feuilles de Jaborandi.... 5 gr.
Faire infuser dans :
Eau bouillante.......... 200 gr.
A prendre en une ou deux fois.

℞ Teinture de Jaborandi.... 5 gr.
Eau distillée............. 150 —
Jaune d'œuf ............. N° I.
Pour 1 lavement.

Si l'on est dans l'impossibilité de se procurer la pilocarpine, injecter la physostigmine.

La morphine est indiquée pendant le stade d'excitation ; elle est nuisible dans le stade suivant, de dépression : injecter 2, 3 et 5 centigr. de chlorhydrate de morphine.

Respiration artificielle. Courants interrompus dans les membres.

**Benzine** : vider l'estomac. Stimulants, teinture de belladone, XXX gouttes, respiration artificielle, courants interrompus sur la poitrine et sur la région du cœur.

**Bichromate de potasse** : vider l'estomac. Eau de chaux, ou mieux carbonate de magnésie ou de chaux dans du lait (30 gr.).

℞ Limaille de fer........ 5 gr.
Pour 1 prise : une toutes les 5 minutes.

Blancs d'œufs, tisanes épaisses d'orge, de gruau.

**Brucine** : voy. *Strychnine.*

**Bryone** : vider l'estomac. Stimulants.

**Caféine** : vider l'estomac. Acétate et carbonate d'ammoniaque. Stimulants. Injecter 1 centigr. de chlorhydrate de morphine, associé à 1 milligr. de sulfate d'atropine.

**Calabar** : vider l'estomac. Teinture de belladone en potion ou lavement, à la dose de XV à XX gouttes, ou bien injection de sulfate d'atropine (1 milligr.), répétée, au besoin.

Si l'on ne peut se procurer ces médicaments : administrer le chloral, à la dose de 1 gr. toutes les heures, en potion ou en lavements.

Dans les cas graves, injection de strychnine, 1 1/2 milligr. d'emblée, répétée, au besoin.

Stimulants. Respiration artificielle.

**Camphre** : vider l'estomac. Stimulants. Inhalations d'éther. Si le camphre a été pris sous la forme solide, ne pas donner de liqueurs spiritueuses par la bouche.

**Cantharides** : vider l'estomac. Purgatifs non huileux. Huile sous aucune forme. Sulfate de soude ou de magnésie 25 à 30 gr. Manne 50 gr., dans une tasse de lait. Prescrire le camphre et l'opium.

℞ Camphre pulvérisé ..... 3 gr.
   Gomme pulvérisée...... 15 —
   Potion gommeuse....... 200 —
   Elixir parégorique...... 10 à 15 —
1 cuillerée à soupe, toutes les 10 minutes.

Boissons émollientes : décoction de lin, d'orge, eau albumineuse.

**Carbonique (Acide), Oxyde de carbone** : grand air, respiration artificielle, inhalations d'oxygène, ammoniaque sous les narines, stimulants : injections d'éther et injection d'un demi-litre de café fort et chaud dans le rectum, lotions d'eau froide sur la tête et la poitrine, saignée, transfusion de sang.

Voy. *Asphyxie par acide carbonique* ou *par oxyde de carbone*.

**Caustiques, Potasse, Soude** : eau mélangée de vinaigre, d'acide acétique ou d'acide citrique, eau albumineuse, lait, huile d'olive.

℞ Acide chlorhydrique
   ou sulfurique.... XX à XXX gout.
   Eau.............. 300 gr.
A prendre en 3 fois, avec 5 minutes d'intervalle.

**Champignons** : vider l'estomac, purgatifs.

℞ Huile de ricin........ 30 à 40 gr.
   Huile de croton....... I goutte.

Éther; pour combattre l'arrêt du cœur, teinture de belladone, XXX gouttes, ou injection d'atropine, 2 milligr., en 2 fois, à demi-heure d'intervalle.

Prescrire à la période algide :

℞ Acétate d'ammoniaque. 8 à 10 gr.
   Teinture de belladone.. XXX gout.
   Liqueur d'Hoffmann... 10 gr.
   Eau chloroformée.... } āā 50 —
   Hydrolat de mélisse. }
   Sirop de cannelle..... 30 —
1 cuillerée à bouche de demi-heure en demi-heure.

Inhalations d'oxygène.

**Chloral** : vider l'estomac; stimulants : injection de un demi-litre de café fort et chaud dans le rectum.

Réveiller le malade de toutes

les manières, injections hypo-dermiques de caféine et de strychnine (2 à 3 milligr., en trois fois). De temps en temps, inhalations de nitrite d'amyle. Respiration artificielle.

**Chlorate de potasse** : vider l'estomac, purgatifs, boissons émollientes.

**Chlore** : air frais, inhalations d'ammoniaque ou d'hydrogène sulfuré.

**Chlorhydrique (Acide)** : eau savonneuse en grandes quantités ; bicarbonate de soude ou de potasse ; magnésie, 50 gr. ; eau de chaux ; huile d'olive ; lait ; eau albumineuse.

Ne pas pratiquer le lavage de l'estomac.

**Chloroforme** : si le chloroforme a été inhalé, tirer la langue avec une pince et débar-rasser la bouche des mucosités qu'elle contient, puis pratiquer des tractions rythmées de la langue, selon la méthode de Laborde.

Mettre la tête dans une posi-tion déclive. Ouvrir portes et fenêtres. Inhalations d'oxygène. Respiration artificielle. Electri-sation du nerf phrénique, un pôle au creux de l'estomac, l'au-tre sur le larynx. Massage de la région précordiale ; piqûre du cœur avec une aiguille. Marteau de Mayor. Inhalations de nitrite d'amyle.

Si le chloroforme a été ingéré : vider l'estomac. Lavage d'esto-mac à l'eau de Vichy ou avec une solution de carbonate de soude. Huiles d'olive ou huile d'amandes douces en grandes quantités, après avoir fait ab-sorber un litre d'eau contenant 15 à 20 gr. de carbonate de soude. Lait coupé d'eau de chaux.

Stimulants : café fort et chaud, en lavement ; injection de ca-féine ; inhalations de nitrite d'amyle.

**Chromique (Acide)** : carbo-nate de magnésie ou de chaux dans du lait. Eau albumineuse. Tisane d'orge, de graine de lin.

Voy. *Bichromate de potasse.*

**Ciguë, Cicutine** : vider l'es-tomac. Astringents.

℞ Acide tannique........... 3 gr.
　Eau distillée............. 130 —
　Sirop de coings.......... 20 —
　A prendre en 3 fois.

Infusion de café, de thé vert. Stimulants. Injection de sulfate d'atropine, 1 milligr. Respiration artificielle.

**Cocaïne** : vider l'estomac. Astringents. Stimulants : alcool, caféine, éther. Inhalations de nitrite d'amyle.

℞ Nitrite d'amyle......... ) ãã 5 gr.
　Alcool à 90°............. )
　Pour inhalations.

Respiration artificielle.

**Colchique** : injections sous-cutanées d'éther ; inhalations de nitrite d'amyle. Astringents. Thé fort, eau albumineuse.

**Coloquinte** : vider l'estomac. Esprit de camphre, X gouttes tous les quarts d'heure, dans du lait. Laudanum, X gouttes toutes les 5 à 10 minutes (jus-qu'à XXX gouttes) dans de l'eau de vie et de l'eau ; ou bien, lavement laudanisé.

Boissons émollientes. Stimu-lants.

**Crayons de couleur** : vider l'estomac. Fer dialysé à grandes doses, dans de l'eau.

**Créosote** : voy. *Phénique (acide)*.

**Croton** : vider l'estomac. Boissons émollientes ; eau albumineuse. Esprit de camphre, X gouttes, toutes les 5 à 10 minutes. Laudanum, XXX gouttes, ou injection de morphine. Stimulants.

**Cuivre** : vider l'estomac. Magnésie calcinée 20 gr., ou limaille de fer et soufre :

| | |
|---|---|
| ℞ Limaille de fer........ | 15 gr. |
| Soufre sublimé et lavé. | 8 — |

Pour 15 cachets : un toutes les 10 minutes.

Blancs d'œufs ; boissons émollientes.

Injection hypodermique de morphine, ou XXV gouttes de laudanum par voie stomacale.

**Curare** : respiration artificielle continuée pendant 5, 10, 15, 20 heures. Stimulants.

**Cyanhydrique (acide), Acide prussique** : sulfate de fer (vitriol vert) et eau, à hautes doses, 30 gr. à la fois. Vider l'estomac. Stimulants : alcool, éther, ammoniaque (2 gr. dans de l'eau), sel volatil. Injections souscutanées d'éther. Lotions froides sur la tête et la colonne vertébrale. Injection d'atropine 1 mgr., ou teinture de belladone à l'intérieur, XXX gouttes dans de l'eau. Respiration artificielle. Electrisation. Inhalations d'oxygène.

**Datura, Daturine** : voy. *Stramonium*.

**Digitale, Digitaline** : vider l'estomac. Astringents : acide tannique ou acide gallique 3 à 4 gr., dans de l'eau chaude. Stimulants. Aconit :

| | |
|---|---|
| ℞ Alcoolature de racines d'aconit.............. | XXX go. |
| Liqueur d'Hoffmann...... | 2 gr. |
| Eau ................. | 250 — |

A prendre en 3 fois, avec 5 à 10 minutes d'intervalle.

Ou bien, injection sous-cutanée d'aconitine 1/4 de mgr. répétée 2 à 3 fois.

Faire garder la position couchée, même après que tous les symptômes ont disparu.

**Duboisine** ; voy. *Belladone*.

**Eau forte** : voy. *Nitrique (acide)*

**Emétique** : voy. *Antimoine*.

**Ergot de seigle** : vider l'estomac. Purgatifs : huile de ricin, 30 gr. et huile de croton 1 goutte ; sulfate de soude 30 gr. Astringents (tannin 4 à 6 gr.). Stimulants : alcool, éther :

| | |
|---|---|
| ℞ Ether sulfurique.. | 2 gr. |
| Eau distillée..... | 150 — |
| Sirop simple ..... | 30 — |

Par cuillerées à bouche, toutes les 15 à 30 minutes.

Inhalations de nitrite d'amyle.

**Esérine** : *Calabar*.

**Ether** : grand air. Flagellations. Ammoniaque sous les narines. Lotions d'eau froide. Respiration artificielle. Tractions rythmées de la langue. Marteau de Mayor. Inhalations de nitrite d'amyle. Trachéotomie.

**Fève de S. Ignace** : voy. *Strychnine*.

**Fowler (liqueur de)** : voy. *Arsenic*.

**Gaz d'éclairage** : grand air.

Ammoniaque sous les narines. Stimulants : 1/2 litre de café chaud par le rectum. Respiration artificielle. Inhalations d'oxygène. Ablutions froides sur la tête et la poitrine. Saignée.

**Gelsemium sempervirens** : vider l'estomac. Stimulants. Injection de sulfate d'atropine 1 mgr., répétée, au besoin, au bout d'une demi-heure. Ou bien, teinture de belladone XXV gouttes, en 2 fois. Respiration artificielle.

**Hydrochlorhydrique (acide)** : voy. *Chlorhydrique acide*.

**Hyoscyamine** : voy. *Jusquiame*.

**Iode** : vider l'estomac. Amidon et eau en grandes quantités.

℞ Amidon........    50 gr.
  Eau ..........   150 —
A prendre par cuillerées.

Arrow-root, gruau, blancs d'œufs. Magnésie calcinée. Inhalations de nitrite d'amyle.

**Iodoforme** : excitants, bains. Alcalins : carbonate de potasse, 15 gr., eau 200 gr. ; 1 cuillerée à bouche toutes les 2 heures. Atropine (2 mgr. dans les 24 heures).

**Iodures** : limonade sulfurique, ensuite eau amidonnée.

**Jaborandi, Pilocarpine** : vider l'estomac. Astringents. Injections hypodermiques d'atropine à 1 mgr., ou teinture de belladone XXX gouttes.

**Jusquiame, Hyoscyamine** : vider l'estomac. Stimulants alcooliques, ammoniaque, café fort. Sinapismes. Pilocarpine en injections sous-cutanées à 1 cgr,, répétées deux, trois et

Herzen.

quatre fois selon le besoin, ou bien 7 gr. de teinture de jaborandi en lavement.

**Kairine** : voy. *Résorcine*.

**Laurier-cerise (eau de)** : voy. *Cyanhydrique (acide)*.

**Mercure (sels de)** : voy. *Sublimé*.

**Morphine** : vider l'estomac, de préférence par le lavage d'estomac. Tenir le malade debout, le frapper avec une serviette mouillée, le stimuler de toutes les façons : électricité aux membres, piqures, brûlures, ammoniaque sous le nez. Astringents.

℞ Permanganate de potasse.. 40 cgr.
  Eau distillée............. 30 gr.
X gouttes plusieurs fois de suite à courts intervalles.

℞ Permanganate de potasse. 10 cgr.
  Eau distillée........,... 100 gr.
1 cuillerée à café toutes les 5 minutes, en buvant après chaque dose de grandes quantités d'eau de Seltz (Schwartz).

Injections sous-cutanées d'une solution de permangate de potasse à 1 ou 2 p. 100, 1 à 2 seringues de Pravaz.

Stimulants : lavement de 1/2 litre de café chaud. Caféine en injections hypodermiques.

Injection de sulfate d'atropine : 3 mgr. d'atropine sont l'antidote de 6 cgr. de morphine, ne pas donner de trop fortes doses d'atropine, se contenter d'injecter 2 à 3 mgr. au début, puis injecter 1 à 2 mgr. après 1 à 2 heures.

Injection de teinture de belladone, 2 gr. en une fois. Inhalations de nitrite d'amyle. Respiration artificielle.

Voy. *Morphinomanie*.

14

**Muscarine** : voy. *Champignons*.

**Nicotine** : voy. *Tabac*.

**Nitrate d'argent** : laver l'estomac avec une solution de chlorure de sodium à 3 p. 100, et faire boire de l'eau salée dans la proportion de 1 cuillerée à café de sel pour 1 grand verre d'eau (8 à 10 gr. de sel pour 200 à 250 gr ). Administrer un éméto-cathartique.

Tisanes émollientes, tisane d'orge. blancs d'œufs.

**Nitrate de potasse (Salpêtre)** : vider l'estomac. Boissons mucilagineuses. Blancs d'œufs, tisane de graine de lin, huile d'olive. Stimulants. Inhalations de nitrite d'amyle. Injection hypodermique de 1 mgr. de sulfate d'atropine, en cas de faiblesse cardiaque.

**Nitrique (acide), Acide azotique, Eau forte** : eau savonneuse en grande quantité. Bicarbonate de soude ou de potasse, carbonate d'ammoniaque ou de soude, dissous dans de l'eau. Magnésie, eau de chaux.

℞ Magnésie calcinée. 20 à 30 gr.
Eau .............. 250 —
A prendre en une fois.

Lait coupé d'eau de chaux. Huile. Blancs d'œufs.

Tisane de graine de lin, tisane de gomme.

Au besoin, trachéotomie.

**Nitrite d'amyle** : air frais. Vider l'estomac. Respiration artificielle. Injections d'ergotine. Faire garder la position couchée pendant longtemps.

**Nitrite de sodium** : voy. *Nitrite d'amyle.*

**Nitro-benzine, Essence de Mirbane** : vider l'estomac. Stimulants. Ammoniaque sous les narines. Injection de sulfate d'atropine à 1 mgr., ou teinture de belladone, XXV à XXX gouttes. Respiration artificielle.

**Nitro-glycérine** : faire rester le malade couché. Appliquer le sac de glace sur la tête. Ergot de seigle, 3 gr., ou injections d'ergotine. Injection hypodermique de sulfate d'atropine à 1 mgr., ou teinture de belladone, XX gouttes, par la bouche. Injections d'éther.

**Noix vomique** : voy. *Strychnine.*

**Opium** : voy. *Morphine.*

**Oxalique (acide)** : chaux, craie préparée, blanc d'Espagne ou magnésie donnés à hautes doses. Solution de sucrate de chaux. Eau de chaux. Huile de ricin 30 gr.

Eviter l'administration de bicarbonate de soude ou de potasse, de carbonate de soude ou de potasse ou d'ammoniaque.

Boissons émollientes, blancs d'œufs.

**Oxyde de carbone** : voy. *Carbonique acide.*

**Paraldéhyde** : voy. *Chloral.*

**Perchlorure de fer** : vider l'estomac. Astringents. Boissons émollientes, blancs d'œufs. Huile d'amandes douces. Stimulants.

**Pétrole** : vider l'estomac. Stimulants.

**Phénique (acide), Phénol, Phénate de soude**

℞ Sulfate de soude ....... 30 gr.
Eau.................. 750 —

Par grands verres, toutes les 5 minutes.

Lavages stomacaux avec une solution de sulfate de soude, 10 à 20 gr. par litre d'eau.

Sucrate de chaux. Eau albumineuse. Huile d'amandes douces :

℞ Huile d'amandes douces... 20 gr.
  Poudre de gomme arabique 10 —
  Faites une émulsion avec :
  Eau distillée ............. 200 —
  Sirop simple ............. 100 —

2 cuillerées à bouche toutes les 5 à 10 minutes.

Stimulants. Saignée. Respiration artificielle.

**Phosphore** : vomitifs. Essence de térébenthine non rectifiée à la dose de 2 gr., toutes les demi-heures.

Purgatif : 25 gr. de sulfate de magnésie.

℞ Essence de térébenthine.... 15 gr.
  Gomme arabique pulvérisée 8 —
  Eau ..................... 180 —
  F. une émulsion, ajoutez :
  Sirop de térébenthine ..... 25 —

2 cuillerées à bouche, tous les 1/4 d'heure.

Donner aussi le sulfate de cuivre en solution concentrée dès le début :

℞ Sulfate de cuivre...... 1 gr.
  Eau distillée.......... 50 —

A prendre en 4 fois avec 1/4 d'heure d'intervalle.

Permanganate de potasse :

℞ Permanganate de potasse. 1 gr.
  Eau ..................... 300 —

A boire, en 2 ou 3 fois.

**Physostigmine, Esérine** : voy. *Calabar*.

**Picrotoxine** : vider l'estomac.

Chloral, 1 gr. 50 dans de l'eau, donner une seconde dose de 60 cgr. au bout d'un quart d'heure, si besoin. Bromures à hautes doses.

**Pilocarpine** : voy. *Jaborandi*.

**Plomb** : vider l'estomac. Acide sulfurique 2 gr. dilués dans de l'eau, sulfate de soude ou de magnésie. Lavages stomacaux avec une solution d'acide sulfurique, à 1 ou 2 p. 1000.

℞ Acide sulfurique...... 2 gr.
  Sulfate de soude....)
  — de magnésie.( ãã 40 —
  Eau distillée........... 1 litre.

Par grands verres, tous les quarts d'heure.

Ou bien : soufre et miel,

℞ Soufre........)
  Miel.......... } ãã 20 gr.

A prendre en 3 ou 4 fois, en l'espace de 2 heures.

Eau albumineuse. Lait.
Voy. *colique de plomb, saturnisme*.

**Potasse** : voy. *Caustiques*.

**Précipité blanc** ou **Précipité rouge** : voy. *Sublimé*.

**Protoxyde d'azote** : voy. *Ether*.

**Prussique (acide)** : voy. *Cyanhydrique acide*.

**Résorcine** : vider l'estomac. Lavages stomacaux avec une solution de soude. Blancs d'œufs. Stimulants. Inhalations de nitrite d'amyle. Injection sous-cutanée de sulfate d'atropine à 1 mgr.

**Rue, Sabine** : purgatifs : huile de ricin. Eau albumineuse. Emollients.

**Santonine** : vider l'estomac.

Purgatifs. Boissons stimulantes. Inhalations de chloroforme.

**Sel d'oseille** : voy. *Oxalique (acide)*.

**Soude** : voy. *Caustiques*.

**Stramonium** : voy. *Belladone*. Ne pas administrer de physostigmine.

**Strychnine** : vider l'estomac. Astringents. Bromures, opium et chloral. Inhalations de chloroforme.

Respiration artificielle. Inhalations de nitrite d'amyle.

    ℞ Chloral............... 4 gr.
       Bromure de potassium. 10 —
       Eau ................. 100 —
A prendre en une fois, dans un verre de lait.

Puis administrer de nouvelles doses de chloral et de bromure de potassium, jusqu'à concurrence de 10, 15 et 20 gr. de chloral et de 20, 25 et 30 gr. de bromure.

    ℞ Opium brut...... 50 cgr.
       Sucre en poudre.. 3 gr.
Pour 10 prises : prendre 3 prises avec 20 à 30 minutes d'intervalle, et les autres, selon le cas, toutes les 1, ou 3 heures.

Lavements calmants de chloral ou de laudanum :

    ℞ Laudanum..... XL à LX gouttes.
       Eau tiède...... 60 à 100 gr.
    Pour 1 lavement.

Curare en injection hypodermique, 1 à 1 1/2 mgr.

**Sublimé corrosif** : vider l'estomac. Eau albumineuse. Hydrogène sulfuré. Magnésie calcinée (30 gr. dans 300 gr. d'eau). Blancs d'œufs avec de l'eau illimitée. Lait. Farine et eau. Bouillie de gruau. Tisane d'orge. Stimulants.

**Sulfate de cuivre** : voy. *Cuivre*.

**Sulfate de zinc** : voy. *Zinc*.

**Sulfurique** (acide) : eau de chaux, de savon, lait de chaux. Magnésie, bicarbonate de soude ou de potasse. Lessive de soude délayée dans l'eau. Lait coupé d'eau de chaux.

Huile d'olive ou d'amandes douces. Blancs d'œufs. Tisane de graine de lin.

    ℞ Magnésie calcinée.  25 à 30 gr.
       Eau .............     250 —
    A prendre en une fois.

**Tabac** : vider l'estomac. Astringents : acide tannique ou acide gallique, 4 gr. ; infusion de thé très forte, café non torréfié Poudre de noix vomique, 30, 50, 60 cgr., ou injection hypodermique de 2 mgr. de sulfate de strychnine.

**Tartre stibié** : voy. *Antimoine*.

**Tartrique** (acide) : voy. *Oxalique acide*.

**Térébenthine** . vider l'estomac. Sulfate de magnésie, 30 gr. dans de l'eau. Lait, blancs d'œufs et eau, tisane d'orge.

**Vératrine** : vider l'estomac. Stimulants. Café chaud en lavement, 1/2 litre.

**Vert de gris** : voy. *Cuivre*.

**Vitriol blanc** : voy. *Zinc*.

**Zinc (sels de)** : vider l'estomac. Carbonate de soude ou de potasse en grandes quantités, dissous dans de l'eau chaude. Lessive de soude commune bien délayée. Astringents : acide tannique, 4 gr., thé fort. Huile de ricin, 30 gr. Lait, blancs d'œufs avec de l'eau tiède. Lavement de gruau.

# EMPOISONNEMENT URINEUX

(Voy. *Abcès urineux, Fièvre urineuse, Infiltration urineuse*).

## EMPYÈMES.

**E. DES SINUS MAXILLAIRES :** donner issue au pus par la bouche, par la fosse canine ou par la cavité nasale.

Arracher la première ou la seconde molaire supérieure.

Introduire dans l'alvéole dentaire un perforateur de petit volume, pousser de bas en haut pour pénétrer dans le sinus, puis introduire, par l'orifice ainsi fait, un second et un troisième perforateur de dimensions supérieures au premier.

Laver et curetter la cavité, tamponner à la gaze iodoformée. Répéter le pansement tous les jours, pendant 15 jours ; maintenir l'orifice buccal béant ; placer un drain métallique.

**E. THORACIQUE :** voy. *Pleurésie purulente*.

## ENCÉPHALITES.

Même traitement que : *Méningites*.

Voy. *Paralysie générale progressive*.

**En cas d'encéphalite suppurée :** pratiquer la *trépanation*.

## ENCÉPHALOPATHIE SATURNINE.

*Régime lacté*, et même traitement que pour l'urémie.

**Contre le délire et les convulsions :** donner les *bromures alcalins* et l'*opium*.

Faire prendre des *bains tièdes prolongés*, administrer les *purgatifs drastiques* (huile de ricin, 30 gr., et huile de croton, 1 goutte).

**En cas de coma :** pratiquer des *injections d'éther* et de *caféine*.

Voy. *Urémie, Saturnisme chronique*.

## ENDOCARDITES.

**E. AIGUE.**

Traitement général de toutes les maladies infectieuses aiguës : *aération* de la chambre (16° à 18°) ; *lait, bouillon, toniques* (alcool, vins généreux, quinquina, en potion).

℞ Extrait aqueux de quinquina. 4 gr.
Alcoolat de cannelle........ 8 —
Cognac..................... 30 —
Sirop d'écorces d'oranges
   amères................... 30 —
Vin rouge ................. 120 —
1 cuillerée à soupe toutes les 2 heures.

TRAITEMENT LOCAL : recourir aux *ventouses scarifiées* et aux *vésicatoires* (les sinapismes et la teinture d'iode sont insuffisants).

Dans les cas subaigus et prolongés, appliquer des *pointes de feu* au nombre de 40 à 80, renouvelées toutes les semaines.

Faire des *embrocations et des onctions médicamenteuses calmantes*, sur la région précordiale :

℞ Baume tranquille ...., 20 gr.
Chloroforme.......... 5 —

**Au début, contre l'éréthisme cardiaque (douleurs précordiales, tachycardie) :** prescrire la *digitale* à doses modérées, *associée à l'aconit.*

℞ Teinture de digitale ........ 6 gr.
   — de racines d'aconit. 4 —
X gouttes, 3 à 4 fois par jour.

**Tonifier le myocarde, régulariser le rythme cardiaque, s'opposer à l'ectasie aiguë du cœur et l'asthénie cardio-vasculaire** par l'emploi de la *digitale* (A. Petit).

℞ Teinture de digitale........ 10 gr.
*Adultes* : XL à LX gouttes par jour, en 3 fois.
*Enfants* : X gouttes par jour, de 3 à 5 ans ; XV gouttes de 10 à 15 ans.

℞ Feuilles de digitale 60 cgr. à 1 gr.
Eau chaude....... 150 —
Infuser une demi-heure, ajouter :
   Sirop de 5 racines .. 30 gr.

Par cuillerées dans la journée (adultes) (Herzen).

℞ Feuilles de digitale... 10 à 20 cgr.
Eau chaude.......... 100 gr.
Infuser, passer, ajouter :
   Sirop de groseille..... 20 gr.
Par cuillerées à soupe de 2 en 2 heures (enfants) (Comby).

Continuer l'usage de la digitale pendant 3 ou 4 jours.

Donner la *caféine* par la bouche ou par voie hypodermique, le *strophantus*, le *convallaria maïalis*, ou l'*adonis vernalis*.

Recourir à ces médicaments, après avoir administré la digitale et avoir dû en suspendre l'usage.

℞ Caféine..............: } āā 1 gr.
Benzoate de soude...: }
Sirop de cinq racines.... 30 —
Eau distillée .......... 70 —
1 cuillerée à soupe, matin et soir (enfants) (Comby).

℞ Extrait de strophantus.. 1 mgr.
Excipient.............. Q. S.
Pour 1 pilule : 2 à 3 dans les 24 heures (adultes).

℞ Teinture de semences de strophantus à 1/20... 10 gr.
XV à XXV gouttes par jour en 3 fois (adultes).

℞ Extrait de muguet........ 10 cgr.
Excipient.............. Q. S.
Pour 1 pilule : 6 à 8 pilules par jour (adultes).

℞ Extrait de muguet ....... 2 gr.
Sirop de digitale........ 20 —
   — d'écorces d'oranges
   amères .............. 60 —
3 cuillerées à café, par jour (enfants) (Comby).

**Contre l'éréthisme nerveux :** prescrire les *bromures*, le *bromure de camphre*, la *valériane* et les *valérianates d'ammoniaque*, de *quinine*, de zinc. Appliquer la *vessie de glace*, à la région précordiale.

℞ Bromure de sodium...... 20 gr.
Eau ................... 300 —

3 à 4 cuillerées à bouche par jour, dans du lait.

**En cas d'insomnie** : donner le *sulfonal* (75 centigr. à 1 gr. 50 centigr.), ou le *trional* (1 gr.), ou mieux encore le *paraldéhyde* et l'*uréthane* :

℞ Paraldéhyde......... 2 à 3 gr.
Eau distillée........ 120 —
Teinture de vanille... XV gouttes.
Sirop d'écorces d'o-
  ranges amères..... 30 gr.

A prendre en 2 fois avec une demi-heure d'intervalle (Herzen).

**Contre la fièvre** : administrer la *quinine* (80 centigr. à 1 gr.), l'*antipyrine* (1 à 2 gr.) ou mieux la *phénacétine* (1 gr.) et le *salicylate de soude* (3 à 6 gr.), contre l'élément rhumatismal.

**En cas de dyspnée et d'angoisse douloureuse** : pratiquer une injection hypodermique de *morphine* de 1/2 à 1 centigr., au maximum. *Vessie de glace* en permanence à la région précordiale.

**Après la période aiguë** : faire prendre, comme résolutif, l'*iodure de potassium*, à la dose de 80 centigr. en deux fois, pendant 20 jours tous les mois. Donner, pendant les autres 10 jours de chaque mois, la *caféine*, le *muguet*.

℞ Caféine.............. ⎫ ãã 3 gr.
Benzoate de soude..... ⎭
Eau.................. 200 —
Sirop de cinq racines..... 50 —

2 à 3 cuillerées à bouche, par jour (Herzen).

℞ Extrait de muguet....... 3 à 5 gr.
Eau distillée........... 250 —
Sirop d'écorces d'oranges
  amères.............. 50 —

2 à 3 cuillerées, par jour (Herzen).

**Pendant la convalescence** : éviter pendant longtemps le travail musculaire, les marches, les exercices violents. Repos relatif prolongé.

Voy. *Insuffisance mitrale* (*Hygiène*).

Prescrire les *toniques* (arsenic, fer), l'*huile de foie de morue*, le *sirop d'iodure de fer*.


**E. CHRONIQUE.**

Voy. *Insuffisance* et *Rétrécissement de l'aorte et de la mitrale*.


# ENDOMÉTRITES.

**E. AIGUE.**

*Repos au lit.*

**Contre les douleurs** :

Grands *cataplasmes* chauds sur le bas ventre.

*Onctions médicamenteuses calmantes* :

℞ Extrait de belladone...... 2 gr.
  — d'opium........ ⎫ ãã 4 —
  — de jusquiame.... ⎭
Vaseline............... 40 —
Lanoline............... 20 —
(Herzen).

**Contre la fièvre** : *quinine, antipyrine, phénacétine*.

℞ Chlorhydrate de quinine.. 20 cgr.
  Phénacétine............. 30 —
  Pour 1 cachet : 3 cachets par jour
(Herzen).

### En cas d'insomnie, d'agitation : *bromures, chloral.*

℞ Bromure de potassium.... 2 gr.
  Hydrate de chloral....... 4 —
  Sirop de fleurs d'oranger.. 30 —
  Hydrolat de tilleul....... 120 —
  1 cuillerée à soupe toutes les heures
(Herzen).

### En cas de vomissements :
donner des *boissons gazeuses froides* ou *glacées, glace* par petits morceaux ; *potion de Rivière* ; *menthol,* en potion.

TRAITEMENT LOCAL : voy. *E. aiguë gonorrhéique* ou *E. aiguë puerpérale.*

### E. AIGUE GONORRHÉIQUE.

Injections chaudes à 45° ou 50°, 2 fois par jour, avec des solutions de *permanganate de potasse* à 1 p. 1000, de *sublimé* à 1 p. 4000, d'*acide phénique* à 3 p. 100.

Voy. *Vaginite aiguë.*

Pratiquer des *cautérisations intra-utérines à la teinture d'iode.*

### E. AIGUE PUERPÉRALE SEPTIQUE.

**Le premier jour** : pratiquer des injections vaginales et du col, répétées toutes les 2 heures, avec une solution d'*acide phénique* à 1 p. 100, ou de *per-manganate de potasse* à 1 p. 1000, ou de *sublimé* à 1 p. 4000.

Ce dernier médicament est absolument contre-indiqué en cas d'anémie ou d'albuminurie.

**Si, après 24 heures** de ce traitement il n'y a pas d'amélioration : pratiquer une *injection intra-utérine* de 3 litres avec une solution d'acide phénique à 2 p. 100 (employer la sonde à double courant, empêcher l'air d'entrer dans l'utérus, en exerçant une légère pression sur ce dernier, surveiller le pouls).

Après l'injection, administrer l'*ergot de seigle,* mettre la *vessie de glace* sur l'hypogastre.

Répéter l'injection intra-utérine 12 heures après.

**Si, 24 heures après la première injection utérine,** il n'y a pas d'amélioration : pratiquer le *curettage utérin* (Fehling).

Le *curettage* doit être pratiqué d'emblée, dans les cas d'endométrites septiques, puerpérales, dues à la rétention des membranes, débutant dans la seconde semaine après l'accouchement ou après un avortement (pratiquer le toucher utérin avant l'opération).

Voy. *Fièvre puerpérale, Métrites.*

### E. CHRONIQUE.

Voy. *Métrites.*

# ENGELURES.

Baigner les mains, matin et soir, dans une *décoction de feuilles de noyer* ou d'*eucalyptus,* ou dans de l'*eau blanche*

Frictionner ensuite avec de l'*alcool camphré,* de l'eau de

*Cologne*, du *baume de Fiora-vanti* ou du *vin aromatique*, et poudrer avec :

℞ Salicylate de bismuth...... 10 gr.
   Amidon .................. 90 —
               (Besnier).

Employer aussi les pommades à l'*acide phénique* (2 p. 100), à l'*extrait de Saturne* (10 p. 100), au *camphre* (1 p. 100), au *menthol* (5 à 8 p. 100).

℞ Acide tannique........... 2 gr.
   Glycérine............... } āā 50 —
   Alcool camphré ........ }
Pour frictions.

℞ Acide phénique......... 50 cgr.
   Menthol............. 2 gr.
   Vaseline............. 20 —
   Lanoline............. 10 —
Pour onctions : 2 à 3 fois par jour (Herzen).

**En cas d'engelures ulcé-rées** : *lavages astringents,* *lotions* et *pansements antisep-tiques.*

℞ Salol pulvérisé......... }
   Baume du Pérou....... } āā 5 gr.
   Vaseline................ 30 —
Pommade pour pansements (Herzen).

℞ Salol pulvérisé......... }
   Xéroforme............. } āā 10 gr.
Poudre pour pansements (Herzen).

Combattre l'arthritisme. Donner à l'intérieur :

℞ Sulfate de quinine........ 1 gr.
   Extrait aqueux d'ergot de
     seigle ................. 50 cgr.
   Poudre de digitale........ 10 —
   — de racines de bella-
     done ................. 5 —
Pour 40 pilules : 3 pilules par jour, pendant 4 à 6 semaines (Brocq).

Prescrire les *toniques* : fer, quinquina, huile de foie de morue, sirop de iodure de fer. Conseiller les *bains de mer.*

# ENGORGEMENTS.
## (Voy. *Congestions*).

**E. DU FOIE :** voy. *Congestion du foie, Cirrhoses.*

**E. DES MAMELLES CHEZ LE NOUVEAU-NÉ :** voy. *Abcès du sein.*

**E. DE LA RATE :** voy. *Hyper-trophie de la rate, Paludisme chronique.*

**E. UTÉRIN PASSIF.**
Traiter les hémorrhoïdes, le cystocèle ou le rectocèle, lors-qu'ils existent.
Combattre la constipation, ne pas donner d'aloès.
Conseiller l'exercice, la mar-che, la bicyclette, la gymnas-tique suédoise et la gymnas-tique passive dérivative.
Défendre la danse et l'équi-tation.
Prescrire l'*ergotine* à petites doses, associée au *sulfate de quinine.*
Contre la pléthore abdominale et la congestion pelvienne :
Donner le *capsicum annuum,* l'*hamamelis virginica.*

℞ Extrait fluide d'hydrastis
     canadensis .......... }
   Extrait fluide d'hamame-
     lis virginica.......... } āā 10 gr.
   Extrait fluide de vibur-
     num prunifolium...... }
   Elixir de Garus........ 200 —
2 à 3 cuillerées, par jour (Herzen).

℞ Extrait fluide d'hydrastis
    canadensis........... } āā 10 gr.
    Extrait fluide de gossy-
    pium herbaceum......
    Teinture d'hamamelis vir-
    ginica............... 20 —
    XL à LX gouttes, 3 à 4 fois par jour
(Herzen).

Commencer l'usage de ces gouttes 5 jours avant l'apparition des règles, en continuer l'usage pendant toute la durée de celles-ci et jusqu'à 5 jours après leur cessation.

℞ Extrait sec d'hamamelis..... 10 cgr.
    — aqueux d'ergot de
    seigle................... 5 —
    Pour 1 pilule : 2 par jour (Herzen).

**En cas de métrorragies :** prescrire l'*hydrastis canadensis*, ou bien la *stypticine* par voie stomacale, à la dose de 40 à 50 centigr. par jour, en 5 à 10 doses, ou par voie hypoder-

mique en se servant d'une solution à 2 p 100, dont on injecte 2 fois par jour, 2 centim. cubes.

**Dans tous les cas :** appliquer tous les 2 ou 3 jours sur les lèvres du col un tampon de coton hydrophile imbibé du mélange suivant :

℞ Teinture d'iode.......... 20 gr.
    Acide tannique.......... 40 —
    Glycérine neutre à 30°..... 150 —
          (De Kervilly).

**S'il existe de la subinvolution utérine** : recourir à l'*électrothérapie* (voy. *Accouchement* : en cas de subinvolution).

CURE THERMALE aux *eaux chlorurées sodiques :* Salies-de-Béarn, Bourbonne, Lamotte, Wiesbaden.

Voy. *Métrite chronique..*

# ENROUEMENT.

(Aphonie Catarrhale).

(Voy. *Laryngites aiguë ou chronique*).

# ENTÉRALGIE.

Rechercher la cause et la combattre.

*Cataplasmes chauds* sur l'abdomen. Onctions avec le *liniment calmant* suivant :

℞ Chloroforme.......... }
    Laudanum de Syden- } āā 10 gr.
    ham .............. }
    Huile de jusquiame .. }
    — de belladone... } āā 25 —
    — camphrée...... }
           (Herzen).

À l'intérieur, donner les *opiacés* (laudanum de Sydenham

V à X gouttes, 3 à 4 fois dans les 24 heures ; extrait thébaïque 10 à 20 cgr. par jour, en pilules de 1 à 2 cgr. chacune ; élixir parégorique 2 à 10 gr. par jour, en potion), la *codéine*, la *belladone*, la *jusquiame*, le *chanvre indien*, le *chloroforme*.

**S'il existe des vomissements :** pratiquer des injections de *morphine* à 1 cgr., répétées 2 à 3 fois dans les 24 heures ; ou bien administrer des *lave-*

*ments laudanisés* (XX à XXX gouttes dans 60 gr. d'eau tiède).

## En cas de colique spasmodique avec météorisme :

℞  Essence d'anis........ ⎫
   Ether sulfurique ...... ⎬ ãã  X go.
   Laudanum de Sydenham..    XII —
   Eau distillée............    130 gr.
   Sirop de menthe.........    50 —

Par cuillerées à bouche toutes les demi-heures.

## Chez les névropathes et les arthritiques : prescrire les *nervins* (antipyrine 1 à 2 gr., exalgine 30 cgr.), le *sulfate de quinine*, les *valérianates d'ammoniaque* et de *zinc*, la *belladone*, l'*éther*.

Donner le *sulfate de quinine* à la dose de 30 cgr., pris 6 heures avant le début de l'accès ; répéter l'administration 2 à 3 fois dans les 24 heures.

℞  Valérianate de zinc ...... 5 cgr.
   Extrait de jusquiame ....    3 —
   —     de belladone .....    1 —

Pour 1 pilule : d'abord 2, puis 3 pilules par jour.

℞  Extrait de belladone. ⎫
   Poudre de belladone. ⎬ ãã  1 cgr.

Pour une pilule : 3 pilules par jour (Potain).

Voy. *Neurasthénie abdominale.*

℞  Valérianate d'ammoniaque    2 gr.
   Teinture de chanvre indien    X go.
   Ether sulfurique .........    X —
   Hydrolat de tilleul........    130 gr.
   Sirop de menthe .........    25 —

Par cuillerées, dans la journée (Herzen).

℞  Camphre monobromé.....    10 cgr.
   Extrait de belladone......    1 —
   —     de jusquiame .....    2 —

Pour une pilule : 4 à 6 pilules par jour (Herzen).

Recourir à l'*électrothérapie* : électricité faradique entre les crises ; électricité galvanique, s'il y a dilatation intestinale.

**Chez les enfants** : voy. *Coliques intestinales.*

# ENTÉRITES.

**E. AIGUE :** voy. *Diarrhée aiguë.*

**E. CHRONIQUE :** voy. *Diarrhée chronique.*

**E. MUCO-MEMBRANEUSE.**

Traitement général.

Rechercher, chez la femme, avant tout traitement, si la maladie n'est pas causée par une déviation utérine et dans le cas où celle-ci existerait, commencer par le traitement mécanique ou chirurgical (pessaire, hystéro-pexie) de la déviation utérine.

Combattre la neurasthénie ; traiter les hémorroïdes.

*Promenades* quotidiennes, *bicyclette* ; *changement d'air*, repos à la *campagne, gymnastique suédoise, massage*, électrisation statique.

*Toniques* : proscrire les préparations ferrugineuses et celles à base d'alcool.

*Hydrothérapie* : frictions au drap mouillé faites le matin au sortir du lit ; maillot, demi-bains à 32°, suivis d'affusions à 24° et 22° ; douches chaudes (éviter que le jet soit dirigé sur l'abdomen).

Séjour aux *eaux thermales* de Luchon, Plombières, Vichy, Carlsbad, etc.

Régime : lait, laitages, potages au lait, bouillies (crème de riz, arrow-root, farine d'orge ou d'avoine, farine lactée, etc.) ; œufs, sous toutes les formes ; viandes grillées ou rôties, blanches ou noires, coupées même ou hachées ; jus de viande, beefteak, etc. ; cervelles, ris de veau ; poissons légers et à chair tendre, bouillis ou frits.

Défendre tous les aliments susceptibles de laisser des résidus abondants, d'irriter la muqueuse gastro-intestinale, ou de donner une prise facile aux fermentations.

Permettre les légumes, quoique indiqués, en petite quantité et toujours préparés sous forme de purées (purées de légumes secs ou purées de légumes verts, au jus ou au lait; purée de pommes de terre).

Conseiller au malade d'être sobre de fruits cuits (compotes, etc.), et recommander plutôt, comme dessert, des crèmes, flancs, crèmes renversées.

Très peu de pain, grillé ou rassis.

Proscrire absolument le vin ; conseiller les boissons chaudes prises au cours ou à la fin des repas, ou bien l'eau pure, ou, pour quelques personnes, une bière légère coupée d'une eau alcaline faiblement minéralisée.

**Pendant la durée des cri**ses paroxystiques ; *régime lacté absolu.*

**En cas d'hyperchlorhydrie** : *alcalins* à hautes doses ou à doses réfractées.

**En cas d'hypochlorhydrie** : prescrire l'*acide chlorhydrique* ; donner les *antiseptiques intestinaux*, pour combattre les fermentations. Assurer surtout l'évacuation des matières qui fermentent dans le tube digestif.

**En cas d'entéroptose** : faire porter une ceinture de flanelle modérément serrée, placée de façon à relever le ventre, ou une *ceinture hypogastrique* de Glénard.

**Contre la constipation** : éviter l'emploi des purgatifs drastiques et proscrire les lavements évacuateurs pris quotidiennement.

Chez les malades peu constipés, prescrire le *sulfate de soude ou de magnésie* à la dose de 4 à 8 grammes, tous les matins, et si ces substances salines provoquent des évacuations trop aqueuses, donner, le soir, 5 cgr. d'aloès (Glénard). Se servir aussi des diverses *eaux minérales purgatives.*

Prescrire :

℞ Fleur de soufre... ⎰ āā 10 gr.
 Magnésie calcinée. ⎱

Pour 20 paquets : un paquet, le matin à jeun, et immédiatement après un verre d'eau de Châtel-Guyon (Potain).

Ou bien :

℞ Soufre lavé....... ⎰ āā 10 gr.
 Crème de tartre .. ⎱
 Follicules de séné...... 5 —
 Cardamome pulvérisée . 2 —50
 Sirop de nerprun....... Q. S.
   pour 1 électuaire.

1 cuillerée à café matin et soir (Ewald).

℞ Sulfate de soude ....  | āā 20 gr.
 — de magnésie | āā 20 gr.
Magnésie calcinée.. | āā 10 gr.
Crème de tartre ... | āā 10 gr.

1 à 2 cuillerées à café, le matin, dans un verre d'eau tiède (Herzen)

Conseiller, dans quelques cas, les légumes verts, les fruits cuits, le pain de Graham, les pruneaux le matin à jeun, l'ingestion d'une orange amère ou d'un verre d'eau froide le matin au réveil (voir *Régime*).

Dans la majorité des cas accompagnés de constipation opiniâtre, prescrire de préférence *l'huile de ricin*, prise le matin au lever, tous les jours ou tous les 2 jours, à la dose de une ou deux cuillerées à café, et recourir aux *grands lavements huileux* (Fleiner) : faire passer 400 à 500 grammes d'huile dans l'intestin à l'aide d'un irrigateur ou du bock à injection, après avoir adapté à l'extrémité du tuyau de caoutchouc une canule vaginale ou une sonde œsophagienne. Faire coucher le malade sur le dos, élever le bassin avec un coussin. Recommander au malade de s'incliner d'abord à gauche pour faire pénétrer l'huile dans l'S iliaque, puis à droite pour favoriser son passage dans le cœcum. Donner chaque jour un lavement, jusqu'à ce que l'intestin soit bien nettoyé (généralement 3, 4 ou 5 lavements suffisent) ; puis les administrer à l'intervalle de quelques jours, par 250 à 300 gr. pour chaque lavement.

Cesser ces lavements quand les selles sont devenues bilieuses.

Pratiquer aussi les *grandes*

HERZEN.

*irrigations intestinales* (entéroclyse de Cantani) : se servir soit d'une sonde œsophagienne, soit tout simplement de la longue canule d'un irrigateur-bock de la capacité de 2 litres. Coucher le malade sur le dos en résolution, élever l'irrigateur au-dessus du plan du lit. Faire faire en général deux lavages : le premier de 1 litre à 1 litre et demi, doit être rendu immédiatement : le deuxième de 1/2 à 3/4 de litre, doit être gardé quelques minutes, autant que le malade est capable de le supporter sans souffrir (faire coucher, à ce moment, le malade sur le côté droit).

Se servir, pour ces irrigations, d'eau bouillie à une température variant de 38° à 48° : lorsque l'élément spasmodique est très prononcé, se contenter de solutions à 38° ou 40° ; mais quand il n'y a pas de spasme, préférer les solutions à 45° et même 48° (de Langenhagen).

**Contre l'inflammation catarrhale de la muqueuse :** pratiquer des *irrigations intestinales antiseptiques* ou *astringentes*. Additionner de 5 gr. de *biborate de soude* par litre l'eau bouillie, ou bien, ajouter, en outre du biborate, une cuillerée à bouche du mélange suivant :

℞ Alcool camphré.... | āā P. E.
Teinture de benjoin | āā P. E.
(Bouchard).

Employer *l'ichtyol*, à la dose de une à deux cuillerées à café par litre d'eau (Bourget).

Prescrire les lavements astringents avec une solution de *tanin* de 1/2 à 1 p. 100 (Glatz) ou au *nitrate d'argent* à 1 p. 5000, en augmentant progressivement jusqu'au 1 p. 1000 (Charrin).

**Contre les fermentations intestinales et les auto-intoxications** : pratiquer les grands *lavages de l'intestin* et administrer les *antiseptiques internes* : bétol, benzonaphtol, entérol.

℞ Acide thymique ........ 1 gr.
Biborate de soude..... 20 —
Eau bouillie .......... 2 litres
Pour irrigation à 38° (Herzen)

**Contre les douleurs** conseiller les *lavements chauds*, les *bains*, ou mieux encore l'application permanente sur le ventre de *compresses échauffantes* (compresses recouvertes de taffetas gommé et de flanelle).

Prescrire la *belladone* et surtout le *chanvre indien* : mais éviter l'opium et la morphine qui provoquent la constipation.

Si les douleurs sont intenses, recourir à la *jusquiame*, à la *codéine* ou à la *morphine*.

℞ Extrait de belladone....... 5 mgr.
— de chanvre indien ⎫
— de jusquiame ....⎬ āā 2 cgr.
— et poudre de valériane Q. S.
Pour 1 pilule : 5 à 10 par jour (Herzen).

Employer, comme sédatifs, les *bromures alcalins* :

℞ Bromure de calcium... 30 gr.
Eau distillée ......... 300 —
1 cuillerée à dessert de cette solution, avec deux fois son volume d'eau, au début de chaque repas (G. Sée).

## E. ULCÉREUSE (TUBERCULEUSE).

Traitement général hygiénique de la phtisie.

*Régime* : lait, œufs, viande saignante râpée, képhir.

Éviter les médicaments qui irritent l'intestin (créosote, iodoforme)

Conseiller l'application de *grands cataplasmes chauds* et *laudanisés* sur l'abdomen et faire faire des onctions calmantes avec :

℞ Chloroforme ............. 10 gr.
Huile de jusquiame... ⎫
— camphrée ...... ⎬ āā 25 —
Baume tranquille..... ⎭
(Herzen).

Prescrire l'*opium* et les *préparations opiacées* (laudanum, élixir parégorique) et les *antiseptiques intestinaux* (bétol, benzo-naphtol, salol, salicylate de bismuth, ichtoforme).

℞ Benzonaphtol............ 30 cgr.
Sous-nitrate de bismuth... 50 —
Poudre d'opium.......... 1 —
Pour 1 cachet : 5 à 6 par jour.

Donner les *astringents* : acétate de plomb, dermatol (sous-gallate de bismuth, 2 gr. par jour), tanin (2 gr.), ratanhia (3 à 5 gr.), tannoforme (1 à 2 gr.).

Administrer le *nitrate d'argent*, à la dose de 5 cgr., en pilules de 1 cgr. chacune (Peter).

Essayer le *protargol* à la dose de 20 à 25 cgr. dans les 24 heures, en pilules.

℞ Nitrate d'argent..... 1 cgr.
Extrait de belladone. 1 —
— d'opium...... 3 —
Pour 1 pilule : 5 pilules dans les 24 heures.

℞ Acétate de plomb ... 3 cgr.
Dermatol .......... 30 —
Poudre d'opium..... 2 —
Pour 1 cachet : 4 par jour (Herzen).

Recourir à l'*acide lactique*, à la dose de 10 à 15 grammes par jour, en limonade.

℞ Acide lactique....... 4 à 8 gr.
  Eau distillée........ 140 —
  Sirop simple........ 40 —

1 cuillerée à bouche toutes les 3 heures (Rosenheim).

**En cas d'ulcérations dans le gros intestin** : pratiquer de *grandes irrigations intestinales*

légèrement antiseptiques (ichtyol, 1 à 2 cuillerées à café pour 1 litre d'eau) ; ou bien, administrer des *lavements au nitrate d'argent* :

℞ Nitrate d'argent... 5 à 10 cgr.
  Eau distillée...... 150 gr.

Pour 1 lavement.

Voy. *Diarrhée des tuberculeux.*

## ENTÉRORRAGIE.

(Voy. *Hémorragie intestinale*).

## ENTORSE.

**E. récente** (sans fracture).
Pratiquer le *massage* associé à la *compression ouatée*, à l'*immobilisation* pendant les premiers jours après l'accident, et à la *balnéation chaude* à 45° ou 50° (Reclus).

**E. ancienne.**
*Massage* et *mobilisation*.

**E. compliquée de poussées phlegmasiques** (arthrite aiguë).
*Immobilisation* et *compression ouatée*.

Règles principales du massage :
1° Exercer les pressions avec les mains enduites d'un corps gras ou de talc, dans une direction unique, celle de la circulation veineuse.

2° Commencer par des pressions très légères, en augmenter progressivement la force. Se guider sur l'absence ou le peu de douleur provoquée par les manœuvres, pour augmenter la force et passer de l'effleurement de la peau à des pressions véritablement fortes qui permettront de pétrir et de malaxer les régions les plus profondes.

3° Continuer la séance de massage aussi longtemps qu'il sera nécessaire pour obtenir la disparition de la douleur ou tout au moins son atténuation ;

4° Faire une ou plusieurs séances par jour, suivant l'intensité de la douleur ou la gravité de l'entorse.

Voy. *Arthrite traumatique*.

## ENVIES.

(Voy. *Angiomes*).

# ÉPHÉLIDES.

Eviter d'administrer l'arsenic et le nitrate d'argent.

Ne pas appliquer extérieurement de la teinture d'iode, des vésicatoires, des pointes de feu.

Fuir le grand air et les rayons solaires. Conseiller les chapeaux à larges bords, les voilettes épaisses, les gants.

Traiter la chloro-anémie, la dyspepsie, la scrofule, les affections utérines.

LOCALEMENT : Frictionner, matin et soir, les parties malades avec une *solution de sublimé* à 1 p. 500 (Brocq).

| ℞ Sublimé | 1 gr. |
|---|---|
| Alcoolat de lavande... | 150 — |
| Eau | 350 — |

Appliquer, pendant la nuit, de l'*emplâtre de Vigo* ou de l'*emplâtre hydrargyrique de Unna* ; ou bien appliquer sur les taches de rousseur, le soir, une couche de la mixture suivante et laisser sécher sur place :

| ℞ Sublimé | 7 gr. |
|---|---|
| Eau distillée | 1 litre. |
| Blancs d'œufs..... ⎫ | |
| Suc de citron...... ⎭ | n° 4. |
| Sucre blanc | 50 gr. |
| | (Hardy). |

Ou encore prescrire l'une des pommades suivantes :

| ℞ Précipité blanc d'hydrargyre ⎫ | ãã 1 g. |
|---|---|
| Sous-nitrate de bismuth.... ⎭ | |
| Cold-cream | 20 — |

| ℞ Précipité blanc ⎫ | ãã 4 g. |
|---|---|
| Sous-nitrate de bismuth.... ⎭ | |
| Glycérolé d'amidon | 15 — |
| | (Touvenaint). |

Pendant le jour, appliquer sur les parties malades un fard quelconque, ou bien une des pommades suivantes :

| ℞ Acide salicylique | 25 à 30 cgr. |
|---|---|
| Oxyde de zinc....... ⎫ | ãã 3 gr. |
| Poudre de lycopode.. ⎭ | |
| Vaseline........... ⎫ | ãã 10 — |
| Lanoline .......... ⎭ | |
| Essence de violettes. | Q. S. p. arom. |
| | (Brocq). |

| ℞ Oxyde de zinc | 30 cgr. |
|---|---|
| Oxyde jaune de mercure | 1 gr. 25 — |
| Huile de ricin..... ⎫ | ãã 30 gr. |
| Beurre de cacao... ⎭ | |
| Essence de roses.... | X gouttes. |

Ou encore, faire usage de la colle de zinc suivante :

| ℞ Bol rouge | 3 cgr. |
|---|---|
| Solution d'éosine à 1 p. 500 | 3 gr. 50 — |
| Eau distillée | 50 — |
| Gélatine | 15 — |
| Glycérine | 10 — |
| Oxyde de zinc | 25 — |
| | (Rausch). |

**Si la peau est très irritée** : cesser les frictions au sublimé et l'application de pommades ou des emplâtres à base de mercure, et appliquer uniquement l'une des pommades précédentes (Brocq).

**Dès que l'inflammation a disparu** : reprendre l'emploi des solutions ou des pommades mercurielles et continuer le traitement jusqu'à disparition des pigmentations.

**Si les préparations mercurielles sont insuffisantes** : recourir à l'*eau oxygénée* et à l'*acide phénique* à 1 p. 10 ou à 1 p. 5 (Brocq).

Voy. *Chloasma utérin*.

# ÉPIDIDYMITE BLENNORRAGIQUE.

(Voy. *Orchite blennorragique.*)

# ÉPILEPSIES.

## É. ESSENTIELLE.

TRAITEMENT HYGIÉNIQUE : vie à la campagne, éviter avec soin les lieux où plusieurs personnes sont réunies, comme les cafés, les concerts, les spectacles. Exercices fréquents, mais sans fatigue ; éviter les jeux violents, les sorties au soleil, la fatigue intellectuelle. Rapports sexuels avec sobriété. Eviter les émotions ; vie calme et régulière. Combattre la constipation. Ne pas dormir trop, ne pas dormir de jour.

RÉGIME : alimentation presque exclusivement herbacée Usage très restreint de boissons alcooliques (Gilles de la Tourette).

Au moment de l'attaque : desserrer les vêtements du malade et le placer sur un matelas ou des coussins. Ne rien placer entre les dents du malade.

TRAITEMENT PALLIATIF :

Le *bromure de potassium* est le médicament le plus efficace, mais il vaut mieux employer les trois bromures associés. Ne jamais prescrire le bromure de sodium seul ; cet agent est beaucoup moins actif que le bromure de potassium ou qu'une potion contenant les trois bromures à parties égales.

Recourir, pendant toute la durée de la période d'activité de l'épilepsie, à la *méthode d'administration continue* du bromure et proscrire la méthode d'administration interrompue, qui doit être réservée à l'époque où l'on veut supprimer le médicament ou aux états psychiques qui se montrent pendant la guérison.

*Donner le bromure à doses croissantes,* jusqu'à ce que l'on ait trouvé la *dose suffisante* pour supprimer les accès.

Administrer, par exemple, par jour 5 gr. de bromure la *première semaine,* 6 gr. par jour la *seconde semaine,* et 7 gr. la *troisième;* si à ce moment, le malade présente un peu d'obnubilation intellectuelle, une tendance au sommeil, sans être obligé de cesser ses occupations, on connaît la dose suffisante et vraiment efficace ; si la dose de 7 à 8 gr. rend le malade apathique, somnolent, si sa langue est saburrale, son appétit nul et son intestin comme paralysé, diminuer la dose de bromure et n'administrer que 4 gr. par jour.

Préférer ce mode d'administration continue, *méthode progressive*, et rejeter la méthode constante, qui consiste à donner 2, 3 ou 4 gr. de bromure par jour, ainsi que la méthode oscillante (Grasset), d'après laquelle on fait prendre au malade 2 gr. de bromure pendant 5 jours, 4 gr. pendant 5 autres jours, et ainsi de suite jusqu'à 10 gr., en diminuant ensuite de 2 gr. tous les jours pour reprendre une nouvelle série.

Ne jamais oublier de faire prendre le bromure dans de grands verres de *lait* et de mettre en œuvre *l'antisepsie intestinale* et les *bains antiseptiques* pour s'opposer à l'intoxication bromique. Préférer le *salol* aux autres antiseptiques intestinaux, et faire prendre autant de cachets à 10 centigr. chacun que le malade prend de grammes de bromures (Gilles de la Tourette).

Prescrire aussi :

℞ Salol............... } āā 30 cgr.
  Benzonaphtol ...... }
Pour 1 cachet : 3 à 5 par jour (Herzen).

Donner aussi de temps en temps un *purgatif salin* (20 à 30 gr. de sulfate de soude).

*Durée du traitement* : une fois la dose qui suffit à la cessation des crises établie, la continuer pendant 1 an, à 1 an et demi et la diminuer peu à peu, de façon que la durée totale du traitement soit de 2 ans à 2 ans et demi. Pendant ce laps de temps, le bromure sera pris *sans aucune interruption* (Gilles de la Tourette).

**Dans les cas rebelles au bromure à hautes doses** (12 à 15 gr. par jour) : prescrire ce même médicament à doses croissante et décroissante, de 6, 7, 8 gr. associé au *borate de soude* à doses croissante et décroissante inverse ou croisée, de 3, 2, 1 gr. par jour, pris pendant une semaine à chacune des doses indiquées (Gilles de la Tourette).

**Chez les sujets guéris de leurs crises :** mais devenus coléreux, irascibles, et présentant par intervalles de l'excitation nerveuse, administrer le bromure à la dose de 3 à 4 gr. par jour, pendant ces périodes et durant 15 à 20 jours.

**En cas d'accès nocturnes :** faire prendre les 2/3 de la dose quotidienne le soir, le reste le matin.

**Si les accès ont lieu dans la journée** (vers midi) : faire prendre les 2/3 de la dose quotidienne le matin, le reste le soir.

**Pendant la grossesse :** continuer le traitement bromuré à hautes doses (Gilles de la Tourette).

℞ Bromure de potassium.... 40 gr.
  Eau..................... 300 —
3 à 5 cuillerées par jour, dans du lait (1 cuillerée à soupe contient 2 gr. de sel).

℞ Bromure de potassium .... 20 gr.
  — de sodium....... 10 —
  — d'ammonium..... 10 —
  Eau,................... 300 —
3 à 5 cuillerées par jour (1 cuillerée à soupe contient 1 gr. de bromure de potassium et 50 centigr. de chacun des deux autres bromures).

℞ Bromure de potassium.... 30 gr.
  — de sodium ...... 15 —
  — d'ammonium .... 15 —
  Eau distillée............ 1 litre.
6 à 10 cuillerées par jour (Ball). (1 cuillerée à soupe contient 1 gr. de bromure).

Combattre l'influence dépressive du bromure de potassium sur la nutrition par *l'arsenic*, donné séparément ou associé au bromure :

℞ Bromure de potassium ... 50 gr.
Arséniate de soude...... 15 cgr.
Eau distillée........... 1 litre
(1 cuillerée à soupe contient 1 gr. de bromure) (Pitres).

## Doses du bromure chez les enfants :

A 1 an......... 50 cgr. par jour.
De 2 à 3 ans . 1 à 2 gr —
De 4 à 5 ans . 2 à 3 — —
De 6 à 10 ans . 3 à 4 — —
De 10 à 15 ans . 4 à 5 — —

℞ Borate de soude.......... 10 gr.
Glycérine.............. 10 —
Sirop d'écorces d'oranges
amères.............. 200 —

1, 2 à 3 cuillerées par jour, associé au bromure et de la façon indiquée (1 cuillerée à soupe contient 1 gr. du médicament).

### É. CONGESTIVE (pléthorique).

*Hygiène* et *régime* de l'épilepsie essentielle.

*Emissions sanguines, saignée.* Pilules d'*aloès. Ergotine.*

### É. JACKSONIENNE.

**Chez un syphilitique** : *traitement spécifique intense.*

**Dans les autres cas** : intervention chirurgicale : *trépanation, craniotomie, hémicraniotomie.*

### É. MENSTRUELLE.

*Hygiène* et *régime* de l'épilepsie essentielle.

*Purgation drastique* (eau de vie allemande, 20 gr.), avant l'apparition des règles. *Bains de pieds sinapisés*, et *scarifications du col* ou *sangsues* à l'anus à l'approche des règles.

Emploi du *bromure de potassium*, pendant 15 jours tous les mois ; commencer à l'administrer 10 jours avant l'apparition

présumée des règles et continuer à le donner pendant toute la durée de celles-ci (3 à 4 gr. par jour).

### É. D'ORIGINE NERVEUSE PÉRIPHERIQUE (plaies, compression d'un nerf).

*Intervention chirurgicale.*

### É. RÉFLEXE (vermineuse, pointe de hernie nouvelle)

Traitement approprié.

### É. SÉNILE.

Combattre l'artério-sclérose.

Surveiller avec grand soin l'état du rein.

Conseiller une *continence absolue ; défendre les boissons alcooliques et les fatigues.*

Administrer la *digitale*, le *strophantus* ou la *caféine*, pour fortifier l'action du cœur et diminuer l'anémie cérébrale.

Prescrire le *bromure de potassium.*

### É. SYPHILITIQUE.

*Traitement spécifique intense* : 6 à 10 gr d'onguent mercuriel en frictions, et 4 à 8 gr. d'iodure de potassium par la bouche ou par le rectum.

Après quelques semaines de traitement mixte, recourir à la méthode des traitements alternés de Fournier.

### É. TOXIQUE.

Traiter l'alcoolisme, l'absinthisme, le tabagisme, le saturnisme, l'urémie, l'acétonémie, etc.

## ÉPISTAXIS.

**É. légère.**

Introduire dans la narine et l'y maintenir un tampon de ouate imbibée d'une solution d'*antipyrine* à 1 p. 5, ou de *ferropyrine* à 1 p. 20, ou d'*eau hémostatique de Pagliari*.

Pratiquer des *irrigations froides* ou mieux *chaudes* à 48° et *astringentes*.

℞ Perchlorure de fer....... 5 gr.
Eau .................... 1 litre.

Ne pas recourir à l'application de perchlorure de fer, ni aux insufflations de poudres astringentes.

**É. grave.**

Pratiquer d'emblée le *tamponnement antérieur* à l'aide de petits bourdonnets de ouate ou de gaz aseptique, attachés à un fil, les uns à la suite des autres, espacés entre eux de 2 centimètres.

Commencer par laver la narine qui saigne, puis introduire à l'aide d'un stylet le premier bourdonnet, entre la cloison et le méat inférieur; introduire ensuite d'autres bourdonnets, jusqu'à remplir la partie antérieure du nez.

Laisser le tamponnement en place pendant 24 à 36 heures.

En même temps, pratiquer quelques injections hypodermiques d'*ergotine*.

**En cas d'érosion** (à la partie antérieure et inférieure de la cloison) : cautériser l'érosion avec le *crayon de nitrate d'argent,* ou bien avec l'*acide chromique* fixé au bout d'un stylet :

recueillir sur l'extrémité du stylet deux ou trois cristaux d'acide chromique ; porter alors dans la flamme d'une lampe à alcool le corps du stylet à environ 1 1/2 centimètres ou 2 centimètres de l'extrémité supportant les cristaux ; laisser fondre les cristaux, retirer ensuite le stylet du feu en le faisant rouler entre les doigts afin qu'il se forme une petite perle d'acide chromique adhérente à l'extrémité du stylet et cautériser.

Se servir aussi du *galvano-cautère.*

**Si le sang provient de la partie postérieure des fosses nasales** : pratiquer le *tamponnement antérieur* et *postérieur.*

Employer la *sonde de Belloc* ou une simple *sonde urétrale en caoutchouc, deux fils cirés* de 50 centimètres, une *pince de trousse ordinaire* et un *tampon* (tampon postérieur) de ouate ou de gaze aseptique de la grosseur et de la forme d'une petite noix, noué à sa partie médiane avec les deux fils, dont on laisse pendre les quatre bouts. *Cocaïner* le nez avec une solution à 1 p. 40. Introduire alors, par la narine qui saigne, la sonde en gomme, jusqu'à ce qu'elle vienne apparaître dans le pharynx buccal. la saisir avec la pince et la tirer hors de la bouche.

Passer et attacher dans l'œillet de la sonde les deux chefs de l'un des fils, puis retirer la sonde par le nez jusqu'à ce que le tampon vienne butter contre l'orifice postérieur des fosses nasales, sans le franchir.

Fixer les chefs de l'autre fil, qui restent dans la bouche, au coin des lèvres ou contre la joue correspondante à l'aide d'une plaque de diachylon.

Détacher la sonde, écarter les deux fils nasaux et dans leur écartement, bourrer les tampons antérieurs, par dessus nouer les deux bouts du fil de façon à enserrer et à lier ensemble les tampons antérieurs et le tampon postérieur.

Laisser ce tamponnement en place pendant 24 heures (Lubet-Barbon).

**Contre les symptômes d'anémie aiguë** : voy. *Anémie aiguë, Syncope.*

### É. A RÉPÉTITION.

Défendre les fatigues, les marches prolongées, les boissons alcooliques, le travail intellectuel prolongé; éviter le soleil.

Combattre la chloro-anémie, la débilité générale, l'impaludisme chronique; régler la menstruation.

Faire priser plusieurs fois par jour le mélange suivant :

℞  Antipyrine pulvérisée.....  50 cgr.
    Tanin ..................  1 gr.
    Sucre en poudre ........  10 —
                        (Rendu).

Prescrire la *quinine*, et l'*ergotine*, à petites doses.

℞  Bromhydrate de quinine ..  15 cgr.
    Ergotine................  10 —
    Excipient...............  Q. S.
    Pour 1 pilule : 4 pilules par jour (chez les enfants 2 à 3 pilules).

Respecter les épistaxis légères des cardiaques, des artério-

HERZEN.

scléreux, des brightiques, des hémorrhoïdaires, des femmes aménorrhéiques et des malades atteints de congestion cérébrale.

**Chez les cirrhotiques** : appliquer un vésicatoire sur la région hépatique (Verneuil).

**Chez les goutteux** : prescrire le traitement hygiénique, diététique et médicamenteux de la goutte, et en cas d'épistaxis persistante, provoquer la fluxion goutteuse vers les articulations (pédiluves chauds, vésicatoires).

**Au cours des maladies infectieuses** : combattre l'auto-intoxication; proscrire les antithermiques toxiques (antipyrine, antifébrine, etc.), recourir à la *balnéation froide ou tiède*; donner le *sulfate de quinine* associé à l'*ergotine* et à la *digitale.*

℞  Sulfate de quinine.......  25 cgr.
    Poudre d'ergot de seigle..  20 —
      — de digitale.......  5 —
    Pour 1 cachet : 4 à 5 par jour (Herzen).

Faire prendre des *boissons en abondance*, particulièrement des *boissons acides* : limonade sulfurique :

℞  Acide sulfurique au 10ᵉ...  20 gr.
    Eau distillée...........  875 —
    Sirop de sucre..........  125 —
    (Limonade sulfurique du Codex).

℞  Acide sulfurique dilué ...  4 gr.
    Hydrolat de menthe .....  180 —
    Sirop de framboises......  30 —
    1 cuillerée à bouche, toutes les heures.

Donner aussi le *perchlorure de fer.*

℞  Perchlorure de fer.......  4 gr.
    Eau de Rabel...........  2 à 4 —
    Sirop diacode ..........  30 —
    Eau....................  120 —
    Par cuillerées, toutes les 1 ou 2 heures.

                               15.

# ÉPITHÉLIOMA CUTANÉ

### *(Cancer épithélial)*.

**É. SUPERFICIEL NON ULCÉRÉ** (forme papillaire).

Recourir à la *cautérisation* pratiquée à l'aide du thermo-cautère ou du galvano-cautère.

Lavages et pansements anti-septiques.

**É. ULCÉRÉ**

**Si l'épithélioma est peu étendu** : intervenir par la *cautérisation* (thermo-cautère ou galvano-cautère), ou par le *raclage* ou rugination faite avec la curette tranchante de Vidal, après avoir insensibilisé la surface au chlorure d'éthyle ou par des injections dans le derme d'une solution de cocaïne à 1 p. 100 (3 à 5 seringues). Pratiquer l'hémostase avec du coton hydrophile, puis recouvrir la plaie de *chlorate de potasse* pulvérisé, et appliquer un simple pansement aseptique.

Laver la plaie, matin et soir, avec une solution concentrée de chlorate de potasse, puis la recouvrir d'une couche de chlorate de potasse pulvérisé et panser à la ouate sèche.

Après deux à trois jours de ce traitement, continuer les lavages avec une solution de chlorate de potasse sur la plaie, que l'on recouvrira d'une poudre antiseptique (salol, aristol, dermatol, iodol, xéroforme, sanoforme, amyloforme) (Brocq).

Employer aussi la *pommade au chlorate de potasse* :

℞ Chlorate de potasse. 1 à 2 gr.
Vaseline . . . . . . . . . . . 30 —
(Gaucher).

Si l'on veut recourir au traitement par les *caustiques* seuls, faire usage de l'*acide lactique* et de l'*acide salicylique* :

℞ Acide lactique . . . . 60 parties.
— salicylique . . 30 —
A appliquer tous les jours.

Ou bien, instituer le traitement par le *bleu de méthylène*, *suivi de cautérisation à l'acide chromique* : déterger l'ulcération au moyen de pulvérisations légèrement antiseptiques, puis teindre toutes les parties ulcérées avec la solution suivante :

℞ Bleu de méthylène . . . . . 1 gr.
Alcool . . . . . . . . . . . } āā 10 —
Glycérine . . . . . . . . }

Toucher ensuite toutes les parties teintes en bleu, avec un stylet d'acier trempé dans :

℞ Acide chromique . . . . . . 2 gr.
Eau distillée . . . . . . . . . 10 —

Puis, panser avec des compresses imbibées de solution de sublimé à 1 p. 1000.

Employer aussi les caustiques suivants : *pâte de Vienne, caustique de Filhos, potasse caustique, chlorure de zinc.*

Préférer l'emploi de l'*arsenic* qui est plus actif que tous les caustiques ci-dessus mentionnés ;

℞ Acide arsénieux... 2 parties.
Sulfure de mercure 6 —
Eponge calcinée .. 12 —

Déterger l'ulcération à l'aide de cataplasmes ou de pulvérisations, et après avoir avivé la surface avec un peu d'ammoniaque, la recouvrir avec une petite quantité de cette pâte.

Recourir à la *méthode de Cerny et de Trunecek* (de Prague) : nettoyer et absterger le foyer néoplasique, au besoin cruenter l'ulcération cancéreuse sur une petite étendue, puis badigeonner toute la surface du cancer avec la mixture arsenicale suivante :

℞ Acide arsénieux......... 1 gr.
Alcool éthylique .. }
Eau distillée...... } āā 75 —

Laisser évaporer à l'air libre, puis panser à plat ou mieux laisser l'ulcère sans pansement.

Répéter les badigeonnages tous les jours une fois.

Au cours de la médication plus l'escarre devient épaisse, plus le topique doit être énergique ; employer une solution à 1 p. 100 et même à 1 p. 80.

℞ Acide arsénieux.......... 1 gr.
Alcool éthylique... }
Eau distillée...... } āā 40 —

Poursuivre le traitement tant qu'après l'application du topique il se forme une croûte de couleur foncée, résistante et adhérente.

Cesser le traitement lorsque apparaît une croûtelle jaunâtre mince et facile à détacher (Cerny et Trunecek).

Pour diminuer la douleur causée par les badigeonnages d'acide arsénieux, incorporer à la solution arsenicale 1 gr. d'*orthoforme* (Badal et Ginestous).

Enfin pratiquer l'*extirpation* du néoplasme.

**Si l'épithélioma est très étendu** : insensibiliser la surface ulcérée avec une solution de cocaïne à 1 p. 20, puis faire, tous les jours deux fois, des *lavages avec une solution concentrée de chlorate de potasse*, suivis d'*applications de chlorate de potasse en poudre*, ou de *ouate hydrophile imbibée d'une solution concentrée de cet agent*.

Quand le chlorate de potasse a suffisamment agi, appliquer une poudre antiseptique (salol, dermatol, aristol, iodol) ou bien la pommade suivante :

℞ Résorcine.......... 1 gr.
Chlorate de potasse. 4 —
Vaseline ..... }
Lanoline ..... } āā 10 —
(Brocq).

Cautériser ultérieurement à l'aide du chlorate de potasse les points qui ne sont pas encore cicatrisés, ou bien les volatiliser au *thermocautère* ou au *galvano-cautère* (Brocq).

# ÉRECTIONS DOULOUREUSES.

Donner les *bromures*, l'*anti-pyrine*, le *camphre*, le *camphre* monobromé, l'*opium*, la *belladone*.

Pratiquer des injections de *cocaïne* à 2 p. 100, dans l'urètre.

Voy. *Blennorragie*.

℞ Bromure de camphre... ⎫ āā 4 gr.
Extrait de valériane... ⎬
Poudre de valériane ........ Q. S.

Pour 20 pilules : 6 par jour.

℞ Camphre.................. 10 cg.
Extrait d'opium ....... ⎫ āā 1 —
— de jusquiame .. ⎬

Pour 1 pilule : 4 à 6 pilules par jour (Herzen).

℞ Camphre ........... 50 cgr.
Extrait d'opium ..... 5 —
Jaune d'œuf......... n° I.
Eau tiède ........... 200 gr.

Pour 1 lavement (Ricord).

Voy. *Satyriasis*.

# ÉROSIONS DU COL UTÉRIN.

Appliquer des topiques modifiant légèrement les surfaces malades, tels que la *teinture d'iode* et les solutions de *nitrate d'argent* à 1/30.

℞ Teinture d'iode........... 20 gr.
Chlorhydrate de morphine.. 1 —
(Lutaud).

℞ Iode pur................. 50 cgr.
Teinture d'iode........ ⎫ āā 10 gr.
— de noix de galle ⎬

Appliquer sur le col avec un pinceau; tamponner ensuite avec de la ouate. Répéter les applications tous les 2 jours

Ou bien employer le mélange suivant :

℞ Glycérine.............. 100 gr.
Sulfate de zinc......... 2 —
Essence de wintergreen. X gtt.

Imbiber un tampon de ce mélange et l'appliquer sur le col (Lutaud).

Insufflations de *poudres astringentes* (tanin, tannal, alun, dermatol), *antiseptiques* (acide borique, iodoforme, aristol, iodol) ou *kératoplastiques* (iodoforme, thiol, amyloforme).

℞ Amyloforme..........⎫ āā 10 gr.
Sous-nitrate de bismuth⎬
Oxyde de zinc........⎭
(Herzen .

Voy. *Ectropion des lèvres du col*.

**Lorsque le col est volumineux, rouge et tuméfié**, recourir à *l'ignipuncture* : introduire deux ou trois pointes de feu à 1 centimètre de profondeur sur chacune des lèvres du col. Employer un spéculum de Fergusson pour ne pas s'exposer à brûler les parois vaginales. Faire suivre l'ignipuncture d'une abondante injection froide et d'un tamponnement à la gaze iodoformée.

Traiter les petites plaies résultant de la chute des eschares ci-dessus (Lutaud).

Voy. *Déchirures du col, Ectropion des lèvres du col, Ulcérations du col*.

# ÉROSIONS, EXULCÉRATIONS STOMACALES.

(Voy. *Hématémèse, Ulcère de l'estomac*).

# ÉRUCTATIONS NERVEUSES.

Traitement général de l'hystérie ; *bromure de potassium.*

# ÉRUPTIONS

### É. BROMIQUES ET IODIQUES.

*Régime lacté ; alcalins* à hautes doses. *Purgatifs salins* répétés. *Antiseptie intestinale. Bains savonneux,* 2 à 3 par semaine. *Pulvérisations boriquées* ou *phéniquées* locales, matin et soir, pendant une demi-heure. *Cataplasmes d'amidon* froids.

### É. PRURIGINEUSES INFANTILES.

Voy. *Strophulus.*

# ÉRYSIPÈLE

### É. DE LA FACE.

TRAITEMENT GÉNÉRAL :

Repos au lit, purgatifs, toniques, alcool, stimulants diffusibles, antithermiques, de préférence *quinine, phénacétine* et *antipyrine.*

*Alimentation liquide* : lait, bouillon, eau vineuse, limonades en grande quantité.

**En cas de délire avec hyperthermie** : recourir aux *bains tièdes* ou *froids.*

Donner *l'alcool* et *l'opium* à hautes doses, si l'alcoolisme est en cause.

**En cas d'intoxication grave** : pratiquer des *injections sous-cutanées de sérum artificiel ;* prescrire les *diurétiques* et la *caféine.*

SÉROTHÉRAPIE par le *sérum antistreptococcique de Marmorek :* injecter 20 centimètres cubes de sérum, toutes les 12 ou 24 heures, selon la gravité des symptômes, jusqu'à disparition complète de tous les symptômes pathologiques.

Prescrire *l'aconitine cristallisée,* à la dose de 1 mgr. dans les 24 heures en plusieurs fois, ou :

℞ Extrait de *feuilles* d'aconit. 3 cgr.
Poudre de *feuilles* d'aconit. 5 —

Pour 1 pilule : 3 pilules dans les 24 heures.

TRAITEMENT LOCAL.
Saupoudrer les parties atteintes avec :

℞ Benzoate de bismuth.     ãã 20 gr.
Poudre d'amidon.....
(Grasset).

Ou bien recourir à l'une des médications suivantes :

*Compresses* imbibées d'une solution d'acide phénique à 1 ou 3 p. 100, de sublimé à 1 p. 1000, d'ichtyol à 1 p. 10.

*Pulvérisations* avec une solution d'acide phénique à 3 p. 100 de phénosalyl à 3 p. 100, à 2 p. 100, de sublimé à 1 p. 500, ou bien avec :

℞ Sublimé.......... ) ãã 1 gr.
  Acide tartrique ... )
  Alcool à 90°............. 5 cc.
  Ether...... Q. S. p. f. 50 —

Pour pulvérisations faites avec un pulvérisateur à main, 2 à 3 fois par jour : ne pas redouter la vésication, chercher au contraire à l'obtenir (Talamon).

*Badigeonnages* avec des solutions aqueuses d'ichtyol :

℞ Ichtyol .......... 30 gr.
  Eau ............. 70 —

Pour badigeonnages : un badigeonnage par jour.

℞ Ichtyol..... )
  Glycérine... } ãã 20 gr.
  Eau ....... )

Pour badigeonnages.

Recourir au *traitement compressif* :

℞ Traumaticine... ) ãã 20 gr.
  Ichtyol......... )
        (Juhel-Rénoy).

Pratiquer des badigeonnages trois à quatre fois par jour au niveau du bourrelet en empiétant sur la peau saine.

Employer aussi le *collodion iodoformé* ou au *sublimé*.

*Injections* dans l'épaisseur de la plaque ou mieux au niveau du bourrelet avec une solution d'acide phénique à 3 p. 100 ; injecter quatre à cinq seringues de Pravaz par jour et pratiquer les injections à 5 ou 6 centimètresl'une de l'autre (Hueter).

Recourir aussi aux injections intra-dermiques faites au niveau de la plaque avec une solution d'actol à 1/2 p 100, de sublimé ou une solution iodo-iodurée ou de trichlorure d'iode.

*Pommades :*

℞ Résorcine ............ 5 gr.
  Onguent napolitain.... 10 —
  Axonge ............ 20 —

Pour onctions, matin et soir.

℞ Ichtyol .......... ) ãã 10 gr.
  Onguent napolitain )
  Lanoline............. 20 —
        (Herzen).

℞ Acide phénique .......... 1 gr.
  Ichtyol.............) ãã 10 —
  Essence de térébenthine.)
  Lanoline............... 20 —

℞ Sublimé.......... 40 cgr.
  Axonge........... 30 gr.

**Chez le nouveau-né** : appliquer sur la région ombilicale la pommade suivante :

℞ Sublimé.......... 5 cgr.
  Sucrate de chaux. 10 gr.
  Vaseline ......... 40 —
        (C. Paul).

Ou badigeonner deux fois par jour la plaque érysipélateuse avec :

℞ Ichtyol..... )
  Lanoline... } ãã 30 gr.
  Eau........ )
        (Radcliffe).

**É. DES MEMBRES.**

*Désinfection* du foyer originel : débrider largement la plaie, gratter, cautériser au chlorure de zinc à 1 p. 10.

Appliquer ensuite sur le membre malade des *compresses* imbibées d'une solution antiseptique (acide phénique à 2 p. 100, lysol à 1 p. 100, phénosalyl à 2 p. 100) et recouvertes de taffetas imperméable.

Pratiquer des *badigeonnages*, une ou deux fois par jour, avec une solution aqueuse d'ichtyol au tiers.

Recourir à la *balnéation antiseptique*.

# ÉRYTHÈMES

**É. POLYMORPHE.**

Traiter l'état général (arthritisme, lymphatisme).

Combattre la fièvre par la quinine.

**En cas de formation de vésicules et de bulles :**

℞ Sulfate de quinine.. ) āā 10 cgr.
Ergotine............ )
Extrait de belladone .... 1 mg.
Pour 1 pilule : 4 à 8 pilules par jour
(Brocq).

**S'il n'y a pas de fièvre et pas de vésicules :** prescrire l'*iodure de potassium* (1 à 3 gr. par jour) (Brocq).

**Contre l'érythème congestif de la ménopause :** donner l'*ichtyol* (1 pilule de 15 cgr. à la fin de chaque repas), associé au *sulfate de quinine* (5 à 10 cgr.).

LOCALEMENT :

Appliquer une *pommade à l'oxyde de zinc* et au *sous-nitrate de bismuth*, puis poudrer avec une *poudre inerte* :

℞ Oxyde de zinc......... 5 gr.
Talc................ 10 —
Amidon.............. 20 —

**En cas de douleur :** lotions avec l'*eau blanche* ou avec une *solution d'acide phénique* à 1 p. 100.

Pommades à l'*acide phénique* et au *menthol*.

℞ Acide phénique... ) āā 50 cgr.
— salicylique.. )
Vaseline............ 50 —

℞ Menthol............. 2 gr.
Vaseline............ 50 —

Employer aussi le *glycérolé tartrique*.

**En cas d'éruption vésiculobulleuse douloureuse :** *Ouvrir les bulles* avec une aiguille aseptisée ; puis lotions anti-prurigineuses à l'*acide phénique*, au *sublimé*, à la *cocaïne*.

Pratiquer, au besoin, la cautérisation des surfaces à vif avec le *nitrate d'argent* en solution (Brocq).

**En cas d'érythème polymorphe de cause morale** (femmes névropathes au moment des règles) : donner l'*iodure de potassium* à la dose de 1 gr. 50 à 2 gr. par jour.

**É. syphilitique polymorphe.**

Traitement général de la syphilis.

Poudrer avec de l'*oxyde de zinc*, du *sous-nitrate de bismuth*, du *talc*, du *calomel* :

℞ Poudre de lycopode.... 50 gr.
Acide salicylique.. ) āā 1 —
Calomel.......... )
(Maurin).

**É. INDURÉ DES JEUNES FILLES SCROFULEUSES.**

Prescrire l'*huile de foie de morue*, le *sirop d'iodure de fer*.

*Repos absolu* au lit, pendant quelques semaines ; défendre les occupations obligeant à rester debout.

LOCALEMENT : pratiquer la *compression ouatée* ou *élastique* des jambes. Appliquer de l'*emplâtre de Vigo* ou de l'*emplâtre rouge de Vidal*.

Recourir au *massage* et aux *douches chaudes*, particulièrement aux *douches sulfureuses*.

Pratiquer des *cautérisations profondes* avec la pointe fine du galvano-cautère.

### É. INFANTILE·

*Soins de propreté très rigoureux*, changer les linges de l'enfant chaque fois qu'ils sont souillés par les urines ou les matières fécales ; *laver* à l'eau tiède, à la décoction de feuilles de noyer, bien essuyer et *poudrer* à la poudre de talc, de lycopode, d'oxyde de zinc.

Ne pas abuser des lavages et procéder avec douceur, pour ne pas irriter la peau.

Employer les *bains de son*, d'*amidon*, de *feuilles de noyer*.

Insister surtout sur l'emploi des *poudres absorbantes* et *antiseptiques*.

℞ Acide borique........... } ãã 5 gr.<br>
　Alun.................... }<br>
　Craie préparée............ 　40 —<br>
　Poudre d'amidon........... 100 —<br>
　　　　　　　　(Comby).

℞ Acide borique pulvérisé. } ãã 10 gr.<br>
　Alun pulvérisé......... }<br>
　Oxyde de zinc.......... } ãã 30 —<br>
　Talc................... }<br>
　Amidon............... 　60 —<br>
　　　　　　　　(Herzen).

**En cas d'intertrigo** : isoler les parties malades avec des bourdonnets de coton hydrophile.

**S'il n'y a pas de suintement** : enduire les parties malades avec une *pommade inerte* :

℞ Salol ou acide borique.. }<br>
　Oxyde de zinc ou sous- } ãã 2 à 3 gr.<br>
　　nitrate de bismuth.. }<br>
　Vaseline...............　　30 —

### É. NOUEUX.

*Repos au lit. Purgatif* : huile de ricin.

**Contre la fièvre** : *antipyrine, salicylate de soude, quinine.*

**S'il n'y a pas de fièvre** : donner l'*iodure de potassium* (1 à 3 gr. par jour), prescrire les *alcalins*.

Chez les syphilitiques (période secondaire et tertiaire), instituer le *traitement antisyphilitique mixte*.

Chez les paludéens, prescrire la *quinine*.

Localement : Enduire les parties malades avec le *baume tranquille* ou le liniment suivant :

℞ Laudanum de Sydenham.. 　5 gr.<br>
　Chloroforme ............. 　10 —<br>
　Huile de jusquiame..... }<br>
　— camphrée ........ } ãã 25 gr.<br>
　Baume tranquille....... }<br>
　　　　　　　　(Herzen).

Ou bien appliquer, 2 fois par jour, la pommade suivante :

℞ Acide salicylique......... }<br>
　Lanoline............... } ãã 10 gr.<br>
　Essence de térébenthine. }<br>
　Axonge.................　　80 —<br>
　　　　　　　　(Bourget).

Faire des *lotions résolutives* avec :

℞ Chlorure d'ammonium.... 　10 gr.<br>
　Eau..................... 500 —<br>
　Teinture d'arnica......... 　30 —

## ÉRYTHRASMA.

Badigeonnages répétés avec de la *teinture d'iode*, jusqu'à desquamation complète des téguments, puis savonnages quotidiens avec du *savon au soufre*, à l'*acide salicylique*, à la *résorcine*, à l'*ichtyol*, au *naphtol*.

Après les savonnages, poudrer avec :

℞ Soufre.............. 1 gr.
Talc.............. 100 —
(Brocq).

Conseiller aussi les lotions de *sublimé* à 1 p. 500, et employer les *pommades à base de soufre*, de *résorcine*, de *turbith minéral*, d'*oxyde jaune de mercure*.

℞ Soufre.............. } āā 1 gr.
Acide salicylique..... }
Vaseline.............. 30 —
(Herzen).

℞ Turbith minéral...... } āā 1 gr.
Soufre.............. }
Vaseline.............. 30 —

Continuer le traitement pendant longtemps, pour éviter les récidives.

·**En cas de récidives** : reprendre les applications iodées, et si la teinture d'iode pure est mal supportée, la dédoubler avec de l'alcool à 66° (Brocq).

## ESTHIOMÈNE DE LA VULVE.

Traitement général antituberculeux.

Localement : Prescrire des soins minutieux de propreté, des attouchements à la *teinture d'iode*, des pansements à la *résorcine*.

℞ Résorcine............ 5 gr.
Glycérine............ 50 —
Pour badigeonnages.

℞ Résorcine............. } āā 2 gr.
Chlorate de potasse.... }
Vaseline................ 20 —
Lanoline................ 10 —
(Herzen).

Voy. *Cancer vulvaire et vaginal*.

Recourir aux *excisions* au thermocautère et au bistouri.

## EXANTHÈME MENSTRUEL.

Prendre pendant 3 jours avant l'apparition des règles, 1/2 à 1 1/2 milligr. de *sulfate d'atro-* pine, en 3 ou 4 fois, dans les 24 heures.

*Purgation*.

## EXCITABILITÉ NERVEUSE.

(Voy. *Nervosisme*.)

## EXCORIATIONS DU MAMELON.

(Voy. *Crevasses du sein*).

# EXOPHTALMIE.

**Si la cornée est insuffisamment recouverte** : appliquer le *bandeau compressif* en permanence, pratiquer la *suture des paupières*, la *tarsorraphie* partielle ou totale (Panas).

## FAIBLESSE CONGÉNITALE

*Couveuse.*

*Gavage* en procédant de la manière suivante : verser le lait avec une cuiller dans le nez, l'enfant étant couché sur le dos, la tête legèrement inclinée en bas. Ou bien se servir d'une seringue pour injecter le lait dans le nez : injecter goutte à goutte.

*Bains prolongés* à 37°, d'après la méthode de Winkel; *bains sinapisés* (200 gr. de moutarde pour 20 à 30 litres d'eau).

*Inhalations d'oxygène* ; injections sous-cutanées de *sérum artificiel*, pratiquées tous les jours, à la dose de 5 centimètres cubes.

# FAUX CROUP.

(Voy. *Laryngite striduleuse*).

# FAVUS.

**F. DU CORPS.**

*Enucléer avec soin les godets;* s'ils sont nombreux, les ramollir par un bain savonneux ou avec :

℞ Savon noir.......... | ãã 20 gr.
   Axonge ............. |
                    (Brocq).

℞ Soufre............. | ãã 20 gr.
   Axonge............. |

℞ Huile de cade........ | ãã 20 gr.
   Savon noir.......... |
               (Brocq).

Puis laver énergiquement la partie malade.

Faire ensuite quelques *applications de parasiticides*, surtout de *teinture d'iode*.

**F. DU CUIR CHEVELU.**

Couper les cheveux ras; faire tomber les croûtes à l'aide de *cataplasmes de fécule* boriqués ou les ramollir avec de la *glycérine*, de l'*huile d'amandes douces*, de l'*huile d'olives*, pures ou additionnées d'acide phénique, d'acide salicylique, de baume de Pérou, avec parties égales de savon noir ou d'axonge (Brocq).

**Si les croûtes sont trop épaisses,** après avoir appliqué un corps gras, mettre la *calotte de caoutchouc* pendant la nuit. Le lendemain matin, savonner avec la *décoction de Panama* ou du *savon noir*.

Ou bien frictionner avec :

℞ Huile de cade............. | 5 gr.
   Savon.................. | 3 —
   Glycérolé d'amidon........ | 30 —
              (Brocq).

Puis appliquer des cataplasmes, enfin savonner au savon noir.

**Quand la tête est bien nettoyée** : *Epiler*.

S'il y a plusieurs points attaqués, disséminés et diffus, épiler toute l'étendue du cuir chevelu, au moins une première fois, et circonscrire, dans les épilations successives, le champ d'épilation, suivant la configuration des parties atteintes. S'il n'y a qu'un seul point pris, on peut n'épiler que la région malade, dans un rayon de 2 centimètres autour d'elle (Brocq).

Enlever tous les poils malades et appliquer :

℞ Teinture d'iode.......... 90 gr.
Glycérine............... 10 —
Bichlorure d'hydrargyre . 20 cgr.
(Unna).

Ou bien :

℞ Turbith minéral....... 1 gr.
Vaseline............. 30 —
(Brocq).

℞ Sulfate de cuivre .. 50 cgr. à 1 gr.
Vaseline.......... 30 —

℞ Acide phénique....... 2 gr.
Vaseline............. 30 —

**Si les applications parasiticides produisent trop d'inflammation**, les remplacer momentanément par des cataplasmes de fécule ou des pommades calmantes, telles que :

℞ Acide borique......... 1 gr.
Vaseline............. 20 —

**Quand les cheveux ont repoussé** (au bout de 4 à 6 semaines) : *épiler à nouveau* et ainsi de suite, jusqu'à disparition de la rougeur du cuir chevelu et de la desquamation. La **durée du traitement** varie entre 10 mois et 3 ans.

Ou bien instituer le *traitement de Quinquaud* :

1° *Raclage* avec une curette, pour enlever mécaniquement les champignons.

2° *Lotions* avec :

℞ Bichlorure de mercure... 1 gr.
Biiodure de mercure..... 15 cgr.
Alcool.................. 35 gr.
Eau.................... 250 —

3° Au bout de 3 à 4 jours, *épilation*.

4° *Nouveau raclage* à la curette.

5° *Emplâtre* en permanence :

℞ Biiodure de mercure .... 15 cgr.
Bichlorure de mercure... 1 gr.
Emplâtre simple........ 250 —
(Quinquaud).

Si cet emplâtre est trop irritant, prescrire la *pommade iodée* suivante :

℞ Iode.................. 1 gr.
Iodure de potassium .. 10 —
Vaseline............. 100 —

Ou faire des badigeonnages à la :

℞ Teinture d'iode..... 10 gr.

Répétés tous les 2 ou 3 jours, suivant qu'ils produisent plus ou moins de dermite.

6° Faire des frictions à l'*essence de térébenthine*, chaque fois que l'on coupe les cheveux.

**F. UNGUÉAL.**

Essayer le traitement suivant : commencer par vaporiser sur l'ongle, au moyen d'un pulvéri-

sateur ordinaire, le liquide ci-
dessous :

   ℞ Pyrogallol............ 1 gr.
      Ether sulfurique........ 100 —
      Cire jaune............ 20 cgr.
               (Leistikow)

Puis badigeonner l'ongle avec :

   ℞ Pyrogallol.......... 1 gr 50 cgr.
      Naphtol β........... 2 —
      Précipité blanc...... 1 —
      Teinture de Gaïac.... 30 —
              (Leistikow).

**En cas d'échec** : enlever
mécaniquement les dépôts jau-
nâtres partiels, ou, si l'altération est diffuse, appliquer des
*emplâtres hydrargyriques.*

*Enlever l'ongle* et envelopper
le doigt avec des *compresses
trempées dans du sublimé*
(Brocq).

# FÉTIDITÉ DES LOCHIES.

(Voy. *Endométrite puerpérale septique, Fièvre puerpérale,
Vaginite aiguë*).

# FIBROMES UTÉRINS.

**Au début,** avant que la malade soit anémiée et épuisée par
les métrorragies, conseiller le
TRAITEMENT CHIRURGICAL CURATIF.

**F. du museau de tanche et
f. du corps pédiculisés** : voy.
*Polypes.*

**F. sous-muqueux** : *Enucléation, extirpation* par torsion
ou par morcellement.

**F. sous-séreux plus ou
moins pédiculisé** : *Myomectomie.*

**F. interstitiel à noyau uni-
que, énucléable** : *Hystérotomie
partielle, hystérectomie supra-
vaginale,* et dans certains cas
*énucléation intrapéritonéale*

**F. multiples** : *Laparotomie*
suivie d'hystérectomie sus-vaginale, ou hystérectomie vaginale.

**F. intraligamentaires et
pelviens** : décortication de la
tumeur, suivie d'*énucléation.*

**F. infectés, gangrenés,
sphacélés** : en cas de fibrome
sous-muqueux, pratiquer des

*injections intra-utérines de su-
blimé* à 1 p. 2000; faire suivre
chaque injection d'une irrigation intra-utérine indifférente,
capable d'assurer l'évacuation
complète de l'antiseptique toxique, se servir d'eau stérilisée
bouillie ou d'eau bouillie additionnée de sel marin (6 à 7
p. 1000), ou bien employer la
*solution iodo-iodurée* suivante :

   ℞ Iode................. 4 gr.
      Iodure de potassium.. 8 —
      Eau distillée........ 150 —

A verser dans 2 litres d'eau à 38°;
pour une irrigation intra-utérine répétée
2 à 3 fois dans les 24 heures.

Faire aussi usage du *trichlorure d'iode* en solution à 2 p.
1000 (Herzen).

Recourir à la *laparotomie
suivie de l'ablation de l'utérus.*

En cas de polypes fibreux :
voy. *Polypes.*

Dans tous les cas, *l'apparition
de phénomènes septicémiques est*

*une indication formelle d'inter-vention.*

### F. COMPLIQUÉS DE GROSSESSE.

**Pendant la grossesse :** dans bon nombre de cas, se borner à *surveiller la marche de la grossesse* et intervenir différemment selon la nature des accidents qui se présentent.

**En cas de suintements et d'hémorragies légères :** prescrire seulement le *repos absolu* et l'*hydrastinine.*

**En cas de menaces d'avortement ou d'accouchement prématuré :** *repos absolu,* administrer le *laudanum* par la voie rectale, pratiquer des injections de *morphine* (voy. *Avortement*).

**En cas de rétroversion gravidique :** pratiquer la *réduction manuelle.*

**En cas de sérieuse diminution des diamètres, au septième mois et demi ou huitième mois, due à un fibrome mural ou vers le Douglas :** pratiquer l'*accouchement prématuré,* avec ou sans application de forceps.

**En cas de phénomènes d'incarcération :** recourir à l'*avortement provoqué,* à l'*ablation du fibrome* (Dührssen), à l'*amputation utéro-ovarique.*

**En cas d'accidents brusquement menaçants pour la mère, obligeant à interrompre la grossesse** (accroissement rapide de la tumeur, gêne considérable, hémorragies graves) **et lorsque le col est inaccessible :** pratiquer l'*opération césarienne* (Martin, Tuffier) qui peut être suivie ou non de l'*opération de Porro.*

**En cas de dégénérescence de la tumeur fibreuse ou de suppuration :** recourir à l'*amputation utéro-ovarienne de Porro.*

INDICATIONS TIRÉES DU SIÈGE DE LA TUMEUR (pendant la grossesse).

**F. sous-séreux pédiculé ou sessile du fond de l'utérus :** *expectation.*

**F. pédiculé siégeant franchement sur le milieu du fond de la matrice :** *expectation ;* en cas d'accidents, pratiquer la *myomectomie.*

**F. interstitiel à évolution abdominale :** *expectation ;* en cas de compression, recourir à l'*avortement provoqué* ou à l'*accouchement prématuré.* En cas d'inflammation ou de fonte purulente de la tumeur, pratiquer l'*amputation supra-vaginale.*

**F. pelvien :** recourir à l'*expectation* surtout s'il n'existe aucun phénomène sérieux de compression ; tenter la *myomotomie vaginale,* si la tumeur est facilement accessible par le vagin, mais lorsque la tumeur occupe une situation rendant tout accouchement impossible, pratiquer l'*amputation utéro-ovarienne de Porro.*

**En résumé :** *n'intervenir que quand les circonstances y obligent impérieusement, et si la grossesse suit un cours à peu près normal, attendre le moment du travail* (Maygrier).

### PENDANT L'ACCOUCHEMENT.

Combattre l'irrégularité des

contractions, l'inertie utérine et la rigidité du col (voy. ces différents paragraphes).

**F. du segment inférieur** (facilement accessible par la voie vaginale) **ou du col** : *extirpation* de la tumeur par le vagin ; suivant que la tumeur est plus ou moins pédiculée, recourir à la *torsion*, à la *ligature*, à l'*excision* ou à l'*énucléation* après incision au bistouri.

**Lorsque le fibrome n'est pas situé de façon à opposer un obstacle à la sortie du fœtus** et qu'il détermine simplement par sa présence de l'**inertie utérine** : surveiller attentivement l'état de la mère et de l'enfant, activer au besoin la marche de la dilatation par des irrigations vaginales chaudes, et quand celle-ci sera complète, terminer l'accouchement artificiellement, s'il y a lieu (Maygrier).

**F. occupant l'excavation et gênant plus ou moins le passage du fœtus** : *expectation* tant qu'aucun danger ne menace la mère ni l'enfant (l'ascension de la tumeur peut avoir lieu et permettre un accouchement spontané).

Si après une certaine attente la tumeur reste immobile, pratiquer le *refoulement manuel* : introduire la main tout entière dans le vagin et appuyer sur la tumeur pour la repousser en haut au-dessus du détroit supérieur. Placer, au besoin, la femme dans la situation génupectorale, ou bien la laisser couchée sur le dos, la mettre en travers du lit et administrer du chloroforme.

Si le refoulement échoué : terminer l'accouchement, toutes les fois qu'il y aura un passage suffisant et que la présentation fœtale et la dilatation du col le justifieront, par le *forceps* ou par la *version*.

Lorsqu'on a le choix entre ces deux opérations : préférer le forceps (Maygrier).

Dans le cas de rétrécissement léger ne justifiant pas l'opération césarienne, recourir aux *pelviotomies pubiennes* ou *ischiopubiennes*.

Quand on ne peut recourir ni au forceps ni à la version, faute d'espace suffisant, et si l'enfant est mort : pratiquer l'*embryotomie* (crâniotomie suivie de la crânioclasie ou de la basiotripsie). Si l'enfant est vivant : pratiquer la *section césarienne simple* ou conservatrice ou bien la faire suivre de l'*amputation utéro-ovarique* (les résultats pour la mère sont analogues à ceux de l'embryotomie et cette opération la débarrasse de ses fibromes).

**En cas de fibrome et de bassin rétréci** : *opération césarienne* ou mieux *opération de Porro.*

**PENDANT LA DÉLIVRANCE.**

**En cas d'hémorragie** : voy. *Hémorragie de la délivrance.*

**En cas de rétention du placenta** : voy. *Rétention du placenta.*

**En cas d'inertie utérine** : se garder de l'emploi des préparations d'ergot de seigle, tant que l'utérus n'est pas entièrement vide.

Voy. *Hémorragie de la délivrance.*

**PENDANT LES SUITES DE COUCHES.**

*Antisepsie rigoureuse (voy. antisepsie obstétricale)*

**Si la tumeur est accessible par le vagin :** en tenter *l'ablation.*

**En cas d'accidents septicémiques :** pratiquer la laparotomie, suivie de *l'ablation de l'utérus* fibromateux (Hégar, Freund, Oberdrecht).

TRAITEMEMT PALLIATIF.

*Régime fortifiant; toniques,* ne pas donner les préparations martiales, qui pourraient rendre les métrorragies plus abondantes. *Arsenicaux ; cacodylate de soude, glycérophosphates.*

Pratiquer des *injections de citrate de fer soluble* et d'*arsenic* :

℞ Citrate de fer ammoniacal
    soluble.................... 5 gr.
Arséniate de soude.....⎰ āā 50 mg.
Sulfate de strychnine..⎱
Eau stérilisée. Q. S. p. f. 50 c.c.
Injecter progressivement de 1/2 à 1 seringue de Pravaz tous les jours (contre-indiqué en cas d'hémorragies) (Herzen).

*Cure thermale* aux eaux de Salins, Salies-de-Béarn, Kreuznach.

Faire porter une *ceinture hypogastrique* et conseiller le *repos absolu au lit,* pendant la durée des règles, pour éviter les hémorragies.

Défendre les fatigues, les longues marches, la danse, l'équitation.

Combattre la constipation.

**Contre la tumeur :** pratiquer des injections d'*ergotine,* répétées tous les jours, pendant deux mois, à la dose de 20 à 25 cgr. (Hildebrand).

℞ Eau distillée............ 4 gr.
Hydrate de chloral ...... 50 cgr.
Ergotine................. 20 gr.
Injecter 1 seringue de Pravaz, tous les jours.

Recourir à l'*électrothérapie :* l'électricité est souvent le meilleur palliatif. Conseiller l'électrothérapie dans les cas suivants : 1° petit ou moyen fibrome, ne dépassant pas l'ombilic; 2° fibrome unique ou peu lobulé, interstitiel ou sous-muqueux, plutôt mou que dur; 4° fibrome sans lésions des annexes; 5° aux approches de la ménopause.

*Faradisation :* employer l'appareil de Gaiffe, de Chardin ou de Trouvé ; appliquer un pôle sur le col, l'autre sur l'abdomen.

Cette méthode est longue et peu dangereuse ; elle peut provoquer l'expulsion d'un fibrome volumineux.

*Electrolyse :* souvent dangereuse.

Méthode d'Apostoli : courants intenses, 110 à 350 milliampères. Pôle positif, hystéromètre de platine, introduit et même enfoncé dans l'épaisseur du parenchyme utérin, dans le col ou l'utérus. Pôle négatif, appliqué sur l'abdomen au moyen d'un gâteau de terre glaise, destiné à diffuser le courant.

Cette méthode est contre-indiquée toutes les fois qu'il existe un processus inflammatoire aigu ou subaigu de l'utérus, des annexes, du paramétrium.

Pratiquer la *castration*.

INDICATIONS DE LA CASTRATION : Cette opération est particulièrement indiquée dans les cas où les hémorragies constituent le phénomène dominant, celui contre lequel on veut lutter.

Elle est en général indiquée toutes les fois qu'elle doit être beaucoup moins grave que l'hystérectomie et que celle-ci n'est pas formellement indiquée par des phénomènes de compression.

La castration peut être préférée à toute autre intervention dans le cas de fibrome interstitiel à évolution abdominale, petit ou de moyen volume, dans celui de corps fibreux intra-ligamentaire et pelvien, au commencement de leur évolution, et lorsque la cavité utérine mesure de 11 à 14 centimètres.

L'état anémique des malades est encore une indication spéciale pour l'ablation des ovaires, de préférence à celle de l'utérus.

La castration est enfin indiquée quand l'ouverture du ventre a démontré les risques excessifs d'une hystérectomie préméditée, tout en indiquant la possibilité et l'utilité d'une extirpation des ovaires (Pozzi).

Réserver cette opération aux malades qui présentent des complications cardiaques et rénales, chez lesquelles il est impossible de pratiquer une opération de longue durée.

CONTRE-INDICATIONS : La castration est contre-indiquée dans les grosses tumeurs (danger d'œdème ou de mortification) ; dans les tumeurs même moyennes occasionnant des accidents marqués de compression ; dans les tumeurs fibro-kystiques (bénignité relative de l'hystérectomie, marche galopante de ces tumeurs), et télangiectasiques (danger de thromboses) (Pozzi).

Cette opération se trouve également contre-indiquée quand la cavité utérine mesure 18, 20 ou 23 centimètres (Terrillon).

Enfin dans les fibromyomes sous-muqueux pédiculés de dimensions moyennes, dans les fibromyomes sous-séreux pédiculés, il faut renoncer à la castration, car nous avons contre ces tumeurs des procédés d'ablation, qui, sans être plus graves, donnent une guérison radicale (Pozzi).

**Contre les métrorragies :** faire prendre des *injections vaginales abondantes et chaudes*, 45° à 50°, trois fois par jour.

Prescrire l'*hydrastis canadensis*, pendant 2 à 3 mois :

℞ Extrait fluide d'hydrastis canadensis............ 20 gr.

XXV gouttes, 3 à 4 fois par jour.

℞ Teinture d'hydrastis canadensis ................ 10 gr.
Elixir de Garus.......... 160 —

2 à 3 cuillerées par jour.

℞ Hydrastine............ } āā 5 cgr.
Ergotine.............. }
Poudre de monésia....... 10 —

Pour 1 pilule : 3 à 4 par jour (Herzen).

Recourir aux injections hypodermiques d'*hydrastinine* :

℞ Chlorhydrate d'hydrastinine. 1 gr.
Eau stérilisée.. Q. S. p. f. 10 c. c.

Injecter 2 seringues de Pravaz, par jour.

Donner, surtout en cas d'hémorragie abondante, l'*ergotine* en potion ou en injections hypodermiques.

Pratiquer le *tamponnement vaginal* aseptique, ou, dans les cas graves, le *curettage*, suivi d'une injection intra-utérine chaude, donnée à l'aide de la sonde à double courant. Employer aussi le *perchlorure de fer* en injections intra-utérines.

Recourir encore à la *dilatation du col*, surtout dans le cas de tumeur médiocre et chez les femmes approchant de la ménopause, et à la *section bilatérale du col* poussée assez loin pour lier les branches inférieures de l'artère utérine, si le néoplasme occupe le segment inférieur de la matrice.

Pratiquer enfin la *castration* (voy. *Indications de la castration*).

**En cas de douleurs :** *frictions lombaires*, avec :

℞ Chloroforme............... 10 gr.
  Alcool camphré........... 40 —
  Baume de Fioravanti...... 60 —

S'il y a douleurs abdomina-

les : application de *compresses chaudes* ou de *cataplasmes laudanisés* sur l'abdomen.

Prescrire la *teinture de chanvre indien* et celle de *viburnum prunifolium* :

℞ Teinture de chanvre indien.
   — de viburnum prunifolium............... } ãã 10 gr.
  XV gouttes, 3 fois par jour (Herzen).

℞ Extrait fluide d'hydrastis.. 20 gr.
  Teinture de chanvre indien
   — de viburnum prunifolium ............. } ãã 5 —
  XXX gouttes, 4 fois par jour (Herzen).

Donner l'*antipyrine* ou l'*exalgine*, et l'*hydrastis canadensis*, à la dose de XXV gouttes d'extrait fluide, quatre fois par jour, pour combattre les douleurs qui surviennent au moment des règles. Faire prendre ce médicament à partir du cinquième jour avant l'apparition des menstruations.

Employer, au besoin, les *suppositoires calmants* :

℞ Extrait d'opium........ 3 à 5 cgr.
  Beurre de cacao ....... Q. S.
  Pour 1 suppositoire : 1 à 2 par jour.

# FIÈVRES.

## F. DE CROISSANCE.
Voy. *Croissance*.

## F. DE DIGESTION, chez les enfants de 3 à 10 ans.
RÉGIME ALIMENTAIRE : interdire l'usage des vins et des mets excitants ou échauffants, sauces, épices, acidités, sucreries, pâtisseries, charcuterie, viandes faisandées.

HERZEN.

Ne pas donner la viande crue.

Régime surtout végétarien : pain grillé, panades, soupes épaisses, purées de légumes secs, œufs, œufs au lait, fruits cuits, etc. Donner une fois par jour seulement des viandes tendres, cervelle, riz de veau, côtelette d'agneau, poulet, pigeon, etc.

*Trois repas seulement :* le

premier à 7 ou 8 heures du matin, le deuxième à 11 heures ou midi, le troisième à 6 ou 7 heures du soir, moins abondant.

Réduire le taux des *boissons* au minimum : 200 grammes de lait ou d'eau d'Evian, ou d'Alet, ou d'eau simple à chaque repas.

Combattre la constipation en ayant recours aux aliments laxatifs : épinards, oseille, chicorée cuite, pruneaux, marmelade de pommes.

Donner pendant plusieurs jours une petite dose de *magnésie* ou de *rhubarbe* associée à quelques substances *antiseptiques* ou *eupeptiques* :

℞ Bicarbonate de soude.... 30 cgr.  
Magnésie calcinée....... 25 —  
Benzo-naphtol .......... 20 —  
Pepsine................. 10 —  
Poudre de noix vomique.. 2 à 3 —

Pour 1 paquet; 2 par jour, avant le repas, dans un peu de lait ou d'eau sucrée, pendant 8 à 10 jours consécutifs (Comby).

Ou bien :

℞ Bicarbonate de soude.... 20 cgr.  
Magnésie calcinée..... }  
Rhubarbe ............. } ãã 15 —  
Pancréatine............. 4 —  
Poudre de noix vomique... 2 —  
Même mode d'administration (Comby).

**En cas de diarrhée** : remplacer, dans ces formules, la magnésie et la rhubarbe par le *salicylate de bismuth*.

**Si la langue est saburrale** : donner le *calomel* à doses fractionnées.

℞ Calomel................ 1 à 2 cgr.  
Sucre de lait........... 50 —

Pour 1 paquet : 4 à 5 par jour (toutes les 2 heures), pendant 3 ou 4 jours consécutifs (Comby).

**F. ÉPHÉMÈRE**, chez les enfants.

**En cas de constipation :** *Purgation*. Veiller à ce que l'enfant aille régulièrement à la selle (Voy. *Constipation*).

**Contre la fièvre :** donner le *bromhydrate* ou le *chlorhydrate de quinine*, en suppositoires, à la dose de 10 centigr. pour un enfant de 1 an; augmenter de 5 centigr. par année d'âge.

℞ Chlorhydrate de quinine. 10 à 25 cgr.  
Beurre de cacao........ 2 gr.

Pour 1 suppositoire (enfants de 1 à 5 ans).

*Diète légère*; régime lacté, combiné à l'*antisepsie intestinale*.

**F. ÉRUPTIVES.**

INDICATIONS THÉRAPEUTIQUES GÉNÉRALES : modérer la fièvre, calmer les accidents nerveux, prévenir et combattre l'intoxication et les infections secondaires.

**Contre l'hyperthermie et les complications nerveuses graves :** Administrer les *antipyrétiques* : antifébrine, antipyrine, quinine.

Leur préférer *l'hydrothérapie* qui, bien graduée et bien pratiquée, offre moins d'inconvénients.

L'*affusion froide* est indiquée quand l'hyperthermie est considérable, 40° à 41°, avec peau sèche, adynamie, délire, agitation violente faisant craindre des accidents convulsifs.

L'affusion froide abaisse médiocrement la température, ralentit le pouls, produit une détente des manifestations nerveuses et cérébrales, favorise l'éruption.

Pratiquer l'affusion froide, de la manière suivante : porter le malade nu dans une baignoire et lui jeter sur le corps 3 à 4 seaux d'eau froide, à la température de 18° à 22° chez l'adulte, de 22° à 25° chez l'adolescent, et de 25° à 30° chez les enfants. L'affusion doit durer de 1/4 de minute à 1 minute au maximum. Puis envelopper le malade dans un drap et une couverture, et le recoucher sans l'essuyer.

Le *bain froid* produit un abaissement de température, il aide au développement de l'éruption, provoque une légère transpiration et de la polyurie, calme les manifestations nerveuses : il est d'un grand secours dans l'hyperthermie persistante, avec tendance à l'adynamie, quand il n'existe pas de troubles circulatoires ou d'affaiblissement du pouls. Les complications pulmonaires, congestion, broncho-pneumonie, loin de contre-indiquer son emploi, sont favorablement influencées par ce procédé.

La température du bain varie de 20 à 25 pour les enfants et de 18° à 25° pour les adultes.

Le bain doit être, quand il s'agit d'un enfant, d'autant plus court que le malade est plus jeune (4 à 10 minutes). En général, pour l'adulte, il faut prolonger l'immersion pendant 15 minutes.

Renouveler le bain, aussitôt que les accidents reparaissent;

donner trois à six bains par jour; quelquefois un toutes les 3 heures.

Remplacer le bain froid par le *bain tiéde*, de 30° à 32°, surtout chez les enfants et les vieillards.

Lorsque la pratique des bains est irréalisable (refus de l'entourage, difficultés pratiques) substituer aux bains les *lotions* ou les *enveloppements froids*.

La lotion doit être accompagnée d'une friction assez forte pour augmenter son effet antithermique

L'enveloppement dans le drap mouillé froid doit être renouvelé 4, 5 ou 6 fois de suite, chaque fois pendant une dizaine de minutes. L'action en est essentiellement calmante et légèrement antithermique; 4 et 5 enveloppements successifs produisent des effets antipyrétiques comparables à ceux d'un bain froid de 10 minutes de durée, à la température de 20 à 22°.

Leurs indications sont assez étendues ; les recommander au début des complications qui suivent l'éruption de la broncho-pneumonie morbilleuse, par exemple.

Voy. *F. typhoïde* : balnéothérapie, drap mouillé.

**Contre l'intoxication générale et les infections secondaires :** prescrire une *diète liquide*, insister sur le *régime lacté*, faire usage des *tisanes* et des *boissons* prises en abondance pour favoriser l'élimination des toxines...

℞ Crème de tartre soluble   5 à 10 gr.
Eau bouillie............   900 —
Sirop de citron..,......   100 —

A boire par verres dans la journée (Herzen).

Détruire les agents ordinaires des complications infectieuses secondaires, diminuer leur nombre et leur virulence par une *antisepsie rigoureuse et appropriée au cas.* Faire l'antisepsie cutanée par les *bains au sublimé* dans la variole, au *savon de potasse* combinés aux onctions de *pommades salicylées, phéniquées* dans la variole et la scarlatine ; pratiquer celle des cavités buccale, nasale et pharyngienne par les *gargarismes* (voy. *Antisepsie buccale, Angines*), les *irrigations boriquées* à 3 p. 100, *phéniquées* à 1/2 p. 100, *naphtolées* à 1 p. 100, les *badigeonnages des muqueuses.*

Dans l'intervalle des lavages, humecter fréquemment la bouche soit avec de l'*eau de Vichy*, soit avec de la *glycérine boriquée.*

Voy. *Antisepsie.*

Augmenter l'activité des organes sécréteurs par les *diurétiques* et les *injections sous-cutanées* ou *intra-veineuses de sérum artificiel.*

**Dans certains cas d'intoxication grave avec infection secondaire** (*strepto* ou *staphylococcies*) : essayer de neutraliser les toxines par l'usage de l'*iode,* qui est le plus puissant antitoxique que l'on puisse administrer. Prescrire la *teinture d'iode* à la dose de X à XX gouttes par jour (Herzen).

℞ Teinture d'iode..... XV à XX go.
  Eau distillée....... 150 gr.
  Sirop simple....... 20 —

1 cuillerée à bouche toutes les 2 heures.

Recourir à la *sérothérapie* par le sérum antistreptococcique de Marmorek, injecté à la dose de 20 centim. cubes, une ou deux fois dans les 24 heures, selon la gravité des symptômes.

**F. GANGLIONNAIRE DES ENFANTS** (gonflement des ganglions angulo-maxillaires, accompagné de fièvre).
*Purgation. Diète légère.*
**Contre la fièvre :** *antipyrine, quinine* en suppositoires, à la dose de 15 à 25 cgr., de 1 à 5 ans.

**Contre la douleur :** *onctions* calmantes avec :

℞ Baume tranquille...... 20 gr.
  Chloroforme....... } ãã  2 —
  Laudanum ........ }
          (Comby).

**Contre l'engorgement ganglionnaire,** pour activer la résolution : badigeonnages à la *teinture d'iode.*

℞ Iode.............. 2 cgr.
  Iodure.............. 2 gr.
  Vaseline ............. 20 —

Pratiquer une onction le soir au coucher, puis appliquer une couche de ouate.

℞ Iodure de plomb........... 4 gr.
  Chlorhydrate d'ammoniaque  2 —
  Axonge ................. 30 —

℞ Iodure de potassium........ 4 gr.
  Camphre................. 1 —
  Chlorhydrate d'ammoniaque  4 —
  Axonge ................. 30 —

Pour onctions : 2 fois par jour.

**F. INTERMITTENTES.**
**Paludisme aigu.**
**Contre l'accès. Pendant le frisson,** mettre le malade au lit, bien le couvrir et le réchauffer par des *boissons chaudes* et

*stimulantes* (grogs, thé au rhum), et à l'aide de *boules d'eau chaude*.

Si le malade est très agité, administrer l'*opium* ou pratiquer une injection de *morphine* (1/2 à 1 cgr.).

En cas de vomissements, donner un vomitif, ou bien, prescrire la *potion de Rivière*, le menthol, l'*eau chloroformée*, la cocaïne, le validol.

℞ Menthol .................. 2 gr.
Chloroforme............... 3 —
Alcool............... }
Teinture aromatique. } ãã 15 —

XX à XL gouttes, plusieurs fois de suite avec 1/4, 1/2 ou 1 heure d'intervalle (Herzen).

Si les vomissements persistent, recourir à la *révulsion* au creux de l'estomac et à la médication quinique par voie hypodermique.

**Pendant le stade de chaleur** : *purgatif*, de préférence huile de ricin

Refroidir le malade avec des *boissons* et des *lotions froides*.

En cas de céphalalgie intense, donner l'*antipyrine* (75 cgr.), la *phénacétine* (50 cgr.), ou la *migrainine* (1 gr.).

**Pendant le stade de sueur** : essuyer le malade avec des serviettes chaudes ; éviter les refroidissements.

Si le pouls est faible, prescrire l'*alcool* (cognac, rhum), les *excitants diffusibles*.

En cas de douleurs vives dans la région de la rate et du foie, décongestionner ces organes et calmer les douleurs par l'application de *ventouses scarifiées* sur ces régions.

HERZEN.

RÈGLES DE L'ADMINISTRATION DE LA QUININE.

Varier le mode et la voie d'administration de la quinine suivant la forme de fièvre intermittente que l'on a à traiter.

Donner la quinine par la *voie stomacale*, dans le cas de fièvre intermittente ordinaire ; recourir à l'administration de la quinine par la *voie hypodermique* dans la fièvre pernicieuse.

Préférer cependant, chez tous les malades atteints de paludisme aigu ou chronique, l'administration de la quinine par la voie hypodermique, l'absorption étant infiniment plus rapide et plus absolue par cette voie que par toute autre voie.

Prescrire de préférence *par bouche le chlorhydrate de quinine* et *par voie hypodermique le bichlorhydrate de quinine* (soluble dans l'eau pure).

DOSES DE QUININE.

*Chez l'adulte* : 1 à 3 gr. par jour, selon le cas ; *chez les enfants* : 20 à 60 cgr., selon l'âge.

Ne pas employer les nombreux médicaments proposés comme succédanés de la quinine (quinidine, quinoïdine, quinoléine, cinchonine, cinchonidine, chlorhydrate de phénocolle, bleu de méthylène), qui tous ont des effets thérapeutiques très inférieurs à celle-là.

Chez les enfants, prescrire l'*euquinine*, qui présente l'avantage de ne pas être amère, aux mêmes doses que les sels de quinine.

Si la quinine produit de la diarrhée, faire prendre avec chaque dose, quelques gouttes de

16.

*laudanum*, ou bien prescrire l'*extrait d'opium*, le *ratanhia* (2 à 5 gr.) ou l'*acide tannique* (50 cgr.).

**F. intermittente ordinaire** (quotidienne, tierce, quarte).

*Administrer la quinine pendant les rémissions*, soit après la terminaison d'un accès, soit 4 à 6 heures avant l'apparition d'un nouvel accès : donner la dose totale de quinine (75 cgr. à 2 gr., selon l'âge) en trois fois, 5 heures, 3 heures et 1 heure avant que l'accès se déclare (méthode italienne).

Ou bien, instituer un *traitement continu* par la quinine, donnée à doses décroissantes : administrer pendant quelques jours 1 gr. 50 de quinine, diminuer ensuite la dose à 75 cgr., puis ne faire prendre que 50 centigr.

Dans certains cas, associer la quinine à l'opium à hautes doses. Utiliser aussi pour cette méthode de traitement la voie hypodermique.

Ou encore recourir à la méthode des *traitements successifs* : prescrire, pendant trois jours, 1 gr. à 1 gr. 50 de chlorhydrate de quinine, en 4 à 6 prises, cesser pendant les trois jours suivants, puis reprendre de nouveau la médication pendant trois autres jours, et ainsi de suite pendant trois à quatre semaines. Si la fièvre reparaît pendant la durée du traitement, prolonger la durée de celui-ci (Laveran).

Dans certains cas (fièvre quarte), il est indispensable de faire prendre la quinine à la

dose de 1 gr. à 1 gr. 50, 5 ou 6 heures avant le moment où devra se déclarer l'accès.

*Potions :*

℞ Sulfate de quinine..... 75 cgr.
Acide tannique........ 10 —
— sulfurique ........ II goutt.
Sirop de coings ........ 40 gr.
Eau distillée .......... 100 —

A prendre en une ou deux fois (Dujardin-Beaumetz).

℞ Sulfate de quinine...... 1 gr.
Acide sulfurique dilué... Q. S.
Solution aqueuse saturée
de saccharine......... 10 gr.
Essence de menthe...... V gout.
Eau .................. 90 gr.

A prendre en 2 fois, avec 1 heure d'intervalle.

℞ Chlorhydrate de quinine............. 75 cgr. à 1 gr.
Cognac............ 15 à 20 —
Eau distillée....... 100 —
Sirop diacode...... 20 à 30 —

A prendre en 2 fois, 5 heures et 2 heures avant l'apparition de l'accès (Herzen).

℞ Chlorhydrate de quinine. 1 gr.
Antipyrine............. 80 cg.
Eau.................. 45 cc.

A prendre en 3 fois, de 2 en 2 heures (Grasset).

*Cachets :*

℞ Sulfate ou chlorhydrate
de quinine ........... 25 à 50 cgr.
Pour 1 cachet : 3 à 4 par jour.

℞ Bromhydrate de quinine ⎫
Extrait alcoolique de ⎬ āā 1 gr.
quinquina........... ⎭
Pour 3 cachets (Grasset).

*Pilules :*

℞ Sulfate de quinine ..... 10 cgr.
Acide citrique pulvérisé 20 —
Miel.................. 5 —
Amidon............... Q. S.

Pour 1 pilule : 5 à 10 par jour.

℞ Sulfate de quinine ....: 10 cgr.
Acide tartrique ........ 2 —
Conserve de roses ...... 1 —
Pour 1 pilule : 5 à 10 par jour.

En cas de diarrhée :

℞ Sulfate de quinine..... 10 cgr.
Extrait d'opium........ 5 mgr.
Conserve de roses ..... Q. S.
Pour 1 pilule : 5 à 10 par jour.

En cas de constipation :

℞ Sulfate de quinine........ 10 cgr.
Aloès des Barbades ...... 2 —
Excipient............... Q. S.
Pour 1 pilule : 5 à 10 par jour.

*Lavements :*

℞ Sulfate de quinine...... 1 à 2 gr.
Eau de Rabel .......... X gouttes
Laudanum de Sydenham XX —
Eau tiède............... 150 gr.

ou mieux :

℞ Bichlorhydrate de qui-
nine............... 50 à 75 cgr.
Laudanum de Syden-
ham ............. X gout.
Infusion de camomille
tiède............. 100 gr.
Pour 1 lavement.

*Suppositoires :*

℞ Chlorhydrate de qui-
nine ............. 50 cg. à 2 gr.
Beurre de cacao..... 6 —
Pour 1 suppositoire : 1 à 2 par jour.

*Injections hypodermiques :*

℞ Sulfate de quinine......... 1 gr.
Acide tartrique ........... 50 cg.
Eau distillée............. 10 gr.
Injecter 3 à 6 seringues de Pravaz par jour (Vinson).

℞ Bichlorhydrate de quinine. 5 gr.
Eau distillée... Q S. p. f. 10 cc.
Injecter 2 à 5 seringues de Pravaz par jour (de Beurmann et Villejean).

℞ Bromhydrate de quinine..... 2 gr.
Ether sulfurique........... 8 —
Alcool................... 2 —

Injecter 2 à 5 seringues de Pravaz par jour (Klein).

℞ Bichlorhydrate de quinine... 3 gr.
Eau stérilisée.............. 6 —
Injecter 2 à 3 seringues de Pravaz par 24 heures (Lamanski et Drouillard).

℞ Monochlorhydrate de quinine. 3 gr.
Antipyrine........ 1 gr. 50 à 2 —
Eau distillée.............. 6 —
1 seringue contient 30 cgr. de sel de quinine ; injecter 1 à 4 seringues de Pravaz par jour (cette solution précipite des cristaux à la température ordinaire, la chauffer avant de s'en servir) (Laveran).

*Injections intraveineuses :*

℞ Chlorhydrate de quinine.. 1 gr.
Chlorure de sodium ..... 75 mgr.
Eau distillée ........... 10 gr.
Injecter dans une petite veine de l'avant-bras, à l'aide d'une seringue de la capacité de 5 c. c., 30, 40, 60 et même 80 cgr. de quinine (fièvres pernicieuses) (Baccelli).

## F. intermittente pernicieuse.

*Intervention rapide :* administrer la *quinine à hautes doses*, 2, 3 et 4 gr. par jour, par la *voie hypodermique* (voy. ci-dessus pour les formules).

℞ Chlorhydrate de quinine.. 1 gr.
Antipyrine.............. 80 cgr.
Eau distillée............ 5 cc.
Pour 1 injection (quatre piqûres) (Grasset).

Faire des cures quiniques successives, de plusieurs jours chacune, espacées de quelques jours de repos.

Après les 7 ou 8 premiers jours de traitement, lorsque la fièvre n'est ni éteinte, ni diminuée, suspendre la médication, on peut ainsi, dans quelques cas, voir les accès fébriles cesser immédiatement.

Dès que la fièvre aura cessé, reprendre le traitement de la fièvre palustre ordinaire indiqué plus haut et le continuer pendant des semaines et des mois.

**En cas de vomissements :** *glace, champagne frappé, menthol, potion de Rivière*, additionnée de 1 cgr. de morphine.

*Révulsifs* au creux épigastrique.

Voy. *Vomissements.*

**En cas de diarrhée :** mettre en œuvre les *médications habituelles* (poudres inertes, astringents, préparations opiacées, antisepsie intestinale).

Voy. *Diarrhée.*

Si la diarrhée est profuse, faire prendre des *boissons chaudes alcoolisées* et donner des *bains chauds* à 38°.

**En cas d'algidité :** injecter d'emblée 1 gr. de quinine.

℞ Bromhydrate de quinine.. 1 gr.
   Acide tartrique.......... 55 cgr.
   Eau stérilisée. Q. S. p. f. 4 cc.
Pour 1 injection (quatre piqûres) (Grasset).

Donner des *boissons chaudes* (thé au rhum), réchauffer le malade par tous les moyens (couvertures, boules d'eau chaude), pratiquer des *frictions alcoolisées*, et administrer les *excitants diffusibles* (acétate d'ammoniaque, éther, liqueur d'Hoffmann, camphre) (Laveran).

℞ Acétate d'ammoniaque. 5 gr.
   Teinture de cannelle... 10 —
   Eau de tilleul.... } ãã 45 cc.
    — de mélisse... }
   Sirop de fleurs d'oranger 50 —
1 cuillerée toutes les demi-heures, dans une infusion chaude de tilleul (Grasset).

℞ Camphre.............. 1 gr.
   Sirop d'éther............ 40 —
   Cognac ou rhum........ 60 —
   Sirop d'oranges amères... 30 —
   Eau.................... 70 —
1 cuillerée à soupe, toutes les 10 minutes (Klein).

Injections d'*éther*, de *musc*, de *caféine*.

*Bains chauds*, à 40°, donnés toutes les 2 heures.

Répéter les injections de quinine, 3 fois par jour, de façon à administrer 2 à 3 grammes du médicament dans les 24 heures.

Une fois l'accès terminé, faire usage de la potion suivante :

℞ Chlorhydrate de quinine.... 4 gr.
   Extrait mou de quinquina.. 2 —
   Cognac.................. 80 —
   Sirop simple.............. 60 —
   Eau .................... 100 —
3 verres à liqueur, le premier jour après l'accès, et 2 cuillerées à soupe, les jours suivants (Klein).

**En cas de sueurs profuses :** prémunir le malade contre l'impression du froid et l'essuyer fréquemment avec des serviettes chauffées. Donner des *boissons fraîches* (pas glacées), de préférence de l'eau vineuse ou de l'eau additionnée de rhum ou de cognac, du thé légèrement alcoolisé.

S'il y a des vomissements, administrer des *lavements d'eau*, et dans certains cas, recourir aux *injections sous-cutanées de sérum artificiel*.

**En cas d'état soporeux ou de coma :** prescrire les *émissions sanguines* (sangsues aux apophyses mastoïdes), et chez les individus jeunes et vigoureux, recourir à la *saignée* (200 grammes).

Appliquer des *sinapismes* sur le corps ; pratiquer alternativement des injections de *caféine* et d'*éther*.

Appliquer la *vessie de glace* ou des *compresses froides* sur la tête. Administrer un *lavement purgatif*.

Injecter la *quinine*, à la dose de 2 à 4 grammes dans les 24 heures.

**En cas de délire** : recourir aux injections de *quinine*, (2 à 4 gr.), donner en plus l'*opium*, le *chloral*, l'*uréthane*, les *bromures alcalins*.

Appliquer des *sangsues* aux apophyses mastoïdes et la *vessie de glace* sur la tête.

Administrer des *purgatifs* répétés (Laveran).

**En cas d'hyperthermie considérable** : injecter la *quinine*, à la dose de 1 gr., répétée 3 à 4 fois dans les 24 heures.

Refroidir le malade à l'aide des *boissons fraiches*, des *lotions froides*, des *lavements froids*, et dans certains cas, de la *balnéation froide*, 25° à 28°.

**En cas de convulsions :** administrer le *bromure de potassium* à hautes doses, associé au *chloral*.

Appliquer la *vessie de glace* sur la tête et faire prendre un *purgatif énergique*.

Injecter de 2 à 4 gr. de *quinine*, par jour (Laveran).

**En cas d'état syncopal ou de collapsus** : voy. *Collapsus, Syncope*.

**En cas d'ictère** : donner l'*ipéca* à la dose de 1 gr. 50 cgr. ; administrer de *grands lavements*

*froids* et prescrire le *calomel* de la façon suivante :

℞ 1er jour, calomel......... 50 cgr.
  2e — — ......... 40 —
  3e — — ......... 30 —
En 8 prises ingérées d'heure en heure.

Pratiquer des injections de *quinine*, à la dose de 2 à 3 gr. par jour, s'il n'y a pas d'anurie.

Une fois la fièvre tombée, prescrire la *rhubarbe*.

*Antisepsie intestinale* ; *régime* approprié au cas.

**En cas d'ictère, d'hématurie ou d'hémoglobinurie** : prescrire le *régime lacté*. Appliquer des *ventouses scarifiées* à la région lombaire.

Donner la *quinine* avec beaucoup de prudence ; n'injecter que 1 à 2 grammes dans les 24 heures.

Administrer l'*ergotine* (Berthier).

Contre l'hémoglobinurie, le hoquet et les vomissements, donner la potion suivante au *chloroforme* :

℞ Chloroforme............. 4 à 6 gr.
  Gomme pulvérisée....... Q. S.
  Eau sucrée............. 250 gr.
                (Quennec).

**En cas d'anurie** : ne pas administrer la quinine, ni le calomel. Prescrire la *rhubarbe*, les *purgatifs*, les *diurétiques* et les *toniques cardiaques* (digitale et strophantus).

Au besoin, pratiquer une *saignée* (150 à 200 gr.).

**Paludisme larvé.**
Donner la *quinine* à doses moyennes pendant l'intermittence et à doses fortes pendant

l'accès, et si la quinine échoue, recourir à l'*arsenic*.

Voy. *Névralgie faciale, Gastralgie.*

### Paludisme chronique (*anémie* et *cachexie palustre*).

Ne pas donner de quinine ; recourir à l'usage du *quinquina* et de l'*arsenic*.

Donner le *quinquina* à la dose de 4 à 8 grammes de poudre, dans du café ou d'extrait, sous forme d'électuaire.

|  |  |
|---|---|
| ♃ Quinquina jaune........ | 30 gr. |
| Eau.................... | 750 — |

F. bouillir jusqu'à réduction à 500 gr.
Ajoutez :

|  |  |
|---|---|
| Gingembre............. | 25 gr. |
| Calamus aromaticus..... | 20 — |

Laissez infuser, passez et ajoutez :

|  |  |
|---|---|
| Sirop d'écorces d'oranges amères .............. | 100 gr. |

A prendre en deux jours, par verre à bordeaux (Herzen).

|  |  |
|---|---|
| ♃ Extrait de quinquina....... | 20 gr. |
| Teinture de cannelle ....... | 15 — |
| — d'écorces d'oranges | 25 — |
| Vin de Lunel................ | 450 — |

A prendre par verre à liqueur, en trois, quatre ou cinq jours (Huchard).

Préférer l'*arsenic* : *liqueur de Fowler*, X à XV gouttes par jour, progressivement ; *acide arsénieux*, 3 à 5 milligr. ; *arséniate de soude*, 5 à 16 milligr. par jour ; *cacodylate de soude.*

|  |  |
|---|---|
| ♃ Sulfate de quinine...... | 4 gr. |
| Tartrate ferro-potassique.................. | 10 — |
| Acide arsénieux pur.... | 1 centig. |
| Eau.................... | 300 gr. |
| (Baccelli). |  |

Recourir aux *injections hypodermiques d'arsenic* : employer la liqueur de Boudin (1 gr d'acide arsénieux pour 1000 gr. d'eau) à la dose d'abord

de 1/2 seringue, puis de 1, 2, 3 et 4 seringues par jour.

|  |  |
|---|---|
| ♃ Arséniate de soude. | 5 à 10 centig. |
| Eau distillée, stérilisée.............. | 10 gr. |

Injecter 1/4 de seringue de Pravaz.

Ou bien pratiquer des *injections phospho-arsénicales* ou mieux *ferro-arsénicales* :

|  |  |
|---|---|
| ♃ Arséniate de soude..... | 2 centig. |
| Phosphate de soude.... | 1 gr. |
| Sulfate de soude....... | 2 — |
| Eau distillée.......... | 20 — |

Injecter 1 seringue de Pravaz, augmenter progressivement jusqu'à 3 et 4 seringues par jour.

|  |  |
|---|---|
| ♃ Liqueur de Fowler.... | |
| Teinture de fer pommé | } āā 10 gr. |

De quelques gouttes à 1 seringue, progressivement.

|  |  |
|---|---|
| ♃ Citrate de fer ammoniacal soluble........ | 5 gr. |
| Arséniate de soude... | 50 à 75 millig. |
| Sulfate de strychnine. | 50 — |
| Eau stérilisée.. | Q. S. p. f. 50 c. c |

Injecter 1 seringue de Pravaz, tous les jours (Herzen).

Recourir enfin, au besoin, aux *injections rectales d'arsenic :*

|  |  |
|---|---|
| ♃ Eau distillée............... | 56 gr. |
| Liqueur de Fowler........ | 4 — |
| (Vinay). |  |

Faire pendant 5 jours, matin et soir, une injection rectale de 5 c. c. de cette solution. Pendant les 5 jours suivants, donner trois injections, par jour, puis quatre pendant 5 autres jours. Interrompre alors durant 5 jours et reprendre comme précédemment. S'il se produit un peu d'irritation rectale ou de diarrhée, ajouter à la dose de 5 c. c., deux gouttes de laudanum.

Conseiller l'*émigration hors*

*des pays marécageux* ou un changement de climat, et recommander de faire un séjour à la *montagne*, à 1000 et 1500 mètres d'altitude pendant 2 à 3 mois.

Prescrire l'*hydrothérapie*, soit sous forme de douches générales courtes et tièdes, soit sous celle de douches locales contre les hypérémies viscérales, sans toutefois doucher immédiatement la rate et en administrant quelques doses de quinine pendant la cure hydrothérapique (Laveran).

*Toniques ; alimentation reconstituante*, vins chargés de tannin et café (Laveran).

**Contre la congestion hépatique** : *diète lactée, iodure de potassium*, ou *calomel* à petites doses (1 à 2 centigr.), associé à la *rhubarbe*, au *cascara sagrada*, à l'*aloès*.

Voy. *Congestion du foie, Dyspepsie hépatique.*

**Contre l'hypertrophie splénique** : conseiller au malade d'éviter les refroidissements et de changer de climat.

Prescrire la *quinine* ou le *quinquina*, associés au *fer* et à l'*arsenic.*

| 2 Sulfate de quinine | | |
|---|---|---|
| Fer réduit par l'hydrogène | } āā 2 gr. 50 cgr. | |
| Acide arsénieux | 50 mgr. | |
| Sulfate de strychnine | 25 — | |
| Extrait de quinquina | Q. S. | |

Pour 50 pilules : 6 à 8 par jour (Herzen).

Insister avec les *arsénicaux*, surtout chez les vieux paludéens anémiques et cachectiques.

Recourir aussi aux *révulsifs* sur la région splénique (teinture d'iode, ventouses sèches ou scarifiées), aux applications locales de *glace* ou aux *pulvérisations d'éther* combinées aux *injections intraspléniques* de liqueur de Fowler ou d'acide phénique.

Utiliser les *courants induits* (Botkin, Kelsch).

Si la rate est énorme et s'il existe des douleurs continues, pratiquer la *splénectomie* ou l'*exosplénopexie* de Jaboulay, dans le cas où il existe de nombreuses adhérences.

**Contre les gastralgies** : *sulfate de quinine* et *révulsifs* au creux épigastrique (voy. *Gastralgies*).

**Contre les sueurs nocturnes** : donner le *sulfate d'atropine*, à la dose de 1 mgr., pris en deux fois, le soir.

(Voy. *Sueurs des phtisiques*).

**Contre l'épistaxis** : *sulfate de quinine* associé à l'*ergotine*.

(Voy. *Epistaxis*).

**Contre les hémorragies intermittentes** : *sulfate de quinine* associé à l'*ergotine* et à la *digitale* (voy. *Hémorragies*).

Cures thermales.

En cas de troubles digestifs et d'hypertrophie du foie : *Vichy*, commencer le traitement avec prudence.

En cas d'anémie : *La Bourboule*.

**F. INTERMITTENTES CHEZ L'ENFANT.**

**Paludisme aigu.** Donner la *quinine* dans du miel, de la confiture, du café sucré ou du jus de réglisse, ou bien prescrire l'*euquinine*, qui n'a pas l'amertume de la quinine.

Administrer aussi la quinine par la *voie rectale* en lavements ou en suppositoires et par la *voie hypodermique* en injections.

DOSES DE SULFATE DE QUININE : Quand le danger n'est pas pressant :

| | |
|---|---|
| Avant 1 an............ | 10 à 15 cgr. |
| De 1 an à 2 ans...... | 15 à 20 — |
| De 2 à 3 ans........ | 20 à 25 — |
| De 3 à 4 — ........ | 25 à 30 — |
| De 4 à 7 — ........ | 30 à 40 — |
| De 7 à 12 — ........ | 40 à 75 — |
| De 12 à 20 — ........ | 75 cg. à 1 gr. |

S'il y a urgence, *doubler la dose indiquée.*

Prescrire l'euquinine aux mêmes doses que la quinine.

*Potions* :

℞ Sulfate de quinine.. 30 à 40 cgr.
 Eau............... 100 gr.
 Acide sulfurique. .. I goutte.
 Sirop tartrique..... Q. S.
 — de codéine ... 5 à 10 gr.
(Enfants de 4 à 7 ans) (J. Simon).

*Lavements* :

℞ Bichlorhydrate de quinine. 10 à 30 cgr.
 Laudanum de Sydenham. 1/2 à I gout.
 Infusion de camomille
 tiède................. 50 à 60 gr.
Pour 1 lavement.

*Suppositoires* :

℞ Chlorhydrate de quinine. 10 à 30 cgr.
 Beurre de cacao........ 2 à 4 gr.
Pour 1 suppositoire.

*Injections hypodermiques* :

℞ Bichlorhydrate de quinine 1 à 2 gr.
 Eau stérilisée.......... 10 c. c.
Injecter 1/2 à 1 seringue de Pravaz, une, deux ou trois fois dans les 24 heures, selon le cas et l'âge du petit malade.

Ne pas employer les *pommades quininées,* car elles sont inefficaces.

**Paludisme chronique.**
Donner le *quinquina* (extrait ou poudre, à la dose de 2 à 3 gr. par jour) ; contre l'anémie, prescrire le *fer* et l'*arsenic*.

DOSES DE L'ARSÉNIATE DE SOUDE :

| | | |
|---|---|---|
| De 2 à 3 ans. | 1/3 à 1/2 mgr. par jour. | |
| De 3 à 5 ans. | 1/2 à 1 — | — |
| De 5 à 10 ans. | 1 à 1 1/2 — | — |
| De 10 à 15 ans. | 2 à 3 — | — |

℞ Arséniate de soude...... 15 cgr.
 Sirop de quinquina...... 300 —
1 à 3 cuillerées à café, suivant l'âge.

*Alimentation tonique, changement de climat, bains de mer* avec prudence, *cure d'altitude.*
Cure aux eaux thermales de *Vichy* ou de *La Bourboule.*

**F. INTERMITTENTE HÉPATIQUE.**
Le sulfate de quinine ne possède aucune action contre cette fièvre.

Donner le *salicylate de soude,* 4 à 6 gr. par jour, le *salol,* le *salophène* ou la *salipyrine* à la dose de 4 gr.

*Régime lacté; antisepsie intestinale* (calomel, salicylate de bismuth, salol, salicylate de naphtol ou bétol) :

℞ Salol pulvérisé........ ⎫
 Salicylate de bismuth. ⎬ āā 25 cgr.
 Salicylate de naphtol ⎪
 (bétol)............. ⎭
Pour 1 cachet : 4 à 6 par jour (Herzen).

Recourir au traitement chirurgical, pratiquer la *cholécystostomie* (incision de la vésicule biliaire avec suture à la paroi).
Voy. *Lithiase biliaire.*

**F. JAUNE.**
Traitement général des

grandes pyrexies ; administrer un *purgatif* : calomel, huile de ricin.

Prescrire :

℞ Bichlorure de mercure.. 2 centig.
Bicarbonate de soude ... 10 gr.
Eau bouillie .......... 1 litre.

A prendre par 5 gr. toutes les heures (Sternberg).

**Contre l'hyperthermie** : pratiquer des *lotions froides,* vinaigrées, ou mieux recourir à la *balnéation froide.*

**Contre la douleur lombaire :** applications de *ventouses.*

**En cas de vomissements :** prescrire les *boissons gazeuses* et *glacées,* le *menthol,* l'*eau chloroformée* à petites doses.

**En cas d'adynamie** : recourir aux *stimulants diffusibles* (acétate d'ammoniaque, teinture de cannelle, liqueur d'Hofmann).

**En cas de collapsus** : pratiquer des *injections de caféine,* d'*éther,* d'*éther camphré* (1 à 2 p. 10), ou de *sérum artificiel.*

**F. NERVEUSE OU HYSTÉRIQUE.**
Traitement général de l'hystérie.

Recourir aux *lotions froides.*

**F. PUERPÉRALE.**
**Au début** : prescrire les *injections vaginales et du col antiseptiques,* pratiquées toutes les 2 heures avec des solutions d'*acide phénique* à 1 p. 100 ou 1 p. 200, de *lysol* à 1/2 p 100, de *permanganate de potasse* à 1 p. 1000, de *sublimé* à 1 p. 4000. à la température de 40°.

Employer au moins 2 litres de liquide par injection.

HERZEN.

℞ Acide phénique.. ⎫ āā 150 gr.
Alcool.......... ⎭
(1 cuillerée à soupe, contient 10 gr. d'acide phénique). 1 cuillerée pour 1 à 2 litres d'eau bouillie.

(Voy. pour les formules : *Antisepsie vulvo-vaginale, Accouchement*).

Ne pas se servir continuellement du même agent antiseptique, prescrire en même temps deux ou trois antiseptiques, dont on alternera l'usage à chacune des injections (acide phénique, permanganate de potasse, sublimé).

*Continuer cette médication pendant 24 à 36 heures.* Si, après ce laps de temps, il n'y a pas d'amélioration, pratiquer des *injections intra-utérines* légèrement antiseptiques.

PRATIQUE DES INJECTIONS INTRA-UTÉRINES : 1° savonnage de la vulve ; 2° lavage du vagin avec une solution de sublimé à 1 p. 4000 ; 3° introduction de la *sonde à double courant* ou de la sonde en fer à cheval de Budin, après avoir abaissé l'utérus si besoin 4° Faire passer 5 *à* 10 *litres* d'eau bouillie légèrement phéniquée ou lysolée à 1/2 p. 100, ou d'une solution de sublimé à 1 p. 5000 ou 1 p. 10 000, de biiodure de mercure à 1 p. 4000, ou encore employer une solution iodo-iodurée (faire couler le liquide pendant l'introduction de la sonde). 5° Injecter liquide à la température de 38° à 40°. 6° Empêcher l'air d'entrer dans la cavité utérine, en *exerçant une légère pression* sur le fond de l'utérus à travers la paroi abdominale. 7° Répéter les injections intra-utérines *ma-*

17

*tin et soir* ; varier les antisepti-ques ; se servir le matin d'une des solutions indiquées, le soir d'une autre. 8° Dans le cas d'a-némie, d'albuminurie, d'éclamp-sie ou de lésions récentes de la surface génitale, proscrire le su-blimé et préférer l'acide phéni-que, le *permanganate de potasse* à 1 p. 1000. 9° Après chaque injection, administrer l'*ergot de seigle* à la dose de 1 gr. de pou-dre, ou pratiquer une injection hypodermique d'ergotine :

    ℞ Ergotine...............  2 gr.
      Eau de laurier-cerise...  10 —

**Si après 24 à 48 heures** de ce traitement, il n'y a pas d'a-mélioration, pratiquer une *in-jection intra-utérine à l'aide de la curette irrigatrice*, ou le *cu-rettage utérin* à l'aide de la grande curette mousse ou l'*écou-villonage* de la cavité utérine, suivi de cautérisation avec :

    ℞ Chlorure de zinc.......  3 gr.
      Eau distillée..........  60 —

Recourir au *curettage*, alors que l'infection est encore loca-lisée à l'utérus, avant le quatriè-me jour ; appliqué, trop tard, au cinquième, au sixième jour, alors que l'infection est généra-lisée, le curettage n'a plus de raison d'être et devient inutile et même nuisible.

Pratiquer le curettage sans anesthésie à la condition de maintenir horizontale la pince fixatrice du col sans la relever contre le pubis et de ne pas se servir de spéculum. Employer une curette mousse ou demi-tranchante.

Une fois le curettage terminé,

donner une injection intra-uté-rine, légèrement antiseptique, à faible pression et à 45° (Laba-die-Lagrave et Leguen).

Se servir de la solution iodo-iodurée suivante :

    ℞ Iode.................  4 gr.
      Iodure de potassium ..  8 —
      Eau.................  200 —
    Pour mettre dans 2 litres d'eau.

Au besoin, faire en plus un ba-digeonnage de la cavité utérine avec une mèche de ouate imbi-bée d'une solution phéniquée à 5 p. 100.

Terminer par le drainage de la cavité utérine avec des ban-des de gaze iodoformée appli-quées dans l'utérus ; faire un tamponnement vaginal léger ; mettre le sac de glace sur l'ab-domen, et donner l'ergot de seigle.

Renouveler le pansement au bout de 36 à 48 heures, puis tous les trois jours. Le 6ᵉ jour, supprimer le pansement intra-utérin.

Dans un hôpital ou une clini-que, instituer le traitement par les *injections intra-utérines con-tinues*, suivant la méthode de Pinard.

**En cas de plaies vaginales infectées** : faire une *antisepsie locale énergique* (acide phénique à 3 p. 100, sublimé à 1 p. 2000), saupoudrer les plaies avec une poudre antiseptique, en évitant d'employer l'iodoforme en trop grande quantité (salol, xérofor-me, dermatol, sanoforme).

    ℞ Salol pulvérisé..., ⎞
      Xéroforme.......  ⎬ āā  10 gr.
      Dermatol ........ ⎠
                              (Herzen).

TRAITEMENT GÉNÉRAL ET SYMPTOMATIQUE :

*Alimentation liquide* : lait, bouillon, beeftea, somatose, eau vineuse, limonades, champagne.

Administrer, au début, un *purgatif* (huile de ricin).

Donner les *toniques* et les *stimulants* :

    ℞ Extrait aqueux de quinquina  4 gr.
       Alcoolat de cannelle........   8 —
       Cognac ..............  )
       Sirop d'écorces d'oran-  ) āā 40 —
          ges amères.........  )
       Vin rouge..............  100 —
    1 cuillerée à soupe, toutes les 2 heures.

    ℞ Acétate d'ammoniaque..   10 gr.
       Teinture de cannelle....    5 —
       Extrait de quinquina....    2 —
       Eau de mélisse ........   120 —
       Sirop d'écorces d'oranges
          amères .............   30 —
    1 cuillerée à bouche, toutes les heures.

**Contre la fièvre** : prescrire la *quinine*, associée à la *phénacétine* :

    ℞ Chlorhydrate de quinine.  25 cgr.
       Phénacétine............   80 —
    Pour 1 cachet : 2 à 3 par jour (Herzen).

**Contre la douleur** : recourir à l'*extrait d'opium*, à la dose de 5 à 10 cgr. en pilules de 1 cgr. ; pratiquer des *onctions calmantes* sur l'hypogastre ; appliquer la *vessie de glace* en permanence.

**En cas de vomissements** : glace, par petits fragments, *boissons gazeuses glacées*, *potion de Rivière*, *eau chloroformée*, menthol, validol.

**En cas de péritonite aiguë** : pratiquer des *émissions sanguines locales* ; les ventouses scarifiées sont spécialement indiquées quand la douleur abdominale est diffuse et occupe toute la partie inférieure de l'abdomen. Les sangsues sont préférables quand la douleur est circonscrite ; en placer 8 à 10.

Appliquer la *vessie de glace en permanence*.

Combattre la douleur et immobiliser l'intestin par l'*opium* (extrait thébaïque, 10 à 12 cgr. par jour, en pilules de 1 cgr. chacune). Pratiquer, au besoin, une *injection de morphine*.

En cas de tympanisme, faire des badigeonnages de *collodion*.

**En cas de péritonite purulente** : pratiquer la *laparotomie*, suivie de drainage abdominal.

**En cas de suppurations pelviennes** : voy. *Abcès pelviens, Cellulite pelvienne, Pelvipéritonite.*

**Pendant la convalescence** : faciliter la résorption des exsudats pelviens, en faisant appliquer un *vésicatoire* sur l'hypogastre, en prescrivant l'*iodure de potassium* à la dose de 1 à 2 gr. par jour, et en pratiquant des *pansements vaginaux* avec des tampons de coton hydrophile, imbibés du mélange suivant :

    ℞ Ichtyol....... 30 à 50 gr.
       Glycérine .... 100 —

Continuer l'*antisepsie vaginale* pendant longtemps.

**F. RÉCURRENTE.**
Voy. *Typhus récurrent.*

**F. TYPHOÏDE.**
INDICATIONS THÉRAPEUTIQUES :

1º hygiène et antisepsie générale ; 2º antisepsie intestinale ; 3º médication tonique : 4º régime (Bouchard).

**Hygiène et antisepsie générale** : chambre vaste et bien aérée ; température plutôt basse (15º à 16º). Placer le lit de façon à ce que le malade tourne la tête à la fenêtre ; si la chambre est blanchie à la chaux ou si le papier qui la tapisse est clair, mettre des rideaux aux fenêtres (Eichhorst).

Propreté rigoureuse du corps ; lotions vinaigrées répétées plusieurs fois par jour. Faire prendre à tous les typhiques, même à ceux qui ne sont pas traités d'après la méthode de Brand, deux bains par jour, à la température de 35º, de la durée de 15 à 30 minutes. A la sortie du bain, essuyer le malade avec des serviettes chaudes, lui faire endosser une chemise propre préalablement chauffée.

Changer les draps de lit autant que nécessaire.

Antisepsie buccale (voy. *Antisepsie buccale* (Eichhorst).

**Antisepsie intestinale** : Au début, avant d'instituer tout autre traitement, administrer le *calomel à dose purgative* (30 à 80 cgr.), et répéter cette médication au bout de deux ou trois jours.

Ou bien prescrire le calomel à doses fractionnées :

℞ Calomel............. 5 cgr.
  Sucre en poudre... 25 —

Pour 1 paquet : un paquet d'heure en heure, jusqu'à effet.

Ou encore faire prendre le calomel à la dose de 40 cgr., en

20 pilules de 2 cgr., prises d'heure en heure (Bouchard).

Prescrire le *naphtol*, le *bétol*, le *benzonaphtol*, le *salol*, le *salacétol*, le *salicylate de bismuth*, le *calomel*, l'*acide lactique*, le *chloroforme*, l'*entérol*.

℞ Naphtol β finement pulvérisé................ 15 gr.
  Salicylate de bismuth... 7 — 50

Pour 30 cachets : 3 à 12 par 24 heures (Bouchard).

℞ Naphtol............. 10 cgr.
  Benzonaphtol........ 20 —

Pour 1 cachet : 8 à 10 cachets par jour (Grasset).

Voy. *Antisepsie intestinale*.

Prescrire l'*acide lactique*, à la dose de 10 ou 15 grammes pendant plusieurs jours (Hayem).

Employer le *chloroforme*, sous formé d'eau chloroformée à 1 p. 100, à la dose de 1 cuillerée à soupe toutes les heures environ, en diminuant progressivement les doses lorsqu'une amélioration survient (Werner).

Recourir à la *médication purgative* : faire prendre tous les 4 ou 5 jours, pendant les deux premiers septenaires, le calomel à la dose de 40 cgr., ou le sulfate de magnésie ou de soude à celle de 20 grammes.

Ne pas répéter trop souvent l'administration de purgatifs qui congestionnent et irritent l'intestin, prédisposant ainsi aux hémorragies et aux perforations.

Assurer l'évacuation intestinale et l'élimination des toxines par de *simples lavements*.

**Médication tonique** : Donner du *vin de Bordeaux* coupé d'eau, prescrire chez les alcooliques, l'alcool à hautes doses (cognac, 60 à 100 gr. par jour); chez les vieillards et chez les individus affaiblis, faire prendre l'alcool sous forme de vin chaud, de punchs ou de grogs au rhum ou au cognac.

Administrer le *quinquina*, en potions.

**Régime** : *Diète exclusivement liquide* : lait bouilli pur ou additionné de café, de thé ou à parties égales avec du bouillon, donné par bols toutes les heures ou toutes les deux heures ; bouillon de veau ou de poulet dégraissé ; eau vineuse ; décoctions de céréales ; limonades légèrement acides (citron, oranges, groseilles).

Ajouter au lait, deux fois par jour, un jaune d'œuf ; additionner le bouillon également deux fois par jour, de 1 cuillerée à café de somatose, et permettre la gelée ou le jus de viande (2 verres à Bordeaux), ou une assiette de soupe farineuse (Vaguez).

Faire prendre les boissons et les aliments par petites quantités à la fois, mais à intervalles rapprochés et réguliers (toutes les 2 heures).

Tâcher de faire absorber au malade 4 à 5 litres de liquide par jour, soit pour soulager la soif, soit pour favoriser l'élimination des toxines.

Voy. *Méthode de Brand* (seconde partie : alimentation).

Méthode Bouchard.

Cette méthode répond mieux que toute autre aux indications thérapeutiques formulées par Bouchard (voy. ci-dessus : Indications thérapeutiques).

1° *Purgatif*, renouvelé méthodiquement tous les trois jours (15 gr. de sulfate de magnésie).

2° *Calomel*, à la dose de 40 cgr. en 20 pilules, prises une toutes les heures, pendant quatre jours consécutifs.

3° Administration quotidienne d'un mélange de 4 gr. de *naphtol* et de 2 gr. de *salicylate de bismuth*.

4° *Bains tièdes* (voy., plus bas, *Balnéothérapie*).

5° *Sulfate de quinine*, administré tous les trois jours quand la température reste élevée (température rectale de 40° le matin et de 41° le soir).

6° *Régime* : bouillon cuit avec de l'orge, administré largement ; limonade au citron, additionnée de 50 gr. de glycérine.

℞ Eau bouillie ............ 1 litre.
Jus de citron............. n° 1.
Glycérine pure .......... 50 gr.

À boire dans la journée.

Balnéothérapie.

**Bains tièdes progressivement refroidis** : donner, pendant toute la durée de la maladie, 8 bains par jour, à une température initiale de 2° inférieure à la température du malade ; refroidir insensiblement l'eau du bain jusqu'à 30°, jamais au-dessous. Laisser le malade encore 10 minutes dans le bain, puis le retirer (Bouchard).

Ou bien, prescrire des bains dont la température soit de 5° inférieure à celle du malade ; refroidir l'eau du bain jusqu'à 20° dans l'espace d'une demi-heure ; laisser le malade dans l'eau jusqu'au moment où apparaît le frisson (Ziemmsen).

Préférer les **bains froids**, qui constituent le meilleur traitement de la fièvre typhoïde. Recourir à la balnéation froide dès le début de la maladie, et même dans les cas où le diagnostic n'est que probable (voy. *Méthode de Brand*).

MÉTHODE DE BRAND :

**Première partie** : *hydrothérapie froide :* donner un bain à 20°, de 15 minutes de durée, toutes les fois que la température rectale, mesurée régulièrement toutes les 3 heures, atteint ou dépasse 39°. L'eau doit recouvrir complètement les épaules du malade.

Si l'eau n'est pas souillée par les déjections, ne la renouveler que tous les jours ou tous les deux jours.

*Avant le bain* : mouiller la face et la poitrine avec de l'eau plus froide que celle de la baignoire. Si le patient présente quelque tendance aux lipothymies, lui faire boire quelques gorgées de vin vieux, ou pratiquer au besoin une injection de caféine ou de spartéine.

*Pendant le bain* : le front et la tête sont entourés d'une serviette pour que l'eau des affusions descende vers la nuque. Pratiquer *trois affusions* (au début, au milieu et à la fin du bain) avec de l'eau plus froide que celle du bain, de 2 à 3 minutes de durée. Faire des *frictions* sur le thorax et sur les membres (pas sur le ventre) pendant toute la durée de l'immersion.

Au milieu du bain, administrer au patient *un demi-verre d'eau froide*.

*Durée du bain* : 10 à 15 minutes.

Dans les cas ordinaires, *retirer le malade de l'eau, dès qu'apparaît le frisson;* dans les formes graves avec hyperthermie, le laisser frissonner dans le bain pendant quelques minutes.

*Après le bain* : essuyer le malade légèrement, sauf sur l'abdomen, le remettre au lit, modérément couvert, excepté les jambes et les pieds (boule d'eau chaude).

Le frisson peut continuer sans inconvénient pendant quelques minutes.

Une demi-heure après le bain, prendre la température rectale du patient et l'alimenter.

*Dans l'intervalle des bains,* quand le malade ne dort pas ou lorsque le sommeil est agité, associer aux bains froids l'application, sur le thorax et l'abdomen, de *grandes compresses refroidies* dans l'eau à 10°, changées toutes les cinq minutes ou tous les quarts d'heure, suivant l'intensité de la fièvre, ou bien continuer la réfrigération à l'aide d'*enveloppements* successifs de 10 minutes, avec le drap mouillé.

*Huit bains par 24 heures* est un maximum qu'il ne faut qu'exceptionnellement dépasser.

Ne pas cesser les bains brusquement au moment de la défervescence.

*Contre-indications des bains froids :* 1° fièvre typhoïde des vieillards ; 2° fièvre typhoïde des jeunes enfants ; 3° formes hypothermiques chez les surmenés auxquels l'on donnera des bains tièdes à 28°, avec affusions froides à 12° ; 4° pneumonie très étendue ou pneumonie de la convalescence ; 5° affaiblissement permanent du cœur ; 6° hémorragie intestinale ; 7° perforation, menaces de péritonite ; 8° sensibilité extrême ou répugnance invincible du malade contre la réfrigération ; 9° lipothymies, syncopes, accès d'oppression due à l'emphysème pulmonaire et complications de laryngo-typhus, exposant à la suffocation ; thrombose veineuse.

**Seconde partie** : *alimentation des malades.*

Brand a divisé la fièvre typhoïde en trois périodes : lutte contre la fièvre, rémission de la fièvre, défervescence.

**Pendant la 1re période,** *lutte contre la fièvre* : donner au malade, une demi-heure après le bain, 1 verre de liquide ; bouillon dégraissé de bœuf, de veau, de poulet, lait, café au lait.

**Pendant la 2e période,** *rémission de la fièvre* : ajouter au régime précédent des potages sans pain, du jus de viande dégraissé, du chocolat à l'eau, trois ou quatre œufs à peine cuits, sans pain, un peu de vin.

**Pendant la 3e période,** *défervescence* : permettre une petite quantité de blanc de poulet, de poissons maigres frits, dépouillés de leur peau et de leurs arêtes, de cervelles frites, des quenelles de viande blanche, de rosbif haché. S'abstenir de graisses.

*Boissons* : boissons fraîches ou froides, abondantes ; de l'eau pure, de l'eau vineuse, diverses limonades, additionnées ou non d'une petite quantité de liqueurs.

Dans les formes adynamiques ou compliquées, donner du vin vieux, des vins d'Espagne, champagne, du rhum (Brand).

**Lotions** ou mieux **enveloppements froids dans le drap mouillé**, à substituer aux bains, lorsque la pratique des bains froids est irréalisable (refus de l'entourage, difficultés pratiques) : envelopper le malade dans un drap imbibé d'eau froide à 10°, puis exprimé. Au bout de 10 minutes, renouveler l'enveloppement avec un second drap que l'on laissera appliqué pendant 10 autres minutes, pour être remplacé par un troisième drap mouillé, et ainsi de suite, jusqu'à faire successivement 5 à 6 enveloppements semblables (voy. *Fièvres éruptives*).

**Grands lavements froids** ; les employer aussi systématiquement à la température de 12° à 15° : se servir d'un bock de la capacité de deux litres ; accrocher au pied du lit à une hauteur de 20 ou 30 centimètres au-dessus du plan du lit, placer le malade dans le décubitus dorsal droit, la cuisse gauche fléchie, la droite allongée et la hanche reposant sur la partie pontée d'un bassin à écoulement. Puis, après avoir lavé la région anale avec du coton hydrophile, amorcer l'appareil et introduire dans le rectum, à la profondeur de 25 à 30 centimètres, la canule (grosse sonde urétrale molle) préalablement enduite de vaseline. Ajouter à l'eau devant servir à l'entéroclyse, de la teinture d'iode, dans la proportion de 1 gr. de teinture pour 1 litre d'eau. Le lavage doit durer 20 minutes, répéter l'administration de ces lavements toutes les 3 heures, chaque fois que la température atteint ou dépasse 39°; cependant il convient de laisser reposer le malade la nuit. Si ces lavements sont mal supportés, les administrer lentement en en interrompant l'écoulement pendant quelques instants. Au besoin, diminuer la quantité de l'eau et la réduire jusqu'à un litre (Houdelekt).

TRAITEMENT DES DIFFÉRENTES FORMES.

**Forme légère.** *Alimentation liquide :* faire prendre régulièrement, toutes les 2 heures, un bol de lait bouilli aromatisé ou non, ou de bouillon, ou de décoction de céréales additionné de jus de viande. Faire boire en outre de la limonade acide, de l'eau vineuse.

*Antisepsie intestinale :* donner toutes les deux heures, après chacun des petits repas, un cachet contenant :

℞ Benzonaphtol ...... 30 à 50 cgr.
Pour 1 cachet : 10 à 12 cachets par jour (Herzen).

Ou bien :

℞ Salol.................. ⎫
Bétol.................. ⎬ āā 25 cgr.
Salicylate de bismuth.. ⎭
Pour 1 cachet : 6 à 8 cachets par jour (Herzen).

Administrer, tous les trois, quatre ou cinq jours, un purgatif: 15 gr. de sulfate de soude, ou mieux 30 à 50 centigr. de calomel.

*Balnéation :* recourir au bain tiède progressivement refroidi, suivant la méthode de Bouchard, répété 3 fois dans la journée (voy *Balnéothérapie*).

**Forme moyenne.** Prescrire le même régime et la même antisepsie intestinale que pour la forme précédente.

Insister sur la *balnéation :* faire prendre 6 bains tièdes, progressivement refroidis, par jour ou mieux encore recourir à la balnéation froide : 4 à 6 bains froids par jour (voy. *Balnéothérapie*).

Dans les cas où on ne peut instituer ce mode de traitement, recourir à l'application du *drap mouillé* et à la pratique des *lotions tièdes* ou *froides* (voy. *Balnéothérapie*).

**Forme grave.** Même régime et même antisepsie intestinale.

Insister sur les *toniques :* alcool, quinquina; tâcher de faire absorber au malade de 4 à 5 litres de liquide par jour pour favoriser l'élimination des toxines.

*Balnéation :* recourir aux bains tièdes progressivement refroidis, selon la méthode de Bouchard, ou mieux aux bains froids de 26° à 18°, selon la méthode de Brand (voy. *Balnéothérapie*).

Traiter en outre particulièrement chacune des complications qui pourrait se présenter (voy. ci-dessous).

**Pendant la grossesse** : instituer le traitement général hygiénique, médicamenteux et hydrothérapique (méthode de Brand), comme s'il n'existait pas de grossesse.

Ne pas recourir à l'avortement artificiel ou à l'accouchement prématuré provoqué, excepté en cas d'albuminurie grave.

Traiter l'avortement et l'accouchement prématuré, lorsqu'ils se produisent spontanément, selon les règles indiquées à ces paragraphes.

TRAITEMENT DES SYMPTÔMES ET DES COMPLICATIONS.

**Contre la fièvre** : prescrire la *quinine* à la dose quotidienne de 1 gr., en deux cachets, pris l'un à 11 heures, l'autre à 5 heures.

℞ Chlorhydrate ou bromhydrate de quinine........ 50 cgr.
Pour 1 cachet : 2 par jour.

Donner le *sulfate de thalline* à la dose de 30 à 40 centigr. par jour, en prises de 10 cent. chacune, ingérées à intervalles de 3 heures.

*Lotions vinaigrées*, répétées toutes les 3 heures.

Ne pas administrer les antithermiques nervins (antipyrine, antifébrine, exalgine), ou tout au moins les associer aux excitants cardiaques pour éviter le collapsus.

**En cas de diarrhée** (plus de 4 selles par jour) : ne faire prendre au malade que l'*eau albumineuse*, la *décoction* d'*orge* ou d'*avoine*, un demi-litre de lait par jour, du *vieux vin rouge* et du *cognac* (50 gr.).

HERZEN.

Défendre le bouillon concentré et les peptones.

Donner le *bismuth* à hautes doses, associé au *dermatol*, au *tannoforme* ou encore l'*acide lactique*, à doses décroissantes, 15, 10 et 5 gr. par jour, en limonade.

Si la diarrhée est intense, administrer d'abord le *calomel* à dose purgative (30 à 50 centigr.), puis prescrire l'*opium* et les *préparations opiacées*, le *bétol*, le *benzonaphtol*, le *salicylate de bismuth*, associés au *charbon*.

℞ Dermatol......... 50 cgr.
Pour 1 cachet : 6 à 10 par jour (Grasset).

℞ Benzonaphtol............. 20 cgr.
Benzoate de bismuth ..... 30 —
Pour 1 cachet : 8 à 10 par jour (Grasset).

℞ Dermatol............. } āā 3 gr.
Benzonaphtol ......... }
Extrait thébaïque....... 10 cgr.
Julep gommeux........ 180 gr.
Par cuillerées à bouche, dans la journée (Herzen).

En cas de diarrhée fétide ou lorsqu'il existe des symptômes d'intoxication générale (due à la résorption de toxines au niveau de l'intestin), faire prendre la *teinture d'iode* (antiseptique et antitoxique), à la dose de V gouttes, 4 à 5 fois par jour, dans de la décoction sucrée de céréales ou dans du lait (Herzen).

**En cas de constipation** : administrer des *lavements froids*, prescrire le *calomel* (30 à 40 centigr.), ou le *sulfate de magnésie* ou de *soude* (15 à 20 gr.).

**En cas de météorisme** :

17.

appliquer sur le ventre des *compresses très froides*, fréquemment renouvelées ou bien une *vessie de glace*.

Prescrire les *carminatifs* (infusion de menthe, d'anis, de cannelle, de cascarille, de fenouil); donner l'*éther* (V à XV gouttes), ou la *liqueur d'Hoffmann* associée à la *liqueur ammoniacale anisée*, enfin le *menthol*.

℞ Liqueur ammoniacale anisée   10 gr.
— d'Hoffmann ........   2 —

X à XV gouttes, plusieurs fois par jour, dans une tasse d'infusion de thé ou de tilleul.

℞ Essence d'anis ........ ⎫
— de menthe.... ⎬ ãã 2 gr.
— de fenouil.... ⎭
Liqueur d'Hoffmann....   3 —

XV gouttes, plusieurs fois par jour, dans une tasse d'infusion d'écorce de cascarille à 5 p. 1000 (Herzen).

℞ Menthol.................   15 cgr.
Poudre de badiane.......   20 —
Bicarbonate de soude.....   10 —

Pour 1 cachet : 6 par jour (Herzen).

**En cas de météorisme avec putridité intestinale** : prescrire un *purgatif* (15 gr. de sulfate de soude, 30 à 40 cgr. de calomel); insister avec les *antiseptiques intestinaux* (benzonaphtol, bétol).

℞ Chloroforme.............   1 gr.
Eau distillée.............   150 —

A prendre en trois fois, dans la journée (Stepp).

Pratiquer, deux fois par jour, une *abondante irrigation intestinale*, avec de l'*eau naphtolée* ou *thymolée*.

℞ Naphtol β...............   40 cgr.
Eau bouillie.............   2 litres.

Pour une irrigation intestinale.

℞ Acide thymique..........   1 gr.
Biborate de soude........   20 —
Eau bouillie............   2 litres.

Pour une irrigation (Herzen).

**En cas de vomissements** : prescrire les *boissons gazeuses glacées*, la *potion de Rivière*, le *champagne frappé*, l'*eau chloroformée* et le *menthol* (50 cgr. à 1 gr.).

℞ Menthol.............. ⎫
Chloroforme.......... ⎬ ãã 1 gr.
Alcool................ ⎫
Teinture aromatique ... ⎬ ãã 8 —

V à X gouttes, plusieurs fois de suite, dans un peu d'eau glacée (Herzen).

Donner le *chlorhydrate de cocaïne*, à petites doses (2 cgr ).

Appliquer la *vessie de glace* ou un *sinapisme* au creux de l'estomac.

Essayer les inhalations d'*oxygène*.

**En cas d'hémorragie intestinale** : proscrire les bains; interrompre l'administration des lavements.

Ordonner l'*immobilité absolue*. Donner la *glace*, à l'intérieur, par petits fragments et appliquer une grande *vessie de glace* sur l'abdomen.

*Réduire l'alimentation*, permettre seulement quelques gorgées de lait ou de bouillon glacés, et de champagne frappé.

Donner l'*ergotine* en potion, ou mieux pratiquer des injections hypodermiques de ce même médicament :

℞ Ergotine.............   2 gr. 50 cgr.
Eau stérilisée.......   10 —

Injecter 1 seringue, 2 à 3 fois dans la journée.

Administrer l'*eau de Rabel*

en limonade glacée, ou le *perchlorure de fer*, ou la *ferropyrine*, ou les *poudres* inertes :

℞ Acide sulfurique dilué ....   3 gr.
  Eau de menthe...........    180 —
  Sirop diacode...........     30 —

Par cuillerées à soupe (garder cette potion dans la glace) (Herzen).

℞ Perchlorure de fer.......    2 gr.
  Eau de Rabel............     2 —
  Sirop d'opium ..........    30 —
  Eau.....................   120 —

Par cuillerées à bouche de 1/2 en 1/2 heure.

℞ Benzonaphtol ..........     5 gr.
  Salicylate de bismuth....   10 —
  Extrait thébaïque.......    10 cgr.
  Sirop de ratanhia .......   30 gr.
  Julep gommeux..........    150 —

Par cuillerées (Le Gendre).

Immobiliser l'intestin en faisant prendre de l'*opium* (extrait thébaïque 10 centigr., en pilules de 1 centigr., prises toutes les heures).

**En cas d'anémie aiguë** : position déclive ; *excitants* et *stimulants diffusibles.* Injections d'*éther* et de *caféine*, alternativement.

Recourir à l'*injection intraveineuse d'eau salée* (sérum artificiel), à la dose de 1/2 à 1 litre, à 38°.

℞ Chlorure de sodium.......    7 gr.
  Eau distillée, stérilisée.... 1000 —
                        (Sahli).

**En cas de perforation intestinale ou de péritonite** : Prescrire l'*immobilité absolue.*

Appliquer des *vessies de glace* sur l'abdomen.

Faire prendre la *glace* par petits morceaux et ne permettre que *quelques gorgées de lait glacé* ou *de champagne frappé.*

Administrer l'*extrait d'opium*, à la dose de 10 à 20 et 30 cgr. par 24 heures :

℞ Extrait d'opium...   1 cgr.
  Excipient .........   Q. S.

Pour 1 pilule : une toutes les heures.

Ou bien pratiquer des *injections de morphine* (3 à 6 cent. dans les 24 heures).

**En cas de congestion pulmonaire hypostatique** : conseiller la *balnéation froide* ou *tiède* et faire appliquer sur le thorax des *compresses froides* fréquemment renouvelées.

Si la balnéation est contre-indiquée, faire appliquer journellement sur le thorax et à la racine des membres des *ventouses sèches* au nombre de 60 à 80 et administrer les *toniques* et les *excitants diffusibles* : alcool, café, sels d'ammoniaque, caféine.

Ne pas prescrire de *vésicatoire.*

Voy. *Congestion pulmonaire.*

Donner la potion suivante :

℞ Ergotine...............    2 gr.
  Julep gommeux.........   120 c. c.

1 cuillerée à bouche, toutes les 2 heures (Grasset)

Défendre en même temps au malade de rester toujours couché dans le décubitus dorsal ; conseiller les changements fréquents de décubitus et même faire coucher le malade sur le ventre (Duguet).

**En cas de pleurésie** : *expectation* ou *thoracentèse*, si la pleurésie est séreuse.

*Thoracentèse* ou *pleurotomie*, si elle est purulente.

Voy. *Pleurésies typhoïdiques.*

**En cas de gingivite, de stomatite** : prescrire une *antisepsie buccale rigoureuse* (gargarismes, collutoires et grandes irrigations).

Voy. *Antisepsie buccale.*

Chez les malades adynamiques, nettoyer les lèvres, les gencives et les dents avec des tampons de ouate hydrophile imbibés d'eau de Vichy ou d'une solution antiseptique et prescrire le collutoire suivant :

℞ Borate de soude... ) āā 2 gr.
   Résorcine ......... )
   Glycérine ........... 30 —
                   (Herzen).

**En cas de laryngo-typhus :** application de *glace* au-devant du larynx ; *pulvérisations antiseptiques* (acide phénique à 2 p. 100, sublimé à 1 p. 2000).

En cas de suffocation : *trachéotomie.*

**En cas de myocardite, de pouls rapide et d'affaiblissement du cœur** : donner les *stimulants*, l'*alcool* et la *digitale*, à petites doses. Au besoin, recourir à la *digitaline* (1 mgr.).

Pratiquer des injections de *caféine* (50 à 75 centigr. par jour) et de *sulfate de spartéine* (10 centigr. par jour) alternativement

Associer ces médicaments à la *strychnine* (2 à 3 milligr. dans les 24 heures).

℞ Sulfate de strychnine.... 2 cgr.
   — de spartéine..... 60 —
   Eau distillée ........... 100 gr.
   3 cuillerées à café, par jour (Herzen).

Ou bien :

℞ Sulfate de spartéine...... 80 cgr.
   — de strychnine..... 2 —
   Eau stérilisée........... 20 gr.

Injecter 1 seringue de Pravaz, 2 à 3 fois dans les 24 heures (Herzen).

**En cas de collapsus** : pratiquer des *frictions chaudes*, des *injections d'éther* et de *camphre*.

℞ Camphre............... 1 gr.
   Éther sulfurique...... 10 c. c.
   Injecter 4 à 6 seringues de Pravaz, dans les 24 heures.

℞ Sulfate de strychnine. 15 à 20 mgr.
   Teinture de musc.... 20 gr.
   Injecter 1/2 à 1 seringue de Pravaz, 3 à 6 fois dans les 24 heures.

**En cas de céphalée et d'insomnie** : prescrire l'application de *compresses froides* ou de *vessie de glace*, sur la tête.

Administrer le *bromure de potassium*, le *chloral*, la *paraldéhyde*, le *sirop de codéine* à la dose de 40 gr. par jour.

**En cas d'agitation, de délire** : faire *couper les cheveux* faire mettre la *vessie de glace* sur la tête.

Prescrire le *bromure de potassium*, le *chloral*, le *sulfonal*, la *paraldéhyde*, l'*uréthane*.

Ne donner l'*opium* qu'aux alcooliques, auxquels on fera prendre en outre l'*alcool* à hautes doses.

Voy. *Délire des pyrexies.*

Recourir à la *balnéation tiède* ou aux *bains progressivement refroidis*.

Combattre l'auto-intoxication, faciliter l'élimination des toxines et stimuler la diurèse, à l'aide des *boissons abondantes*, des *lavements*, des *injections sous-cutanées de sérum artificiel*, des *diurétiques*.

**Contre le délire tardif du**

**3e septenaire** dû à l'ischémie cérébrale : administrer l'*alcool associé à l'opium.*

℞ Extrait thébaïque........ 10 cgr.
　Teinture de cannelle ..... 2 gr.
　Vin de Porto ....... } āā 60 —
　Eau ............. }
Par cuillerées, toutes les 2 heures (Le Gendre).

**En cas d'adynamie** : *toniques, alcool* (rhum, vins généreux, champagne), *excitants diffusibles, noix vomique* ou *strychnine* (3 à 4 mgr.) en injections hypodermiques, associée à la *spartéine* (10 cgr.), ou à la *caféine*, administrées également par voie hypodermique.

Pratiquer aussi des injections d'*éther* ou d'*huile camphrée* à 10 p. 100.

Recourir aux *bains progressivement refroidis* (température initiale du bain 32º à 34º, l'abaisser progressivement à 28°).

S'il existe des complications cérébro-spinales (forme ataxo-adynamique), pratiquer à la fin de chaque bain une *affusion froide* sur la tête : verser un arrosoir d'eau de très près.

Dans l'intervalle des bains, recourir aux *enveloppements froids.*

**En cas de néphrite aiguë :** donner surtout le *lait*; recourir aux *émissions sanguines locales.*

Prescrire, comme antiseptique interne, le *benzonaphtol* (3 à 4 gr.), qui est un excellent antiseptique intestinal, qui ne présente pas les inconvénients des autres antiseptiques, et dont l'administration est surtout indiquée lorsque les reins sont touchés (Gilbert).

Administrer les *purgatifs :* sulfate de soude ou de magnésie 15 à 20 gr., calomel (30 à 50 cgr.) ; donner des *lavements à l'eau boratée, thymolée* ou *naphtolée.*

Prescrire les *diurétiques,* les *tisanes diurétiques,* et pratiquer des *injections de caféine.*

Dans certains cas, recourir aux *injections sous-cutanées de sérum artificiel.*

(Voy. *Néphrite aiguë*).

**En cas d'escarres :** lavages répétés à l'*eau boriquée* à 4 p. 100, et pansements antiseptiques quotidiens à l'*aristol, dermatol, iodol, sanoforme* :

℞ Salol pulvérisé.. } āā 10 gr.
　Xéroforme...... }
　　　　　(Herzen).

Ou bien employer la pommade suivante :

℞ Sulfate de zinc ........ 2 gr.
　Acétate de plomb...... 4 —
　Baume du Pérou....... 10 —
　Vaseline .............. 40 —
　Lanoline.............. 20 —
Pour pansements (Herzen).

**En cas de complications osseuses** (ostéomyélite typhoïdique) : ne pas intervenir hâtivement, sauf dans les cas peu fréquents à évolution aiguë et où l'altération osseuse entretient la fièvre.

En général, *attendre* que le malade se soit tout à fait rétabli, qu'il ait achevé sa convalescence et repris le régime habituel.

Ordonner, en attendant, le *repos* et les *calmants;* puis, si l'on reconnaît que la lésion n'a pas de tendance à la résorption, recourir à l'*extirpation* complète du foyer inflammatoire (Achard).

**Désinfecter les déjections et les linges souillés** avec une solution de *sulfate de cuivre* à 50 p. 1000.

Défendre aux personnes qui soignent le malade de manger dans la chambre du malade et leur recommander de se laver les mains plusieurs fois par jour, faisant usage de savon phéniqué ou de savon au sublimé.

**Pendant la convalescence :**
*Hygiène générale rigoureuse.* Continuer à faire prendre au malade des *bains* (1 à 2 bains tièdes par jour).

Administrer le *benzonaphtol*, en cachets de 30 cgr., aux repas.

*Résister à la faim insatiable du malade :* diminuer progressivement la quantité de lait et augmenter graduellement celle des aliments.

Permettre, pendant les premiers jours après la défervescence complète, les bouillies à la farine de gruau au lait, au maizena, les potages à la semoule ou au tapioca et un peu de gelée de viande. Prescrire la somatose ou le tropon, à la dose de 2 à 4 cuillerées à café, pris dans le lait ou le bouillon dégraissé.

Du quatrième au dixième jour, donner en plus des œufs et 100 à 150 gr. par jour de viande crue et hachée, prise dans les potages.

Défendre le pain.

Donner toujours 1 à 1 litre 1/2 de lait par jour.

Du dixième au douzième jour de défervescence complète, permettre la viande et le pain en petite quantité ; veiller attentivement à ce que le malade ne fasse pas de repas copieux pour éviter la rechute.

Faire manger au malade de la cervelle, du poisson de rivière bouilli, du jambon râpé, du blanc de poulet, des omelettes aux œufs et à la viande hachée, de la purée de pomme de terre ; lui donner une petite quantité de pruneaux cuits, ou de pommes ou de poires très cuites, débarrassées de leurs pépins.

Comme boisson : lait, eau bouillie, vins généreux.

En cas d'élévation de la température, supprimer les aliments solides et reprendre le régime approprié aux premiers jours de la défervescence.

Au quinzième jour, donner des beefsteacks, de la viande de veau, des légumes cuits.

Conseiller les *sorties fréquentes*, le séjour à la *campagne* et un *repos intellectuel prolongé*.

*Bains salins, hydrothérapie tiède, frictions stimulantes :*

```
℞ Alcoolat de lavande... ⎫
   —      de romarin .. ⎬ āā 50 gr.
   Essence de thym............  1 —
```

S'il y a de la faiblesse cardiaque, défendre les efforts et les fatigues musculaires, conseiller même le *repos au lit* et ordonner l'*alcool*, la *spartéine* et la *noix vomique* ou la *strychnine*.

```
℞ Sulfate de spartéine......  50 cgr.
  Extrait de noix vomique ..  30 —
    —     de quinquina......   2 gr.
```

Pour 20 pilules : 2 à 4 par jour (Herzen).

Donner enfin les *toniques* et les *reconstituants* : huile de foie de morue, glycérophosphates, arsenic, noix vomique, sirop de Fellow, cacodylate de soude.

℞ Biphosphate de chaux.    10 gr.
  Arséniate de soude.... 5 à 10 cgr.
  Eau distillée ........    300 gr.
1 cuillerée aux principaux repas (Grasset).

**En cas de neurasthénie post-typhoïdique** : voy. *Neurasthénie*.

## F. TYPHOÏDE CHEZ L'ENFANT.

Mêmes indications thérapeutiques que chez l'adulte.

Mêmes méthodes de traitement (balnéothérapie, médications symptomatiques).

L'emploi des *bains* peut être systématisé, chez les enfants qui ont dépassé 5 ou 6 ans. Donner au moins quatre bains de 28°à 25° en 24 heures ; dans les cas graves, chez des enfants âgés de 8 à 10 ans, réagissant bien et se réchauffant après le bain, 8 à 10 bains dans les 24 heures, d'une durée de 10 à 15 minutes.

*Contre-indications des bains froids* : broncho-pneumonie, hémorragie ou perforation intestinale. complications cardiaques.

**Au début :**

℞ Calomel.........    5 cgr.
  Sucre en poudre .. 50 —
Pour une prise : 4 à 6 prises, selon l'âge de l'enfant, données avec une demi-heure d'intervalle.

*Alimentation liquide* : lait, ou s'il n'est pas digéré, koumys ou képhir. Décoction de céréales. Bouillon léger dégraissé. Boissons abondantes, eau bouillie, eau vineuse, limonades, tisanes.

Prescrire les *antiseptiques intestinaux*, de préférence le *benzonaphtol* (qui n'est pas toxique et qui est insipide) et le *dermatol* :

℞ Benzonaphtol...  } āā 1 à 2 gr.
  Dermatol....... }
  Julep gommeux.......  100 —
                 (Herzen).

**En cas de constipation** : *purgatif léger* : (calomel 20 à 40 cgr., sulfate de soude 10 à 15 gr.), répété tous les 4 ou 5 jours pendant les deux premiers septenaires ; *lavements frais*.

**En cas de diarrhée** : *sous-nitrate de bismuth* à hautes doses ; *dermatol*

**Contre la fièvre** : *quinine*, dans un peu de miel ou de confiture, à la dose de 40 à 50 cgr. par jour, en deux fois.

Ou bien :

℞ Sulfate de thalline ..  10 cgr.
  Julep gommeux......  100 gr.
1 à 4 cuillerées à dessert, suivant l'âge (Comby).

• *Doses du sulfate de thalline :*

De 3 à 4 ans.........    1 cgr.
De 5 à 10 ans ......    2 —
De 11 à 15 ans.....  3 à 5 —
              (Demme).

*Lotions froides vinaigrées*, toutes les 2 heures ; *enveloppements dans le drap mouillé, balnéation tiède*.

**En cas d'hémorragie, de perforation ou de péritonite** : voy. *F. typhoïde de l'adulte*.

**En cas d'agitation. de déli-
re** : recourir à la *balnéation
tiède* ou *froide.*

Administrer le *bromure de
potassium,* le *chloral,* l'*uréthane,*
la *jusquiame.*

℞ Hydrolat de chloral..... 50 cgr.
  Teinture de musc....... XV gout.
  Eau de tilleul.......... 80 gr.
  Sirop de fleurs d'oranger 20 —
A prendre en 2 fois (J. Simon).

**En cas d'affaiblissement
cardiaque et menace de
collapsus** : *alcool, digitale*
(sirop 5 à 10 gr. ; teinture 5 à
X gouttes ; infusion 5 à 10 cgr.
de poudre de feuilles), *caféine*
ou *spartéine* (4 à 6 centigr.).

℞ Caféine............... 2 gr. 50.
  Benzoate de soude...... 3 —
  Eau distillée...... Q. S. p. 10 c. c.
Injecter 1/2 seringue de Pravaz, 2 fois
par jour.

**En cas d'adynamie** : *infusion de café, alcool, toniques,
stimulants diffusibles.*

℞ Eau de vie............ 10 à 25 gr.
  Sirop de quinquina.... 40 —
  Eau distillée......... 120 —
Par cuillerées à bouche, dans la
journée (J. Simon).

℞ Carbonate d'ammoniaque. 20 à 30 cgr.
  Extrait de quinquina.... 1 gr.
  Vin de Malaga.......... 15 à 30 —
  Eau-de-vie............. 10 à 20 —
  Julep gommeux........ 100 —
Par cuillerées à bouche, d'heure en
heure (J. Simon).

**Pendant la convalescence** :
voy. *Fièvre typhoïde chez
l'adulte.*

**F. URINEUSE.**

TRAITEMENT CHIRURGICAL CAUSAL :
Ne pas intervenir, s'il est possible, pendant la fièvre.

En cas de rétention d'urine
chez les prostatiques : *cathétérisme.*

En cas de rétrécissement de
l'urètre : *urétrotomie.*

En cas d'infiltration d'urine :
voy. *Abcès urineux.*

TRAITEMENT MÉDICAL SYMPTOMA-
TIQUE :

**F. urineuse aiguë** (accès
franc et intense).

**Dès l'apparition des fris-
sons et pendant la durée de
l'accès** : Mettre le malade au
lit et le réchauffer au moyen
de couvertures, de *boules d'eau
chaude* ; administrer dans le
même but des *boissons chaudes,
stimulantes et alcoolisées* (1 à
1 litre 1/2 de thé au rhum).
(Guyon)

Éviter avec soin tout refroidissement.

Prescrire le *sulfate de quinine,*
à la dose de 20 centigr. répétée
toutes les heures jusqu'à concurrence de 1 gr. ou plus, ou
à celle de 1 gr. 50 centigr., en
trois fois.

**Après l'accès** : prescrire un
*purgatif salin,* que l'on répétera
au besoin.

Insister sur la *diète lactée;*
recourir à l'emploi des *amers*
(extrait aqueux de quinquina)
et donner des *boissons abondantes.*

Ne prescrire le jaborandi ou
la pilocarpine que chez les malades jeunes et encore vigoureux.

**F. urineuse à accès répétés.**
**Contre les accès** : même
traitement que ci-dessus.
**Pendant l'intervalle des
accès** : donner le *sulfate de
quinine* (1 gr.) ou l'*extrait de*

*quinquina*, pris dans du café noir. à la dose de 4 à 8 gr. dans les 24 heures.

Recourir au *régime lacté* et aux *boissons* et aux *tisanes diurétiques*.

Conseiller les *lavements* émollients ou minoratifs (Guyon).

En cas de douleur rénale, appliquer des *ventouses sèches*, de larges cataplasmes recouverts de toile imperméable, maintenue par une large ceinture de flanelle.

**F. urineuse chronique, lente.**

Combattre surtout les troubles digestifs : *laxatifs* et *purgatifs* (pas de drastiques), *lavements* émollients.

*Diète tonique* et *reconstituante, toniques* (quinquina, kola).

Bains de vapeur. si le malade n'est pas trop âgé ou trop affaibli.

## FILAIRE DE MÉDINE.

Pratiquer une *petite incision* sur la tumeur formée par le ver ; saisir le dragonneau et l'enrouler autour d'un morceau de bois ou sur un rouleau de gaze antiseptique, en exerçant des tractions modérées, de façon à ne pas rompre le ver.

Recommencer l'extraction quelques jours après la première intervention, lorsqu'elle n'a pas pu être complète et totale dès les premières tractions.

Ou bien pratiquer des *injections de sublimé* autour de la tumeur produite par le dragonneau et une fois celui-ci mort, l'extraire par une petite incision (Blin, Emily).

## FISSURE A L'ANUS.

Combattre la constipation par les *purgatifs* ou les *laxatifs légers*, et par les *lavements émollients*.

Avant d'aller à la garde-robe, pratiquer une *onction* autour de l'anus avec :

℞ Chlorhydrate de cocaïne... 1 gr.
Vaseline............... }
Lanoline............... } ãã 10 —

Ou bien employer l'*ortho-forme* à dose double.

Grands soins de propreté, *bains de siège*.

Prescrire des *pommades calmantes et cicatrisantes* :

℞ Extrait de belladone ... }
Acétate neutre de plomb | ãã 5 gr.
Axonge................ 30 —
(Gallois).

℞ Onguent populéum........ 20 gr.
Acétate de plomb ........ 4 —
Extrait de belladone...... 2 —
Huile d'amandes douces... Q. S.

Récourir à l'emploi des *suppositoires calmants et astringents* :

℞ Iodoforme................ 15 cgr.
Extrait thébaïque......... 3 —
Beurre de cacao ......... Q. S.
Pour 1 suppositoire : 1 à 2 par jour.

℞ Extrait de belladone... 1 centig.
— thébaïque...... 3 —
— de ratanhia.... 1 gr.
Beurre de cacao....... 5 —
Pour 1 suppositoire : 1 à 2 par jour.

Préférer la cautérisation des surfaces malades avec le *crayon de nitrate d'argent mitigé* ou avec le crayon de *sulfate de cuivre*.

**Si la guérison ne se produit pas**, et surtout s'il y a des douleurs intenses et continues (spasme anal et sphinctéralgie), pratiquer la *dilatation forcée* de l'anus en narcose : écarter fortement les deux pouces introduits dans le rectum, jusqu'au contact des ischions (Tillaux).

## FISTULES THORACIQUES.

(Voy. *Pleurésie purulente*).

## FLATULENCE.

(*Flatuosités, météorisme, tympanisme*).

Traiter la dyspepsie, la dilatation d'estomac, les affections utéro-ovariennes et la neurasthénie abdominale, lorsqu'elles existent.

Prescrire un *régime* approprié au cas.

Combattre la constipation à l'aide de *purgatifs* ou de *laxatifs légers*, ou de *lavements*.

Dans la majorité des cas, prescrire la *noix vomique*, à la dose de X à XXX gouttes de teinture par jour, et les *poudres absorbantes* : craie, charbon, sous-nitrate de bismuth, associées tantôt au bicarbonate de soude, tantôt à la magnésie, pour éviter la constipation.

℞ Charbon de Belloc..... ⎫ āā 20 cgr.
Craie préparée........ ⎬
Essence de menthe..... II gouttes.
Pour 1 dose : 6 par jour dans du lait (enfants) (Comby).

Donner les *carminatifs* : menthe, camomille, anis, fenouil, cascarille, cannelle.

℞ Alcoolat de cajeput à
10 p. 100.............. ⎫
Alcoolat aromatique ammoniacal (esprit de ⎬ āā 10 gr.
Sylvius) ............. ⎪
Alcool chloroformé...... ⎭
1 cuillerée à café tous les quarts d'heure, jusqu'à effet.

℞ Essence d'anis....... X gouttes.
Liqueur d'Hoffmann.. XX —
Eau de menthe...... 100 gr.
A prendre après les repas (Dujardin-Beaumetz).

Recourir au *massage* abdominal, à l'*électricité* et à l'*hydrothérapie*.

**En cas de diarrhée** : associer les *poudres absorbantes* au *salol*, ou au *benzonaphtol*, ou au *naphtol*, ou au *bétol*.

℞ Naphtol β.............. ⎫
Magnésie bicarbonatée . ⎬ āā 5 gr.
Poudre de charbon de ⎪
peuplier............. ⎭
Essence de menthe ou
d'anis............... II gouttes.
Pour 15 cachets : 1 cachet au début de chaque repas (Huchard).

2 Bicarbonate de soude...... 2 gr.
Craie lavée............... 1 —
Poudre de noix vomique... 20 cgr.

Pour 10 cachets : 1 cachet avant les repas (au besoin, ajouter 2 gr. de salol) (Huchard).

**En cas de douleur** : *onctions calmantes* chaudes ; *préparations opiacées* (gouttes blanches de Gallard).

Voy. *Gastralgie.*

**Contre les crises doulou-**reuses par distension gazeuse brusque : Donner l'*éther*, à la dose de XV à XX gouttes dans de l'eau sucrée, ou bien prescrire le *carbonate d'ammoniaque*, à la dose de 1 à 2 grammes, dans une potion cordiale ou dans du thé.

En même temps, *sinapiser* la région épigastrique et faire des *embrocations chaudes* (Rendu).

# FLUEURS BLANCHES.

(Voy. *Leucorrhée, Métrites, Vaginites chroniques*).

# FLUXION.

(Voy. *Ostéopériostite maxillaire*).

# FOLIES.

## F. MENSTRUELLE.

*Purgatif drastique* (eau-de-vie allemande, 20 à 30 gr.).

*Emissions sanguines* : sangsues à l'anus, aux cuisses, à la nuque ; scarifications du col utérin (100 à 150 gr. de sang).

*Sinapismes* aux cuisses, *bains de pieds sinapisés, vésicatoire* à la nuque.

Intérieurement, *bromure de potassium* d'une façon continue ou pendant les quinze à vingt jours qui précèdent l'apparition des règles, à la dose de 4 à 8 gr. par jour.

**Quand il s'agit d'une manie véritable,** à côté de l'*opium*, de la *morphine*, de l'*atropine*, administrer le *tartre stibié* à faible dose (Ball).

2 Emétique .......... 5 à 30 cgr.
Laudanum de Syden-
ham............... XXX gouttes.

Eau .............. 200 gr.
Sirop de fleurs d'o-
ranger.......... 20 —
Par cuillerées, toutes les 1/2 heures.

## F. PALUDIQUE.

Pendant l'accès de fièvre ou pendant la convalescence d'une attaque de fièvre intermittente, insister sur l'emploi de la *quinine.*

Voy. *Fièvres intermittentes.*

## F. PUERPÉRALE.

**Pendant la grossesse** : Traiter la folie comme si la femme n'était pas enceinte et laisser la grossesse arriver à son terme normal.

**Après l'accouchement** : Défendre l'allaitement et appliquer à la folie la thérapeutique ordinaire (Auvard).

# FOLLICULITE ET PÉRIFOLLICULITE DÉCALVANTE

1º Nettoyer avec soin le cuir chevelu avec de l'*eau savonneuse*.

2º Badigeonner, tous les 6 à 8 jours, les régions voisines des plaques avec de la *teinture d'iode*.

3º *Lotionner* les plaques, tous les matins, avec :

℞ Bichlorure de mercure.... 15 cgr
  Biiodure de mercure..... 1 gr.
  Alcool à 90º............ 60 —
  Eau.................... 500 —

Pour lotions (Quinquaud).

# FURONCLE

Appliquer de l'*emplâtre mercuriel de Vigo*. ou bien des compresses imbibées d'*eau phéniquée* à 1 p. 100 ou *d'eau boriquée alcoolisée* (acide borique 40 gr., eau 900 gr., alcool 60 gr.) recouvertes de taffetas gommé. *Cataplasmes chauds*.

N'*inciser* que lorsque la douleur est très vive ou que lorsqu'il s'est formé un petit abcès sous-furonculeux.

*Purgation, antisepsie intestinale*.

### F. DU CONDUIT AUDITIF EXTERNE.

Voy. *Otite externe*.

### F. DES LÈVRES.

Traverser la lèvre de part en part avec la *pointe du thermocautère*. Faire des pointes de feu assez rapprochées pour que leur action se fasse sentir dans toute l'épaisseur des tissus (Verneuil).

### F. DU NEZ.

*Antisepsie locale rigoureuse :* bains, lotions et nettoyages locaux avec une solution de sublimé à 1 p. 1000 ; pulvérisations phéniquées, 2 fois par jour.

Introduire et laisser dans la narine un tampon imbibé de liqueur de van Swieten et de glycérine à parties égales ; renouveler cette médication toutes les 2 ou 3 heures (Lubet-Barbon).

# FURONCULOSE

Rechercher la cause et la combattre (catarrhe intestinal, dyspepsie, diabète, infection répétée).

*Purgatifs* répétés : huile de ricin, calomel à la dose de 40 à 80 centigr. en une fois, ou à la dose de 10 centigr. pendant 6 jours consécutifs (soins de la bouche) ; ou encore :

℞ Soufre sublimé........ ⎫
  Magnésie ............. ⎬ āā 10 gr.
  Charbon.............. ⎭

Pour 10 paquets : 1 tous les jours.

*Régime* approprié au cas.
*Antisepsie intestinale :*

℞ Bicarbonate de soude. ⎫ āā 50 cgr.
  Benzonaphtol ........ ⎭

Pour 1 cachet, à prendre à chacun des repas (Grasset).

Recommander, en même temps, de prendre trois *grands bains savonneux* ou deux *bains sulfureux* par semaine.

Localement : Pulvérisations antiseptiques (acide phénique à 1 à 2 p. 100, acide borique à 4 p. 100, phénosalyl à 2 p. 100).

Une fois le furoncle constitué : *inciser.*

## GALACTORRHÉE

*Régime sec. Purgatifs* salins ou drastiques répétés.

*Bandage compressif* ouaté des seins.

Donner le *camphre* ou *l'atropine :*

℞ Camphre pulvérisé........ 20 cgr.

Pour 1 cachet : 3 par jour, pendant 3 jours.

℞ Atropine............. 3 millig.
Sulfate de magnésie... 90 gr.
Eau distillée.......... 240 —

1 cuillerée à bouche toutes les 2 heures (Bloom).

**En cas de douleurs :** *Cataplasmes chauds,* ou *onctions calmantes.*

℞ Chlorure de potassium.. ⎫ ãã 8 gr.
Extrait de ciguë....... ⎭
Camphre................ 2 —
Axonge ............... 60 —

Pour onctions (Guéneau de Mussy).

℞ Chloroforme.......... ⎫ ãã 5 gr.
Laudanum de Sydenham ⎭
Huile de jusquiame.... ⎫ ãã 10 —
— camphrée ...... ⎭

Pour onctions, suivies de compression ouatée (Herzen).

## GALE

### Chez l'adulte.

Traitement rapide de la gale (en 2 heures) :

1° *Friction générale d'une demi-heure avec le savon noir,* pour enlever la malpropreté qui recouvre le corps et rompre les sillons;

2° *Bain d'une demi-heure* et frictions à la brosse, pour ramollir l'épiderme et achever de détruire les sillons;

3° Friction générale, pendant une demi-heure, avec la *pommade d'Helmerich* sur toute la surface du corps :

℞ Soufre sublimé........... 200 gr.
Carbonate de potasse.. ⎫
Eau distillée ........ ⎬ ãã 100 —
Huile d'amandes douces ⎭
Axonge ................. 700 —

Employer 50 gr. par frictions (Helmerich).

Contre les éruptions secondaires, donner quelques bains simples (Bazin, Hardy).

Ou autre traitement rapide en 2 heures :

1° Friction générale au *savon noir* d'une demi-heure ;

2° *Bain tiède,* avec frictions à la brosse d'une demi-heure ;

3° Friction générale avec le *composé liquide,* suivant que l'on laisse sécher sur la peau pendant un quart d'heure :

℞ Fleur de soufre......... 100 gr
Chaux vive............. 200 —
Eau ................... 1000 —

(Sulfure de calcium liquide) : 100 gr. suffisent pour obtenir la guérison (Vleminckx).

4° *Immersion* et *lavage* de tout le corps dans un bain tiède (Vleminckx).

EN VILLE, prescrire la *pommade* suivante :

℞ Essence de lavande.... ⎫
 —  de cannelle... ⎬ ãã 2 gr.
 —  de girofle ..... ⎪
 —  de menthe.... ⎭
Gomme adragante ........ 4 —
Carbonate de potasse ..... 30 —
Fleur de soufre.......... 90 —
Glycérine ............... 190 —
    (Bourguignon).

Ou bien employer, dans la clientèle privée, le traitement suivant :

1° *Lotions* sur tout le corps avec du savon de toilette (ou savon noir), suivies d'un bain de son.

2° Trois frictions avec la *pommade* suivante :

℞ Carbonate de soude....... 50 gr.
Fleur de soufre........... 100 —
Glycérine ................ 200 —
Gomme adragante ........ 4 —
Essence, Q. S. pour aromatiser.
    (Fournier).

3° Prendre un second *bain*, *changer les linges* de corps et de lit.

Les jours suivants, *bains émollients* : de son, d'amidon (Fournier).

Frictionner les **pieds** et les **mains** des galeux avec l'onguent suivant :

℞ Fleur de soufre........... 200 gr.
Huile de cade ........... 150 —
Craie............... ⎫
Savon vert.......... ⎬ ãã 400 —
Axonge.............. ⎭
    (Hébra).

Ou bien :

℞ Fleur de soufre ........... 60 gr.
Poudre d'ellébore blanc .. 40 —
Carbonate de potasse . ⎫ ãã 120 —
Savon noir........... ⎭
Axonge ................. 80 —
Essence de lavande ....... 10 —

Employer cet onguent pendant huit jours, en frictions sur les parties malades à la dose de 15 gr.

## Chez les femmes enceintes :

Pratiquer des frictions tous les soirs, pendant 4 à 6 jours, avec :

℞ Naphtol β .......... 10 à 20 gr.
Ether......... Q. S. p. dissoudre
Essence de menthe... Q. S.
Vaseline ............... 100 gr.
    (Besnier).

Ou bien : onctions matin et soir, avec :

℞ Styrax ............. 1 partie
Huile ............... 2 parties
    (Vidal).

## Chez les enfants de moins de 15 à 16 ans, faire des frictions 2 fois par jour avec l'une des pommades suivantes :

℞ Naphtol β ............ 5 gr.
Alcool....... Q. S. p. dissoudre
Vaseline ........... 100 gr.

℞ Naphtol β......... 5 à 15 gr.
Savon vert ....... 50 —
Craie préparée ... 10 —
Axonge ......... 100 —

℞ Baume de Pérou..... 10 gr.
Onguent styrax ... ⎫ ãã 40 —
Vaseline ........ ⎭
    (Herzen).

Ou encore : savonner le corps tous les jours avec :

℞ Savon de Marseille... 100 gr.
Pétrole.............. 30 —
Alcool à 90°........ 50 —
Cire ............... 40 —
    (G. Paul),

**Chez les nouveau-nés :** faire des onctions, matin et soir avec :

⩲ Onguent styrax.......... |
Huile d'amandes douces. | āā 20 gr.
(Comby).

# GANGLIONS ARTICULAIRES

(Voy. *Kystes synoviaux*).

# GANGRÈNES

### G. PAR ARTÉRIO - SCLÉROSE
(artérite oblitérante).

*Repos absolu* au lit, le membre dans l'extension et dans la position horizontale, ou légèrement élevée.

*Désinfection des parties malades*, pansement antiseptique, enveloppement ouaté répété tous les jours. Bain légèrement phéniqué (1 p. 100) ou lysolé (1/2 p. 100) à 50°, pour calmer les douleurs, aseptiser la région et limiter le sphacèle.

**En cas d'infection :** *pulvérisations phéniquées* à 3 p. 100, *pansements humides* avec des compresses de tarlatane imbibées d'une solution de sublimé à 1 p. 4000.

*Attendre la séparation spontanée*, ne pratiquer l'amputation qu'après délimitation naturelle.

Intérieurement : *iodure de potassium*, 1 gr. par jour.

(Voy. *Artério-sclérose*).

**En cas de douleurs vives :** *opium*, injections de *morphine* à 1/2 ou 1 centigr. (Reclus).

### G. BUCCALE.
Voy. *Noma, Stomatite gangréneuse*.

### G. CUTANÉE.
Relever les forces du malade par une *alimentation reconstituante* et par les *toniques*.

Séjour à la *campagne*, à la *montagne*, ou aux bords de la *mer*, selon les cas.

Aseptiser les foyers gangréneux par les *lavages avec des solutions antiseptiques faibles* (acide borique 4 p. 100, acide phénique 1 p. 100, lysol 1/2 p. 100, sublimé 1 p. 4000), par les *pulvérisations* et par les pansements faits avec des *poudres antiseptiques* (iodoforme, xéroforme, salol, aristol, amyloforme, iodol) et de la *gaze antiseptique*.

Dans certains cas, recourir à la *balnéation antiseptique* et à la *cautérisation au thermo ou au galvano-cautère*.

(Voy. *Ulcères*).

### G. DIABÉTIQUE.
Traitement général hygiénique et diététique du diabète.

Éviter les traumatismes. Soigner toute excoriation comme une diérèse ou exérèse véritables.

*Antisepsie rigoureuse, pansements aseptiques :* proscrire les substances irritantes ; avoir recours aux pommades au salol, aux solutions boriquées à 4 p. 100, naphtolées à 2 p. 1000, au biiodure de mercure à 1 p. 4000.

**En cas d'inoculation septi-
que** : *pulvérisations phéniquées,
bains locaux*, légèrement antiseptiques et chauds (Reclus).

## G· GAZEUSE·

*Incisions multiples, étendues.*
Si la gangrène occupe un
membre, *amputer* au-dessus.

## G· PULMONAIRE.

Soutenir les forces du malade
par les *toniques*, *l'alcool*, le
*quinquina.*
Favoriser l'expectoration.
Donner intérieurement les *balsamiques* : créosote, gaïacol, essence de térébenthine, terpine,
terpinol, alcoolature d'eucalyptus, eucalyptol (Voy. pour les
doses et les formules : *Bronchite
aiguë* et *chronique, Dilatation
bronchique, Phtisie pulmonaire*).

℞ Créosote .............. ⎫
  Iodoforme............. ⎬ ãã 5 gr.
  Terpine .............. ⎭
  Acide benzoïque ....... ⎫ ãã 2 —
  Térébenthine de mélèze. ⎭
  Poudre de guimauve.... ⎫ ãã 6 —
  Magnésie légère........ ⎭
Pour 100 pilules : 6 à 10 par jour
(Legroux).

℞ Alcoolature d'eucalyptus  3 à 4 gr.
  Julep diacodé ........ 200 —
Par cuillerées à bouche dans les 24
heures (Boucquoy).

℞ Teinture d'eucalyptus.. ⎫
   — de cannelle .. ⎬ ãã 2 gr.
  Sirop de fleurs d'oranger ⎫
   — de quinquina .... ⎬ ãã 25 gr.
  Hydrolat de tilleul....... 100 —
Par cuillerées d'heure en heure (enfants) (Comby).

Prescrire aussi *l'hyposulfite
de soude* et la *liqueur de Labarraque :*

℞ Hyposulfite de soude.    4 à 8 gr.
  Julep gommeux ..... 150 à 250 —
Par cuillerées à bouche dans les 24
heures (contre-indiqué dans le cas d'hé-
moptisie) (Lancereaux).

℞ Liqueur de Labarraque.   4 gr.
  Julep gommeux........ 200 —
Par cuillerées à bouche dans les 24
heures (Jaccoud).

Ordonner les *inhalations avec
des mélanges balsamiques et antiseptiques*, répétées plusieurs
fois dans la journée, chaque fois
pendant 5 à 10 minutes :

℞ Créosote pure..... ⎫ ãã 10 gr.
  Acide phénique ... ⎭
  Alcool à 90°.......... 30 —
  Teinture d'eucalyptus.. 2 —
  Eau................. 1000 —

(Voy. *Bronchite fétide*).
Conseiller les *inhalations d'o-
xygène.*
Pratiquer des *pulvérisations*
à la créosote à 1 ou 3 p. 100, à
l'acide phénique à 1 p. 100, au
thymol à 1/2 p. 100, à l'acide
salicylique à 1 p. 1000.
Administrer, au besoin, les
*balsamiques par voie hypoder-
mique :*

℞ Eucalyptol........... 20 gr.
  Huile d'olive stérilisée. 100 —
Injecter 2 à 3 centimètres cubes à la
fois (Debove).

(Voy. *Bronchite fétide, Dilatation bronchique, Phtisie pulmonaire*).
Recourir enfin à la *révulsion*
(pointes de feu, ventouses sèches, vésicatoire).
Continuer ces différentes médications pendant longtemps.
**Contre les douleurs thora-
ciques** : *révulsion* (sinapismes,
ventouses sèches).

**En cas de pleurésie puru-**
**lente** : *pleurotomie antiseptique.*
TRAITEMENT CHIRURGICAL.

Ouverture du foyer gangréneux, *pneumotomie.*

Ou bien : *injections directes
dans le foyer gangréneux* de
substances antiseptiques (chlorure de zinc à 1 p. 30, gaïacol
à 1 p. 15), d'huile stérilisée.

## G. SÉNILE.

Voy. *Gangrène par artério-
sclérose.*

## G. SYMÉTRIQUE DES EXTRÉ-MITÉS (*Maladie de Raynaud*).

*Traitement de la maladie cau-
sale :* artérite, artério-sclérose,
mal de Bright, syphilis, alcoolisme, saturnisme, impaludisme,
ergotisme, diabète, hystérie,
neurasthénie, maladie de Basedow, etc.

Réchauffer les parties exposées
à l'asphyxie et à la syncope par
des *gants fourrés,* par des *lotions
à l'eau très chaude,* ou à *l'eau
sinapisée.*

Réveiller la contraction des
petits vaisseaux à l'aide de *l'ergot de seigle* et de la *quinine,*
des *bains d'oxygène.*

℞ Ergotine.......... ⎫
  Sulfate de quinine. ⎬ āā 5 cgr.
  Excipient et glycérine. Q. S.

Pour 1 pilule : 4 à 5 chez l'adulte ;
3 pilules chez les enfants, par jour.

℞ Ergotine.......... ⎫
  Sulfate de quinine. ⎬ āā 5 cgr.
  Poudre de feuilles de
    digitale............. 5 mgr.
  Extrait de belladone... 1 —

Pour 1 pilule : 2 avant chaque repas.

Recourir à l'*électrisation*, surtout chez les hystériques et les
neurasthéniques, sous forme de
courants continus, en plaçant le
pôle positif à la nuque et le pôle
négatif dans une cuvette d'eau
salée où le malade plonge ses
mains (Raynaud).

Essayer les *pulvérisations de
chlorure de méthyle,* en pulvé-
risant le jet très finement et en
le projetant obliquement d'un
peu loin sur les parties atteintes ;
cesser la pulvérisation dès qu'elle
détermine une sorte d'onglée
(Debove).

**Au commencement de l'ac-
cès :** prescrire la *trinitrine.*

℞ Solution alcoolique de
    trinitrine à 1 p. 100. XXX gouttes.
  Eau distillée......... 300 gr.
  3 à 5 cuillerées à bouche, par jour.

**Contre les douleurs** : conseiller les *onctions calmantes;*
au besoin, prescrire les *calmants,* ou pratiquer des injections de *morphine.*

# GASTRALGIES.

Rechercher et combattre la
cause (dyspepsie, dilatation
d'estomac, ulcère rond de l'estomac, cancer, hystérie, neurasthénie, ataxie locomotrice,
impaludisme chronique ou
larvé).

**Contre la douleur :** *mettre
l'estomac au repos;* ordonner
au malade de faire des *repas
peu abondants et réguliers,* de
boire *peu de liquides,* et, dans
les cas intenses, prescrire le *régime lacté,* le *képhir,* le *koumys.*

HERZEN.

18

Recourir, au besoin, au *lavage de l'estomac* avec 20 gr. de sous-nitrate de bismuth pour 1/2 litre d'eau.

Administrer la *magnésie calcinée*, le *sous-nitrate de bismuth*, la *craie préparée*, l'*opium*, la *morphine*, la *belladone*, l'*eau chloroformée*, la *cocaïne* :

℞ Magnésie anglaise ..... ) ãã 20 cgr.
Sous-nitrate de bismuth )
Poudre d'opium brut... 3 à 5 —

Pour 1 paquet, à prendre au moment du repas.

℞ Magnésie calcinée .... ) ãã 10 gr.
Craie préparée ....... )
Bicarbonate de soude... 5 —
Poudre de belladone. ) ãã 20 cgr.
— de vanille.... )
Sucre en poudre....... Q. S.

Pour 20 paquets : 1 paquet au moment de chaque repas, dans du pain azyme.

Donner les *gouttes noires anglaises*, à la dose de II à V gouttes, ou les *gouttes blanches de Gallard* :

℞ Chlorhydrate de morphine. 10 cgr.
Eau de laurier-cerise..... 5 gr.

II gouttes sur un morceau de sucre.

℞ Chlorhydrate de morphine. 10 cgr.
Eau distillée.............. 40 gr.
Sucre en poudre.......... 5 —

1 cuillerée à café, avant les 2 principaux repas.

℞ Eau chloroformée......... 150 gr.
Eau de fleurs d'orangers .. 50 —
Eau distillée............. 100 —

1 cuillerée à café ou à dessert avant les repas, ou bien 1 cuillerée à dessert de 1/4 d'heure en 1/4 d'heure, jusqu'à disparition de la douleur (De Beurmann).

℞ Eau chloroformée...... ) ãã 60 gr.
— de menthe ........ )
Teinture de belladone. XXX gout.

1 cuillerée à soupe tous les quarts d'heure (Debove).

**Dans les cas intenses** : associer la *morphine*, à la *belladone* et à la *jusquiame*.

℞ Chlorhydrate de morphine. 20 cgr.
Extrait de belladone......, 30 —
Eau distillée de laurier-cerise................. 20 gr.

X à XV gouttes, 3 à 4 fois par jour (Herzen).

℞ Chlorhydrate de morphine 30 à 50 cgr.
Extrait de belladone.... 25 —
— de jusquiame.... 75 —
Excipient ............. Q. S.

Pour 50 pilules : 3 à 4 pilules dans les 24 heures.

**G. intense avec vomissements** : prescrire la *cocaïne*.

℞ Chlorhydrate de cocaïne... 50 cgr.
Eau distillée............. 300 gr.

1 cuillerée à bouche avant les repas, ou 1 cuillerée à café toutes les 2 heures (Dujardin-Beaumetz).

℞ Chlorhydrate de cocaïne... 30 cgr.
Hydrate de chloral........ 3 gr.
Eau de menthe ........... 50 —
— distillée.............. 500 —

1 cuillerée à bouche, toutes les 2 heures (Ewald).

℞ Chlorhydrate de cocaïne... 25 cgr.
— de morphine. 5 —
Extrait de belladone...... 15 —
Eau de laurier-cerise ..... 15 gr.

XX gouttes, après les repas (Ewald).

℞ Chlorhydrate de cocaïne.. 3 à 5 cgr.
— de morphine 2 —
Teinture de belladone... 5 à 10 gr.
Eau de laurier-cerise... 25 —

X à XV gouttes, toutes les heures (Ewald).

**G. associée à de la fermentation stomacale** : faire prendre le mélange suivant :

℞ Alcool rectifié ........ )
Teinture d'iode....... ) ãã 5 gr.
Acide phénique ...... )

V gouttes à chacun des 2 principaux repas.

*Lavage d'estomac.*

## G. des arthritiques, des névropathes : employer les *nervins* et les *antispasmodiques.*

℞ Bromhydrate ou valérianate
  dé quinine ............ 25 cgr.
  Antipyrine .............. 75 —

Pour 1 cachet : 2 à 3 par jour (Herzen).

℞ Exalgine .............. 1 gr. 25 cgr.
  Alcool à 90° ........... 5 —
  Sirop d'écorces d'oranges 20 —
  Eau ................. 40 —

2 cuillerées par jour (1 cuillerée contient 30 centig. d'exalgine) (Herzen).

Chez les neurasthéniques et les hystériques, donner les *perles d'éther amyl-valérianique* (4 perles, 3 fois par jour; ou bien 6 à 8 perles d'une seule fois), les *perles d'éther*, les *valérianates* associées au *chanvre indien* :

℞ Valérianate d'ammoniaque. 2 gr.
  Eau de tilleul............ 120 —
  Teinture de chanvre indien. XX gout.
  Sirop d'éther.......... |
  — de menthe......... | ãã 20 gr.

1 cuillerée à bouche toutes les heures, au moment des crises spasmodiques (Herzen).

℞ Laudanum de Sydenham .... 1 gr.
  Teinture de valériane..... |
  — de castoréum.... | ãã 5 —
  Eau de laurier-cerise...... |

XV à XX gouttes, à la fois.

Combattre encore la gastralgie nerveuse, par l'application, sur la colonne vertébrale, d'une *grosse éponge imbibée d'eau aussi chaude* que le malade pourra la supporter, par des *lavements d'eau chaude* et, au besoin, par un *lavage d'estomac avec de l'eau très chaude.*

Recourir enfin à l'*électrothérapie* : galvanisation positive de l'épigastre; appliquer la cathode à l'endroit du dos où s'irradient les crampes d'estomac. Terminer la séance de galvanisation par quelques inversions du courant, et par un massage du ventre avec le rouleau électrique, ou bien encore par la faradisation du corps avec le pinceau métallique.

(Voy. *Neurasthénie abdominale* )

## G. des paludéens.

Administrer le *valérianate* ou le *bromhydrate de quinine* d'une façon continue, associé au *bismuth* et à la *noix vomique,* ou à la *poudre de Dower* :

℞ Valérianate de quinine.. |
  Sous-nitrate de bismuth. | ãã 25 cgr.
  Carbonate de magnésie.. |
  Poudre de noix vomique.. 2 —

Pour 1 cachet : 3 à 4 par jour (Herzen).

℞ Bromhydrate de quinine. 20 à 25 cgr.
  Poudre de Dower ...... 10 à 15 —
  Salicylate de magnésie.. 25 —

Pour 1 cachet : 3 à 4 par jour (Herzen).

Si les accès gastralgiques se renouvellent à intervalles réguliers, faire prendre la quinine à la dose de 1 gr 50 centigr., 5 ou 6 heures avant le moment où doit éclater le nouvel accès.

(Voy. *Fièvres intermittentes*).

Au besoin, *révulsifs* au creux de l'estomac.

## G. des tabétiques.

En cas de crises d'hyperchlorhydrie : *alcalins* (Sahli).

Donner l'*antipyrine*, l'*antifébrine*, l'*exalgine* (voy. *Ataxie locomotrice*).

Ou bien :

℞ Oxalate de cérium......... 10 cgr.
Extrait et poudre de gentiane Q. S.

Pour 1 pilule : 1 à 2 pilules, 3 à 4 fois par jour.

Ou encore :

℞ Chloroforme........ }
  Teinture d'iode ..... } āā 10 gr.

IV gouttes, 3 à 4 fois par jour (Huchard, Grasset).

## GASTRALGIE CHEZ L'ENFANT.

**Contre la douleur** : donner le *laudanum de Sydenham*, à la dose de I à II gouttes, ou bien :

℞ Teinture de colombo..... 10 gr.
   —   de belladone.. }
   —   d'aconit ...... } āā 5 —
  Elixir parégorique ..... }

V à X gouttes, avant les repas (J. Simon).

℞ Teinture de belladone.. }
   —   de jusquiame.. } āā 5 gr.

V gouttes, dans de l'eau sucrée.

℞ Sirop d'éther............. 10 gr.
   —  de fleurs d'oranger..., 20 —
   —  de codéine .......... 5 —

Par cuillerées à café de 1/2 en 1/2 heure, jusqu'à effet (Viellard).

℞ Sirop de belladone.... }
   —  de codéine...... } āā 5 gr.
  Eau distillée de laurier-cerise 20 —

A prendre 1 *cuillerée à café*.

Combattre l'arthritisme héréditaire (Voy. *Arthritisme*).

Régler les selles, traiter la dyspepsie et l'anémie.

Faire prendre aux repas une *eau alcaline* (Vals Carmen), conseiller une cure thermale aux eaux de *Bourbon-Lancy*.

# GASTRITES

## G. AIGUE.

Avant tout, *repos de l'organe*.

*Régime lacté*: faire prendre le lait froid ou glacé, et coupé d'eau de Vichy.

Défendre pendant longtemps les boissons alcooliques, et les mets épicés ou indigestes.

**Contre la douleur et les vomissements** : *Glace intus et extra*, ou *cataplasmes* très chauds et fréquemment renouvelés ; *lavements laudanisés* (X à XX gouttes) ou au *chloral* (3 à 4 gr.) ; *opium* sous forme de piqûre de *morphine*.

Prescrire :

℞ Chlorhydrate de cocaïne........... 3 à 5 centig.
  Chlorhydrate de morphine........... 2 —
  Teinture de belladone 5 à 10 —
  Eau de laurier-cerise 25 gr.

X à XV gouttes, toutes les heures.

**Contre l'inflammation** : *Emissions sanguines* (ventouses scarifiées ou sangsues) au creux de l'estomac.

**En cas de constipation :** *Lavements émollients ; magnésie, rhubarbe*.

℞ Magnésie calcinée..... 50 centig.
  Rhubarbe............ 25 —

Pour 1 cachet : 2 à 3 par jour (Herzen).

**En cas de vomissements et d'éructations putrides avec diarrhée :**

℞ Salicylate de bismuth..... 3 gr.
  Résorcine................ 2 —
  Glycérine................ 15 —
  Eau distillée ............ 130 —

1 cuillerée à soupe, toutes les heures.

Au besoin, pratiquer le *lavage d'estomac*.

## G. SURAIGUE DUE A L'INGES-TION DE SUBSTANCES TOXI-QUES :

*Lavages d'estomac* (Voy. *Empoisonnements*) *Régime lacté, eau albumineuse, décoction de céréales.*

Au besoin, donner pendant quelques jours des *lavements alimentaires;* plus tard, permettre le *lait* et la *poudre de viande délayée dans de l'eau alcalinisée.*

## G. CHRONIQUE.

(Voy. *Dyspepsies*).

Repas réguliers et peu abondants.

Proscrire l'alcool, les mets épicés, le gibier faisandé, les poissons de mer, les crustacés, les fruits verts, la salade et les amylacés.

Défendre l'usage du tabac.

Au besoin, *régime lacté, képhir, koumys.*

Combattre la constipation par les *purgatifs salins* à petite dose, ou par l'emploi des *eaux purgatives naturelles* (Hunyadi-Janos, Carabaña, Villacabras, Rubinat, Montmirail).

Donner le *sel de Carlsbad,* à la dose de 1 cuillerée à café dans un verre d'eau tiède, pris tous les matins à jeun, pendant 2 à 3 semaines.

Ne pratiquer le *lavage d'estomac* que dans les cas tout à fait exceptionnels.

Activer les sécrétions gastriques en prescrivant les *amers,* la *noix vomique,* la *rhubarbe,* le *condurango* ou l'*orexine* :

℞ Orexine basique........... 10 cgr.
   (ou Tannate d'orexine).
   Extrait de noix vomique... 2 —
   — et poudre de gentiane................. Q. S.
       HERZEN.

Pour 1 pilule : 3 par jour, avant les repas (Herzen).

(Voy. *Anorexie*).

Prescrire l'*acide chlorhydrique,* pris après les repas :

℞ Ecorce de condurango. 15 gr.
   Acide chlorhydrique .. XV gouttes.
   Sirop d'éc. d'or. amères 150 gr.
   2 cuillerées à bouche, par jour.

Ou bien, employer la *papaïne* à la dose de 30 à 50 centigr., en solution ou en sirop, prise à la fin des repas.

**Contre la douleur :** Donner le *laudanum* (V à VI gouttes) au moment des repas, ou l'*opium en poudre* (1 à 2 centigr.), ou la *cocaïne;* associer aussi l'opium à la *belladone.*

(Voy. *Gastralgies*).

**Contre le catarrhe muqueux avec hypochlorhydrie :** Faire prendre chaque matin à jeun, par petites gorgées, 200 grammes d'eau à la température de 40° contenant 1 à 2 grammes de *sulfate de soude.*

**Si le mucus est très abondant :** Prescrire le *nitrate d'argent :*

℞ Nitrate d'argent...... 20 à 40 cgr.
   Eau distillée........ 120 gr.
   3 cuillerées à bouche par jour (augmenter progressivement la concentration de la solution).

Pratiquer le *lavage d'estomac* avec des solutions alcalines.

**Contre l'atonie gastrique :** Diminuer la quantité des liquides et faire prendre :

℞ Poudre de noix vomique .......... 3 centig.
   Bicarbonate de soude........... } āā 40 —
   Poudre de rhubarbe
   Pour 1 prise : 2 par jour (Oser).

Recourir à l'*électrisation*, au *massage*, à l'*hydrothérapie*.

Traiter la gastrectasie, lorsqu'elle existe.

**En cas d'atonie avec diminution ou suppression du suc gastrique** : Recourir au *lavage d'estomac à l'eau chaude salée* ; se servir d'une sonde percée à son extrémité d'un certain nombre de petits trous. Employer pour chaque lavage ou douche, deux litres d'une solution salée à 6 p. 1000 (une forte cuillerée à café pour 1 litre d'eau). Laver l'estomac le matin à jeun, l'eau ayant une température de 38° à 42°.

**Contre la flatulence** : Donner le *charbon*, la *magnésie*, le *phosphate de soude*, associés aux *antiseptiques internes*.

(Voy. *Flatulence, Antisepsie intestinale*).

**S'il y a des vomissements** alimentaires, du ballonnement, de la sensation de pesanteur après les repas, de l'insomnie et de l'inappétence : Administrer l'*acide chlorhydrique* de la façon suivante : faire prendre après chacun des deux principaux repas d'abord XV gouttes d'acide chlorhydrique officinal, puis, au bout d'une demi-heure, faire ingérer encore XV gouttes. Dans certains cas, donner, après un nouvel intervalle d'une demi-heure, une troisième dose de XV gouttes.

**En cas d'ulcérations gastriques** : Prescrire le *régime lacté absolu*, les alcalins, les *eaux minérales de Vichy, Vals, Alet*.

Chez les alcooliques, supprimer le toxique.

(Voy. *Ulcère de l'estomac, Hématémèse*).

# GASTRO-ENTÉRITES

(Voy. *Diarrhée aiguë, Diarrhée chronique, Diarrhée cholériforme, Gastrites, Entérites*).

# GASTRORRAGIES

(Voy. *Hématémèse*).

# GASTROSUCCORRHÉE

(*Hypersécrétion continue* ou *Maladie de Reichmann*).

**G. PRIMITIVE SANS STÉNOSE PYLORIQUE.**

Eviter le surmenage physique et intellectuel ; dans les cas graves : *repos au lit*.

Défendre l'alcool, le tabac et tous les mets qui pourraient augmenter la production de l'acide chlorhydrique déjà en excès. Proscrire les *amylacés* et les *matières grasses*.

Administrer tous les jours un *lavement tiède*.

Régime : Au début, il est nécessaire de recourir au *régime lacté absolu;* puis, donner la *poudre de viande* mélangée au lait (50 à 200 gr. par jour, progressivement), et passer avec prudence au régime de l'hyperchlorhydrie permanente.

(Voy. *Dyspepsie irritative*).

Faire, le matin à jeun, un *lavage de l'estomac* avec de l'eau alcalinisée.

Administrer les *alcalins* (15 à 30 gr.) et *l'atropine* à hautes doses. (Voy. *Dyspepsie irritative*).

℞ Craie.................... 50 gr.
Sirop de fleurs d'oranger... 100 —
Eau.................... 800 —
1 verre à madère toutes les heures.

℞ Sulfate d'atropine....... 1 cgr.
Eau distillée........... 100 gr.
Commencer par prendre XX gouttes, 5 fois par jour, puis augmenter progressivement 6, 7, et jusqu'à 15 et 20 fois dans les 24 heures.

Essayer encore, contre l'hypersécrétion, les *lavages de l'estomac* avec une solution de nitrate d'argent à 1 ou 2 p. 1000 ; ou bien prescrire *l'ergotine* à petites doses.

**Contre la douleur :** Donner les *alcalins* à hautes doses.

Au besoin, prescrire le *bromure de strontium* ou de *calcium* et la *cocaïne*.

**Contre la rétention et les vomissements :** Recourir au *lavage de l'estomac*, pratiqué une à deux fois par jour, avec une solution de benzoate de soude à 5 p. 1000 ou avec de l'eau pure ou de l'eau alcalinisée.

## G. PRIMITIVE AVEC STÉNOSE PYLORIQUE SPASMODIQUE.

Instituer le traitement ci-dessus indiqué et en cas d'échec, pratiquer la *pyloroplastie*.

## G. PRIMITIVE AVEC ULCÈRE ET STÉNOSE PYLORIQUE ANATOMIQUE.

Pratiquer la *gastro-entérostomie postérieure* d'emblée.

## G. PAR RÉTENTION, CONSÉCUTIVE A UNE STÉNOSE PYLORIQUE.

Pratiquer la *pylorectomie*, ou mieux la *gastro-entérostomie*.

# GERÇURES

## G. DES LÈVRES, DES NARINES.

Appliquer plusieurs fois par jour le mélange suivant :

℞ Huile d'amandes douces.. 125 gr.
Blanc de baleine.... )
Cire blanche........ } āā 25 —
Racine d'orcanette... )
Essence d'amandes amères. 4 —
(Monin).

Éviter les sorties par un temps froid et par le vent.

Employer pour la toilette de l'eau tiède.

Recourir aussi aux applications de *cold-cream*, de *glycérine* ou de *lanoline*.

**Contre les douleurs :** employer les *pommades à la cocaïne* ou à *l'orthoformie*.

℞ Orthoforme pulvérisé.. 2 gr.
Vaseline......... )
Lanoline......... } āā 10 gr.

**En cas de gerçures profondes** : cautérisation avec le *crayon de nitrate d'argent mitigé* ou avec une solution de nitrate d'argent à 1 p. 5.

### G. DES MAINS.

Se laver les mains avec de *l'eau tiède bouillie* et du *savon à la glycérine*.

Appliquer ensuite du *cold-cream*, de la *lanoline*, du *glycérolé d'amidon*, ou bien :

℞ Menthol............ 1 gr. 50
Salol .............. 2 —
Huile d'olives...... 10 —
Lanoline.......... 20 —

Pour onctions, 2 fois par jour.

### G. DU SEIN.

Voy. *Crevasses du sein*.

# GINGIVITES

### G. AIGUE.

Donner intérieurement le *chlorate de potasse*, à la dose de 1 à 3 gr., selon l'âge.

Prescrire des *badigeonnages* et des *gargarismes astringents* :

℞ Extrait de ratanhia.... 1 à 2 gr.
·Teinture de noix de galle }
— de myrrhe.... } ãã 10 —

Pour badigeonnages, répétés de 2 à 4 fois par jour.

℞ Borax.................... 3 gr.
Tanin................. }
Extrait de ratanhia.... } ãã 1 —
Glycérine .............. 30 —

Pour badigeonnages.

℞ Nitrate d'argent...... 1 gr.
Eau distillée........,. 30 à 10 —

Pour badigeonnages ou attouchements des parties malades.

**Contre la douleur** : badigeonnages avec une solution de *cocaïne* à 2 p. 100, ou interposer entre les muqueuses gingivale et bucco-labiale des petits tampons imbibés de :

℞ Antipyrine........... 10 à 20 gr.
Chlorhydrate de co-
caïne............. 2 —
Eau distillée........ 100 —

### G. DES FEMMES ENCEINTES.

Pratiquer des attouchements à l'*acide chromique* à 1 p. 10 (la guérison ne se produit généralement qu'après l'accouchement).

Ou bien : faire quelques *légères scarifications* des parties malades, après application de cocaïne, et toucher la surface avec un petit tampon de coton imbibé du mélange suivant :

℞ Créosote de hêtre.. }
Glycérine.......... } ãã P. E.
Alcool............. }
(Auvard).

Renouveler cette médication une ou deux fois par semaine.

Ou encore, pratiquer des attouchements avec :

℞ Alcoolat de cochléaria. }
Hydrate de chloral.... } ãã 15 gr.
(Pinard).

### G. CHRONIQUE A FORME FONGUEUSE OU HYPERTROPHIQUE.

Pratiquer la *cautérisation ignée* (A. Broca).

### G. COMPLIQUÉE DE PETITES TUMEURS DE NATURE SUSPECTE.

Administrer le *chlorate de potasse*, en potion, à la dose de

4 gr. par jour, pendant 3 mois de suite (A. Broca).

**G. ULCÉREUSE.**
Voy. *Stomatites.*

# GLAUCOME

**G. AIGU.**
*Iridectomie,* aussitôt que possible.

Faire des instillations avec :

℞ Salicylate d'ésérine ...   3 cgr.
　Eau distillée.........   5 gr.
4 à 6 instillations par jour (Trousseau).

A l'intérieur : sulfate ou bromhydrate de *quinine,* à hautes doses.

**Contre la douleur** : *antipyrine.*

**Contre l'insomnie** : *chloral.*

Ne jamais prescrire de collyre à l'atropine.

**G. CHRONIQUE.**
*Iridectomie* ou collyre suivant :

℞ Chlorhydrate de pilocarpine.   5 cgr.
　Eau distillée..............   5 gr.
II gouttes, matin et soir.

Intérieurement : *iodure de sodium* à faible dose (50 cgr. à 1 gr. par jour), pendant longtemps (Trousseau).

# GLOSSITES

(Voy. *Leucoplasie buccale*).

**G. AIGUE.**
*Purgatifs salins* répétés.
*Gargarismes émollients. Glace* autour du cou en permanence, dans un sac en caoutchouc recouvrant la partie antérieure et les parties latérales du cou.
*Sangsues* à la région sushyoïdienne (Kirmisson).
**Contre l'œdème phlegmoneux** : pratiquer de *profondes incisions* prenant toute la longueur de la langue ; faire une ou deux incisions, selon que la glossite est unilatérale ou bilatérale.
Pour la partie verticale de la langue (glossite basique), *débrider* avec le bistouri en faucille (A. Broca).
**En cas de foyer purulent** : *incision.*

**En cas de suffocation** : *trachéotomie.*

**G. CHRONIQUE DENTAIRE** (ulcère simple)
Limer, obturer ou extraire la dent irritante.
Défendre de chiquer, de fumer, de manger des aliments épicés.
Collutoires au *borax,* au *chlorate de potasse.*
Cautérisations à l'*acide chromique* :

℞ Acide chromique.....   60 cgr.
　Eau distillée........   80 gr.
Pour attouchements des parties malades (Dubois).

Pratiquer l'*ablation* du mal, dès que l'on se méfiera d'une transformation cancéreuse (A. Broca).

### G. SCLÉREUSE (gommeuse) SYPHILITIQUE.

Traitement spécifique mixte, *intense*.

Cautériser légèrement les fissures au *nitrate d'argent*, y appliquer de la poudre d'*iodoforme* (Voy. *Syphilis*).

**En cas de cavités gommeuses** : pratiquer des attouchements à la *teinture d'iode* (Voy. *Syphilis gommeuse*).

**En cas d'ulcération persistante**, reposant sur une base scléreuse et rebelle au traitement spécifique : pratiquer l'*exérèse*, suivie de réunion immédiate (A. Broca).

## GLOSSODYNIE

Badigeonnages avec une solution de *cocaïne*, à 5 p. 100.

*Cautérisations* avec le thermo- ou galvano-cautère.

Intérieurement, administrer les *bromures alcalins*, le *bromure de camphre*.

## GOITRES

### G. FIBREUX ANNULAIRE OU RÉTROSTERNAL.

Pratiquer la *thyroïdectomie* (Kocher).

### G. KYSTIQUE.

Ne pas recourir à la ponction simple, ni à la ponction suivie d'injection iodée, ni à l'incision du kyste.

Pratiquer l'*énucléation* de la tumeur (Kocher).

### G. MALIN (*carcinome, sarcome*).

Au début, pratiquer la *thyroïdectomie totale*, en administrant les préparations de thyroïdine pour prévenir les accidents de la cachexie strumiprive (Kocher, Lanz).

Si l'opération est contre-indiquée, recourir au traitement palliatif : *trachéotomie*, en cas de gêne respiratoire; *alimentation par la sonde*, si la tumeur rend impossible la déglutition.

### G. PARENCHYMATEUX (glandulaire, folliculaire, charnu ou mou).

*Emigration* hors des pays goitrogènes.

Emploi de l'*iode* et des *iodures alcalins*, intérieurement et extérieurement.

℞ Teinture d'iode....... 10 gr.

III à X gouttes, progressivement, après chacun des 2 principaux repas, dans un peu d'eau sucrée. Continuer pendant 2 à 3 mois.

℞ Iodure de potassium....... 20 gr.
Eau distillée............. 300 —

1 cuillerée à bouche, après les 2 principaux repas.

Faire appliquer, en même temps, la *pommade iodo-iodurée* suivante :

℞ Iode...................... 1 gr.
Iodure de potassium........ 10 —
Axonge .................... 100 —

Pour onctions, le soir au coucher.

Administrer aussi l'*iodoforme* sous forme de pilules :

℞ Iodoforme................ 2 gr.
  Racine de guimauve pul- ⎫
    vérisée .............. ⎬ ãã Q. S.
  Miel blanc............. ⎭

Pour 30 pilules : 2 pilules par jour (A. Reverdin).

Recourir à la *médication thyroïdienne* : injections hypodermiques d'extrait, ou ingestion de corps thyroïde en nature ou de préparations de thyroïdine.

Préférer l'ingestion de *tablettes de thyroïdine* à 20 centigr., commencer par 1/2 tablette, puis augmenter progressivement et *prudemment* jusqu'à 2 1/2 et 3 tablettes par jour

Ne pas pratiquer d'injections parenchymateuses iodées ou autres; cependant, si le goitre est très volumineux, essayer le traitement au moyen des *injections iodoformées*, pratiquées tous les 8 à 15 jours :

℞ Iodoforme............ 4 gr.
  Huile d'olive stérilisée ⎫
               ⎬ ãã 7 gr. 50 cgr.
  Ether sulfurique...... ⎭

Injecter chaque fois 2 c. c. de cette solution (Garré).

## G. SYPHILITIQUE.

*Traitement spécifique mixte.*

## G. VASCULAIRE.

Recourir aux *ligatures atrophiantes*, pratiquer la ligature des deux artères thyroïdiennes supérieures et d'une artère thyroïdienne inférieure (Kocher).

## G. ENFLAMMÉ, STRUMITE.

Pratiquer l'*excision* ou l'*énucléation*, toutes les fois que l'une ou l'autre de ces opérations est indiquée, en dehors de l'infection surajoutée, à la condition qu'il s'agisse d'une infection au début ou d'une vieille collection enkystée.

A la période phlegmoneuse, proscrire l'excision et se borner à une *incision*, de préférence au thermocautère, pour éviter l'inoculation de la tranche (Roux).

# GOITRE EXOPHTALMIQUE.

### (*Maladie de Basedow*).

Repos intellectuel, vie calme et réglée, à la campagne.

Éviter toute excitation, toute émotion.

Défendre le café, le thé, le tabac, les liqueurs.

TRAITEMENT MÉDICAL :

**Contre l'éréthisme circulatoire, les palpitations** : donner les *bromures*, l'*aconit*, le *veratrum viride*, l'*antipyrine*.

℞ Teinture de veratrum viride . 10 gr.

X à XX gouttes, progressivement, en 4 fois dans la journée.

℞ Vératrine ........ 1 mgr.
  Excipient........ Q. S.

Pour 1 pilule : 4 à 8 par jour.

Prescrire aussi :

℞ Extrait aqueux d'ergot de ⎫
   seigle.............. ⎬ ãã 4 gr.
  Bromhydrate de quinine. ⎭

Pour 40 pilules : 6 à 8 par jour (Huchard).

℞ Poudre d'ipéca .......... 3 centig.
   — de feuilles de digi-
     tale ................. 2 —
   Extrait d'opium .......... 25 millig.
   Pour 1 pilule : 4 à 6 par jour (Dieulafoy).

Recourir à la *galvanisation* de la moëlle cervicale et allongée, et à celle du nerf sympathique au cou, avec des courants très faibles et de courte durée.

Pratiquer enfin des injections quotidiennes de *duboisine* :

℞ Sulfate de duboisine ....... 1 cgr.
   Eau de laurier-cerise ..... 20 gr.
   Injecter 1 à 2 seringues, dans les 24 heures (Dujardin-Beaumetz).

Pendant les paroxysmes : *glace*, à la région précordiale ; prescrire la *digitale*, lorsque le pouls est très fréquent et arythmique, et lorsqu'il existe des symptômes d'asystolie :

℞ Poudre de feuilles de digitale 15 cgr.
   Eau bouillante ............ 150 gr.
   Sirop de belladone ........ 20 —
   1 cuillerée à soupe toutes les heures.

Recourir aussi, dans les cas ci-dessus mentionnés, à la *digitaline* à la dose de 1 à 1 1/2 millig.

Lorsque la tension artérielle est normale ou exagérée, ne pas administrer la digitale ; employer l'*extrait de muguet* :

℞ Extrait de muguet ........ 2 gr.
   Eau distillée ............. 150 —
   Sirop d'écorces d'oranges
     amères ............... 20 —
   1 cuillerée à soupe toutes les heures
(G. Sée).

**Contre les sueurs profuses :** prescrire la *belladone* :

℞ Extrait de belladone ...... 30 cgr.
   — de valériane ...... 4 gr.
   Pour 30 pilules : 3 à 6 par jour.

℞ Extrait de belladone ... ⎫ ãã 1 gr.
   — de stramonium . ⎬
   Camphre ............. ⎫ ãã 50 cgr.
   Opium ............... ⎭
   Pour 100 pilules : 5 à 10 pilules, dans les 24 heures.

Administrer le *sulfate d'atropine*, en granules à 1/2 mgr. ; 1 à 2 granules de 2 en 2 heures.

**Contre le nervosisme et l'insomnie :** *bromure de potassium*, associé à la *belladone*, à la *jusquiame* ou au *chanvre indien*.

Essayer l'*hyosciamine*, à la dose de 2 à 3 milligr.

℞ Hyosciamine .............. 5 cgr.
   Excipient ................. Q. S.
   Pour 50 pilules : 2 à 3 par jour.

Donner l'*antipyrine* : 1 gr., 3 fois par jour.

Prescrire le *sulfonal*, le *trional*, l'*uréthane* la *paraldéhyde* (2 à 3 gr.). ou le *bromidia*.

**Contre le tremblement :** donner l'*antipyrine* (1 gr., trois fois par jour), la *vératrine*.

℞ Vératrine ................ 5 mgr.
   Poudre d'opium brut ...... 1 cgr.
   Pour 1 pilule, matin et soir.

Prescrire aussi l'*hyosciamine* (2 à 3 milligr., par jour).

**Contre l'anémie :** *préparations ferrugineuses, huile de foie de morue, sirop d'iodure de fer, arsenic, quinquina*.

Ne pas prescrire le fer, dans le cours de formes aiguës ; il augmente les poussées congestives.

Dans tous les cas, administrer le *phosphate de soude*, à la dose de 5 gr., par jour (Kocher).

**En cas de troubles gastriques :** *régime lacté*.

**Contre les élévations de température** : *antipyrine, quinine.*

Ne pas recourir à la *médication thyroïdienne*, qui habituellement est nuisible dans la maladie de Basedow, tandis que, au contraire, elle est souvent utile dans le goitre basédowifié (diminue les accidents, surtout la dyspnée) (P. Marie).

De préférence administrer la *thyroprotéide de Notkine* à petites doses, qui neutralise l'enzyme en excès produit par la glande altérée; ou bien, combattre l'hyperthyroïdisation par l'emploi de *sérum d'animaux ayant subi l'ablation du corps thyroïde* (Ballet et Enriquez), ou encore par l'ingestion de *lait d'animaux éthyroïdés* (Lanz).

Conseiller l'*hydrothérapie* : douches froides en jet brisé, très courtes ; commencer par les douches tièdes, puis douche écossaise.

Recourir à l'*électricité* : recommander les *courants continus* (galvanisation) appliqués de la nuque à la partie inférieure du tronc, sur les yeux, sur la région précordiale ; pratiquer la galvanisation du cordon cervical du grand sympathique; séances de 5 minutes et plus (Joffroy et Achard).

Utiliser aussi la *faradisation* (Vigouroux).

*Cures thermales* aux eaux de Néris, Saint-Sauveur, Divonne, Gérardmer, Saint-Honoré.

**Contre les troubles généraux de la nutrition ou cachexie exophtalmique** : prescrire l'*arsenic à hautes doses* ; utiliser, pour l'administration de ce médicament à hautes doses, la voie rectale :

℞ Liqueur de Fowler......... 4 gr.
   Eau distillée ............. 56 —

Injecter pendant 5 jours, matin et soir, 5 c. c. de la solution. Pendant les 5 jours suivants donner 3 injections par jour, puis 4 pendant 5 autres jours. Interrompre alors durant 5 jours et reprendre comme précédemment. S'il se produit un peu d'irritation rectale ou de diarrhée, ajouter à la dose de 5 c. c., I à II gouttes de laudanum (Vinay).

TRAITEMENT CHIRURGICAL :

Essayer le traitement par les injections d'*éther iodoformé* dans le parenchyme du corps thyroïde, pratiquées tous les huit jours, à la dose de 1 c. c. d'éther iodoformé chaque fois; faire 20 à 30 injections (Pitres). (Voy. *Goitre parenchymateux*).

Recourir à la *thyroïdectomie partielle.*

Dans le cas de goitre pulsatile, préférer les *ligatures atrophiantes* des deux artères thyroïdiennes supérieures et d'une des artères thyroïdiennes inférieures (Kocher).

Pratiquer aussi la *résection du grand sympathique*, et exceptionnellement l'*exothyropexie.*

# GOMMES

G. SCROFULO-TUBERCULEUSES.
HERZEN.

Voy. *Adénite chronique, Adé-*

19

*niles scrofulo-tuberculeuses, Abcès froid.*

### G. SYPHILITIQUES

Voy. *Syphilis* : Traitement local, Syphilis gommeuse.


## GOURME

(Voy. *Eczéma, Impétigo, Phtiriase*).


## GOUTTE

RÉGIME ALIMENTAIRE :
*Régime mixte, alimentation peu abondante.*

Conseiller les viandes blanches (agneau, veau, poulet), les poissons légers (sole, merlan), les cervelles, les laitages, les légumes en abondance, sauf l'oseille et les épinards.

Pâtes alimentaires, pain, fruits bien mûrs, particulièrement fraises et raisins.

Défendre le gibier, les œufs, les poissons de mer, les crustacés, les fromages trop avancés, les truffes, les champignons, les épices, le vinaigre, le citron, les légumes et les fruits acides.

Usage très modéré de vin : boire du vin blanc (de la Moselle), du vin de Bordeaux, pas de vin de Bourgogne ou d'autres vins rouges. Pas de vins mousseux, pas de bière, excepté la bière française, pas de cidre, pas de liqueurs.

Couper le vin avec des *eaux alcalines* : Vichy, Vals, Alet.

De préférence, boire de *l'eau.*

Chez le goutteux obèse, proscrire les féculents, les aliments gras ; chez le goutteux glycosurique, proscrire les matières sucrées, remplacer le pain par la pomme de terre (Bouchard).

Régularité dans les repas, dans les garde-robes.

Donner le *lait* en quantité modérée, comme alcalin et diurétique : 1 litre pris dans la journée, entre les repas.

HYGIÈNE :
Eviter le froid humide, rechercher les *climats chauds* et secs, porter de la *flanelle.*

*Bains* tièdes et aromatiques 2 fois par semaine.

*Frictions. Massage. Hydrothérapie* tiède ou froide.

*Exercices musculaires,* surtout marche au grand air ; éviter avec soin une trop grande fatigue et le surmenage.

TRAITEMENT MÉDICAMENTEUX :


### GOUTTE AIGUE.

Permettre le *lait* en petite quantité, si la crise n'est pas intense ; en dehors de cela, *maintenir le malade à la diète,* lui donner des *boissons abondantes,* fraîches au besoin : tisanes, eau d'orge, infusion de queues de cerises à 10 p. 100, de pariétaire à 2 p. 100.

Ajouter à l'eau du *carbonate de soude* ou de l'*acétate de potasse,* 2 gr. par litre (Bouchard).

Prescrire :

℞ Chiendent............    20 gr.
  Eau chaude .........    1 litre
Ajoutez :
  Sirop de cinq racines...   100 gr.
  Acétate de potasse.....     2 —
A prendre dans la journée.

Ou bien :

℞ Infusion de cinq racines
    à 60 p. 100..........    1 litre
  Mellite scillitique ......   100 gr.
  Acétate de potasse.....     2 —
A boire dans les 24 heures.

Alterner avec :

  Eau d'Evian ou de Vittel.   1 litre 1/2

et

℞ Benzoate de lithine...   20 cgr.
Pour 1 cachet : 3 par jour (Jaccoud).

ou :

℞ Carbonate de lithine..   30 cgr.
Pour une poudre : 2 à 3 par jour.

Ajouter en une seule fois la dose de lithine à l'eau de Vittel et boire par verrées. Continuer cette médication pendant 5 jours.

Mettre l'articulation atteinte dans le *repos complet*, la maintenir dans l'*immobilité absolue*; l'enduire d'un *liniment calmant* ou la badigeonner de *laudanum*, puis l'envelopper d'une feuille de taffetas gommé.

Appliquer des *cataplasmes*, si le malade peut en supporter le poids.

℞ Baume tranquille.......  )
  Laudanum de Sydenham.  } āā 15 gr.
  Chloroforme...........  )
                   (Grasset).

℞ Chloroforme.............   15 gr.
  Huile de jusquiame....  )
   — camphrée.......  } āā 25 gr.
  Baume tranquille......  )
                   (Herzen).

℞ Extrait de jusquiame.. )
   — d'opium....... } āā 2 gr.
   — de belladone... )
  Chloroforme .............   10 —
  Baume tranquille.........   40 —

Voy. *Arthrite goutteuse*.

**En cas de constipation :** *lavements*, pas de purgatifs.

**Si au cinquième jour la fièvre a subi une rémission notable,** si les douleurs ont diminué, si la fin de la crise est imminente, ne pas recourir à un autre traitement; permettre le *lait*, 1 litre dans les 24 heures, et quelques *fruits cuits* (Bouchard).

**Si, au contraire, la fièvre et les douleurs persistent** avec la même intensité, prescrire :

℞ Bromhydrate de quinine..   10 cgr.
  Poudre de digitale .......    5 —
Pour 1 pilule : 4 à 6 par jour, selon l'intensité de la crise, et pendant 2 jours (Jaccoud).

Ou bien :

℞ Salicylate de soude...    10 gr.
  Eau ................   450 —
4 cuillerées (3 gr.) dans les 24 heures; aller jusqu'à 4 gr. (G. Sée).

Ne donner le salicylate de soude que si les reins ne sont pas malades; l'administrer aux goutteux diabétiques avec gros foie.

Faire prendre le *salicylate de lithine*, aux mêmes doses; ou bien donner l'*antipyrine* (2 gr.).

**Contre les douleurs très vives :** *chloral*, 2 à 3 gr. dans les 24 heures.

Ne jamais prescrire d'*opium*, ni de *morphine*.

**Si la température dépasse 40° :**

℞ Sulfate de quinine.... 50 cgr.

Pour 1 cachet : prendre 2 cachets à une heure d'intervalle, dans la seconde partie du jour (2 heures de l'après-midi).

**En cas de vomissements :** faire sucer de la *glace*, prescrire le *menthol* et le *chloroforme*.

℞ Chloroforme......... 1 gr.
Menthol.............. 2 —
Alcoolat de mélisse.... 20 —

Prendre V à X gouttes dans une cuillerée à café d'eau glacée, plusieurs fois de suite (Herzen).

**En cas de hoquet :** prescrire l'*eau chloroformée glacée*.

℞ Eau chloroformée saturée.. 60 gr.
— de menthe.......... 20 —
— distillée............ 40 —

Par cuillerées à dessert, de 1/4 d'heure en 1/4 d'heure.

**En cas de douleurs épigastriques :** appliquer des *cataplasmes très chauds et sinapisés* au creux de l'estomac.

**S'il y a des complications bronchiques** ou pleurales, des congestions ou des hémorragies pulmonaires, insister sur les *révulsifs thoraciques* (ventouses sèches et même scarifiées).

**A partir du 10e ou 12e jour,** quand l'accès devient traînant, commencer à prescrire la *colchique* (Bouchard).

℞ Teinture de colchique... 5 gr.

XXX à LX gouttes, en 2 ou 3 fois, par jour (1 gr. contient LIII gouttes).

℞ Vin de bulbes de colchique........... 6 à 15 gr.
Eau distillée........ 120 —

A prendre en 3 fois dans la journée, pendant 3 jours de suite (Bouchard).

℞ Teinture de semences de colchique.........
Alcoolature de racines d'aconit...........
Teinture de jalap composée..............
Teinture de quinine... } āā 10 gr.

XX à XXX gouttes, le matin, à midi et le soir, dans un verre de tisane (Dujardin-Beaumetz).

℞ Teinture de semences de colchique..........
Alcoolature de racines d'aconit...........
Teinture de gaïac......
— de quinine.... } āā 10 gr.

XX à XXX gouttes, 3 fois par jour dans un verre de tisane (Dujardin-Beaumetz).

℞ Teinture de semences de colchique...... X à XV gttes.
Teinture de digitale.. X —
Alcoolature de racines d'aconit....... XV —
Hydrolat de laitue.... 80 gr.
Sirop de cinq racines. 20 —

Par cuillerées de 2 en 2 heures.

Ou encore :

℞ Sulfate de quinine........ 15 cgr.
Extrait de digitale........ 2 —
— de semences de colchique................. 5 —

Pour 1 pilule : prendre 1 pilule par jour pour commencer, puis 2 pilule (Becquerel).

*Surveiller l'administration du colchique,* pour voir s'il ne survient ni diarrhée, ni vomissements, ni sueurs profuses ou diurèse abondante, et *le manier très prudemment.*

S'il existe des troubles digestifs, administrer le colchique par la *voie rectale :*

℞ Eau d'amidon à 5 p. 100. 100 gr.
Teinture de semences de colchique.......... 1 —
Laudanum de Sydenham X gttes.

Pour 1 lavement, répété 1 à 2 fois, par jour.

**Une fois la défervescence obtenue,** s'il existe de la constipation : Donner un *purgatif* (sels neutres).

℥ Sulfate de soude..... 20 à 30 gr.

À prendre en une fois, dans un verre d'eau, le matin à jeun.

Administrer la *strychnine* contre l'atonie intestinale et comme tonique.

## G. A RÉPÉTITIONS SUCCESSIVES.

Même traitement que pour les accès traînants ; prescrire le *colchique associé à la quinine.*

℥ Bromhydrate de quinine... 10 cgr.
Poudre de digitale..... }
Extrait de semences de } ãã 5 —
colchique.......... }

Pour 1 pilule : 1 à 2 par jour (Jaccoud).

Les *pilules de Becquerel,* de *Debout,* l'*eau médicinale de Husson,* la *liqueur de Laville,* les *pilules de Lartigue,* etc., sont des préparations d'un emploi nuisible et dangereux (Jaccoud).

## G. CHRONIQUE.

Pendant les époques intercalaires aux accès aigus, insister avec le *traitement diététique et hygiénique.*

Prescrire les *sels de lithine ;* préférer le *benzoate* ou l'*iodure de lithium* (Bouchard).

Alterner l'administration de ces médicaments avec celle de la *pipérazine* ou du *lycétol.*

℥ Pipérazine................ 10 gr.
Eau ................... 300 —

1 ou 2 cuillerées à chaque repas, dans de l'eau de Seltz, pendant 10 jours consécutifs (Grasset).

Recourir à la *médication alcaline* (bicarbonate de soude, carbonate de potasse) ; donner les *alcalins aux doses habituelles* (bicarbonate de soude, 3 à 6 gr., par jour), s'en abstenir chez les personnes âgées et chez celles qui ont une tendance à l'anémie.

℥ Bicarbonate de soude........ 2 gr.

Pour 1 paquet, à prendre dans un demi-litre de lait entre les repas, 2 fois par jour.

## G. CHRONIQUE A POUSSÉES SUBAIGUES.

**En cas de raideurs articulaires et de concrétions tophacées :** Administrer l'*iodure de potassium* ou de *sodium,* à la dose de 1 gr. par jour, en 2 fois, aux repas. Continuer cette médication pendant des mois et des années, avec interruption de 6 à 10 jours par mois.

Prescrire aussi les *sels de lithine* (benzoate, carbonate, iodure et salicylate de lithine) ou la *lysidine.*

℥ Benzoate de lithium....... 20 cgr.
(Ou iodure de lithium)..... 30 —
Extrait de gentiane... }
Poudre de quassia.... } ãã Q. S.

Pour 1 pilule. Prendre 2 pilules au moment des 2 principaux repas, et 1 pilule, deux fois par jour entre les repas (4 à 6 pilules par jour), en buvant chaque fois un demi-verre d'eau alcaline.

℥ Iodure de lithine...... }
Salicylate de lithine .. } ãã 5 gr.
Eau distillée ......... }
Sirop d'écorce d'oranges } ãã 100 —
ges amères........ }

2 cuillerées, par jour (Herzen).

℥ Teinture de semences de
colchique............. 2 à 3 gr.
Iodure de lithine........ 5 —
Sirop d'écorce d'oranges
amères.............. 200 —

2 à 3 cuillerées, par jour (Herzen).

Donner l'*eau gazeuse antigout-
teuse :*

℞ Bicarbonate de soude..... 50 cgr.
Carbonate de lithine..... 30 —
Eau chargée d'acide car-
bonique.............. 500 gr.

A prendre dans la journée.

Pratiquer des injections hypodermiques *d'iodate de lithine :*

℞ Iodate de lithine......... 50 cgr.
Eau distillée............. 10 gr.
Injecter 2 seringues de Pravaz, par
jour.

Associer la lithine à l'iodure
de sodium :

℞ Carbonate de lithine... ) āā 10 gr.
Iodure de sodium...... }
Extrait de gentiane..... ) āā 2 —
Poudre de gomme...... }
— de réglisse.......... 6 —

Pour 100 pilules : 3 à 6 par jour.

## Contre le rhumatisme gout-
teux : *Salicylate de strontium.*

℞ Salicylate de soude....... 30 gr.
Nitrate de soude...... ) āā 20 —
Iodure de potassium .. }
Oxymel de colchique....... 100 —
Rob de bardane .......... 100 —

1 cuillerée à bouche, matin et soir,
dans un demi-verre d'eau alcaline, pendant 40 jours consécutifs (Baccelli).

## S'il y a tendance à l'anémie ou complication de diabète :

℞ Carbonate de lithine..... 15 cgr.
Arséniate de soude...... 3 mgr.
Extrait de gentiane ...... 5 cgr.

Pour 1 pilule : 2 à 3 dans les 24 heures
(interrompre pendant 2 jours tous les
15 jours) (P. Vigier).

## S'il y a tendance à la né-
phrite : *Régime lacté mitigé.*

℞ Carbonate de lithine... ) āā 4 gr.
Benzoate de soude..... }
Extrait de stigmates de maïs 8 —
Huile essentielle d'anis... IV gttes.

Pour 60 pilules : 2 pilules au début de
chaque repas, pendant 20 jours chaque
mois ; continuer le traitement pendant
1 à 3 ans (Huchard).

Pendant que l'on interrompt
l'administration de la lithine et
des alcalins, prescrire le *benzoate
de soude* à la dose de 1 gr. 50 cgr.,
par jour, surtout s'il y a tendance à la néphrite :

℞ Benzoate de soude....... 30 cgr.

Pour 1 cachet : prendre 3 cachets par
jour, au moment des repas.

**Chez les malades pléthori-
ques** (pléthore abdominale),
**avec catarrhe intestinal et
constipation :** Prescrire la *médication alcaline* et la *lithine,*
pendant 15 *à* 20 *jours ;* après un
repos de 2 jours, faire prendre
tous les matins au réveil, pendant 40 *jours,* une cuillerée à
café de *sel de Carlsbad naturel*
(cristallisé), préparé le soir dans
un verre d'eau chaude, et pris
froid au réveil. *Repos de 4 à 6
jours,* puis recommencer l'administration de la lithine et
ainsi de suite (Jaccoud).

Administrer aussi le *soufre,* la
*crème de tartre,* la *rhubarbe,* les
*eaux purgatives naturelles* (Hunyadi-Janos, Carabaña, Villacabras, Pullna, Rubinat).

℞ Soufre sublimé ........ ) āā 20 gr.
Crème de tartre........ }
Poudre de rhubarbe........ 10 —
Oléosaccharure de fenouil... 5 —

Prendre une petite quantité 2 à 3 fois,
par jour.

## Contre la congestion hépa-
tique : *Régime lacté ; calomel*
à petites doses, pendant 10 à
12 jours ; *antisepsie intestinale.*
(Voy. *Congestion hépatique*).

Dans les cas où il existe de la constipation opiniâtre, conseiller une cure de *petit-lait* ou une cure de *raisin*.

**En cas de troubles dyspeptiques** : Prescrire les *amers*, les *excito-moteurs* (strychnine), les *eupeptiques*. (Voy. *Anorexie, Dyspepsies*).

CURES AUX EAUX THERMALES :

**G. aiguë.**

Si le sujet est sanguin, bien conservé, avec congestion hépatique ou lithiase biliaire : *Vichy* (Grande Grille).

Si le sujet est anémié, excité : *Royat* (Saint-Mart).

Si le sujet est obèse, constipé, avec dyspepsie flatulente : *Carlsbad* (Sprudel).

Si le sujet est névropathe : *Néris, Luxeuil, Pougues*

**G. Chronique.**

Si le sujet est en bon état : *Vichy, Bourbonne, Wiesbaden, Toeplitz*.

S'il y a anémie avec dépression, néphrite, accidents cardiaques : *Royat (Saint-Victor)*, *Ems, Sylvanès, Luxeuil*, et toutes les *eaux bicarbonatées, chlorurées, ferrugineuses*.

S'il y a déterminations articulaires sans état inflammatoire :

*Boues de Dax et de Saint-Amand*.

S'il y a cachexie : *Contrexéville, Vittel, Evian, Ragatz*.

S'il y a des concrétions tophacées : *Wiesbaden* (Hochbrunnen), *Baden-Baden*.

**G. SATURNINE.**

Le traitement de l'accès de la goutte saturnine aiguë n'offre pas d'indications particulières.

Dans l'intervalle des accès, s'adresser à la fois à la goutte et à l'intoxication saturnine. Activer la nutrition par les *bains chauds* et les *bains de vapeur*.

Proscrire les *bains sulfureux* : utiles dans le saturnisme, ils sont nuisibles dans la goutte.

Administrer intérieurement l'*iodure de potassium* ou *de sodium*, à doses modérées.

Instituer une *médication tonique et reconstituante*.

**En cas de néphrite saturnine concomitante :** *régime lacté*.

**Contre l'anémie saturnine :**

℞ Iodure de potassium..... 1 gr.
Sirop d'iodure ferreux..... 30 —
Julep simple............ 100 —

2 cuillerées à bouche, par jour.

(Voy. *Encéphalopathie saturnine*).

# GRANULIE

(Voy. *Phtisie*).

# GRAVELLES.

**G. URIQUE.**

INDICATIONS THÉRAPEUTIQUES : diminuer l'acidité de l'urine, augmenter la quantité d'eau qu'elle renferme.

RÉGIME ET HYGIÈNE :

Même *régime alimentaire* et même *hygiène générale* que pour la goutte.

Prescrire le *lait* pris aux

repas et entre les repas, coupé d'une eau alcaline. Faire boire des *eaux minérales diurétiques* (Evian, Contrexéville, Vittel) et des *tisanes diurétiques* (queues de cerises, stigmates de maïs, arenaria rubra).

Recourir à la *médication alcaline* : eau de Vichy (Hautorive, Célestins), Vals (Saint-Jean) et Alet, aux repas.

Administrer le *citrate*, l'*acétate* ou le *carbonate de potasse* :

℞ Décoction de chiendent    1 litre.
   Acétate de potasse.... 2 à 4 gr.
   Sirop de cinq racines.   50 —

Par petites tasses.

Donner la *poudre diurétique des voyageurs*.

Préférer le *carbonate* ou le *bicarbonate de soude* et les *sels de lithine*.

℞ Carbonate de potasse...... 20 cgr.

Pour 1 paquet, à faire dissoudre dans 1 litre d'eau légèrement alcaline (Alet) que le malade boit dans la journée.

℞ Carbonate de potasse..... 10 cgr.

Pour 1 cachet : 2 par jour, aux repas.

℞ Bicarbonate de potasse.. 30 cgr.

Pour un cachet : 2 à 3 par jour.

℞ Bicarbonate de potasse.. )
   Teinture de cannelle.... } ãã 1 gr.
    — de vanille..... )
   Sirop simple............ 100 —
   Eau distillée........... 1000 —

Par verres, dans la journée (Bouchardat).

℞ Bicarbonate de soude..... 50 cgr.

Pour 1 paquet : 4 à 6 par jour, dans un verre d'eau, soit aux repas, soit entre les repas.

Ou bien, ajouter 4 gr. de bicarbonate de soude à 1 litre d'eau, à boire dans la journée.

Ou encore :

℞ Bicarbonate de soude.... 2 à 3 gr.
   Teinture de vanille...... 1 —
   Sirop simple........... 60 —
   Eau................... 1000 —

(Limonade alcaline française). A prendre dans les 24 heures. Remplacer selon le goût la teinture de vanille par celle de cannelle, par les alcoolats de citron ou d'orange, à la dose de 1 gr.

Employer les *pastilles de Vichy* ou les *tablettes de bicarbonate de soude*, 5 à 20 par jour.

℞ Carbonate de soude........ 5 gr.
   Extrait de gentiane..... )
   Savon médicinal........ } ãã 3 —
   Poudre de gingembre ... )

Pour 100 pilules : 6 à 10 par jour.

Quand l'estomac est fatigué de bicarbonate, prescrire le *citrate*, à une dose au moins double du bicarbonate (4 à 6 gr.).

Donner le *carbonate de lithine*, à la dose de 75 centigr. à 1 gr. par jour :

℞ Carbonate de lithine........ 50 cgr.
   Décoction de graines de lin. 500 gr.
   Sirop de sucre............ 30 —

Par petites tasses (enfants).

℞ Carbonate de lithine...... 25 cgr.

Pour 1 paquet : prendre 4 paquets par jour, pendant 20 jours : 1 paquet à chacun des 2 principaux repas, et 1 paquet entre les repas dans un verre d'eau de Seltz artificielle ou d'eau gazeuse naturelle.

Prescrire enfin le *benzoate de soude*, à la dose de 30 à 50 centigr. par jour et la *saliformine*.

℞ Benzoate de soude........ 3 gr.
   Eau distillée............. 280 —
   Sirop des cinq racines..... 20 —

3 à 4 cuillerées, par jour (1 cuillerée contient 15 centigr. de benzoate de soude).

On peut ajouter à cette potion 6 gr. de bicarbonate de soude.

Eaux thermales :
**S'il n'y a pas de goutte et si l'état général est bon** : Vichy, Vals, Le Boulou, Saint-Alban, Sail, Colles, Royat, Pougues, Contrexéville, Capvern et Vittel.

**En cas de dysurie** : La Preste, Olette, Mauhourat, Forges.

**En cas de goutte :** Martigny, Royat, Vichy (sanguins), Evian (excités), Aulus (constipés, sanguins), Carlsbad, Ischia, Castellamare de Stabia.

## G. ALCALINE, AMMONIACALE.
*Régime lacté.*

Proscrire les alcalins et administrer les *acides* (chlorhydrique ou lactique) :

℞ Acide lactique........... 10 gr.
 Eau distillée ............ 1 litre.
 A boire en 4 jours.

Administrer les *balsamiques* :

℞ Térébenthine de Venise.. | āā 10 cgr.
 Extrait mou de quinquina | 
 Pour 1 pilule : 3 pilules au déjeuner et au dîner (Dujardin-Beaumetz).

℞ Térébenthine......... | āā 10 cgr.
 Acide benzoïque........ |
 Pour 1 pilule : 6 à 8 par jour.

Donner les capsules d'*huile de Harlem* à la dose de 2 capsules, au coucher, tous les deux jours.

Instituer l'*antisepsie des voies génito-urinaires* :

℞ Salol............... 50 cgr.
 Pour 1 cachet : 4 par jour.

Au besoin, pratiquer des *irrigations* et des *lavages antiseptiques de la vessie*.

(Voy. *Pyélites, Cystites*).

Eaux thermales : La Preste, Contrexéville, Pougues, Saint-Alban, Evian, Capvern. Ems.

**En cas de constipation** : Châtel-Guyon, Saint-Galmier.

**Si le sujet est vieux et débilité** : Cransac, Bussang, Orezza, Passy.

## G. OXALIQUE.
*Régime alimentaire mixte et réparateur.*

Repousser l'usage exclusif des légumes ; défendre les épinards, l'oseille, les tomates, les fruits acides, le pain de son.

Supprimer les boissons aromatiques, thé et café.

Défendre les vins mousseux, les bières pétillantes, les eaux gazeuses.

Prescrire les *diurétiques*, les *eaux minérales diurétiques* (1 litre d'eau de Contrexéville, par verrées dans la journée) et les *tisanes diurétiques* (arenaria rubra 20 gr. pour 1000 ; queues de cerises, chiendent, racine de caïnça, pariétaire).

Donner les *alcalins* pour neutraliser les acides :

℞ Bicarbonate de soude...... 50 cgr.
 — de potasse.... 5 —
 Carbonate de lithine...... 25 —
 Pour 1 paquet : 2 ou 3 par jour, dans un verre d'eau d'Evian, de Vittel, de Contrexéville ou de Vichy (Célestins).

Combattre les fermentations intestinales (bétol, naphtol, benzonaphtol, ichtoforme).

# GRIPPE.

## FORME FÉBRILE.

**Cas légers ordinaires** : prescrire l'*antipyrine*, l'*antifébrine*, l'*exalgine*, la *phénacétine* et la *quinine.*

℞ Antipyrine............ 75 cgr.
  Bicarbonate de soude. 25 —
Pour 1 cachet : 3 ou 4 par jour (Chauffard).

℞ Acétanilide.......... 3 gr.
  Poudre de Dower.... 1 — 75 cgr.
Pour 12 cachets : 3 par jour (Graetzer).

℞ Exalgine............. 2 gr. 50 cgr.
  Alcoolat de menthe .. 10 —
  Eau de tilleul....... 120 —
  Sirop de fleurs d'oran-
    ger.............. 30 —
1 cuillerée à soupe, matin et soir (Dujardin-Beaumetz).

℞ Exalgine pulvérisée ........ 5 gr.
  Alcool .................... Q. S.
  Teinture de zeste d'oranges. 5 gr.
  Eau distillée tiède ........ 120 —
  Sirop d'écorces d'oranges
    amères ................. 30 —
2 cuillerées à soupe par jour, à 6 ou 8 heures d'intervalle (1 cuillerée contient 50 centigr. d'exalgine) (Bardet).

℞ Phénacétine.............. 30 cgr.
  Salophène............... 50 —
Pour 1 cachet : 3 par jour.

℞ Bromhydrate de quinine }
  Extrait alcoolique de { āā 25 cgr.
    quinine........... }
Pour 1 cachet : 4 par jour (Grasset).

℞ Phénacétine............. 30 cgr.
  Chlorhydrate de quinine.. 25 —
Pour 1 cachet : 3 par jour (Herzen).

Donner aussi le *citrophène* et la *lactophénine :*

℞ Citrophène.............. 30 cgr.
  Chlorhydrate de quinine.. 25 —
Pour 1 cachet : 3 par jour (Herzen).

℞ Lactophénine ........... 65 cgr.
  Bromhydrate de quinine.. 20 —
Pour 1 cachet : 3 par jour.

*Repos au lit, diète liquide, boissons* et *tisanes chaudes*

Conseiller les *lavages antiseptiques de la gorge* avec de l'eau salicylée.

Recommander, dès le début de la maladie, les *bains tièdes,* comme susceptibles parfois d'enrayer l'évolution de l'infection (Manasseïne).

**En cas d'hyperthermie considérable et persistante** : recourir à la *balnéation tiède* ou *froide* (25° à 30°).

## FORME RESPIRATOIRE.

**Au début, contre la trachéo-bronchite et la toux quinteuse** : administrer l'*aconit*, la *codéine*, la *jusquiame*, le *bromoforme* et la *péronine.*

℞ Teinture d'aconit...... C gouttes
  Eau de laurier-cerise.. 100 c. c.
  Sirop de tolu.. Q S. pour 1/2 litre
4 à 5 cuillerées par jour, dans du lait chaud (Grasset).

℞ Chlorhydrate d'ammoniaque. 2 gr.
  Teinture de jusquiame...... 4 —
  Alcoolat de mélisse.... } āā 20 —
  Sirop diacode ........ }
  Julep gommeux............ 80 —
1 cuillerée à dessert, toutes les heures (Barth).

℞ Teinture de droséra.... } āā 2 gr.
    — de grindelie .. }
  Alcoolature de racines
    d'aconit ............. 1 —
  Bromoforme .......... XL gouttes
  Glycérine............. 2 gr.
VI à XV gouttes, 3 à 4 fois par jour dans du vin blanc (Capitan).

℞ Bromoforme ............. 30 cgr.
  Benzoate de soude........ 4 gr.
  Sirop de tolu............. 30 —
  Hydrolat de laitue........ 90 —

Par cuillerées à soupe, dans les 24 heures (Lemoine).

℞ Extrait thébaïque..... 1 à 2 cgr.
  —   de jusquiame.. 2 à 3 —
  —   de belladone... 1 à 2 mgr.
  —   de feuilles d'aco-
      nit.......... 1 à 2 cgr.

Pour 1 pilule : 3 à 5 par jour.

Recourir aux *révulsifs* (sinapismes), aux *ventouses*.

Conseiller les *vaporisations d'eau boriquée chaude*, additionnée de thymol, de menthol, d'eucalyptol ou de teinture de benjoin (1 cuillerée par verre d'eau) ou de *quinaléine*.

℞ Menthol............... 1 gr.
  Alcool à 70°.......... 30 —

1 cuillerée à café pour un verre d'eau chaude (Capitan).

℞ Thymol .............. 1 gr.
  Menthol ............. 2 —
  Eucalyptol .......... 3 —
  Alcool .............. 100 —

1 cuillerée à café pour un verre d'eau chaude.

Ou encore :

℞ Acide thymique.. )
  —   phénique.. } ãã 5 gr.
  —   salicylique. )
  Alcool à 90°......... 250 —

Mettre 1 à 2 cuillerées à soupe de ce mélange dans de l'eau que l'on fera bouillir dans la chambre du malade.

### Contre la bronchite : Voy. *Bronchite aiguë.*

En cas d'expectoration difficile, donner le *chlorhydrate d'ammoniaque*, la *poudre de Dower*, l'*ipéca* et la *scille*.

℞ Poudre de Dower..... 15 cgr.
  —   de jusquiame . 3 —

Pour 1 cachet : 4 à 6 par jour (Herzen).

℞ Poudre de Dower... )
  —   de scille.... } ãã 2 gr.
  Sulfate de quinine . )

Pour 20 cachets : 3 à 5 par jour (Huchard).

En cas d'expectoration abondante, prescrire les *balsamiques*, la *terpine*, le *terpinol*, l'*acide benzoïque* (Voy. *Bronchites*).

### Contre la congestion pulmonaire : Voy. *Congestion pulmonaire.*

Recourir à la *révulsion* : application répétée de cataplasmes sinapisés, de ventouses sèches ou scarifiées; au besoin, appliquer un vésicatoire.

Donner le *chlorhydrate d'ammoniaque* à haute dose : 3 à 5 gr. par jour, en cachets de 50 cgr. (Marotte).

Prescrire l'*ipéca*, également à hautes doses, à moins qu'il n'existe de l'adynamie.

℞ Ipéca............... 2 gr.
  Eau ................. 100 —
  Faire bouillir jusqu'à
      réduction à........ 90 —
  Laisser infuser, filtrer et ajouter :
      Sirop de polygala.... 30 —

1 cuillerée à bouche, toutes les 2 heures (Grasset)

℞ Racine d'ipéca... 50 cgr. à 1 gr.
  Eau bouillante... 130 —
  Faites infuser, filtrez et ajoutez :
      Carbonate d'ammoniaque.. 5 —
      Sirop de guimauve ou dia-
      code.............. 25 —

1 cuillerée à bouche toutes les heures, puis toutes les 2 heures (Herzen).

Si ces potions déterminent des vomissements, donner la *poudre de Dower associée à la quinine.*

**S'il y a asthénie respiratoire,** alterner l'administration d'une potion expectorante avec celle de la suivante :

℞ Ergotine.............  2 gr.
  Julep simple.........  120 c. c.

1 cuillerée, toutes les 2 heures (Grasset).

Dans tous les cas, soutenir les forces du malade, prescrire les excitants et administrer les toniques du myocarde (caféine, strophantus, spartéine, strychnine).

**En cas de congestion pulmonaire grippale à forme hémoptoïque** : pratiquer des injections hypodermiques d'*ergotine*, ou bien prescrire l'*ergotine associée à la quinine*.

℞ Sulfate de quinine.....  )
  Extrait aqueux d'ergot  } āā 3 gr.
  de seigle...........  )

Pour 30 pilules : 8, 12 et 15 pilules par jour.

℞ Sulfate de quinine....  )
  Extrait aqueux d'ergot  } āā 3 gr.
  de seigle..........  )
  Poudre de digitale....  ) āā 30 cgr.
  Extrait de jusquiame.  )

Pour 30 pilules : 4 à 6 par jour.

**Contre la broncho-pneumonie** : Voy. *Broncho-pneumonie*.

Administrer l'*alcool*, à hautes doses ; pratiquer des injections de *caféine*, de *strychnine*, d'*éther*, d'*huile camphrée* à 10 p. 100.

**FORME CARDIAQUE.**

Donner du *café*, du *thé*, de l'*alcool* ; prescrire la *caféine* :

℞ Caféine ..........  ) āā 1 gr.
  Benzoate de soude. }
  Eau sucrée.........  120 c. c.

1 cuillerée, toutes les heures (Grasset).

**En cas d'asthénie cardiaque avec état syncopal** : pratiquer des injections de *caféine* ou de *spartéine associée à la strychnine*.

℞ Sulfate de strychnine  2 à 3 centig.
  — de spartéine.  50  —
  Eau distillée.......  100 gr.

3 cuillerées à café, par jour (Herzen).

℞ Sulfate de strychnine  2 centig.
  — de spartéine.  80  —
  Eau stérilisée ......  20 gr.

2 à 3 seringues de Pravaz, par jour (Herzen).

Au besoin, recourir aux injections d'*éther*, d'*éther camphré* (à 1 p. 10), d'*huile camphrée* à 1 p. 10.

Ne pas donner l'antipyrine, ni l'exalgine, ni l'antifébrine, ni la phénacétine ; administrer la *quinine* à doses moyennes (60 à 80 cgr ) associée à la digitale, à la spartéine, au strophantus.

℞ Chlorhydrate de quinine..  15 cgr.
  Sulfate spartéine.........  2 —

Pour 1 pilule : 5 pilules par jour (Herzen).

En cas d'amélioration, prescrire :

℞ Teinture de strophantus.  ) āā 5 gr.
  Liqueur d'Hoffmann ...  }
  — ammoniacale anisée  10 —

XX à XXV gouttes, 4 fois dans les 24 heures (Herzen).

**Contre l'asystolie aiguë** : recourir à la *digitaline* à la dose de 1/2 à 1 mgr. (Voy *Asystolie*).

**En cas de collapsus** : pratiquer des injections d'*éther camphré* à 1 p. 10, ou d'*huile camphrée* à 1 p 10.

℞ Camphre .............  1 gr.
  Éther sulfurique.......  2 —
  Huile d'olives stérilisée.  8 —

Injecter 2 c. c. à la fois.

(Voy. *Collapsus*).

**FORME GASTRO-INTESTINALE.**
*Régime lacté.*

**En cas de constipation** : *purgatifs salins* répétés, *calomel* à la dose de 30 à 80 cgr.

**Contre l'embarras gastrique** : ne pas donner de vomitif, qui pourrait produire de l'asthénie ; préférer un *purgatif*.

**En cas de diarrhée** : *régime lacté; antisepsie intestinale* (salol, bétol, salicylate de bismuth, benzonaphtol), *poudres inertes* (phosphate de chaux, charbon), *astringents* (ratanhia, tanin, dermatol, tannigène, tannoforme).

℞ Dermatol............... } āā 50 cgr.
   Benzonaphtol........ }
Pour 1 cachet: 5 à 6 par jour (Herzen).

℞ Benzonaphtol............ 50 cgr.
   Salicylate de bismuth..... 30 —
   Charbon................. 20 —
Pour 1 cachet : 6 par jour.

Au besoin, pratiquer de *grandes irrigations intestinales*.
(Voy. *Antisepsie intestinale, Diarrhée*).

**En cas de vomissements et de douleurs épigastriques :** Prescrire les *boissons gazeuses glacées* (eau de Seltz, champagne frappé), la *potion de Rivière*, le *menthol*, le *validol*, l'*eau chloroformée* et les *préparations opiacées*.

℞ Menthol .............. 5 à 10 cgr.
   Bicarbonate de soude. } āā 30 —
   Salicylate de bismuth. }
Pour 1 cachet: 4 à 5 par jour (Herzen).

℞ Menthol dissous dans l'alcool................... 20 cgr.
   Eau chloroformée saturée............ }
   — distillée........ } āā 100 gr
   Sirop de codéine ........ 30 gr.
1 cuillerée à bouche, toutes les 1 ou 2 heures.

Faire boire du *lait glacé*, coupé avec de l'eau de Vichy.

**En cas de congestion hépatique** : Donner le *calomel* et administrer des *lavements froids*, additionnés d'une cuillerée à bouche de sulfate de soude.

**FORME NERVEUSE.**

**Contre les douleurs et les névralgies** : Prescrire l'*antipyrine* (2 à 3 gr., par jour), la *phénacétine* (50 centigr., 2 à 3 fois par jour), l'*antifébrine* (25 cgr., 2 à 3 fois par jour), la *neurodine* ou la *lactophénine*, associée au *bromhydrate* ou au *valérianate* de *quinine* (Voy. Forme *fébrile*).

℞ Salicylate de quinine ..... 20 cgr.
   Phénacétine............. 15 —
   Camphre................ 2 —
Pour 1 cachet : 4 à 6 dans les 24 heures (Baccelli).

**Contre le délire** : Voy. *Délires*.

Prescrire les *antithermiques* avec modération ; donner les *toniques*, les *stimulants*, les *diurétiques*.

Appliquer la *vessie de glace* sur la tête et recourir à la *balnéation tiède* (bains tièdes progressivement refroidis, avec affusions froides sur la tête).

Chez les alcooliques, donner l'*alcool* à hautes doses, associé à l'*opium*.

Prescrire les *bromures*, le *chloral*, la *jusquiame* et l'*opium*.

**Contre l'adynamie et l'asthénie** : Faire prendre toutes les deux heures, en alternant régulièrement, 1 verre de *lait chaud* et un verre de *grog* ou de *champagne*.

Prescrire les *toniques* et les *stimulants diffusibles* :

℞ Extrait de quinquina...... 2 gr.
Teinture de cannelle...... 5 —
Acétate d'ammoniaque .... 10 —
Eau de mélisse............ 120 —
Sirop d'écorce d'oranges
amères................ 30 —

1 cuillerée à bouche d'heure en heure.

Administrer la *strychnine* :

℞ Sulfate de strychnine..... 5 cgr.
Eau distillée............ 150 gr.

3 cuillerées à café, par jour (Grasset).

Sulfate de strychnine...... 1 cgr.
Eau stérilisée............ 10 gr.

Injecter 2 à 4 seringues de Pravaz, par jour.

## Contre la forme nerveuse bulbaire (respiration de Cheyne-Stokes, dyspnée disproportionnée aux lésions pulmonaires) :

Pratiquer des injections de *strychnine* ou de *trinitrine* :

℞ Solution alcoolique de
trinitrine au 100ᵉ ... XL gouttes
Eau distillée.......... 10 gr.

Injecter 3 ou 4 fois par jour le quart d'une seringue de Pravaz (Huchard).

## Pendant la convalescence.

Défendre au malade de sortir trop tôt.

Combattre l'anorexie et la constipation. Prescrire une *alimentation tonique* et *reconstituante*.

Donner les *toniques*, le *fer*, l'*arsenic*, le *cacodylate de soude*, les *glycéro-phosphates*, la *strychnine*, le *kola*, l'*huile de foie de morue*.

℞ Ecorce de quinquina...... 3 gr.
F. décoction dans :
Eau bouillante........... 300 —
Ajoutez :
Teinture de noix vomique .. 3 —
Sirop d'écorce d'oranges
amères ............... 50 —

1 verre à liqueur, avant les repas (Herzen).

℞ Biphosphate de chaux . 10 gr.
Arséniate de soude... 5 à 10 cgr.
Eau distillée......... 300 gr.

1 cuillerée aux deux principaux repas (Herzen).

℞ Arséniate de soude........ 5 cgr.
Acide citrique............. 1 gr.
Teinture de kola.... }
— de coca.... } ãã 100 —

1 cuillerée à café après les 2 principaux repas (Grasset).

℞ Arséniate de soude....... 10 cgr.
Extrait hydroalcoolique de
kola.................. 10 gr.
Sirop d'écorce d'oranges
amères.................. Q. S.
pour faire 300 c. c.

1 cuillerée à chaque repas (Grasset).

Conseiller les *frictions stimulantes* :

℞ Alcoolat de romarin... }
— de lavande... } ãã 50 gr.
Alcool camphré....... }
Essence de thym .......... 1 —
Pour frictions.

Recommander un *changement de climat* : séjour à la campagne, aux bords de la Méditerranée, ou à la montagne.

Recourir à l'*hydrothérapie*.

En cas de susceptibilité bronchique et d'asthénie motrice générale, envoyer les malades aux eaux arsenicales de *la Bourboule*, à celles de *Royat* ou aux thermes pyrénéens de *Luchon*.

En cas de bronchite persistante, donner la *terpine*, l'*iodure de potassium*, le *sirop iodo-tannique*.

Dans les formes névropathiques, conseiller les eaux minérales calmantes de *Néris, Saint-Sauveur, Plombières, Baden* (en Suisse) ou *Ragatz* et plus tard les altitudes vivifiantes, comme *Saint-Moritz* et les stations de l'*Engadine* (Teissier).

## G. CHEZ L'ENFANT.
### Forme fébrile, névralgique :

℞ Antipyrine.............. 1 gr.
Eau de menthe.......... 60 —
Alcoolature de racines
   d'aconit.............. X gttes.
Sirop de codéine ........ 10 gr.
   — de fleurs d'oranger. 30 —

En 3 ou 4 fois dans la journée (Comby).

℞ Chlorhydrate de quinine 25 à 50 cgr.
Beurre de cacao...... Q. S.

Pour 1 suppositoire (Comby).

### Forme pulmonaire bronchique :

Appliquer des *cataplasmes sinapisés*, des *ventouses sèches ;* prescrire :

℞ Alcoolature de racines
   d'aconit .......... V à X gttes.
Benzoate de soude... 1 à 3 gr.
Sirop diacode........ 5 à 15 —
   — de fl. d'oranger. 20 —
Eau distillée........ 120 —

1 cuillerée à dessert, toutes les 2 heures.

℞ Terpine................. 1 gr.
Cognac .................. 15 —
Sirop de quinquina.... } ãã 20 —
   — de fl. d'oranger. { 
Eau distillée ............. 120 —

1 cuillerée à dessert, toutes les 2 heures.

### Forme intestinale :

℞ Dermatol ............. } ãã 1 gr.
Benzonaphtol ........ }
Julep gommeux .......... 100 —

Par cuillerées à dessert dans la journée (Herzen).

℞ Benzonaphtol........ } ãã 25 cgr.
Bicarbonate de soude. }

Pour 1 paquet: 5 à 6 par jour dans un peu d'eau sucrée ou de lait (Comby).

### Pendant la convalescence :

℞ Teinture de badiane.. )
   — de colombo . } ãã 1 gr.
   — de noix vomique )
Sirop de quinquina .. } ãã 100 —
   — de gentiane.... }

1 cuillerée à soupe avant chaque repas (Comby).

# GROSSESSE.

## G. EXTRA-UTÉRINE.

Toute grossesse extra-utérine diagnostiquée commande l'*intervention chirurgicale* (Pinard).

Intervenir, selon les cas, par la voie abdominale, ou par la voie latérale ou par la voie vaginale.

**Lorsque l'on a recours à la voie abdominale,** pratiquer, selon l'âge de la grossesse et la nature des lésions, l'*ablation unilatérale* par la laparotomie, ou la *laparotomie suivie d'hystérectomie abdominale partielle* ou *totale,* ou l'*opération de Porro,* ou enfin la *laparotomie suivie d'extériorisation du kyste et abandon du placenta.*

**Si on intervient par la voie vaginale,** pratiquer la *colpotomie* (postérieure), ou la *colpotomie suivie de l'ablation des annexes intéressés* ou d'*hystérectomie vaginale.*

(Voy. *Hématocèles*).

Dans les cas de grossesse extra-utérine de plus de cinq mois avec fœtus vivant, renoncer, en règle générale, à l'ablation du kyste et *n'inter-*

*venir qu'au huitième ou neuvième mois en se contentant de pratiquer l'extériorisation du kyste avec abandon du placenta* (Pinard).

### G. GÉMELLAIRE.

**Pendant l'accouchement, si celui-ci peut s'effectuer normalement**, ne pas se hâter, après la naissance du premier enfant, de rompre les membranes du second œuf. Couper le cordon du premier fœtus entre deux ligatures, et si l'utérus se repose, *attendre une heure avant d'ouvrir la seconde poche des eaux.*

Ne jamais tirer sur les deux cordons en même temps.

**En cas de dystocie :** voy. *Dystocies.*

# HÉMATÉMÈSE.

Hygiène et Régime.

*Immobiliser* le malade, *mettre l'estomac au repos*, permettre *quelques gorgées de lait glacé* ou d'une *boisson glacée*, prescrire la *glace par petits morceaux.*

Appliquer la *vessie de glace*, à la région épigastrique.

**Dans les cas graves :** *diète absolue*, proscrire l'administration de médicaments par voie stomacale, même celle de glace et de boissons glacées. Mouiller fréquemment la bouche du malade avec de l'eau fraîche et seulement dans le cas de soif insupportable (que des lavements d'eau et des injections hypodermiques de sérum artificiel ne réussissent pas à apaiser) laisser avaler de temps en temps une cuillerée à café d'eau fraîche.

Recourir à l'*alimentation par le rectum*; donner des lavements nutritifs notamment avec du lait, des jaunes d'œufs et du sel ; administrer aussi des lavements d'eau, pour combattre la soif.

Commencer l'alimentation par la voie stomacale aussi loin que possible du moment où se sera arrêtée l'hémorragie.

Donner un peu de lait par la bouche seulement trois jours au moins après la cessation de l'hémorragie

Traitement médicamenteux.

Prescrire les *hémostatiques :* alun, acétate de plomb, perchlorure de fer, ferropyrine, en potions glacées.

℞ Perchlorure de fer..   X à XV gout.

Dans un demi-grand verre d'eau sucrée, par gorgées, toutes les 5 minutes.

℞ Perchlorure de fer ........   3 gr.
   Eau de Rabel ............   2 —
   Sirop d'opium............   30 —
   Eau.....................   120 —

Par cuillerées à bouche, toutes les 5, puis toutes les 10 à 15 minutes.

℞ Ferropyrine..........   60 centig.
   Eau distillée........   160 gr.
   Sirop diacode .......   40 —

1 cuillerée à bouche toutes les demi-heures (Herzen).

Donner l'*opium :* extrait thébaïque, sirop d'opium, additionné aux potions hémostatiques, ou bien *morphine* en injections hypodermiques.

Prescrire l'*ergotine* par la

voie stomacale ou par la voie hypodermique :

℞ Ergotine............. 4 gr.
  Acide gallique........ 50 cgr.
  Extrait thébaïque..... 10 centig.
  Sirop de térébenthine. 30 gr.
  Eau de tilleul........ 120 —

1 cuillerée à soupe, toutes les 2 heures (A. Robin).

℞ Ergotine.............. )
  Extrait fluide d'hydrastis } āā 3 gr.
    canadensis.......... )
  Eau distillée........... 120 —
  Sirop de ratanhia....... 20 —

1 cuillerée à bouche, d'abord tous les quarts d'heure, puis toutes les demi-heures et toutes les heures.

℞ Ergotine ............ 2 gr. 50 cgr.
  Eau stérilisée ....... 10 —

Injecter 2 à 3 seringues de Pravaz, par jour.

Ou bien recourir au *traitement par les lavements d'eau chaude* : diète absolue, proscrire tous les médicaments. Donner, au moins trois fois par jour, un lavement d'*eau chaude à la température de 48° à 50°*. Répéter ces lavements plus souvent si le sang avait de la tendance à reparaître. Administrer les lavements sans que le malade fasse le moindre mouvement et sans qu'il se livre à des efforts considérables pour le garder. Disposer un bassin plat sous le siège, pour recevoir le liquide, lorsqu'un besoin impérieux de le rendre se fera sentir.

Après cessation de l'hémorragie, continuer l'usage des lavements d'eau chaude, au moins matin et soir, pendant une huitaine de jours ; puis,

donner un lavement d'eau chaude par jour, jusqu'au retour du malade à l'état normal (Tripier).

**Contre les douleurs et les vomissements** : *injection d'atropo-morphine* (1/4 de milligr. d'atropine, 1 centigr. de morphine).

**Contre la syncope** : *flagellation* et *sinapismes* aux jambes, inhalations et piqures d'*éther*; inhalations de *nitrite d'amyle*.

**Contre l'anémie aiguë** : injection intra-veineuse de *sérum artificiel* (eau salée à 7 p. 1000), à la dose de 1/2 litre à 1 litre, et à la température de 38° à 40°.

**Contre l'auto-intoxication**, dans les cas de non évacuation du tube intestinal : donner des *lavements à l'eau chaude glycérinée*, ou des *grands lavements additionnés d'une cuillerée à bouche de liqueur de Labarraque*.

Ou encore, prescrire :

℞ Calomel.............. )
  Jalap................ } āā 30 cgr.
  Magnésie hydratée ....... 1 gr.

Pour 1 paquet (A. Robin).

(Voy. *Gastrites, Ulcère rond de l'estomac*).

### H. HYSTÉRIQUE.

Recourir surtout au *traitement général* et au *traitement psychique de la névrose*; prescrire l'hydrothérapie, l'isolement, les toniques (Gilles de la Tourette).

# HÉMATOCÈLES

**H. PELVIENNE INTRA-PÉRITO-NÉALE** (*rétro-utérine*).

**H. à hémorragie unique** : application de *glace* sur l'abdomen et dans le vagin.

*Repos absolu* dans le décubitus dorsal, pendant 3 à 4 semaines.

Donner du *champagne*, la *potion de Todd*, les *vins généreux;* prescrire les *excitants* et les *stimulants*.

Recourir à l'*expectation*.

Après quelques jours, faire appliquer des *cataplasmes chauds*, et faire pratiquer des *injections vaginales antiseptiques également chaudes*.

Calmer les **douleurs** et **immobiliser l'intestin** à l'aide de l'*opium*, administré par la voie stomacale, par la voie rectale ou par la voie hypodermique.

℞ Extrait thébaïque......... 1 cgr.
   Excipient................. Q. S.

Pour 1 pilule : une pilule toutes les heures, jusqu'à concurrence de 6 à 10 dans les 24 heures.

℞ Extrait d'opium........... 5 cgr.
   — de belladone....... 1 —
   Beurre de cacao.......... 4 gr.

Pour 1 suppositoire : 2 par jour (Auvard).

Pratiquer des *injections de morphine* à 1/2 centigr., répétées 2 à 3 fois, dans les 24 heures.

Administrer l'*ergotine* :

℞ Ergotine................. 2 gr.
   Eau distillée......... ⎫ āā 60 —
   — de mélisse....... ⎭
   Sirop diacode.......... 20 —

1 cuillerée à bouche de 1/2 heure en 1/2 heure (Herzen).

Ou mieux, pratiquer des *injections sous-cutanées d'ergotine*.

Vider, au besoin, la vessie par le *cathétérisme*.

Combattre la constipation à l'aide de *lavements émollients froids*, additionnés d'une cuillerée à soupe de glycérine neutre.

**Si au bout de 3 à 4 semaines de repos absolu, la tumeur n'a pas tendance à diminuer** (h. enkystée) : pratiquer la *colpotomie postérieure*, pour donner issue au sang et aux caillots.

**H. à hémorragies répétées,** donnant lieu à tous les symptômes de l'hémorragie interne grave : recourir aux *injections sous-cutanées de solution saline,* à la dose de 1/2 à 1 litre; pratiquer la *laparotomie* avec drainage du cul de sac postérieur par le vagin.

**H. avec inondation péritonéale** : pratiquer la *laparotomie* le plus tôt possible.

**H. suppurée** : donner issue au pus et pratiquer la *colpotomie postérieure*, si la collection fait saillie du côté du cul-de-sac vaginal postérieur, ou la *laparotomie* si la tumeur fait saillie du côté de l'abdomen.

**H. EXTRA-PÉRITONÉALE** (*sous-péritonéale pelvienne*).

Traitement médical : voy. *Hématocèle intra-péritonéale*.

Traitement chirurgical : *laparotomie sous-péritonéale*, ou mieux *colpotomie postérieure*.

## H. VAGINALE TRAUMATIQUE.

**Cas simples** : repos au lit, les bourses relevées, compresses résolutives.

**Si l'épanchement est considérable** : pratiquer une *ponction évacuatrice*.

**S'il existe des fausses membranes ou des caillots** : *ouvrir largement la poche, la* débarrasser des produits qui la recouvrent, suturer après drainage.

**En cas d'hydro-hématocèle** : ponction évacuatrice suivie d'*injection iodée* (Bouilly).

## H. DE LA VULVE.

Voy. *Thrombus de la vulve*.

# HÉMATOCOLPOS.

### H. TOTAL ET HÉMATOMÉTRIE PARTIELLE.

Evacuer la collection en pratiquant une *très petite incision* du vagin oblitéré ; une fois la collection évacuée, faire une *incision cruciale*, laver et tamponner le vagin.

### H. PARTIEL ET HÉMATOMÉTRIE PARTIELLE OU TOTALE.

*Mettre à nu la tumeur* par une dissection prudente ; puis *ponction aspiratrice* et *débridement*.

Après évacuation du sang *tamponnement aseptique*.

Plus tard, *maintenir le calibre du canal* avec des cylindres en gomme durcie ou en verre.

### H. LATÉRAL ET HÉMATOMÉTRIE LATÉRALE.

*Exciser largement la cloison* et transformer le vagin double en un canal unique.

Quand le sang s'est accumulé dans une corne rudimentaire, à pédicule allongé, pratiquer la *laparotomie*, suivie de l'ablation de la tumeur.

Dans certains cas d'utérus bicorne (lorsque par la dissection du périnée on n'est pas parvenu à arriver sur la tumeur et dans le cas où l'évacuation de la collection présente des difficultés, par suite de la solidification du contenu), pratiquer l'*hystérectomie*.

# HÉMATOMES.

**Au début** : *compression énergique*, à l'aide d'un pansement ouaté ou avec la *bande élastique*.

Préférer la compression ouatée, dans les cas où la peau menace de se mortifier et dans ceux où il y a intérêt à maintenir une température constante autour de la région contusionnée.

**Lorsque la collection s'est en partie résorbée** et que tout phénomène inflammatoire a disparu, pratiquer des *frictions répétées*, du *massage*.

**Si le foyer sanguin s'est enkysté**, si les parois de la poche sont simples et les caillots mous, recourir à la *ponction évacuatrice*, suivie de *lavage* *phéniqué* (5 p. 100), et de *pansement compressif*.

**Si la poche est épaisse et résistante** : pratiquer l'énu-cléation de la tumeur (hématome chronique).

Voy. *Thrombus de la vulve et du vagin*.

## HÉMATOMÈTRE.

**En cas d'atrésie du col utérin** : rétablir la perméabilité du col par des *incisions* et le *cathétérisme*.

**En cas de sténose du col** : *dilatation progressive du col*, au moyen de tiges de laminaire ou de dilatateurs métalliques.

*Antisepsie intra-utérine, tamponnement intra-utérin.*

S'il existe de la métrite : *curettage*.

(Voy. *Atrésies génitales* et *Sténose du col utérin*).

## HÉMATOMYÉLIE.

*Immobilisation absolue* dans la gouttière de Bonnet.

*Matelas de caoutchouc. Soins de propreté*, dans la zone génito-périnéale.

Proscrire la révulsion sur le rachis, sous quelque forme que ce soit, *de peur de voir apparaître le décubitus aigu* (P. Marie).

## HÉMATOSALPINX.

Repos absolu. Vessie de glace. Expectation.

Après la période aiguë, *révulsion, drainage utérin*.

Si la tumeur n'a pas de tendance à diminuer, ne pas pratiquer la ponction qui est dangereuse, recourir à la *salpingotomie* (Pozzi).

## HÉMATOTHORAX.

*Médication symptomatique et causale* (tuberculose aiguë, tumeur maligne).

Ne pas intervenir, si ce n'est dans les cas d'hématothorax traumatique : *ponction aspiratrice, intervention systématique.*

Calmer la **douleur** et la **dyspnée** par des injections de *morphine* (Netter).

## HÉMATURIE.

TRAITEMENT CAUSAL (néphrites, tuberculose vésicale ou rénale, calculs vésicaux ou rénaux, néoplasmes, etc.).

TRAITEMENT SYMPTOMATIQUE.
*Repos absolu* dans le décubitus dorsal.

*Régime lacté* et *boissons adoucissantes* et *acidulées.*

Application de *ventouses sèches* à la région lombaire et aux hypochondres, si le sang provient du rein.

*Révulsifs* (pointes de feu), en cas d'hématurie d'origine inflammatoire.

Prescrire les *hémostatiques* (limonade sulfurique, perchlorure de fer, 40 à 60 cgr. en potion, ferropyrine 40 cgr. en potion, eau de Rabel, 1 à 4 gr., en potion) et surtout l'*ergotine :*

℞  Perchlorure de fer........    2 gr.
    Eau distillée.............  120 —
    Sirop de fleurs d'oranger..   40 —
    — de chloral......  )
    — de codéine......  )  ãã  20 —

1 cuillerée à bouche toutes les heures

℞  Ergotine...........   2 à 3 gr.
    Eau ...............  150 —
    Sirop diacode. .....    30 —

Par cuillerées à bouche de 1/2 en 1/2 heure.

℞  Ergotine.........  )  ãã  2 gr.
    Acide tannique....  )
    Eau ...............  180 —
    Sirop de digitale......   20 —

1 cuillerée à bouche toutes les heures.

Pratiquer des *injections sous-cutanées d'ergotine.*

**En cas d'hémorragies vésicales ou urétrales :** appliquer la *vessie de glace* à l'hypogastre, prescrire le traitement ci-dessus indiqué, redouter le cathétérisme d'autant plus que l'héma-turie est abondante, pratiquer des *injections astringentes* (alun, tanin à 2 p. 100), surtout au déclin de l'hématurie (Guyon).

**En cas d'hématurie vésicale abondante et persistante :** pratiquer la *cystotomie hypogastrique.*

**Chez les prostatiques :** pratiquer le *cathétérisme,* en observant l'asepsie la plus rigoureuse ; si la vessie est distendue, ne jamais la vider complètement et trop rapidement ; s'il survenait de l'hématurie par décompression, faire une *injection vésicale* de 100 à 200 cm. cubes d'une solution légèrement antiseptique, en abandonnant le liquide dans la vessie.

Dans la plupart des cas, placer une *sonde à demeure* (Guyon).

**Hématurie survenant au cours d'une blennorragie :** *cesser les injections* (Mauriac).

**Chez les cancéreux et les tuberculeux :** ne pas pratiquer le cathétérisme.

**Dans les cas où l'examen clinique n'a pas permis de faire un diagnostic :** ne pas hésiter à recourir à la *néphrotomie,* qui pourra se terminer par une néphrectomie, si l'on constate des lésions appréciables, et à la condition que l'autre rein fonctionne normalement (Demons).

## HÉMÉRALOPIE ESSENTIELLE

Alimentation reconstituante. Traitement tonique.

Huile de foie de morue. Vie au grand air.

Faire porter des *verres fumés* (Trousseau).

# HÉMIPLÉGIE.

### H. CONSÉCUTIVE A UNE APO-PLEXIE CÉRÉBRALE.

Voy. *Hémorragie cérébrale.*

### H. SPASMODIQUE.

**Au début** : application de la *vessie de glace* sur la tête en permanence.

Recourir aux *révulsifs* à la nuque et sur la tête, aux *onctions* et *frictions mercurielles* (onguent gris) également sur la tête, après avoir coupé les cheveux très courts.

Administrer des *purgatifs*, comme dérivatifs.

Prescrire un *traitement anti-syphilitique*, même dans les cas non imputables à la syphilis.

**S'il y a des convulsions :** donner les *bromures*, le *chloral*, l'*opium*, la *jusquiame*, la *bella-done.*

Dans quelques cas exceptionnels, pratiquer la *trépanation* (Sonnenburg).

**Après la période aiguë,** quand il existe des mouvements choréiques dans les membres, pratiquer l'*élongation des nerfs* (Benedikt).

**S'il n'y a pas de contracture trop marquée** : recourir, dans certains cas, à la *ténotomie*, suivie de l'application d'un appareil plâtré, et du massage et de l'électrisation des muscles, après que l'on aura enlevé l'appareil.

# HÉMOGLOBINURIE.

Eviter les fatigues de tout genre ; craindre le froid et l'humidité.

**En cas d'anémie ou de chloro-anémie** : administrer le *fer;* donner la préférence au *perchlorure de fer* et prescrire en même temps des *bains sulfureux* (A. Robin).

Traiter les intoxications chroniques.

**Chez les paludéens** : faire prendre la *poudre de quinquina,* à la dose de 4 à 8 gr. par jour. Puis associer l'*hydrothérapie froide* à la *médication arsénicale.*

Faire suivre ce traitement par une *médication ferrugineuse.* (Voy. *Paludisme chronique*).

**Chez les syphilitiques** : recourir au *traitement spécifique.*

℞ Biiodure de mercure,. 30 cgr.
Huile stérilisée ...... 30 gr.

Injecter chaque jour 1 gr. de cette solution (adulte) (A. Robin).

A partir du 10e jour, faire prendre trois *bains sulfureux* par semaine et prescrire l'*iodure de potassium* à la dose de 2 gr., puis à celle de 4 gr. par jour (A. Robin).

**En cas de gravelle urique ou oxalique** : interdire les mets riches en oxalates, comme l'oseille, les tomates, les haricots verts, et ceux riches en matières extractives, comme la charcuterie, le gibier, les fromages fermentés, les épices.

Prescrire le *benzoate de soude* pendant 15 jours par mois, à la dose de 1 à 2 grammes.

Faire prendre des *bains salés* ou des *bains sulfureux*, si l'état du malade le permet.

(Voy. *Gravelle*).

**En cas d'uricémie avec excès de désassimilation azotée :** recourir à l'*acide benzoïque* ou au *benzoate de soude*, à l'*antipyrine* et à l'*arsenic*.

| | | |
|---|---|---|
| ℞ Benzoate de soude | 3 | gr. |
| Sirop de fleurs d'oranger | 30 | — |
| Hydrolat de tilleul | 90 | — |

1 cuillerée à soupe dans une tasse d'infusion de spirea ulmaria, trois heures après chacun des deux principaux repas (A. Robin).

Après dix jours, donner l'*antipyrine* à la dose de 1 gr. par jour, en deux fois, et pendant 4 jours ; terminer par l'usage de l'*arséniate de soude*, pris pendant 15 jours.

Dans le cas où le trouble nutritif prédisposant s'accompagne de déminéralisation plasmatique, prescrire :

| | | |
|---|---|---|
| ℞ Chlorure de sodium | 27 | gr. |
| — de potassium | 20 | — |
| Phosphate de soude | 4 | — |
| — de potasse | 12 | — |
| Glycérophosphate de chaux. | 2 | — |
| — de magnésie. \| ãã | 10 | — |
| — de fer \| | | |
| Sulfate de potasse | 2 | — |
| Poudre d'hémoglobine | 50 | — |

Pour 80 cachets : 1 au milieu de chaque repas (A. Robin).

**Au moment de l'accès hémoglobinurique :** prescrire le *repos absolu* au lit et le *régime lacté*.

Pratiquer de la *révulsion* sur la région rénale, à l'aide de ventouses sèches.

### H. PAROXYSTIQUE A FRIGORE.

Éviter autant que possible la cause provocatrice, porter de la flanelle ; pratiquer des frictions sèches et aromatiques.

Insister sur l'usage de l'*iodure de potassium*, à la dose de 1 gr. par jour, chez l'adulte, et à celle de 50 cgr., chez les enfants.

Cure aux *eaux thermales de Contrexéville*.

## HÉMOPÉRICARDE

### H. MÉDICAL.

Traitement causal ; enrayer l'hémorragie menaçante (ergotine, glace).

### H. CHIRURGICAL.

Pratiquer la *ponction aspiratrice* et le *lavage du péricarde*, dans les cas de hémopéricarde ouvert (plaie pénétrante par instrument tranchant, par armes à feu) (A. Petit).

## HÉMOPHYLIE

S'abstenir rigoureusement de tout traumatisme opératoire (extraction de dent, circoncision).

Si une opération est urgente, se servir du thermocautère et du galvanocautère.

**En cas d'hémorragie spontanée,** chercher à l'arrêter par

les *astringents*, l'*ergotine*, les *irrigations chaudes* (50° à 55°), ou *froides* (10°), la *cautérisation au fer rouge*.

Augmenter la coagulabilité du sang à l'aide d'*injections gélatineuses* : employer la solution saline physiologique additionnée de 2,5 p. 100 de gélatine, et injecter 120 à 250 c. c. de ce mélange tous les 2 jours.

Prescrire, chez les enfants, la potion suivante :

℞ Infusion de roses rouges .. 100 gr.
  Sirop de rose........ } ãã 30 —
  — de cachou..... }
  Extrait de ratanhia....... 2 —
  Eau de Rabel........ XV gttes.
  Alun pulvérisé........ 50 cg.

1 cuillerée à dessert toutes les heures (Cadet de Gassicourt).

Administrer les *toniques* (quinquina, fer, sirop iodotannique, huile de foie de morue, arsenic, cocodylate de soude).

℞ Sulfate de quinine ....... 10 cgr.
  Extrait de quinquina. ) ãã 5 —
  Protoxalate de fer... ) 
 Pour 1 pilule : 2 par jour (Comby).

Conseiller le séjour à la *campagne*, aux bords de la Méditerranée.

Recommander les *eaux chlorurées sodiques* et une cure aux eaux thermales de *Luxeuil*.

# HÉMOPTYSIES

### H. DES TUBERCULEUX.

*Repos absolu* dans la position demi-assise, garder le *silence* et ingérer de petits fragments de *glace* ou de *boissons acides glacées* (limonades acides, eau de Rabel).

℞ Eau de Rabel........ 4 gr.
  Eau............... 100 —
  Extrait thébaïque..... 10 cgr.
 1 cuillerée à soupe, toutes les 1 ou 2 heures (Marfan).

Pratiquer de la *révulsion* : pédiluves et maniluves sinapisés, sinapismes aux jambes, aux mollets, ligature des membres, ventouses sèches sur la poitrine.

Conseiller aussi, au moment de l'hémoptysie, l'application de *glace sur les bourses* (Daremberg).

Calmer la toux en prescrivant l'*opium*, en potion ou en pilules, à la dose de 10, 20 et 30 cgr.

d'extrait thébaïque par jour ; ou en pratiquant des injections de *morphine*, à la dose de 1 mgr. à 5 mgr., suivant l'âge, répétée 2 à 4 fois dans les 24 heures.

Puis prescrire l'*ipéca* ou le *tartre stibié, à dose nauséeuse* (non vomitive).

℞ Ipéca en poudre... 10 cgr.
      (Jaccoud).

Pour un paquet : prendre un paquet de 1/4 d'heure en 1/4 d'heure jusqu'à provoquer un état nauséeux (4 à 6 paquets) ; espacer alors les prises ; une toutes les 1/2 heures, toutes les heures et même toutes les deux heures, en se réglant sur l'imminence du vomissement. Chez les enfants, faire prendre 2 à 3 cgr. de poudre d'ipéca, tous les quarts d'heure, puis toutes les demi-heures.

Ou bien, donner l'*ipéca, associé à la poudre de Dower* :

℞ Poudre d'ipéca.... ⎫ āā 5 cgr.
 — de Dower... ⎰

Pour 1 paquet : un tous les quarts d'heure, puis toutes les demi-heures jusqu'à apparition de l'état nauséeux ; espacer alors les prises.

Ne prescrire le *tartre stibié* que chez les malades encore jeunes et vigoureux :

℞ Tartre stibié........ 30 cgr.
 Julep gommeux ..... 120 gr.

1 cuillerée à bouche toutes les 2 heures, pendant 2 jours (Peter).

Essayer la médication vaso-constrictive ; pratiquer des injections hypodermiques d'*ergotine* ou d'*ergotinine* :

℞ Ergotine................ 2 gr. 50
 Eau stérilisée........... 10 —

Injecter 1 seringue de Pravaz, 3 à 6 fois dans les 24 heures.

℞ Ergotine.............. 1 gr.
 Sirop de ratanhia...... 30 —
 Eau de menthe........ 70 —

1 cuillerée à soupe toutes les heures (enfants).

Ou mieux, employer la solution suivante, dans laquelle se trouvent associés une série de médicaments vaso-constricteurs, modérateurs cardiaques et généraux, hémostatiques :

℞ Ergotine Yvon....... 5 gr.
 Antipyrine........... 2 gr. 50
 Sulfate de spartéine .. 30 centigr.
 Chlorhydrate de morphine............. 5 —
 Eau distillée. Q. S. p. f. 10 c.c.

Injecter une seringue entière de cette solution, recommencer encore, à 2 ou 3 reprises, de 5 en 5, ou de 10 en 10 minutes ou à intervalles plus éloignés, suivant le cas (Capitan).

Si l'hémoptysie persiste mal-

HERZEN.

gré ce traitement, recourir à la médication à l'ipéca et à l'émétique :

℞ Tartre stibié........ 10 cgr.
 Ipéca.............. 1 gr.
 Eau ............... 250 —

Aromatiser avec un julep ou un sirop quelconque.

Par cuillerées à café, 1 cuillerée d'heure en heure, pendant 24, 36 et 48 heures.

S'il survient des nausées ou des vomissements, suspendre la potion, pendant 1 à 2 heures environ, et intervenir au moyen de la glace, de l'eau chloroformée, de la potion de Rivière, de l'alcool mentholé à 10 p. 100 (IV à V gouttes dans une cuillerée à café d'eau glacée).

S'il y a de la diarrhée marquée, donner des petites doses de bismuth, voire même d'opium.

En cas de dépression cardiaque, administrer toutes les heures la spartéine, à la dose de 2 à 3 cgr., répétés 5, 6, 7 fois dans les 24 heures, si besoin est.

En cas de tendance au collapsus, pratiquer des frictions générales, des injections d'éther, d'huile camphrée (1 à 2 c. c. d'une solution à 10 p. 100), donner des boissons un peu fortement alcoolisées (Capitan).

Donner encore la *digitale* (contre-indiquée en cas de fièvre) :

℞ Digitale.............. 1 gr. 50
 Faire infuser dans :
 Eau bouillante........ 150 —
 Ajouter :
 Extrait de ratanhia.... 2 à 4 —
 — d'opium....... 5 à 10 cgr.
 Sirop citrique......... 30 gr.

Par cuillerées, toutes les 2 heures (Lebert).

℞ Ergotine .............. 5 gr.
   Teinture de digitale..... 2 —
   Eau distillée ........... 200 —
   Sirop de morphine...... 30 —
1 cuillerée à bouche, toutes les heures (Peter).

℞ Poudre de feuilles de
     digitale........... } āā 6 cgr.
   Antifébrine........ }
Pour 1 pilule n° 6, à prendre en douze heures (Daremberg).

Enfin prescrire la *térébenthine* et recourir à la *médication astringente* : grande cousoude, lierre terrestre, tanin, alun, ratanhia. Ne pas prescrire le perchlorure de fer.

Faire prendre l'*essence de térébenthine*, en capsules de 20 cgr. chacune, à la dose de 10 à 15 par jour.

℞ Sirop de térébenthine.... 20 gr.
   — de cachou...... | āā 10 —
   — diacode ....... | 
   Eau distillée ........... 60 —
1 cuillerée à bouche toutes les 2 heures (enfants) (Comby).

℞ Ergotine................ 2 à 3 gr.
   Acide gallique .......... 2 —
   Eau distillée ......... | āā 60 —
   Hydrolat de menthe.... |
   Sirop diacode........... 30 —
1 cuillerée toutes les demi-heures.

℞ Extrait de ratanhia ....... 3 gr.
   Eau distillée........... | āā 60 —
   Hydrolat de menthe.... |
   Extrait thébaïque........ 10 cgr.
   Sirop simple........... 25 —
1 cuillerée à bouche toutes les heures ou toutes les 2 heures (Herzen).

℞ Acide tannique........ | āā 5 cgr.
   Extrait d'ergot de seigle }
   — d'opium,........... 1 —
   Jus de réglisse .......... Q. S.
Pour 1 pilule : 1 toutes les heures.

℞ Extrait de ratanhia.... | āā 10 cgr.
   Seigle ergoté pulvérisé }
   Poudre de digitale ..... 3 —
   Extrait thébaïque ...... 1 à 2 —

Pour 1 pilule : 6 par jour.

**Une fois l'hémoptysie terminée**, en prévenir le retour en faisant faire au malade une *cure de repos*, en évitant l'administration du fer et de l'iodure de potassium et en donnant la créosote ou le gaïacol à doses moyennes. Recourir en outre à l'emploi de l'*extrait fluide d'hydrastis canadensis* : faire prendre pendant 2 semaines XC gouttes d'extrait, en 3 prises, puis, pendant une semaine, LX gouttes en deux prises et, pendant une quatrième semaine, XXX gouttes en une fois.

℞ Extrait fluide d'hydrastis
    canadensis .......... }
   Teinture d'hydrastis ca- } āā 20 gr.
    nadensis ........... }
   Codéine............. 30 à 40 cgr.
XXV à XL gouttes, 3 fois par jour.

**Chez les femmes, en cas d'hémoptysie menstruelle :** Recommander le *repos*, au moment des règles.
Prescrire :

℞ Bromure de potassium . 10 gr.
   Teinture de digitale.... L gttes.
   Eau.................. 200 gr.
2 cuillerées à soupe, par jour.

**En cas d'hémoptysie fébrile :** Donner le *sulfate de quinine*, associé à l'*ergotine*.

℞ Sulfate de quinine........ 15 cgr.
   Extrait d'ergot de seigle... 10 —
   — de jusquiame...... 2 —
Pour 1 pilule : 5 à 8 par jour (Herzen).

**H. CARDIAQUE** (affection mitrale).
Prescrire le *repos absolu*, le *régime lacté*.

Administrer la *digitale, associée à l'ergotine* :

℞ Poudre de feuilles de digitale. 1 gr.
  Faites infuser pendant une demi-heure dans :
  Eau chaude.............. 150 gr.
  Ajoutez :
  Extrait d'ergot de seigle... 1 —
  Sirop de ratanhia......... 30 —

Pratiquer des *injections de caféine* ou une injection de *digitaline*.

(Voy. *Insuffisance mitrale, Asystolie*).

Ne pas prescrire d'opium, ni de morphine, qui augmentent la congestion.

**Contre la dyspnée** : *Ventouses sèches, chloral* à petites doses, *bromure de potassium*.

## H. DES HYSTÉRIQUES.

Insister sur le *traitement général* et le *traitement psychique de l'hystérie*, beaucoup plus que sur le traitement médicamenteux.

Prescrire l'*hydrothérapie*, l'*isolement*, les *toniques*.

(Voy. *Hystérie*).

# HÉMORRAGIES.

## H. CAPILLAIRE.

*Compression directe*, à l'aide d'un pansement antiseptique.

Lavages avec des *solutions astringentes* (alun à 5 ou 10 0/0, eau de Pagliari). Irrigations *d'eau froide* (10°) ou *très chaude* (50° à 55°).

Eviter, autant que possible, l'emploi du perchlorure de fer.

## H. D'UN GROS VAISSEAU.

*Compression directe* sur la plaie remplie de gaze aseptique à l'aide de plusieurs tours de bande bien serrés, combinée à l'élévation du membre.

*Compression indirecte*, exercée au-dessus du foyer traumatique par un garrot, un tourniquet ou la bande d'Esmarch.

*Forcipressure*, à l'aide de pinces hémostatiques, avec abandon des pinces dans la plaie, pendant 48 heures, ou mieux suivie de *ligature* du vaisseau.

Si, dans un foyer contus, infractueux, anfractueux, déchi-queté, on ne trouve pas l'artère, la lier au-dessus de la solution de continuité (Reclus).

## H. CÉRÉBRALE (apoplexie).

*Emissions sanguines révulsives* : sangsues au fondement ou derrière les oreilles.

**En cas d'éréthisme circulatoire, turgescence générale, pouls vibrant** : Pratiquer la *saignée*.

Si le malade peut avaler, administrer un *purgatif* :

℞ Calomel ................... 25 cgr.
  Poudre de jalap.......... 75 —
  Sucre en poudre.......... 50 —

Pour 1 paquet, à prendre dans du lait (Herzen).

Ou bien :

℞ Follicules de séné ........ 10 gr.
  Faites infuser dans :
  Eau bouillante.......... 150 —
  Ajoutez :
  Sulfate de soude.......... 15 —
  Sirop de manne.......... 30 —

2 cuillerées à soupe, toutes les demi-heures (Herzen).

℞ Huile de croton biglycériné 1 gtte.
Huile de ricin......... ) ãã 30 gr.
 — d'amandes douces ) ãã 30 gr.
Sirop de limons........... 60 —
Par cuillerées, de 1/4 d'heure en 1/4 d'heure (Grasset).

Si le malade n'avale pas ou avale mal, administrer des *lavements purgatifs* avec de la glycérine, de l'huile, ou mieux :

℞ Séné............... 10 à 20 gr.
Sulfate de soude...... 30 à 50 —
Eau............... 500 —
Pour un lavement.

Recourir à la *révulsion* : sinapismes sur les quatre membres, spécialement sur les membres inférieurs, pédiluves et maniluves sinapisés et s'il n'existe pas d'albumine dans les urines, mettre des vésicatoires aux mollets ou aux cuisses.

Faire mettre la *vessie de glace*, bien suspendue, sur la tête.

RÉGIME : *lait, bouillon*, si le malade peut avaler. Décoction de quinquina, kola granulé, et dans certains cas, un peu d'alcool (50 à 60 grammes) de cognac, kirsch, rhum ou chartreuse (Grasset).

**En cas d'hypotension artérielle :** Prescrire la *médication stimulatrice et tonique :*

℞ Acétate d'ammoniaque... 5 gr.
Teinture de cannelle..... 3 —
Sirop de fleurs d'oranger. 30 —
Eau de tilleul Q. S. p. f. 120 c. c.
(Grasset).

Alterner la potion ci-dessus avec la suivante :

℞ Caféine............. ) ãã 2 gr.
Benzoate de soude.... ) ãã 2 gr.
Julep simple............. 120 c. c.
(Grasset).

Si le malade n'avale pas ou si l'indication est plus urgente, recourir aux *injections hypodermiques d'éther*, à la dose de 5 à 10 centim. cubes par 24 heures, ou bien :

℞ Caféine............ ) ãã 2 gr. 50
Benzoate de soude... ( ãã 2 gr. 50
Eau bouillie Q. S. p. f. 10 c. c.
3 à 6 seringues de Pravaz par jour.

Ou encore :

℞ Camphre.................. 1 gr.
Huile d'olives stérilisée..... 10 —
Injecter 2 à 5 centim. cubes par jour.

Pratiquer aussi des *injections sous-cutanées de spartéine :*

℞ Sulfate de spartéine ...... 10 cgr.
Eau stérilisée ........... 10 gr.
Injecter 4 à 5 seringues de Pravaz par jour.

Enfin, recourir aux injections de *sérum artificiel*, par 25 c. c. chaque fois, et à la dose de 250 c. c. dans les 24 heures.

℞ Sulfate de soude.......... 10 gr.
Chlorure de sodium........ 5 —
Eau distillée et bouillie Q. S. p. 1 litre.
(Grasset).

Surveiller attentivement la production d'escarres ; assurer l'*antisepsie des téguments* par des lotions tièdes, pratiquées, matin et soir.

**Pendant le coma :** Pratiquer trois fois par jour un *sondage aseptique* de la vessie.

*Nettoyer la bouche*, à l'aide du doigt recouvert d'un linge fin plongé dans une solution légèrement antiseptique qui sera promené sur la langue et en particulier dans les rainures gingivo-labiales (Gilles de la Tourette).

(Voy. *Antisepsie buccale*).

**Quelques jours après l'attaque** : Combattre la cause de l'hémorragie cérébrale.

Instituer le traitement de l'obésité et de la polysarcie ; traiter l'artériosclérose.

Prescrire une *diète sèche*, pour diminuer la pression sanguine.

Donner l'*iodure de potassium*, à la dose de 80 centigr. à 1 gr. par jour, en 2 fois, et la *trinitrine*, s'il existe de l'hypertension vasculaire.

(Voy, *Artériosclérose*).

**Contre l'hémiplégie consécutive** : Recourir à l'*électricité*, au *massage* et aux *injections de strychnine*.

A la sortie du coma, pratiquer deux fois par jour une séance de *mobilisation* ; mobiliser une à une les articulations des doigts, du poignet et du coude, et faire exécuter au bras les mouvements les plus étendus qui se passent dans l'articulation scapulo-humérale.

Terminer par un *léger massage des muscles*.

Si les mouvements tardent trop à revenir ou s'ils sont insuffisants, terminer la séance de mobilisation et de massage par quelques *secousses faradiques*, mais sans faradiser à outrance pour ne pas exciter l'état spasmodique.

Ne pas se servir régulièrement de l'électricité avant les dix ou quinze jours qui suivent la sortie de l'ictus apoplectique, terminer alors la séance de mobilisation et de massage en faisant passer, pendant huit à dix minutes, un

HERZEN.

courant *galvanique*, et non faradique, de faible intensité, dans les membres atteints : placer le pôle positif dans la région dorsale supérieure s'il s'agit du membre supérieur ; dans la région dorsale inférieure pour ce qui est du membre inférieur ; promener le large tampon négatif sur les masses musculaires paralysées.

Terminer par quelques secousses, à l'aide de l'interrupteur, en donnant un peu plus d'intensité.

Continuer ces manœuvres pendant plusieurs mois (Gilles de la Tourette).

**En cas d'aphasie ou d'agraphie** (lorsque l'hémiplégie proprement dite est légère et laisse à la main droite la faculté de tenir la plume) : rééduquer le sujet par des *exercices répétés progressifs et raisonnés*, analogues à ceux qu'on met en usage chez les enfants qui apprennent à parler et à écrire (Gilles de la Tourette).

Voy. *Aphasie*.

**Pour éviter une seconde attaque** : mettre en œuvre le traitement général de l'artériosclérose, chercher à éviter les variations brusques de la pression artérielle. Défendre les travaux intellectuels, les émotions morales vives, la transition brusque d'un milieu dans un autre dont la température est très différente.

Proscrire le séjour dans des appartements surchauffés.

Conseiller, pendant l'été, d'abriter la tête des rayons du soleil.

Interdire les excès de toute

20.

nature : les repas trop copieux, surtout le soir, avant le sommeil. Défendre l'usage des boissons alcooliques et conseiller au malade d'éviter toute excitation génésique (Gilles de la Tourette).

## H. DE LA DÉLIVRANCE.

INDICATIONS THÉRAPEUTIQUES :

1° Débarrasser l'utérus du délivre et du sang qu'il contient ; 2° réveiller la contractilité utérine ; 3° s'opposer à l'afflux du sang dans l'utérus ; 4° combattre les effets immédiats et secondaires de l'hémorragie (Charpentier).

**Si le placenta est retenu dans la matrice,** l'*extraire* avec la main introduite dans l'utérus ; faire suivre la délivrance artificielle d'une injection utérine à 47°, légèrement antiseptique.

**En cas d'adhérences placentaires anormales :** Enlever tout ce que l'on peut, en morcelant le tissu placentaire avec les doigts. Chercher à tout enlever, puis après une injection utérine, faire un pansement à la gaze iodoformée dans l'organe.

Continuer encore pendant quelques jours l'antisepsie utérine.

**Si le col est fermé, emprisonnant le placenta :** Essayer de pénétrer dans l'utérus, *soit en glissant un, puis deux, trois doigts, puis toute la main,* soit en introduisant dans le col un *ballon de Champetier* qu'on gonflera. Une fois l'orifice ouvert, pratiquer la délivrance artificielle.

**Si l'utérus est vide, mou et gros :** Combattre l'inertie uté-

rine par l'administration de l'*ergotine, associée à la strychnine* :

℞ Ergotine ............... 5 gr.
    Sulfate de spartéine ...... 30 cgr.
    — de strychnine..... 5 mgr.
Injecter 1 à 2 et 3 seringues de Pravaz avec 1 heure d'intervalle (Herzen).

Pratiquer une *injection utérine chaude* (50°) et le *massage* du globe utérin.

**Si l'utérus est vide, petit et dur :** Rechercher la plaie hémorragipare au niveau du col, du vagin ou de la vulve et pratiquer une *compression locale* ou un tamponnement local. Dans certains cas, poser une *ligature* sur le vaisseau saignant et *suturer* la plaie.

## H. GASTRIQUE.

Voy. *Hématémèse.*

## H. GRAVIDIQUE.

**H. vaginale ou cervico-utérine :** *Forcipressure, sutures, tamponnement* (Auvard)

**H. du corps de l'utérus :** Voy. *Avortement, Placenta prævia.*

## H. INTESTINALE.

*Repos absolu* au lit. Permettre au malade de prendre seulement quelques cuillerées de lait glacé, d'une *boisson froide,* de *champagne glacé*

Application de *glace sur l'abdomen.*

Pratiquer des injections souscutanées d'*ergotine* et de *morphine.*

Donner les *astringents* et les *hémostatiques* : tanin, ratanhia, perchlorure de fer.

℞ Ergotine . . . . . . . . . . . . . . . . 2 gr.
  Sirop diacode. . . . . . . . . . . . . 100 —
  — de térébenthine . . . . . 200 —

1 cuillerée à bouche, toutes les 2 heures (G. Sée).

℞ Ergotine . . . . . . . . . . . . . . . 2 à 4 gr.
  Acide gallique. . . . . . . . . . 50 cgr.
  Sirop de térébenthine . . 30 gr.
  Eau de tilleul. . . . . . . . . . 120 —

1 cuillerée à bouche, toutes les heures.

℞ Perchlorure de fer. . . . . . . . 4 gr.
  Eau de Rabel. . . . . . . . . . . . 3 —
  Sirop d'opium. . . . . . . . . . . 30 —
  Eau . . . . . . . . . . . . . . . . . . 120 —

Par cuillerées à bouche.

## Chez les enfants :

℞ Alun. . . . . . . . . . . . . . . . . . . . 1 gr.
  Sirop de coings . . . . . . . . . . . . 20 —
  Eau de cannelle. . . . . . . . . . . 60 —

1 cuillerée à dessert, toutes les heures.

℞ Ergotine . . . . . . . . . . . . . . . . 50 cgr.
  Extrait de ratanhia . . . . . . . 3 gr.
  Eau de menthe. . . . . . . . . . . 60 —
  Sirop diacode. . . . . . . . . } āā 10 —
  — de cachou . . . . . . }

1 cuillerée à dessert, toutes les heures (Herzen).

Administrer la *solution officinale de perchlorure de fer*, aux doses suivantes :

De 0 à 15 mois . . . . . . I à V gttes.
De 15 mois à 3 ans. . . . V à X —
De 3 ans à 5 ans. . . . . X à XV —
De 5 ans à 10 ans . . . . XV à XX —

Par jour (Marfan).

℞ Perchlorure de fer liquide
  à 30°. . . . . . . . . . . . . . . . X gttes.
  Sirop de punch. . . . . . . . 100 gr.

1 à 2 cuillerées à café, toutes les 2 heures, dans un peu d'eau (Dauchez).

Recourir aussi au traitement par les *lavements d'eau chaude*, à la température de 48° à 50° (Tripier).

(Voy. *Hématémèse*).

**Au bout de deux jours**, administrer un *lavement borique*,

pour évacuer le sang accumulé dans l'intestin et pour prévenir l'auto-intoxication.

**En cas de syncope ou de collapsus :** *Boissons alcooliques, champagne*, injections *d'éther*, de *caféine* ; injection intra-veineuse de *sérum artificiel*, à la dose de 500 centim. cubes.

**Une fois l'hémorragie arrêtée :** Prescrire, pendant 5 à 6 jours, les pilules suivantes :

℞ Extrait alcoolique d'hydrastis canadensis. . . . . . . . . . 3 gr.
  Extrait alcoolique de jus-
  quiame . . . . . . . . . . . . . . . 30 cgr.

Pour 30 pilules : 5 à 10 par jour (G. Sée).

### H. OMBILICALE.

**H. artérielle :** Pratiquer de nouveau la *ligature* du cordon.

En cas de cordon gras, employer un fil élastique, qu'on enroule sur le cordon à l'aide d'une allumette, placée en attelle, et cassée ensuite par le milieu pour pouvoir retirer les deux bouts séparément (Tarnier).

Recourir aussi à la *forcipressure du cordon* : placer sur le cordon une pince à forcipressure ordinaire ou la pince de Terrier. Après s'être assuré que l'hémostase est obtenue, panser avec de la ouate stérilisée, qui doit entourer la pince de toutes parts et bien la séparer de la paroi abdominale. Enfin recouvrir le tout d'une compresse longuette et placer l'enfant dans son maillot.

Enlever la pince au bout de 36 à 48 heures et appliquer un pansement à la gaze iodoformée (Bar).

**H. parenchymateuse**, survenant au moment où se détache le cordon ou après sa chute : applications de tampons imbibés d'une solution de *perchlorure de fer* à 3 p. 100 ou d'*antipyrine* de 10 à 20 p. 100, de *ferropyrine* à 3 p. 100, de *ferrostyptine*, ou d'*eau hémostatique de Pagliari*.

Ou encore saupoudrer la cicatrice ombilicale d'antipyrine en poudre et appliquer un *pansement compressif*. En même temps, pratiquer des injections d'*ergotine* (1 à 2 centigr. répétées 2 à 3 fois par jour) et administrer les *excitants diffusibles* (alcool, éther, camphre, musc).

### H. PUERPÉRALE.

Voy. *Avortement, Hémorragie de la délivrance.*

### H. RÉNALE.

Voy. *Hématurie.*

### H. UTÉRINE NON GRAVIDIQUE.
### H. du col.

Immobilité, *repos absolu* au lit. Application de la *vessie de glace* sur l'hypogastre.

Compression directe ou *tamponnement aseptique* et *hémostatique*, avec de la gaze imbibée de la solution suivante, puis exprimée :

℞ Alun ............ 5 gr.
  Eau bouillie ..... 50 —

MANUEL OPÉRATOIRE DU TAMPONNEMENT : placer la malade dans la semi-pronation ou position de Sims. Rendre les voies génitales accessibles à la vue en déprimant la paroi postérieure au moyen d'une valve. Pratiquer une irrigation abondante et chaude avec de l'eau phéniquée à 10 p. 1000, pour nettoyer le vagin des caillots et du sang accumulés. Puis remplir la cavité vaginale ; pour cela, préparer une série de petits gâteaux de coton perméable, plongés, les uns dans une solution concentrée d'alun, les autres, en plus grand nombre, dans la solution phéniquée faible qui a servi à l'irrigation. Exprimer fortement ces tampons, au moment de les employer, de façon à former des disques du diamètre d'une pièce de cinq francs et d'une épaisseur double ou triple. Disposer rapidement, avec une longue pince, cinq ou six disques alunés autour du col, dans les culs-de-sac, et à la surface du museau de tanche. Dès que celui-ci est recouvert, employer, pour continuer le tamponnement, des disques phéniqués exprimés le plus possible. Employer une très grande quantité de ces gâteaux de coton ; ne pas les tasser avec force, mais les superposer seulement de telle sorte qu'ils constituent un tout homogène. A mesure que l'on effectue le tamponnement, retirer peu à peu la valve, de manière à ce qu'elle soit enlevée, un peu avant qu'on ait terminé. Laisser le coton en place pendant 24 heures : après l'avoir retiré, faire une grande irrigation chaude et ne remettre le tamponnement que si l'hémorragie continuait.

En cas de compression du col de la vessie, pratiquer le cathétérisme (Pozzi).

Pratiquer des *injections vaginales chaudes* (45° à 50°), légèrement antiseptiques.

Dans certains cas, recourir à la *dilatation du col*, à l'aide des bougies de Hégar.

(Voy. *Cancer du col utérin, Polypes utérins, Fibromes utérins*).

### H. du corps de l'utérus.

Constater que l'utérus est vide.

Appliquer la *vessie de glace* sur l'hypogastre.

Pratiquer des *injections intrautérines chaudes*, légèrement antiseptiques.

Administrer en outre l'*ergotine*, par la voie stomacale ou par la voie hypodermique, et l'*hydrastis canadensis*.

℞ Ergotine.................. 2 à 4 gr.
Vin cordial .............. 100 —
Sirop d'écorces d'oranges
   amères................ 30 —

1 cuillerée à bouche, toutes les heures.

℞ Ergotine.................. 2 gr.
Glycérine..............
Eau de laurier-cerise... } āā 10 —

Injecter 2 à 3 seringues de Pravaz, par jour.

℞ Chlorhydrate d'ergotinine.. 1 cgr.
Eau distillée, stérilisée..... 10 gr.

Injecter une demi-seringue de Pravaz, toutes les 24 heures, jusqu'à cessation de l'hémorragie (Lutaud).

℞ Teinture d'hydrastis canadensis.................. 2 gr.
Teinture de cannelle...... 10 —
Extrait thébaïque......... 5 cgr.
Sirop d'écorces d'oranges.. 30 gr.
Eau distillée ............. 100 —

1 cuillerée à soupe, toutes les 2 heures (Lutaud).

Ou bien, donner la *stypticine*, à la dose de 50 centigr. par jour, en 3 ou 4 doses.

Recourir au *tamponnement vaginal* ou *intra-utérin*, laisser en place 24 à 36 heures.

Dans le cas de cancer, de fibrome, de polypes, d'avortement, d'endométrite fongueuse ou hémorragique, pratiquer le *curettage*.

(Voy. *Cancer de l'utérus, Fibromes utérins* (castration), *Métrites, Avortement*).

### H. VÉSICALE.

Voy. *Hématurie, Cystites*.

## HÉMORROÏDES.

Hygiène.

Combattre la constipation à l'aide des *laxatifs doux*, du *massage*, de l'*électricité*, du *régime*, qui devra être plutôt végétarien.

Se méfier des drastiques; ne pas prescrire l'aloès, qui augmente la congestion des organes du bassin.

Donner le *podophylle*, le *cascara*, l'*huile de ricin*, à la dose de une cuillerée à café tous les matins, et les *eaux purgatives naturelles*, prises à petites doses.

℞ Podophyllin........... }
Évonymine............ } āā 40 cgr.
Extrait de belladone .... 20 —
   — d'hydrastis canadensis................ 1 gr.
Savon médicinal........ 2 —

Pour 20 pilules : une au repas du soir.

Faire prendre des *lavements froids*, tous les matins, surtout dans les cas compliqués de rectite avec écoulement muqueux.

Conseiller des *soins de propreté* de la. région anale : bains de siège froid et lotions froides.

Eviter la station assise ; recommander les *exercices musculaires*, les *promenades* quotidiennes ; éviter la bicyclette.

Prescrire l'*hydrothérapie* méthodique.

RÉGIME.

Eviter les excès de table, les mets qui produisent de la constipation (viandes, œufs, riz, chocolat, etc.).

Manger beaucoup de légumes et de fruits, conseiller les compotes et les pruneaux.

TRAITEMENT MÉDICAL, SYMPTOMATIQUE.

**Contre les phénomènes congestifs et la douleur** : faire prendre des *lavements quotidiens d'eau chaude à 45°* ou 55°, pris avec un irrigateur placé, sur la table de nuit, à 50 ou 60 centimètres au-dessus du plan du lit.

Appliquer sur les paquets variqueux des *compresses* de tarlatane, imbibées du même liquide ; ou bien, la *vessie de glace* avec interposition d'une flanelle (Reclus).

Conseiller, en outre, les *bains de siège chauds*, pris matin et soir.

Prescrire l'*hamamelis virginica*, l'*hydrastis canadensis*, et le *capsicum annuum*, surtout contre la sensation de pesanteur :

℞ Extrait fluide d'hamamelis virginica .............. ⎫
Sirop d'écorces d'oranges amères ............... ⎬ ãã 50 gr.
Teinture de vanille ........ XX gtt.

4 à 10 cuillerées à café, par jour (Dujardin-Beaumetz).

℞ Teinture d'hamamelis.... 20 gr.
Glycérine anglaise....... 60 —

2 cuillerées à café, par jour.

Recourir aux *onctions calmantes* et *astringentes* :

℞ Extrait de jusquiame... ⎫ ãã 5 gr.
Tanin................. ⎬
Onguent populéum........ 90 —

℞ Extrait de belladone....... 4 gr.
— d'opium .......... 60 cgr.
Onguent populéum ....... 30 gr.
(Debreyne).

℞ Poudre de noix de galle... 5 gr.
Extrait de ratanhia ...... 2 —
Axonge................ 40 —
(Extrait d'opium........ 50 cgr.)

℞ Sous-acétate de plomb... 5 gr.
Extrait de jusquiame .... 2 —
Onguent populéum....... 30 —

**Contre le suintement** : applications de compresses imbibées *d'eau blanche* ou d'une solution de *sulfate de zinc* à 1 p. 100 et *lavements astringents* (alun 3 p. 100, tanin 1 p. 100).

**Contre la turgescence** : appliquer des *sangsues* ou pratiquer l'*incision* au bistouri de la collection hémorroïdaire.

**En cas de procidence difficilement réductible** : pratiquer le *taxis hémorroïdal*, en introduisant le doigt dans le rectum pour servir de point d'appui et pour faire glisser l'hémorroïde sur celui-ci (Potherat).

**En cas d'hémorroïdes internes** : prescrire des *suppositoires calmants* :

℞ Onguent populéum....... 1 gr.
  Extrait de jusquiame..... 3 cgr.
  Beurre de cacao....... } āā 2 gr.
  Cire blanche......... }
Pour 1 suppositoire.
                    (Dujardin-Beaumetz).

℞ Chlorhydrate de cocaïne. } āā 3 cgr.
  Extrait d'opium........ }
  Beurre de cacao.......... 4 gr.
                    (Herzen).

**En cas d'hémorragie profuse** : administrer des *lavements froids* à 10° ou 12°, ou *chauds*, à 50°, et des *lavements hémostatiques* à l'alun au 3 p. 100, au tanin à 1 p. 100 ou au perchlorure de fer à 1 p. 100.

Ou encore introduire dans l'anus de petits fragments de *glace*, enfermés dans une baudruche.

Si l'hémorragie est rebelle à ces moyens, pratiquer le *tamponnement* avec des bourdonnets de coton, saupoudrés d'une poudre antiseptique (salol, xéroforme, iodoforme, aristol), et empêcher pendant quelques jours que la défécation ait lieu, en donnant l'opium.

**S'il existe une ulcération** : recourir à la cautérisation au *nitrate d'argent* (crayon ou solution à 1 p. 20).

Pratiquer des *pansements antiseptiques* à l'iodoforme, à l'aristol ou au dermatol.

Faire des *onctions* avec la pommade suivante :

℞ Acide borique........... 3 gr.
  Chlorhydrate de cocaïne... 30 cgr.
  Lanoline................ 25 gr.
  Vaseline................ 5 —

**Si les nœuds hémorroï-**

**daires sont enflammés** : recourir aux *applications froides* et *antiseptiques;* saupoudrer avec de l'antipyrine ou du *calomel* en poudre.

TRAITEMENT CHIRURGICAL.

**Après la crise** : pratiquer la *dilatation de l'anus*, en narcose, à l'aide des deux pouces introduits dans l'anus et écartés fortement jusqu'aux ischions, ou à l'aide d'un spéculum à valves (spéculum de Trélat), suivie d'*injection dans les nœuds hémorroïdaires de II à III gouttes de glycérine phéniquée* à 60 p. 100, l'aiguille introduite à distance, à travers la peau saine (Lange, Gussenbauer, Roux).

Ou encore, recourir aux *injections sclérogènes :*

℞ Eau distillée............. 20 gr.
  Chlorure de zinc......... 50 cgr.
  Chlorhydrate de cocaïne... 20 —
Injecter 1/4, 1/2 et jusqu'à 1 c. c. de cette solution dans chaque nœud hémorroïdaire.

Conseiller la *cautérisation ignée* ou l'*excision* au bistouri et aux ciseaux, dans les cas suivants : 1° procidence constante des hémorroïdes avec tendance de plus en plus marquée au prolapsus de la muqueuse rectale ; 2° réduction difficile des hémorroïdes prolabées ; 3° gêne considérable de la marche et de la station assise ; 4° douleurs vives à la défécation ; 5° fréquence des poussées inflammatoires douloureuses et surtout des hémorragies (A. Ricard).

# HÉPATITES

**H. AIGUE** (*abcès du foie*).

**Au début** : *repos absolu, régime lacté, antisepsie intestinale* (salol, bétol, salicylate de bismuth, salophène).

Donner le *calomel* à petites doses (1 à 2 cgr. par jour), associé à la *rhubarbe*.

Recourir aux *émissions sanguines locales* (sangsues) et à la *révulsion locale* (pointes de feu).

(Voy. *Fièvre intermittente hépatique, Ictère grave, Lithiase biliaire*).

**Une fois l'abcès formé** : pratiquer une *ponction aspiratrice*, pour assurer et compléter le diagnostic, suivie de l'*incision directe de l'abcès* : pour aborder la face convexe du foie, recourir à la *résection du bord inférieur du thorax* sans ouverture de la cavité pleurale ; attaquer les abcès postéro-supérieurs par la *voie transpleurale* avec résection d'une ou deux côtes sur une longueur de 6 à 7 cm. (Chauffard).

**H. CHRONIQUE.**

Voy. *Cirrhoses, Ictères, Lithiase biliaire*.

# HERNIES

**H. ÉTRANGLÉE.**

Recourir au *taxis*, s'il n'y a pas de signes d'inflammation et à une seule reprise.

En cas de hernie inguinale étranglée, saisir le pédicule de la hernie de la main gauche, mettre la cuisse dans la flexion et dans l'abduction, puis faire des pressions soutenues dans l'axe du canal inguinal.

Si le malade est très sensible et indocile, pratiquer le taxis en *narcose*.

Essayer les pulvérisations d'éther.

Si on échoue, pratiquer la *kélotomie suivie de la cure radicale*.

**H. INGUINALE CONGÉNITALE.**

**Jusqu'à cinq ans** : ne jamais faire l'opération de la cure radicale ; tenter la guérison par les *bandages* et les *injections d'alcool*.

**De 5 à 15 ans** : le traitement par les *bandages* peut encore réussir (Berger).

INDICATIONS DE L'OPÉRATION (*cure radicale*) :

1° Hernies congénitales, compliquées d'ectopie testiculaire ; 2° hernies irréductibles ; 3° hernies réductibles incoercibles par leur volume ou par les dimensions exagérées de l'anneau ; 4° hernies traitées avec persévérance par les bandages et augmentant cependant de volume ; 5° toutes les fois que la hernie aura été le siège d'accidents d'étranglement ; 6° vers la ving-

tième année ; 7º hernies douloureuses (S. Duplay).

## H. OMBILICALE CHEZ L'ENFANT.
*Bandage sans pelote* ou bandage de corps au diachylon.

# HERPÈS

## H. DE LA PEAU EN GÉNÉRAL.
Eviter tout contact et tout to-
pique irritant.
*Saupoudrer* avec :

℞ Sous-nitrate de bismuth. 4 gr.
Calomel.......... } āā 1 —
Oxyde de zinc...... }
(Fournier).

℞ Poudre d'amidon...... 10 gr.
Calomel.......... } āā 2 —
Oxyde de zinc..... }

**Après la formation des
croûtes** : appliquer des *cataplasmes de fécule*, des *pommades.*

℞ Calomel............... }
Soufre sublimé........ } āā 5 gr.
Eau de laurier-cerise .. }
Axonge............... 40 —
Pour onctions.

## H. CIRCINÉ (*trichophytie cuta-
née*).
Faire des badigeonnages de
*teinture d'iode*, jusqu'à produire
une vive irritation de la peau.
Ou bien, appliquer une *pommade antiseptique au soufre* ou
au *turbith minéral* :

℞ Soufre précipité....... 2 gr.
Axonge............... 20 —
Pour onctions, matin et soir.

℞ Turbith minéral........ 1 gr.
Glycérolé d'amidon.... 30 —
Appliquer matin et soir.

℞ Soufre............... 4 gr.
Camphre ............. 1 —
Axonge.............. 30 —
En onctions, 2 fois par jour.
HERZEN.

℞ Soufre sublimé et lavé.... 2 gr.
Sous-carbonate de potasse 50 —
Axonge................ 30 —
Pour onctions.

## H. FACIAL (péribuccal).
**En cas d'embarras gastri-
que** : *purgatif* (25 à 30 gr.
d'huile de ricin).
**A la période de vésicula-
tion** : appliquer des *poudres
inertes* (amidon, oxyde de zinc,
calomel, sous-nitrate de bismuth).
**Contre les croûtes** : panser
avec des *pommades légèrement
antiseptiques.*

℞ Salicylate de bismuth... } āā 10 gr.
Oxyde de zinc.......... }
Glycérine.............. 30 —
Onctions matin et soir,

## H. GÉNITAL.
TRAITEMENT GÉNÉRAL : combattre l'herpétisme par les *alcalins*,
l'*arsenic*, une *hygiène* et un *régime approprié.*
(Voy. *Arthritisme, Herpétisme*).
TRAITEMENT LOCAL .
**Si l'herpès est humide :**
faire des lotions, deux fois par
jour avec de l'*eau blanche* coupée d'eau, du *sulfate de zinc* à
1 ou 2 p. 100, ou avec une solution d'*acide phénique* à 1/2
ou 1 p. 100.
Saupoudrer ensuite avec une
*poudre inerte* quelconque, avec
du *calomel*, ou bien avec :

℞ Aristol...................... 2 gr.
 Poudre de talc.............. 8 —
            (Gaucher).

℞ Tanin ................... 1 gr.
 Sous-nitrate de bismuth... 5 —
 Amidon finement pulvérisé. 100 —
            (Besnier).

℞ Calomel................... 3 gr.
 Oxyde de zinc........ ⎫
 Sous-nitrate de bismuth ⎬ ãã 5 —
 Amidon pulvérisé........ ⎭
 Amidon pulvérisé.......... 10 —
            (Herzen).

**Si l'herpès ne guérit pas rapidement** : pratiquer des cautérisations, avec une solution de *nitrate d'argent* à 1 p. 20 ou 1 p. 10 (Brocq).

**En cas d'ulcérations** : panser avec une *poudre antiseptique* ou bien avec le mélange suivant :

℞ Iodoforme ou salol..... ⎫
 Sous-nitrate de bismuth ⎬ ãã 10 gr.
 Oxyde de zinc........ ⎭

**Quand l'herpès est sec** : onctions, matin et soir, avec de la *vaseline boriquée* ou bien avec :

℞ Menthol ........ 0,50 à 1 gr.
 Oxyde de zinc..... ⎫
 Poudre d'amidon .. ⎬ ãã 10 —
 Vaseline........ ⎭
 Vaseline........ 50 —

℞ Salol ................. 2 gr.
 Poudre d'amidon...... 4 —
 Glycérine ............ 60 —

(Voy. *H. vulvaire*).

**H. IRIS.**
**Quand il siège sur la mu-**queuse buccale : *collutoires* !

℞ Borate de soude.......... 10 gr.
 Glycérine .............. 15 —
 Eau de laurier-cerise..... 25 —
            (Vidal).

*Gargarismes* au chlorate de potasse et gargarismes astringents.

**S'il siège sur la muqueuse oculaire** : *compresses* avec une solution, contenant X gouttes d'*extrait de Saturne* pour une tasse à café d'eau tiède.

Ou bien :

℞ Sous-acétate de plomb
    liquide ........... 8 gr.
 Alcoolat vulnéraire ... 20 —
 Eau de roses........ 250 —

Pour compresses et lavages de l'œil malade.

**H. VULVAIRE.**
Traiter l'état diathésique.
**Contre les douleurs** : *bains tièdes prolongés, cataplasmes de fécule.*
**En cas d'ulcérations** : saupoudrer avec le mélange suivant :

℞ Iodoforme, salol, airol.. ⎫
 Sous-nitrate de bismuth ⎬ ãã 10 gr.
 Oxyde de zinc.......... ⎭

**Si la cicatrisation tardait** : toucher les ulcérations avec une solution de *nitrate d'argent* à 1 p. 50.

**H. ZOSTER.**
Voy. *Zona.*

**HERPÉTISME.**

TRAITEMENT GÉNÉRAL.
Modifier aussitôt que possible, dès l'enfance, la susceptibilité nerveuse, l'excitabilité réflexe exagérée ; pour cela, mettre en œuvre les moyens hygiéniques

(diète, hydrothérapie, gymnastique, etc.), sans négliger les agents médicamenteux.

(Voy. *Arthritisme*).

Recourir à l'*hydrothérapie chaude* ou *froide*, pour diminuer l'excitabilité réflexe et pour modérer le système nerveux; la conseiller aussi pour combattre les palpitations, la dyspepsie, l'hypochondrie et pour prévenir les retours de la bronchite chronique.

Les ablutions alcoolisées, le matin, au moment du lever, les douches tempérées, les douches chaudes et les douches froides, seront préférées suivant la plus ou moins vive sensibilité du système nerveux et la manière dont s'opérera la réaction.

(Voy. *Neurasthénie* : hydrothérapie).

Ne pas envoyer les herpétiques (gens nerveux et fort irritables) aux *bords de la mer* et surtout pas aux stations maritimes de la Méditerranée.

(Voy. *Nervosisme*).

Conseiller au contraire un *séjour à la montagne* dans les Alpes, les Pyrénées ou même les montagnes du Dauphiné : choisir une élévation de 800 à 1200 mètres et engager le malade à faire de l'exercice sans fatigue et même, si possible, de l'hydrothérapie.

Modifier la prédisposition héréditaire (herpétisme) par un *régime approprié*, variant suivant l'âge du malade : chez le jeune enfant, jusqu'à l'âge de deux ans, prescrire le régime lacté exclusif; plus tard, donner une alimentation composée de substances azotées, grasses et féculentes, mais éviter tout ce qui peut stimuler le système nerveux. Comme boissons, ne permettre que le lait, l'eau et la bière.

A la période de la puberté, prescrire un régime azoté, un exercice approprié aux forces, une aération convenable.

Chez l'adulte, défendre toutes les substances stimulantes : café noir, thé, liqueurs fortes et souvent même le vin pur. Proscrire l'usage du tabac : en tout cas, préférer l'usage de la pipe à celui du cigare ou de la cigarette.

Chez la plupart des herpétiques, formuler le régime comme suit : faire trois repas réguliers, éviter de manger vite, rester sur l'appétit, vivre de viandes faites, grillées ou rôties, poisson, jambon, beurre, œufs frais, fromages secs, lait, légumes verts; ne prendre que peu de pain, boire du thé ou de la bière aux repas.

(Voy. *Arthritisme*).

Conseiller au jeune herpétique, au moment du *mariage*, de faire, autant que possible, de la sélection, en choisissant une femme présentant une organisation différente : tempérament sanguin ou lymphatique.

**Contre la plupart des manifestations fonctionnelles de la première phase ou phase dynamique de l'herpétisme** (névralgies, viscéralgies, migraines, hémorragies intermittentes, désordres vaso-moteurs): prescrire le *sulfate de quinine*, à la dose de 80 centigr. à 4 gr.

50 centigr. par jour. Commencer par une dose faible, mais ne pas hésiter à l'augmenter, lorsqu'elle atténue les accidents sans les faire disparaître.

**Contre les douleurs vagues erratiques :** prescrire le *bromure de potassium*, en continuant son usage pendant plusieurs mois ou même plus longtemps.

**En cas de diarrhée herpétique :** donner le *sulfate de quinine*.

**Contre l'insomnie et les crises aiguës d'hypochondrie :** administrer l'*hydrate de chloral*, à la dose de 2 à 4 grammes.

**Contre les désordres matériels :** recourir à la *médication altérante* (iode, iodure de potassium et arsenic), à la *médication alcaline* et à la *médication balsamique*, en cas de troubles des voies respiratoires.

(Voy. *Acné, Artério-sclérose, Arthrite sèche déformante, Asthme, Bronchite chronique, Eczéma chronique, Emphysème pulmonaire, Epistaxis, Erythèmes, Entéralgie, Gastralgie, Migraine, Névralgies, Pharyngite chronique granuleuse, Prurit, Psoriasis, Rhumatisme chronique, Urticaire*).

Eaux minérales.

*Pendant la première phase des désordres fonctionnels*, préférer les eaux peu minéralisées et dans lesquelles l'hydrothérapie joue le rôle principal : Plombières, Néris, Bains, Luxeuil, Bourbon-Lancy, etc.

*S'il existe une anémie prononcée*, envoyer les malades aux eaux de Forges, Spa, Schwalbach, etc. ; cependant ne pas oublier que les herpétiques supportent mal les préparations ferrugineuses.

*Si un certain degré de lymphatisme venait s'ajouter à l'herpétisme*, donner la préférence aux eaux faiblement chlorurées : la Bourboule, Saint-Nectaire, Bourbon-l'Archambault, etc.

*Dans l'herpétisme avancé, dans la phase des lésions matérielles*, il n'y a pas d'indication précise de l'emploi des eaux thermales : envoyer la plupart des herpétiques atteints d'affections de la peau et de la membrane muqueuse des voies aériennes, qu'ils aient ou non des accès d'asthme, aux stations thermales sulfureuses des Pyrénées, Eaux-Bonnes, Cauterets, Luchon, etc.

Conseiller aussi, en cas d'affections cutanées, les eaux d'Uriage, et celles d'Allevard, en cas d'affections laryngo-trachéales et bronchiques. Se rappeler toutefois que les eaux sulfureuses rendent les malades plus excitables et plus nerveux, que parfois même elles sont dangereuses, principalement lorsqu'il existe des lésions du système artériel ou du cœur.

En cas de dyspepsie, recommander Vichy ; en cas d'asthme, le Mont-Dore ; en cas de bronchites, Royat ; en cas de manifestations articulaires, Aix-la-Chapelle ; en cas d'affections de la face, Loèche.

Traitement local.

Ne pas oublier qu'au fond toutes les affections engendrées

par l'herpétisme ont une même origine et peuvent s'amender sous l'influence d'une même thérapeutique, aussi faut-il toujours mettre en œuvre le traitement général ci-dessus indiqué, tout en ayant soin de combattre localement l'affection par le traitement approprié (Lancereaux).

(Voyez pour le traitement local aux paragraphes ci-dessus cités).

Employer contre certains désordres fonctionnels ou dynamiques de la première période de l'herpétisme (arthritisme) et contre certaines lésions matérielles (rhumatisme chronique) de la seconde période, la *médication thyroïdienne*, l'herpétisme (arthritisme) étant une diathèse, une variation particulière et individuelle dans l'intensité des mutations nutritives ou dans le mode suivant lequel elles s'accomplissent, liée à une insuffisance fonctionnelle chronique de la glande thyroïde (Herzen).

Voy. *Arthritisme*.

# HOQUET.

Prescrire la *glace*, prise par petits fragments.

Recourir aux *applications chaudes* et aux *révulsifs* sur la région épigastrique.

Conseiller la *faradisation* du pneumo-gastrique et du phrénique, ou la *galvanisation* de l'épigastre.

Donner intérieurement les *calmants*, le *chloroforme*, le *menthol*, la *cocaïne*.

℞ Eau chloroformée.......... 60 gr.
— de menthe............ 30 —
Sirop diacode ............ 25 —

Par cuillerées à café, de 1/4 d'heure en 1/4 d'heure, jusqu'à cessation du hoquet.

℞ Chloroforme.............. XX gtt.
Sirop de menthe.......... 10 gr.
— diacode............ 20 —
Huile d'amandes douces.... 60 —

Par cuillerées à café, jusqu'à cessation du hoquet (enfants).

Prescrire aussi les *antispasmodiques*, les perles d'éther (3 ou 4 à la fois), le *validol*.

℞ Ether sulfurique.......... 2 gr.
Eau de menthe ........ / ãã 60 —
— de tilleul ........ |
Sirop diacode........... 30 —

Une cuillerée à bouche toutes les heures.

℞ Cyanure de potassium ... 5 cgr.
Sirop de morphine ..... |
— de fleurs d'oranger | ãã 75 gr.

1 cuillerée à café toutes les heures, sans dépasser le tiers de la potion dans les 24 heures (A. Robin).

Essayer les *tractions rythmées de la langue* ou la *traction prolongée*.

**Dans les cas graves** : *cautères* au creux épigastrique, *marteau de Mayor*.

### H. HYSTÉRIQUE.

Traitement général de la névrose.

Administrer les *bromures*, les *valérianates*, la *pilocarpine*; recourir au *lavage de l'estomac*, à la faradisation du creux de l'estomac, à la *métallothérapie*, à la *suggestion hypnotique*.

℞ Valérianate d'ammoniaque.    1 gr.
  Sirop de menthe....... ⎫
  —      d'éther......... ⎬ āā 20 —
  Eau de tilleul............ 120 —
  Teinture de chanvre indien. XII gtt.

  1 cuillerée à bouche, toutes les heures
(Herzen).

℞ Chlorhydrate de pilocarpine.    10 cgr.
  Eau distillée............. 10 gr.
  Injecter X gouttes, 3 à 4 fois par
jour (Stilles).

## HYDARTHROSES.

### H. IDIOPATHIQUE.

Traitement général de la diathèse existante (goutte, arthritisme).

(Voy. *Arthrite goutteuse*).

### H. RHUMATISMALE.

Administrer le *salicylate de
soude*; conseiller les *bains de
vapeur*, et après la période aiguë, pratiquer des *massages* méthodiques ou des *onctions* avec
la pommade suivante :

℞ Iode pur.............    30 cgr.
  Iodure de potassium ..    5 gr.
  Axonge............    50 —

(Voy. *Rhumatisme aigu* et
*chronique*).

### H. TRAUMATIQUE.

**Au début** : badigeonner fortement à la *teinture d'iode* et
faire par dessus une *compression
énergique* avec un pansement
ouaté ; mettre en même temps
le membre dans l'*immobilisation
complète*.

**Après quelques jours** : (2 à
4 jours) : pratiquer des séances
de *massage*, répétées tous les
jours, pendant 10 à 15 minutes.

**Si l'épanchement est très
abondant** : faire une *ponction
évacuatrice*, suivie d'injection
modificatrice.

**Dans les cas rebelles** : pratiquer l'*arthrotomie*, suivie de
*lavage avec une solution modi-
ficatrice* (acide phénique à 5 p.
100).

(Voy. *Arthrite traumatique,
Entorse*).

### H. TUBERCULEUSE.

Pratiquer l'*arthrectomie*, ou
bien recourir à l'*immobilisation*
et à la *méthode sclérogène* de
Lannelongue).

(Voy. *Arthrite tuberculeuse*).

## HYDRAMNIOS.

### H. AIGU.

Donner les *diurétiques*, les
*purgatifs*.

Pratiquer la *ponction capillaire* à travers les parois de l'abdomen.

Si le liquide se reproduit et
s'il survient des troubles respiratoires ou circulatoires graves,
provoquer l'*avortement* ou l'accouchement prématuré, au
moyen de la sonde de Krause
(voy. *Avortement*).

### H. CHRONIQUE.

Commencer par instituer un
*traitement antisyphilitique*: pro-
toïodure de mercure, en pilules
de 5 cgr., une ou deux par jour
et iodure de potassium, 1 gr. à

2 gr. par jour (voy. *Syphilis, traitement général* et *Syphilis pendant la grossesse*).

**Pendant le travail :**

**Cas légers** : *expectation.*

**Cas graves** : *rompre préma-* *turément la poche des eaux* ou perforer les membranes à la partie moyenne de l'œuf. si la présentation est normale et si la dilatation est grande comme une pièce de 2 francs (Auvard).

## HYDROCÈLE.

**H. SIMPLE.**

Pratiquer une *ponction évacuatrice, suivie d'injection iodée.* Faire la ponction avec un trocart, prendre de la main gauche le scrotum à son insertion au pubis et énucléer la tumeur, soulevée et bien mise en lumière ; saisir le trocart de la main droite et limiter de l'index les 2 ou 3 cm. de trocart qu'on veut enfoncer dans la vaginale, puis d'un coup sec : le faire pénétrer à la partie antérieure et externe, point opposé à celui où se trouve d'ordinaire le testicule. Retirer le trocart et la canule restant à demeure, évacuer la sérosité.

Puis injecter dans la vaginale 5 à 10 cgr. de *cocaïne en solution à 1 ou 2 p.* 100. Laisser cette solution dans la vaginale pendant 5 *minutes*, puis l'évacuer et injecter jusqu'à ce que la séreuse soit distendue 50 *à* 100 *gr. de teinture d'iode*, employée soit iodo-iodurée, au quart, à la moitié, soit de préférence pure.

℞ Teinture d'iode........ 60 gr.
    Iodure de potassium....  2 —
    Eau distillée .........  20 —

Injecter une quantité suffisante pour remplir la cavité (Chaput).

Malaxer le scrotum et, *après* 3 *à* 5 *minutes*, laisser échapper au dehors le liquide irritant. On peut laisser quelques gouttes de teinture d'iode dans la séreuse (Reclus).

Recourir aussi au *traitement par les grands lavages phéniqués :* se servir d'un bock à irrigations ordinaires et d'un trocart de calibre moyen, s'adaptant au tube de caoutchouc de ce récipient. Evacuer la sérosité de l'hydrocèle et injecter une certaine quantité de *solution phéniquée tiède à* 3 *p.* 100, préalablement bouillie, de façon à gonfler modérément la poche. puis chasser le liquide qui ressort trouble, chargé de légers flocons fibrineux. Ceci fait, recommencer le lavage et continuer ainsi jusqu'à ce que la solution phéniquée sorte parfaitement claire.

Le lavage terminé, retirer la canule, boucher la piqûre, à l'aide d'un peu de coton stérilisé, qu'on recouvre de collodion, et appliquer un suspensoir.

**Lorsque l'hydrocèle a récidivé et que les parois de la vaginale sont indurées et épaisses** : recourir à l'incision aseptique des bourses, avec *résection partielle de la vaginale* (Reclus).

# HYDROCÉPHALIE

**H. CONGÉNITALE OU PRÉCOCE.**

Commencer par instituer un *traitement antisyphilitique* (frictions mercurielles continuées pendant trois semaines ; iodure de potassium, 1 à 2 gr. par jour ; sirop de Gibert, 1 cuillerée dans du lait).

(Voy. *Syphilis*).

**Si ce traitement échoue et en cas d'hydrocéphalie à crâne ouvert avec béance des fontanelles et des sutures :** recourir à la *compression de la tête* avec des bandelettes de diachylon ou un bonnet élastique, précédée par la *ponction évacuatrice* du liquide en excès : pratiquer cette ponction avec toutes les précautions aseptiques. Se servir d'un très petit trocart, que l'on plonge à l'angle latéral de la grande fontanelle ou un peu plus bas, dans la partie supérieure de la suture fronto-pariétale, de manière à ne pas blesser le sinus longitudinal. Pénétrer à 2 centimètres de profondeur au plus et évacuer 100 à 200 grammes de liquide. Se garder de pratiquer l'aspiration. Fermer la piqûre au collodion iodoformé.

Répéter cette ponction au bout de quelques jours ou quelques semaines, lorsque la tension de la fontanelle indique que la pression crânienne est redevenue élevée (West, Marfan).

**En cas d'hydrocéphalie à crâne ossifié :** pratiquer la *trépanation* avec ponction, suivie de *drainage* ou d'*injection iodée* dans les ventricules (Broca, Phocas).

Ne pas recourir à la ponction lombaire.

**En cas d'hydrocéphalie avec malformations évidentes du cerveau :** Proscrire toute intervention directe, même la ponction (Marfan).

**H. DU FŒTUS PENDANT L'ACCOUCHEMENT.**

Voy. *Dystocies fœtales*.

# HYDRONÉPHROSE.

Pratiquer, comme moyen palliatif, la *ponction simple aseptique*.

Avant de recourir à la néphrectomie, établir une *fistule urinaire*.

**En cas de suppuration :** *Inciser et évacuer* le pus par la voie lombaire ou abdominale.

**Si le rein opposé est parfaitement sain, et si le rein malade n'a pas contracté d'adhérences :** Pratiquer la *néphrectomie*.

Voy. *Rein mobile*.

# HYDROPÉRICARDE.

Traitement de la maladie primordiale (tuberculose, paludisme, mal de Bright, sclérose pulmonaire, cachexie).

Recourir aux *révulsifs locaux*, prescrire les *diurétiques*, les *diaphorétiques*.

(Voy. *Anasarque, Insuffisance* *aortique* ou *mitrale, Néphrites*).

**En cas d'urgence**: Pratiquer la *paracentèse du péricarde* (A. Petit).

## HYDROPHOBIE.

Voy. *Rage.*

## HYDROPISIES.

**H. DIFFUSE.**

Voy. *Anasarque, Asystolie, Néphrites.*

**H. DE LA VÉSICULE BILIAIRE.**

Recourir aux *révulsifs* (application réitérée de vésicatoires volants ou de pointes de feu).

Simultanément, provoquer la sécrétion de la bile et réveiller les contractions des canaux biliaires, en administrant les *laxatifs* répétés et les *cholagogues* à petites doses.

℞  Calomel ............. 5 cgr.
    Aloès .............. 5 —
    Gomme-gutte ....... 2 —

Pour 1 pilule. Faire prendre une pilule tous les 2 jours (Rendu).

Employer aussi les *pilules bleues mercurielles* (Trousseau).

**Contre la douleur et les phénomènes inflammatoires :**

recourir aux *émisssions sanguines locales* (3 à 5 sangsues) ou bien à l'application de la *vessie de glace* en permanence.

**En cas de persistançe de la tumeur sans modification pendant 3 ou 4 mois consécutifs** : recourir à l'*intervention chirurgicale*. Pratiquer soit la cholécystotomie, soit la cholécystectomie, selon les cas, en préférant cette dernière opération lorsque la vésicule est épaissie, rétractée et atrophiée, avec oblitération complète du canal cystique.

Intervenir d'urgence dans les cas suivants : 1° Santé générale mauvaise ; 2° Distension énorme de la vésicule, faisant craindre la rupture spontanée de la paroi et la possibilité d'une péritonite ; 3° Douleurs intenses et continues (Rendu).

## HYDRORRHÉE.

*Repos au lit.*

**En cas de douleurs** : Administrer des *lavements laudanisés* (XX à XXX gouttes, 2 à 3 fois dans les 24 heures). Ou bien pratiquer des injections de *morphine* à 1 centigramme, répétées 2 fois dans les 24 heures.

Herzen.

Ou encore, prescrire :

℞ Extrait fluide de viburnum prunifolium....... 2 à 3 gr.
  Eau de menthe........ } ãã 60 —
  — de tilleul ......... }
  Sirop diacode............. 25 —

1 cuillerée à soupe, toutes les 1 ou 2 heures (Herzen).

# HYDROSALPINX.

Voy. *Salpingites*.

# HYDROTHORAX.

Traitement de la maladie primordiale (néphrite, cardiopathie).

Appliquer localement des *révulsifs*; prescrire les *diurétiques* et les *diaphorétiques*.

(Voy. *Anasarque*).

**En cas d'urgence** : Pratiquer la *ponction aspiratrice*, mais ne jamais évacuer tout le liquide épanché ; répéter plutôt cette intervention à quelques jours d'intervalle.

# HYGROMA.

### H. PETIT ET RÉCENT.

*Repos*, badigeonnages à la *teinture d'iode*, *compression;* massage après la période aiguë.

### H. CHRONIQUE.

*Vider la poche* avec un trocart, puis faire une injection de *teinture d'iode* ou un lavage de la poche, avec une *solution phéniquée* à 5 p. 100. Appliquer un *bandage compressif*.

Préférer l'*extirpation* de la tumeur.

# HYPERIDROSE.

### H. GÉNÉRALISÉE.

Traiter l'arthritisme, le nervosisme, l'anémie.

Prescrire l'*atropine*, l'*agaricine*, l'*ergotine*.

℞ Agaric blanc.............. 10 cgr.
   Extrait de belladone ...... 1 —

Pour 1 pilule : une le matin et une dans l'après-midi.

℞ Agaric blanc............. } āā 1 gr.
   Sulfate de quinine...... }
   Extrait de gentiane........ Q. S.

Pour 20 pilules : deux le matin et deux le soir.

℞ Extrait de belladone .... 60 cgr.
   Poudre de noix vomique } āā 1 gr. 20
     — de fer réduit... }
   Extrait de quinquina.... Q. S.

Pour 60 pilules : une à cinq pilules, progressivement (adolescents).

### H. LOCALISÉE (pieds, mains).

Prendre des *bains locaux* (pédiluves, maniluves) *froids et astringents* : eau de feuilles de noyer, additionnée de 10 grs. d'alun (Brocq).

Faire des *lotions* avec :

℞ Naphtol β........ 5 parties
   Glycérine ........ 10 —
   Alcool........... 100 —

Employer cette solution pure ou coupée d'eau suivant l'intensité du processus et le degré de résistance des téguments (Brocq).

Ou bien encore :

℞ Tanin .................. 5 gr.
   Eau-de-vie camphrée...... 200 —

2̃ Permanganate de potasse | ãã 1 gr.
   Thymol................ |
   Alcool.................... 20 —
   Eau distillée............. 200 —

Essuyer et poudrer avec :

2̃ Acide salicylique....... 3 parties
   Alun pulvérisé......... 5 —
   Naphtol β............... 5 —
   Borate de soude........ 10 —
   Amidon pulvérisé....... 10 —
   Talc pulvérisé.......... 67 —
                        (Brocq).

*Saupoudrer aussi l'intérieur des bas* ou des chaussettes et des chaussures avec la poudre ci-dessus.

Aux malades atteints d'hyperidrose des pieds, faire porter des *chaussures d'étoffe, de toile.*

Recourir de préférence aux médications au *perchlorure de*

*fer,* ou à l'*acide chromique,* ou au *formol.*

2̃ Perchlorure de fer..... 30 gr.
   Glycérine............. 10 —
Pour badigeonnages (Brocq).

2̃ Acide chromique.... 5 gr.
   Eau distillée........ 100 —
Pour badigeonnages (s'il n'y a pas de gerçures) !

2̃ Bichromate de potasse..... 10 gr.
   Alcoolé de lavande........ 2 —
   Eau distillée............. 200 —
Pour badigeonnages, tous les 4 à 5 jours (Du Castel).

2̃ Aldéhyde formique du )
   commerce à 40 0/0... } ãã 50 gr.
   Alcool absolu......... )
Pour badigeonnages (éviter d'appliquer ce mélange sur des écorchures) (Hirschfeld).

## HYPERMÉTROPIE

Prescrire des *verres convexes* permettant la lecture prolongée sans fatigue, à la distance de 30 centimètres.

## HYPERSYSTOLIE

Voy. *Insuffisances* et *Rétrécissements valvulaires* : traitement de la période de compensation.

**Contre les palpitations** : appliquer la *vessie de glace* sur la région précordiale.

**Contre l'insomnie** : donner le *bromure de potassium* (3 à 4 gr.), le *chloral* à petites doses, le *sulfonal* et la *paraldéhyde.*

**En cas de congestion pul-** monaire ou cérébrale : administrer un *purgatif drastique* (eau-de-vie allemande, 30 gr.).

Pratiquer une *saignée,* et dans des cas spéciaux (affections aortiques), prescrire le *nitrite d'amyle* et le *nitrite de sodium.*

2̃ Solution alcoolique de trinitrine à 1 p. 100...... XXX gtt.
   Eau.................... 300 gr.
3 cuillerées à bouche, par jour (Huchard).

# HYPERTRICHOSE.

Prescrire une *pâte épilatoire* :

℞ Chaux vive .............. 15 gr.
　Sulfure d'arsenic (orpi-
　　ment) .............. } ā̄ā 2 — 50
　Amidon en poudre..... }

C'est le Rusma des Turcs ; appliquer pendant 10 à 15 minutes.

Recourir à l'*électrolyse*.

# HYPERTROPHIES.

### H. DES AMYGDALES.

**Chez les enfants scrofuleux** : traitement général de la scrofule.

(Voy. *Lymphatisme, Scrofule*).

Pratiquer des *insufflations quotidiennes astringentes*.

**En cas d'hypertrophie et d'amygdalite lacunaire** : pratiquer la *discision* ou *ignipuncture* avec le galvano-cautère ou la pointe courbe du thermocautère ; faire 3 ou 4 séances, à 10 ou 15 jours d'intervalle.

Recourir à l'*amygdalotomie* :

1º Au *bistouri :* badigeonner l'amygdale avec une solution de cocaïne à 1 p. 20, choisir un bistouri boutonné à lame étroite, saisir l'amygdale avec une pince de Museux, la tirer hors de sa loge, abaisser la langue avec les branches de la pince, introduire le bistouri entre l'amygdale et la base de la langue et couper lentement, en sciant de bas en haut.

2º A l'*amygdalotome*, s'il s'agit d'un enfant : opérer le plus longtemps possible après les poussées aiguës (4 à 6 semaines au moins), pour éviter une hémorragie trop abondante.

Combattre l'hémorragie légère qui suit toute amygdalotomie par des *gargarismes chauds* à 45º ou 50º ou *glacés*, tenant en solution de l'antipyrine, de l'alun, du perchlorure de fer très dilué, de la ferropyrine.

En cas d'hémorragie abondante, toucher la surface cruentée d'abord avec une solution forte de cocaïne, puis avec un tampon de coton imbibé de la solution suivante :

℞ Acide tannique....... } ā̄ā 50 gr.
　Eau distillée......... }
　　　　　　(Mackenzie).

ou imbibé de *perchlorure de fer*.

Préférer l'emploi du *thermocautère* chauffé au rouge sombre.

Au besoin, recourir à la *compression digitale prolongée* de la carotide.

3º A l'*anse galvanique*, lorsque l'on veut être tout à fait à l'abride l'hémorragie.

Contre l'inflammation consécutive à cette intervention et en cas de dysphagie, conseiller les *gargarismes chloralés* à 1 p. 100, pratiquer des badigeonnages d'*huile mentholée* à 1 p. 30, et faire garder en permanence dans la bouche des morceaux de *glace*.

**En cas de grosse amygdale pharyngée** : opérer d'abord celle-ci (Lubet-Barbon).

**H. DE L'AMYGDALE PHARYNGÉE.**

*Ablation radicale et complète* avec la curette tranchante spéciale (Ruault).

**H. DU CŒUR.**

### H. de croissance.

*Toniques*; *gymnastique méthodique*, portant surtout sur les bras et destinée à dilater le thorax rétréci.

Contre les palpitations, prescrire le *repos physique* et *moral*; défendre, chez les adolescents, le tabac.

Exceptionnellement, administrer les *bromures* et la *digitale*.

℞ Bromure de potassium. | āā 5 gr.
Iodure de potassium... |
Sirop d'écorces d'oranges
amères .............. 200 —
1 cuillerée à dessert, matin et soir (Comby).

### H. au cours des affections valvulaires.

Respecter le travail d'hypertrophie, mais le modérer pour retarder le plus possible la dégénérescence (C. Paul).

Prescrire l'*iodure de potassium*, surtout s'il existe de l'athérome ou de l'artériosclérose.

(Voy. *Insuffisance et Rétrécissements valvulaires*).

**H. DE LA PROSTATE.**

*Régime sobre*; exclure l'alcool, les épices, les viandes noires; proscrire les excès de tout genre.

Restreindre les heures de sommeil, ne permettre que 6 *à 8 heures de lit*.

*Promenades* courtes et répétées; faire précéder le coucher d'un temps d'exercice. Éviter les refroidissements, les excès vénériens, ou même défendre absolument le coït.

Donner l'*iodure de potassium* ou de *sodium*, à la dose de 80 centigr. à 1 gr. par jour, pendant des mois et des années. (Voy. *Artériosclérose*).

Combattre la constipation, mais ne pas prescrire d'aloès, ni de drastiques; donner des *laxatifs doux* et faire prendre des *lavements émollients*.

Veiller à ce que le malade n'ait pas de retenues volontaires, lui conseiller de vider sa vessie toutes les 3 heures.

Ne pas administrer de narcotiques.

**Première période** (congestion sans rétention) : insister sur les *prescriptions hygiéniques* ci-dessus indiquées.

Donner la *noix vomique*, à la dose de IV à VI gouttes de teinture, à chacun des deux principaux repas.

Contre la congestion, prescrire l'*ergotine*, à la dose de 15 à 20 centigr., pendant plusieurs jours et jusqu'à 2 et 4 semaines consécutivement. Au besoin, *calmants* (belladone, jusquiame, valériane).

Ne pas pratiquer de cathétérisme.

**Deuxième période** (rétention incomplète) : évacuer par la sonde toute vessie incapable de se vider complètement. Répéter le *cathétérisme une ou plusieurs fois par jour*, selon le cas.

**Troisième période** (rétention avec distension et regorgement): pratiquer des *cathétérismes aseptiques*.

Faire les premières évacuations lentement, graduellement et sans vider complètement la vessie.

Après le cathétérisme évacuateur, injecter et abandonner dans la vessie 50 à 100 centim. cubes de solution boriquée à 3 p. 100 (Guyon).

**En cas de fièvre** : voy. *Fièvre urineuse.*

**En cas de rétention complète avec impossibilité d'introduire la sonde**, recourir à la *cystotomie hypogastrique temporaire* (Poncet).

TRAITEMENT CHIRURGICAL CURATIF.

*Résection des canaux déférents*, pratiquer cette opération au début de la seconde période.

*Electroponction* des lobes hypertrophiés.

Ne recourir aux opérations sanglantes sur la prostate que dans des cas exceptionnels et lorsque la vessie a gardé sa contractilité.

**H. DE LA RATE.**

**Chez les paludéens** : voy. *Fièvres intermittentes* (paludisme chronique).

**Chez les syphilitiques** : *traitement spécifique; mixte.*

# HYPOAZOTURIE.

*Repos* physique et moral; exercice modéré.

*Régime* diététique reconstituant; *frictions sèches.*

*Hydrothérapie tiède* : au début du traitement, préférer la *friction au drap mouillé*, pratiquée au saut du lit, et plus tard ordonner les *douches* de 28° à 18° ou les *douches alternativement chaudes et fraiches* et le *massage*, enfin tous les agents physiques qui conviennent aux neurasthéniques (Glatz).

Conseiller les *boissons tièdes stimulantes* et abondantes; les *lavements quotidiens tièdes d'eau salée* à 7 p. 1000.

Pratiquer des injections sous-cutanées de *sérum artificiel* (Tédenat et Reynès).

Dans certains cas, recourir à l'*opothérapie* : prescrire le suc thyroïdien, ou chez les femmes le suc ovarien.

# HYPOHÉMA.

**H. TRAUMATIQUE.**

Faire porter un *bandeau compressif.*

Si l'hypohéma est très abondant : pratiquer la *ponction* de la chambre antérieure.

# HYPOPION.

Pratiquer la *paracentèse* ou *ponction* de chambre antérieure.

(Voy. *Kératites*).

# HYPOSYSTOLIE.

(Voy. *Asystolie, Artériosclérose, Collapsus, Insuffisances
et Rétrécissements valvulaires, Myocardites*).

## HYSTÉRALGIE

(Voy. *Névralgie utérine*).

## HYSTÉRIE.

TRAITEMENT GÉNÉRAL.

Défendre à une mère hystérique, à grandes attaques, d'allaiter son enfant, confier l'enfant à une nourrice saine et le faire élever à la campagne.

Chez les enfants agités, nerveux et à intelligence bizarre, craindre le développement de l'hystérie ; fortifier leur corps par la vie à la *campagne*, les *exercices*, la *gymnastique*, l'*hydrothérapie*. Eviter d'exciter les sens et l'imagination ; défendre les spectacles les soirées, les réunions mondaines, les veilles, les lectures frappant l'imagination.

Plus tard, vers l'âge de sept à huit ans, qu'il s'agisse d'un garçon ou d'une fille, avoir recours à l'*instruction en commun* voire même à l'internat, malgré ses inconvénients.

Prendre des précautions particulières chez les jeunes filles au moment de l'apparition des premières règles ; chez celles arrivées à l'âge nubile, conseiller le mariage, si elles ne sont que prédisposées à l'hystérie, mais lorsqu'elles ont déjà présenté des accidents convulsifs ou autres, se montrer un peu plus circonspect et se guider surtout sur leur état mental pour prendre un parti.

S'efforcer, au contraire, d'éloigner du mariage les hystériques mâles, précisément en raison de la profonde perturbation des facultés qui accompagne chez eux les manifestations hystériques (Gilles de la Tourette).

*Eviter le séjour du bord de la mer* et les bains de mer.

TRAITEMENT PSYCHIQUE : l'hystérie est une *maladie mentale*, la soigner comme telle.

1º Eloignement du lieu où s'est développée l'hystérie (isolement) ;

2º Séparation des personnes atteintes :

3º Suppression des visites de parents et amis (isolement) ;

4º Recherche de l'idée consciente ou subconsciente qui préside aux accidents (frayeur, émotion, souvenir d'une scène pénible, terrifiante).

Dans quelques cas, mettre en œuvre le sommeil hypnotique sous l'influence duquel le malade étend son champ de conscience.

5º Modification ou destruction de l'idée à l'état de veille ou dans le sommeil hypnotique.

6º Convaincre le malade de la curabilité de sa maladie et de l'efficacité absolue des moyens employés (Brissaud).

*Isolement* : appliquer cette méthode dans toute sa rigueur chez les grands hystériques à manifestations aiguës ou chroniques, mais tenaces et graves (chorée saltatoire, état de mal hystérique, anorexie, contractractures et paraplégies rebelles, etc., etc.) (Levillain).

Voy. *Neurasthénie*.

TRAITEMENT EXTERNE.

Conseiller l'*électrothérapie* (électricité statique), l'*hydrothérapie* sous forme de douches froides de 12° à 18° en jets brisés sur tout le corps, d'une durée de 20 à 40 secondes, et en terminant par un jet d'eau chaude sur les pieds, suivi d'une friction énergique.

**Si le malade est très sensible**, préférer les *douches écossaises* avec, puis sans transition.

**Chez les hystériques hyperexcitables** : ordonner les *affusions*, le *drap mouillé*, le *demi-bain*.

Prendre la précaution de ne pas percuter les zones hystérogènes.

Ne pas craindre d'amener les malades sous la douche en plein état de crises.

Dans certaines formes de **mal hystérique avec excitation psychique**, recourir au *bain chaud prolongé deux ou trois heures, avec applications froides sur la tête* (Levillain).

Continuer le traitement hydrothérapique pendant longtemps encore après la disparition des accidents.

(Voy. *Neurasthénie*).

Recourir aussi à la *kinésithé-*

*rapie* : massage général et gymnastique, et surtout à la *médication thermale* : Néris, Saint-Sauveur, Luxeuil, Royat, Lamalou, Bagnères - de - Bigorre, Wildbad, Ragatz, et presque toutes les eaux chaudes indéterminées.

TRAITEMENT CHIRURGICAL.

Pratiquer l'*ovariotomie* seulement dans les cas où il existe des lésions bien déclarées des annexes.

TRAITEMENT SYMPTOMATIQUE.

Administrer les *antinervins* (valérianates, bromures alcalins et bromure de camphre), les *antispasmodiques* (asa fœtida, camomille, camphre, castoréum, chloroforme, éther, matricaire, musc, phénacétine, exalgine, etc.), et les *hypnotiques* (opium, morphine).

Recourir à l'*électrisation*, à l'emploi de l'*aimant*, à la *métallothérapie* et à l'*hypnotisme*.

N'avoir recours à l'hypnotisme qu'en dernier ressort après avoir essayé tout autre procédé et seulement pour tâcher de faire disparaître des accidents graves : endormir le malade par la fixation du regard, puis le sommeil obtenu (ou tout au moins l'état suggestible), ordonner la disparition de la manifestation symptomatique.

**Contre la crise (attaque) hystérique** : asperger la figure avec de l'*eau froide*, pratiquer la *flagellation* avec une serviette mouillée. Exercer au niveau des zones spasmo-frénatrices (zones hystérogènes) une *compression énergique* (régions ovariennes et épigastre) ; enfoncer le poing

fermé, par exemple, dans celles des fosses iliaques que l'observation antérieure aura démontré être le siège habituel de la douleur.

Vaincre la rigidité des muscles de l'abdomen par une compression énergique et continue, jusqu'à ce que le poing arrive au contact du détroit supérieur du bassin (Charcot).

Chez l'homme, comprimer la région correspondant à la région ovarienne chez la femme.

Continuer la compression jusqu'à cessation des phénomènes spasmodiques.

Ou bien, essayer le procédé suivant : pratiquer une *compression de globes oculaires* avec les doigts appliqués sur les paupières fermées du malade ; si l'on atteint ainsi le sommeil hypnotique, réveiller après un certain temps le malade par l'insufflation sur les yeux.

Ou encore, employer l'*électrisation galvanique* (un pôle sur le front, l'autre sur un point quelconque du corps) avec interversions brusques et répétées ; intensité 5 à 10 M. A.

De préférence, pratiquer une injection de *morphine*, ou faire faire des inhalations d'*éther* ou de *bromure d'éthyle*, mais pas de chloroforme.

En cas d'attaques épileptiformes, administrer les *bromures* (3 à 8 gr.).

**En cas d'attaques fréquentes** : *suggestion hypnotique.*

**Contre les troubles de la sensibilité** : recourir à l'*électricité faradique* et à l'*électricité statique.*

Essayer le *procédé de Janet* : rechercher avec un coupe-papier à pointe mousse, la limite supérieure de la sensibilité, puis ce point trouvé, piquer 1 centimètre plus bas en suggérant au malade qu'il doit sentir et lorsque celui-ci déclare de sentir (au bout d'une minute), continuer à 1 cm. plus bas de la même manière. Arriver à gagner ainsi 3 à 4 cm. à chaque séance, qui doit être interrompue s'il apparaît de la céphalalgie produite par les efforts de volonté que fait le malade (ce que l'on gagne en un point est gagné pour toute la circonférence du membre passant par ce point).

Conseiller la *métallothérapie,* l'application d'*aimants.*

**Contre les contractures** : *massage, mouvements forcés ; narcose avec compression active* sur le membre malade.

Essayer aussi l'*électricité statique, l'aimant, l'hypnotisme.*

Lorsqu'il existe des contractions fibro-tendineuses : *intervention chirurgicale.*

℞ Picrotoxine............ 1 centigr.
Alcool à 50° ....... } ãã 5 c. c.
Eau distillée....... }
Injecter 1 à 3 c. c. par jour.

**Contre les paralysies** : *Electrisation faradique, massage, gymnastique suédoise, métallothérapie,* transfert à l'aide de l'*aimant ; suggestion hypnotique* dans les cas rebelles.

**En cas de paraplégie** : Faire chaque matin une séance de *gymnastique passive* aux membres inférieurs, obligeant le malade à faire effort, pour essayer de reproduire au commandement le mouvement actif que l'on a répété plusieurs fois passivement.

Dans les cas rebelles, recourir à *l'isolement* et à *l'hypnotisme*.

**Contre le nervosisme** : Prescrire les *bains tièdes prolongés*, les *bains aromatiques*, l'*hydrothérapie tiède*, l'*électricité statique*, et donner intérieurement les *antispasmodiques* et les *calmants*.

℞ Bromure de strontium. ⎱ āā 10 gr.
 — de potassium ⎰
 Eau distillée............ 300 —
1 cuillerée à bouche, matin et soir, dans une tasse d'infusion de tilleul ou de camomille (Charcot).

℞ Camphre monobromé...... 3 gr.
 Extrait de quassia......... 2 —
 Sirop de belladone........ Q S.
Pour 30 pilules : une à trois par jour (P. Blocq).

℞ Valérianate de zinc..... 5 centigr.
 Extrait de jusquiame ... 3 —
 — de belladone.... 1 —
Pour 1 pilule : une à chaque repas (Grasset).

Employer le *sulfate neutre d'atropine*, à la dose de 1 à 3 milligr., par jour, progressivement, en alternant son emploi avec celui de l'*hyosciamine*, aux mêmes doses.

**Contre la céphalée et les névralgies** : Administrer la *phénacétine*, l'*antipyrine*, l'*exalgine*, la *lactophénine*, la *neurodine*, la *benzacétine* ; associer, au besoin, ces médicaments à l'*opium*.

℞ Antipyrine............... 50 cgr.
 Extrait thébaïque........ 25 mgr.
Pour un cachet : 4 par jour (Grasset).

℞ Lactophénine............ 6 gr.
 Extrait de belladone..... 25 cgr.
 — de stramonium.... 30 —
Pour 20 pilules : 2 à 3 par jour (S. Martin).

Dans certains cas, pratiquer une injection de *morphine*.

**Contre l'insomnie** : Donner les *hypnotiques* : chloral, trional, sulfonal, uréthane, paraldéhyde, hypnone, dormiol, bromidia.

℞ Extrait de chanvre indien................ ⎱ āā 8 cgr.
 Extrait de jusquiame... ⎰
 Bromure de sodium.... ⎱ āā 8 gr.
 Hydrate de chloral.... ⎰
 Julep simple.......... 120 c. c.
2 à 3 cuillerées à café, le soir et la nuit, dans une tasse d'infusion de feuilles d'oranger (Grasset).

**En cas d'anorexie, de tympanite et de vomissements** : Voy. *Anorexie, Tympanite, Vomissements*.

**En cas de coxalgie** : Voy. *Coxalgies*.

# ICHTYOSE.

TRAITEMENT GÉNÉRAL.

Administrer l'*huile de foie de morue*, le *sirop d'iodure de fer*, l'*arsenic*, le *quinquina*.

Recommander une *cure thermale* aux eaux de La Bourboule, Challes, Barèges, Luchon, Saint-Gervais, Uriage.

TRAITEMENT LOCAL.

*Frictions avec un corps gras* :

℞ Goudron ........ 10 gr.
 Vaseline ........ 100 —

℞ Huile de cade............. 50 gr.
— d'amandes douces... 100 —

*Lotions* biquotidiennes avec :

℞ Glycérine parfumée...... 100 gr.
Eau.................... 1000 —
(Fournier).

Tous les trois jours, frictions avec *savon noir mêlé de pierre ponce*, suivies d'un *grand bain* prolongé de son, *d'amidon* ou de *glycérine* (100 gr. de glycérine pour 50 litres d'eau) ; ou bien, *bains chauds additionnés de 300 grammes de carbonate de soude.*

Recourir à l'enveloppement avec la *toile de caoutchouc*, aux *sudorifiques* (jaborandi).

# ICTÈRES

**I. BÉNIN** (*catarrhal, infectieux, émotif, simple*).

Prescrire le *régime lacté* ; pour faciliter la digestion du lait, *l'écrémer* et l'additionner de 2 à 3 gr. de *bicarbonate de soude* par litre, ou bien le couper avec une *eau minérale alcaline* (Vichy, Vals).

En cas de diarrhée, faire prendre 6 à 10 gr. de *carbonate de calcium* ou 3 à 6 gr. de *sousnitrate de bismuth.*

1º ANTISEPSIE INTESTINALE.

Le premier jour, administrer le *calomel* :

℞ Calomel.......... } 50 à 80 cgr.
Sucre en poudre. }

Pour 5 paquets : un toutes les demi-heures...

℞ Calomel .......... 30 centigr.
Scammonée ..... 50 —
Sucre de lait..... 4 gr.

Pour 10 prises : une toutes les demi-heures (enfants).

Puis donner les antiseptiques intestinaux et de préférence le *salicylate de bismuth*, le *salicylate de naphtol ou bétol*, le *salol*, le *salacétol*, le *salophène.*

℞ Bétol ou benzonaphtol } 25 à 50 cgr.
Salol ............... }

Pour 1 cachet : 6 par jour (Herzen.)

℞ Naphtol β........... }
Benzonaphtol........ } ãã 25 cgr.
Salol ............... }

Pour 1 cachet : 3 par jour (Grasset).

℞ Salol pulvérisé .......... 1 à 2 gr.
Julep gommeux.......... 90 —
Sirop de sucre.......... 20 —

1 cuillerée à dessert toutes les 2 heures (enfants) (Filatow).

(Voy. *Antisepsie intestinale*).

2º RÉTABLIR LA PERMÉABILITÉ BILIAIRE.

Prescrire des *purgatifs salins répétés*, tous les 4 à 8 jours : sulfate de soude, 15 à 25 gr. ; sel de Carlsbad, 20 gr.

Ou bien :

℞ Sulfate de soude.......... 25 gr.
Bicarbonate de soude...... 6 —
Sirop de rhubarbe........ 25 —
Eau distillée............. 200 —

1 cuillerée à bouche, toutes les heures (Frerichs).

℞ Sulfate de soude...... }
Bicarbonate de soude.. } ãã 20 gr.

1 cuillerée à café de ce mélange, toutes les demi-heures, dans un verre d'eau tiède (Bozzolo).

Prescrire aussi les *cholagogues* : rhubarbe, cascara sagrada, podophyllin, évonymine, calomel.

℞ Evonymine................ 2 cgr.
Calomel.............. } ãã 5 —
Extrait de cascara..... }
Pour 1 pilule : 3 par jour (Herzen).

Faire prendre tous les matins ou deux fois par jour, de *grands lavements d'eau froide* à 15° ou 18°, que le malade devra garder pendant 5 à 10 minutes.

**En cas de constipation :** Employer le *calomel* à dose purgative (40 à 80 centigr.), les *purgatifs salins*, ou bien prescrire :

℞ Racine de rhubarbe...... 2 à 4 gr.
F. infuser dans :
Eau bouillante.......... 180 —
Filtrez et ajoutez :
Bicarbonate de soude .... 10 —
Sirop de menthe........ 25 —
1 cuillerée à bouche, toutes les 2 heures.

**S'il y a congestion du foie :** Voy. *Congestion du foie.*

**En cas de fièvre :** Administrer le *salicylate de soude*, à la dose de 3 à 6 gr. en potion, ou le *salol* aux mêmes doses, en cachets ; mais n'employer ces deux médicaments que si les reins sont indemnes ; dans le cas contraire, prescrire la *quinine.*

**Contre le prurit cutané :** Donner les *bromures* ; mettre sur la peau de la *poudre de talc et de dermatol* ; appliquer une *pommade au menthol et à l'acide phénique* ; pratiquer des *badigeonnages de salicylate de méthyle* ; recourir aux *grands bains tièdes additionnés de 500 gr. de carbonate de soude.*

**Si la vésicule biliaire est très distendue :** *Electrisation* de la vésicule biliaire ; un pôle devant, l'autre, derrière ; courant faradique court, mais fort.

**Pendant la convalescence :** Stimuler les fonctions de la peau par les *bains tièdes*, les *frictions sèches* ou *alcooliques*, les *sudorifiques.*

Prescrire un *régime approprié* : œufs, purées de lentilles, de haricots, de pois, peu de viande. Proscrire toutes les boissons alcooliques, jusqu'à guérison complète (Chauffard).

**I. CHRONIQUE.**

*Régime lacté mitigé* : 3 litres de lait par jour, œufs, peu de viande maigre, purée de lentilles, de haricots, de pois, légumes, compotes de fruits.

*Antisepsie intestinale* : salol, 1 gr. 50 centigr. par jour en 5 cachets ; salophène, ichtoforme.

℞ Benzonaphtol............. 25 cgr.
Bicarbonate de soude . } ãã 10 —
Magnésie............. }
Pour 1 cachet : 6 par jour, ou bien en poudre dans du lait ou de l'eau sucrée (enfants).

De temps en temps, administrer un *purgatif salin* :

℞ Sulfate de soude.......... 10 gr.
Sirop de groseilles ........ 40 —
Eau...................... 60 —
A prendre en une seule fois, le matin à jeun (enfants).

Cure thermale aux *eaux de Vichy, Pougues, Vals.*

Conseiller la *vie au grand air*, les *exercices.*

**Contre les démangeaisons :** faire prendre des *bains de vapeur*, des *bains alcalins* ; pratiquer des lotions de *vinaigre aromatique* additionné d'une petite quantité d'*acide phénique* (voy. *Prurit*), ou bien des lotions de *sublimé* :

℞ Sublimé............ ⎫
  Chlorhydrate d'ammo- ⎬ āā 30 cgr.
  niaque............ ⎭
  Alcool camphré.......... 30 gr.
  Eau de laurier-cerise ..... 300 —
  Pour lotions.

Conseiller les pulvérisations d'un mélange contenant du *menthol* (voy. *Urticaire*), et si ces médications échouent, recourir aux injections sous-cutanées de *morphine* (1/2 à 1 centigr.).

**Si l'ictère est dû à l'arrêt d'un calcul** : pratiquer, après insuccès du traitement médical, la *laparotomie*, suivie de l'*ablation du calcul.*

**En cas de tumeur du pancréas** : recourir à la *cholécystentérostomie.*

**I. GRAVE** (*infectieux*).

*Régime lacté absolu* (lait écrémé, képhir) ; *boissons abondantes* et *stimulantes. Tisanes diurétiques.*

℞ Extrait aqueux de quinquina. 4 gr.
  Alcoolat de cannelle........ 10 —
  Sirop de menthe........ ⎫ āā 20 —
  — d'éther.......... ⎬
  Eau de tilleul............ 120 —
  1 cuillerée à soupe toutes les 2 heures.

**Contre l'invasion microbienne**: donner le *calomel*, à la dose de 1 centigr., tous les matins, ou les *antiseptiques intestinaux* (voy. *I. bénin*).

**En cas de syphilis** : recourir aux *frictions mercurielles* et à l'*iodure de potassium*, à hautes doses.

**A la période d'état** : favo-

riser la sécrétion biliaire et enrayer, autant que possible, les phénomènes toxiques par l'administration du *calomel*, à la dose de 20 centigr. par jour.

℞ Calomel................ 10 cgr.
  Sucre................. 30 —
  Pour 1 poudre : 2 par jour, pendant 6 à 7 jours consécutifs (Rendu).

Essayer comme antiseptique et antitoxique interne, la *teinture d'iode*, à la dose de X à XX gouttes, par jour (Herzen).

Prescrire l'*opothérapie hépatique.*

**Contre la fièvre** : administrer la *quinine;* préférer l'*acide salicylique* (1 à 2 gr.), ou les combinaisons salicylées : *salicylate de soude* (3 à 6 gr.).

La destruction des matières azotées étant troublée, recourir à la *médication oxydante* :

℞ Benzoate de soude........ 2 gr.
  Eau de fleurs d'oranger..... 20 —
  — de tilleul........... 80 —
  Sirop de térébenthine...... 40 —
  1 cuillerée à bouche, toutes les 2 heures.

Pratiquer des injections sous-cutanées d'*essence de térébenthine ozonisée diluée* (Carreau).

Conseiller les *inhalations d'oxygène.*

**En cas d'auto-intoxication profonde et de phénomènes nerveux graves** : donner des *grands lavements*, prescrire des *bains tièdes* ou *froids*, pratiquer des injections sous-cutanées de *sérum artificiel* (chlorure de sodium en solution à 7 p. 1000), à la dose de 200 à 500 centim. cubes, répétées 2 à 3 fois dans les 24 heures, si besoin.

**En cas d'hémorragies** : administrer des *boissons acides* (limonade citrique ou sulfurique), prescrire, en outre, le *tanin*, le *perchlorure de fer* et l'*ergotine* ou l'*hydrastis canadensis*.

℞ Perchlorure de fer........  1 gr.
 Limonade chlorhydrique...  200 —
 Par gorgées dans la journée (Cardarelli).

℞ Ergotine................  2 à 3 gr.
 Eau ...................  120 —
 Sirop de quinquina .....  30 —
 1 cuillerée à bouche, toutes les heures.

**Contre les lipothymies fréquentes** : prescrire la *spartéine* ou la *caféine*.

**Contre l'adynamie** : administrer les *toniques* et les *stimulants* (extrait de quinquina, alcool, éther); pratiquer des *frictions sèches* ou *aromatiques*.

Recourir aux injections de *sérum artificiel*.

### I. DES NOUVEAU-NÉS.

*Bains tièdes*, 2 fois par jour.

Donner après chaque tétée quelques gouttes d'*eau de chaux*, de *Vichy*, ou de *Vals*.

*Frictions* sur l'hypochondre droit avec :

℞ Bicarbonate de soude........  5 gr,
 Iodure de potassium ........  2 —
 Vaseline ..................  20 —
 Lanoline..................  10 —
    (Comby).

**En cas de constipation** : administrer l'*huile d'amandes douces*, à la dose de 1 cuillerée à café, prise le matin à jeun.

**En cas de syphilis** : *traitement spécifique* : frictions mercurielles, continuées pendant trois semaines, bains de sublimé, 1 gr. par bain; puis, iodure de potassium, à la dose de 50 cgr. par jour, en 2 fois.

(Voy. *Syphilis*).

### I. BRONZÉ HÉMATURIQUE (*maladie de Winckel*).

Mettre l'enfant dans la *couveuse*, le *gaver*, lui faire inhaler de l'*oxygène*.

### I. SYPHILITIQUE.

**Période secondaire** : *traitement antiseptique mixte*.

*Laxatifs légers. Régime approprié*.

**Période tertiaire** : insister avec les *frictions mercurielles* (4 gr. d'onguent gris par jour) et l'*iodure de potassium*, à la dose de 4 gr. par jour.

(Voy. *Syphilis*).

## ICTUS LARYNGÉ.

Donner les *bromures alcalins*, l'*opium*, la *belladone*.

Administrer l'*antipyrine*, à la dose de 3 gr. dans les 24 heures.

Pratiquer, au besoin, la *résection de la luette*, l'*extirpation de polypes du nez* ou *du larynx*.

## IDIOTIE.

**En cas de microcéphalie** : recourir à la *crâniectomie* (Lannelongue).

**En cas d'absence du corps thyroïde** : prescrire l'*opothérapie thyroïdienne* (injections de suc thyroïdien, ingestion de thyroïdine ou de thyroïde fraîche).

Traitement, dans des maisons spéciales, par les *méthodes pédagogiques de Bourneville*.

## ILÉUS.

(Voy. *Occlusion intestinale*).

## IMPALUDISME.

(Voy. *Fièvres intermittentes*).

## IMPERFORATIONS.

### I. DE L'ANUS.

**En cas de simple accolement des bords de l'anus :** *détruire l'adhérence* avec la sonde cannelée.

**S'il existe un opercule cutané,** permettant d'apercevoir le méconium par transparence, *inciser*.

**Si la région anale n'offre aucune saillie** : recourir à une *opération en règle* : incision couche par couche sur la ligne médiane, chercher au fond de la plaie une tumeur saillante et fluctuante Si on la trouve, l'inciser, puis saisir chaque lèvre de la plaie avec une pince et, l'intestin vidé, suturer à la peau. Si on ne trouve pas l'ampoule rectale, pratiquer un anus artificiel (Tillaux).

### I. DE L'HYMEN.

Voy. *Atrésies génitales chez la femme, Hématocolpos*.

## IMPÉTIGO.

TRAITEMENT GÉNÉRAL.

Donner *l'huile de foie de morue*, le *sirop iodo-tannique*, le *sirop d'iodure de fer*, l'*arsenic* ou la *liqueur de Donovan* :

℞ Iodure d'arsenic........... 20 cgr.
  Biiodure de mercure...... 40 —
  Iodure de potassium ...... 4 gr.
  Eau distillée............. 125 —

*Doses* : de 1 à 3 ans, V à X gouttes, progressivement, 2 fois par jour, au repas ; de 4 à 10 ans, X à XV gouttes, progressivement, 2 fois par jour, aux repas.
Éviter l'usage des substances acides.

Administrer des *purgatifs répétés*.

TRAITEMENT LOCAL.

Faire tomber les croûtes avec des *cataplasmes de fécule refroidis*, ou avec des *compresses humides* sous taffetas gommé, ou avec des *pulvérisations tièdes*.

Une fois les croûtes tombées, si l'élément inflammatoire domine, continuer l'usage des émollients : *compresses d'eau légèrement boriquée* ; dans le cas contraire, enduire la surface mise à nu avec une pommade antiseptique faible :

℞ Acide borique, salol....... 3 gr.
  Glycérolé d'amidon ou vaseline.................. 30 —

℞ Acide salicylique..... 1 gr.
Précipité jaune........ 1 — 50 cgr.
Huile de bouleau blanc 4 —
Vaseline.......... } ãã 50 —
Lanoline.........
(Morel-Lavallée).

℞ Acétate de plomb........... 1 gr.
Acide salicylique.......... 2 —
Oxyde de zinc............. 20 —
Axonge............... } ãã 50 —
Vaseline...............
Appliquer, matin et soir.

## Après résolution de toute inflammation :

℞ Acide borique............. 1 gr.
Onguent de Vigo.......... 5 —
Vaseline................. 30 —

**Chez les scrofuleux** : insister sur le *traitement général de la scrofule*, administrer les médicaments ci-dessus indiqués.

Faire tomber les croûtes par les moyens précédemment indiqués, puis, si les pommades à l'acide borique, au salol, à l'oxyde de zinc restent ineffi-

caces, appliquer *l'emplâtre rouge de Vidal* :

℞ Minium.............. 2 gr. 50 cgr.
Cinabre............. 1 —
Emplâtre de diachylon 20 —
(Vidal).

Renouveler le pansement tous les jours, en faisant, avant chaque pansement, une *lotion avec une solution d'alcool camphré.*

Prescrire aussi :

℞ Précipité blanc..... } ãã 2 gr.
Oxyde de zinc ......
Vaseline.............. 30 —
(Sevestre).

**Dans les cas rebelles** : employer *l'huile de cade* ; pratiquer des badigeonnages des surfaces malades avec une solution de *nitrate d'argent* à 1 p. 10.

℞ Huile de cade.......... 1 à 3 gr.
Oxyde jaune d'hydrargyre 75 cgr.
Cérat sans eau.......... 20 gr.
(Brocq).

# IMPUISSANCE.

(Voy. *Neurasthénie génitale*).

# INCONTINENCE D'URINE.

## I. D'URINE CHEZ LA FEMME.

**En cas de prolapsus génital** : *Intervention chirurgicale* (colpopérinéorraphie, colporrhaphie, opération d'Alexander, hystéropexie abdominale, hystérectomie).

**En cas d'incontinence d'origine urétrale, due à la dilatation de l'urètre** : Ne pas recourir aux opérations sanglantes. Se borner à pratiquer *l'électrisation*, le *massage*, et à employer les injections de *strychnine*, les *douches froides*.

Employer également le *pessaire de Dumontpallier* (pourvu qu'il exerce une certaine pression sur l'urètre).

**Si l'incontinence est consécutive à un accouchement et lorsqu'il y a de l'insuffisance musculaire de l'urètre ou défaut de tonicité** : Pratiquer la *colporrhaphie* de la paroi urétro-vaginale.

**Si l'incontinence est due à une modification de l'urètre lui-même dans sa longueur, dans sa courbure, dans son**

**épaisseur** : Recourir aux opérations ayant pour but de remédier à l'une ou l'autre de ces défectuosités (resserrement de l'urètre par torsion, par plicature) (Labadie-Lagrave et Legueu).

## I. D'URINE CHEZ L'HOMME.

**Chez les rétrécis** (incontinence diurne cessant par le décubitus horizontal) : Supprimer l'obstacle urétral.

**Chez les prostatiques** (incontinence nocturne au début) : Lutter contre la stagnation urinaire.

(Voy. *Hypertrophie de la prostate*).

## I. D'URINE ESSENTIELLE CHEZ LES ENFANTS.

Traitement de l'onanisme, de la vulvo-vaginite, des oxyures, du phimosis.

Recommander la *sobriété* et *rationner les liquides*, surtout le soir.

Traiter l'anémie, le lymphatisme et surtout le nervosisme, par l'*hydrothérapie mitigée*.

Combattre la diathèse urique par les *alcalins*.

Coucher l'enfant, pendant un mois, le *siège relevé par un coussin*, de préférence sur un *lit dur*.

*Procurer au malade quelques nuits sèches*, en le réveillant pour uriner, à l'heure où le besoin d'uriner devrait se faire sentir ou en obturant au moment du coucher l'orifice préputial avec du *collodion* ; ou bien, en diminuant la profondeur du sommeil par du *café*, du *thé* pris le soir

en petite quantité et en exagérant la sensibilité de l'urètre par de *simples sondages* ou de *légères cautérisations*, faites au niveau de la portion membraneuse : instiller V gouttes d'une solution de nitrate d'argent à 1 p. 150.

Ou encore, recourir au traitement par le *cordon anti-somnambulique* : prendre un lacet de 2 mètres de longueur, l'attacher par une de ses extrémités à la main gauche du sujet, faire sortir le cordon par la partie antérieure du lit ; attacher à son autre extrémité un sac contenant 50 gr. de sable sec, pour obtenir une légère traction. Si l'incontinence se reproduit, placer, le lendemain, 100 gr. de sable dans le sac, et même plus s'il le faut, pendant les jours suivants.

Une fois la traction suffisante pour réveiller le malade quand il doit uriner, continuer son application pendant quelques jours, diminuer ensuite progressivement la force de traction.

Enfin, pratiquer la *dilatation progressive de la vessie* à l'aide d'injections dans la vessie de solution boriquée à 3 p. 100, à la dose de 200 à 600 c. c. (Sims, Haren).

**Quand la cause est d'origine psychique** (cas le plus fréquent), chez les enfants nerveux et hystériques présentant de l'irritabilité vésicale : Recourir au *traitement hygiénique et psychothérapique de l'hystérie*.

Pratiquer de la *suggestion à l'état de veille*, à l'aide de simples sondages de l'urètre, avoir

recours à l'*électrisation externe*
de la région vésicale (courants
galvaniques ou faradiques, un
pôle au périnée, l'autre sur
l'hypogastre).

Prescrire le *bromure de potassium* ou de *camphre*, la *belladone*, la *jusquiame*, le *castoréum* et les différents *valérianates*.

℞ Bromure de potassium....  10 gr.
Teinture de belladone...   1 gr.50
Eau distillée.......
Sirop d'écorces d'o-  } ãã 200 —
ranges amères ...

3 cuillerées à bouche, par jour (Herzen).

℞ Extrait de belladone...  }
Poudre de belladone ..  } ãã 1 cgr.
Glycérine............... Q. S.

Pour 1 pilule : prendre progressivement de 1 à 5 pilules par jour.

℞ Bromure de camphre..  }
Valérianate d'ammoniaque...........  } ãã 5 cgr.
Extrait de belladone..  }
— de jusquiame..  } ãã 5 mgr.

Pour 1 pilule : progressivement de 2 à 5 pilules par jour (Herzen).

℞ Extrait de belladone.......  5 cgr.
Camphre............  }
Castoréum............  } ãã 1 gr.

Pour 10 pilules : une tous les soirs (Fauvel).

Ou bien donner l'*atropine*, en granules de 1/4 à 1/2 milligr., donnés le soir, jusqu'à 1 1/2 et 2 milligr., après 8 ans.

**En cas d'atonie du sphincter** : Prescrire la *noix vomique*, la *strychnine*, l'*ergotine*.

℞ Extrait de noix vomique...  20 cgr·
Oxyde noir de fer .....  }
Poudre de quassia....  } ãã 3 gr.
Sirop d'absinthe.......... Q. S.

Pour 20 pilules : 1 à 3 par jour (Grisolle).

℞ Teinture de noix vomique  }
— de rhus aromatica  } ãã 5 gr.
V à X gouttes le soir, en se couchant.

℞ Sulfate de strychnine....  1 cgr.
Eau...................  8 gr.
Sirop simple ...........  192 —

2 à 8 cuillerées à café par jour, selon l'âge.

(En cas d'empoisonnement par la strychnine, donner à l'enfant du café noir).

Essayer l'*ergotine*, à la dose de 20 à 30 cgr. par jour :

℞ Ergotine.................  10 cg.
Poudre de fève de Saint-Ignace...................  5 —

Pour 1 pilule : une matin et soir (Picard).

Recourir à l'*électrisation interne* : introduire dans l'urètre une boule métallique, aller jusque dans la vessie et la retirer ensuite de la quantité nécessaire pour amener son talon au niveau de la portion membraneuse. Accrocher à la sonde le fil conducteur d'une petite pile à induction et appliquer, au-dessus du pubis, le pôle positif. Le courant doit être assez faible et les intermittentes pas trop rapprochées. Durée des séances, 2 à 5 minutes (Guyon).

Pratiquer le *massage* : mettre le patient dans la position de la taille, introduire le doigt dans le rectum et masser le col de la vessie à cinq ou six reprises.

## INDIGESTION.

Administrer un *vomitif* (ipéca 1 gr. chez l'adulte, 30 à 50 cgr. chez l'enfant), et faire boire quelques gorgées d'une *tisane chaude* pour favoriser les vomissements.

**En cas de vomissements spontanés** : donner une *infusion chaude* (tilleul, camomille), et après la cessation des vomissements, prescrire une *potion stimulante* (acétate d'ammoniaque, teinture de cannelle, éther).

**S'il s'est écoulé plus de 4 heures après le repas** : administrer un *purgatif* (huile de ricin, sulfate de soude, calomel et scammonée).

Appliquer des *cataplasmes chauds de farine de lin* sur le ventre.

Alimenter le malade, pendant 24 heures, exclusivement avec du *bouillon dégraissé* et du *lait écrémé*.

**En cas de selles fétides** : recourir à l'*antisepsie intestinale* (ichtalbine, 1 à 2 gr. en cachets).

(Voy. *Embarras gastrique*).

## INERTIE UTÉRINE.

(Voy. *Accouchement*).

## INFARCTUS.

**I. PULMONAIRE.**
Voy. *Apoplexie pulmonaire*.

**I. URIQUES.**
Voy. *Lithiase rénale*.

## INFILTRATION D'URINE,

(Voy. *Abcès urineux, Fièvre urineuse*.)

## INFLUENZA.

(Voy. *Grippe*).

## INSERTION VICIEUSE DU PLACENTA.

(Voy. *Placenta praevia, Hémorragies puerpérales*).

## INSOLATION.

(Voy. *Coup de soleil*).

## INSOMNIE.

*Traiter la cause* : troubles digestifs, nervosisme, neurasthénie, douleur (névralgie, dent cariée, etc.), congestion cérébrale passive, troubles de réfraction oculaire.

Au besoin, donner les *hypnotiques* : bromures alcalins, chanvre indien, chloral, codéine, dormiol, hypnol, hypnone, jusquiame, lactucarium, morphine, opium, paraldéhyde, somnol, sulfonal, trional, uréthane.

**ENFANTS :**

Hydrate de chloral.
- Au-dessous de 1 an. 30 cg.
- A 1 an............. 50 —
- De 1 an 1/2 à 2 ans. 75 —
- A partir de 2 ans... 1 gr.

(J. Simon).

Prescrire le lavement suivant :

℞ Antipyrine.........｝ āā 20 cg.
Hydrate de chloral..｝
Bromure de potassium.. 50 —
Eau de laitue.......... 60 gr.
Jaune d'œuf........... n° I.

Administrer l'*uréthane* :

℞ Uréthane................. 1 gr.
Sirop de fleurs d'oranger.... 20 —
Eau distillée.............. 80 —

1 cuillerée à café toutes les demi-heures (3 à 5 ans) (Demme).

**ADULTE :**

℞ Hydrate de chloral........ 2 à 5 gr.
Bromure de sodium....... 1 à 3 —
Sirop de codéine.....｝
— de laurier-cerise｝ āā 15 à 20 —
rise.............｝
Eau.................... 100 —

A prendre en une ou deux fois.

℞ Hydrate de chloral ....... 2 à 4 gr.
Sirop de codéine ......... 15 —
Eau de laurier-cerise ..... 10 —
Eau distillée ............ 100 —

A prendre en une ou deux fois, à 1/2 heure d'intervalle.

℞ Hydrate de chloral ...... 2 gr. 50
Bromure de sodium ...... 4 —
Sirop de codéine........ 60 —
Eau de laurier-cerise .... 4 —
Eau de tilleul .......... 80 —

1 cuillerée à soupe toutes les heures, jusqu'à effet (Charcot).

℞ Bromure de potassium....｝ āā 10 gr.
Hydrate de chloral.......｝
Extrait de chanvre indien.｝ āā 10 cg.
— de jusquiame.....｝
Eau distillée............. 100 gr.

1 cuillerée à café le soir.

℞ Sulfonal ......... 75 cgr.

Pour 1 cachet : prendre 2 à 3 cachets dans la soirée, de 1/2 en 1/2 heure.

℞ Sulfonal........... 75 cgr.
Opium brut...... 2 —

Pour 1 cachet : 2 cachets dans la soirée, boire après chaque cachet une tasse d'une infusion chaude ou un grog léger.

℞ Trional............ 1 gr.

Pour 1 cachet : 1 à 2 cachets dans la soirée.

℞ Trional........... 50 cgr.
Jaune d'œuf.. .. .. n° I.
Eau............. 250 gr.

Pour 1 lavement.

Le sulfonal et le trional sont en général inefficaces contre les douleurs violentes chez les cardiaques et chez les brightiques.

℞ Chloralose... 20 à 25 cgr.

Pour 1 cachet : 2 cachets pris à une heure d'intervalle (Richet).

Le chloralose ne doit pas être administré chez les névropathes, il est par contre bien toléré par les cardiaques.

℞ Hypnal.............. 2 gr.
Sirop de groseilles..... 40 —
Eau distillée......... 80 —

A prendre en 2 fois (Debove).

℞ Hypnal ......... 1 gr.

Pour 1 cachet : 1 à 2 le soir à une heure d'intervalle.

℞ Hypnone...... VI à VIII gouttes.
Glycérine .... 2 gr.
Looch blanc .. 40 —

A prendre en une fois (contre-indiqué dans les affections cardiaques) (C. Paul).

℞ Paraldéhyde............ 2 à 4 gr.
Eau de fleurs d'oranger ｝ āā 30 —
Eau de menthe........ ｝
Sirop simple ............. 25 —

A prendre en 2 fois à 1/4 d'heure d'intervalle (Audhoui).

℞ Paraldéhyde.......... 15 gr.
Teinture de vanille ... 3 —
Eau distillée ........ 250 —

1 cuillerée à bouche (1 gr.), dans un grog au kirsch ; jusqu'à 3 à 4 cuillerées à 1/2 heure d'intervalle (Dujardin-Beaumetz).

℞ Somnol............... 2 gr.
Eau .................. 40 —
Sirop de groseilles..... 20 —

A prendre en une fois (Debove).

℞ Dormiol ............. 10 gr.
Potion gommeuse..... 120 —
Sirop d'écorces d'oran-
ges amères........ 20 —

1 ou 2 cuillerées à bouche dans la soirée (Frieser).

℞ Uréthane..... 1 gr. 50 à 3 gr.

Pour 1 poudre, à prendre le soir dans un verre d'eau sucrée.

℞ Uréthane............... 3 à 4 gr.
Eau distillée............ 40 —
Sirop de fleurs d'oranger. 15 —

A prendre en une fois le soir (Huchard).

℞ Uréthane........ 20 gr.
Eau distillée..... 100 —

3 à 4 cuillerées à café, le soir, dans une tasse d'infusion de feuilles d'oranger (Huchard).

*Lavements :*

℞ Hydrate de chloral .. 2 à 5 gr.
Eau................ 50 —

A ajouter à 1 verre de lait, dans lequel on battra un jaune d'œuf (Dujardin-Beaumetz).

℞ Paraldéhyde........ 2 à 4 gr.
Jaune d'œuf......... n° 1.
Eau de guimauve.... 120 —

Pour 1 lavement (Keraval).

**Chez les cardiaques :** en cas d'affection mitrale à la période troublée, avec congestion passive du cerveau, prescrire la *digitale*.

Contre l'insomnie, donner les

HERZEN.

*bromures;* au besoin, administrer l'*uréthane* et la *paraldéhyde*.

En cas d'affection aortique ou d'artériosclérose, préférer la *morphine* (1/2 cgr.).

(Voy. *Congestion cérébrale* et *Anémie cérébrale*).

**Chez les névropathes :** recourir au *maillot humide*, à l'*enveloppement dans le drap mouillé*, ou bien prescrire les *demi-bains calmants* : immersion dans une baignoire, l'eau arrivant à peu près à mi-corps.

Débuter par un bain à la température de 32° à 34°.

Pendant l'immersion, dont la durée est en moyenne de 5 à 10 minutes au plus, abaisser insensiblement la température de l'eau jusqu'à 30° et 25°. Lorsque, au bout de 2 à 3 jours, le malade s'est accoutumé à ce refroidissement graduel, lui prescrire le demi-bain de 28° à 24°, puis de 26° à 22° et enfin même de 22° à 18°, mais ne jamais descendre au-dessous de 16°. Aussitôt que le malade est entré dans la baignoire, le doucheur doit lui verser sur la tête, sur le dos et la poitrine de l'eau à la température de celle du bain, et le frictionner légèrement le long du dos et à la nuque.

Pendant ce temps, le sujet se frictionne lui-même la poitrine et les jambes, ou cette friction est faite par un second aide. Le bain terminé et la baignoire vidée, verser lentement sur le corps du baigneur deux ou trois baquets d'eau, l'eau étant à deux degrés au-dessous de la température du bain ; c'est l'affusion

22.

calmante, après le demi-bain (Glatz).

(Voy. *Neurasthénie*).

**En cas d'insomnie rebelle avec agitation maniacale :**

℞ Chlorhydrate d'hyoscine.... 5 cg.
Eau distillée de laurier-cerise .................... 2 gr.
Eau distillée............. 25 —

Injecter une demi-seringue de Pravaz (Magnan).

# INSUFFISANCES.

## I. DE L'AORTE.

### Traitement hygiénique.

Supprimer toute fatigue ; *éviter* toute augmentation de travail pour le cœur. Repos relatif. Régime alimentaire régulier, *repas peu copieux*. Proscrire les boissons alcooliques ou excitantes, le thé, le café, ainsi que le tabac.

Éviter les émotions morales, les changements brusques de température.

Combattre soigneusement la constipation.

### Traitement médicamenteux.

**Si la lésion** (bien que compensée) **suit une marche progressive, surtout si elle coexiste avec de l'artério-sclérose :** usage prolongé de l'*iodure de potassium*, de *sodium* ou de *baryum* (voy. *Artériosclérose*).

℞ Iodure de sodium...... 10 à 15 gr.
Eau.................. 300 —

1 cuillerée à bouche après les deux principaux repas ; pendant les 3 premières semaines de chaque mois.

Pratiquer de la *révulsion locale :* pointes de feu, ventouses scarifiées, petits vésicatoires (voy. *Aortite chronique*).

Soutenir l'énergie du myocarde, lorsque celui-ci est fatigué de lutter contre l'obstacle circulatoire périphérique (artériosclérose) par la *quinine*, donnée à petites doses et associée à la *strychnine* et à l'*ergotine*, à moins de contre-indication spéciale pour ce dernier médicament. Donner aussi le *kola* et le *coca*.

℞ Valérianate de quinine 10 cgr.
Ergotine ............ 5 à 10 —
Sulfate de strychnine. 1 mgr.

Pour 1 pilule : 2 à 3 par jour (Herzen).

**Contre l'hyperesthésie de la région précordiale :** recourir à l'application de *cataplasmes laudanisés*, de *teinture d'iode*, de *vésicatoires*.

Prescrire à l'intérieur les *bromures alcalins*, les préparations de *valériane* et le *valérianate d'ammoniaque*.

**En cas de crises douloureuses et de symptômes angoissants :** administrer le *bromhydrate de cicutine*, l'*héroïne*, la *dionine* et la *trinitrine*.

℞ Bromhydrate de cicutine.. 30 cgr.
Eau de menthe......... 50 —
Eau distillée .......... 250 —

2 cuillerées à dessert par jour (Dujardin-Beaumetz).

℞ Solution alcoolique
de trinitrine à 1
p. 100........... XXX à XL gttes.
Eau distillée...... 300 gr.

3 cuillerées à bouche dans les 24 heures (Huchard.)

(Voy. *Angine de poitrine*).

**Au moment des paroxysmes** : injection de *morphine*.

Inhalations de *nitrite d'amyle*.

*Régime lacté* pendant quelques jours, *laxatifs légers*.

**Contre les palpitations, les crises dyspnéiques, l'éréthisme cardiaque** : donner les *bromures*, l'*héroïne*, les *antispasmodiques*.

℞ Bromure de potassium ....  15 gr.
  Eau ...................... 250 —

1 cuillerée à bouche, dans une tasse de lait, matin et soir.

℞ Bromure de potassium ....  20 gr.
  Teinture de digitale ....... 2 —
  Eau distillée ............. 300 —

1 à 3 cuillerées à soupe par jour.

℞. Héroïne ................ 20 cgr.
  Eau distillée ............ 20 gr.
  Acide acétique dilué ..... Q. S.

X gouttes, 2 à 3 fois par jour (Herzen).

**Contre les battements vasculaires, céphaliques, etc.** : prescrire l'*extrait de convallaria*, à la dose de 1 gr. à 1 gr. 50 par jour (Carrière)

**En cas de troubles pulmonaires congestifs** : administrer l'*iodure de potassium* ou *de sodium* à petites doses pendant longtemps (50 cgr. à 1 gr. par jour en deux fois).

**Contre l'anémie des aortiques** : recourir au *fer*, à l'*arsenic* et aux inhalations d'*oxygène*.

**Contre l'inappétence** : prescrire les *amers* (gentiane, colombo, quassia, quinquina, noix vomique, oréxine, etc.).

**S'il y a des troubles digestifs** : combattre l'hypopepsie à l'aide de l'*acide chlorhydrique* et faire prendre une *poudre absorbante* à la fin du repas. Prescrire aussi les *infusions chaudes* (menthe, camomille), prises 2 ou 3 heures après le repas.

Dans les cas graves, avec dyspnée, mettre le malade au *régime lacté*.

En cas de gastralgies (gastralgie des aortiques et des artérioscléreux), donner l'*eau chloroformée*, la *cocaïne*.

(Voy. *Gastralgies*).

**Contre les phénomènes d'anémie cérébrale** (bourdonnements, vertiges, étourdissements) : employer l'*opium*, la *morphine* à petites doses.

Donner l'*extrait thébaïque* à la dose de 2 à 5 cgr., ou les *gouttes noires anglaises*, à celle de II à III gouttes.

Conseiller les inhalations de quelques gouttes de *nitrite d'amyle*.

**Contre les syncopes** : *nitrite d'amyle*, V gouttes en inhalations.

**A la période de compensation troublée** (insuffisance cardiaque) : prescrire la *digitale*, qui est le meilleur tonique du myocarde.

(Voy. *Insuffisance mitrale*).

**A la période de dégénérescence cardiaque** : voy. *Asystolie*.

**I. DE L'ARTÈRE PULMONAIRE.**

Rien de particulier au point de vue thérapeutique ; instituer le traitement général des lésions valvulaires.

**I. MITRALE.**

**Période de compensation** (hypersystolique).

Traitement hygiénique : pas

de médication pharmaceutique superflue, éviter surtout l'administration de la digitale.

Repos du corps et de l'esprit ; vie tranquille et régulière ; défendre les efforts musculaires, les travaux fatigants, les marches prolongées, la gymnastique, l'équitation, la danse, la bicyclette. Conseiller, au besoin, le changement de profession.

Exercice modéré entre les repas.

Eviter les refroidissements, fuir l'humidité.

Interdire les bains froids et les bains de vapeur.

*Régime alimentaire* : proscrire tous les aliments indigestes et ceux susceptibles de déterminer de la distension gazeuse de l'estomac (peu de pain, peu de féculents, peu de pâtes, de farineux et de boissons gazeuses).

Permettre le vin, défendre la bière, le champagne, le thé, le café et le tabac.

Conseiller le repos après les repas.

*Chez les jeunes filles* : déconseiller le mariage.

*Chez la femme mariée :* interdire la grossesse et l'allaitement.

**Faciliter les digestions** (légère stase hépatique), en administrant la *rhubarbe*, l'*aloès*, la *scammonée* ou le *calomel*.

**Contre la chloro-anémie :** donner les *toniques* et les préparations de *manganèse* et ne pas administrer le fer.

℞ Lactate de manganèse.... 15 cgr.
Colombo pulvérisé... } āā 10 —
Rhubarbe en poudre. }
Poudre de noix vomique.... 2 —

Pour 1 cachet : 2 par jour, aux repas (Herzen).

**En cas de constipation :** *laxatifs* et *lavements*.

**En cas d'insomnie :** prescrire le *bromure de potassium*, le *chloral*, le *sulfonal*, ou mieux l'*uréthane* et la *paraldéhyde*.

℞ Paraldéhyde........ 2 à 3 gr.
Eau distillée........ 120 —
Teinture de vanille.. XV gout.
Sirop d'écorces d'o-
ranges amères.... 30 gr.

A prendre en deux fois avec une demi-heure d'intervalle.

**Contre la stase pulmonaire légère :** *révulsifs* répétés sur la poitrine.

**Si le myocarde est fatigué** (avant qu'apparaissent les troubles de non compensation) : administrer la *caféine*, la *spartéine* et la *strychnine* à petites doses.

℞ Caféine............ 80 cg. à 1 gr.
Benzoate de soude.. 1 à 2 —
Sirop d'écorces d'o-
ranges amères.... 25 —
Eau distillée ....... 130 —

2 cuillerées à bouche par jour (Herzen).

℞ Sulfate de strychnine 5 cgr.
Eau distillée........ 150 gr.

1 cuillerée à café au début des 2 principaux repas.

**Période troublée** (période d'insuffisance cardiaque ou hyposystolique).

**Contre l'œdème des membres inférieurs, le pouls petit et faible, la dyspnée, la congestion du foie, la congestion pulmonaire et la diminution de la quantité d'urine :** mettre le malade au *repos absolu au lit*, prescrire le *régime lacté exclusif*, donner un *pur-*

*gatif* (eau-de-vie allemande, 20 à 25 gr.), puis administrer la *digitale*.

Employer la *teinture alcoolique de digitale* à la dose de XXV à L gouttes, soit 50 cgr. à 1 gr. par jour, ou la *poudre de feuilles de digitale* en *infusion* à la dose de 50 cgr. à 1 gr., ou en *macération*, à celle de 15 à 50 cgr. pour 150 gr. d'eau et plus en surveillant.

℞ Poudre de feuilles de digitale.................... 50 cg.
Eau chaude............. 120 gr.
Sirop de digitale........ 30 —
F. infuser une 1/2 heure. A prendre dans la journée (Jaccoud).

℞ Poudre de feuilles de digitale............. 20 à 50 cg.
Eau froide........... 150 gr.
F. macérer pendant 12 heures et filtrer.

A prendre par cuillerées à bouche, ou en 3 ou 4 fois dans la journée; surveiller l'effet.

Se souvenir que *la digitale en macération est plus active qu'en infusion*.

℞ Feuilles de digitale... 1 à 1 gr. 50
Eau chaude.......... 180 —
F. infuser, ajouter :
Éther sulfurique...... XV goutt.
Sirop de punch...... 25 gr.
1 cuillerée à bouche, toutes les 1 à 2 heures (Herzen).

℞ Poudre de digitale....... 50 cg.
F. macérer pendant 12 heures dans :
Eau froide............... 500 gr.
Filtrer et ajouter :
Sirop de cinq racines..... 50 —
Acétate de potasse ....... 2 —
Prendre le tiers ou la moitié en 24 heures, en boisson (adultes).

*Administrer la digitale à doses progressivement décroissantes* : prescrire le premier jour 50 à 60 cgr. de ce médicament en macération, puis abaisser chaque jour la dose de 10 cgr., faire prendre la dose quotidienne en deux fois dans la journée.

*Donner la digitale par périodes de 4 à 5 jours*, espacées par des périodes de 5 à 10 jours, pendant lesquelles on administrera, si besoin, les autres toniques du myocarde (caféine, adonis, convallaria, spartéine).

Si l'estomac est intolérant, donner la digitale en *lavement* :

℞ Poudre de digitale. 30 cg. à 1 gr. 50
Eau bouillante..... 150 à 250 —
F. infuser une demi-heure.

## Chez les enfants :

℞ Feuilles de digitale..... 5 à 10 cg.
Eau bouillante ......... 150 gr.
Sirop simple........... 20 —
A prendre dans la journée (3 à 5 ans).

Ou bien prescrire :

*Teinture de digitale :*

Au-dessous de 3 ans    V à   X gttes.
De 3 à 5 ans...... X à XV —
De 5 à 8 ans...... XV à XX —

*Sirop de digitale :*

Au-dessous de 2 ans....... 5 gr.
De 3 à 4 ans ............. 10 —
De 5 à 8 ans.............. 15 —

*Extrait de digitale :*

Au-dessous de 3 ans.. 1 à 2 centig.
De 3 à 5 ans.......... 5 —
De 5 à 8 ans.......... 10 —

Employer aussi la *digitaline* et l'administrer à la *dose unique et massive de 1 milligr.*, répétée tous les 10, 15 ou 20 jours, si l'indication persiste, ou à la *dose moyenne de un demi-milligramme* répétée pendant trois à quatre jours (Huchard).

Rejeter les digitalines amorphes et n'employer que la *digitaline chloroformique* ou *cristallisée*.

℞ Digitaline cristallisée
   chloroformique....... 1 centig.
   Alcool à 90°............ 9 gr.
   Glycérine neutre........ 6 —

XX gouttes, trois fois par jour (Dujardin-Beaumetz).

℞ Digitaline chloroformique............... 6 milligr.
   Alcool à 90°.......... 90 gr.

1 cuillerée à bouche : 1 milligr. (G. Sée).

Administrer la digitaline par la *voie hypodermique* :

℞ Digitaline chloroformique
   d'Homolle............. 10 cgr.
   Alcool.............. ⎱
   Eau distillée ....... ⎰ āā 25 gr.

Injecter 1/4 ou 1/2 seringue de Pravaz.

℞ Digitaline cristallisée de
   Nativelle............. 2 cgr.
   Chloroforme........... 2 gr.
   Vaseline liquide médicinale ................ 10 —

Injecter 1/4 ou 1/2 seringue de Pravaz.

Favoriser l'action ou prolonger les effets de la digitale en prescrivant le *calomel*, l'*acétate* ou l'*azotate de potasse*, la *caféine*, l'*iodure de potassium*.

**En cas de stase veineuse extrême, de cyanose :** pratiquer, avant d'administrer la digitale, une *saignée* de 200 à 300 gr.

**Au début de la période troublée ou après avoir administré la digitale :** recourir au *strophantus*, à la *spartéine*, au *muguet*, à l'*adonis vernalis*, à la *caféine*.

℞ Teinture de strophantus au 5° 10 gr.

VI à X gouttes par jour (ne jamais donner plus de V gouttes à la fois).

Préférer la teinture de strophantus au 20e, et la donner à la dose de X à XXV et XXX gouttes par jour.

℞ Extrait de strophantus .. 1 mgr.
   Excipient.............. Q. S.

Pour 1 pilule : 2 à 4 par jour.

Prescrire la *strophantine par voie hypodermique* :

℞ Strophantine......... 1 cgr.
   Eau stérilisée........ 10 gr.

Injecter 1/2 seringue de Pravaz, une à deux fois par jour, ou bien prendre XX gouttes par jour en 3 ou 4 fois.

Chez les enfants, donner la teinture de strophantus au 20e à la dose de I à III gouttes, répétée 4 fois dans la journée.

Prescrire, chez l'adulte, le *muguet* comme suit :

℞ Extrait de fleurs et de feuilles de muguet .......... 7 gr.
   Sirop d'écorces d'oranges
   amères ................ 120 —
   — de cinq racines...... 130 —

1 cuillerée à bouche le matin, à midi et le soir (Dujardin-Beaumetz).

℞ Extrait de muguet....... 10 gr.
   Poudre de muguet....... Q. S.

Pour 100 pilules : 10 à 20 pilules par jour.

℞ Convallamarine.......... 2 cgr.
   Extrait de muguet........ 10 —
   Poudre de muguet........ Q. S.

Pour 1 pilule : 3 à 5 par jour (Debove).

Chez les enfants :

℞ Extrait de muguet ......... 2 gr.
   Sirop d'écorces d'oranges
   amères. ................ 60 —

2 à 4 cuillerées à café par jour.

℞ Caféine.................... | ãã 5 gr.
Benzoate de soude .... |
Eau........................ 300 cc.
4 cuillerées à bouche par jour (adultes) (Grasset).

℞ Sulfate de spartéine...... 30 cgr.
Sirop de tolu.............. 30 gr.
Eau de tilleul............. 70 —
2 à 3 cuillerées à bouche par jour (1 cuillerée contient 5 cgr. de spartéine) (G. Sée).

℞ Sulfate de spartéine. 60 cgr. à 1 gr.
Extrait de quinquina 2 —
— de noix vomique 20 —
Pour 20 pilules : 2 à 3 par jour (Herzen).

℞ Feuilles d'adonis vernalis. 3 à 5 gr.
Eau bouillante.......... 150 —
F. infuser et ajouter :
Sirop des cinq racines.... 20 —
1 cuillerée à bouche, toutes les 1 ou 2 heures (Herzen).

℞ Extrait d'adonis vernalis | ãã 5 cgr.
— de muguet...... |
— de scille........... 2 —
Poudre de scille.......... 5 —
Pour 1 pilule : 8 à 10 par jour (Herzen) :

℞ Adonidine.............. 2 mgr.
Extrait d'adonis vernalis. 10 —
Poudre de muguet....... Q. S.
Pour 1 pilule : 5 par jour.

*Chez les enfants*, donner le sulfate de spartéine aux doses suivantes :

Jusqu'à 3 ans............ S'abstenir.
De 3 à 5 ans.............. 2 à 5 cgr.
De 5 à 10 ans............ 5 à 10 —

**En cas de lésions organiques profondes, avec complications hépatiques et rénales :** prescrire la *digitale à doses petites et prolongées* : 10 cgr. de feuilles en infusion ou en macération, pendant 8 à 10 jours ou 1/4 de milligr, de digitaline cristallisée pendant quatre jours consécutifs.

(Voy. *Anasarque, Congestion du foie, Congestion pulmonaire*).

**Pendant la grossesse.**
Prévenir les accidents gravido-cardiaques par le *repos au lit* plus ou moins permanent, par le *régime lacté* plus ou moins absolu.

Conseiller à la malade de prendre dans la journée quelques heures d'*exercice*, par une marche modérée, de façon à empêcher l'encombrement de la circulation pulmonaire.

En cas de congestion hépatique ou rénale avec diminution de la quantité des urines, prescrire le *régime lacté absolu*, administrer la *théobromine* à dose moyenne, ou bien :

℞ Poudre de feuilles de digitale...................... 10 cgr.
Diurétine ................ 1 gr.
Sucre en poudre.......... 30 cgr.
Pour 1 poudre : 3 par jour.

Donner, tous les 3 ou 4 jours, un *léger purgatif salin* (sulfate de soude, 15 à 20 grammes).

Si les accidents gravido-cardiaques apparaissent, s'il s'agit de complications asystoliques, avec œdème ou anasarque, congestion hépatique et rénale intense, recourir à la médication habituelle de ces accidents : à la *médication digitalique*, mais à doses fractionnées.

Surveiller avec soin l'état de la circulation pulmonaire et si cet état donnait des inquiétudes, faire précéder l'administration de la digitale d'un *purgatif salin* ou d'une *saignée locale* ou même d'une *saignée générale* de 2 à 300 grammes.

Lorsque la femme enceinte a présenté à plusieurs reprises, et à partir du sixième mois, les graves accidents de l'apoplexie pulmonaire, provoquer l'*accouchement prématuré* (Vaquez et Millet).

Intervenir pendant une période d'accalmie ; se garder de pratiquer cette intervention en pleine crise d'œdème pulmonaire.

Après l'accouchement, en cas d'asystolie banale, prescrire la *digitale*, la *caféine*.

En cas de gêne de la circulation pulmonaire avec oppression extrême, éviter plus que jamais de prescrire la digitale ou la caféine, et donner la *morphine* en injections sous-cutanées de 1/2 cgr. chacune, toutes les 5 à 6 heures (Potain et Merklen).

### Période de dégénérescence cardiaque (asystolique),

Inutile d'administrer la digitale, les fibres du myocarde étant dégénérées ; préférer la *caféine* en injections sous-cutanées :

    ℞ Caféine.............. 2 gr. 50
      Benzoate de soude.... 3 —
      Eau distillée. Q. S. p. f. 10 c. c.

(Faire la solution à chaud).
Injecter 2 à 5 seringues par jour.
S'il se forme un précipité blanc, mettre le flacon au bain-marie avant de pratiquer l'injection.

Ou bien :

    ℞ Caféine................ 4 gr.
      Salicylate de soude..... 3 —
      Eau distillée. Q. S. p. f. 10 c.c.

Injecter 2 à 4 seringues par jour.

En cas d'œdème considérable et si les injections produisent du sphacèle, recourir à l'administration par la voie buccale.

    ℞ Caféine............. 75 cg. à 1 gr.
      Benzoate de soude .. 1 —
      Eau de tilleul....... 30 —
      — de laitue......:. 60 —
      Sirop des 5 racines .: 30 —

A prendre dans les 24 heures.

ou bien :

    ℞ Caféine.............. ⎫ ãã 10 gr.
      Benzoate de soude... ⎭
      Eau................... 300 c.c.

1 à 3 cuillerées dans les 24 heures (Herzen).

Donner aussi la caféine en pilules, surtout quand on cherche seulement à obtenir son action tonique sur le cœur :

    ℞ Caféine............... ⎫ ãã 3 gr.
      Benzoate de soude ..... ⎭
      Extrait de stigmates de maïs. 6 —
      Huile essentielle d'anis. III gouttes.

Pour 20 pilules : 5 à 8 par jour.

Chez les enfants :

    De 0 à 15 mois...... 5 à 15 cgr.
    De 15 mois à 3 ans.. 15 à 20 —
    De 3 ans à 5 ans.... 20 à 30 —
    De 5 ans à 10 ans.. 30 à 50 —

    ℞ Caféine............. 50 cgr.
      Eau de mélisse....... 80 gr.
      Sirop de menthe..... 30 —

Par cuillerées à café.

    ℞ Citrate de caféine...... 1 gr.
      Rhum................ 10 —
      Sirop simple..... ⎫ ãã 25 —
      Eau distillée..... ⎭

Par cuillerées à café (1 cuillerée à café : 5 cgr. de caféine).

En cas de sclérose du myocarde, donner la *théobromine*, en cachets, à la dose de 3 à 5 gr., continuées pendant cinq ou six jours.

*Théobromine* :

1er jour....... 3 gr. en 6 cachets.
2e jour.......  4      —
3e jour......  5      —
Continuer encore 3 ou 4 jours à cette dose (Huchard).

Ou bien :

℞ Théobromine ............. 50 cgr.
  Phosphate neutre de soude. 25 —
  Pour 1 cachet : 5 à 6 par jour (Grasset).

Administrer en outre les *stimulants* et les *excitants diffusibles* (sels ammoniacaux, alcool, cannelle, musc, éther, liqueur d'Hoffmann) et donner la *noix vomique*, la *fève de Saint-Ignace*, ou mieux pratiquer des injections de *strychnine* (2 à 3 mgr. dans les 24 heures).

℞ Acétate d'ammoniaque.. 10 gr.
  Liqueur d'Hoffmann ....    5 —
  Teinture de cannelle ....  10 —
  Cognac.................    30 —
  Hydrolat de mélisse.....  100 —
  Sirop de menthe........   30 —
  1 cuillerée à soupe, toutes les 2 heures (Herzen).

℞ Acétate d'ammoniaque...   6 gr.
  Teinture de noix vomique XII gttes.
  Eau de tilleul..........   90 c.c.
  Sirop de fleurs d'oranger . 30 —
  1 cuillerée à bouche toutes les 2 heures (Grasset).

℞ Sulfate de strychnine... 10 mgr.
  Eau stérilisée ..........  Q. S
  Teinture de musc.......   20 c.c.
  Injecter 1 seringue de Pravaz, 3 à 4 fois par jour (Herzen).

(Voy. *Asystolie, Collapsus*).

EAUX MINÉRALES : contre-indiquées au stade aigu de l'endocardite, à la période d'asystolie, et lorsqu'il y a menace d'œdème aigu des poumons ou lorsqu'il existe des accès angineux d'origine coronarienne.

En cas de troubles digestifs aggravant la maladie cardiaque, conseiller une cure aux eaux de *Vichy*, de *Pougues*.

Dans les cardiopathies artérielles, envoyer les malades aux eaux diurétiques d'*Evian*, de *Vittel*, de *Contrexéville*, de *Martigny* ou de *Bourbon-Lancy* (Huchard).

I. MYOCARDIQUE (maladie infectieuse, auto-intoxication, intoxication myocardique).

Prescrire les substances vasculaires ou cardio-vasculaires pures ; *nitrite d'amyle* et *caféine*.

**En cas de maladie infectieuse aiguë** : *purgation.*

Administrer la *strychnine associée à la spartéine*, par voie hypodermique.

Conseiller les inhalations d'*oxygène*.

(Voy. *Grippe*, forme cardiaque. *Pneumonie, Fièvre typhoïde*).

## INTERTRIGO.

(Voy. *Erythèmes*).

## INTOXICATIONS.

(Voy. *Alcoolisme, Asphyxies, Empoisonnements, Morphinomanie, Saturnisme*).

# INVAGINATION INTESTINALE.

S'abstenir de purgatifs, prescrire l'*opium* (extrait thébaïque, laudanum, morphine) et le *chloral*.

### Chez l'enfant :

℞ Laudanum de Sydenham. I à II gttes
Eau tiède ..............30 à 50 gr.

Pour 1 lavement ; ne répéter ce lavement que chez les enfants âgés de plus de 3 ans.

℞ Sirop de chloral........ 100 gr.
1 cuillerée à café de 2 en 2 heures.

Injections sous-cutanées de *morphine* à la dose de 1/2 à 1 mgr., répétées toutes les 3 ou 4 heures.

Faire mettre la *vessie de glace* sur le ventre.

### Chez l'adulte : donner l'*opium* à hautes doses.

℞ Extrait thébaïque...... 1 cgr.
Excipient............. Q. S.
Pour 1 pilule : 10 à 15 pilules dans les 24 heures.

**En cas d'obstacle siégeant sur le gros intestin,** ajouter à l'opium les *injections rectales* ou le *lavement électrique* ; dès que l'insuccès de ces moyens thérapeutiques est montré : intervenir chirurgicalement (voy. *Occlusion intestinale*).

# INVERSION UTÉRINE.

## I. AIGUE PUERPÉRALE.

Faire la *délivrance artificielle*, si l'expulsion des annexes n'avait pas encore eu lieu. Pratiquer la *réduction* en refoulant directement le fond de l'utérus hernié, avec l'extrémité des doigts. Une fois la réduction terminée, donner une *injection très chaude* pour ranimer la contractilité de l'utérus et arrêter l'hémorragie ; terminer par un *tamponnement intra-utérin et vaginal* à la gaze iodoformée.

Administrer en même temps 1 à 2 grammes de *seigle ergoté* en poudre, ou sous forme d'*ergotine* (25 à 50 cgr.), en injection sous-cutanée.

Retirer le tamponnement intra-utérin après 12 à 24 heures (Labadie-Lagrave et Leguen).

## I. CHRONIQUE.

Pratiquer le *tamponnement* à la gaze iodoformée, renouvelé tous les deux ou trois jours : employer de longues bandelettes de gaze, larges de deux travers de doigt ; les tasser avec une certaine force au-dessous de la tumeur. Maintenir la malade au lit. Pendant toute la durée du traitement ; assurer la liberté du ventre par des lavements et si la miction est difficile, pratiquer régulièrement le cathétérisme (Pozzi).

Ou bien recourir à la *réduction rapide* avec la main : saisir de la main droite la tumeur inversée, et plutôt que de chercher à la refouler en haut, presser latéralement sur la tumeur, de manière à diminuer sa congestion et son volume et à lui permettre de repasser peu à peu à travers un orifice trop étroit. L'anesthésie générale est nécessaire (Courty et Schultze).

Si ces tentatives échouent, ne pas recourir aux différentes opérations préconisées pour obtenir la réduction ; pratiquer l'*hystérectomie totale* par la voie vaginale (Legueu, Duret).

### I. ÉTRANGLÉE ET SPHACÉLÉE.
*Hystérectomie vaginale.*

### I. POLYPEUSE.
*Extraction du polype* par torsion ou par section du pédicule ; réduction digitale de l'inversion.

Dans le cas d'irréductibilité : *hystérectomie vaginale.*

### I. RÉCIDIVANTE, FACILEMENT RÉDUCTIBLE.
*Hystéropexie abdominale* (Labadie-Lagrave et Legueu).

## IRITIS.

### I. AIGUE.
Instiller 2 ou 3 fois par jour du *collyre à l'atropine au centième*, en comprimant le sac lacrymal avec le doigt pour empêcher l'intoxication.

Prolonger l'usage de ce collyre jusqu'à disparition complète de l'injection périkératique.

**En cas de douleurs violentes** : *sangsues* aux tempes ; *antipyrine, exalgine, quinine.*

**Si la chambre antérieure est distendue**, et si les douleurs sont très vives au niveau du cercle : faire la *paracentèse* de la cornée. Pansement compressif.

**Contre l'iritis syphilitique** : *traitement spécifique antisyphilitique* (frictions mercurielles, injections mercurielles, iodure de potassium, 4 à 8 gr.).

℞ Sulfate neutre d'atropine 5 à 10 cgr.
  Eau distillée bouillie.... 30 gr.

3 ou 4 instillations par jour (Abadie).

**En cas de phénomènes toxiques généraux** produits par l'atropine, employer la solution de *sulfate de duboisine* à 1 p. 200.

℞ Sulfate neutre de duboisine 2 cgr.
  Eau distillée............... 5 gr.
                    (Trousseau).

### I. CHRONIQUE, A RECHUTES.
*Iridectomie* pratiquée dans l'intervalle des poussées aiguës.

S'il existe une complication de choroïdite, recourir au traitement par les *frictions mercurielles.*

### I. TUBERCULEUSE.
Tenter l'ablation du tubercule par l'*iridectomie ;* mais si la vision est perdue et s'il existe des douleurs vives, préférer l'*énucléation* de l'œil.

## IRRITABILITÉ DE L'UTÉRUS GRAVIDE.

*Repos au lit* pendant une durée de temps, variable suivant le cas.

Défendre les rapports sexuels et toute excitation génésique.

Combattre le nervosisme par les *antispasmodiques* et les *calmants*.

Prescrire des *lavements calmants laudanisés* : XX gouttes de laudanum pour 60 gr. d'eau tiède, administrés une à trois fois par jour, selon le cas.

Donner aussi l'*extrait thébaïque* par voie stomacale :

℞ Extrait thébaïque ..... 1 cgr.
Excipient............. Q. S.

Pour 1 pilule : 10 à 12 pilules dans les 24 heures.

Employer la *teinture de viburnum prunifolium* à 1/3, à la dose de XXX à L gouttes, en potion ou en lavement dans les 24 heures.

℞ Bromure de potassium .⎫
Extrait fluide de vibur-⎬āā 2 à 3 gr.
num...............⎭
Cognac.................    30 —
Eau distillée ...........   100 —
Sirop de chloral..........    20 —

1 cuillerée à bouche toutes les heures (Herzen).

℞ Extrait fluide de piscidia....   10 gr.
— — de viburnum..    5 —
Teinture de chanvre indien..    5 —

XX gouttes, 3 à 4 fois par jour (Herzen).

## IVRESSE.

(Voy. *Alcoolisme aigu*).

## KÉRATITES.

### K. IMPÉTIGINEUSE.

*Traitement général tonique* : huile de foie de morue.

*Instillations* trois fois par jour du collyre suivant :

℞ Sulfate d'atropine........    3 cgr.
Chlorhydrate de cocaïne ..   10 —
Eau distillée ...........   10 gr.

Appliquer, matin et soir, dans l'œil, avec un pinceau une petite quantité de la pommade suivante à l'*oxyde jaune d'hydrargyre* :

℞ Oxyde jaune d'hydrargyre   30 cgr.
Vaseline ...............   10 gr.

Pratiquer des lavages avec une *solution boriquée*.

Faire porter des *lunettes avec verres fumés*.

Ne pas employer de collyres irritants et métalliques.

### K. INTERSTITIELLE (parenchymateuse) SYPHILITIQUE.

*Traitement antisyphilitique* : frictions mercurielles, injections de sels de mercure, iodure de potassium, 4 à 6 gr. par jour.

LOCALEMENT : insufflations de poudre de *calomel*.

Collyre d'*atropine* :

℞ Sulfate d'atropine....    5 cgr.
Eau distillée........   10 gr.

2 ou 3 instillations par jour.

**En cas de légère vascularisation de la cornée** : application de *compresses chaudes boriquées* à 40°, répétée six fois par jour et pendant 20 à 30 minutes chaque fois.

**En cas de vascularisation intense** : supprimer les compresses.

**Dans la forme torpide :** prescrire la pommade à l'*oxyde jaune* avec *massage* de l'œil suivant la méthode de Pagenstecher, ou bien recourir aux *douches de vapeur* avec l'appareil de Lourenço, pendant 5 minutes tous les matins (Trousseau).

### K. PHLYCTÉNULAIRE.

*Traitement général tonique :* huile de foie de morue, sirop d'iodure de fer, sirop iodo-tannique, cacodylate de soude.

LOCALEMENT : proscrire les collyres métalliques et irritants. Faire porter des *lunettes fumées*.

**Si la réaction n'est pas très vive :** employer la pommade à l'*oxyde jaune* à 1 p. 20, dont on introduit gros comme un grain de blé, une fois par jour, entre les paupières. Ou bien, projeter à la surface de la cornée à l'aide d'un petit pinceau de la poudre de *calomel à la vapeur*.

En même temps faire faire de fréquents lavages de la conjonctive et des paupières avec une *solution d'acide borique* à 4 p. 100.

**Contre le blépharospasme intense :** pratiquer l'opération d'Agnew ou *section de la commissure externe* à l'aide de ciseaux ou du galvano-cautère.

### K. PONCTUÉE (*Descemetite*).

**Si le malade est atteint de blennorragie :** instituer le *traitement général et local de l'urétrite*.

**En cas de diathèse rhumatismale :** administrer le *sali-cylate de soude*, la *salipyrine*.

**Au début :** instiller le *collyre à l'atropine* pour éviter les complications iriennes, mais si l'iris reste sain, préférer l'usage du *collyre à l'ésérine* pour diminuer la tension toujours accrue dans ces cas, ainsi que pour diminuer la sécrétion de l'humeur aqueuse.

Appliquer un *bandeau compressif*.

Exceptionnellement pratiquer la *ponction de la chambre antérieure*.

### K. SUPERFICIELLE NON VASCULAIRE.

Voy. *K. impétigineuse*, *K. phlycténulaire*.

### K. SUPPURÉE (*abcès de la cornée*).

Donner issue au pus.

**Si le foyer occupe seulement la cornée,** *l'ouvrir largement avec un couteau de Græfe*.

**En cas d'abcès circonscrit et indolent :** appliquer des *compresses boriquées chaudes* à 40°, pendant plusieurs heures dans la journée.

Faire en même temps de fréquents lavages avec une solution de sublimé à 1 p. 3000.

**S'il y a des signes d'iritis :** recourir aux instillations d'*atropine*.

Dans le cas contraire, mieux vaut employer les collyres à l'*ésérine* ou à la *pilocarpine* :

2̸ Chlorhydrate de pilocarpine.  5 cgr.
  Eau distillée .............. 5 gr.
(Trousseau).

**En cas de perforation imminente** : ouvrir l'abcès avec la pointe du *thermocautère* ou du *galvano-cautère*.

**S'il y a hypopyon** : *diviser la cornée* dans son tiers inférieur, et si le pus est épais, l'extraire avec la curette.

Mettre ensuite sur l'œil des compresses chaudes et légèrement antiseptiques.

**En cas de kératite suppurative diffuse** : insister sur les instillations du *collyre à l'ésérine*, sur les *lavages antiseptiques*. Saupoudrer d'*iodoforme* la surface de la cornée et appliquer un *bandeau compressif*.

Pratiquer aussi des *injections sous-conjonctivales de sublimé* ou des *injections de cyanure de mercure* à 1 p. 10.000 dans la chambre antérieure, à la dose de III gouttes à la fois (Fage).

### K. ULCÉREUSE.

Mettre le malade dans l'*obscurité*.

Pratiquer une *antisepsie oculaire rigoureuse* (compresses chaudes imbibées d'une solution de sublimé à 1 p. 5000 ou à 1 p. 3000).

S'opposer à la formation de synéchies antérieures par l'emploi du *collyre à l'atropine*, dans les cas où l'ulcération est superficielle.

Employer aussi la pommade suivante :

    ℞  Bichlorure de mercure ...  25 mgr.
       Sulfate d'atropine.......   1 cgr.
       Vaseline blanche........   20 gr.
                    (Wagenmann).

**En cas d'ulcération profon-**

de, de menace de perforation : rejeter l'emploi du collyre à l'atropine et instiller un collyre à l'*ésérine* :

    ℞  Salicylate d'ésérine.....   5 cgr.
       Eau distillée...........   10 gr.
    Une instillation par jour, ou une tous les deux jours.

**Lorsque les phénomènes inflammatoires commencent à disparaître** : prescrire la *pommade à l'iodoforme*.

    ℞  Iodoforme finement pulvérisé.   1 gr.
       Vaseline...................   10 —

Ou bien, pratiquer des *pansements à la poudre d'iodoforme* ou des *insufflations de calomel à la vapeur*.

**En cas de blépharospasme intense** : séjour dans une *chambre obscure*.

Recourir à la *dilatation forcée* avec les écarteurs ou à la *section de la commissure externe* avec les ciseaux ou le galvano-cautère.

**Si l'ulcère s'agrandit** : cautérisation superficielle au *nitrate d'argent*, au *fer rouge* ou au *galvano-cautère*.

**En cas de perforation** : *lavages antiseptiques*, instillations d'*ésérine, bandeau compressif*.

**Si l'ulcère progresse rapidement où s'il s'est formé un hypopion** : recourir à la *ponction de la chambre antérieure* ou à l'*opération de Saemisch* : inciser transversalement la cornée avec un couteau de Graefe qui doit pénétrer et ressortir en dehors des limites de l'ulcère, dont le fond est sectionné dans toute son étendue.

## K. VASCULAIRE.

Combattre la cause (cils déviés, granulations, corps étrangers).

Ne pas employer de collyres, astringents ou caustiques.

*Lotions* à l'eau boriquée ; *compresses boriquées chaudes à 40°*, appliquées sur les paupières plusieurs fois par jour, pendant 15 à 20 minutes chaque fois, surtout s'il existe des signes de réaction vive.

**Favoriser la disparition des vaisseaux** par l'emploi de la *pommade à l'oxyde jaune* préconisée par Pagenstecher :

℞ Oxyde jaune d'hydrargyre 50 à 60 cgr.
  Vaseline............... 10 gr.

Toucher les plus gros troncs vasculaires avec la pointe d'un *crayon au nitrate d'argent.*

**Contre le pannus :** pratiquer la *péritomie ignée* ou la *péritomie à l'aide de ciseaux courbes,* en enlevant une bandelette de 2 à 3 millimètres de conjonctive tout autour du limbe cornéen.

## K. VÉSICULAIRE (*herpès de la cornée*).

Projeter sur la cornée de la poudre de *calomel.*

*Lotions antiseptiques* fréquemment répétées.

Instiller le collyre à l'*ésérine* s'il n'y a pas de diminution de la tonicité oculaire.

*Exciser* ou *percer* la paroi antérieure des vésicules

**Contre les douleurs :** *sulfate de quinine, hydrate de chloral,* injections de *morphine.*

# KÉRATOSE PILAIRE.

### (Lichen pilaire).

## K. DU CUIR CHEVELU (kératose pilaire avec alopécie).

Appliquer une ou deux fois par semaine la pommade suivante :

℞ Naphtol β......... ) ãã 30 à 40 cgr.
  Résorcine ........ |
  Acide salicylique...... 50 cgr.
  Soufre précipité........ 2 à 4 gr.
  Huile de ricin ......... 15 —
  Beurre de cacao........ 4 —
  Baume du Pérou....... Q. S.
      (Brocq).

Le lendemain, nettoyer le cuir chevelu avec de la *décoction de saponaire* et du *savon mou de potasse* ou du *savon d'ichtyol.*

## K. DE LA FACE.

Appliquer, pendant la nuit, le mélange suivant, étalé sur un morceau de flanelle.

℞ Acide tartrique........ 1 gr.
  — salicylique ...... 2 —
  Savon mou de potasse.. 40 —
      (Brocq).

Le jour, mettre un fard quelconque (cold-cream, pommade à l'oxyde de zinc au 1/10), ou mieux si la peau n'est pas irritée :

℞ Calomel .......... 1 gr.
  Glycérolé d'amidon 20 —
      (Brocq).

Lorsque la peau est très irritée suspendre les applications du mélange ci dessus indiqué.

Recourir aussi aux *scarifica-*

*tions linéaires quadrillées très serrées*, pratiquées tous les huit jours (Brocq).

## K. DU TRONC ET DES MEMBRES.

**Cas légers** : savonnages avec du *savon ponce*, du *savon à l'acide salicylique*.

Onctions tous les soirs avec du *glycérolé d'amidon* pur ou avec :

℞ Acide tartrique ou
    salicylique......... 1 gr.
Glycérolé d'amidon. 20 à 30 —
            (Brocq).

**Cas intenses** : *bains glycérinés prolongés*; frictions avec le *savon mou de potasse*.

Appliquer des *pommades salicylées, résorcinées, pyrogallées, soufrées* ou *naphtolées*.

Détruire les petits points rouges de la face postérieure des bras, avec l'*électrolyse* (Brocq).

# KYSTES.

## K. DU FOIE (HYDATIQUES).

**Si la ponction exploratrice fait écouler un liquide clair :** pratiquer une *ponction aspiratrice* strictement aseptique, suivie d'une *injection intrakystique parasiticide*.

Toutefois, si le kyste est ancien et adhérent, préférer la *laparotomie*.

PRATIQUE DES PONCTIONS :
Faire la ponction avec une aiguille assez fine (n° 2 de l'aspirateur Dieulafoy) ou avec un trocart et enlever tout le liquide contenu dans la poche kystique. Procéder lentement. Remplacer le liquide évacué par *une quantité notablement moindre d'une solution antiseptique qu'on retire par aspiration au bout d'une dizaine de minutes*.

Se servir de la *liqueur de Van Swieten* et injecter 60, 80 et 100 gr. au maximum : après l'avoir retirée, laver très soigneusement, à deux reprises, la cavité kystique avec de l'eau stérilisée et salée.

Ou bien injecter 15 à 20 gr. de *sublimé* à 1 p. 1000, et les abandonner dans la poche (Mesnard, Baccelli, Debove).

Il est plus prudent d'employer soit la *solution de sulfate de cuivre* à 5 p. 100, soit l'*eau naphtolée sursaturée* (Chauffard, Juhel-Renoy, Merklen).

℞ Naphtol β............. 1 gr.
Alcool à 90 .......... 10 —
Eau distillée chaude...
      Q. S. p. 100 c.c.

Au moment de se servir de cette solution, plonger le flacon dans un bain-marie et chauffer la seringue.

Retirer la solution injectée, au bout de 10 à 15 minutes.

Ou encore se servir du mélange hydaticide suivant :

℞ Extrait mou de fougère
    mâle.............. } āā 2 gr.
Liqueur de potasse.... }
Eau distillée.............. 24 —
         (Pavy).

Après l'opération, faire une *compression soignée* de l'abdomen avec de la ouate et un bandage de corps.

*Repos absolu* pendant au moins 4 à 5 jours.

**Si la ponction donne issue à un liquide trouble ou purulent** : recourir à l'*ouverture large du kyste* par simple laparotomie ou par voie transpleurale ; si possible, l'enlever et le réséquer partiellement ; puis suturer le reste de la poche à la plaie ; *drainage* et *lavages antiseptiques*.

### K. DE LA GLANDE VULVO-VAGINALE.

*Fendre le kyste* sur toute sa hauteur, *évacuer* le contenu, puis cautériser la face interne du kyste avec une *solution de chlorure de zinc à* 10 *p*. 100. Inutile de suturer (Tillaux).

Préférer l'*excision ;* pratiquer cette opération à la cocaïne, à travers une petite incision faite sur la muqueuse vulvaire.

Enucléer la tumeur sans l'ouvrir.

Remplir la poche avec du blanc de baleine, pour rendre sa dissection plus facile (Pozzi).

### K. A GRAINS RIZIFORMES.

Placer la bande d'Esmarch, puis faire une *incision verticale unique* sur la saillie formée au dessus du ligament annulaire (poignet), ou bien *deux incisions*, l'une dans la paume et l'autre à l'avant-bras.

*Evacuer le liquide et les grains libres et gratter la membrane à la curette*, arracher les grains encore adhérents et détruire jusque dans les couches profondes les nodules tuberculeux. Lavage abondant avec une solution antiseptique faible, suivi d'un second lavage à l'a-

HERZEN.

cide phénique à 5 p. 100 ou d'une *cautérisation avec une solution de chlorure de zinc à* 1 *p*. 10. Drainage (Lejars).

L'extirpation de la poche est une opération longue et délicate (Tillaux).

### K. DE L'OVAIRE.

Traitement chirurgical curatif : *ovariotomie*. Intervenir le plus tôt possible.

Si l'ovariotomie est contreindiquée (affections organiques graves, mauvais état général), recourir au *traitement palliatif* et à la *ponction du kyste* par la paroi abdominale, surtout en cas de dyspnée.

Prescrire le port d'une *ceinture abdominale*.

### K. DU POUMON (HYDATIQUES).

**En cas de kyste uniloculaire, à contenu clair et vierge de tout traitement antérieur** : pratiquer la *ponction évacuatrice*, suivie d'une *injection intrakystique parasiticide* (voy. *Kystes du foie*). Evacuer très lentement.

**En cas de kyste hydatique contenant de nombreuses hydatides filles ou de kyste suppuré** : recourir à la *pneumotomie* (pleuropneumotomie).

**Lorsque le kyste s'est ouvert spontanément dans les bronches** : combattre l'infection secondaire de la poche ; prescrire les *inhalations balsamiques et antiseptiques*, administrer les *balsamiques*.

(Voy. *Bronchite fétide, Gangrène pulmonaire*).

23.

Conseiller aussi les *inhalations d'éther* (Marconnet).

## K. SÉBACÉS (LOUPES).

Incision et *énucléation* du kyste ; lavage antiseptique, suture. Ne drainer que les très grosses loupes.

*Pansement compressif* (Lucas-Championnière).

## K. SYNOVIAUX.

*Ponction évacuatrice suivie d'injection iodée.*

Préférer l'*extirpation totale de la poche.*

Lorsque celle-ci est difficile ou dangereuse, se contenter de la *résection partielle* des parois, suivie de cautérisation de la poche au *chlorure de zinc* à 1 p. 10 (Chaput).

# LACÉRATIONS DU COL UTÉRIN.

(Voy. *Déchirures du col utérin*).

# LARYNGITES.

## L. AIGUE.

*Repos*, séjour dans un appartement à température constante, 18°.

Observer le *silence* presque absolu.

Enlevopper le cou de ouate ou de flanelle ; mettre de la *teinture d'iode* ou un *cataplasme sinapisé*.

Faire prendre des *pédiluves* très chauds et sinapisés.

**Au début** : prescrire les *inhalations de vapeur d'eau additionnée de teinture de benjoin* (1 cuillerée à café pour un verre d'eau) pour calmer l'irritation.

℞ Teinture d'eucalyptus.... 20 gr.
Eau de goudron.......... 1 litre.
Pour fumigations ou pulvérisations Lermoyez).

Administrer le *benzoate de soude*, l'*aconit* et la *belladone* :

℞ Benzoate de soude....... 6 gr.
Alcoolature de racines
   d'aconit............. XXX gttes.
Eau de laurier-cerise.. 10 gr.
Sirop de tolu.......... 60 —
  — de codéine:..... 30 —
Eau................. 60 —

1 cuillerée à bouche toutes les 1 ou 2 heures (Ruault).

℞ Benzoate de soude........ 15 gr.
Sirop de codéine.......... 50 —
  — de térébenthine..... 50 —
  — de tolu............ 125 —
  — de bourgeous de sapin 125 —
1 cuillerée à bouche, toutes les 2 heures, dans une tasse de tisane chaude (Ruault).

Prescrire la *poudre de Dower*, l'*oxyde blanc d'antimoine* :

℞ Oxyde blanc d'antimoine }āā 10 cgr.
Poudre de Dower...... }
Excipient................. Q. S.
Pour une pilule : 5 à 10 par jour.

Donner la *morphine*, la *codéine*, l'*héroïne* :

℞ Chlorhydrate d'héroïne. 10 cgr.
Eau distillée........... 10 gr.
X gouttes, 4 fois par jour.

**S'il existe en même temps de la pharyngite avec douleurs à la gorge** : conseiller les *inhalations* avec la solution suivante ;

℞ Chlorhydrate de cocaïne .   60 cgr.
 Chlorate de potasse .....   10 gr.
 Eau de laurier-cerise . } āā 40 —
 Glycérine...........
 Eau distillée............   400 —

Recourir, au besoin, aux *gargarismes calmants* (infusion de feuilles de coca, solution de cocaïne, d'acide phénique) et aux *applications analgésiques* (menthol, cocaïne en solution huileuse).

(Voy. *Angines*).

**A la période de coction,** favoriser l'expectoration par les *balsamiques* (goudron, térébenthine, terpine, tolu).

℞ Terpinol............. } āā 10 cgr.
 Acide benzoïque.....
 Extrait de belladone.. } āā 1 —
 — de jusquiame ...

Pour 1 pilule : 6 par jour (Herzen).

(Voy. *Bronchites*).

**Chez les enfants :**

℞ Teinture de belladone }
 — de racines } āā 10 gr.
 d'aconit..........

X gouttes, matin et soir, dans une tasse de lait tiède ou une tasse d'infusion sucrée de fleurs pectorales, de bourrache, de capillaire, des quatre fruits (Comby).

℞ Teinture de racines }
 d'aconit........ } āā VI à X gttes
 — de belladone }
 Sirop de tolu.............   20 gr.
 — diacode...........   10 —

1 cuillerée à café toutes les 2 heures (Herzen).

**L. CHRONIQUE.**

Repos de la voix. Proscrire le tabac, l'alcool, le séjour dans des locaux mal aérés et où se trouve de la poussière.

Combattre la douleur ; diminuer la dysphagie spasmodique ; modifier les lésions.

Traiter avant tout les lésions du nez et du pharynx nasal, s'il en existe (Ruault).

**Forme catarrhale simple :** applications à l'aide d'un petit tampon de coton hydrophile, fixé à un instrument approprié, de *nitrate d'argent* ou de *chlorure de zinc* en solution.

℞ Nitrate d'argent ......   1 à 5 gr.
 Eau distillée ........   50 —

℞ Chlorure de zinc......   3 gr.
 Eau distillée ou glycérine ...............   50 à 30 —
          (Mackenzie).

℞ Tanin ...............   10 gr.
 Glycérine ...........   100 —

℞ Acide phénique.......   6 à 10 gr.
 Glycérine ...........   100 —

**Forme catarrhale sèche :** *pulvérisations alcalines, inhalations* de vapeur d'eau ou de mélanges balsamiques :

℞ Eucalyptol ..........   2 gr. 50
 Menthol.............   4 —
 Terpinéol...........   2 —
 Essence de pin ......   1 —

X gouttes, pour chaque inhalation (Kafemann).

Employer le *naphtol sulforiciné :*

℞ Naphtol ...............   10 gr.
 Sulforicinate de soude...   100 —
          (Ruault).

℞ Acide phénique.........   10 gr.
 Sulforicinate de soude...   100 —
          (Ruault).

**Forme hypertrophique :** recourir aux *moyens chirurgicaux.*

**L. GRANULEUSE.**

Applications locales de *solutions iodo-iodurées fortes,* répétées et exécutées avec vigueur sous forme de frictions :

℞ Iode métallique .......... 60 cgr.
Iodure de potassium....... 6 gr.
Glycérine............... 30 —

℞ Iode métallique....... 1 gr.
Iodure de potassium .. 1 —
Glycérine........... 20 à 30 —

Faire précéder ces applications de *l'ablation* des saillies ou du moins de leur *abrasion* avec les pinces coupantes laryngiennes (Ruault).

CURE THERMALE AUX EAUX de Challes, Eaux-Bonnes, Cauterets, Mont-Dore, Bagnères-de-Bigorre.

(Voy. *Laryngite syphilitique* et *Laryngite tuberculeuse*).

### L. ŒDÉMATEUSE.

(Voy. *Œdème de la glotte*).

### L. SPASMODIQUE (*chez l'adulte*).

Couper la crise par un badigeonnage à la *cocaïne* (1 p. 10 ou 1 p. 20) du pharynx et la portion sus-glottique du larynx.

Faire respirer de *l'éther* ; ne pas employer le chloroforme.

Ou bien, pratiquer une *injection de morphine*.

Recourir aux applications de *compresses imbibées d'eau très chaude* au devant du cou.

**En cas d'asphyxie** : pratiquer la *trachéotomie*.

**Après la crise** : combattre la cause, traiter l'hystérie.

Donner, chez les névropathes, les *bromures* et administrer des *lavements calmants et antispasmodiques* :

℞ Asa fœtida............... 4 gr.
Jaune d'œuf.............. n° I.
Teinture de chanvre indien 1 gr.
Infusion de racines de valériane à 20 p. 100 ....... 250 —

Pour un lavement : 2 dans les 24 heures (Herzen).

**Chez l'enfant** : voy. *L. striduleuse, Spasme de la glotte*.

### L. STRIDULEUSE.

Appliquer des *révulsifs* au devant du cou : teinture d'iode, cataplasmes sinapisés, compresses de tarlatane imbibées d'eau très chaude : se servir d'une éponge (Graves, Trousseau).

Conseiller les *pédiluves très chauds sinapisés* ; mettre ensuite des *bottes de ouate* aux jambes.

Prescrire une *potion antispasmodique et expectorante* :

℞ Bromure de sodium.... 1 gr.
Sirop de chloral....... 20 —
— de tolu. ........ 30 —

A prendre en 3 fois dans la nuit dans une tasse de lait chaud avec un jaune d'œuf (enfants de 2 ans).

℞ Bromure de potassium ..... 1 gr.
Sirop de belladone........ 10 —
— d'écorces d'oranges... 30 —

Par cuillerées à café, dans la journée.

℞ Alcoolature de racines d'aconit.. ⎫
Teinture de belladone.......... ⎭ āā V à X gttes.

Sirop de chloral........... 10 gr.
— de fleurs d'oranger .. 20 —
Eau de tilleul ............ 120 —

Par cuillerées à dessert de 1/2 en 1/2 heure (enfants de 2 à 4 ans).

℞ Musc................. 20 cgr.
Sirop de tolu.......... 25 gr.
Eau de tilleul ........ 60 —

4 à 6 cuillerées à café par jour (Descroizilles).

℞ Chloroforme. ........ X gttes.
Glycérine........... 5 gr.
Sirop de tolu... ⎫
Eau.......... ⎭ āā 20 —

Par cuillerées à café de 1/2 en 1/2 heure, au moment de l'accès.

Diminuer l'intensité de l'accès en faisant vivre le malade dans une *atmosphère chargée de vapeur d'eau* ; additionner l'eau, que l'on maintiendra en ébullition, de :

℞ Teinture de benjoin........ 10 gr.
   Essence de feuilles d'eucalyptus ..................... 5 —
   Alcool rectifié............. 80 —
   Eau distillée ............:. 100 —

**En cas d'asphyxie menaçante** : pratiquer des *tractions rythmées de la langue*, le *tubage du larynx* ou la *trachéotomie*.

## L. SYPHILITIQUE.

Défendre l'usage du tabac et des liqueurs alcooliques.

Insister avec le *traitement antisyphilitique général*.

Faire tous les 4 jours des applications locales, au moyen d'un porte-ouate, en évitant d'agir avec violence et d'excorier la muqueuse, de solutions de *nitrate d'argent* ou de *solutions iodo-iodurées*.

℞ Nitrate d'argent......... 1 gr.
   Eau distillée........... 20 à 30 —

℞ Iode.................... 20 cgr.
   Iodure de potassium....... 2 gr.
   Glycérine ............... 20 —

Pratiquer aussi des attouchements des plaques muqueuses avec de *l'acide chromique* à 1 p. 5.

**A la période tertiaire,** déterger les ulcérations le mieux possible, à l'aide de *pulvérisations antiseptiques tièdes*, répétées deux à trois fois par jour, pendant 5 à 10 minutes chaque fois (sublimé à 1 p. 10.000 ou 1 p. 15.000).

℞ Sublimé corrosif.......... 20 cgr.
   Alcool à 90°.............. 50 gr.
   Eau distillée ............. 200 —

Inhaler, 2 à 3 fois par jour, 1 à 2 cuillerées à bouche de cette solution.

Toucher de temps en temps les ulcérations avec la *solution iodo-iodurée* (Ruault).

Pratiquer des insufflations de poudre de *iodoforme*.

## L. TUBERCULEUSE.

Traitement général de la phtisie pulmonaire.

Faire *évaporer de l'eau* dans la chambre, de façon à entretenir une atmosphère humide.

**Forme catarrhale** : applications des *topiques* suivants :

℞ Nitrate d'argent.......... 1 gr.
   Eau distillée.............. 30 —

℞ Chlorure de zinc.......... 1 gr.
   Glycérine................. 30 —

℞ Créosote ................. 1 gr.
   Alcool................... 4 —
   Glycérine ................ 60 —

℞ Acide lactique ........ 40 à 80 gr.
   Glycérine............. 20 à 60 —

**Forme infiltro-ulcéreuse** : pratiquer des insufflations de poudre d'*iodoforme*, de *xéroforme*, d'*aristol*, d'*iodol*, à la dose de 20 à 50 centigr.

Recourir à l'*évidement* des régions ulcérées et à l'*ablation* aussi complète que possible des tissus infiltrés, à l'aide de curettes tranchantes, de pinces emporte-pièces, de cuillers tranchantes.

Cautériser ensuite les parties cruentées avec l'*acide lactique* ou le *chlorure de zinc*, en solutions concentrées (Ruault).

℟ Acide phénique......... 1 à 5 gr.
  — lactique ......... 2 à 15 —
  Glycérine.............. 20 —
(Bothey).

Pour cautérisations intralaryngiennes, à pratiquer après avoir anesthésié le larynx avec une solution de cocaïne à 10 ou 20 p. 100. Se servir, au début, de glycérine ne contenant qu'une petite dose d'acide phénique et d'acide lactique, puis augmenter progressivement la dose de ces agents jusqu'à la limite indiquée.

Ou bien :

℟ Acide phénique........... 50 cgr.
  Menthol ................. 1 gr.
  Glycérine................ 20 —
Pour badigeonnages (Herzen).

**Formes scléreuses et végétantes** : pratiquer *l'ablation* de la plus grande partie possible de tissus malades, suivie de *cautérisation* de la surface cruentée; ou bien, applications de *naphtol-sulforiciné* ou de *phénol-sulforiciné* (Ruault).

℟ Naphtol β................ 10 gr.
  Sulforicinate de soude..... 100 —

℟ Acide phénique....... 10 à 40 gr.
  Sulforicinate de soude.. 100 —

Renouveler ces applications topiques tous les jours ou tous les 2 jours, les associer aux *curettages* pratiqués et repris tant qu'il reste des tissus malades abordables (Ruault).

**Dans toutes les formes de phtisie laryngée**, soumettre les malades aux *pulvérisations antiseptiques* répétées.

Se servir de solutions de *phénol* à 1 p. 1000, de *sublimé* à 1 p. 5000. Pratiquer les pulvérisations avec un petit pulvérisateur à vapeur de Siegle, devant lequel se place le malade respirant largement, la bouche

grande ouverte et la langue hors de la bouche. Faire 2 à 3 pulvérisations, de 5 minutes de durée par jour (Ruault).

℟ Menthol.................. 1 gr.
  Teinture d'eucalyptus...... 10 —
  Alcool à 90°.............. 70 —
  Eau distillée ............. 150 —
Pour pulvérisations.

℟ Benzoate de soude ........ 8 gr.
  Acide borique............ 4 —
  Glycérine ................ 50 —
  Eau distillée .............. Q. S. p.
un demi-litre.

Pour pulvérisations : employer chaque fois 2 cuillerées de cette solution (François).

℟ Chlorhydrate de cocaïne... 60 cgr.
  Acide phénique........... 80 —
  Eau de laurier-cerise.. } ãã 50 gr.
  Glycérine............. }
  Eau distillée.............. Q. S. p.
un demi-litre.<br>(François).

**En cas de dysphagie douloureuse** : applications de *glycérine phéniquée* à 5 p. 100, de *phénol sulforiciné*, à 30 ou 40 p. 100, d'une solution de *cocaïne* à 10 ou 20 p. 100, d'une solution huileuse de *menthol* à 1 p. 20, ou d'*orthoforme* à 25 p. 100, faites peu de temps avant les repas.

Ou bien pratiquer des insufflations de poudre *d'orthoforme* (20 centigr.).

Au besoin, injection de *morphine*, ou de *dionine*.

**En cas de poussée inflammatoire aiguë** (suppurative) **et de douleur** : *pulvérisations antiseptiques chaudes*.

Faire au-devant du larynx des applications de *compresses imbibées d'eau à la température la plus élevée que le malade puisse supporter*, recouvrir ensuite de taffetas gommé pour empêcher le refroidissement. Pour la nuit, remplacer les compresses par une *cravate de ouate*.

**En cas d'œdème de la glotte avec dyspnée** : *émissions sanguines locales* (4 sangsues, au-devant du cou).

*Scarifications, révulsifs* (voy. *Œdème de la glotte*).

**En cas d'asphyxie** : *ponctionner* avec la lancette pharyngienne la région où l'on soupçonne la présence de pus, ou bien pratiquer la *trachéotomie*.

## LENTIGO.

**L. BENIN.**

Combattre l'anémie, la scrofule ; traiter les affections gastro-intestinales et utérines.

Ne pas administrer l'arsenic et le nitrate d'argent.

Faire porter des *chapeaux à larges bords*, des *voilettes*, des *gants*.

Frictions, matin et soir, avec une solution de *sublimé* à 1 p. 500.

Appliquer, pendant la nuit, l'*emplâtre de Vigo* ou l'*emplâtre hydrargyrique de Unna*.

Mettre pendant la journée un *fard* quelconque.

(Voy. *Ephélides*).

**L. MALIN.**

Détruire la tumeur avec le *thermo-cautère* et panser avec la pommade suivante :

℞ Chlorate de potasse ........ 6 gr.
   Vaseline ................... 30 —
                         (Brocq).

## LÈPRE.

Traitement général.

Administrer l'*huile de chaulmoogra* ; commencer par V gouttes matin et soir, avant ou après les repas.

Augmenter de IV à VI gouttes par jour, jusqu'à faire prendre CCL gouttes par jour en 3 ou 4 fois. Continuer à cette dose pendant 2 à 3 mois. Donner l'huile dans du thé chaud, de l'infusion de menthe, ou en capsules.

Si l'huile de chaulmoogra n'est pas tolérée par l'estomac, recourir aux injections sous-cutanées de ce même médicament à la dose de 4, 5, 6 et 8 gr. par jour, continuées pendant des mois, ou bien prescrire le *gynocardate de soude*, à la dose de 2 à 5 grammes par jour.

℞ Gynocardate de soude ....... 25 cgr.
   Extrait et poudre de gentiane Q. S.
Pour 1 pilule : 6 à 24 par jour.

Ou encore, donner le *baume de gurgun* (2 à 12 gr. par jour).

℞ Baume de gurgun ......... 6 gr.
   Poudre de gomme arabique. 6 —
   Eau de menthe ........... 60 —
   Sirop simple ............. 20 —
Par cuillerées (Unna).

**En cas de névralgies** : *antipyrine, exalgine, quinine, amygdophénine, aconitine*, et dans les cas rebelles, *élongation des nerfs*.

**En cas de nodosités érythémateuses** : administrer l'*iodure de potassium* (2 à 4 gr. par jour).

TRAITEMENT LOCAL.

*Bains fréquents, lotions* et *pulvérisations phéniquées, onctions* avec de l'huile phéniquée.

**En cas de tubercules non ulcérés** : cautérisation au *thermo* ou au *galvano-cautère*, puis application de *pommades desséchantes et antiseptiques*.

**En cas de tubercules ulcérés** : pansement avec de la *pommade phéniquée* à 5 p. 100, et avec des *poudres antiseptiques* (iodoforme, xéroforme, iodol, aristol, salol).

Employer l'*europhène* ou le *baume de gurgun* :

℞ Europhène......... 5 gr.
Huile d'olives...... 95 —
Pour pansements.

℞ Baume de gurgun ... 1 partie.
Eau de chaux....... 2 ou 3 parties.
Pour pansements.

Recourir, au besoin, au *raclage* des surfaces ulcérées.

**En cas d'ulcérations des muqueuses** : cautérisation avec une solution de *nitrate d'argent* à 1 p. 5.

**En cas de mal perforant plantaire** : pratiquer l'*élongation* du sciatique ou l'*amputation*.

**Après guérison** : recourir, si besoin, aux *opérations plastiques*.

# LEUCÉMIE OU LEUCOCYTHÉMIE.

Prescrire l'*arsenic*, à doses croissantes jusqu'à disparition des symptômes d'intoxication (picotements du nez, sécheresse de la bouche, rougeur des yeux). Diminuer alors la dose pour la maintenir aux limites de l'apparition des phénomènes toxiques.

Faire prendre la *liqueur de Fowler*, à la dose initiale de VI gouttes en 3 fois ; augmenter la dose d'abord d'une goutte par jour, puis d'une goutte tous les 2 à 3 ou 4 jours (A. Gilbert).

En cas de troubles digestifs, recourir à l'*injection hypodermique quotidienne* d'un demi à 1 centim. cube de liqueur de Fowler modifiée par la substitution d'eau de laurier-cerise à l'eau de mélisse :

℞ Acide arsénieux....... }
Carbonate de potasse.. } āā 1 gr.
Eau distillée............ 95 —
Eau de laurier-cerise..... 3 —

Ou bien administrer le *cacodylate de soude* par voie hypodermique (pas par voie gastrique), à la dose de 5, 10 et 20 centig. par jour (Widal. Merklen).

**Chez les enfants** : donner la *liqueur de Fowler*, à la dose de V à VI gouttes par jour, dans un peu de lait.

Pratiquer des injections hypodermiques de V à VI gouttes de liqueur de Fowler modifiée, ou de *cacodylate de soude*, 2 à 5 centigr..

Faire prendre, matin et soir, un des paquets suivants :

℞ Chlorhydrate de quinine...   3 cgr.
Fer réduit..................   3 —
Poudre d'eucalyptus ......   25 —
Pour 1 paquet (Henoch).

**Chez tous les malades :** prescrire les *toniques*, les *bains salés*, les *douches*.

OPOTHÉRAPIE : 100 gr. par jour de moelle osseuse rouge d'un jeune veau, prise crue dans du lait ou de la soupe.

EAUX THERMALES de la Bourboule, Uriage.

# LEUCOPLASIES.

## L. BUCCALE.

**Chez les syphilitiques :** *traitement antisyphilitique* mixte énergique (voy *Syphilis*).

**Dans les autres cas :** *supprimer toutes les causes d'irritation de la muqueuse buccale* (tabac, alcool, mets épicés ou acides, dents cariées, dentiers).

Combattre l'arthritisme ; traiter la goutte et le diabète.

Prescrire des *pulvérisations alcalines* tièdes, répétées fréquemment et *des bains de bouche alcalins*, répétés dix à douze fois par jour.

Employer pour ces médications les *eaux alcalines naturelles* de Saint-Christan, de Vals, de Vichy, ou bien de solutions de :

℞ Bicarbonate de soude à 2 p. 1000.
Salicylate de soude    à 1 p. 1000.
Borate de soude      à 5 p. 1000.

Conseiller l'emploi de la *décoction de racine de guimauve*, de *morelle*, de *riz*, additionnées de borate de soude à 1 ou 2 p. 100.

Pratiquer des onctions des zones leucoplasiques avec des *pommades à l'acide borique*, au *bicarbonate de soude*, au *dermatol*, à l'*aristol*, au *salol* ou au *baume du Pérou* ;

℞ Salol, iodol ou aristol .   1 gr.
Vaseline..............   50 —
Pour onctions : 3 fois par jour.

℞ Chlorhydrate de cocaïne....   5 cgr.
Acide borique pulvérisé  }
Baume du Pérou.......  } ãã 1 gr.
Vaseline.................   40 —
Pour onctions : 2 à 3 fois par jour (Besnier).

Ne jamais employer de caustiques forts (nitrate d'argent).

Appliquer les *topiques* suivants : *solution glycérinée d'acide borique*, ou d'*hyposulfite de soude*, ou de *baume du Pérou à 5 p. 100* ; *solution alcoolique d'acide salicylique à 1 p. 10*, appliquée tous les 4, 5 ou 6 jours et immédiatement après, bain de bouche avec une solution alcaline.

**S'il existe des crevasses :** préférer l'*acide chromique* à 1 p. 20 et à 1 p. 5, appliqué tous les quatre jours (bain de bouche après chaque application).

**Dans les cas rebelles :** essayer le *sublimé* à 1 p. 200, l'*huile de cade* (appliquée 2 fois par jour), ou la *papaiotine* :

℞ Papaiotine ..........   50 cgr.
Eau distillée ....  }
Glycérine.......  } ãã 5 gr.
Pour badigeonnages.

**Si les médications ci-des-**

**sus échouent** : pratiquer le *raclage* ou la *rugination* ou la *cautérisation ignée* de la plaque leucoplasique.

**En cas d'induration, d'état papillomateux** : pratiquer l'*ablation* au bistouri de toute la plaque indurée.

Dans certains cas, préférer la *décortication* de la langue au thermo-cautère ou l'*amputation* de cet organe (Le Dentu).

### L. VULVO-VAGINITE.

*Lotions* et *injections très diluées et peu irritantes* (acide borique à 2 p. 100), répétées plusieurs fois par jour.

Eviter toute cause d'irritation; réaliser une *propreté minutieuse* des parties atteintes

Combattre l'arthritisme.

Chez les femmes qui ont dépassé la quarantaine, pratiquer l'*ablation systématique* de toutes les plaques de leucoplasie, même celles qui ne présentent encore aucune trace de dégénérescence.

**Si la plaque est dégénérée :** pratiquer l'*extirpation* de toute la plaque, combinée à l'ablation des ganglions lymphatiques (Labadie-Lagrave et Legueu).

# LEUCORRHEE.

(Voy. *Blennorragie chez la femme. Vulvites, Vaginites, Endométrites, Ectropion des lèvres du col, Métrites, Salpingites, Fibromes, Cancer du col et du corps de l'utérus*).

Combattre la chloro-anémie et la scrofule.

℞ Sulfate de fer pulvérisé..... 8 gr.
   Sous-carbonate de fer....... 12 —
   Quinqu na rouge pulvérisé... 4 —
   Cannelle pulvérisée......... 4 —
   Ergotine................. 4 —

1 ou 3 pincées avant les principaux repas (Guipon).

Prescrire des *injections astringentes et antiseptiques* sulfate de cuivre, sulfate de zinc, tanin, alun, acide borique, acide phénique, permanganate de potasse et de chaux, sublimé corrosif, itrol, aseptol, chinosol, etc.).

℞ Sulfate de cuivre pulvérisé. 10 gr.

Pour 1 paquet, à dissoudre dans 2 litres d'eau.

℞ Alun............ ⎱ āā 150 gr.
   Acide borique... ⎰

1 cuillerée à bouche de ce mélange pour 1 à 2 litres d'eau chaude (Herzen).

℞ Acide tannique.......... 50 gr.
   Acide borique pulvérisé... 150 —

1 cuillerée à bouche de ce mélange pour 1 à 2 litres d'eau chaude (Herzen)·

Employer aussi la *décoction de feuilles de noyer* (60 gr. dans 1 litre d'eau) additionnée de 2 gr. de tanin.

℞ Acide tannique .......... 60 gr.
   Alcool de lavande..... ⎱
   Créosote ............. ⎰ āā 30 —
   Eau distillée............ 250 —

1 cuillerée à soupe par litre d'eau tiède (Lutaud).

℞ Acide phénique...... ⎱ āā 245 gr.
   Alcool ............. ⎰
   Essence de thym......... 10 —

1 cuillerée à soupe pour 1 litre d'eau tiède (Auvard).

℞ Permanganate de potasse. 1 à 2 gr.

Pour 1 paquet, à dissoudre dans 2 litres d'eau.

℞ Sublimé........ 25 à 50 cg.
  Acide tartrique .. 1 gr.
Pour 1 paquet, à dissoudre dans 2 litres d'eau.

Employer la *créoline*, à la dose de 1 cuillerée à café pour 2 litres d'eau, ou mieux le *lysol* à la dose de 1 cuillerée à dessert pour 2 litres d'eau.

**Chez les femmes enceintes, obèses ou vieilles :**

℞ Borate de soude ..... | āā 200 gr.
  Bicarbonate de soude. |
1 cuillerée à bouche pour 1 litre d'eau.

**Chez les petites filles :** voy. *Vulvo-vaginite des petites filles.*

# LICHEN.

**L. AGRIUS** (*prurigo-congénital de Hébra*).

*Toniques :* huile de foie de morue, arsenic, cacodylate de soude

*Bains émollients* à 33° ou 35°, tous les 2 jours.

Au début, *onctions d'huile de foie de morue additionnée de menthol*, de *goudron* au quart, puis pur ; *d'huile de cade* mélangée au glycérolé d'amidon (à 1 p. 3), puis pure. Pommade au *naphtol* à 5 p. 100 ; à l'acide phénique et au *menthol* à 1 p. 60 ou à 1 p 40 (Fournier).

**Contre le prurit :** recourir à l'*enveloppement dans le caoutchouc* ou dans la *ouate*.

**Au moment des poussées cutanées :** donner la *quinine* (50 à 70 cgr. par jour), associée à la *teinture de belladone* (VI à XII gouttes par jour) (Brocq).

Recourir à la *médication thyroïdienne.*

Envoyer les arthritiques aux eaux de la *Bourboule*; les scrofuleux aux eaux sulfureuses de *Luchon, Cauterets, Salies-de-Béarn ;* lorsque les deux diathèses se trouvent combinées, conseiller les eaux d'*Uriage*, de *Saint-Honoré*, de *Saint-Gervais.*

**L. SCROFULOSORUM.**

Alimentation reconstituante, *toniques.*

Bonne hygiène et *huile de foie de morue.*

℞ Huile de foie de morue. 150 gr.
  Iode................. 15 cgr.
1 cuillerée à bouche, matin et soir (Kaposi).

Faire en outre, 2 ou 3 fois par jour, des *onctions cutanées* avec l'huile de foie de morue.

**L. SIMPLE.**

Régime alimentaire sévère, boissons émollientes, purgatifs légers. Combattre l'arthritisme, la goutte.

Calmer le système nerveux à l'aide de la *valériane*, de l'*asa fœtida*, du *castoréum*, de l'*antipyrine* et des *bromures.*

Prescrire l'*arsenic, le cacodylate de soude :*

℞ Arséniate de soude....... 10 cgr.
  Teinture de belladone.... L gouttes
  Eau de laurier-cerise..... 50 gr.
  Eau distillée........... 200 —
1 à 3 cuillerées à café, à la fin des 2 principaux repas (Brocq).

**Contre le prurit** : donner la *quinine* (bromhydrate), associée à la *belladone* (3 à 5 cgr. ou VI à XII gouttes), ou l'*acide phénique* en pilules ou en sirop.

 ♃ Acide phénique........... 2 gr.
    Térébenthine de Venise... 1 —
    Magnésie calcinée........ Q. S.
    Pour 40 pilules : 2 pilules, 4 à 6 fois par jour.

Employer les *pommades* à l'*acide phénique*, au *menthol*, à l'*acide tartrique* (Voy. *Prurit*).

Cure thermale aux eaux de la *Bourboule*; lorsque l'état du système nerveux est vraiment mauvais : *Néris, Ragatz, Schlangenbad, Bains, Luxeuil, Bagnères-de-Bigorre* (Brocq).

## LIPOTHYMIE.

(Voy. *Syncope*).

## LITHIASES.

### L. BILIAIRE.

Voyez : *Colique hépatique*.

Traitement hygiénique : vic active au grand air, exercices physiques au grand air avant les repas, repos après. Hydrothérapie ; stimulations cutanées, massage, frictions.

Régime alimentaire : usage très modéré d'aliments gras, régime plutôt herbacé qu'animal, quantité strictement nécessaire d'aliments féculents ou sucrés. Défendre les substances riches en cholestérine, telles que les cervelles, le boudin, les jaunes d'œufs. Eviter le poivre, le vinaigre, la moutarde, les sauces épicées, les choux, les truffes, les champignons, les tomates, l'oseille, les crustacés et les fromages faits.

Repas espacés, réguliers, peu copieux.

Boire de l'eau, du thé léger, du vin blanc coupé d'eau, de la bière légère. Faire prendre 1 litre de lait par jour, entre les repas.

Défendre le vin rouge, les liqueurs et le café ; éviter les eaux séléniteuses et les boissons gazeuses.

Traitement médicamenteux : Modifier le tempérament arthritique par l'*iodure de potassium* à la dose de 80 cgr. à 1 gr. par jour, pris pendant des mois.

Administrer les *alcalins* (bicarbonate de soude 2 à 4 gr. par jour, eaux alcalines naturelles de Vichy, Vals), *la lithine, le benzoate de soude, l'eunatrol* (1 gr. matin et soir en pilules).

 ♃ Benzoate de lithine..... 3 à 5 gr.
    Bicarbonate de soude...    10 —
    Sirop de fumeterre... } ãã 200 —
    Eau distillée........ }
    2 à 4 cuillerées à bouche, par jour.

Faire prendre aux repas de l'*eau de Vichy* ou de *Vals*, ou bien donner le *bicarbonate de soude* à la dose de 25 à 50 cgr. une heure avant les 2 principaux repas

Prescrire aussi l'*extrait de bile de bœuf*, en pilules de 10 cgr., prises avant les 2 principaux repas.

Cures hydro-minérales : au

premier rang : *Vichy*, source de la Grande-Grille, puis *Vals*. Sous l'influence de la cure, dès les premiers jours, l'appétit reparaît et les digestions se régularisent, souvent vers le huitième ou dixième jour, une crise de colique hépatique, franche ou ébauchée, se produit, et un peu plus tard les phénomènes de saturation thermale, avec fatigue, sensibilité hépatique, etc.

Placer presque au même rang que Vichy les eaux de *Carlsbad* et de *Marienbad*, particulièrement indiquées chez les sujets pléthoriques, obèses, ou à constipation habituelle.

Si ces eaux sont trop énergiques et amènent de fréquentes coliques : *Pougues, Sermaize, Bourbon-Lancy,* *Montmirail* (source verte), *Martigny, Contrexéville* (Chauffard).

**En cas d'amaigrissement progressif, de crises inces-**santes, à répétition, d'inflammation de la vésicule et des voies biliaires avec menaces de suppuration, d'enclavement calculeux persistant, d'ictère chronique ou de fistule biliaire défectueuse, **pratiquer la *cholécystotomie*, la *cholécystectomie* ou la *cholécystentérostomie*.**

Ces opérations sont contre-indiquées en cas de péritonite généralisée, de pyléphlébite (se traduisant par l'ascite), de septicémie. L'âge avancé des malades ne constitue pas une contre-indication à l'intervention chirurgicale (Galliard).

Voy. *Colique hépatique, Fièvre intermittente hépatique.*

### L. URINAIRE.

Voyez *Colique néphrétique, Gravelle ammoniacale, oxalique, urique.*

## LOCHIES FÉTIDES.

(Voy. *Fièvre puerpérale*).

## LOMBRICS.

(Voy. *Ascarides*).

## LOUPE.

(Voy. *Kystes sébacés*).

## LUMBAGO.

Administrer l'*antipyrine* (3 gr.) l'*exalgine*, le *bromhydrate de quinine* associé à la *phénacétine*, le *salicylate de soude* (4 à 6 gr ), la *salipyrine*, l'*aspirine*, le *jaborandi*.

℞ Feuilles de jaborandi....... 4 gr.
Macérer 12 heures dans :
  Alcool.................... 10 —
Infuser ensuite dans :
  Eau bouillante............ 150 —
Edulcorer avec :
  Sirop simple ............. 25 —
A prendre en une seule fois, le matin à jeun (Robin et Londe).

Chez les enfants de 10 à 15 ans, réduire la dose à 1 gr. 50 centigr.

Pratiquer au niveau des reins des frictions avec la *pommade salicylée* suivante :

℞ Acide salicylique.......  
Lanoline...............  } ãã 10 gr.  
Essence de térébenthine.  
Axonge .................. 80 —  
(Bourget).

LOCALEMENT : *révulsifs* (ven-touses scarifiées), *applications chaudes, frictions calmantes.*

℞ Chloroforme............... 10 gr.  
Huile de jusquiame..... }  
  — camphrée........ } ãã 25 —  
Baume tranquille.......  
(Herzen). -

**En cas de douleur intense et persistante** : pratiquer des *injections de morphine* à 1 cgr., ou de *dionine.*

(Voy. *Myalgie*).

<h1 align="center">LUPUS.</h1>

**L. VULGAIRE TUBERCULEUX.**

*Traitement général de la phtisie.*

LOCALEMENT : *lavages quotidiens* des parties malades avec une solution de sublimé à 1 p. 1000.

*Badigeonnages* avec :

℞ Iode.................. 1 gr.  
Glycérine ............... 200 —  
(Auspitz).

Applications d'*emplâtre de Vigo*, ou, si les tissus sont trop enflammés, d'*emplâtre rouge de Vidal*, ou encore :

℞ Bi-iodure de mercure...... 20 gr.  
Axonge................. }  
Huile d'olive.......... } ãã 10 —  
En applications tous les 6 à 8 jours, avec le pinceau (Cazenave).

℞ Créosote..............: 20 gr.  
Acide salicylique ......... 10 —  
Cérat................... 15 —  
Cire blanche............. 5 —  
En applications tous les 2 jours (Unna).

Pratiquer des *cautérisations ignées*, soit avec la pointe fine, soit avec la grille du galvano-cautère, et surtout des *scarifi-*cations linéaires quadrillées assez profondes pour atteindre les limites du mal.

Rendre les cautérisations et les scarifications moins douloureuses par l'application du chlorhydrate de cocaïne mélangé à une substance inerte :

℞ Chlorhydrate de cocaïne 50 cgr. à 1 gr.  
Carbonate de magnésie. 10 —  
(Unna).

Saupoudrer avec ce mélange les parties à traiter et les recouvrir d'une couche de coton aseptique humide que le malade maintient en place pendant 10 à 15 minutes.

Préférer le *grattage à la curette tranchante*, suivi de cautérisation au *thermo-cautère* ou d'application de *pommades caustiques.*

℞ Acide lactique........ }  
  — pyrogallique.... } ãã 2 gr.  
Lanoline............ }  
Vaseline............ } ãã 10 —

**Si le lupus est bien limité** : recourir à l'*ablation sanglante.*

## L. ÉRYTHÉMATEUX.

Détruire l'agent infectieux ou transformer la peau en un milieu qui lui soit défavorable.

**Cas aigus, à lésions multiples et disséminées :** pratiquer l'enveloppement avec des compresses de tarlatane pliées en douze, imprégnées d'une solution de *sublimé à 1 p. 5000*, et recouvertes de taffetas chiffon (Hallopeau).

Employer, dans le même but, l'*eau blanche mitigée* (Kaposi).

**Cas chroniques :** Favoriser l'action des topiques en pratiquant journellement un *lavage* avec du savon mou de potasse que l'on laisse appliqué sur une compresse, soit avec des savons chargés de substances antiseptiques, comme le naphtol ou le goudron.

Recourir aux *topiques à base d'agents réducteurs* (résorcine, acide pyrogallique, acide lactique).

Essayer d'agir sur le contage par des *emplâtres médicamenteux* (emplâtre à la créosote et à l'acide salicylique, ou emplâtre de Vigo).

Employer dans le même but la *pommade soufrée*, la *traumaticine associée à la chrysarobine*, à l'*ichtyol* ou à l'*acide salicylique* à 2 p. 100.

Prescrire la *pommade pyrogallique* à 1/10 (en suspendre l'usage lorsqu'elle produit une vive irritation pour y revenir ultérieurement (Hallopeau).

℞ Acide pyrogallique......... 8 gr.
Vaseline................... 40 —
Amidon en poudre......... 8 —

Employer l'*acide lactique*, soit

pur comme caustique, soit comme modificateur en solution à 1 p. 10.

℞ Résorcine............ 20 à 30 gr.
Vaseline ............ } ãã 50 —
Lanoline............. }

℞ Résorcine ............ } ãã P. E.
Eau.................. }

Pour badigeonnages : matin et soir (Hallopeau).

℞ Iode métallique......... 3 à 4 gr.
Iodure de potassium..... 8 —
Eau distillée........... 30 —

Appliquer avec un pinceau sur les points malades (Hardy).

Recourir aussi aux applications bi-quotidiennes de *liqueur de Fowler* additionnée de quatre à six parties d'eau et d'un peu de chloroforme ; au bout de 4 à 6 jours, calmer l'irritation avec des pâtes émollientes et des poudres inertes. Recommencer ensuite une série de badigeonnages arsénicaux ; continuer pendant quelques semaines (Schutz).

**En cas d'insuccès des moyens précédents :** ne pas hésiter (chez un malade intelligent auquel on aura fait connaître les dangers de l'intervention) d'*amener par une inoculation le développement d'un érisypèle*, que l'on s'efforcera d'enrayer par le collodion ichtyolé et les injections de Marmorek, si la maladie s'étend en dehors des parties atteintes de lupus (Hallopeau).

**Si le lupus érythémateux est fixe :** faire des *scarifications linéaires quadrillées* ou des *cautérisations avec le galvano-cautère*.

# LYMPHADÉNIE.

TRAITEMENT MÉDICAL.

Administrer le *cacodylate de soude*, l'*arsenic*. Pour l'administration de ce médicament, voy. *Leucémie*.

Prescrire les *toniques* (huile de foie de morue, iodure de fer, quinquina) et l'hydrothérapie.

℞ Liqueur de Fowler......  }  ãã 5 gr.
   Teinture de malate de fer  }

Commencer par X gouttes, augmenter progressivement (Billroth).

℞ Liqueur de Fowler......  }  ãã X gtt.
   Laudanum de Sydenham  }
   Julep gommeux..........  100 gr.

A prendre dans la journée (Lemoine).

Drew a donné l'arsenic jusqu'à la dose énorme de C gouttes de liqueur de Fowler par jour.

Pratiquer des *injections de citrate de fer ammoniacal et d'arsenic* (voy *Chlorose*) ou des *injections intra-parenchymateuses de liqueur de Fowler dédoublée*, à la dose de 4 à 2 seringues de Pravaz par jour : dans les ganglions, lorsqu'il s'agit de lymphadénie ganglionnaire ; dans la rate, quand on a à faire à une lymphadénie splénique, et des *injections sous-cutanées*, s'il s'agit de mycosis fongoïde. Répéter les injections tous les deux jours.

Recourir aux *injections arsénicales rectales* (voy. *Diabète arthritique*).

Ordonner les *inhalations d'oxygène* dès le début de la maladie (Herzen) ; les recommander, surtout s'il y a de la dyspnée.

OPOTHÉRAPIE : ingestion quotidienne de *moelle osseuse de veau*, prise crue, à la dose de 100 gr.

**Dans les formes hémorragiques** : administrer le *perchlorure de fer*, aux doses de XV à XXX gouttes par jour, la *ferripyrine*.

TRAITEMENT CHIRURGICAL :

**L. ganglionnaire** : pas de traitement chirurgical (Quénu).

**L. liénale aleucémique** (simple) : proposer la *splénectomie* (Spencer Wells).

**L. leucémique** : la mort survient inévitablement ; ne pas intervenir (Péan, Czerny).

**L. testiculaire** : récidive à bref délai, ne pas intervenir (Reclus).

**L. cutané** : voy. *Mycosis fongoïde*.

# LYMPHADÉNOME.

Donner la *liqueur de Fowler*, commencer par la dose initiale de VI à VIII gouttes ; augmenter jusqu'à faire prendre LX *gouttes par jour*.

Pratiquer dans les tumeurs des *injections interstitielles de liqueur de Fowler dédoublée*, répétées tous les deux jours ; injecter progressivement 1/2 à 2 seringues de Pravaz par jour (Reclus).

# LYMPHANGITE AIGUE.

*Désinfection* et *pansements antiseptiques* de la plaie originelle.

Conseiller les *bains antiseptiques permanents*, les *pulvérisations phéniquées*.

Appliquer sur les parties enflammées des *compresses de tarlatane imbibées d'une solution phéniquée* à 2 p. 100, ou *lysolée* à 1 p. 100, ou d'une solution de *sublimé corrosif* à 1 p. 2000, recouvertes de toile imperméable.

**En cas d'abcès** : *inciser* largement, *drainer*, tout en continuant les bains antiseptiques.

**En cas de lymphangite gangréneuse** : *cautérisation au thermo-cautère*.

# LYMPHATISME.

*Même traitement que pour la scrofule*, avec l'atténuation que comporte la moindre intensité des symptômes.

℞ Iodure de potassium...... 3 gr.
    Bromure de sodium ....... 3 —
    Chlorure de sodium....... 12 —
    Eau distillée............ 100 —

1 cuillerée à dessert, 2 fois par jour, dans du lait (Herzen).

Insister sur l'usage de *l'huile de foie de morue* simple ou iodée, du *sirop d'iodure de fer*, du *sirop antiscorbutique*, du *sirop iodo-tannique*.

Prescrire les *bains salés*, la vie à la *campagne*.

**Contre l'anémie** : donner *l'iodure de fer;* recommander les *inhalations d'oxygène*, pratiquées tous les jours pendant longtemps.

**Contre l'anorexie et la dyspepsie** : prescrire les *amers*, en particulier le *quinquina* ou la *gentiane*, ou *l'orexine*.

℞ Sirop de quinquina ou de
      gentiane................ 200 gr.
    Teinture d'iode.......... }
    Iodure de potassium.... } āā 2 —

Herzen.

1 cuillerée à café à chaque repas (enfants de 5 à 10 ans) (Gallois).

**Contre l'état septicémique ou toxi-infectieux latent** : recourir à *l'arsenic* sous forme de liqueur de Fowler ou de cacodylate de soude, aux pilules *d'iodoforme*, à *l'huile de foie de morue*.

**En cas de lymphatisme adénoïdien avec altérations du naso-pharynx** : prescrire la solution suivante :

℞ Iode ................. 1 gr.
    Iodure de potassium.. 2 —
    Eau................. 200 —

1 cuillerée à café, à chaque repas (Gallois).

Procéder à *l'ablation* des végétations adénoïdiennes.

Voy *Hypertrophie des amygdales, Hypertrophie de l'amygdale pharyngee, Pharyngite granuleuse*.

**Eviter le passage du lymphatisme à la scrofule**, en veillant à la prophylaxie des accidents infectieux.

24

Assurer l'asepsie des fosses nasales au moyen de la pommade suivante :

> ≥ Menthol.......... 10 cgr.
> Aristol........... 50 —
> Acide borique.... 6 gr.
> Vaseline........ 30 —
> (Gallois).

Employer aussi les *pulvérisations boriquées*, les *gargarismes antiseptiques*, la *douche de Weber* sous faible pression.

Faire en sorte que l'infection du naso-pharynx ne se propage pas à la face, aux yeux, etc. : protéger les abords des lèvres et des narines au moyen d'une pommade boriquée un peu épaisse ; laver les conjonctives soit avec de l'eau boriquée, soit avec une solution de cyanure de mercure à 1 p. 10.000 (Gallois).

CURES THERMALES AUX EAUX de *la Bourboule*, de *Bourbon-l'Archambault*, ou de *Saint-Nectaire* s'il n'y a que du lymphatisme ; à celles de *Royat*, du *Mont-Dore*, si le lymphatisme coïncide avec l'angine granuleuse, le catarrhe naso-pharyngien ; aux eaux de *Forges-les-Eaux*, si l'anémie est prédominante (Comby).

## MAL DE BRIGHT.

(Voy. *Néphrite chronique*).

## MAL DE MER.

*Rester étendu* ; appliquer autour du corps une *large bande* de flanelle fortement serrée, de façon à comprimer la région épigastrique.

Boire du *champagne frappé* par gorgées.

Prescrire l'*antipyrine*, le *chloral*, le *chloroforme*, la *chloramide*, la *cocaïne*, le *menthol*, le *validol*.

> ≥ Chloroforme.............. 3 gr.
> Menthol................. 2 —
> Alcool............. ⎱ āā 10 —
> Teinture de gingembre ⎰

XX à XXX gouttes, dans de l'eau sucrée, plusieurs fois par jour (Herzen).

## MAL DE MONTAGNE.

**Au début** : *alimenter le malade* (œufs, viande, pain) et lui faire prendre du *café* ou du *thé*, mais défendre absolument l'alcool et les liqueurs qui augmentent la combustion organique et par conséquent la production d'acide carbonique dans le sang (Marcet).

Si possible, *interrompre l'ascension* et redescendre vers la plaine, soit complètement, soit seulement de 250 à 300 mètres de hauteur.

**En cas d'état somnolent ou syncopal** : mettre en œuvre tous les moyens pour *réveiller et ranimer le malade* (stimulants par voie stomacale, frictions cutanées, inspirations profondes forcées, tractions rythmées de la langue, inhalations de vinaigre anglais, d'ammoniaque, de nitrite d'amyle); en outre, bien *couvrir* et *réchauffer* le malade (boissons chaudes et stimulantes).

Chercher à redescendre le plus vite possible à la hauteur de 2500 à 2000 mètres.

## MAL DE POTT.

Recourir à l'*immobilisation* de la partie malade et à l'*immobilité* du sujet, pendant six mois au minimum. Le séjour au lit ne suffit pas par lui-même à procurer une immobilisation complète, il faut y joindre l'usage d'un appareil : *gouttière de Bonnet, corset plâtré de Sayre, extension continue,* réalisée au moyen de deux pièces, dont l'une prend appui sur le bassin, l'autre sur l'extrémité céphalique.

Les révulsifs sont inutiles.

*Bonne hygiène,* séjour à la *campagne,* au *bord de la mer.*

*Alimentation tonique* et *reconstituante.*

*Médication antiscrofuleuse :* huile de foie de morue, iodure de fer, phosphate de chaux (voy. *Phtisie*)

*Eaux thermales chlorurées sodiques* (Bourbon-l'Archambault, Bourbonne-les-Bains, Salies)

**Contre l'apophysalgie** : injecter sous le périoste de l'apophyse ou des apophyses douloureuses une vingtaine de gouttes d'une *solution d'acide phénique* à 1 p. 5, déposées le long de leur axe à l'aide d'une seringue de Pravaz, pénétrée d'abord à fond, puis retirée lentement. Pratiquer trois injections semblables à quatre ou cinq jours d'intervalle l'une de l'autre.

**S'il se forme des abcès** : pratiquer la *ponction aspiratrice suivie d'injection d'éther iodoformé,* ou bien l'*incision large suivie de raclage et cautérisation de la poche.*

Technique de la ponction aspiratrice et de l'injection iodoformée : attendre pour intervenir que la fluctuation soit bien manifeste : les abcès en voie de formation, encore à l'état de tuberculomes, ne sont pas justiciables de ce procédé.

Mais il faut ponctionner avant que l'évolution de l'abcès vers la surface ait amené la rougeur et l'amincissement de la peau.

Asepsie minutieuse du chirurgien et de ses aides, du malade et des instruments. Aux enfants donner un peu de chloroforme.

Se servir du trocart de l'appareil Dieulafoy, ou mieux d'un trocart spécial, d'un calibre plus grand (3 millimètres de diamètre) et ponctionner un peu obliquement plutôt que perpendiculairement au point le plus fluctuant.

Faire le vide dans l'aspirateur et évacuer le pus ; mais si la présence de grumeaux arrête l'évacuation du pus, écouvilloner le trocart avec un stylet spécial et vider la poche. Au besoin, quand la poche est insuffisamment vidée, faire un lavage à l'eau boriquée stérilisée, jusqu'à ce que le liquide ressorte absolument clair (se passer de ce lavage toutes les fois qu'on a réussi à obtenir l'évacuation complète de la poche).

Quand l'abcès est tout à fait vidé, l'aspirateur ayant été passé à l'eau phéniquée, injecter la solution d'éther iodoformé, mais en n'introduisant dans la poche que la quantité d'iodoforme que l'on veut y laisser, c'est-à-dire suivant l'âge du sujet et le volume de l'abcès : 5, 10, 15 grammes de la solution à 10 p. 100, soit 0 gr. 50 cgr., 1 gr., 1 gr. 50 d'iodoforme.

Enlever ensuite le trocart brusquement, d'un seul coup.

Obturer avec l'index l'orifice de la ponction ; puis au bout d'un moment, quand la tension de la poche augmente, laisser sortir un peu d'éther.

Terminer par un pansement antiseptique et la pose d'un appareil plâtré.

Si le liquide se reproduit, pratiquer une seconde ponction : si le liquide sort filant, visqueux, rappelant le liquide des synoviales articulaires, parfois une sérosité jaunâtre, l'abcès est en bonne voie de guérison, et il convient de le laisser se guérir tout seul.

Dans les autres cas, répéter la ponction au plus deux ou trois fois.

Eviter à tout prix de transformer les tuberculoses fermées en tuberculoses ouvertes et ne recourir aux interventions radicales que lorsque tous les autres traitements ont échoué (Kirmisson).

Employer aussi la formule suivante :

℞ Iodoforme........... $\Big\}$ āā 10 gr.
Ether sulfurique.....
Créosote de hêtre .......... 2 —
Huile d'amandes douces stérilisée................ 90 —

Injecter 30 gr. environ de ce liquide, qui correspondent à un dépôt de 2 à 3 gr. d'iodoforme dans la poche ; répéter 2, 3, 4 et 5 fois l'injection (Lannelongue).

(Voy. *Abcès froids*).

Permettre au malade de se lever, lorsque toute douleur aura disparu ; lui faire porter alors un *corset en cuir moulé*, ou un *corset plâtré*. Autoriser quelques tentatives de marche sur des *béquilles* (Kirmisson).

**Contre la gibbosité** : pratiquer la *réflexion du rachis*, au moyen d'une traction de quelques secondes de durée et d'une valeur de 30 à 80 kilogrammes et d'une pression directe de 15 à 40 kilogrammes, suivie de l'application immédiate d'un bandage.

Pour les grosses et vieilles gibbosités, procéder au *redressement en plusieurs séances* séparées par des intervalles de trois à quatre mois (Calot).

Ou bien, recourir à l'*extension du rachis*, en agissant sur les membres inférieurs et sur la tête.

En cas de gibbosités ankylo-
sées, pratiquer la *résection des*
*apophyses épineuses* (Chipault).

## MAL PERFORANT.

*Traiter l'affection du système*
*nerveux central* (tabes, paralysie générale, maladie de Friedreich, etc.), ou bien la *névrite*
*périphérique* (traumatisme, alcoolisme, diabète, lèpre, etc ).

Intervenir directement sur
les nerfs innervant la région où
se trouve le ou les maux perfo-
rants, par l'*élongation simple,*
la *neurotripsie* ou le *hersage.*

Pratiquer toujours le *curage*
complet du foyer infectieux.

Dans certains cas, pratiquer
l'*amputation* du membre malade et infecté.

## MALADIE D'ADDISON.

*Traitement général antiscro-*
*fulo-tuberculeux* : huile de foie
de morue, iodure de fer, arsenic, cacodylate de soude, créosote, créosotal, gaïacol, iodoforme.

*Alimentation reconstituante;*
*toniques* (préparations de quinquina).

En cas de syphilis ancienne,
donner l'*iodure de potassium.*

Diminuer la production des
toxines et favoriser leur élimination par le *repos plus ou*
*moins absolu,* par le *régime*
*lacté,* les *purgatifs légers* et les
*bains.*

Recourir à l'*opothérapie sur-*
*rénale :* faire prendre chaque
jour de 10 à 20 grammes (progressivement) de *capsules sur-*
*rénales fraîches* de bœuf, de
mouton ou de veau. Continuer
cette médication pendant des
semaines et des mois (Béclère,
Hayem, Widal).

Pratiquer aussi des *injections*
*sous cutanées d'extrait hydro-*
*glycériné de suc surrénal* (Béclère).

ᴴᴱᴿᶻᴱᴺ.

℞ Capsules surrénales frag-
   mentées ............... 10 gr.
   A macérer 24 heures dans :
   Glycérine à 30°........... 10 —
   Eau bouillie contenant 25 gr.
   de sel par litre........ 5 —

Laissez macérer 1/2 heure, filtrez sur
papier et stérilisez au moyen de l'acide
carbonique sous pression. Diluez d'une
quantité égale d'eau pour injecter (Maurange).

Ou des injections d'extrait de
capsule surrénale préparé de la
façon suivante :

℞ Capsules surrénales de che-
   val ................... 2 gr.
   Eau bouillie.............. 20 —
   Chlorure de sodium....... 12 cgr.
   Fluorure de sodium....... 25 —

Triturer et laisser macérer 24 heures,
puis filtrer sur ouate stérilisée. Injecter
2 à 5 centim. cubes (Langlois).

Ou mieux :

℞ Capsules surrénales de Co-
   baye ................... 80 cgr.
   Eau bouillie.............. 10 gr.
   Chlorure de sodium....  { āā 7 cgr.
   Sulfate de soude ......  {

Triturez et laissez macérer pendant
24 heures, puis filtrez sur papier stérilisé : 2 à 5 c. c. (Maurange).

**Contre l'asthénie :** *médica-*
                        24

*tion surrénale, fer, kola, coca, électrothérapie* (courants continus le long de la colonne vertébrale), injections de *cacodylate de soude* ou de *glycérophosphate de soude.*

℞ Glycéro-phosphate de soude. 4 gr.
Eau distillée et stérilisée.... 20 —
Injecter tous les jours 5 à 6 gr. de cette solution (A. Robin).

**Contre les douleurs** : employer les *révulsifs*, les injections de *morphine* ou de *dionine.*

**Contre les vomissements** : *boissons gazeuses glacées, potion de Rivière, eau chloroformée, menthol, éther.* Inhalations d'*oxygène.* Révulsifs au creux de l'estomac.

Prescrire :

℞ Teinture d'iode.........
Acide phénique ........ } āā 5 gr.
Alcool pur.............
V gouttes au moment des repas.

**Contre la constipation** : *lavements simples* ; ne pas prescrire les purgatifs qui peuvent déterminer une diarrhée incoercible.


## MALADIE DE BANTI.
(Voy. *Anémie splénomégalique*).


## MALADIE DE BASEDOW
(Voy. *Goitre exophtalmique*).


## MALADIE DE BARLOW.
(Voy. *Rachitisme, Scorbut infantile*).


## MALADIE DE BEARD.
(Voy. *Neurasthénie*).


## MALADIE DE BEAU.
(Voy. *Asystolie*).


## MALADIE DE BELL.
(Voy. *Paralysie faciale périphérique*).


## MALADIE DE BIERMER.
(Voy. *Anémie pernicieuse progressive*).


## MALADIE DE BOUCHARD.
(Voy. *Dilatation de l'estomac*).

# MALADIE DE BOUILLAUD.

(Voy. *Endocardite aiguë*).

# MALADIE DE BUDD.

(Voy. *Ictère grave*).

# MALADIE DE CORVISART.

(Voy. *Hypertrophie du cœur*).

# MALADIE DE CRUVEILHIER.

(Voy. *Ulcère de l'estomac*).

# MALADIE DE DRESSLER

(Voy. *Hémoglobinurie paroxystique essentielle*).

# MALADIE DE DUBINI.

(Voy. *Chorée électrique*).

# MALADIE DE DUCHENNE.

(Voy. *Paralysie labio-glosso-pharyngée*).

# MALADIE DE DUROZIER

(Voy. *Rétrécissement mitral*).

# MALADIE DE FRIEDREICH.

*Suspension. Electricité. Anti-pyrine. Pointes de feu* le long de la colonne vertébrale. *Douches.*

℞ Nitrate d'argent .......... 1 cgr.
  Kaolin .................. 10 —
  Eau distillée ............. Q. S.

Pour 1 pilule : 2 par jour (Comby).

Eaux termales de *Lamalou, Balaruc, Dax.*

# MALADIE DE GRANCHER.

(Voy. *Congestion pulmonaire, Pneumonie*).

# MALADIE DE GRIESINGER.

(Voy. *Ankylostomiase*).

# MALADIE DE HANOT.

(Voy. *Cirrhose du foie hypertrophique biliaire*).

# MALADIE DE HARLEY

(Voy. *Hémoglobinurie paroxystique essentielle*).

# MALADIE DE HEBERDEN.

(Voy. *Rhumatisme chronique*).

# MALADIE DE HUCHARD

(Voy. *Artériosclérose*).

# MALADIE DE LITTLE.

(*Tabès dorsal spasmodique infantile*).

Favoriser la diminution des phénomènes spasmodiques, par l'*éducation spéciale des membres*, le *massage*, la *gymnastique* (P. Marie).

Recourir aussi à la *suspension verticale*, à l'application d'appareils orthopédiques, au *redressement forcé* avec immobilisation consécutive sous des appareils plâtrés, enfin, au besoin, aux *myotomies* et aux *ténotomies* (Redard).

# MALADIE DE MARIE.

(Voy. *Acromégalie*).

# MALADIE DE MENIÈRE.

(Voy. *Vertige de Menière*).

# MALADIE DE PARKINSON.

(Voy. *Paralysie agitante*).

# MALADIE DE PARROT.

(*Pseudo-paralysie syphilitique*).

Traitement général de la syphilis héréditaire (voy. *Syphilis des enfants*).

# MALADIE DE PAVY.

(Voy. *Albuminurie intermittente cyclique*).

# MALADIE DE REYNAUD

(Voy. *Gangrène symétrique*).

# MALADIE DE REICHMANN.

(Voy. *Dyspepsies gastriques irritatives, Gastrosucchorrée*).

# MALADIE DE STOKESADAMS.

(Voy. *Brachycardie*).

# MALADIE DE THOMSEN

*Massage, gymnastique, douches, électricité.*

Eviter l'exposition au froid, recommander l'exercice musculaire modéré.

Conseiller les *bains tièdes* prolongés; prescrire l'*iodure de potassium* (1 à 2 gr ) et l'*antipyrine* (1 à 2 gr.) alternativement pendant quatre semaines chacun.

# MALADIE DE WERLHOF

(Voy. *Purpura hémorragique*).

# MALADIE DE WHYTT.

(Voy. *Hydrocéphalie*).

# MALADIE DE WINCKEL.

(Voy. *Ictère hématurique des nouveau-nés*).

# MALADIE DE WOILLEZ.

(Voy. *Congestion pulmonaire, Pneumonie*).

# MAMMITES OU MASTITES.

(Voy. *Abcès du sein*).

# MASTODYNIE.

Traitement général de l'hystérie.

Pratiquer une *compression énergique* (bande élastique) du sein douloureux, pendant la crise, après avoir fait une onction avec :

℞ Laudanum de Sydenham... 5 gr.
Chloroforme............... 10 —
Huile de jusquiame..... } ãã 25 —
— camphrée........ }
(Herzen).

Recourir à l'*électricité galvanique* pendant les intervalles des crises.

*Hydrothérapie méthodique* avec persévérance.

Administrer intérieurement les *nervins* et les *antispasmodiques* (antipyrine, lactophénine, exalgine, valériane et valérianates).

En cas de douleurs persistantes et quand il existe des altérations dans la glande : pratiquer l'*amputation du sein* (P. Delbet).

## MASTURBATION.

S'il y a phimosis : *circoncision*.

S'il existe des oxyures : *lavements d'eau salée* à 10 p. 100, *soufre, santonine*.

Chez les jeunes filles, dans les cas graves : *clitoridectomie* (Lawson-Tait).

Dans les cas invétérés : *suggestion hypnotique* (A. Voisin).

Prescrire, chez les enfants nerveux, les *douches froides*, les *bains sulfureux*, le *bromure de potassium* (1 à 2 gr. le soir), et chez les enfants anémiques; le *fer*, l'*extrait de quinquina*, l'*arsenic*, le *cacodylate de soude*.

## MÉLANCOLIE.

RÉGIME DE VIE : mettre le malade au calme, loin de l'agitation et du bruit; dans ce but éloigner le mélancolique de sa résidence habituelle et l'*isoler* des personnes qui constituent son entourage accoutumé; mais ne pas conseiller les voyages pendant la période d'état de l'affection. Placer le patient, s'il est atteint de mélancolie subaiguë ou peu intense, dans un *établissement hydrothérapique*, à la condition qu'il soit assuré d'y jouir d'une vie calme, et ne recourir à la *maison de santé* que si celle-ci s'impose d'une façon impérieuse (mélancolie agitée ou délirante, mélancolie avec stupeur).

Soumettre, dans tous les cas, le malade à une surveillance attentive de jour et de nuit.

Quand la dépression mélancolique est compatible avec une certaine activité, pousser le lypémaniaque à s'occuper, et s'efforcer ainsi de distraire sa pensée des préoccupations maladives qui l'absorbent; conseiller à cet effet les *promenades* au grand air, le *travail des champs*, le *jardinage*, la *gymnastique* modérée et rationnelle; mais distribuer ces occupations de façon à laisser au malade tout loisir pour se reposer; obliger même le patient à s'étendre plusieurs heures par jour, notamment après les repas.

Prendre, vis-à-vis des lypémaniaques, l'attitude de conseiller compatissant : montrer qu'on s'intéresse à leur sort, s'efforcer d'acquérir leur confiance, sans

s'associer à leurs idées délirantes et en évitant même de
les discuter.

Prescrire une *alimentation
substantielle et abondante*; permettre les *stimulants* (thé, café,
vin; pris en petite quantité;
administrer les *toniques* (quinquina, fer, cacodylate de soude,
peptones).

En cas de refus opiniâtre de
tout aliment, recourir à l'*alimentation forcée* au moyen de
la sonde (Gilbert Ballet).

**Combattre la constipation,**
par les *laxatifs*, les *purgatifs
répétés* et les *lavements*.

Instituer l'antisepsie intestinale, surtout dans les cas où il
existe des troubles gastro-intestinaux prononcés (salol, bétol, benzonaphtol, naphtol).

**Contre l'anorexie** : donner
la *noix vomique*, l'*orexine* :

℞ Orexine basique ...... 10 cgr.
   Extrait de rhubarbe.. 5 —
     — de noix vomique. 2 —

Pour une pilule : 2 à 3 par jour
(Herzen).

**Stimuler la nutrition géné-
rale languissante et activer
la circulation cutanée** par
l'*hydrothérapie*, en donnant la
préférence aux douches tièdes,
au drap mouillé.

Conseiller aussi, dans le même but, les *frictions sèches*, le
*massage*, les *bains sinapisés*,
l'*électricité statique ou faradique*.

**Contre l'insomnie** : administrer les *sédatifs nerveux*, les
*hypnotiques* : bromures alcalins, chloral, trional, sulfonal,
ou mieux paraldéhyde à la dose
de 3, 4 et 6 gr.

Employer, pour combattre
tous les symptômes d'exaltation
nerveuse, l'*opium* sous forme
d'extrait, en pilules ou en suppositoires, de 3 à 5 cgr., ou bien
la *morphine* en injections sous-
cutanées : commencer par injecter des doses faibles, 1/2 à
1 cgr , 2 à 3 fois par jour ; puis
augmenter progressivement la
dose jusqu'à injecter 10, 15 et
20 cgr. par jour de ce médicament, en trois fois.

L'usage de l'opium ou de la
morphine est surtout indiqué
dans les cas récents de mélancolie, dans ceux accompagnés
d'anémie ou d'alcoolisme, et
dans la mélancolie chez la femme ; continuer le traitement
même s'il apparaît des phénomènes congestifs.

**M. SIMPLE.**

Recourir au traitement ci-
dessus indiqué.

Traitement approprié dans le
cas où la maladie est symptomatique d'une affection viscérale.

Pratiquer, s'il existe de l'anémie, des *injections ferro-arse-
nicales* :

℞ Citrate de fer soluble ..... 5 gr.
   Arséniate de soude.... } āā 50 mg.
   Sulfate de strychnine.. }
   Eau stérilisée.. Q. S. p. 50 cc.

Injecter progressivement de 1/2 à 1
seringue par jour (Herzen).

Employer le *chanvre indien*,
pour combattre la douleur psychique.

**M. DÉPRESSIVE AVEC IDÉES
DÉLIRANTES.**

Même traitement général. Insister sur le *traitement moral.*

Usage de l'opium ou mieux de la *morphine.*

Surveillance attentive ; au besoin, *séquestration.*

**M. AVEC STUPEUR.**

Même traitement général. *Sur-*veillance *étroite.* Traitement moral et direction morale. Au besoin, *séquestration* et *alimentation forcée.*

En cas de tendance aux poussées congestives vers la tête, appliquer des *révulsifs* à la nuque (pointe de feu, vésicatoire).

## MELÆNA.

(Voy. *Dysenterie, Hémorragie intestinale*).

**M. DES NOUVEAU-NÉS.**

Espacer et diminuer la durée des tétées. *Réchauffer* l'enfant, *l'envelopper dans de la ouate,* lui donner quelques gouttes d'*eau-de-vie* dans du lait.

Au besoin, recourir aux injections sous-cutanées d'*éther* et de *sérum artificiel.*

Recommander les *inhalations d'oxygène.*

Prescrire le *perchlorure de fer,* la *ferropyrine* ou l'*ergotine* :

℞ Perchlorure de fer liquide.  X gttes.
Eau de cannelle... |
Sirop simple....... | ãã 15 gr.

1 cuillerée à café tous les quarts d'heure, puis toutes les demi-heures ou toutes les heures (Herzen).

℞ Ergotine............. 20 à 30 cg.
Extrait de ratanhia... 2 à 4 gr.
Julep gommeux....... 30 —

1 cuillerée à café tous les quarts d'heure (Hermary).

## MÉLANÉMIE.

(Voy. *Fièvres intermittentes*).

## MÉNINGISME.

**En cas d'apyrexie** : rechercher et combattre l'hystérie à l'aide des *antispasmodiques.*

Combattre la constipation par les *purgatifs* et les *lavements.*

Conseiller les *bains tièdes calmants.*

Si l'on soupçonne l'existence d'helminthes, donner la *santonine* ou l'*extrait éthéré de fougère mâle.*

**Au cours d'une maladie infectieuse** : combattre l'intoxication générale par les *boissons abondantes,* les *purgatifs,* les *diurétiques,* les *injections de solution saline* et la *saignée.*

Faire mettre la *vessie de glace* sur la tête.

Prescrire les *bromures alcalins* et, si le cas le permet, recourir aux bains tièdes.

**En cas d'impaludisme** : pratiquer des injections hypodermiques de *bichlorhydrate de quinine.*

# MÉNINGITES.

**M. AIGUE.**

*Régime lacté. Vessie de glace* sur la tête. Frictions avec *onguent napolitain simple* ou *belladoné* à 15 p. 100.

Administrer intérieurement des *purgatifs* (calomel, scammonée, jalap, eau-de-vie allemande), et donner l'*iodure de potassium*, à la dose de 2 à 4 gr.

℞ Calomel.......
Jalap.........  } ãã 15 cgr.
Scammonée....
Pour 1 cachet : 3 par jour, avec 1 heure d'intervalle (adultes) (Herzen).

**Contre l'hyperthermie** : *antipyrine, quinine, pyramidon*.

**Contre l'agitation, l'insomnie, le délire** : prescrire les *bromures*, le *chloral*, l'*opium* et recourir aux *bains tièdes* (25° à 30°) ou aux *bains froids* (15° à 20°).

℞ Bromure de potassium.. 2 gr.
Iodure de potassium.... 1 —
Teinture de valériane... XX gttes
Sirop d'écorce d'oranges. 40 gr.
Eau distillée ........... 100 —
1 cuillerée à dessert d'heure en heure (enfants).

Mettre les malades dans une *chambre obscure*, à l'abri de tous les bruits et de toutes les causes d'excitation.

Ne jamais donner en même temps le calomel et l'iodure de potassium.

**M. CÉRÉBRO-SPINALE.**

Même traitement que pour la *méningite aiguë*.

Ou bien, donner le *salicylate de soude*, à la dose de 3 à 6 gr. par jour, continuer l'adminis-

tration de ce médicament quelques jours encore après que la température est redevenue normale. Ne jamais prescrire le salicylate de soude à hautes doses : 10 à 12 gr. par jour (Conti).

Recourir surtout aux *bains tièdes prolongés* simples ou sinapisés (Rendu, Sevestre, Netter).

Administrer les *bromures alcalins* et pratiquer des *injections de sérum artificiel*.

℞ Bromure de potassium.. 1 gr.
Hydrate de chloral..... 50 centig.
Extrait alcoolique de )
jusquiame........ } ãã 3 centig.
Extrait alcoolique de (
chanvre.......... )
Eau distillée .......... 60 gr.
Sirop de fleurs d'oranger 20 —
1 cuillerée à café, toutes les 2 heures (Herzen).

Pratiquer aussi la *ponction lombaire*, répétée tous les 2 à 5 jours, en retirant chaque fois de 25 à 75 gr. de liquide céphalo-rachidien (Netter).

**M. TUBERCULEUSE.**

**Chez les jeunes enfants,** la syphilis pouvant être en cause, commencer toujours par le *traitement antisyphilitique mixte :* frictions mercurielles, 1 à 2 gr. par frictions ; iodure de potassium, 1 gr. par jour (Grancher).

**Lorsque la tuberculose est clairement en cause :** administrer des *lavements de créosote* ou de *phosote;* pratiquer des *injections de gaïacol, phosphotal,* ou d'*iodoforme* (voy. *Phtisie*).

HERZEN.　　　　　　　　25

℣ Créosote.............. 50 centig.
　Jaune d'œuf.......... n° I.
　Huile d'olives........ 100 gr.

Pour 1 lavement (enfants de 2 à 3 ans).

℣ Créosote........ 1 gr. 50 à 2 gr.
　Jaune d'œuf...... n° I à II.
　Huile d'amandes douces ）
　Eau................. ） ãã 100 —

Pour 1 lavement (adultes).

℣ Iodoforme............... 1 gr.
　Gaïacol ................. 5 —
　Huile d'olive stérilisée..... 100 cc.

Injecter tous les jours 1/2 à 1 seringue de Pravaz. chez les enfants ; 1/2 à 2 seringues, chez les adultes.

Alimenter le malade le plus possible, le laisser reposer dans le silence et l'obscurité.

**Contre la fièvre** : *antipyrine, phénacétine, quinine.*

**Contre l'agitation et l'insomnie** : *bromures alcalins, chloral, jusquiame, chanvre indien, opium.*

**Contre la constipation** : *calomel, jalap, drastiques.*

**Contre l'excitation cérébrale intense et l'hyperthermie excessive** : recourir à la *balnéation tiède* ou *froide.*

## MÉNOPAUSE.

### (Age critique).

Repos physique et intellectuel. Promenades quotidiennes.

Défendre les fatigues de tout genre, les veillées. Éviter le plus possible les rapports sexuels.

Interdire les bains froids et les bains de mer.

Défendre les mets épicés, le thé, le café, le vin pur, les liqueurs.

Combattre la constipation par des *purgatifs salins.*

Conseiller les *bains tièdes calmants* à 30° ou 32°.

Prescrire les *toniques* : fer, arsenic, cacodylate de soude, quinquina, noix vomique, strychnine, glycéro-phosphates, kola, coca.

Ou mieux, pratiquer des *injections de citrate de fer soluble et d'arsenic* (voy. *Chlorose*).

℣ Arséniate de soude..... 5 centig.
　Extrait hydroalcoolique
　　de kola............. 10 gr.
　Sirop d'écorce d'oranges amères..... Q. S. p. 300 cc.

1 cuillerée à soupe à chaque repas (Grasset).

Recourir à l'*hydrothérapie méthodique.*

S'il existe des symptômes d'insuffisance ovarienne (bouffées de chaleur, étourdissements, cauchemars, mélancolie, caractère irritable, amaigrissement, diminution de la mémoire, asthénie neuro-musculaire), employer l'*organothérapie ovarienne* : prescrire les capsules de Vigier, contenant 20 cgr. de substance ovarienne, à la dose de 2 à 6 capsules par jour.

**En cas de métrorragies :** donner l'*hydrastis canadensis* sous forme d'extrait fluide, à la dose de XLV à LX gouttes par jour en 3 fois, ou bien administrer la *stypticine*, par la voie stomacale, à la dose de 30 à 50 cg. en cachets de 5 à 10 cgr., ou par la voie hypodermique, en pratiquant 2 injections par jour de 2 c. c. chacune d'une solution aqueuse à 10 p. 100.

Prescrire l'*ovarine*, en cas de métrorragie de cause ovarienne.

**En cas d'excitation nerveuse, de névralgies, de troubles psychiques** : prescrire les *bromures*, la *valériane* et les *valérianates*, la *jusquiame*, le *chanvre indien*, le *sulfonal*.

℞ Valérianate de quinine
　　ou de zinc........ 5 centig.
　Extrait de jusquiame. 2 —
　　— de belladone. 1 —
Pour 1 pilule : 3 par jour (Herzen).

℞ Bromure de camphre. ⎫ āā 10 cgr.
　Valérianate de quinine ⎭
　Extrait de jusquiame...... 2 —
　　— de belladone ou de
　chanvre indien.......... 1 —
Pour 1 pilule : 4 à 5 par jour (Herzen).

Recourir aux *bains tièdes prolongés* et à l'*enveloppement* dans le drap mouillé.

Cures thermales aux eaux de Lamalou, Luxeuil, Forges, Bagnoles-de-l'Orne, Plombières, Uriage, Allevard, Saint-Sauveur, Néris, Saint-Honoré.

## MÉNORRAGIES.

(Voy. *Avortement, Cancer de l'utérus, Fibromes, Hémorragies utérines, Métrites*).

## MENSTRUATION DÉFECTUEUSE OU DOULOUREUSE.

(Voy. *Aménorrhée, Dysménorrhée, Ménopause*).

## MENTAGRE.

(Voy. *Folliculite, Tricophytie de la barbe*).

## MÉRYCISME.

Traitement général de l'hystérie.

Traitement approprié de la dyspepsie existante; recommander au malade de mâcher avec lenteur; lui faire ingérer quelques fragments de *glace* après le repas; ou bien recourir au *gavage*.

## MÉTÉORISME.

(Voy. *Dyspepsie flatulente, Flatulence, Neurasthénie abdominale, Tympanite*).

# MÉTRITES.

**M. AIGUE.**

*Repos absolu au lit,* dans le décubitus dorsal.

Appliquer des *cataplasmes laudanisés* sur l'hypogastre, ou bien faire des *onctions calmantes :*

℞ Laudanum de Sydenham  
Chloroforme . . . . . . . . . . . } ãã 10 gr.  
Huile camphrée . . . . . . . .  
Baume tranquille . . . . . . } ãã 25 —  
(Herzen).

Recourir à l'application de *compresses de Priessnitz :* tremper dans l'eau fraîche un essuie-main plié en deux, le tordre de façon qu'il ne dégoutte plus et l'appliquer sur l'hypogastre, puis le recouvrir de flanelle et de taffetas imperméable.

Faire prendre des *injections vaginales chaudes et prolongées :* l'injection ou irrigation doit être prise la femme couchée sur le bord du lit, les jambes soutenues de chaque côté par une chaise, le bassin un peu élevé. Placer sous le siège une pièce de tissu imperméable, qui plongera inférieurement dans un récipient.

Employer pour chaque irrigation de 4 à 10 litres d'eau, à la température de 45° à 50°; répéter l'injection deux à trois fois par jour; quand elle est terminée, enfoncer deux doigts dans le vagin et déprimer fortement la fourchette, pour faire écouler l'eau qui y est accumulée.

Avant de commencer l'injection, enduire soigneusement de vaseline le vestibule du vagin, la vulve et le périnée.

Aussitôt après l'irrigation, introduire un *tampon glycériné,* que l'on laissera pendant 8 heures (pendant l'intervalle d'une irrigation à l'autre (Emmet et Pozzi).

Prescrire des grands *bains généraux tièdes et prolongés.*

Donner en outre deux fois par jour des *irrigations rectales chaudes* à 45° ou 50°, prises lentement avec un irrigateur placé à 50 centim. de hauteur au-dessus du plan du lit et gardées le plus longtemps possible.

**En cas de douleurs :** prescrire des *suppositoires calmants.*

℞ Extrait d'opium . . . . . . . . 3 à 5 cgr.  
Beurre de cacao . . . . . . . . Q. S.  
Pour 1 suppositoire : 2 à 3 par jour.

**Si l'état aigu persiste :** recourir aux *émissions sanguines locales :* scarifications sur le col, 8 à 12 piqûres pratiquées avec un scarificateur spécial ou un bistouri ordinaire où l'on enroule une bandelette de diachylum, de manière à ne laisser libre qu'un •centimètre de la lame; terminer par une irrigation tiède et antiseptique (Pozzi).

℞ Acide phénique . . . . . . .  
Alcool à 90° . . . . . . . . . . } ãã 245 gr.  
Essence de thym . . . . . . . . 10 —  
1 cuillerée à bouche pour 1 litre d'eau (Auvard).

Répéter cette opération tous les 2 jours.

Combattre la constipation par des *laxatifs légers* (pas d'aloès).

## M. AIGUE BLENNORRAGIQUE.

Traiter la vaginite et l'endométrite qui s'entretiennent mutuellement.

**Contre la vaginite** : injections chaudes, répétées 4 à 6 fois par jour, avec des solutions de *permanganate de potasse* à 1 p. 1000, de *sublimé* à 1 p. 4000, d'*acide phénique* ou de *lysol* à 1 p. 100, de *chinosol*.

(Voy. *Blennorragie chez la femme, Vaginite blennorragique*).

**Contre l'endométrite** : *curettage*, suivi de *cautérisation intra-utérine* avec :

℞ Chlorure de zinc.......... 2 gr.
Eau distillée.............. 20 —
(Pozzi).

Ou bien, *injection intra-utérine d'une solution faible de nitrate d'argent* :

℞ Nitrate d'argent........ 5 centig.
Eau distillée........... 30 gr.
(A. Guérin).

Pratiquer aussi des *injections intra-utérines* avec une solution de sublimé à 1 p. 10.000 ou à 1 p. 5.000.

(Voy. *Leucorrhée, Endométrites, Vaginites*).

## M. AIGUE EXFOLIATRICE (*dysménorrhée membraneuse*).

Recourir au *curettage* (Fritsch, Pozzi).

## M. AIGUE PUERPÉRALE.

(Voy. *Fièvre puerpérale*).

## M. CHRONIQUE CATARRHALE.

Immobilisation du ventre avec une *ceinture abdominale* en coutil, en tissu élastique, ou simplement avec une large bande de flanelle faisant deux fois le tour du bassin, un peu obliquement de haut en bas.

Défendre toute fatigue, tout effort violent ; éviter les voyages en chemin de fer : défendre la danse, l'équitation, la bicyclette. Interrompre les rapports sexuels.

Combattre la constipation par le *choix des aliments* (légumes verts, pain de seigle, fruits mûrs, raisin, pruneaux), par les *laxatifs doux* (magnésie, rhubarbe) ; ne pas prescrire d'aloès, ni de purgatifs drastiques. *Lavements émollients*, pris le matin au lever.

Stimuler la nutrition générale par les *toniques* ; chez les femmes à tempérament lymphatique : huile de foie de morue, phosphate de chaux ; chez les arthritiques : arsenic ; chez presque toutes, prescrire le fer, l'arséniate de fer, l'iodure de fer, associés au quinquina et à la rhubarbe (Pozzi).

Conseiller une *cure thermale*, seulement si le travail de résolution est en pleine activité et si la circulation de l'utérus a repris son cours normal ; pour le choix de la station thermale, tenir compte de la maladie dyscrasique, qui donne à la lésion utérine son cachet particulier. (Voy. *Chloro-anémie, Arthritisme, Herpétisme, Scrofule*).

Les *bains de mer* conviennent aux métrites qui s'accompagnent de chlorose, de débilité ou de scrofule. Ils sont contre-indiqués toutes les fois qu'il existe de l'arthritisme ou du nervosisme; dans ces cas, recourir à l'*électrisation statique* ou *haute fréquence.*

TRAITEMENT LOCAL.

Prescrire des *injections vaginales chaudes* à 45°, prises matin et soir; employer des solutions antiseptiques faibles.

(Voy. *Antisepsie vulvo-vaginale et utérine, Leucorrhée, Endométrites, Vaginites*).

## M. DU COL.

Introduire dans la cavité du col un *crayon médicamenteux* iodoformé, salolé, au sublimé, au sulfate de cuivre, à l'aristol.

℞ Iodoforme................ 20 gr.
   Gomme arabique........ ⎫
   Amidon pur ............ ⎬ ãã 2 —
   Glycérine neutre........ ⎭
Pour 10 crayons intra-utérins.

℞ Sulfate de cuivre .......... 20 gr.
   Farine de seigle........... 15 —
   Gomme adragante......... 5 —
Pour 20 crayons intra-utérins.

Pratiquer tous les 2 jours des attouchements de la cavité cervicale avec un bourdonnet de ouate trempé dans *l'éther iodoformé* à 10 p. 100, ou imbibé de *teinture d'iode*, de *glycérine créosotée* à 5 p. 20. Au besoin, *hersage de la cavité cervicale, curettage.*

**En cas d'ectropion :** insuffler sur le col le mélange suivant :

℞ Salol pulvérisé ........ ⎫
   Xéroforme............ ⎬ ãã 10 gr.
   Dermatol............. ⎭
   Tanin ...............
                  (Herzen).

(Voy. *Ectropion des lèvres du col*).

**Contre les ulcérations :** voy. *Erosions* et *Ulcérations du col utérin.*

## M. DU CORPS DE L'UTÉRUS.

*Traitement hygiénique* précédemment indiqué.

*Antisepsie vaginale*, à l'aide d'injections légèrement antiseptiques chaudes.

Traitement local, à l'aide de *crayon médicamenteux* (voy. *Métrite du col*).

Applications de tampons de ouate hydrophile imbibés de *glycérine à l'ichtyol* à 10 ou 20 p. 100.

*Injections caustiques*, pratiquées avec la seringue de Braun, de *teinture d'iode*, de *perchlorure de fer*, de *glycérine créosotée* à 1 p. 3, ou encore de *chlorure de zinc* de 20 à 30 p. 100, à la dose de 1 à 3 centim. cubes, répétées tous les 3 à 12 jours, jusqu'à pratiquer 4, 6, 8 et même 10 injections. Pendant que l'on pousse l'injection intra-utérine, faire une large irrigation vaginale.

Recourir contre la métrite ou endométrite catarrhale, même compliquée de lésions annexielles non suppurées, à la *galvano-caustique chimique intra-utérine*, d'après la méthode d'Apostoli, répétée deux à trois fois par semaine, pendant 10 à 15 fois et à doses progressivement croissantes.

Pratiquer le *balayage au tampon* et l'*écouvillonage de la cavité utérine* : absterger la cavité utérine à l'aide d'un bâtonnet, au bout duquel est enroulée une petite quantité de coton hydrophile. Brosser l'intérieur de la cavité utérine avec des écouvillons de crin plus ou moins durs. Le tampon et l'écouvillon peuvent être chargés de substances médicamenteuses (Doléris).

℞ Créosote de hêtre pure ..... 10 gr.
Glycérine neutre.......... 90 —

Préférer aux injections caustiques, surtout dans les cas d'endométrite fongueuse et d'endométrite consécutive à une rétention placentaire, le *curettage de la matrice*, suivi d'un traitement général approprié et d'un traitement local.

**Si la malade refuse le curage** (qui est le traitement de choix de la métrite chronique) : recourir à la *dilatation à la laminaire*, suivie d'une *cautérisation à la créosote* : antisepsie soignée du vagin, appliquer dans l'utérus une laminaire ayant séjourné pendant 48 heures dans l'éther iodoformé ; laisser en place cette laminaire pendant 24 heures. Après quoi, la retirer, abaisser le col à l'aide d'une pince de Museux et introduire dans la cavité utérine un porte-coton, muni de coton imbibé de créosote au 1/3 et cautériser toute la surface de la paroi utérine. Terminer par une injection intra-utérine avec une solution phéniquée à 1 p. 100, saupoudrer le col d'iodoforme et appliquer un tampon sur le col.

Renouveler cette intervention deux ou trois fois, à un mois d'intervalle chaque fois.

Après chaque cautérisation, faire garder le lit pendant deux à trois jours (Auvard).

**Contre les douleurs lombaires :**

℞ Chloroforme.............. 10 gr.
Alcool camphré........... 40 —
Baume de Fioravanti...... 60 —

℞ Chloroforme ............ ⎫
Camphre ................. ⎬ ãã 4 gr.
Extrait de belladone .... ⎪
Laudanum de Rousseau . ⎭
Huile de jusquiame........ 200 —

## M. HÉMORRAGIQUE.

Traitement symptomatique : voy. *Hémorragies utérines, Ménopause.*

Dans certains cas, recourir aux injections de gélatine :

℞ Gélatine .............. 2 gr.
Eau distillée chaude ... 100 —
Chlorure de sodium.... 50 cent.

Injecter 60 à 100 c.c., répéter l'injection après 6 à 7 jours.

Traitement curatif : *curettage;* dans quelques cas, *castration,* ou *hystérectomie vaginale.*
**Chez les vieilles femmes** atteintes de métrite par artériosclérose avec ménorragies, l'ergotine échoue bien souvent, ainsi que le curettage ; insister sur le *repos prolongé* dans le décubitus horizontal pendant la période ménorragique; *décongestionner l'utérus* et pratiquer le *tamponnement vaginal* avec des tampons de coton aluné (la gaze iodoformée ordinaire est trop perméable).

Dans le cas de fortes ménorragies suivies d'anémie, essayer le *curettage* ou pratiquer l'*hystérectomie d'emblée.*

## M. DOULOUREUSE CHRONIQUE.

*Fomentations chaudes* à l'hypogastre, *compresses de Priessnitz* pendant la nuit.

*Pansements calmants, antiphlogistiques* et *antiseptiques* :

℞ Extrait de jusquiame ..... 3 gr.
Laudanum de Sydenham .. 5 —
Huile d'amandes douces. ⎫ ãã 20 —
Salol ................... ⎭
Glycérine .............. 200 —
(Herzen).

Applications de tampons imbibés de *glycérine ichtyolée* à 10 ou 15 p. 100.

*Injections vaginales* et *rectales chaudes* (45° à 50°).

Intérieurement, prescrire les *calmants* et les *antispasmodiques* (bromures, camphre, belladone, stramonium, jusquiame, chanvre indien, valériane et valérianates, exalgine, lactophénine, amygdophénine).

Dans certains cas de métrite douloureuse chez des névropathes, avec spasme douloureux de l'utérus et légère endométrite, pratiquer la *dilatation* avec les bougies de Hégar en la poussant aussi loin que possible, avec ou sans anesthésie, et suivie d'un *tamponnement* soigné de la cavité utérine avec de la gaze iodoformée. Laisser ce tamponnement en place le plus longtemps possible et le répéter, ainsi que la dilatation, à des intervalles plus ou moins longs suivant la sensibilité de la malade et jusqu'à disparition des symptômes morbides (voy. *Névralgie utérine*).

Recourir aux *scarifications du col*, pour évacuer les petits kystes superficiels ou profonds qui criblent parfois le col utérin.

Au besoin, pratiquer l'*amputation* ou la *résection du col* (opération de Schroeder et d'Emmet).

Essayer le *tamponnement complet* ou *columnisation du vagin*, faite pendant que la malade garde la position genupectorale. Laisser les tampons en place 4 à 5 jours (Bozemann et Taliaferro).

### M. ET DÉVIATION UTÉRINE.

Traiter d'abord la déviation utérine par les *pessaires* ou l'*opération chirurgicale* la plus apte à corriger la déviation de l'utérus (voy. *Antéflexion, Antéversion, Rétroflexion, Rétroversion* et *Prolapsus de l'utérus*).

# MÉTRORRAGIES.

(Voy. *Hémorragie utérine, Avortement, Engorgement utérin, Fibromes, Cancer de l'utérus, Métrites, Ménopause*).

# MIGRAINES.

### M. VULGAIRE.

Combattre le neuro-arthritisme (voy. *Arthritisme, Herpétisme, Nervosisme*).

Donner l'*arsenic*, les *alcalins* (Vichy, Vals) et les *eaux diurétiques* de *Contrexéville* ou d'*Evian*.

Prescrire l'*hydrothérapie* : douche courte et froide précédée d'une douche très chaude sur les pieds (Levillain).

Recourir à la *galvanisation* du sympathique cervical pendant 8 à 12 mois.

Ou mieux instituer un *traitement par le bromure de potassium administré à doses croissantes, jusqu'à ce que l'on ait trouvé la dose suffisante pour supprimer les accès.*

Établir la « dose suffisante » en se basant sur le signe de la pupille (mydriase) et sur les phénomènes généraux que l'on observe pendant la troisième semaine. Donner le bromure de potassium aux doses de 4 à 8 gr. par jour. Continuer le traitement, surtout dans les cas graves, pendant 8 à 12 mois : pendant le premier mois, l'on établira la dose suffisante, qui devra être administrée pendant six mois, cette période terminée on emploiera 2 à 3 mois pour diminuer progressivement et supprimer définitivement le médicament (voy. mode d'administration du bromure de potassium dans le traitement de l'*épilepsie*) (Gilles de la Tourette).

**Contre l'accès :** faire prendre au malade dès qu'il s'aperçoit qu'il aura un accès, une cuillerée à soupe du mélange suivant dissoute dans un grand verre d'eau.

℞ Sulfate de soude..... 80 gr.
  Bicarbonate de soude 10 —
  Chlorure de sodium.. 5 —

Puis, lorsque ce purgatif aura agi, donner l'*antipyrine*, à la dose de 75 cgr., prise dans du thé ou du café chaud ; répéter cette dose 2 à 3 fois dans les 24 heures.

℞ Antipyrine.......... 4 gr.
  Bicarbonate de soude. 6 —
  Sirop de fumeterre.... 30 —
  Eau distillée......... 100 —

3 à 4 cuillerées à soupe, dans les 24 heures.

Ou bien prescrire la *migrainine*, en cachets de 1 gr. ou en injections hypodermiques :

℞ Migrainine........ 8 gr.
  Eau distillée...... 20 cc.

Injecter 2 à 4 cc. dans les 24 heures.

Ou encore :

℞ Phénacétine............ 50 cgr.
  Sulfonal................ 1 gr.

Pour 1 cachet ; 2 à 3 dans les 24 heures (Liégeois).

(Voy. *Céphalées*).

**En cas de migraine angiospasmodique :**

℞ Huile volatile de fenouil.. 10 gr.
  Nitrite d'amyle........ 5 —

Respirer V gouttes de ce liquide sur un mouchoir, jusqu'à l'apparition de la rougeur de la face (Benedikt).

Ou bien :

℞ Solution alcoolique de trinitrine au 100..... XXX gttes.
  Eau distillée......... 300 gr.

3 cuillerées à bouche, pendant l'accès.

**En cas de psychose migraineuse :** employer le *bromure de potassium* à hautes doses, ou l'*iodure de potassium*, également à hautes doses (Féré).

**M. OPHTALMIQUE.**

Prescrire le *bromure de potassium* d'une façon continue, pendant des semaines et des mois, selon la méthode de Gilles de la Tourette (voy. *Migraine vulgaire, Epilepsie*).

Charcot prescrivait :

℞ Bromure de potassium. ⎫
   —   de sodium.... ⎬ ãã 10 gr.
   —   d'ammonium. ⎭
Eau .................... 300 —

3 cuillerées, par jour, de ce mélange la première semaine ; 4 cuillerées la seconde semaine et 5 cuillerées la troisième semaine.

Ou bien administrer l'*extrait thébaïque* en pilules de 2·cgr. chacune, à la dose initiale de 3 pilules par jour, portée progressivement à 12 pilules par jour. Administrer ces hautes doses d'extrait thébaïque jusqu'à cessation complète des accès, puis diminuer progressive-ment (Gilles de la Tourette).

Si ces médications échouent, essayer l'*aconitine*, à la dose de 1/4 à 1/2 milligramme, prise au début de l'accès (Jacqueau).

Faire appliquer sur l'œil malade, au moment de l'accès, des *compresses très chaudes*, trempées dans la solution suivante chauffée au bain-marie :

℞ Eau de laurier-cerise.. ⎫
   — de laitue........ ⎬ ãã 50 gr.
   — distillée ............. 100 —
Chlorhydrate de cocaïne... 5⁰ cg.
   —      de narcéine.. 25 —
          (Galezowski).

Donner les cachets suivants :

℞ Sulfonal............. 25 cgr.
   Antipyrine ........... 50 —

Pour 1 cachet : 2 cachets à deux heures d'intervalle (Galezowski).

## MILIAIRE ET ÉRUPTIONS SUDORALES.

Conseiller de porter des vêtements légers et de ne pas abuser des liquides, pour empêcher les sueurs profuses.

Si le temps est chaud et sec, ne pas trop couvrir les malades.

Prescrire des *bains amidonnés* et des *poudrages avec l'amidon*, le *talc*, le *lycopode*, l'*acide borique* (Thibierge).

(Voy. *Suette miliaire*).

## MOLE HYDATIFORME.

**Avant l'expulsion** : combattre les hémorragies par le *tamponnement vaginal*.

Si les hémorragies étaient trop fréquentes, pratiquer l'*accouchement provoqué*.

**Pendant l'expulsion** : ne pas exercer de tractions sur la môle, et surtout ne pas introduire inutilement des instruments dans la cavité utérine.

Toutefois s'il y avait hémorragie abondante, recourir à l'*extraction manuelle de la mole*.

**Après l'expulsion** : instituer une *antisepsie rigoureuse* des voies génitales. Combattre l'hémorragie par le *seigle ergoté* (2 gr. en 4 cachets), et par le *tamponnement utéro-vaginal*.

## MOLLUSCUM CONTAGIOSUM.

(Voy. *Acné varioliforme*).

# MORPHINOMANIE.

Recourir à la *suppression brusque* de la morphine, lorsqu'on peut le faire dans les conditions de surveillance et d'attention nécessaire (Magnan), et lorsque le cas est récent (six mois à un an), que la dose de morphine à laquelle est habitué le malade ne dépasse pas 20 à 25 cgr , enfin lorsque le malade est jeune et vigoureux (Sollier).

Préférer la méthode de la *suppression rapide*, qui est surtout indiquée dans les cas invétérés (plus de deux ans) et chez les malades atteints de lésions pulmonaires, cardio-vasculaires ou rénales et chez les sujets âgés et cachectiques.

Diminuer assez rapidement la dose de morphine que s'injecte le malade, pour en *obtenir la suppression totale dans un laps de temps qui ne doit pas excéder les* 10 *jours :* pour cela, diminuer le nombre des piqûres et diminuer la dose de morphine à chaque injection.

Dans certains cas (sujets très affaiblis et cachectiques), chercher, avant de démorphiniser le malade, à rétablir sa nutrition, à relever ses forces et à remonter son état général (Joffroy).

Chercher à éviter les accidents de la suppression, accidents dont la gravité est en raison directe de la terreur que cette suppression inspire au morphinomane, en laissant ignorer complètement au malade et à son entourage le moment où commence la cure de réduction et la continuer jusqu'à la sup-

pression complète du toxique, en lui faisant croire qu'il reçoit toujours la même dose de morphine (Joffroy).

Ne pas recourir à la suppression lente.

TRAITEMENT DES ACCIDENTS PRODUITS PAR LA SUPPRESSION : administrer quelquefois l'*opium* à l'intérieur, mais ne jamais combattre les accidents qui résultent de la suppression de la morphine par des médicaments auxquels les malades pourront s'habituer (alcool, éther, cocaïne).

**S'il existe des accidents nerveux** : pratiquer des injections de *duboisine :*

2 Sulfate de duboisine .....  5 mgr.
  Eau distillée bouillie .....  20 gr.
  1 à 3 seringues de Pravaz dans les 24 heures.

**Contre l'excitation maniaque** : ordonner les *bains tièdes*.

**En cas d'insomnie** : *bromures alcalins*, pris à la dose de 2 gr. le soir, répéter la dose si nécessaire. Ne pas administrer les hypnotiques.

**Contre les troubles gastriques** : donner le *bicarbonate de soude*, pour neutraliser l'hyperacidité du suc gastrique.

**En cas de diarrhée** : prescrire le *sous-nitrate* ou le *salicylate de bismuth* à fortes doses.

**Contre la dépression** : recourir aux *toniques* et aux *stimulants*, administrés à doses modérées (champagne, vin de coca ou de kola, strychnine).

**Contre le collapsus** : pratiquer une injection de *morphine* (2 cgr.).

Recourir à l'*isolement*, si c'est nécessaire, sans quoi laisser le malade se distraire et s'amuser.

Pratiquer le *massage* et l'*électricité*.

## MORSURES.

### M. DES CHIENS ENRAGÉS.

*Faire immédiatement saigner les morsures,* les plus profondes comme les plus légères, par des pressions suffisantes, et *laver* à grande eau ; puis pratiquer le plus promptement possible une *cautérisation énergique,* avec du caustique de Vienne, du beurre d'antimoine, du chlorure de zinc et surtout avec le *fer rouge.* Tout morceau de fer, chauffé au rouge, peut servir à pratiquer ces cautérisations.

Ne pas se servir d'ammoniaque (alcali volatil), ni des différents alcools, qui sont complètement inefficaces.

Cela fait, recourir, sans aucun délai, à la *vaccination pasteurienne* (Dujardin-Beaumetz).

Vaccination antirabique de l'Institut Pasteur : pratiquer le premier jour (le plus tôt possible après la morsure) deux inoculations de moelle de lapins morts de virus rabique et desséchées depuis quatorze et treize jours ; le second jour, inoculer des moelles de douze et onze jours. A partir du sixième jour inoculer seulement une moelle par jour et s'arrêter à la moelle du troisième jour.

Cette première série de traitement terminée, inoculer de nouveau, pendant deux jours de suite, chacune des moelles, depuis celle du sixième jusqu'à celle du troisième.

Durée du traitement : quinze jours.

Faire chaque inoculation avec trois millimètres de moelle triturée dans un centimètre cube d'eau stérilisée.

Pratiquer les inoculations dans la région de l'hypochondre.

### M. DE VIPÈRES ET SERPENTS VENIMEUX.

Pratiquer une *ligature du membre, faire saigner* la plaie, appliquer des ventouses ou pratiquer des succions pour favoriser la sortie du sang. *Cautériser au fer rouge,* au chlorure de zinc ou de chaux, à la potasse caustique en crayons :

Laver les plaies avec :

℞ Hypochlorite de chaux....   1 gr.
  Eau bouillie.............  60 —

℞ Chlorure d'or........   1 gr.
  Eau distillée........  100 —
                        (Calmette).

Ou bien employer une solution de *permanganate de potasse* à 1 p. 1000 ou 1 p. 500, et pratiquer des injections sous-cutanées de ce même sel en solution à 1 p. 100 et jusqu'à 5 p. 100, en amont des plaies et à la dose de 5 à 10 seringues de Pravaz.

Recourir aussi aux injections sous-cutanées *d'acide chromique* :

℞ Acide chromique..... 10 centig.
    Eau distillée........ 10 gr.

1/2 à 1 seringue de Pravaz, injectée
dans le voisinage de la plaie.

Se servir du *sérum antiveni-
meux de Calmette*, à la dose de
10 c.c. chez les enfants et à
celle de 20 c.c. chez l'adulte.

Dans tous les cas, prescrire
une *potion diaphorétique ammoniacale* :

℞ Acétate d'ammoniaque..... 10 gr.
    Hydrolat de cannelle.. ⎫
      —      de menthe... ⎬ āā 50 —
    Sirop d'éther........ ⎭

1 cuillerée à bouche, toutes les heures.

## MORT DU FŒTUS
### pendant la grossesse.

**Si l'œuf est intact et si le
travail est commencé,** faire
*l'antisepsie* aussi complète que
possible ; éviter la rupture prématurée de l'œuf.

**Si la poche se rompt,** faire
sur-le-champ une *injection vaginale* légèrement antiseptique.

**Si le travail marche len-
tement,** *hâter l'expulsion* de
l'œuf, puis pratiquer une *injection intra-utérine chaude* avec
une solution de sublimé à 1 p.
4000, ou d'acide phénique à
1/2 p. 100.

**Si l'œuf est ouvert et le
travail commencé** : accélérer
le travail le plus possible à
l'aide d'*injections chaudes*, du
*ballon de Champetier* (Pinard).

## MORT APPARENTE DU NOUVEAU-NÉ.
### (Voy. *Asphyxie des nouveau-nés*).

## MORVE.

Cautériser au *thermo-cautère*
là ou les plaies qui existent.

**Contre les abcès ou les
ulcérations** : faire des *pansements antiseptiques* (iodoforme,
naphtol camphré), toucher avec
la *teinture d'iode*.

Intérieurement, prescrire
*l'iode* (XV à XXV gouttes de
teinture), les *iodures alcalins*,
les *sulfureux*.

## MOUCHES VOLANTES.

**S'il n'existe aucune maladie
oculaire** : *repos, verres fumés*,
combattre la congestion cérébrale, administrer un *purgatif*.

**S'il existe des altérations**
du corps vitré : instituer le
traitement de l'affection généra-
trice (myopie, syphilis) (Trousseau).

## MUGUET.

Traiter la maladie initiale, combattre l'état cachectique.

Toucher 6 fois par jour les parties malades avec un pinceau trempé dans la solution suivante :

℞ Bicarbonate de soude .. 5 à 10 gr.
Eau bouillie.......... 100 —

Ou bien employer l'*eau de chaux* ou l'un des *collutoires* suivants :

℞ Borate de soude .......... 10 gr.
Miel rosat ............... 20 —

℞ Borax................... 4 gr.
Sirop de mûres........... 30 —
(Hanot).

℞ Bicarbonate de soude ..... āā 5 gr.
Glycérine ............... 20 —

℞ Sulfate de zinc ........... 2 gr.
Eau distillée.............. 60 —

℞ Chlorure de zinc........... 1 gr.
Eau distillée ............. 100 —

Ou encore pratiquer des attouchements à la *liqueur de Van Swieten* (Vidal).

**Si la gorge est prise** : faire boire de l'*eau de Vichy*; chez les enfants, en donner 2 cuillerées à café avant et après chaque tétée (Comby).

## MYALGIE
### (Rhumatisme musculaire).

**Contre la forme aiguë** : donner le *salicylate de soude* (4 à 6 gr. par jour), la *salipyrine*, l'*antipyrine*, la *phénacétine*, la *lactophénine*, la *quinine*.

**Contre la forme subaiguë ou chronique** : ne pas prescrire le salicylate, donner de préférence l'*antipyrine*, l'*exalgine*.

(Voy. *Rhumatisme aigu* et *chronique, Torticolis, Lumbago*).

Conseiller les *frictions excitantes* avec le liniment ammoniacal camphré, un mélange térébenthiné ou le baume de Fioravanti.

Faire des frictions ou des pulvérisations avec le mélange suivant :

℞ Alcoolat de mélisse..... ⎱ āā 10 gr.
— de Fioravanti.. ⎰
Menthol.......... 50 cgr. à 1 gr. 50.
(Capitan).

Recourir aussi aux *applications très chaudes* sous forme de flanelle chaude, sacs de sable chauffés, cataplasmes sinapisés, ou bien aux *ventouses sèches*, ou *scarifiées* et à la *réfrigération* par les pulvérisations de chlorure de méthyle.

**En cas de douleur intense et persistante** : injection de *morphine* ou de *dionine*.

**Après la période aiguë** : *bains de vapeur* simples ou térébenthinés ; *bains d'étuve sèche;* douches *chaudes*.

Séjour aux *eaux thermales* de Bourbon-Lancy, Luchon, Aix-les-Bains, Plombières.

# MYCOSIS FONGOÏDE.

Administrer l'*arsenic* à hautes doses, par la voie stomacale, par la voie hypodermique ou par la voie rectale (voy. *Lymphadénie*); *cacodylate de soude.*

Prescrire les *toniques.*

**Contre les éruptions** : employer la pommade à l'*acide pyrogallique* à 1 p. 10, puis dès que l'irritation est intense, panser avec de la vaseline boriquée, salolée ou aristolée.

**Contre les tumeurs** : pratiquer des injections interstielles de *naphtol camphré*, qui produisent des escarres et des ulcérations, panser alors comme ci-dessus.

**Contre les ulcérations** : *lotions et pansements antiseptiques* (Brocq).

# MYÉLITES.

**M. AIGUE.**

Traitement de la maladie causale :

**Au cours d'une syphilis secondaire** : *traitement antisyphilitique mixte.*

**Au cours d'une affection rhumatismale** : *salicylate de soude, salipyrine, salophène.*

**Au cours d'une fièvre typhoïde** : *antisepsie intestinale, balnéation froide* ou *tiède.*

**Au cours d'une fièvre palustre** : *quinine.*

**Au cours d'une maladie infectieuse** : *traitement mixte* par l'iodure de potassium et le mercure. *Balnéation chaude.*

Traitement local : *révulsifs* sur la région de la colonne vertébrale (pointes de feu, ventouses scarifiées, frictions irritantes, pommade stibiée).

Traitement pharmaceutique : pratiquer des injections souscutanées d'*ergotine*, 20 à 25 cgr., pendant plusieurs jours de suite (période aiguë).

℞ Ergotine...... 2 gr. 50.
Eau stérilisée . Q. S. p. f. 10 c. c.

Injecter 1 seringue par jour.

℞ Extrait de belladone...... 1 cgr.
Ergotine................. 5 —
Bromhydrate de quinine... 10 —
Pour 1 pilule : 4 à 6 par jour (Herzen).

Au besoin, recourir à la *médication calmante* (opium, dionine, morphine, antipyrine, exalgine).

Surveiller attentivement le rectum et la vessie ; *propreté absolue* du malade et du lit ; s'opposer à la production d'escarres.

Ne pas appliquer l'électricité pendant les périodes initiales ; combattre les troubles dynamiques, en modifiant la circulation et la nutrition, à l'aide de la *galvanisation* ascendante de la moelle (Apostoli et Planet).

(Voy. *Paralysie infantile*).

**M. CHRONIQUE.**

Traitement de la cause :

**En cas de syphilis** : *traitement spécifique intense.*

**En cas de myélite à marche envahissante** (post-infectieuse):

administrer l'*iodure de potassium* et le *mercure.*

**Dans les autres cas** : prescrire l'*iodure de potassium*, le *nitrate d'argent*, le *phosphore*, le *phosphure de zinc* (voy. *Ataxie locomotrice, Maladie de Friedreich*).

**Chez tous les malades** : donner les *toniques* (fer, arsenic, strychnine, glycéro-phosphates), de préférence sous forme d'injections profondes de citrate de fer ammoniacal associé à l'arsenic et à la strychnine (voy. *Chlorose*).

LOCALEMENT: *révulsion* (pointes de feu, ventouses scarifiées, pommades irritantes, cautères).

**Contre les douleurs** : *opium, morphine, dionine, antipyrine, acétanilide, exalgine.*

Recourir à l'*électricité* (courants continus, ascendants et descendants, courants intermittents) et à l'*hydrothérapie* (douches chaudes).

Cure aux *eaux minérales* ferrugineuses, chlorurées sodiques, sulfureuses.

## MYOCARDITES.

### M. AIGUE.

*Révulsifs* sur la région précordiale, dès le début (ventouses scarifiées, vésicatoires, pointes de feu).

*Soutenir les forces* du malade, au moyen des toniques : quinine, quinquina, alcool, acétate d'ammoniaque, éther (A. Petit).

**Contre la dilatation cardiaque et le collapsus** : *caféine; digitale, strychnine* (A. Petit).

℞ Salicylate de soude.  3 gr.
Caféine............  4 —
Eau distillée......  Q. S. p. f. 10 c. c.
2 à 3 seringues par jour.

℞ Caféine.......... } āā 1 gr. 60 cgr.
Benzoate de soude. }
Rhum..............  10 —
Sirop de tolu.......  50 —
Eau stérilisée......  60 —
1 cuillerée à soupe, 2 fois par jour, enfants (Sevestre).

(Voy. *Asystolie*).

**Pendant la convalescence** : éviter les mouvements brusques, les efforts, la station verticale prolongée, les émotions vives (A. Petit).

### M. CHRONIQUE.

*Interdiction* de l'usage des alcools, du tabac ; suppression de toute intoxication chronique ; *hygiène sévère* pour les goutteux, les diabétiques, les brightiques.

*Éviter* le surmenage cardiaque par influences morales ou physiques.

**Lutter contre l'artério-sclérose** par l'*iodure de potassium*, à la dose de 80 cgr. à 1 gr. par jour.

**Combattre l'hypertension artérielle** par le *régime sec* ou la diminution des boissons et la *trinitrine*.

**Contre la douleur** : prescrire les *bromures alcalins*, la *dionine*.

**En cas d'asthénie vasculaire et de dilatation ventriculaire** : insister sur le *repos complet* et recourir à la *digitale* ou à la *digitaline*, à la *caféine*, à la *strychnine* ou à l'*ergotine*, selon le cas (A. Petit).

℞ Sulfate de strychnine 6 à 10 mgr.
  — de spartéine. 20 à 30 cgr.
  Eau de mélisse...... 40 gr.
  — de menthe...... 60 —
  Sirop de punch...... } āā 25 —
  — d'éther ....... }

2 à 4 cuillerées à bouche dans les 24 heures (Herzen).

Voy. *Artériosclérose, Insuffisance aortique et mitrale, Asystolie.*

# MYRINGITES.

## M. AIGUE.

Application de *sangsues* : 4 à 6, au-devant du tragus.

*Bains d'oreille chauds* (40° à 50°), de 10 minutes, souvent répétés :

℞ Acide borique............ 2 gr.
  Laudanum de Sydenham... 6 —
  Eau distillée............. 60 —
Faire chauffer cette solution à 45° et la verser par cuillerées dans l'oreille.

Dans les intervalles, prescrire des *cataplasmes*, des *compresses chaudes* sur l'oreille, et pratiquer des instillations d'une solution de *cocaïne* à 1 p. 20, ou de *glycérine phéniquée* à 1 p. 10 et à 1 p. 5, dans le conduit auditif préalablement asséché.

Introduire dans le conduit des petits tampons d'ouate imbibés d'*huile chloroformée* ou de *laudanum.*

℞ Laudanum de Sydenham } āā 5 gr.
  Huile chloroformée..... }
                 (Herzen).

Intérieurement : *purgatif, antipyrine, exalgine.*

(Voy. *Otite moyenne aiguë*).
**En cas de douleurs intenses** : pratiquer la *ponction* de la partie saillante du tympan, après avoir au préalable fait un nettoyage complet du conduit avec une solution de sublimé au 2 p. 1000. Après l'incision, insuffler un peu d'iodoforme finement pulvérisé, puis faire un pansement à la gaze aseptique, qui sera renouvelé au bout de 24 à 48 heures.

**Après la phase d'acuité :** *lavages tièdes* à l'eau boriquée, *instillations astringentes.*

℞ Sulfate de cuivre...... 1 gr.
  Eau distillée.......... 30 —
Instiller X gouttes à la fois.

## M. CHRONIQUE.

Huile de foie de morue, iodure de potassium et de fer, arsenic.

*Lavages* répétés 2 fois par jour, à l'eau boriquée tiède, *instillations astringentes insufflations* de poudres astringentes.

# MYXŒDÈME.

*Régime alimentaire :* lait, laitages, légumes, viandes bouillies, œufs, poissons d'eau douce bouillis.

Proscrire le bouillon, les viandes rôties, le gibier, les crustacés, les fromages faits, les boissons alcooliques.

Traitement opothérapique spécifique : introduire dans le système circulatoire le principe actif du parenchyme thyroïdien.

Recourir à l'administration par la bouche de la *glande thyroïde fraiche du mouton*; formuler la dose en poids, non en lobes ; la donner à la dose de 2 à 3 grammes par jour, soit en fragments crus, hachés mis sur du pain ou préparé en sandwich, soit encore mise en suspension dans des potages, dans du lait.

Faire prendre la glande, pendant 4 à 5 ou 7 jours consécutifs, puis après une pause de 4 à 5 jours de durée, reprendre le traitement pendant une nouvelle période de 4 à 7 jours et ainsi de suite.

Prescrire la *thyroïdine* en poudre ou en tablettes : chaque tablette, du poids de 30 cgr. équivaut à son poids de glande thyroïde fraiche ; administrer comme dose moyenne de 15 à 20 tablettes par jour.

**Chez les enfants,** en état d'idiotie myxœdémateuse, administrer le suc thyroïdien en *lavements* (Herzen).

Après la disparition des manifestations du myxœdème, continuer le traitement en réduisant l'ingestion stomacale de glande thyroïde ou de thyroïdine au strict nécessaire, soit à la ration d'entretien (environ une prise toutes les semaines).

Cure à *Aix-les-Bains, massage.*

## NÆVUS.

### N. HYPERTROPHIQUE.

*Ablation* au bistouri ou *cautérisations interstitielles* au galvanocautère.

### N. PIGMENTAIRE.

Cautérisations à l'*acide phénique pur*, ou bien au *galvanocautère*.

### N. VASCULAIRE.

Voy. *Angiomes.*

### N. VERRUQUEUX.

*Râclage* à la curette ou destruction au galvanocautère (Brocq).

## NÉPHRITES.

### N. AIGUE.

*Régime lacté exclusif* pendant 15 *jours* au moins ; faire prendre le lait à la dose de 3 *à* 4 *litres* dans les 24 heures, par doses régulièrement espacées ; *une tasse toutes les deux heures.*

Donner le lait chaud ou froid, cru ou bouilli.

Faciliter la digestion du lait, en le coupant avec un peu d'*eau de chaux* (1 cuillerée à soupe par verre) ou avec de l'*eau de Vichy* à parties égales.

Rendre le lait plus agréable, en l'aromatisant avec du kirsch, de l'anisette, du rhum, du cognac, de la menthe, de l'eau de fleurs d'oranger, ou encore en l'additionnant de café, enfin en le sucrant ou en le salant.

Augmenter l'action diurétique du lait, en ajoutant 100 gr. de *lactose* (30 à 40 gr. chez les enfants), à la quantité totale de lait que le malade doit boire dans la journée.

Si le lait produit de la diarrhée y ajouter du *sous-nitrate de bismuth* ou du *talc* ; s'il détermine de la constipation, administrer les *purgatifs légers* (manne, magnésie).

**Pendant l'évolution d'une néphrite scarlatineuse :** continuer ce régime sans interruption pendant 5 à 6 semaines.

LOCALEMENT : recourir à la *médication antiphlogistique* (sangsues, ventouses scarifiées à la région lombaire), puis à la *médication révulsive* : ventouses sèches, pointes de feu, vésicatoires à l'ammoniaque, sinapismes.

Faciliter la diurèse avec les *boissons abondantes*, les *tisanes diurétiques*, la *diurétine*, la *lactose* ; en cas d'asthénie cardiaque, par la *digitale* ; en cas d'anémie, par les *lavements froids répétés*.

℞ Uva ursi................ 10 gr.
Eau bouillante.......... 1000 —
Sirop d'extrait de stigmates de maïs........... 100 —

Donner trois tasses de cette tisane diurétique par jour, enfants (Comby).

℞ Diurétine............ 3 gr.
Eau distillée......... 120 —
Sirop des 5 racines... 30 —

Par cuillerées à bouche dans la journée.

℞ Théobromine.......... 3 à 4 gr.
Sirop de menthe....... 20 —
Eau distillée.......... 100 —

Par cuillerées à soupe dans les 24 heures.

℞ Théobromine ........... 50 cgr.
Phosphate neutre de soude. 25 —

Pour 1 cachet : 4 par jour, pendant 3 à 4 jours (Grasset).

Pratiquer l'*antisepsie intestinale* à l'aide du benzonaphtol, du salicylate de bismuth, du bétol.

℞ Benzonaphtol......... }
Bicarbonate de soude .. } āā 20 cg.

Pour 1 paquet : 5 à 6 par jour, dans une cuillerée de lait sucré, enfants (Comby).

(Voy. *Antisepsie intestinale*).

Donner en outre des *purgatifs*, répétés à plusieurs jours d'intervalle ; administrer de préférence des *purgatifs drastiques* : jalap, scammonée, calomel, eau-de-vie allemande.

℞ Calomel............. 10 cgr.
Scammonée.......... 30 —

En trois prises, une toutes les demi-heures (enfants).

℞ Scammonée.......... 1 gr.
Poudre de jalap....... 50 cgr.

Pour 1 paquet, à prendre le matin à jeun (adultes).

Prescrire l'*eau-de-vie allemande* à la dose de 1 gr. par jour et par année d'âge, avec la même dose de sirop de nerprun :

℞ Eau-de-vie allemande. }
Sirop de nerprun..... } āā 10 gr.

A prendre en une fois (enfants de 10 ans) (Comby).

Chez l'adulte :

℞ Eau-de-vie allemande. }
Sirop de nerprun ..... } āā 20 gr.

A prendre en une fois.

Faire prendre de *grands lavements froids*, répétés 2 à 3 fois par jour.

Agir sur la peau par les *enveloppements humides* (drap mouillé, par-dessus enveloppement dans une couverture de laine ; placer des boules chaudes au contact de la couverture et laisser le malade ainsi enveloppé jusqu'à forte sudation), les *couvertures chaudes*, les *bains d'air chaud* (se servir d'étuves en communication avec le lit du malade, la tête du malade doit rester complètement découverte ; en cas de congestion, appliquer des compresses froides sur le cou et sur la tête).

Prescrire aussi les *diaphorétiques* : jaborandi, pilocarpine.

℞ Feuilles de jaborandi .. 3 à 4 gr.
    F. infuser dans :
    Eau chaude............ 180 —
      Passez et ajoutez :
    Sirop des 5 racines..... 25 —
1 cuillerée à bouche toutes les heures puis toutes les 2 heures (Herzen).

℞ Chlorhydrate de pilocarpine 1 cgr.
  Eau distillée............. 100 gr.
  3 à 6 cuillerées à bouche par jour (Lemoine),

℞ Chlorhydrate de pilocarpine 10 cgr.
  Eau stérilisée............. 10 gr.
Injecter une demi-seringue à une seringue de Pravaz à la fois, pendant 4 à 6 jours (Damaschino).

*Proscrire* le jaborandi et la pilocarpine, en cas de congestion pulmonaire, de menace d'œdème pulmonaire et de phénomènes asthéniques. Dans ces cas, donner les *stimulants diffusibles* et administrer la *digitale* en infusion (15 à 30 cgr., chez les enfants ; 30 à 60 chez l'adulte), associée à l'*acétate de potasse* ou au *calomel* (voy. *Anasarque*).

**En cas d'hématurie :**

℞ Tanin............... ⎱ ãã 50 cgr.
  Poudre de quinquina ⎰
  Pour 1 cachet, 3 par jour (Lemoine).

℞ Tanin................. 1 à 2 gr.
  Sirop de menthe ....... 30 —
  Eau distillée........... 100 —
1 cuillerée à bouche toutes les heures.

℞ Perchlorure de fer. XV à XX gttes.
  Sirop simple ...... 20 gr.
  Eau distillée...... 100 —
1 cuillerée à bouche toutes les heures.

(Voy. *Hématurie*).

**En cas de vomissements, de dyspnée ou d'autres symptômes urémiques** : pratiquer le *lavage de l'estomac*, faire une *saignée* et le *lavage de l'organisme*, au moyen des injections sous-cutanées d'eau salée stérilisée à 7 p. 1000 (1/2 à 1 litre à la fois).

Conseiller les inhalations d'*oxygène* ; recourir aux injections d'*éther*, répétées toutes les demi-heures, et donner un *purgatif* (salin ou drastique).

℞ Sulfate de soude....... ⎱ ãã 10 gr.
  Follicules de séné...... ⎰
  Eau bouillante .......... 200 —
Pour 1 lavement ; enfants (Comby).

**En cas d'insuffisance ou d'asthénie cardiaque** : prescrire la *digitale*, la *digitaline*, la *caféine*.

(Voy. *Insuffisance mitrale, Asystolie*).

**En cas d'hydropisies considérables** : *drainage capillaire*, avec les aiguilles de Southey, *ponctions aspiratrices* de la plèvre, du péritoine, du péricarde.

**Après la période aiguë et dangereuse de la néphrite, s'il n'y a pas d'accidents dyspnéiques** : *régime faible, mixte*, avec précaution. Permettre les viandes légères blanches, bien cuites et non faisandées ; des poissons d'eau douce bouillis, à chair fine. OEufs cuits. Légumes bien cuits ou en purée (purée de haricots, de lentilles, bouillie au gruau de blé, riz, orge, avoine).

Suivre ce régime, pendant plusieurs mois à 1 an.

(Voy. *Néphrite chronique*).

## N. CHRONIQUE.

INDICATIONS THÉRAPEUTIQUES : *réduire* au minimum les toxines qui peuvent exister dans les aliments ; *empêcher* les toxines de se former dans le tube digestif ; *accroître* la sécrétion rénale et *augmenter* les sécrétions intestinales ; en cas d'insuffisance rénale, *stimuler la peau* (Huchard).

*Régime :* permettre un peu de viande de porc bien cuite, blanc de poulet, poissons d'eau douce à chair fine bouillis, bœuf à la mode, veau en gelée, volaille en daube, poule au riz. OEufs très cuits (œufs brouillés, omelettes, crèmes). Féculents à l'état de purée (purée de pommes de terre, de haricots, de lentilles), revalescière, racahout, pâtes alimentaires, nouilles, macaronis, bouillie au gruau de blé, de riz, de maïs, d'orge, d'avoine.

Légumes verts très cuits (purée de carottes, de navets, de julienne, petits pois, haricots verts, épinards, salades cuites, céleris au jus).

Fruits en compote, sauf les fraises et le raisin.

Boissons : *lait coupé d'eau de Vichy, et vin blanc léger* coupé largement avec une eau alcaline.

Pas de vin pur, pas d'eau-de-vie, pas de liqueurs, pas de bière.

Défendre les poissons de mer, les mollusques, les crustacés, le gibier, le bouillon, les conserves, la charcuterie, les fromages faits, les viandes saignantes, l'oseille, les tomates, les aubergines, les asperges.

*Soins de la peau :* bains tièdes et chauds, pas d'hydrothérapie.

Séjour dans un *climat à température chaude et constante ;* éviter tout refroidissement ; conseiller le port de *flanelle* sur la peau.

Conseiller le *massage* et les *frictions sèches* au gant de crin.

*Exercices modérés,* promenades en plein air sans fatigue (Dujardin-Beaumetz).

De temps en temps, prescrire un *purgatif :*

℞ Eau-de-vie allemande...... 15 gr.

Ou bien :

℞ Eau de Hunyadi-Janos 1 à 2 verres.
(Huchard).

Pratiquer l'*antisepsie intestinale :*

℞ Benzo-naphtol....... 30 à 50 cgr.
Pour 1 cachet : 3 par jour, au moment des repas.

℞ Benzoate de lithine,....... 50 cgr.
Bétol...................... 25 —
Bicarbonate de soude..... 20 —
Pour 1 cachet : 3 par jour, dans l'intervalle des repas (Lemoine).

Agir sur la lésion rénale à l'aide du *tanin*, du *perchlorure de fer*, de l'*iodure de sodium* ou de *strontium*, du *lactate de strontium* (4 à 8 gr. par jour).

℞ Acide gallique............ 10 cgr.
Excipient et glycérine..... Q. S.
Pour 1 pilule : 4 à 8 par jour.

℞ Iodure de strontium... 10 à 20 gr.
Sirop d'écorce d'o-
ranges amères..... } ãã 200 —
Eau distillée........ }
·2 cuillerées à bouche par jour (Herzen).

℞ Lactate de strontium...... 25 gr.
Sirop d'écorce d'oranges
amères ................ 30 —
Eau distillée............ 125 —
3 à 4 cuillerées à bouche par jour
(Herzen).

Alterner l'usage de l'iodure
de sodium ou de strontium avec
celui de la *trinitrine* (III à
VI gouttes de la solution au
100°, pendant dix jours chaque
mois).

Prescrire le *sirop d'iodure de
fer*, de *quinquina*, ou le *sirop
iodo-tannique* ; conseiller les
inhalations d'*oxygène*, même
en l'absence de tout symptôme
urémique (Herzen).

**Contre l'anémie chronique:**
instituer le *régime mixte*, et ne
pas prescrire le régime lacté
exclusif.

Administrer le *chlorure de
sodium* :

℞ Chlorure de sodium....... 6 gr.
Iodure de potassium...... 4 —
Phosphate de soude....... 2 —
Eau bouillie............ 1 litre.
A boire dans les 24 heures (Semmola).

Donner les préparations ferrugineuses avec prudence, préférer, comme tonique, la *théobromine* à petites doses :

℞ Théobromine........... 30 à 50 cgr.
Phosphate de soude... 20 à 25 —
Pour 1 cachet : 2 à 3 par jour.
Ordonner les inhalations d'*oxygène*,
pratiquées tous les jours pendant long-
temps (Herzen).

**Si le cœur faiblit** : prescrire
la *digitale* et diminuer la quantité des liquides ingérés.

**Si la quantité d'urine dimi-
nue et si apparaissent des
œdèmes** : donner la *théobromine* à la dose de 3 à 4 gr.
pendant quatre à cinq jours
(voy. *Néphrite aiguë, Anasarque*).

**En cas de céphalée, de
dyspnée, de vomissements** :
voy. *Urémie*.

Cure aux eaux thermales de
Contrexéville, Aulus, Vichy.

**Contre la néphrite inters-
titielle des artério-scléreux :**
Instituer le traitement général
hygiénique, diététique et médicamenteux de l'artério-sclérose ;
prescrire le *régime mixte* (pas
le régime lacté absolu) ; pratiquer des *frictions* et des *massages superficiels*, conseiller les
*bains tièdes*, pour entretenir et
stimuler les fonctions de la peau.

Administrer les *toniques* :
arsenic, fer, iodure de fer,
quinquina, cacodylate de soude.

Donner le *chlorure de sodium*
(voy. *Néphrite chronique*) et les
*iodures* à petites doses ; prescrire les inhalations d'*oxygène*.

En cas de céphalée, de prurit,
de crampes, de palpitations, de
tachycardie avec cœur hyper-
trophié et de bruit de galop,
recourir au *régime lacté absolu*.


**N. SYPHILITIQUE.**

**N. syphilitique secondaire:**
*traitement mercuriel*.

**N. syphilitique tertiaire
chronique** : *traitement ioduré
ou mixte*.

# NERVOSISME.

*Défendre* toute excitation extérieure ; pas de veille, pas de soirée, pas de théâtre, pas de réunion nombreuse, pas de surmenage intellectuel et physique, pas de lecture émouvante.

*Éviter* les bains de mer, le séjour excitant des plages, préférer la *campagne* ou la *montagne* à l'altitude moyenne de 600 à 800 mètres.

*Repas réguliers* et *sobres ;* défendre le vin pur, le champagne, les liqueurs, le café, le thé et l'usage du tabac.

Combattre la constipation par les lavements ou les laxatifs ; donner les amers ou l'orexine contre l'anorexie.

℞  Orexine basique....... }
   Fer réduit........... }  ãã 5 cgr.
   Extrait et poudre de
     gentiane ..........  Q. S.
Pour 100 pilules : 2 à 3, avant les 2 principaux repas (Herzen).

Faire prendre quotidiennement un *bain tiède prolongé,* si le malade s'en trouve bien

Conseiller un *traitement hydrothérapique méthodique,* longtemps prolongé ; commencer le traitement par l'hydrothérapie tiède, puis passer progressivement aux douches froides.

Prescrire les *bromures,* les *préparations de valériane,* le *camphre :*

℞  Bromure de camphre.. }
   Valérianate de quinine }  ãã 10 cgr.
   Extrait de jusquiame....  2 —
Pour 1 pilule : 4 à 5 par jour (adultes) Herzen).

℞  Valérianate de quinine.. }
   Extrait de valériane..... }  ãã 5 cgr.
   —  de jusquiame......  2 —
Pour 1 pilule : 4 à 8 par jour (Herzen).

℞  Camphre.................  10 gr.
   Ether sulfurique..........  20 —
XV à XX gouttes dans un peu de vin.

℞  Chloroforme............  1 gr. 50
   Teinture de valériane éthérée................  10 —
X à XX gouttes, toutes les heures.

Chez les enfants, donner le *bromure de potassium* aux doses suivantes :

De 1 à 3 ans...  20 à 30 cgr.
De 3 à 5 ans...  30 à 60 —
De 5 à 10 ans...  60 cgr. à 1 gr.

℞  Bromure de potassium ....  5 gr.
   Sirop d'écorce d'oranges
     amères................  100 —
1 cuillerée à dessert, matin et soir.

℞  Bromure de potassium... }
   —  de sodium...... }  ãã 1 gr.
   —  d'ammonium ... }
   Sirop de chloral.........  10 —
   —  de codéine.........  20 —
   Eau chloroformée.........  40 —
   —  de tilleul...........  80 —
   —  de fleurs d'oranger....  10 —
2 à 4 cuillerées à café, par jour.

**Contre l'insomnie :** donner le *sulfonal,* le *trional,* l'*uréthane,* le *chloral,* le *paraldéhyde,* ou bien conseiller l'*enveloppement dans le drap mouillé,* au moment du coucher (voy. *Neurasthénie, Insomnie*).

Séjour aux *eaux thermales* de Néris, Luxeuil, Bagnères-de-Bigorre, Bagnères-de-Luchon.

# NEURASTHÉNIE.
## (Maladie de Beard).

S'assurer avant tout qu'il ne s'agit pas d'un état neurasthéniforme lié à des troubles dyspeptiques, utéro-ovariens, cardio-vasculaires, néphritiques. Rechercher le diabète azoturique et sucré ; se méfier de la paralysie générale progressive à début neurasthéniforme.

1º *Traiter la diathèse neuroarthritique* (alcalins, arsenic, hydrothérapie).

2º *Supprimer la cause occasionnelle* (surmenage intellectuel, passions, dépressions, intoxication chronique).

3º *Traitement hygiénique :* exercices, hydrothérapie, massage, électricité.

4º *Traitement moral :* suggestion, isolement.

5º *Traitement pharmaceutique* par les toniques, surtout ceux du système nerveux (kola, coca, quinquina, strychnine, valériane), et par les médicaments pouvant produire la sédation de certains troubles déterminés (bromures, hypnotiques, antispasmodiques, nervins analgésiques).

6º *Alimentation reconstituante* riche en phosphates : œufs, poissons, céréales, lait, cervelle.

Administrer les phosphates solubles, les glycéro-phosphates.

Combattre la constipation, stimuler la digestion.

7º *Défendre* les veilles, les fatigues physiques, les exercices de toutes sortes ; éviter les émotions, les excitations de tout genre.

*Ne pas faire rester inoccupés* les neurasthéniques capables d'une certaine activité physique et intellectuelle (l'oisiveté et la solitude leur sont défavorables). Établir une grande variété dans leurs occupations, dans leurs travaux (Beard).

TRAITEMENT CAUSAL.

Avant toute pensée de thérapeutique médicamenteuse s'efforcer de remonter aux sources du mal, d'en préciser nettement les causes, et alors mettre tout en œuvre pour faire disparaître ces dernières ou au moins empêcher leur permanence et éviter leur retour agressif (Gilles de la Tourette).

HYDROTHÉRAPIE : c'est le mode de traitement le plus efficace de la neurasthénie, mais elle doit ne pas être mise en œuvre d'une façon banale et uniforme.

**Principes à suivre dans l'application de l'hydrothérapie** : il faut, avant de tonifier par l'hydrothérapie, avoir préalablement calmé l'éréthisme nerveux ; en d'autres termes, avant d'instituer le traitement hydrothérapique, il faut étudier attentivement le malade, afin de reconnaître si ce sont les phénomènes d'excitation nerveuse qui dominent en lui, ou au contraire les phénomènes de dépression.

Si l'état nerveux est très accentué, ne pas commencer le

traitement par des douches froides sous peine de voir cet état s'aggraver.

Il faut donner la douche froide seulement aux malades qui offrent une certaine résistance : on ne peut obtenir les effets toniques de la douche chez les malades profondément épuisés, qui ont atteint les dernières limites de l'anémie ou de la neurasthénie ; l'organisme, n'ayant plus l'énergie nécessaire pour réagir, ne ressent que la fatigue qui accompagne tout traitement mécanique, et la douche froide affaiblira plus qu'elle ne remontera.

Dans ces cas, faire précéder le traitement hydrothérapique de la cure américaine de Weir-Mitchell (isolement, repos, massage, suralimentation).

Dans la neurasthénie au début recourir d'emblée à l'hydrothérapie froide.

Il faut donc calmer avant de fortifier, et n'employer l'hydrothérapie que si les forces du malade le permettent.

Il faut, troisièmement, n'appliquer la douche froide que sur un corps bien préparé par une préaction suffisante, en d'autres termes, ne jamais appliquer l'eau froide que quand le baigneur a très chaud. Augmenter préalablement la chaleur du corps par une promenade à l'air libre, la gymnastique, la chaleur du lit, une douche d'eau chaude, ou par un bain d'air chaud ou de vapeur.

Enfin se rappeler que les applications hydrothérapiques pour être toniques doivent être cour-

Herzen.

tés, froides et à percussion énergique.

Le traitement hydrothérapique par excellence est sans contredit la douche froide en pluie et en jet, appliquée avec une pression de deux à trois atmosphères sur tout le corps, pendant 10 à 20 secondes (Glatz).

**Traitement hydrothérapique dans les différentes formes de neurasthénie.**

Dans la *neurasthénie en général* (maladie d'épuisement par excellence) c'est la tonification qui est l'indication fondamentale et le procédé hydrothérapeutique correspondant, c'est la douche courte et froide, en jet mobile, brisé sur tout le corps sauf la tête, pression moyenne de 15 mètres.

**Dans les formes frustes, incomplètes et au début de la neurasthénie,** à moins de contre-indications individuelles, recourir d'emblée à la douche froide et continuer le traitement pendant 2 à 3 mois.

En présence de **neurasthéniques trop affaiblis et trop hyperexcitables** pour supporter de suite la percussion, ou trop **impressionnables** pour recevoir d'emblée l'eau froide, recourir soit aux affusions froides avec le baquet, soit au drap ruisselant avec tapotages, soit au drap tordu avec frictions, soit enfin au demi-bain avec affusions et frictions sous l'eau, ces procédés sont indiqués ici dans leur ordre ascensionnel d'énergie progressive ; tous doivent être précédés et suivis d'exercices ou d'autres méthodes tendant à la préaction et à la réaction.

*Affusions* : les faire froides ou tempérées, à l'aide de petits baquets ou d'arrosoirs qu'on verse alternativement en avant et en arrière pendant 20 à 40 secondes. C'est un procédé toni-sédatif, qui sert d'entraînement à la douche.

*Drap mouillé ruisselant avec tapotages* : appliquer un drap ruisselant sur le corps et pratiquer de légers tapotements. C'est un procédé de tonification douce.

*Drap mouillé tordu avec frictions* : température 8° à 12° ; durée trois à cinq minutes, jusqu'à échauffement du corps et du drap. C'est un procédé toni-sédatif, plus excitant que le précédent, qui peut pour quelque temps remplacer la douche courte et froide.

*Demi-bain* : peut être pratiqué de deux manières, soit à la température froide ou fraîche, mais fixe, soit à la température tiède progressivement refroidie.

Le demi-bain à température fixe (10° à 12° ou 12° à 20°) est un procédé tonique. Sa durée doit être de une à trois minutes, pendant lesquelles deux aides font, l'un en avant et l'autre en arrière, des ablutions avec l'eau du bain, et des frictions, l'un sur les membres inférieurs et l'autre sur le dos et les reins. On peut le faire précéder d'un maillot diaphorétique et le faire suivre d'une friction sèche.

Le bain progressivement refroidi débute à la température de 30° et doit être pendant sa durée (cinq à dix minutes) progressivement abaissé à 24°, 22°, et plus tard, après entraînement à 20°, 18°, pendant l'immersion de la moitié inférieure du corps jusqu'à l'ombilic, on ne cesse d'affuser des petits baquets pleins de l'eau du bain sur la poitrine et sur le dos. C'est un procédé plutôt sédatif et légèrement tonique qu'on utilise avec succès dans les différentes formes d'excitation nerveuse.

**Chez les malades que la douche n'effraie ni excite, mais que les températures basses impressionnent trop désagréablement,** recourir aux douches écossaises avec transition d'abord, si c'est nécessaire, puis à la douche écossaise sans transition.

La *douche écossaise sans transition* est composée d'une première période (deux à quatre et cinq minutes) de jet chaud à la température initiale de 35° à 37°, s'élevant rapidement à 40°, 45° et même 50°, jusqu'à ce que la peau ait pris une coloration rouge foncé, puis d'une seconde période de jet froid, succédant brusquement, sans transition, à l'eau chaude, mais d'une durée très courte de vingt à trente secondes.

Cette douche écossaise est à la fois révulsive et tonique.

Chez les **neurasthéniques à peau facile**, ne pas élever trop la température de l'eau chaude, ne pas dépasser 40° à 42° ; ne pas prolonger non plus la durée au delà de la coloration rosée ; il est seulement utile d'obtenir chez eux une bonne réaction en évitant toujours de les fatiguer soit par une température trop haute, soit par une durée trop longue de l'application.

La *douche écossaise avec transition* comporte également deux périodes de jet chaud initial et de jet froid terminal ; mais ces deux périodes se succèdent en se fondant et en se transformant en quelque sorte l'une dans l'autre. Ainsi, on commence, par exemple, à 35°, 37°, pour monter progressivement, mais cette fois lentement jusqu'à 42°, 43°, température qu'on maintient deux à trois minutes ; puis on diminue peu à peu cette température, de façon à arriver à l'eau froide en 40 ou 50 secondes ; on termine alors par deux ou trois jets froids en avant et en arrière.

C'est un procédé tonique et sédatif.

Chez les **neurasthéniques à peau réfractaire** (qui rougissent difficilement), utiliser la douche écossaise double, plutôt que de prolonger trop la durée ou d'élever trop la température de la première période de la douche écossaise simple.

La *douche écossaise double* n'est que la succession de deux douches écossaises. Cette douche n'est pas à confondre avec la douche alternative, composée de jets chauds et froids, alternativement répétés sans transition cinq ou six fois par périodes égales de quinze à vingt secondes.

Faire deux applications hydrothérapeutiques par jour ;

celle du matin toujours tonique (l'un ou l'autre des procédés ci-dessus), celle du soir variant suivant les malades ; chez les **déprimés qui dorment**, la *piscine* d'une demi-minute à eau dormante d'une température moyenne de 13° à 15°, chez les **insomniques non excités** la *douche chaude prolongée* ou le *maillot toni-sédatif*, avant le dîner ou le coucher ; chez les **hyperexcités** alternativement, un jour l'un, un jour l'autre, la *douche chaude et le bain chaud prolongé*.

*Maillot toni-sédatif :* enveloppement humide dans lequel le malade reste au plus 20 à 30 minutes, jusqu'à ce qu'il sente le début de la réaction, c'est-à-dire une sensation de chaleur agréable tiède. Enlever alors le maillot et pratiquer une lotion ou affusion fraîche, suivie d'un séchage léger.

C'est un excellent procédé de sédation, le pratiquer le soir avant le dîner, ou directement avant le coucher, dans la chambre même sur un lit de sangle (Levillain).

(Pour les procédés locaux applicables au traitement de certains symptômes, voyez au traitement symptomatique).

**Dans les neurasthénies à prédominance psychopathique**, les indications fondamentales sont les mêmes que dans la forme classique de Beard ; mais chez ces neurasthéniques, il n'y a pas de principe fixe, hors du principe général, *tonifier*. Chaque malade comporte presque une formule spéciale : l'un demandera à être fouetté et secoué énergiquement par la douche froide à grande percussion ; à l'autre, il faudra les caresses de la douche en pluie tiède sans pression ou les tapotages légers du drap mouillé ruisselant à peine frais ; au troisième conviendra la douche écossaise avec localisations suivant la prédominance des troubles locaux, etc.

A tous, il faut surtout le réconfort moral qui réside dans l'espérance des résultats obtenus chez d'autres par les procédés qu'on leur appliquera.

Chez les **faux neurasthéniques**, dans les **états neurasthéniques secondaires**, il y a encore moins d'indications précises : il faut surtout s'adresser aux troubles primitifs, dyspeptiques, utéro-ovariens ou autres qui président à l'évolution des désordres neurasthéniques ; pourtant chez tous ceux où l'indication étiologique ne constituera pas une contre-indication, la *douche froide* reste le traitement tonique par excellence.

Ne pas recourir à l'hydrothérapie froide, soit chez les brightiques, soit chez certains dyspeptiques ; chez les hyperchlorhydriques en particulier, elle est formellement contre-indiquée.

De même, certains arthritiques exigent la douche écossaise à titre de traitement permanent sans pouvoir jamais aborder la douche froide.

Enfin chez les utéro-ovariennes et pour les cardiopathes, on ne saurait agir avec trop de circonspection, procéder avec trop de douceur et graduer l'entrainement avec trop de méthode : dans ces conditions, on obtient par l'hydrothérapie des résultats qu'aucune autre médication n'avait pu donner (Levillain).

ÉLECTROTHÉRAPIE.

Comme médication générale, recourir chez la plupart des neurasthéniques, au traitement électrique composé de la *statique* ou *franklinisation associée à la haute fréquence*, et à la *faradisation générale.*

De toutes les formes de la franklinisation, conseiller surtout le *bain statique* de 5 à 15 minutes de durée : le malade est placé sur le tabouret isolant, et se trouve ainsi sur le trajet des conducteurs, dont il partage l'état électrique ; il représente donc un des pôles de la machine. L'électricité, qui se répand sur le malade, se renouvelle incessamment et s'échappe de même par tous les points du corps.

Contre les divers symptômes de la neurasthénie, les « algies » de tout genre, appliquer localement le *courant faradique avec le balai électrique.*

Voy. Traitement des symptômes.

MASSOTHÉRAPIE.

Pratiquer le *massage de tout le corps*, chez les neurasthéniques affaiblis, dans la myélasthénie, lorsqu'il existe des phénomènes de dépression et pendant la cure de repos.

Associer le massage à la *gymnastique suédoise.*

PSYCHOTHÉRAPIE.

Convaincre le malade qu'il

n'existe pas chez lui de lésion organique irrémédiable, que sa maladie est curable par un traitement bien conduit et suffisamment prolongé ; se bien garder de lui dire qu'il est un malade imaginaire.

Pour pouvoir exercer l'influence morale nécessaire, éloigner le malade de son milieu habituel, lui imposer l'*isolement,* qui sera complet et durable. Le malade doit être placé hors de sa maison et de sa famille, séparé en un mot de l'entourage moral et matériel, au milieu duquel s'est développée sa maladie (Charcot).

Dans les formes légères, enlever les malades à leurs préoccupations journalières d'affaires ou de vie domestique, tout en leur laissant leur société familiale ou amicale ordinaire.

Dans les formes plus accusées, conseiller aux malades de se séparer de leur mari ou de leur femme ou de leurs enfants, pour éviter les émotions morales dues à ce contact, mais leur permettre de les voir de temps en temps et au besoin de rester avec eux en correspondance épistolaire.

Dans ces mêmes formes, n'éliminer de l'entourage que certains membres de la famille, le père ou la mère par exemple, permettant au mari de continuer ses visites, l'y invitant même.

Dans les formes graves, recourir à l'isolement complet.

Dans tous les cas, *le médecin doit exercer une influence constante sur les malades,* en les

surveillant, en les dirigeant et en les consolant à tout instant du jour.

Dans certains cas, la psychothérapie doit être vigoureuse ; il y a des malades auxquels il faut « donner le fouet » (moral bien entendu), auxquels il faut commander avec décision, en veillant sévèrement à l'exécution ; il y a des malades qu'il faut faire marcher, malgré eux, à la guérison de leurs misères nerveuses.

Dans ces cas, il faut savoir tenir bon, combattre leur manière de voir, se refuser énergiquement à leurs interprétations, souvent même ne pas tenir compte de leurs sensations : un but est à atteindre, le chemin qui y conduit est sûr, il y faut marcher et marcher droit, par ce chemin, coûte que coûte (Levillain).

Repos.

Le repos ne doit être *absolu* que chez les **myolasthéniques** et dans les premiers temps du traitement de toute **neurasthénie grave** avec asthénie neuro-musculaire prononcée.

Les *voyages* et les *déplacements incessants* sont en général peu profitables aux neurasthéniques ; ils sont d'un grand secours, au moment où se dessine la convalescence.

Prescrire le *repos intellectuel* aux cérébrasthéniques, sans toutefois pousser à l'extrême cette prescription, car l'oisiveté complète peut être fâcheuse pour les cerveaux habitués aux travaux intellectuels.

Régime

Prescrire aux malades de *manger peu à la fois mais bien et souvent.*

L'alimentation à prescrire aux neurasthéniques n'a en résumé rien de très spécial : elle consiste à fournir à leur estomac, en petites quantités souvent répétées, des aliments d'une facile assimilation, susceptibles de laisser peu de déchets qui pourraient fatiguer l'intestin.

*Régime* : le matin, à huit heures, petit déjeuner composé d'un œuf à la coque, d'une croûte de pain bien cuit, d'une tasse de thé noir léger au lait à parties égales d'une contenance de 125 à 150 grammes. Alterner l'usage des œufs avec celui de la viande froide prise en quantité modérée.

Second déjeuner vers onze heures, pas plus tard. Ce repas pourra comprendre des viandes grillées, rôties ou braisées (150 gr.); du poisson ou des cervelles bouillies, avec une sauce au beurre très légère; des légumes secs en purée passée (80 à 100 gr.), purée de haricots, de lentilles et de pois cassés.; du fromage blanc frais; des fruits cuits en compote, en particulier la marmelade de pommes passée; 150 grammes de pain bien cuit et un verre à un verre et demi d'eau légèrement rougie ou mieux encore d'eau pure.

Proscrire l'usage du café.

Le menu ne devra pas comprendre plus d'un plat de viande ou de poisson, une purée de légumes, un fruit cuit en compote ou un dessert.

Le repas de onze heures devra être le repas fondamental, le plus copieux, les autres lui étant subordonnés par rapport à la quantité des aliments ingérés.

Autant que possible, le repas devra être suivi d'une promenade à pied d'une demi-heure à trois quarts d'heure de durée. Si celle-ci ne pouvait avoir lieu, conseiller au malade de s'étendre pendant le même laps de temps sur une chaise longue, le buste suffisamment relevé et incliné légèrement à droite pour éviter la stagnation des aliments et des liquides dans l'estomac. En aucun cas, pendant cette période, le malade ne devra se livrer à des occupations intellectuelles astreignantes ou à des discussions animées.

Vers quatre heures, le neurasthénique devra faire un goûter, qui se composera de biscuits secs légers, ou d'une tranche de pain de Savoie sec. Rejeter les gâteaux compacts dits anglais. Ajouter un pot de crème au lait et aux œufs (80 grammes), ou une même quantité de fruits cuits en compote ou d'une purée passée de pruneaux cuits à l'eau, s'il existe une habituelle constipation; arroser le tout d'une tasse de thé au lait.

Vers sept heures, quatrième repas, calqué sur celui de onze heures, mais moins copieux : un potage au lait ou un consommé aux œufs, une tranche de rôti, un fromage frais ou un fruit cuit.

Conseiller de prendre de temps en temps, un quart d'heure

avant le dîner, en guise d'apéritif, une tasse à café de bouillon tiède bien dégraissé qui fournira des peptogènes aux glandes de l'estomac.

Ne pas donner le lait en grandes quantités (un ou deux litres par jour) ; le faire entrer pour une faible part dans le régime (250 à 500 gr. ; thé au lait, crèmes et potages).

L'usage du vin sera des plus restreints : le régime de l'eau claire, additionnée ou non de quelques cuillerées de vin blanc ou rouge, ou mieux d'eau-de-vie, est celui qui convient le mieux à l'estomac des neurasthéniques (Gilles de la Tourette).

Ne pas conseiller, dans la majorité des cas, l'alimentation recommandée par Weir-Mitchell (où l'usage du lait joue un rôle prépondérant) : les liquides sont mal digérés, et augmentent la distension de l'estomac et l'état dyspeptique.

(Voyez pour certaines indications spéciales : *N. abdominale*).

CLIMATS.

Dans la majorité des cas ne pas conseiller un changement de climat.

En général, préférer les *climats de montagne* (altitude moyenne 800 à 1,000 mètres) et proscrire le séjour au bord de la mer.

Aux neurasthéniques anémiques et à ceux atteints de prostration et de grande faiblesse, recommander les *cures d'été* et de printemps, ou les *cures d'hiver* dans le Midi.

EAUX MINÉRALES.

Le séjour dans une ville d'eau est en général peu favorable aux neurasthéniques.

Envoyer les malades dans les stations minérales où la balnéation chaude est en usage : *Néris, Luxeuil, Lamalou, Plombières*, ou bien aux eaux thermales de *La Bourboule, Mont-Dore, Royat, Pougues, Ragatz*.

TRAITEMENT DE WEIR-MITCHELL OU CURE AMÉRICAINE (isolement, repos absolu et même séjour au lit pendant un certain temps, suralimentation où l'usage du lait joue un rôle prépondérant, massage, faradisation et quelquefois hydrothérapie).

Recommander ce traitement aux neurasthéniques déprimés et très affaiblis; aux grands fatigués, qui sentent la nécessité d'un repos absolu et complet ; à ceux qui, très affaissés moralement, sont indifférents à l'ennui s'attachant forcément à toute réclusion prolongée ; et qui, au contraire, trouvent une grande quiétude et un grand soulagement moral, à l'idée d'être isolés et séparés du monde, plus particulièrement de toutes les personnes avec lesquelles ils avaient été en relation.

Ne pas conseiller ce traitement chez les pusillanimes, chez les malades sensibles, impressionnables, enclins à la dépression morale, et qui ne se soumettent qu'avec répugnance ou appréhension à cette cure qui les effraie par sa sévérité et son apparente dureté.

Quant à l'alimentation recommandée par Weir-Mitchell (où

l'usage du lait joue un rôle prépondérant), ne pas l'admettre dans la majorité des cas, où il existe de l'atonie et de la dilatation de l'estomac : l'usage abusif du lait aggrave toujours l'état dyspeptique.

Préférer la CURE MITIGÉE suivante, dans laquelle l'*isolement* est combiné au *massage* et à l'*hydrothérapie* par le drap mouillé :

Le matin à 7 heures : friction au drap mouillé (eau froide de 14° à 10°, friction énergique, drap bien tordu).

A 8 heures, deux soucoupes de porridge, deux œufs à la coque, pain grillé, beurre.

*Recette écossaise pour faire le porridge :* laisser tremper la farine d'avoine pendant la nuit, puis la faire cuire le matin pendant une heure au moins dans un pot de terre ou de métal émaillé, en remuant souvent pour éviter que la farine ne s'attache. Ajouter un peu de sel, et de l'eau au fur et à mesure de son absorption. Servir le porridge saupoudré de sel ou de sucre, et ajouter de la crème ou du lait froid.

Prendre chaque matin de une à trois soucoupes de porridge.

A 9 heures : massage de tout le corps pendant 1/2 à 1 heure.

A 10 heures : un ou deux œufs, bouillie au tapioca, une petite tasse de lait.

A midi : viandes rôties, légumes verts, purée aux lentilles, macaronis, riz, pain grillé, un verre de Porto ou de Bordeaux, ou de Bourgogne, séjour en plein air jusqu'à 3 heures.

A 4 heures : deuxième massage, puis : œufs, purée de lentilles, ou farine lactée, du pain de Graham (ou pain complet), beurre. Séjour en plein air, ou promenade de 30 à 60 minutes.

A 5 heures : s'il y a lieu, faradisation de tout le corps avec la brosse ou le pinceau métallique.

A 6 heures : même repas qu'à midi, puis repos en plein air sur une chaise longue jusqu'à 8 heures.

A 8 heures 1/2 : maillot calmant, ou friction au drap mouillé, suivant l'indication du moment. (Le maillot ou plus simplement le drap mouillé, pratiqué au moment du coucher, produit un sommeil calme tranquille et réparateur, que l'on n'obtient jamais par les hypnotiques ordinaires : sulfonal, chloral, trional, etc.).

Cette cure mitigée, plus aisée à supporter que le traitement sévère de Weir-Mitchell, suffit dans la plupart des cas de neurasthénies simples. Mais il faut combiner ce même régime avec le repos absolu et complet, tel qu'il a été formulé par Weir-Mitchell, dans tous les cas de neurasthénie grave, ou de neurasthénie qui résiste aux traitements ordinaires (Glatz).

TRAITEMENT MÉDICAMENTEUX.
Prescrire les *toniques* : le fer, surtout s'il existe de l'anémie ou de la chlorose ; l'arsenic, le cacodylate de soude, la strychnine, la kola, le coca.

℞ Sulfate de strychnine ....     5 cgr.
  Eau....................... 180 gr.

3 cuillerées à café par jour après les repas.

℞  Strychnine............... 2 cgr.
   Alcool à 40°.............. 40 c. c.
   Eau.................... 60 gr.

Prendre au début une 1/2 cuillerée à café dans de la bière au repas de midi, pendant 2 ou 3 jours, puis 1 cuillerée à café pendant le même laps de temps et ainsi de suite, en augmentant tous les 3 ou 4 jours d'une 1/2 cuillerée à café, jusqu'à 3 ou 6 cuillerées par jour (Lyon).

℞  Sulfate de strychnine..... 1 mgr.
   Extrait de quinquina... )
   —      mou de kola.... } ãã 5 cgr.
   —      de coca........ )

Pour 1 pilule : 3 à 5 par jour (Herzen).

℞  Arséniate de soude........ 5 cgr.
   Acide citrique............ 1 gr.
   Teinture de coca....... )
   —      de kola....... } ãã 50 —

1 cuillerée à café, après les deux principaux repas (Grasset).

℞  Extrait fluide de coca.. )
   —           de kola.. } ãã 30 gr.
   Eau distillée......... )
   Glycérine.............. 10 —

1 cuillerée à café, au moment du déjeuner.

℞  Extrait hydro-alcoolique de
   kola.................. 10 gr.
   Sirop d'écorce d'oranges
   amères .............. 300 —

1 cuillerée à bouche avant chaque repas (Herzen).

Pratiquer des *injections de citrate de fer associé à l'arsenic et à la strychnine* (Voy. *Chlorose*).

Administrer les *phosphates* ou mieux les *glycéro-phosphates*.

℞ Glycéro-phosphate de chaux. 30 cgr.
   —        de soude...)
   —        de potasse..}ãã 10 —
   —        de magnésie)
   —        fer.......... 5 —
Poudre de fèves de St-Ignace. 3 —

Pour 1 cachet; 2 par jour (A. Robin).

℞ Glycéro-phosphate de chaux.. 6 gr.
   —        de soude... )
   —        de potasse . } ãã 2 —
   —        de magnésie )
   —        de fer...... )
Teinture de fèves de Saint-
   Ignace................ XXX gttes.
Pepsine.................. 3 gr.
Maltine.................. 1 —
Teinture de kola......... 10 —
Sirop de cerises. Q. S. p. f. 200 —

1 cuillerée à soupe au milieu du déjeuner et du dîner (A. Robin).

℞  Glycéro-phosphate de chaux 40 cgr.
   Poudre de coca........... 30 —
   —      de kola.......... 25 —

Pour 1 cachet : 4 par jour (Herzen).

Prescrire le *sirop d'hypophosphites de Fellow*, ou encore pratiquer des injections souscutanées avec la solution suivante :

℞  Phosphate de soude....... 2 gr.
   Alcool ................. 5 —
   Eau distillée ........... 100 —

Injecter 1 à 3 cent. cubes par jour (Crocq).

Stimuler la nutrition générale, et le système nerveux, et relever la tension artérielle par les *injections de sérum artificiel* :

℞  Acide phénique neigeux ... 1 gr.
   Chlorure de sodium pur... 2 —
   Phosphate de soude....... 4 —
   Sulfate de soude......... 8 —
   Eau distillée............ 100 —

Injecter chaque jour 10 c. c. de cette solution préalablement stérilisée à l'autoclave (Chéron).

Ou bien :

℞  Phosphate de soude....... 10 gr.
   Sulfate de soude ........ 5 —
   Chlorure de sodium pur.. 2 —
   Acide phénique neigeux... 50 cgr.
   Eau distillée ........... 100 gr.

Injecter 2 fois par semaine 5 à 10 c. c. (Huchard).

**N. ABDOMINALE.**

Conseiller aux neurasthéniques gastriques à ventre mou, flasque et flatulent le port d'une *ceinture abdominale*.

Instituer le traitement approprié à la dyspepsie chimique existante (hyperchlorhydrie, hypochlorhydrie). Voy. *Dyspepsies*.

**En cas d'hyperchlorhydrie** ou de névrose de l'estomac accompagnée d'une grande irritabilité nerveuse, ne pas recourir au traitement général de la neurasthénie par la douche froide.

**Chez la plupart des neurasthéniques dyspeptiques qui souffrent d'atonie de l'estomac,** prescrire un *régime reconstituant*, tout en ne permettant que des *aliments d'une digestion facile*.

Dans les premières périodes de la neurasthénie on pourra recourir au régime suivant :

Premier déjeuner : thé ou cacao 1/4, lait 3/4 (chez certains malades, le café au lait qui est parfois utile contre la constipation); porridge, ou bouillie au tapioca, pain anglais grillé ou zwiebach; beurre, un œuf à la coque, une tranche de jambon cru.

A 10 heures : suivant les cas, une tasse de beeftea, ou de la farine lactée, un œuf à la coque, biscuit anglais.

A midi : œufs à la coque, ou œufs brouillés; viandes grillées, rôties ou crues, viandes bouillies (bœuf, volaille, pigeon, ris de veau, cervelle de veau, pieds de veau, lièvre rôti), poissons (sole, perche, brochet, féras,

turbot, cabilliaud); légumes verts (épinards, laitues, cresson, les pousses d'asperges, de houblon, d'orties); riz, semoule, tapioca; un peu de purée de pommes de terre, macaroni; pain grillé ou pain complet (pain dit de Graham).

Entremets peu sucrés (crème de riz, œufs à la neige, crèmes renversées, puddings au riz, à la semoule, fruits cuits).

A 4 ou 4 heures 1/2 : thé au lait, biscuits anglais ou pain grillé, un œuf.

A 6 1/2 ou 7 heures : même repas qu'à midi.

Eviter toute surcharge alimentaire; s'abstenir des acides, des condiments, des épicés, des sauces, du sucre, des crudités (salade, fruits crus, tomates); manger peu de farineux.

Eviter de prendre les aliments trop chauds ou trop froids; ne pas boire pendant les repas; à la fin du repas seulement, prendre un verre de Champagne sec, ou un verre de Bordeaux ou de Moselle blanc, ou un peu de Cognac ou de Wisky coupé d'eau d'Evian, ou un verre de bière, ou bien un peu de cognac dans un verre d'eau chaude, ou mieux encore une tasse de thé au lait chaud.

Ne rien prendre entre les repas et s'abstenir d'eaux gazeuses (Glatz).

Recommander encore comme boisson, soit aux repas, soit en dehors des repas, la *tisane de Robin* : mettre dans quatre litres d'eau deux cuillerées à soupe des substances suivantes : blé, avoine, seigle, orge, son et maïs. — Faire bouillir pendant trois heures, laisser refroidir, puis passer la décoction à travers un tamis fin. — Si l'ébullition a été intense, ajouter de l'eau, de manière que la décoction soit ramenée à un litre. On peut aromatiser le liquide avec un peu de rhum, etc.

Voy. le paragraphe ci-dessus sur le *Régime*.

**Chez les neurasthéniques anorexiques** : se contenter de la ration d'entretien. Ne donner à ces malades que la quantité d'aliments nécessaires au relèvement et à l'entretien du système nerveux épuisé. Remplacer la quantité par la qualité ; rechercher les aliments qui, sous un petit volume, ont le maximum de substance nutritive ; augmenter aussi le nombre des repas.

Voyez au paragraphe *Régime*, ci-dessus.

**Contre l'atonie de l'estomac** : recourir au *massage* de l'estomac, pratiqué deux ou trois heures après le repas (Czéri).

Instituer le *traitement hydrothérapique* suivant : diriger sur l'estomac la douche alternativement chaude et froide, d'abord pendant 20 à 30 secondes, à la température de 35° à 40°, puis pendant 10 secondes à 14° ou 10°, et ainsi de suite, en prolongeant l'une et l'autre douche alternée pendant 2 à 3 minutes, et en finissant l'opération par la douche froide en pluie ou en jet brisé, dirigée sur tout le corps pendant 10 à 20 secondes.

Pendant l'application locale, avoir soin d'envelopper le haut du corps d'une couverture de laine, dont le baigneur se débarrassera avant de recevoir la douche froide générale (Glatz).

Chez les neurasthéniques avec tendance à l'excitation nerveuse, proscrire la douche froide ; préférer la douche écossaise appliquée pendant une à deux minutes sur tout le corps, et plus particulièrement sur l'estomac, et suivie non de la douche, mais de la piscine froide, ou du drap mouillé.

Se rappeler, à propos du traitement hydrothérapique de la névrose de l'estomac, la règle balnéaire fondamentale suivante : calmer, avant de tonifier (Glatz).

Recourir aussi à l'*électrothérapie* (voy. *Atonie gastro-intestinale*, ci-dessous).

Administrer, comme excito-moteur, la *noix vomique* ou la *strychnine*.

**Dans les cas de neurasthénie gastrique grave** : recourir au *régime que Leube* a préconisé pour les maladies organiques de l'estomac.

Dans la première période, administrer les aliments les plus digestibles : bouillon, solution de viande, lait, œufs mollets ou crus.

Préférer, au début du traitement, le régime suivant : solution de viande ou beeftea, bouillie de tapioca, ou lait, à la condition que l'atonie soit peu prononcée, œufs mollets ou crus ; pain anglais grillé, ou biscuits anglais sans sucre ni beurre ; puis cervelle et ris de veau ; poulet grillé ou haché fin ; comme boisson un peu d'eau d'Evian (Glatz).

Vers la fin de la deuxième semaine et lorsque le lavage aura démontré que l'estomac a fini son travail dans le temps normal, passer au régime II de Leube : cervelle et ris de veau bouillis, poulet et pigeon bouillis ou grillés, tapioca au lait, œufs, œufs fouettés et pieds de veau.

Nourrir ainsi les malades pendant plusieurs semaines, s'il y a lieu, puis passer au régime III : ajouter aux aliments précités, le bœuf cru ou peu cuit ; le beefsteack saignant, dont on a haché la viande à la machine américaine, le jambon cru et haché. Permettre en outre un peu de purée de pommes de terre, du pain rassis, et à titre d'essai un peu de thé avec du lait.

Enfin, passer au régime IV : poulet rôti, chevreuil, pigeon rôti, beefsteack saignant, veau rôti ; puis brochet, sole, perche, macaroni, riz à l'eau ou au lait. Permettre du vin de Bordeaux, de Moselle, le Champagne sec, mais en très petite quantité et pris avec un biscuit anglais une ou deux heures avant le repas.

S'abstenir le plus longtemps possible des sauces et des légumes, sauf les épinards servis finement hachés.

Faire suivre rigoureusement ce régime pendant des semaines, même des mois, et ne revenir que peu à peu à la nourriture ordinaire, en se basant sur les résultats fournis par le lavage de l'estomac sept heures après le repas d'épreuve.

**En cas de dilatation stomacale** : voy. *Dilatation de l'estomac.*

**En cas de gastralgie** : voy. *Gastralgie.*

Recommander, comme calmant, aux neurasthéniques dyspeptiques, la *ceinture de Priessnitz* : tremper une bande en toile dans l'eau froide et l'appliquer sur le ventre ; la recouvrir d'un fin taffetas imperméable, et de flanelle.

**Contre la dilatation, les bouffées de chaleur au visage** (sang à la tête) **et les palpitations survenant après les repas** : conseiller de ne pas boire pendant les repas.

**Contre l'atonie intestinale :** insister sur le *traitement physique* : exercices, hydrothérapie (douche locale sur l'abdomen, bains de siège froids et à eau courante), massage de l'abdomen, électricité (étincelles).

Voy. *Constipation* et *Entérite muco-membraneuse.*

**Contre l'atonie gastro-intestinale et contre tous les troubles intestinaux des neurasthéniques,** recourir au *traitement électrothérapique* suivant : pratiquer d'abord avec de larges électrodes (de 12 centim. sur 10), la galvanisation de l'estomac (l'anode au dos, la katode à l'estomac) ; et cela pendant deux minutes ; courant d'intensité moyenne (c'est-à-dire, assez fort pour que le malade accuse une sensation de chaleur sous les électrodes). Promener l'électrode négatif sur l'estomac et le ventre, et finir la galvanisation par quelques inversions du courant, assez puissantes pour produire de vives secousses musculaires.

Terminer la séance par la faradisation cutanée, au moyen du pinceau et de la brosse métallique, pendant une à deux ou trois minutes, suivant la sensibilité et la résistance que la peau offre à l'électricité : maintenir un grand électrode soit sur les reins, soit à la région de l'estomac (plexus solaire) et effleurer en même temps légèrement la peau avec le pinceau métallique, ou frictionner à la brosse (le courant doit être assez fort pour qu'en touchant le point d'Erb dans la fosse sus-claviculaire, on communique au bras un légère secousse) (Glatz).

Conseiller le port d'une *ceinture ;* combattre l'entéroptose.

**En cas d'algies viscérales :** voy. *Entéralgies, Gastralgies.*

Dans certains cas de gastralgie, *alterner la galvanisation totale de l'estomac et la faradisation générale du corps* (voir ci-dessus), *avec la galvanisation du sympathique,* qu'il faut étendre de l'estomac à la nuque et au ganglion cervical supérieur : appliquer le grand électrode à l'estomac, le petit au ganglion cervical supérieur ; durée de la séance deux minutes ; intensité trois à quatre milli-ampères (Glatz).

Dans certaines formes graves avec tendance à la stase gastrique ou à la périodicité, recourir au *lavage de l'estomac.*

HERZEN.

**N. CARDIAQUE.**
**Contre les palpitations :** recourir aux applications sur la région précordiale, de *compresses imbibées d'eau* froide ; ou mieux aux *pulvérisations d'éther.*

Prescrire les *bromures,* à la dose de 1 à 3 gr. par jour, l'*aconit,* le *valérianate d'ammoniaque* (voy. *Palpitations*).

Instituer un *traitement hydrothérapique* approprié au cas (si l'on suppose que l'excitation du sympathique prédomine, prescrire les demi-bains, en évitant les températures trop basses) ; conseiller le *massage.*

Surveiller l'état de l'estomac et *traiter la dyspepsie* (hyperchlorhydrie, hypersécrétion, dilatation), surtout dans le cas de palpitations nocturnes.

Défendre le café, le thé et le tabac.

**En cas de troubles vasomoteurs :** administrer le *sulfate de quinine,* associé à l'*ergotine* et à la *belladone,* à petites doses.

Prescrire le traitement général de la neurasthénie et insister sur l'emploi de l'*hydrothérapie.*

Défendre l'usage du tabac et ne permettre le café, à doses très modérées, que si la tension artérielle était habituellement faible.

**En cas de bouffées de chaleur au visage :** voy. *N. abdominale.*

**En cas de spasmes vasculaires de la face,** avec pâleur et pouls carotidien, dur et bondissant, et dans la migraine : conseiller les inhalations de *nitrite d'amyle,* ou mieux recourir à la *faradisation* de la moelle allongée (Bénedickt).

℞ Huile volatile de fenouil.. 15 gr.
  Nitrite d'amyle.......... 5 —

Respirer V à X gouttes de ce mélange versées sur un mouchoir, jusqu'à l'apparition de la rougeur de la face.

## En cas de tachycardie :
voyez ce paragraphe.

### N. CÉRÉBRALE.

Prescrire le *repos intellectuel* observé pendant longtemps.

Conseiller les *exercices physiques*, les *occupations amusantes*, un *séjour à l'étranger* ou dans une des colonies françaises de la Méditerranée, excepté dans les cas graves.

Recourir, s'il n'existe pas de vertiges, à la *galvanisation de la tête :* employer un courant très faible et se servir d'un rhéostat, afin d'éviter toute secousse et de prévenir le vertige.

(Voir ci-dessus les indications données à : *Repos, Isolement*).

**Contre la céphalée** : prescrire les *bromures*, l'*hydrothérapie* et l'*électrothérapie :* souffle franklinique.

Au moment de l'accès, essayer l'*antipyrine*, l'*exalgine*.

**Contre le casque douloureux et les vertiges** : recourir au *casque trépidant* (Charcot), et insister sur le traitement général.

**Contre l'agitation nerveuse et l'insomnie** : administrer les *bromures*, le *chanvre indien*, l'*hyosciamine*, en pilules à la dose de 1 à 3 mgr. par jour, progressivement, ou de l'*atropine*, aux mêmes doses.

℞ Bromure de potassium.. )
  —        d'ammonium . } āā 10 gr.
  —        de sodium.... )
  Eau.................... 300 —

2 à 3 cuillerées par jour, pendant 1 à 3 mois.

℞ Bromure de potassium..     20 gr.
  Teinture de belladone..   2 à 4 —
  —      de jusquiame .   6 à 10 —
  Eau distillée..........     300 —

2 cuillerées à bouche par jour (Herzen).

℞ Camphre monobromé........   3 gr.
  Extrait de quassia ..........  2 —
  Sirop de belladone..........  Q. S.

Pour 30 pilules, 3 à 4 par jour (Brocq).

℞ Camphre monobromé.....   10 cgr.
  Extrait de jusquiame.....   2 —
  —    gras de chanvre indien................   2 —

Pour 1 pilule : 3 à 6 par jour (Herzen).

Mettre en œuvre l'*hydrothérapie tiède* (douche en pluie tiède, 26° à 28°), le *demi-bain*, le *maillot calmant* ou le *drap mouillé calmant*.

Faire séjourner les malades dans une *chambre noire* pendant deux à trois heures par jour.

En cas d'insomnie, donner le *bromure de potassium*, à la dose de 2 à 3 grammes, pris au moment du coucher, dans une tasse de lait sucré avec du sirop de fleurs d'oranger ; mais se garder de saturer de bromure les neurasthéniques.

Conseiller les *douches à 36°*, le jet étant fréquemment dirigé sur la nuque (Battey), les *bains tièdes*, pris immédiatement avant le coucher, ou mieux l'enveloppement dans le drap mouillé ou *maillot calmant* (voy. à Traitement hydrothérapique dans les

différentes formes de neurasthénie : maillot toni-sédatif).

Si l'insomnie est rebelle, prescrire le *sulfonal*, le *trional*, le
*chloral*, le *paraldéhyde* (2 à 4
gr.), ou bien :

℞ Bromure de potassium.. ⎱ āā 6 gr.
   Hydrate de chloral..... ⎰
   Extrait de chanvre indien ⎱ āā 6 cgr.
    — de jusquiame.... ⎰
   Julep gommeux ......... 120 gr.
Une cuillerée au moment du coucher.

En cas de réveil produit, vers
deux ou trois heures du matin,
par des tiraillements au creux de
l'estomac, conseiller l'absorption d'une *crème légère* et d'un
ou deux *biscuits*.

**Dans la neurasthénie céré-
brale à prédominance men-
tale**, recourir à l'*isolement*, appliqué dans toute sa rigueur et
à la *psychothérapie* (voir ci-dessus, à : *Psychothérapie*). Le
médecin doit chercher à s'imposer au malade et à lui communiquer une confiance absolue
dans le traitement qu'il lui fait
suivre ; il doit parvenir à sug-
gestionner son malade, et à substituer sa volonté à la sienne ;
il doit en outre remplacer, par
l'énergie de sa volonté, par le
jugement sain et l'idée juste, le
jugement faux et le raisonne-
ment déséquilibré du névropathe ; pour cela, il faut pratiquer
des séances de remontage moral,
réveiller l'énergie morale du patient ; faire l'entraînement de son
esprit, rompre l'habitude morbide
par une affirmation suggestive
capable de faire disparaître l'ob-
session et les diverses manifestations qui en résultent, et finir
par convaincre le malade qu'il

ne souffre plus, en substituant
l'idée de la guérison à l'idée de
la maladie.

Préférer cette suggestion à
l'état de veille, à l'hypnotisme.

Appliquer aussi l'*hydrothérapie*, d'après les indications précédemment données (voir *Hydrothérapie* dans les neurasthénies à prédominance psychopathique).

### N. GÉNITALE.

**Première période** (pollutions
nocturnes, éjaculations hâtives,
sensibilité excessive de la verge,
du scrotum), prescrire :

℞ Bromure de camphre.... 25 cgr.
   Pour 1 cachet : 6 par jour.

℞ Bromure de camphre ..... 15 cgr.
   Extrait de jusquiame...... 2 —
    — de belladone ...... 1 —
   Pour 1 pilule : 4 à 6 par jour (Her-
zen).

*Cocaïnisation légère de l'u-
rètre :* solution à 2 p. 100, une
injection matin et soir.

Recourir à l'*hydrothérapie :*
demi-bain calmant.

**Contre l'hyperexcitabilité
du centre éjaculateur**, se ma-
nifestant par une émission trop
rapide du sperme pendant le
coït, recourir au *traitement électrothérapique* suivant : appliquer l'électrode positive sous
forme d'une plaque de 10 cm.
de long sur 5 de large à la région lombaire de la moelle et
une électrode carrée de 10 cm.
de côté à l'épigastre ou à la
main du patient ; faire agir pendant 5 à 7 minutes un courant
de 5 à 10 milliampères ; 6 à 12
séances répétées quotidienne-

ment suffisent pour amener la guérison dans les cas récents ; mais si l'affection est invétérée, faire agir le courant directement sur la région prostatique au moyen d'une sonde introduite dans l'urètre, figurant le pôle positif. Courant de 2 à 3 milliampères, séances quotidiennes de 5 minutes de durée.

Avant de retirer la sonde, avoir soin d'intervertir le courant et de faire agir pendant un court espace la cathode.

**Seconde période** (érections incomplètes, impuissance, spermatorrhée), administrer les *toniques* (noix vomique) à hautes doses ; prescrire l'*hydrothérapie* : douche périnéale, bains de siège froids et à eau courante ; conseiller l'*électricité* : frictions électriques, bain électrique ; pratiquer le *massage* (voy. *Anaphrodisie*) (Althaus).

**Contre la spermatorrhée :**

℞ Citrate de cornutine....... 3 cg.
Craie préparée............. 3 gr.
Gomme adragante......... 6 —
Pour 20 pilules : 2 à 4 par jour.

*Frictions lombaires* avec :

℞ Huile de muscade...... ) āā 5 gr.
Essence de girofle...... )
Alcoolat de Fioravanti.. ) āā 90 —
— de genièvre.... )

En cas de dépression nerveuse et là où les injections de suc testiculaire sont indiquées, pratiquer des injections avec la solution suivante :

℞ Glycérophosphate
de chaux...... 1 gr. 50 à 2 gr. 50
Eau stérilisée.... 10 —
Injecter 1 seringue de Pravaz par jour (A. Robin).

**Contre la parésie du centre éjaculateur** : employer le même procédé électrothérapique que pour l'hyperexcitabilité du même centre avec cette différence qu'au lieu du pôle positif calmant, c'est le pôle négatif excitant qu'on applique, soit sur la moelle lombaire, soit pour les cas invétérés, dans la partie prostatique de l'urètre (Althaus).

**Contre la parésie du centre de l'érection** : appliquer l'électrode positive au niveau de la moelle lombaire et promener l'électrode négative sur la verge, les bourses et le périnée (Althaus).

**Contre l'impuissance cérébrale ou psychique** : appliquer sur chaque apophyse mastoïde une électrode circulaire de 5 centim. de diamètre et laisser passer, pendant 5 minutes, un courant de 2 à 3 milliampères, puis placer sur l'occiput une électrode de 15 centimètres de long sur 9 centim. de large qui figure le pôle positif pendant que la main du malade repose sur l'électrode négative carrée mesurant 10 centim. de côté ; faire agir un courant de 2 à 3 milliampères ; au bout de 3 minutes, intervertir le courant et galvaniser pendant 3 autres minutes, le pôle négatif correspondant alors à l'occiput (Althaus).

**Chez la femme** : voy. *Névralgies pelviennes, Névralgie utérine.*

## N. MÉDULLAIRE.

Prescrire le *repos*, et chez les neurasthéniques déprimés et très affaiblis, la *cure de Weir-Mitchell* (voir ci-dessus : traitement de Weir-Mitchell). Faire prendre les pilules suivantes :

℞ Phosphure de zinc ........ 5 mgr.
Extrait de noix vomique... 2 cgr.
Excipient ................ Q. S.
Pour 1 pilule : 3 par jour (Hammond).

**Contre l'amyo-asthénie** : pratiquer des injections sous-cutanées de *sérum artificiel* (voir : Traitement médicamenteux, formule Chéron), ou de *strychnine* associée à l'*arsenic* et au *fer*, s'il existe de l'anémie.

℞ Citrate de fer ammoniacal.. 5 gr.
Arséniate de soude..... } āā 5 cgr.
Strychnine pure ....... }
Eau distillée...... Q. S. p. 50 c. c.
Injecter progressivement de 1/2 à 1 et 2 seringues de Pravaz dans les 24 heures (Herzen).

Recourir à la *franklinisation :* bain statique et souffle électrique ; prescrire le *massage :* deux séances de massage de tout le corps, par jour, matin et après-midi, de 1/2 à 1 heure de durée.

Chez les myélasthéniques très affaiblis présentant des symptômes d'excitation (exaltation nerveuse due à l'épuisement), proscrire l'hydrothérapie froide et tiède, proscrire également les procédés hydrothérapiques calmants (demi-bain, maillot calmant, drap mouillé calmant et douche tiède en pluie) et ne recourir qu'aux applications, qui tiennent le milieu entre les moyens toniques de l'hydrothérapie et ses moyens calmants : *douches fraîches en pluie* (de 18º à 22º), ou chaudes (32º à 35º), et finissant à 20º ou 18º ; puis frictions légères avec le *drap mouillé* trempé dans de l'eau à 26º ou 22º, d'une durée de une à deux minutes jusqu'à ce que le drap devienne chaud) et suivies d'affusions sur tout le corps, y compris la tête. Après cette opération, faire garder le lit au malade, pendant une heure (Glatz).

**Contre l'hyperesthésie rachidienne** (rachialgie dorso-lombaire ou plaque sacrée) : prescrire le *demi-bain calmant*, ou bien recourir à la *douche très chaude* de 38º à 45º, en jet très brisé sur la région douloureuse, suivie de la douche froide et courte générale.

## N. TRAUMATIQUE OU HYSTÉRO-NEURASTHÉNIE.

Appliquer le *traitement de Weir-Mitchell*.

*S'adresser surtout à l'élément psychique* : dans l'hypothèse d'une collision de chemin de fer, se garder de faire reprendre avant longtemps à un mécanicien, par exemple, les fonctions au cours desquelles il a été traumatisé.

Essayer de faire oublier au malade l'accident dont il a été victime et lorsqu'il pourra reprendre le travail, lui conseiller un emploi peu fatigant ne nécessitant ni un grand travail physique ni de gros efforts intellectuels (Gilles de la Tourette).

Voy. *Névroses traumatiques.*

# NÉVRALGIES.

**Chez les chloro-anémiques :**
*toniques, fer* et surtout *arsenic.*
*Hydrothérapie.*

**Chez les névropathes :**
*antispasmodiques :* bromures, valériane, valérianate ou bromhydrate de quinine ; *toniques du système nerveux :* kola, coca, strychnine, arsenic, cacodylate de soude ; *électricité, hydrothérapie méthodique, analgésiques.*

**Chez les paludéens :** administrer la *quinine* (valérianate ou bromhydrate) d'une façon continue à la dose de 60 cgr. à 1 gr. par jour en pilules de 15 centigr. ; ou bien instituer la méthode des traitements successifs (voy. *Fièvres intermittentes*).

Si les accès se renouvellent, faire prendre une forte dose de quinine (1 gr. à 1 gr. 50 cgr., en 2 fois) 5 à 6 heures avant le moment où devra éclater le nouvel accès.

℞ Valérianate de quinine... 30 cgr.
Citrate de caféine........ 15 —
Opium en poudre........ 1 à 2 —

Pour 1 cachet : 3 cachets avec 2 à 3 heures d'intervalle avant l'apparition de l'accès.

Dans les cas où la quinine échoue, prescrire l'*arsenic* pendant des semaines et des mois, ou bien essayer l'*analgène,* la *malarine.*

**Chez les rhumatisants :**
prescrire le *salicylate de soude,* la *salipyrine,* le *salophène,* l'*aspirine,* les *iodures alcalins,* la *teinture d'iode,* l'*arsenic,* et les différentes préparations de *glande thyroïde.*

**Chez les syphilitiques :** traitement spécifique, insister avec l'*iodure de potassium.*

**Chez tous les malades :** recourir à la *révulsion :* sinapismes, liniments irritants, vésicatoires, pointes de feu, acupuncture, électropuncture.

℞ Camphre.................. 3 gr.
Acide acétique.........  ) ͞aa 15 —
Essence de térébenthine. |

Pratiquer la *réfrigération* au chlorure de méthyle ou d'éthyle, en stypages, à l'aide de tampons de coton ; ou bien appliquer l'un des mélanges suivants :

℞ Menthol.............. ) ͞aa 1 gr.
Gaïacol ............. |
Alcool absolu ........ 18 —

M. Étendre avec un pinceau sur le point douloureux (Sabbatani).

℞ Menthol............. )
Camphre ............ } ͞aa 5 gr.
Hydrate de chloral.. )

En onctions sur le point douloureux.

Prescrire les *analgésiques :* donner l'*antipyrine* à la dose de 1 gr. à 1 gr. 50 à la fois, et à celle de 4 à 6 gr. dans les 24 heures, l'*acétanilide,* 30 à 40 centigr. à la fois, 2 gr. par jour ; la *phénacétine,* 50 centigr. à la fois, 2 gr. par jour ; l'*exalgine,* 30 centigr. à la fois, 1 gr. par jour ; les sels de *quinine,* à la dose de 30 centigr. à la fois et à celle de 1 gr 50 à 2 gr. par jour ; le *pyramidone,* 30 à 50 centigr. à la fois, 2 gr. par jour ; la *lactophénine,* 50 centigr. à 1 gr. à la fois, 3 à 5 gr. par jour ; l'*amygdophénine,* 1 gr. à la fois, 5 à 6 gr. par jour ;

*l'analgène*, 50 centigr. à la fois,
3 gr. par jour ; la *neurodine*,
1 gr. à la fois, 3 à 5 gr. par
jour.

℞ Exalgine ............... 80 cgr.
Alcool .................. 1 gr.
Eau de mélisse......... 100 —

A prendre en 2 fois avec 8 heures
d'intervalle.

℞ Phénacétine............ 30 cgr.
Bromhydrate de quinine.. 25 —
Poudre d'opium......... 2 —

Pour 1 cachet : 3 par jour (Herzen).

℞ Exalgine............. 10 cgr.
Phénacétine.......... 25 —
Antipyrine........... 40 —

Pour 1 cachet : 2 par jour (Schüll).

Pratiquer des *injections loco
dolenti* avec :

℞ Antipyrine............. 5 à 10 gr.
Chlorhydrate de cocaïne 15 cgr.
Eau distillée........... 10 gr.

Injecter 1 seringue de Pravaz, 2 à
3 fois par jour (G. Sée).

Ou bien pratiquer des injections profondes (sciatique) avec :

℞ Chloroforme........ 20 gr.

Injecter 2 à 3 gr. à la fois, 5 à 10 gr.
par jour (surveiller l'apparition de l'albuminurie).

Ou mieux se servir de la
formule suivante :

℞ Orthoforme............. 70 cgr.
Gaïacol cristallisé ...... 13 gr. 50
Chloroforme chimique pur  17 — 20
(Colleville).

Employer aussi les *liminents*
et les *pommades calmantes* :

℞ Chloroforme.............. 4 gr.
Extrait d'opium .......... 1 —
Alcoolat de Fioravanti ..... 15 —
Baume tranquille.......... 40 —

Pour onctions.

℞ Laudanum de Sydenham ⎫ āā 6 gr.
Chloroforme .......... ⎭
Huile de jusquiame..... ⎫
— camphrée........ ⎬ āā 15 —
Baume tranquille....... ⎭

Pour onctions (Herzen).

℞ Extrait de belladone ....... 4 gr.
— de jusquiame ....... 6 —
— d'opium........... 2 —
Axonge ................. 50 —

Pour frictions, 2 à 3 fois par jour (G.
de Mussy).

℞ Extrait de belladone... ⎫ āā 5 gr.
— d'aconit........ ⎭
Huile de jusquiame .... ⎫ āā 60 —
Essence de térébenthine ⎭

Pour onctions.

℞ Vératrine................ 50 cgr.
Chloroforme............. 15 gr.
Baume tranquille......... 30 —

Pour frictions.

Contre les névralgies des **tuberculeux** :

℞ Extrait de belladone...... 20 cgr.
— thébaïque......... 25 —
Salicylate de méthyle. ⎫ āā 5 gr.
Gaïacol............... ⎭
Vaseline............. ⎫ āā 15 —
Lanoline............. ⎭
(Capitan).

Essayer *l'aconit* ou *l'aconitine*, surtout chez les arthritiques, les herpétiques, les goutteux.

Recourir aussi à *l'électricité* :
courants galvaniques ; se servir, pour faire disparaître la
douleur, du pôle positif, qui est
véritablement sédatif et promener cet électrode sur les différents points du nerf malade.
Donner au courant une intensité variable, suivant les cas (3
à 4 milliampères, si l'on opère
sur la prosopalgie, et 29 à 30
pour la sciatique). Laisser passer le courant jusqu'à ce qu'on
ait obtenu une disparition ou

du moins une atténuation des phénomènes douloureux.

Employer l'*hydrothérapie* (douches), pour empêcher le retour des accès.

**Contre les névralgies rebelles, avec douleurs intenses, accompagnées d'insomnie,** administrer les *hypnotiques* (chloral, uréthane, paraldéhyde), pratiquer des *injections de morphine,* ou de *dionine.*

℞ Extrait thébaïque..... 5 à 10 cgr.
   — de jusquiame.. 15 à 20 —
   Valérianate de quinine   1 gr.
  Pour 10 pilules : 4 à 5 par jour (Herzen).

℞ Dionine.................. 10 cgr.
   Eau distillée bouillie ..... 20 gr.
  Injecter 2 à 4 seringues de Pravaz dans les 24 heures.

℞ Sulfate neutre d'atropine.. 1 cgr.
   Chlorhydrate de morphine 10 —
   Eau distillée de laurier-cerise.................. 20 gr.
  Injecter 2 à 3 seringues de Pravaz par jour (Dujardin-Beaumetz).

**Contre les névralgies rebelles à tout traitement médical** : pratiquer l'*élongation du nerf malade,* la *névrotomie* ou la *névrectomie.*

### N. PAR ANÉMIE CÉRÉBRALE.

*Opium* à l'intérieur : *injections de morphine,* 1/2 à 1 cgr. (Dujardin-Beaumetz).

### N. CONGESTIVE INTERMITTENTE DES ARTHRITIQUES, N. FACIALE.

Prescrire l'*aconitine cristallisée* à la dose de 1/4 de mgr., répétée 2 à 3 fois dans les 24 heures.

℞ Aconitine cristallisée...... 1 mgr.
   Sulfate de quinine........ 2 gr.
   Sirop de quinquina....... Q. S.
  Pour 8 pilules : 3 à 5 dans les 24 heures.

℞ Sulfate de quinine .... 20 cgr.
   Azotate d'aconitine cristallisée ............ 1/5 de mgr.
   Extrait de quinquina .. Q. S.
  Pour 1 pilule : 2 à 3 dans les 24 heures (Laborde).

℞ Extrait de *feuilles* d'aconit. 2 cgr.
   Poudre de *feuilles* d'aconit. 5 —
   Bromhydrate de quinine... 15 —
  Pour 1 pilule : 4 dans les 24 heures (Herzen).

Ou bien :

℞ Aconitine cristallisée ..... 25 mgr.
   Véhicule stérilisé. Q. S. p. f. 100 cc.
  Injecter 1 c. c. à la fois (1/4 de milligr.) ; il est même prudent de débuter par une demi-seringue.

Instituer un *traitement méthodique par le bromhydrate de quinine* donné à « dose suffisante » : donner le premier jour de la crise (névralgie faciale paroxystique) trois cachets de 25 cgr. chacun, de bromhydrate de quinine, avec 4 à 6 heures d'intervalle ; augmenter ensuite d'un cachet tous les jours, jusqu'à faire prendre 6 à 8 cachets, soit 1 gr. 50 à 2 gr. de médicament par jour. A ce moment il existe en général des bourdonnements d'oreille qui indiquent que la *dose suffisante* est atteinte. Continuer à administrer cette dose pendant huit à dix jours ; diminuer ensuite de un cachet par jour, jusqu'à suppression complète du médicament.

Durée du traitement approximativement de 30 jours (Gilles de la Tourette).

Recourir à l'*électrothérapie* :

faradisation au pinceau, électrode indifférente placée en un point quelconque de la surface cutanée. Courant d'abord faible, l'augmenter lentement; appliquer le pinceau énergiquement sur le point douloureux. Durée de la séance 5 minutes.

Donner en même temps l'antifébrine, à la dose de 25 cgr., 2 à 4 fois par jour.

**En cas d'insomnie**, prescrire la *bromidia*, à la dose de 1 à 1/2 cuillerée à café, prise le soir.

**Dans les cas rebelles et intenses** : recourir au *traitement chirurgical* (résection ou arrachement des nerfs malades, ablation du ganglion de Gasser).

**Dans la névralgie faciale épileptiforme** :

℞ Hyosciamine.......... 2 mgr.
   Eau acidulée.......... 10 c. c.

Injecter 1 c. c. pendant 4 jours consécutifs, suivis de 4 jours de repos (Lannois).

### N. FRONTALE ET SUPRA-ORBITALE.

℞ Chlorhydrate de morphine.. 5 cgr.
   Sucre en poudre.......... 1 gr.
   Poudre à priser (Raimbert).

Extérieurement, faire mettre un petit *vésicatoire*; applications de *menthol*.

### N. INTERCOSTALE.

*Révulsion* : sinapisme, vésicatoire, mouches de Milan.

*Onctions calmantes.* Administrer l'*antipyrine* (par voie stomacale ou par voie hypodermique), la *phénacétine associée au citrophène* ou au *bromhydrate de quinine*.

HERZEN.

℞ Citrophène.............. 30 cgr
   Bromhydrate de quinine... 25 —
   Pour 1 cachet : 3 par jour (Herzen).
℞ Salophène......... 50 cgr.
   Phénacétine....... 20 à 30 —
   Pour 1 cachet : 3 par jour (Herzen).

### N. MAMMAIRE.

Employer les *analgésiques* (antipyrine, acétanilide, exalgine).

Soutenir le sein avec de la ouate, après avoir onctionné avec un *liniment calmant*.

### N. NASO-FRONTALE.

Badigeonnages intra-nasaux avec une solution de *cocaïne* à 1 p. 20 (Bozzolo)

### N. PELVIENNES (chez la femme).

Régime tonique. Hydrothérapie méthodique. Electrisation statique.

Traitement médical de toutes les névralgies, analgésiques.

LOCALEMENT : recourir à l'*hydrothérapie* et à l'*électricité*.

Si l'on emploie ce dernier moyen, distinguer entre les névralgies hystériques et les névralgies neurasthéniques.

**En cas de névralgies d'origine hystérique** : recourir au *courant faradique* appliqué soit au-dessus du pubis, une électrode étant introduite dans l'utérus, soit à la *faradisation intra-utérine bipolaire*, suivant le procédé d'Apostoli.

**En cas de névralgies d'origine neurasthénique** : donner la préférence aux *courants continus*, à direction descendante, appliqués sur la colonne vertébrale et au niveau des points douloureux. Employer

27.

aussi les *courants alternatifs de haute fréquence* et surtout le *courant sinusoïdal*. Pratiquer la faradisation lombo-utérine ou lombo-vaginale ; séances de 10 à 20 minutes de durée

**En cas de lésions des annexes** : *intervention chirurgicale.*

*Eaux minérales* de Néris, Plombières, Luxeuil, Dax, Saint-Sauveur, Ragatz (Labadie-Lagrave et Legueu).

Voy. *N. utérine.*

### N. PLANTAIRE.

Badigeonnages à la *teinture d'iode, pédiluves sinapisés* ou *sulfureux.*

### N. TESTICULAIRE.

Traitement général de l'hystéro-neurasthénie

Localement, *compression continue,* au niveau de l'anneau inguinal ; *pointes de feu,* au niveau de la colonne vertébrale.

*Frictions,* 3 fois par jour, avec :

℞ Extrait de belladone .... } āā 4 gr.
  — de jusquiame .... }
  Glycérine.................. 30 —

Dans les cas rebelles, pratiquer la *résection* des nerfs du cordon (Chipault).

### N. UTÉRINE (hystéralgie).

Applications de *pointes de feu,* particulièrement sur les régions où siègent les points douloureux (hypogastre, lombes, hypochondres).

*Cataplasmes,* appliqués pendant longtemps sans interruption.

*Suppositoires calmants ; analgésiques ; antispasmodiques.*

*Injections vaginales chaudes ; bains de siège calmants.*

*Pansements opiacés* ou *laudanisés* contre le col.

*Ovules belladonés.* Au besoin, *injection de morphine,* ou de *dionine.*

Recourir à l'*hydrothérapie,* qui peut être considérée comme le meilleur sédatif.

*Eaux minérales* de Néris, Plombières.

Voy. *N. pelviennes, Dysménorrhée nerveuse, Métrite douloureuse.*

## NÉVRITES.

(Voy. *Atrophies musculaires*).

Rechercher et supprimer la cause qui a déterminé la névrite (intoxications, infections, cachexies, dyscrasies, diabète).

### N. AIGUE.

Combattre les troubles immédiats consécutifs à la névrite, calmer les douleurs par les *médicaments antinévralgiques*

et les *injections de révulsion.*

Pratiquer de la *morphine* (pointes de feu, petits vésicatoires, teinture d'iode) sur le parcours des nerfs atteints.

Prescrire des *bains chauds* prolongés.

Combattre l'insomnie, la constipation, la formation de rétractions fibro-tendineuses.

**En cas de paralysie du voile du palais et d'anesthésie du larynx** : alimentation artificielle à l'aide de la *sonde œsophagienne.*

**En cas de troubles cardiaques** : *caféine, éther, strychnine.*

### N. CHRONIQUE.

Favoriser la restauration des tissus par un *régime alimentaire fortifiant,* par l'usage des *toniques,* des *préparations martiales* et *arsénicales,* du *coca,* du *kola* et de la *strychnine.*

Pratiquer des injections de *citrate de fer ammoniacal associé à l'arsenic ou au cacodylate de soude et à la strychnine* (voy. *Béribéri, Chlorose*).

**Quand la nature de la névrite est indéterminée** : prescrire l'*iodure de sodium,* à la dose de 1 gr. par jour, ou pratiquer des injections d'*iode,* à la dose de 1 centigr.

**En cas de névrite palustre** : *électrothérapie* (galvanisation, faradisation); *arsenic* par la bouche ou par la voie hypodermique; *iodures, noix vomique, strychnine* en injections sous-cutanées.

**En cas de névrite rhumatismale :**

```
℞  Salicylate de soude.......    5 gr.
   Iodure de potassium......  1 à 2 —
   Eau distillée............    200 —
   Par cuillerées dans la journée (Heiner).
```

(Pour combattre les bourdonnements d'oreilles qui surviennent en faisant usage de cette potion, ajouter 1 gr. d'ergotine).

**Dans tous les cas** : prescrire les *douches* tièdes, les douches écossaises, les douches froides, les *bains sulfureux.*

Recourir à l'*électrothérapie* : si la contractilité faradique est abolie ou notablement diminuée, employer les *courants voltaïques,* en promenant une des électrodes ou toutes les deux sur les parties atteintes; courants d'intensité moyenne au début.

Si la contractilité subsiste, recourir aux *courants faradiques* à intermittences peu fréquentes; séances de 5 à 10 minutes, tous les deux jours.

Employer dans le même but les *étincelles électriques* des machines statiques.

Pratiquer la *flagellation,* les *frictions excitantes,* le *massage.*

### N. OPTIQUE.

Traitement causal (syphilis, albuminurie, méningites, tumeurs).

**En cas de syphilis** : *traitement antisyphilitique intense* (iodure de potassium, 5 à 10 gr.; frictions mercurielles, 8 à 10 gr., par jour).

**En cas de néphrite chronique** : *régime lacté exclusif.* (Voy. *Néphrite chronique*).

Essayer les *révulsifs,* les *purgatifs,* l'application de *sangsues.*


# NÉVROSES.

(Voy. *Hystérie, Neurasthénie, Epilepsie*).

**N. GÉNITO-URINAIRE.**

Voy. *Aphrodisie, Incontinence d'urine, Neurasthénie génitale, Satyriasis.*

**N. TRAUMATIQUES.**

**N. traumatique grave avec commotion** : s'abstenir de toute médication intempestive.

Employer les *révulsifs* sous forme de pointes de feu, appliquées au niveau de la nuque, de la colonne vertébrale.

Traiter l'insomnie par le *trional* (75 centigr. à 2 gr. en cachets), le *sulfonal*

Combattre la constipation par les *purgatifs* et l'anorexie par les *amers,* l'*oréxine* et la *noix vomique.*

Rassurer le malade sur son état, en lui garantissant la guérison. *Suggestion* à l'état de veille ou dans le sommeil hypnotique.

*Repos* du corps et de l'esprit; *séjour à la campagne* (Lyon).

**N. traumatique légère avec hystérie généralisée ou locale** : traitement psychique; *suggestion répétée.*

Se garder de traitements intempestifs : éviter les révulsifs, ne pas redresser un membre en attitude vicieuse, avec ou sans narcose.

Recourir à l'*isolement,* l'*hydrothérapie,* l'*électricité statique,* l'*application de l'aimant,* ou *transfert* (Lyon).

## NOMA.

Détruire complètement le foyer à l'aide du *thermo-cautère.*

*Antisepsie buccale* rigoureuse

(voy. *Antisepsie buccale*). Toniques, alcool.

## OBÉSITÉ.

Indications thérapeutiques et traitement hygiénique :

*Accélérer le mouvement nutritif et l'oxydation des graisses* par les occupations professionnelles, les voyages, les stimulations cutanées, les frictions sèches et aromatiques, le massage; prescrire l'hydrothérapie, les bains froids, les bains de mer froids, ou les bains salés chauds.

Faire prendre des bains chauds de 30 minutes, élevés progressivement de 37° à 39°.

Prescrire les exercices musculaires pris à jeun; la marche,

les promenades quotidiennes, la gymnastique, l'escrime, la danse, la bicyclette, l'équitation.

Limiter les heures de sommeil : 6 à 8 heures; défendre la sieste, après les repas.

*Activer les fonctions du foie* par l'emploi des sels neutres : sulfate de soude ou de magnésie, carbonate de soude, eaux purgatives de Châtel-Guyon, de Carlsbad, de Kissingen, de Marienbad.

*Empêcher le dépôt de nouvelles quantités de graisse,* par un bon régime alimentaire.

Peser le malade chaque semaine, à la même heure, dans le même costume, à la même balance.

Commencer le traitement par une *cure de réduction;* prescrire par jour et pendant 20 jours sans interruption, 1,250 gr. de lait et 5 œufs, répartis sur cinq repas. (Combattre la constipation par les laxatifs et les lavements).

Cette période de 20 jours terminée, permettre une alimentation plus variée, peu de graisses, encore moins de féculents, pas du tout de sucre (Bouchard).

*Aliments permis :* toutes les viandes sont permises, mais il ne faut pas aboutir à la diète carnée; cervelles à l'eau, jambon sans lard, poissons bouillis, œufs, fromages; insister sur les légumes verts crus ou cuits, et sur les fruits cuits.

Peu de pain et seulement la croûte.

Boire peu, éviter les boissons alcooliques et sucrées; peu de café.

*Aliments défendus :* graisses, beurre, huile, farineux, féculents, légumes secs (pois, haricots, fèves, lentilles), châtaignes, riz, pâtes alimentaires, mets sucrés, confitures, crèmes.

Pas de liqueurs, pas de sirops, pas de vin doux, de bière, de cidre.

RÉGIME DE DUJARDIN-BEAUMETZ : le malade doit peser tous les aliments et se limiter aux poids suivants :

*Premier déjeuner* à 7 ou 8 heures : 25 gr. de pain, 50 gr. de viande froide (jambon sans lard ou autre viande), 200 gr. de thé léger sans sucre.

*Deuxième déjeuner* à midi : 50 gr. de pain (pas trop de mie), 100 gr. de viande ou de ragoût ou deux œufs, 100 gr. de légumes verts; salade; 15 gr. de fromage; fruits cuits à discrétion.

*Dîner à 7 heures :* pas de soupe, 50 gr. de pain (croûte), 100 gr. de viande ou de ragoût; 100 gr. de légumes verts, salade; 15 gr. de fromage, fruits à discrétion.

Réduction des boissons; réduction à leur minimum des féculents; défense absolue de la pâtisserie, des confitures et des aliments sucrés.

Défendre l'alcool, les liqueurs, l'eau-de-vie, la bière.

Permettre le vin blanc léger pris avec modération (1/2 verre de vin) aux deux principaux repas et coupé d'une eau alcaline : Vichy, Vals, Alet.

Permettre un peu de café noir après le déjeuner.

Ou mieux, conseiller au malade de ne pas boire pendant le repas et de prendre seulement deux heures après ceux-ci un verre de vin blanc coupé aux deux tiers d'eau ou une grande tasse de thé léger pas sucré.

Intérieurement, prescrire les *alcalins* (bicarbonate de soude, carbonate neutre de potasse), les *sels de lithine* (carbonate, iodure), l'*iode*, les *iodures alcalins* à doses moyennes :

| | |
|---|---|
| ℞ Iode métallique............ | 10 cgr. |
| Iodure de potassium...... | 15 gr. |
| Eau ..................... | 300 — |

2 cuillerées à bouche par jour, aux repas.

Ou mieux, associer dans la même potion les médicaments ci-dessus mentionnés :

℞ Carbonate de potasse..... 1 gr. 50
Carbonate de lithine..... 2 —
Bicarbonate de soude . } āā 6 —
Iodure de potassium.. }
Eau distillée .......... 300 —

2 à 3 cuillerées à bouche par jour (Herzen).

Recourir à la *médication thyroïdienne*, en surveillant attentivement les effets de ce mode de traitement : prescrire les *pastilles comprimées de thyroïdine*, à 20 centigr.; donner, chez les enfants, pendant la première semaine, de un quart de pastille à une demi-pastille, la seconde semaine, une demi-pastille, et la troisième semaine, trois-quarts de pastille à une pastille par jour. Chez l'adulte, donner progressivement de une demi-pastille à trois pastilles par jour.

Administrer des *purgatifs* répétés (eaux purgatives naturelles, sels de Carlsbad, sulfates neutres).

**En cas de surcharge graisseuse de la glande mammaire :** employer la pommade suivante :

℞ Iodure de potassium...... 3 gr.
Iode.................... 30 cgr.
Vaseline................ 30 gr.
(Kisch).

Pratiquer, tous les soirs, une onction sur les seins et les recouvrir de compresses chaudes imbibées de :

℞ Acétate de plomb......... 5 gr.
Eau distillée............. 100 —

Appliquer par dessus une enveloppe de gutta-percha (Kisch).

**En cas de surcharge graisseuse de l'abdomen :** frictionner avec :

℞ Iodure de potassium ...... 10 gr.
Vinaigre scillitique ....... 200 —
(Kisch).

**En cas de surcharge graisseuse du cœur :** voy. *Dégénérescence graisseuse du cœur.*

CURES HYDRO-MINÉRALES : Vichy, Brives, Châtel-Guyon, Marienbad, Carlsbad, Kissingen, Ems.

## OCCLUSION INTESTINALE.

**Au début et pendant les premières 24 heures,** s'il n'existe pas d'asthénie cardiaque, si le pouls est encore fort et régulier, et s'il n'y a pas de symptômes de péritonite, administrer un *purgatif huileux* ou *salin* (30 à 40 gr. d'huile de ricin, 30 gr. de sulfate de soude ou de magnésie).

Pas de drastique violent, tout au plus 15 à 20 gr. d'*eau-de-vie allemande* ou 1 goutte d'*huile de croton* dans 25 gr. d'*huile de ricin.*

S'il y a des matières fécales accumulées et durcies dans le rectum, accessibles au doigt, les extraire avec les doigts ou à l'aide d'une pince ou d'une cuillère.

Placer la *vessie de glace* sur le ventre, ou faire des *pulvérisations d'éther*, pour exciter les contractions de l'intestin.

À l'intérieur, donner de l'*in-*

*fusion de café noir*, de la *strychnine*, pour stimuler l'intestin.

Si le purgatif reste sans effet, recourir aux *lavements purgatifs*, aux *grands lavements d'eau froide*, ou aux *grands lavements d'huile* (1 à 2 litres) pratiqués avec un irrigateur à élévation ; en cas de compression de l'extrémité inférieure du gros intestin, faire pénétrer le tube employé au-dessus de l'obstacle.

Essayer avec prudence les *douches gazeuses* par l'anus avec un siphon d'eau de Seltz et une sonde œsophagienne poussée aussi haut que possible.

Ou encore avoir recours au *lavement électrique* : placer un large électrode sur le bas-ventre et le relier au pôle négatif d'un appareil à courants continus. Introduire ensuite dans le rectum l'électrode Boudet, constitué par une grosse sonde en gomme, dans laquelle est une tige métallique creuse reliée à une borne, à laquelle il faut fixer le réophore rattaché au pôle positif. Avoir soin de relier la sonde à un irrigateur contenant de l'eau salée, qu'on fait couler doucement dans le rectum pendant toute la durée du passage du courant. Se servir de courants de 20 à 40 milliampères.

L'appareil disposé, pousser la manette du collecteur, lentement, couple par couple, jusqu'à ce que le galvanomètre marque une intensité de 30 milliampères. Laisser alors passer le courant pendant 10 minutes. Au bout de 10 minutes, ramener la manette à 0. Intervertir le courant, puis recommencer la même manœuvre avec les pôles inverses ; ensuite pratiquer quelques interruptions du courant, même des inversions, répétées toutes les cinq secondes pendant quatre minutes ; enfin terminer l'opération, en ramenant la manette du collecteur au zéro (Boudet).

**Contre la douleur et s'il y a péritonite** : *opium* à haute dose, *injections de morphine ;* dans certains cas, *laparotomie.*

**Contre les vomissements et pour diminuer la pression intra-intestinale**, pratiquer le *lavage de l'estomac* à l'eau naphtolée, 2 à 4 fois par jour.

**Dans la plupart des cas et après les premières 24 heures** : recourir au *traitement chirurgical* (laparotomie, suivie de gastrotomie, entérotomie, résection intestinale, entéro-anastomose, anus contre nature).

Si l'obstacle réside dans la lumière de l'intestin, intervenir chirurgicalement, lorsque les moyens médicaux précédents auront échoué.

Si l'obstacle réside dans la paroi de l'intestin ou en dehors de l'intestin (cancers, masses tuberculeuses, rétrécissements traumatiques ou ulcéreux, brides, hernie intra-abdominale, tumeurs des organes génitaux internes chez la femme), il est préférable de pratiquer la *laparotomie d'emblée.*

Si le diagnostic a pu être posé et que la lésion est susceptible d'un traitement immédiat : recourir à la *laparotomie* (Picqué).

Si, le diagnostic étant établi, il s'agit d'une lésion qui n'est pas justiciable d'un traitement immédiat ou qui est incurable : pratiquer l'*anus artificiel* (Picqué).

Si le diagnostic de la cause est impossible et dans le doute : intervenir par la *laparotomie,* et si l'on ne trouve rien à la laparotomie, terminer l'intervention en établissant une fistule stercorale (Léjars).

Dans les cas graves, avec état général trop mauvais pour que le malade puisse supporter une longue opération (laparotomie) ou dans des conditions matérielles trop défavorables pour exécuter la laparotomie, se résoudre à établir un *anus artificiel* (Reynier).

Technique de l'entérostomie par la forci-pressure : incision parallèle à l'arcade, dans la fosse iliaque droite ou gauche ; arrivé sur le péritoine, choisir l'anse qu'on veut ouvrir et fixer l'intestin à l'aide de 8 pinces hémostatiques (4 de chaque côté), dont chacune saisit un pli de l'intestin, le péritoine pariétal et une portion des muscles de la paroi. Badigeonner ensuite l'intestin et la plaie avec une solution phéniquée à 5 p. 100 ; enfin, faire à l'intestin une petite incision dont on suture chaque lèvre à la peau (Chaput).

**Chez les enfants.**

Commencer par établir un *anus artificiel* et lorsque, au bout de quelques jours, le ventre aura repris sa souplesse, essayer de faire un diagnostic et se comporter suivant les circonstances (Félizet).

# ODONTALGIE.

*Extraction* de la dent, si elle est très malade.

**Calmer la douleur,** en mettant dans le creux de la dent une petite boulette de coton hydrophile imbibé de :

℞ Acide phénique cristallisé 1 gr.
Chloroforme............ 3 —

℞ Chloral............. } ãã 3 gr.
Camphre........... }
Chlorhydrate de cocaïne  50 cgr.

℞ Acide phénique......... 1 gr.
Chlorhydrate de cocaïne  50 cgr.
Glycérine............  10 gr.
(Voïtoff)

Administrer *l'antipyrine,* les *calmants* et les *hypnotiques,* surtout en cas d'insomnie.

Traiter la périostite et l'arthrite alvéolo-dentaire.

Si l'odontalgie n'est pas d'origine dentaire : voy. *Névralgies.*

# ŒDÈMES.

**Œ. DIFFUS ET GÉNÉRALISÉ.**
Voy. *Anasarque, Asystolie, Néphrites.*

**Œ. DU COL UTÉRIN** (pendant la grossesse).
Éviter la marche et les fatigues.

Conseiller le *repos prolongé;* appliquer sur le col un ou deux gros *tampons* de ouate hydrophile saupoudrés de salol pulvérisé.

Administrer des *purgatifs légers.*

Surveiller le travail.

### Œ. ESSENTIEL DES PAUPIÈRES.

Pratiquer des injections interstitielles de solution de *chlorure de zinc* à 1 p. 20 ; injecter III gouttes chaque fois, tous les huit jours (Deschamps).

### Œ. DE LA GLOTTE.

Administrer un *purgatif drastique,* recourir aux *révulsifs* appliqués au-dessous du cou (sinapismes, vésicatoire, pointes de feu, pédiluves sinapisés) ou au-devant du larynx.

Ordonner des *émissions sanguines locales* (ventouses scarifiées, sangsues).

Pratiquer des *scarifications* de la muqueuse œdématiée avec l'aide du miroir, puis faire des *pulvérisations calmantes* ou *astringentes* :

℞ Eau de laurier-cerise..... 20 cc.
Acide borique ........... 2 gr.
Eau distillée............ 100 cc.

℞ Alun................. ⎫
Tanin............... ⎬ ãã 5 gr.
Extrait de ratanhia..... 10 —
Eau................... 500 —

Prescrire en même temps la potion suivante :

℞ Alcoolature de racines d'aconit................ 2 gr
Sirop de bourgeons ⎫
de sapin........ ⎬ ãã 100 —
— diacode..... ⎭

Par cuillerées à soupe (Gougenheim).

Dans les cas graves, recourir d'emblée à la *trachéotomie.*

### Œ. HYSTÉRIQUE.

Traitement général de l'hystérie.

Employer les *antispasmodiques,* les *modérateurs réflexes,* l'*hydrothérapie* et la *suggestion hypnotique.*

### Œ. PULMONAIRE.

Prévenir l'apparition de l'œdème chez les malades prédisposés, *en les prémunissant contre le refroidissement brusque.*

*Surveiller l'alimentation,* qu'il y ait ou non de l'albumine dans les urines.

Agir, une fois l'œdème survenu, énergiquement et sans retard Quelle que soit la cause de l'œdème, produire une large décompression veineuse, diminuer la tension dans les cavités droites, favoriser la circulation pulmonaire, faciliter la contraction des cavités gauches, enfin soustraire à la circulation une certaine quantité de substances toxiques, à l'aide d'une *saignée générale* de 200 à 300 gr., puis couvrir la poitrine de *ventouses sèches* et, au besoin, en appliquer sur le tronc et sur les membres.

Administrer les *stimulants diffusibles* (boissons alcooliques, champagnes, sels d'ammoniaque), et prescrire la *caféine* en injections hypodermiques :

℞ Caféine.............. 2 gr. 50
Benzoate de soude.... 3 —
Eau distillée........ 6 —

Injecter 3 à 4 seringues dans les 24 heures.

Ou mieux, pratiquer des injections d'*huile camphrée* :

℞ Camphre.............. 10 gr.
Huile d'olive stérilisée... 40 —

Injecter 3 à 4 seringues de Pravaz par jour (Huchard).

Dans quelques cas, donner l'*ergot de seigle* à titre de médicament vaso-constricteur :

℞ Poudre de seigle ergoté.... 4 gr.
Liqueur d'Hoffmann ...... 6 —
Julep gommeux........... 120 —

1 cuillerée de demi-heure en demi-heure, puis d'heure en heure (Renaut)

Maintenir la diurèse à un taux élevé, au moyen du *régime lacté exclusif* et de la *théobromine* à la dose de 1 gr. 50 à 3 gr. par jour.

Pratiquer de la *révulsion* sur les troncs nerveux et le plexus cardiaque.

Eviter la morphine et l'atropine ; ne pas appliquer de vésicatoire (Huchard, Teissier).

**En cas de bronchite diffuse** : prescrire :

℞ Ipéca........... 1 gr. 50
Pour 2 paquets, à prendre à 10 minutes d'intervalle.

**Contre l'état parétique des bronches,** recourir à la *strychnine* :

℞ Sulfate neutre de strychnine 5 cgr.
Eau distillée.............. 10 gr.
Injecter une seringue (adultes).

Ne jamais pratiquer la *trachéotomie* ou l'*aspiration*.

**S'il existe de l'albuminurie et de l'insuffisance rénale :** recourir à la *saignée générale*, aux *ventouses scarifiées*, aux *diurétiques* (diurétine, théobromine, digitale en potion, caféine par voie hypodermique) et aux *purgatifs drastiques*.

℞ Eau-de-vie allemande } āā 15 gr.
Sirop de nerprun..... }
A prendre en une fois.

Voy. *Néphrites*.

**En cas d'œdème subaigu par asthénie cardiaque** : donner la *digitale* ou la *digitaline* (voy. *Insuffisance mitrale, Asystolie*).

La digitale est contre-indiquée, s'il existe un **rétrécissement mitral serré** ; dans ce cas, combattre la congestion pulmonaire par les *ventouses sèches* et les *cataplasmes sinapisés*.

## Œ. DES NOUVEAU-NÉS.

Activer la circulation par des *frictions d'alcool camphré*.

Réchauffer l'enfant avec des *flanelles chaudes* ou par la *couveuse*.

Donner à l'enfant quelques gouttes d'*eau-de-vie* dans une cuillerée de lait toutes les heures ; prescrire la *caféine* et, au besoin, recourir aux injections d'*éther* et aux *inhalations d'oxygène*.

Donner aussi des *bains sinapisés* et masser l'enfant avec de la teinture d'arnica.

Placer l'enfant dans de bonnes conditions hygiéniques et lui donner une *bonne nourrice* ; dans le cas où l'enfant est trop faible pour prendre le sein, le *gaver* à l'aide de la sonde (Comby).

# ŒSOPHAGISME.

Administrer les *antispasmodiques* : valérianate d'ammoniaque, bromure de camphre, bromures alcalins (3 à 5 gr.), belladone.

Recourir à l'*hydrothérapie :* douches froides, drap mouillé.

Pratiquer des *cathétérismes* répétés avec des olives de plus en plus grosses ; enduire les olives du cathéter avec :

℞ Chlorhydrate de cocaïne.. 20 cgr.
Eau de laurier-cerise. ⎫
Glycérine............ ⎭ ãã 10 gr.

**Si le spasme est persistant :** recourir aux *lavements antispasmodiques* d'asa fœtida et de castoreum, à l'*alimentation au moyen de la sonde œsophagienne* (Bouveret).

## OLIGURIE DES CARDIAQUES
(par congestion passive).

(Voy. *Asystolie, Insuffisances* et *Rétrécissements valvulaires*).

## OMPHALORRAGIE DES NOUVEAU-NÉS

(Voy. *Hémorragie ombilicale*).

## ONANISME

(Voy. *Masturbation*).

## OOPHORITE

(Voy. *Ovarite*).

## OPHTALMIES

### O. DES NOUVEAU-NÉS.
(Voy. *Conjonctivite purulente*).

### O. SYMPTOMATIQUE.

*Enucléation* de l'œil affecté le premier et excision d'une partie du nerf optique.

**Si cet œil n'est pas amaurotique et si le second est déjà fortement atteint,** recourir au traitement symptomatique : séjour dans l'*obscurité, repos absolu, diurétiques, diaphorétiques, narcotiques, atropine, compresses glacées* ou *cataplasmes chauds,* selon l'état de l'œil. Essayer aussi le *traitement mercuriel* (Landolt et Gygax).

## ORCHITES

**O. AIGUE** (blennorragique, infectieuse).

*Repos au lit,* les bourses relevées contre le pubis. *Purgation* dès le début.

*Cataplasmes, compresses* trempées dans l'eau additionnée d'extrait de Saturne.

Onctions avec *l'onguent napolitain* ou des *pommades calmantes.*

℞ Extrait de belladone.. ⎫
— de ciguë...... ⎬ aa 4 gr.
— de jusquiame.. ⎭
Axonge................. 30 —

**En cas d'inflammation intense** : application continue de *glace,* ou mieux de *sangsues* le long du cordon (4 à 5).

Intérieurement, donner les *analgésiques* et les *antithermiques* : antipyrine, exalgine, salicylate de soude (4 à 6 gr.), quinine à dose massive (1 gr. 50 en 2 ou 3 fois).

Le moyen le plus efficace est la *compression :* appliquer le testicule malade contre la cuisse et le comprimer avec une bande de toile serrée uniformément. Préférer la bande élastique, très modérement serrée.

Employer le *suspensoir de Jullien* (Reclus).

**En cas d'abcès :** *incision* en employant le thermocautère, lorsque l'abcès est profond.

**En cas d'insuffisance testiculaire, de signes de féminisme** (atrophie du testicule), recourir à *l'opothérapie testiculaire :* capsules orchitiques de

Vigier à 20 centigr., 3 à 6 par jour.

**O. SYPHILITIQUE.**

**S'il s'agit d'une syphilis jeune :** administrer *l'iodure de potassium,* à la dose de 2 à 6 gr. par jour progressivement, et prescrire le *mercure* intérieurement ou en frictions.

**S'il s'agit d'une vieille vérole :** *l'iodure* seul suffit, le donner à la dose de 6, 8 et 10 gr.

**En cas de gomme suppurée et de fistules,** prescrire aussi *l'iodure.*

**Contre le fongus :** *excision, abrasion, cautérisation* des masses exubérantes, mais seulement dans les cas rebelles à l'iodure (Reclus).

**O. TUBERCULEUSE.**

Traitement général de la phtisie.

Cure aux *eaux chlorurées sodiques :* Salies-de-Béarn.

**Si l'épididyme seul est atteint :** *repos, antiphlogistiques,* ouvrir les abcès, cautériser les fistules.

Recourir aux injections *d'éther iodoformé* à 10 p. 100 (quelques gouttes), et aux injections de *naphtol camphré* en plein foyer caséeux, ou à celles de *chlorure de zinc* à 1 p. 20, au pourtour du noyau.

Selon les cas, *raclage* à la curette tranchante, ou *enlever* l'épididyme malade, en respectant le testicule.

**Si le testicule est pris,** que les foyers tuberculeux et

que les abcès se succèdent, pratiquer la *castration* (Reclus).

## OREILLONS

*Repos au lit. Purgation. Antisepsie buccale.*

Envelopper les parties malades de *coton*, faire mettre des *cataplasmes laudanisés*. Faire des onctions avec le *baume tranquille*, avec la *pommade belladonée* ou avec :

℞ Ichtyol............. } ãã 5 gr.
    Onguent napolitain... }
    Lanoline ..............  10 —
    Extrait de belladone.....  2 —

Pour onctions : une par jour, par-dessus enveloppement ouaté (Herzen).

**En cas de fortes douleurs, d'agitation, d'insomnie** : donner les *calmants* et les *hypnotiques* (chloral, uréthane).

℞ Hydrate de chloral .......  50 cgr.
    Sirop de fleurs d'oranger ................ } ãã 30 gr.
    Eau de menthe ....... )

A prendre le soir (enfants) (Comby).

℞ Hydrate de chloral......  50 cgr.
    Lait tiède.............  100 gr.

Pour 1 lavement (enfants).

**Contre la fièvre** : prescrire les *antithermiques*, de préférence la *quinine* : adultes, 1 gr. 50 par jour ; enfants 30 à 60 cgr., en cachets, en suppositoires, ou dans du café noir sucré.

**Contre l'hyperthermie avec** délire, ataxie, adynamie : recourir à la *balnéation froide* chez l'adulte (20° à 25°), à la *balnéation tiède* chez les enfants (25° à 30°).

Prescrire :

℞ Teinture de musc.... } ãã X gttes
    —   de valériane }
    Bromure de potassium...  1 gr.
    Sirop de menthe........  40 —
    Eau distillée...........  80 —

Par cuillerées, d'heure en heure (enfants de 3 à 6 ans).

**Si la face est très congestionnée** : *purgatif, bains de pieds sinapisés.*

**Après la période aiguë** : prescrire une *pommade résolutive.*

℞ Iode métallique.........  10 cgr.
    Iodure de potassium .....  1 gr.
    Vaseline ........... } ãã 10 —
    Lanoline........... )

Pratiquer 2 onctions par jour.

Ou bien :

℞ Ichtyol............. } ãã 3 gr.
    Iodure de plomb...... }
    Chlorhydrate d'ammoniaque  2 —
    Axonge...................  30 —

Pratiquer 3 onctions par jour (Tronchet).

**En cas de suppuration** : *incision*, parallèle aux filets du nerf facial.

## ORGELET

*Cataplasmes ; compresses boriquées chaudes* jusqu'à la période de maturité, puis *incision* avec la pointe d'une lancette.

Appliquer pendant quelques jours sur le bord des paupières la pommade suivante :

℞ Précipité jaune.......... 10 cgr.
Vaseline............... 20 gr.
En onctions, matin et soir (Panas).

**Dans les cas d'orgelet à ré-** pétition : rechercher la cause; prescrire les *arsenicaux,* la *levure de bière.*

# OSTÉOMALACIE

Améliorer la nutrition générale ; faciliter les fonctions digestives.

*Alimentation riche en phosphates et en sels minéraux* facilement assimilables : œufs, céréales, lait.

Prescrire le *fer,* le *phosphore,* le *quinquina,* les *phosphates,* l'*huile de foie de morue.*

℞ Phosphore.............. 15 cgr.
Huile de foie de morue.. 100 gr.
Faire prendre à doses progressives, de façon à arriver graduellement à la dose journalière de 5 milligr. de phosphore par jour (Sternberg).

Ou bien, commencer par faire prendre à la malade une cuillerée à café par jour d'une solution de 6 cgr. de phosphore dans 100 gr. d'huile de foie de morue, soit 2 milligr. de phosphore ; plus tard porter la dose de phosphore à 8 cgr. et même 10 cgr. pour 100 gr. d'huile, en faisant prendre 4 milligr. de phosphore (Latzko).

Continuer le traitement pendant 2 à 3 mois.

**Si ces moyens échouent :** pratiquer la *castration ovarienne.*

**Si la femme est grosse depuis peu de temps et si la maladie a une marche progressive** : recourir à l'*avortement provoqué* (Auvard).

Chercher toutefois à éviter l'avortement provoqué, et pratiquer l'*accouchement prématuré*, même en cas de bassin normal, si les souffrances de la femme sont très intenses.

**Chez les ostéomalaciques à bassin rétréci** : pratiquer la *section césarienne* ou mieux l'*opération de Porro.*

# OSTÉOPATHIES

(Voy. *Arthrites, Croissance, Ostéomalacie, Rhumatisme chronique*).

# OSTÉO-PÉRIOSTITE DES MAXILLAIRES

**FLUXION ŒDÉMATEUSE SIMPLE.**

**En cas de dent cariée ou de chicot** : *avulsion* en pleine périostite.

**En cas de dent obturée :** *enlever le plombage,* laisser communiquer librement l'intérieur des canaux avec l'extérieur ; *antiseptiser la pulpe dentaire,* ou bien *enlever la dent.*

**Si on veut garder la dent,** chercher à obtenir la résolution par des *scarifications* de la gencive, par l'application de *sang-sues* dans le sillon gingivo-la-bial.

Administrer un *purgatif*, faire prendre des *bains de pieds sinapisés.*

Prescrire les *calmants* et les *narcotiques.*

℞ Antipyrine...... } āā 50 à 75 cgr.
    Sulfonal........ }
     Pour 1 cachet : 2 par jour (Herzen).

Ordonner des *bains de bouche* avec une solution chloralée au 1 p. 100 chaude, en alternant avec de la décoction de gui-mauve et de pavot boriquée chaude.

Faire appliquer dans le vesti-bule de la bouche au niveau de la dent malade, après le bain de bouche et en les renouvelant toutes les demi-heures, des *tampons* d'ouate hydrophile im-bibés de décoction de pavot boriquée très chaude.

### FLUXION PHLEGMONEUSE.

*Avulsion* de la dent causale; *incision* large de l'abcès, sui-vies de *lavages antiseptiques* de la bouche (voy. *Antisepsie buc-cale*).

**En cas de nécrose** : prati-quer la *séquestrotomie*, le *curage* de l'os, suivis de tamponnement à la gaze iodoformée.

## OTALGIE.

### O. ESSENTIELLE.

Traitement des névralgies (quinine, exalgine, lactophé-nine, salipyrine, bromure de potassium ou de camphre, aco-nitine).

### O. CONSÉCUTIVE A UNE AF-FECTION DE L'OREILLE MOYENNE.

*Bains chauds* du conduit au-ditif et du pavillon (décoction de guimauve boriquée addition-née de laudanum).

Instiller dans l'oreille, ou placer dans le conduit auditif un petit tampon de ouate imbi-bé du mélange suivant :

℞ Baume tranquille..........   8 gr.
   Méthylal................   2 —

Ou bien employer la pom-made suivante, qu'on appliquera à l'aide d'un petit tampon de coton hydrophile :

℞ Extrait de belladone......   10 cgr.
   Chlorhydrate de cocaïne...   50 —
   Vaseline..................   20 gr.

Voy. *Otite aiguë.*

## OTITES.

### O. EXTERNE ECZÉMATEUSE, IMPÉTIGINEUSE.

Traiter le lymphatisme, la scrofule, l'anémie, l'arthritis-me.

**Pendant la vésiculation et** le suintement : appliquer des *poudres absorbantes.*

℞ Oxyde de zinc.......... } āā 10 gr.
   Sous-nitrate de bismuth. }
   Poudre d'amidon....... } āā 20 —
   Talc................. }
                  (Herzen).

Ne pas pratiquer de lavages du pavillon et ne pas recourir aux applications humides.

**Quand les croûtes sont formées** : faire appliquer des *cataplasmes de fécule froids* ou mieux un *corps gras* (vaseline, huile d'olive). Conseiller les *bains d'amidon* avec modération.

**Pendant la desquamation :** employer les *pommades* :

℞ Oxyde de zinc............ 2 gr.
Vaseline................. 20 —

Pratiquer des *lavages et des instillations astringents* : sulfate de cuivre à 1 p. 20, alun à 1 p. 10.

Si la guérison tarde, employer les *topiques* suivants : calomel à 1 p. 20, oxyde jaune de mercure à 1 p. 20, ichtyol à 1 p. 10, goudron à 1 p. 10, huile de cade à 1 p. 10.

**En cas d'eczéma sec** : badigeonner le conduit et l'oreille externe avec un pinceau de coton, chaque fois renouvelé, et imbibé de l'un des deux mélanges suivants :

℞ Goudron de hêtre.......... 2 gr.
Huile d'amandes .......... 20 —

℞ Menthol.................. 1 gr.
Huile d'amandes.......... 40 —

**En cas d'eczéma chronique :** combattre la scrofule et l'arthritisme (voy. *Eczéma scrofuleux, Arthritisme, Scrofule*).

Donner *l'huile de foie de morue*, *l'arsenic*, le *cacodylate de soude*.

**En cas d'impétigo du conduit auditif** : prescrire des *irrigations* de sublimé à 1 p. 2000 (voy. *Impétigo*).

**En cas de furoncle du conduit auditif** : verser tout au début, dans le conduit, un peu d'*alcool camphré*.

Aseptiser le conduit, en y introduisant des tampons imbibés de :

℞ Acide phénique cristallisé... 1 gr.
Alcool...................... 5 —
Glycérine............... ⎰ ãã 15 —
Eau distillée........... ⎱
(Herzen).

## O. EXTERNE INFLAMMATOIRE.

*Fomentations chaudes; lavages antiseptiques* (sublimé à 1 p. 1000), *incision* précoce.

## O. EXTERNE SOUS-PÉRIOSTIQUE.

**Au début** : *Antiphlogistiques* et *calmants*.

**Quand la tuméfaction mastoïdienne est manifeste**, *inciser* profondément : faire une incision de 4 centimètres à 1 centimètre en arrière du sillon auriculo-mastoïdien, pour éviter l'artère auriculaire; pénétrer jusqu'à l'os (Tillaux).

## O. MOYENNE CATARRHALE.

Éviter le froid, les climats humides, pas de séjour au bord de la mer.

Traitement général du lymphatisme, de l'arthritisme (huile de foie de morue, arsenic).

Cure aux *eaux thermales* de Royat, du Mont-Dore.

Localement : Pratiquer des insufflations de *poudres astringentes* dans le larynx.

Recourir à la *discission*, à *l'ignipuncture* ou à *l'amputation* des amygdales hypertrophiées. Commencer par *l'ablation* radicale de l'amygdale pharyngée, si elle est hypertrophiée.

Recourir à l'aération de la caisse au moyen des *douches d'air* par le procédé de Politzer ou mieux encore, avec la sonde, qui permet de localiser le traitement à l'oreille malade : *cathétérisme* de la trompe d'Eustache.

**Au moment des poussées aiguës :** administrer les *sudorifiques*.

℞ Nitrate de pilocarpine..... 10 cgr.
  Eau stérilisée ............ 10 gr.
Pour injections sous-cutanées; chez l'adulte, injecter une seringue à la fois; chez les enfants, une demi-seringue de Pravaz, pendant 2 à 4 jours.

## O. MOYENNE AIGUE.

*Purgation. Antiphlogistiques, sangsues.*

Instituer l'antisepsie de la cavité bucco-pharyngienne, à l'aide de *gargarismes antiseptiques*.

Ordonner des *bains d'oreille chauds*, répétés toutes les 1 à 2 heures :

℞ Acide borique............. 4 gr.
  Laudanum de Sydenham... 10 —
  Eau.................... 100 —
Chauffer une cuillerée à bouche de ce mélange et le verser dans l'oreille.

Dans l'intervalle des bains, faire appliquer des *cataplasmes chauds laudanisés* et pratiquer des *instillations calmantes* de baume tranquille ou de l'un des mélanges suivants :

℞ Baume tranquille.......... 8 gr.
  Méthylal.................. 2 —

℞ Teinture de belladone. XL à L gout.
  Huile stérilisée....... 20 gr.
  **HERZEN.**

Verser quelques gouttes dans le conduit auditif et laisser baigner quelques minutes (Lubet-Barbon).

Faire aussi des instillations de *glycérine phéniquée* à 1 p. 20 et jusqu'à 1 p. 10 (laisser baigner 5 à 10 minutes).

℞ Acide phénique........... 50 cgr.
  Chlorhydrate de cocaïne.. 50 —
  Glycérine ............... 10 gr.

Intérieurement, donner les *antithermiques*, les *analgésiques*, les *calmants* et les *hypnotiques*.

En cas d'obstruction de la trompe, la rendre perméable à l'aide d'*insufflations* selon la méthode de Politzer, ou par le *cathétérisme* avec la sonde d'Itard.

**En cas de douleurs vives et persistantes, avec épanchement purulent dans la caisse :** pratiquer l'*incision* ou la *paracentèse du tympan*, après avoir nettoyé le conduit auditif avec une solution de sublimé à 1 p. 1000 et versé une solution de cocaïne à 1 p. 5 dans le conduit, pendant 10 minutes. Inciser dans la région subombilicale du tympan; dans le quadrant antérieur ou postéro-inférieur. Placer une petite mèche de gaze iodoformée; pratiquer des lavages antiseptiques, deux à trois fois par jour, si la suppuration est intense.

**En cas d'otite moyenne aiguë suppurée** (perforation spontanée) : pratiquer, suivant l'abondance de la suppuration, soit des *pansements secs* à la gaze aseptique après insufflations d'acide borique, soit des *injections* d'eau tiède bouillie contenant par demi-litre une grande cuillerée d'alcool saturé d'acide borique ou une cuillerée à café de bicarbonate de soude ou d'acide borique en poudre.

Faire ces injections lentement, pour ne pas produire de traumatisme au niveau du tympan, mais avec assez de force pour enlever les produits de sécrétion. Répéter les injections 2 à 3 fois par jour, selon l'intensité de la phlegmasie et l'abondance de la suppuration; enfin tenir le conduit auditif constamment à l'abri de l'air par l'introduction d'un tampon de ouate ou de gaze aseptique dans son intérieur (Moure).

**En cas de perforation spontanée,** lorsque celle-ci est trop petite pour suffire à l'écoulement purulent et que le malade continue à souffrir : agrandir l'orifice tympanique, pratiquer la paracentèse du tympan.

**Si l'apophyse mastoïde est douloureuse, qu'il y ait ou non élévation de température; si les douleurs sont exagérées par la pression** (sur la pointe de cet os ou au niveau de l'antre mastoïdien) : *intervenir chirurgicalement,* sans attendre l'apparition du gonflement extérieur (Moure). Voy. *Abcès Mastoïdien.*

**O. MOYENNE CHRONIQUE (Otorrhée).**

MÉDICATION ANTISEPTIQUE : *irrigations* et *lavages* quotidiens avec une solution antiseptique faible (eau phéniquée à 1 p. 100, sublimé à 1 p. 2000, lysol à 1/2 p. 100, résorcine à 2 p. 100).

Après chaque irrigation, bien nettoyer et sécher entièrement le conduit auditif; puis, introduire une mèche de gaze iodoformée ou salolée jusque dans l'oreille moyenne. Changer ce pansement, d'abord 2 fois par jour, puis tous les jours ou tous les deux jours. En cas de pus épais : se servir, pour le ramollir, de la solution suivante :

℞ Lysol...................... 1 gr.
Iodure de potassium...... 2 —
Eau distillée............. 100 —
Pour instillations.

En cas de sécrétion fétide, employer une solution de *menthoxol* à 50 p. 100.

MÉDICATION MODIFICATRICE : *instillations* de solution de sulfate de zinc à 1 p. 50, ou de solutions concentrées de nitrate d'argent, progressivement de 1 p. 50 à 1 p. 10.

*Cautérisations* au crayon de nitrate d'argent; ou avec une perle de ce sel fondue au bout d'une tige métallique. Cocaïniser toujours la muqueuse, avant de pratiquer une cautérisation.

Si les instillations sont insuffisantes, donner des *bains modificateurs :* remplir le conduit auditif avec une solution de nitrate d'argent, pendant 5 à 10 minutes. Enduire de vaseline tout le conduit, le pavillon et la peau avoisinante (Lermoyez).

Ou encore verser dans l'oreille cocaïnisée de *l'alcool à 95° chauffé* (Coëtoux) ou additionné de *tanin :*

℞ Tanin............... 10 à 25 gr.
  Alcool pur........... 100 —

*Insufflations* de poudres astringentes :

℞ Nitrate d'argent... ⎫
  Talc............,.. ⎬ āā 5 gr.
  Lycopode........ ⎭

Cautériser les granulations avec *l'acide trichloracétique pur*, ou à l'aide du *galvanocautère*.

### Forme tuberculeuse.

Instillations d'*acide lactique* à 20 et 50 p. 100.

**Quand les médications précédentes sont restées insuffisantes**, quand le stylet fait constater des **lésions osseuses**, des points dénudés, des **séquestres** ; quand il existe un **cholestéatome** ou des **complications du côté des cellules mastoïdiennes** : *intervenir chirurgicalement* (Schwartze, Zaufel, Luc).

### O. SÈCHE (sclérose de l'oreille moyenne).

Recourir aux traitements suivants, employés les uns après les autres ; *douches d'air*, répétées matin et soir ; *cathétérismes*, pratiqués quotidiennement pendant des mois ; emploi de *topiques*, introduits par la sonde dans la trompe et jusque dans la caisse (iodure de potassium à 5 p. 100, bicarbonate de soude à 2 p. 100, sulfate de zinc à 1 p. 100, chloroforme, alcool, teinture d'iode, iodure d'éthyle) ; *massage* du tympan avec le masseur de Delstanche ; *électricité* (courants constants) ; *interventions chirurgicales*, utiles dans les cas d'adhérences du tympan ou dans ceux où les accidents sont dus à son épaississement : faire une perforation assez grande pour permettre le passage des ondes sonores ; choisir, pour la faire, les points qui sont adhérents ou dans lesquels on trouve une plicature de la membrane ou une cicatrice.

Recourir aussi, s'il est nécessaire, à la ténotomie du muscle du marteau, à l'ablation du marteau, etc.

Enfin conseiller les *cornets acoustiques* (Lubet-Barbon).

**Contre les bourdonnements** : injections dans la caisse de *vaseline liquide* (Delstanche), ou bien de quelques gouttes d'une *solution bouillie et filtrée de cocaïne* à 1/20 (Lubet-Barbon).

## OTOMYCOSE

Enlever les fausses membranes aspergillaires et faire de très fréquentes irrigations tièdes avec une solution d'*hypochlorite de soude* à 2 p. 1000, immédiatement suivies d'instillations à l'*alcool salicylique* à 1 p. 1000 (Bar).

℞ Acide salicylique..... 50 cgr.
  Alcool............... 25 gr.

Employer aussi le *lysol* :

℞ Lysol........ 5 gr.
  Alcool....... 100 —
Pour instillations.

**Dans les cas rebelles**, toucher le conduit auditif avec une solution de *nitrate d'argent* à 1 p. 10, ou avec la *teinture d'iode* (Bar).

# OTORRHÉE

(Voy. *Otite moyenne chronique*).

## OVARITE CHRONIQUE

Prescrire les *toniques* : fer, arsenic, cacodylate de fer ou de soude, quinquina, noix vomique, kola, coca.

Conseiller le *repos prolongé* au lit (six semaines à six mois).

Défendre les fatigues de tout genre, les veillées, les rapports sexuels.

Combattre la constipation (laxatifs, lavements).

Appliquer des *révulsifs* sur l'hypogastre : vésicatoires volants, pointes de feu.

Ou bien conseiller l'application du *demi-maillot* ou *compresses de Priessnitz*, allant de l'ombilic à mi-hauteur des cuisses, recouverte de flanelle et de toile caoutchoutée.

Pratiquer des *onctions résolutives* sur l'hypogastre :

℞ Iodure de potassium ...... 5 gr.
Ichtyol ................. 15 —
Lanoline.............. } ãã 25 —
Vaseline............. }

Instituer l'*antisepsie vaginoutérine* et introduire tous les soirs dans le vagin un tampon de coton hydrophile imbibé de *glycérine salolée*.

Cures thermales aux eaux de *Salins, Salies-de-Béarn, Luxeuil*.

**En cas de symptômes d'insuffisance ovarienne** (bouffées de chaleur, règles désordonnées, caractère irritable, amaigrissement, diminution de la mémoire, cauchemars, asthénie neuro-musculaire), prescrire l'*ovarine*, en cachets de 20 centigr., à la dose de 40 centig. par jour, pendant des mois.

**Si l'ovaire est gros, sclérokystique et prolabé dans le Douglas** : pratiquer l'*ovariotomie*, après insuccès du traitement médical par l'ovarine.

# OXALURIE.

(Voy. *Gravelle oxalurique*).

# OXYURES.

Intérieurement, administrer la *santonine* (5 centigr. chez les enfants au-dessous de 2 ans ; jusqu'à 10 et 20 centigr. chez les enfants plus âgés), le *calomel*, la *fleur de soufre*. (Voy. *Ascarides*).

℞ Fleur de soufre............ 50 cgr.
  Miel..................... 20 gr.

A prendre une fois le matin à jeun (West).

℞ Follicules de séné....... }
  Feuilles et fleurs de ta- } āā 12 gr.
    naisie ............... }
  Eau. Q. S. p. obtenir après
    15 minutes d'ébullition,
    une décoction de....... 80 —
  Ajouter :
  Sulfate de magnésie...... 2 à 3 —
  Sirop de manne.......... 20 —

Faire prendre en une fois la moitié de cette potion, puis le lendemain l'autre moitié (Monti).

Administrer, aux enfants porteurs d'oxyures, le *fer*, pour combattre l'anémie qui existe dans la plupart des cas.

℞ Fer porphyrisé..... }
  Sucre blanc ....... } āā 3 gr.

Prendre trois fois par jour, une pincée de ce mélange (Monti).

LOCALEMENT : faire prendre des *lavements d'eau salée* à 10 p. 100, d'*eau vinaigrée* au 1/2 ou 1/3, d'*eau savonneuse*, ou bien :

℞ Asa fœtida.............. 3 gr.
  Jaune d'œuf............. N° I.
  Eau.................... 120 gr.

℞ Sulfure de potasse........ 40 cgr.
  Eau.................... 150 gr.

℞ Naphtaline.............. 1 gr.
  Huile d'olive........... 40 —

Faire prendre ces lavements à l'enfant, après qu'il aura été à la selle, et les lui faire garder le plus longtemps possible.

Continuer le traitement pendant une ou deux semaines, terminer par un *purgatif* (15 gr. de sulfate de soude).

Se servir aussi des *suppositoires* suivants :

℞ Onguent napolitain....... 5 cgr.
  Beurre de cacao ........ Q. S.

Introduire, tous les matins, dans l'anus un de ces suppositoires (Barthez et Sanné).

**S'il existe de la rectite :** administrer des lavements au *nitrate d'argent*.

℞ Nitrate d'argent......... 50 cgr.
  Eau distillée........... 120 gr.

Pour 1 lavement, répété 3 jours de suite.

# OZÈNE.

(Voy. *Rhinite atrophique*).

Pratiquer des *irrigations nasales antiseptiques répétées* (2 à 4 injections par jour, de 1 litre chacune, prises avec un siphon de Weber ou une seringue anglaise).

Préférer la *solution saturée d'acide borique, additionnée de 25 centigr. de naphtol, par litre* (Ruault).

Après les lavages, quand le nez est redevenu sec, faire dans

HERZEN.

les fosses nasales des *pulvérisations d'huile de vaseline* :

℞ Huile de vaseline......... 30 gr.
  Essence de géranium rosat. X gtt.

Pour pulvérisations avec le pulvérisateur de Richardson à boule de caoutchouc (Ruault).

Aider les croûtes à se détacher, par des injections de *sérum antidiphtérique* (DellaVedova).

En outre, tous les jours ou

tous les 2 ou 3 jours, appliquer le *topique* suivant :

℞ Naphtol sulforiciné à 10 p. 100. 20 gr.
  Pour badigeonnages (Ruault).

Ou bien, après les lavages, badigeonner plusieurs fois par jour avec :

℞ Naphtol β . . . . . . . . . . . . . . 1 gr.
  Camphre. . . . . . . . . . . . . . . 2 —
  Huile de vaseline. . . . . . . : 1000 —

Prescrire ce topique à une dose plus ou moins forte, suivant la tolérance du malade (Ruault).

Modifier la pituitaire avec des badigeonnages à la *teinture d'iode* (8 à 10 badigeonnages à quelques jours d'intervalle), ou des attouchements à la *glycérine iodée* (glycérine 20 gr.,

teinture d'iode 10 gr.), ou à la *solution de Van Swieten*.

## O. SYPHILITIQUE.

Traitement antisyphilitique : *iodure de potassium* (3 à 6 gr.).

Pratiquer des irrigations des fosses nasales avec des *solutions faibles de sublimé* et employer les *pommades au calomel* ou au *précipité blanc* à 1 p. 20.

Prescrire :

℞ Calomel à la vapeur. . . . )
  Précipité rouge . . . . . . . . | āā 4 gr.
  Acide borique finement
    pulvérisé. . . . . . . . . . . . . 15 —
  Poudre à priser (Trousseau).

℞ Calomel . . . . . . . . . . . . . . . 50 cgr.
  Biborate de soude pulvé-
    risé. . . . . . . . . . . . . . . . . . 5 gr.
  Poudre à priser.

# PALPITATIONS.

## P. CHEZ LES ANÉMIQUES.

Traitement hygiénique, diététique et médicamenteux de la chlorose ou de l'anémie.

## P. CHEZ LES ARTÉRIOSCLÉREUX.

Traitement hygiénique et diététique de l'artério-sclérose.

Prescrire le *régime lacté*.

Au besoin, administrer le *sulfate de spartéine*, à la dose de 10 centigr. par jour.

(Voy. *Artériosclérose*).

## P. CHEZ LES CARDIAQUES.

Repas réguliers et peu copieux ; au besoin, *régime lacté*.

Combattre la constipation, défendre l'usage du tabac.

Donner la *digitale* s'il y a compensation troublée, ataxie

cardiaque avec battements violents ou désordonnés, mais la proscrire à la période d'hypersystolie.

(Voy. *Insuffisances* et *Rétrécissements valvulaires, Myocardite chronique*).

## P. DE CROISSANCE.

Repos moral et physique ; supprimer l'usage de l'alcool, du thé, du café ; favoriser les digestions gastriques et l'évacuation intestinale.

Prescrire l'*iodure de fer*, le *cacodylate de soude*, le *phosphate de chaux*, le *bromure d'or*.

℞ Bromure d'or. . . . . . . . . . . . 5 cgr.
  Eau distillée . . . . . . . . . . . 250 gr.
  1 cuillerée à soupe aux repas (G. Paul).

Éviter l'usage de la digitale et de la caféine ; essayer la *convallaria*, à la dose de 40 à 60 centigr. par jour.

## P. CHEZ LES DYSPEPTIQUES.

Traiter la dyspepsie (dyspepsie atonique, dyspepsie flatulente, dilatation d'estomac, constipation chronique, etc.).

Insister, avant tout autre traitement, sur le *régime lacté*.

Combattre la constipation (laxatifs, lavements) ; pratiquer, au besoin, le *lavage de l'estomac* et des *irrigations intestinales*.

Défendre l'usage du tabac, de l'alcool, du vin pur, du thé et du café.

Recommander que le *repas du soir soit toujours léger et uniquement végétal* (Huchard).

Interdire le pain ou tout au moins ne permettre de manger que la croûte ou du *pain grillé* ; diminuer dans une forte proportion la quantité des liquides absorbés.

Ne jamais prescrire la digitale ou de médicaments cardiaques.

**Au début de l'accès** : faire au malade une friction sur la région précordiale avec la pommade suivante :

℞ Vératrine............. 15 cgr.
  Extrait thébaïque...... 75 —
  Essence de térébenthine. 2 gr.
    — de menthe poivrée......... XII gttes
  Axonge benzoïnée....... 30 gr.
Puis recouvrir la région frictionnée d'une couche de ouate (Botkine).

Faire prendre à l'intérieur une *perle d'éther*.

Donner, comme calmants, le *valérianate d'ammoniaque* ou la potion suivante :

℞ Bromure de potassium ..... 6 gr.
  Eau de laurier-cerise ...... 10 —
  Sirop d'éther............. 30 —
  Hydrolat de valériane..... 110 —
1 cuillerée à soupe toutes les 2 heures (A. Robin).

**En cas de dyspnée intense** : inhalations d'*oxygène* (faire respirer lentement 5 à 10 litres, puis recommencer si l'accès revient), ou bien inhalations d'*éther*, d'*iodure d'éthyle*.

**En cas de crises syncopales** : inhalations de *nitrite d'amyle* ; administrer en même temps une potion à la *caféine*.

## P. CHEZ LES NEURASTHÉNIQUES.

Traitement général de la neurasthénie ; administrer les modificateurs de la nutrition générale.

Recourir aux *antispasmodiques* : bromures, valériane, valérianates, camphre, jusquiame, musc, castoréum, aconit.

℞ Camphre monobromé ..... 10 cgr.
  Valérianate de zinc....... 5 —
  Extrait de jusquiame ..... 2 —
Pour 1 pilule : 6 par jour (Herzen).

℞ Teinture de veratrum viride ................. 10 cgr.
  Eau distillée............ 60 —
  Sirop d'écorces d'oranges amères ............... 40 —
3 cuillerées à soupe par jour (Bernheim).

Prescrire la *digitale*, seulement dans les cas où le pouls est fréquent et faible, et surtout dans ceux où il existe de l'arythmie.

℞ Feuilles de digitale..... 60 à 80 cgr.
F. infuser dans :
Eau bouillante......... 130 gr.
Filtrez et ajoutez :
Sirop de fleurs d'oranger. 25 —
Par cuillerées à bouche.

Ou bien, donner les cachets suivants :

℞ Chlorhydrate de quinine ⎫
Citrate de caféine...... ⎬ āā 15 cgr.

Pour 1 cachet : 3 par jour, avec 3 heures d'intervalle.

**En cas d'angoisse cardiaque,** prescrire :

℞ Extrait de valériane.... 2 à 3 gr.
Teinture éthérée de ⎫
castoréum........ ⎬ āā 1 —
Liqueur d'Hoffmann.. ⎭
Hydrolat de tilleul..... 120 —
Sirop de codéine....... 25 —

Par cuillerées à bouche, dans la journée (Herzen).

Dans tous les cas, conseiller d'éviter le bord de la mer, les hautes altitudes, les bains de rivière, de vapeur, l'hydrothérapie froide.

Ordonner les *bains tièdes* de 28° à 30°, de 5 minutes de durée, suivis de friction et de promenade.

Recourir aux *courants conti-*nus : pôle positif au niveau des points douloureux.

Conseiller les applications, sur la région précordiale, de *compresses imbibées d'eau froide* ou du *sac de glace;* pratiquer des *pulvérisations d'éther.*

**P. DANS LES NÉVROSES.**

**En cas de chorée :** prescrire les *bromures* et *l'antipyrine.*

**En cas d'hystérie :** recourir à la *médication calmante.*

**En cas de neurasthénie :** voy. *P. chez les neurasthéniques.*

**En cas de goître exophtalmique :** donner *l'antipyrine,* les *bromures,* *l'aconit,* et le *veratrum viride,* sous forme de teinture, à la dose de X à XX gouttes par jour, progressivement, en 4 fois (G. Sée).

**P. CHEZ LES PHTISIQUES.**

Voy. *Phtisie avec pouls rapide.*

**P. RÉFLEXES.**

Instituer un traitement approprié (vers intestinaux, troubles de la menstruation chez les jeunes filles).

## PALUDISME.

(Voy. *Fièvres intermittentes*).

## PANARIS.

**P. SUPERFICIEL.**

Bains antiseptiques locaux ; *excision* aux ciseaux de l'épiderme soulevé.

Pansement antiseptique, répété tous les jours.

**P. SOUS-CUTANÉ.**

Au début : *cataplasmes, bains locaux chauds* et *prolongés.*

*Incision,* dès le troisième ou quatrième jour, après anesthésie locale. Faire suivre l'incision d'un bain antiseptique prolongé. Pansements antiseptiques.

### P. NERVEUX.

*Enveloppement* des doigts après avoir mis un *liniment au laudanum et au chloroforme.*

Applications irritantes sur la région cervicale et le trajet des nerfs (teinture d'iode, pointes de feu, vésicatoires).

A l'intérieur : *valérianate d'ammoniaque* et *quinine* (Brocq).

## PARALYSIES.

### P. AGITANTE (maladie de Parkinson).

Administrer l'*hyosciamine* et l'*arsenic* en injections sous-cutanées (Charcot et Eulenburg).

Prescrire le *chanvre indien* associé à l'*opium* (Gowers).

Recourir à l'*électricité statique* ou aux *courants galvaniques* et à la cure du *fauteuil trépidant.*

Ne pas donner la strychnine et l'ergot de seigle (Charcot).

℞ Chlorhydrate d'hyoscine... 1 cgr.
Eau distillée............. 10 cc.

Injecter 1 seringue de Pravaz dans les 24 heures (1 à 2 mgr.).

℞ Hyosciamine.......... 5 cgr.
Excipient............. Q. S.

Pour 50 pilules : 1 à 3 par jour.

Essayer la *vératrine* :

℞ Vératrine............ 5 cgr.
Excipient ........... Q. S.

Pour 50 pilules : 4 à 10 par jour.

Ne pas laisser vivre les malades dans l'oubli et dans la retraite ; les entourer au contraire de soins assidus ; les entretenir des événements du jour, s'intéresser à eux ; les plaindre. Tout cela est pour eux non seulement un soulagement, mais un besoin.

Faire travailler passivement

leurs membres et leur esprit, car ils ne sont pas des ramollis (Brissaud).

**Contre les attaques apoplectiformes** : appliquer des *sangsues* aux apophyses mastoïdes, des *ventouses scarifiées* à la nuque et le long du rachis.

Faire mettre la *vessie de glace* sur la tête et administrer un *purgatif drastique* (calomel et jalap, eau-de-vie allemande).

### P. ALCOOLIQUE.

Voy. *Névrites.*

### P. DIPHTÉRITIQUE.

Voy. *Névrites.*

### P. FACIALE.

**Chez un syphilitique** : traitement spécifique mixte.

**Chez les scrofuleux** : traitement général de la scrofule (huile de foie de morue iodée).

Administrer la *strychnine* et l'*arsenic* :

℞ Sulfate de strychnine .. 1 mgr.

Pour 1 pilule : 2 à 5 par jour (Grasset).

℞ Arséniate de soude..... 10 cgr.
Iodure de potassium.... 10 gr.
Eau distillée.......... 300 c. c.

2 cuillerées par jour, aux repas (Grasset).

Electrothérapie ; quand la

contractilité faradique est conservée : *faradisation*.

Si elle est très affaiblie : *courants continus* ou *faradisation*.

Si elle a disparu : *courants continus*.

Séances quotidiennes de 5 à 10 minutes.

Pratiquer aussi des *frictions* avec :

℞ Huile de camomille .... 30 gr.
 Alcool camphré........ 10 —
 Térébenthine.......... 5 —

## P. GÉNÉRALE PROGRESSIVE.

Instituer, chez tout paralytique général, une période régulière de *traitement spécifique mixte* (Charcot, Fournier).

Ne pas donner l'iodure à trop haute dose (G. Ballet).

Prescrire un traitement composé de l'emploi alternatif de l'*iodure de potassium*, pendant 15 jours, à la dose 2 à 5 gr. par jour, suivi de l'administration de *composés arsenicaux*, pendant 15 autres jours (4 à 8 mg. d'arséniate de soude par jour).

Pratiquer la *révulsion* sous toutes ses formes : pointes de feu, badigeonnages iodés à la nuque, etc.

En même temps, donner des *purgatifs légers* souvent répétés, particulièrement ceux à base d'*aloès*.

**Contre le délire congestif** ; recourir aux injections sous-cutanées d'*ergotine*.

**Contre l'agitation** : administrer les *bromures*, prescrire les *bains tièdes* à 27° ou 28°, prolongés pendant deux et trois heures, en ayant soin d'entretenir sur la tête un léger filet d'eau froide.

## P. HYSTÉRIQUE.

Voy. *Hystérie*.

## P. INFANTILE AIGUE (*poliomyélite antérieure aiguë*).

**Au début** : recourir aux *révulsifs* : pointes de feu, ventouses sèches sur la colonne vertébrale, vésicatoires en lanière sur les gouttières vertébrales.

Administrer un *purgatif léger*.

Pratiquer des injections hypodermiques d'*ergotine* :

℞ Ergotine............... 1 gr. 50
 Eau distillée bouillie... 10 —

Injecter 2 à 3 seringues de Pravaz par jour, pendant plusieurs jours de suite.

Donner la *teinture de ciguë et d'aconit* en potion :

℞ Teinture de ciguë... } āā V gttes.
 — d'aconit... }
 Eau de laurier-cerise ............. 5 gr.
 Sirop de fleurs d'oranger.......... } āā 40 —
 Eau distillée...... }

Par cuillerée à café, de 2 en 2 heures (J. Simon).

Ordonner en même temps le *chlorhydrate de quinine*, à dose assez élevée : 30 à 50 cgr. par jour, en 2 fois.

*Envelopper d'ouate* les membres paralysés.

**Après la période aiguë** (seconde période) : pratiquer des *frictions chaudes* et *stimulantes*.

℞ Baume de Fioravanti...... 100 gr.
 Alcoolat de lavande...... 50 —
 Teinture de noix vomique.. 20 —
Pour frictions.

℞ Vin rouge du Midi...... 100 gr.
Teinture de gentiane | ãã 25 —
— de romarin |
Ammoniaque liquide.... 10 —
Teinture de cantharides. X gttes
Pour frictions (J. Simon).

Recourir à l'*électrothérapie* : courants continus de faible intensité (5 à 10 milliampères) ; pôle positif sur la colonne vertébrale, pôle négatif sur le membre paralysé ; séances quotidiennes de 5 à 10 minutes.

Ordonner les *bains sulfureux*, les *bains salés*, les *frictions stimulantes générales*.

A l'intérieur, donner la *noix vomique*, la *strychnine*, les *glycérophosphates*.

℞ Teinture de noix vomique.. 10 gr.
I goutte 5 fois par jour, dans un peu de lait, pendant 8 jours consécutifs. Suspendre pendant une semaine et recommencer (Comby).

Prescrire le *sulfate de strychnine* aux doses suivantes :

De 6 à 15 mois....... 1/5 à 1 mgr.
De 15 mois à 3 ans... 1 à 1 1/2 mgr.
De 5 ans à 10 ans.... 1 à 2 mgr.
    Par jour.

℞ Sulfate de strychnine.... 1 cgr.
Sirop de sucre.......... 100 gr.
1 cuillerée à café = 1/2 milligr. de strychnine ; de 2 à 4 cuillerées à café par jour.

Chez les enfants plus âgés :

℞ Sulfate de strychnine. 1 à 2 cgr.
Phosphate de soude... 5 gr.
Eau distillée.......... 100 —
1 à 3 cuillerées à café par jour, selon l'âge des enfants (6 à 10 ans) (Legendre).

**A la troisième période** : insister sur l'*électrisation* (courants interrompus et continus),

pendant plusieurs mois de suite.

Ordonner le *massage* et les *bains salés*.

Faire des frictions avec le *liniment de Rosen* :

℞ Alcoolat de genièvre ....... 90 gr.
Essence de girofles..... | ãã 5 —
Huile de muscade....... |

Recourir à la *chirurgie* et aux *appareils orthopédiques*, pour corriger les déformations.

Pratiquer des manœuvres de *gymnastique* avec des appareils spéciaux.

**En cas de pied-bot paralytique** : faire porter des *bottines à tuteurs*, pour prévenir les déviations ; mais une fois celles-ci établies, pratiquer, selon le cas, des *ténotomies*, le *redressement forcé*, l'*opération de Phelps*, la *tarsotomie postérieure* et l'*arthrodèse tibio-tarsienne*, pour corriger la déformation et éviter sa reproduction (Legendre).

Envoyer les enfants à la *mer*, à *Salies-de-Béarn*, *Salins*, *Balaruc*, *Bourbonne*, *Bourbon-l'Archambault*, *Bourbon-Lancy*, *Saint-Amand*, *Dax*, *Aix*, *Luchon*.

Prescrire une *alimentation fortifiante*, faire prendre l'*huile de foie de morue*, le *phosphate de chaux*, les *glycérophosphates*.


### P. LABIO-GLOSSO-PHARYNGÉE.

Traitement général tonique et reconstituant.

Recourir à l'*électrothérapie* : galvanisation ; appliquer les deux électrodes au niveau des apophyses mastoïdes ; séances de 2 à 3 minutes avec inter-version du courant.

**En cas de salivation exagé-rée** : prescrire l'*atropine*.

**Contre la dyspnée** : (paralysie des abducteurs des cordes vocales) : pratiquer la *trachéo-tomie*.

**A la dernière période** : administrer les *narcotiques* et alimenter les malades avec la *sonde*.

## P. PSEUDO-HYPERTROPHIQUE.

*Courants faradiques* et *continus* dès le début.

*Massage, douches chaudes* et *sulfureuses. Bains salés.*

Donner l'*arsenic*, l'*huile de foie de morue*, le *quinquina*.

Cure thermale à *Aix-les-Bains*.

## P. RADICULAIRE OBSTÉTRI-CALE.

*Frictions stimulantes* (baume opodeldoch, eau-de-vie camphrée).

*Bains salés, massage.*

*Electrothérapie* (courants interrompus et continus) : si on emploie les courants continus, appliquer le pôle positif au-dessus du point d'Erb (tubercule carotidien) et le négatif sur les muscles paralysés. Intensité du courant 10 à 20 milliampères (Comby).

## P. SATURNINE.

A l'intérieur : *iodure de potassium*.

*Bains sulfureux. Electricité* : courants continus.

Voy. *Névrites, Saturnisme chronique*.

## P. SPINALE.

Voy. *Paralysie infantile, Amyotrophies*.

# PARAMÉTRITES.

## P. AIGUE.

Repos absolu. Appliquer des *cataplasmes chauds laudanisés* sur l'hypogastre, ou bien faire des *onctions calmantes*.

Prescrire les *laxatifs légers* et les *lavements émollients*. Combattre la fièvre par l'emploi de la *quinine*.

Faire mettre la *vessie de glace* en permanence sur le bas-ventre et faire appliquer des *sangsues* (6 à 10) au périnée.

Au besoin, ordonner l'*opium* en pilules, ou les *lavements laudanisés*.

℞ Extrait thébaïque......... 1 cgr.
Excipient................. Q. S.
Pour 1 pilule : 6 à 10 par jour.

Employer aussi la pommade suivante :

℞ Ichtyol.................... 4 gr.
Extrait de belladone...... 2 —
Lanoline............... } ãã 15 —
Vaseline............... }
(Lorain).

Traiter l'endométrite causale par les *injections intra-utérines*, pratiquées deux fois par jour avec des solutions tièdes d'acide phénique à 1 p. 100, ou de sublimé à 1 p. 3000 ou 1 p. 4000, ou encore avec des solutions iodo-iodurées. (Voy. *Endomé-trite aiguë*)

**S'il se forme un abcès** : pratiquer, suivant les cas, l'*incision* par le vagin, par la paroi

abdominale, par la voie périnéale, pelvienne ou sacrée.

Voy. *Abcès pelviens, Cellulite
pelvienne, Pelvipéritonite.*

## P. CHRONIQUE.

Activer la résorption des résidus inflammatoires à l'aide des
*révulsifs* appliqués sur l'hypogastre (pointes de feu, badigeonnages de teinture d'iode, vésicatoires volants), *d'applications
chaudes*, *d'enveloppements humides permanents* (compresses
de Priessnitz), de *bains chauds*
et *d'onctions abdominales résolutives* avec :

℞  Ichtyol................... 4 gr.
   Iodure de potassium...... 6 —
   Extrait de belladone...... 2 —
   Lanoline.............. } ãã 15 —
   Vaseline .............. }
                    (Lorain).

Faire prendre des *lavements
émollients* et donner les *laxatifs
doux* (cascara sagrada).

Appliquer, en outre, tous les
jours, sur le col un *tampon*
d'ouate hydrophile imbibé de :

℞  Ichtyol.............. 20 à 30 gr.
   Glycérine neutre....... 200 —

℞  Teinture d'iode.......... 5 gr.
   Iodure de potassium...... 10 —
   Glycérine.............. 100 —

℞  Ichtyol.............. } ãã 15 gr.
   Iodure de potassium.... }
   Extrait de jusquiame .... 3 à 4 —
   Glycérine............. 120 —
                    (Herzen).

Réduire l'apport des germes
infectieux aux lymphatiques
pelviens, en traitant l'endométrite concomitante : pratiquer
des *irrigations intra-utérines*
avec une solution tiède de su-



blimé à 1 p. 2000 ou avec une
solution iodo-iodurée :

℞  Iode.............. 2 gr.
   Iodure de potassium  4 —
   Eau distillée....... 2 litres.

Répéter ces irrigations tous
les jours, au moyen d'une canule
appropriée. Si l'orifice du col
est trop étroit, procéder à sa
dilatation avant de commencer
les injections.

Lorsqu'il existe une antéflexion prononcée de la matrice,
saisir avec une pince tire-balle
la lèvre antérieure du museau
de tanche et attirer l'utérus légèrement en bas, afin de faciliter l'introduction de la canule.

Si ces lavages quotidiens
provoquent, au début du traitement, une exacerbation des
douleurs, recourir au repos absolu au lit, à la médication
analgésique, et à l'application
d'une vessie de glace sur l'abdomen.

Continuer les injections, pendant au moins trois à quatre
semaines.

Ou bien pratiquer, à l'aide de
la seringue de Braun, des injections intra-utérines, avec un
*mélange à parties égales de
teinture d'iode et de solution
alcoolique d'alumnol* à 1 p. 10
(Grammakati), ou encore de
*teinture d'iode dédoublée*. Répéter ces injections tous les
jours, pendant trois, quatre et
même cinq semaines de suite.

Dans tous les cas, prescrire les
*injections vaginales chaudes et
légèrement antiseptiques.*

Faire prendre aussi, tous les

jours, une *injection rectale chaude* avec l'irrigateur élevé à 50 centimètres au-dessus du plan du lit. Prendre cette injection très lentement et la garder le plus longtemps possible (Reclus).

A L'INTÉRIEUR, donner l'*iodure de potassium*, à la dose de 2 gr. par jour, l'*ichtyol*, à celle de 1 à 3 gr. par jour, pris au commencement des repas en capsules ou en pilules :

2ʹ Ichtyol .................. 10 cgr.
  Extrait et poudre de réglisse  Q. S.
  Pour 1 pilule : 2 à 3 pilules, 3 à 5 fois par jour.

**En cas de métrorragies** symptomatiques de l'inflammation péri-utérine : prescrire l'*extrail fluide d'hydrastis canadensis*, à la dose de XLV à LX gouttes par jour, en 3 fois; ou bien administrer la *stypticine* par la voie stomacale, à la dose de 40 à 50 centigr., en cachets de 15 centigr. chacun, ou par la voie hypodermique, en pratiquant deux injections par jour de 2 c. c. chacune d'une solution aqueuse à 10 p. 100.

**Contre les résidus d'exsudats et les adhérences pelviennes** : recourir au *massage*, d'après la méthode de Thure-Brandt; séances de 5 à 15 minutes d'abord tous les deux jours, puis tous les jours.

CURES THERMALES aux eaux de Salins, Salies, Luxeuil, Néris, Plombières, Saint-Sauveur.

## PARAPLÉGIE.

Rechercher la cause et instituer un traitement dirigé contre celle-ci : tumeur méningée ou extra-méningée (lipome, carcinome, kyste hydatique), pachyméningite, hypertrophique, abcès, lésion vertébrale (exostose syphilitique, cancer vertébral, mal de Pott, arthrite sèche).

Au début, employer les moyens appropriés contre la douleur.

*Immobilisation.* Décongestionner les méninges et la moelle à l'aide de la *révulsion* (pointes de feu).

*Soins rigoureux de propreté* de la zone génito-anale.

En cas d'escarre, *pansements antiseptiques.*

Voy. *Mal de Pott.*

**P. HYSTÉRIQUE.**
Voy. *Hystérie.*

## PAROTIDITES.

(Voy. *Oreillons*).

## PELADE.

Ne pas exiger un isolement complet du malade; exclure cependant des écoles les enfants péladiques.

S'enquérir avec soin des conditions dans lesquelles la pelade a fait son apparition : surmenage, émotion, traumatismes crâniens, épilepsie, carie dentaire, névralgies, névrites, et instituer un *traitement général* approprié au cas (vie à la campagne, hydrothérapie, sédatifs du système nerveux).

TRAITEMENT LOCAL : *raser* le cuir chevelu et le *laver* tous les matins avec de l'eau de savon chaude, du savon à l'ichtyol, au goudron, et faire une *lotion* avec :

℞ Biiodure de mercure..... 20 cgr.
 Bichlorure de mercure.... 1 gr.
 Alcool à 90°............. 40 —
 Eau distillée ........... 250 —
                    (Quinquaud).

**Quand les cheveux ont repris une longueur suffisante** : *épiler* aussi loin que l'on trouve des poils peu adhérents et dépourvus de leur gaine normale. Epiler autour des plaques (2 à 4 centimètres).

Faire appliquer sur les parties atteintes, au moment du coucher, l'une des *pommades* suivantes :

℞ Précipité jaune............ 2 gr.
 Fleur de soufre............ 4 —
 Huile de cade............. 15 —
 Vaseline.................. 30 —
                    (Balzer).

℞ Soufre............... ⎫ ãã 2 à 4 gr.
 Turbith minéral ..... ⎭
 Huile de bouleau........ 10 —
 Vaseline................ 30 —
                    (Besnier).

En outre, recommander au malade de se laver la tête, plusieurs fois par jour, avec de la *liqueur de Van Swieten* et

de faire, chaque matin, après le lavage au sublimé, une friction du cuir chevelu, en insistant sur les plaques dénudées, avec la *lotion excitante de l'hôpital Saint-Louis* :

℞ Ammoniaque............. 5 gr.
 Essence de térébenthine... 25 —
 Alcool camphré.......... 100 —

Ou bien avec :

℞ Teinture de cantharides.. ⎫
 Chloroforme............. ⎬ ãã 10 gr.
 Teinture de Baumé...... ⎪
 Alcoolat de Fioravanti... ⎭
                    (Besnier).

**Contre les pelades étendues** : pratiquer des frictions avec :

℞ Bichlorure de mercure.... 10 cgr.
 Essence de térébenthine ⎫ ãã 10 —
 Camphre............... ⎭
 Alcool................. 100 —
Pour frictions quotidiennes.

Ne jamais employer les irritants violents ; ne pas laisser s'établir une suppuration soit diffuse, soit localisée, sous forme de folliculites, afin de ne pas produire la destraction du bulbe pileux.

**Quand les poils follets commencent à repousser** : cesser l'épilation, la rasure et la révulsion énergiques.

*Couper le duvet aux ciseaux,* deux fois par semaine; continuer les savonnages de la tête et l'application des pommades ci-dessus indiquées.

Lorsque, soit par coquetterie, soit par suite des exigences de la vie sociale, le malade ne peut montrer au grand jour ses plaques alopéciques, recommander la pratique suivante :

s'il n'y a qu'une plaque ou qu'un petit nombre de plaques, les faire disparaître en les enduisant d'encre de Chine, de noir de fumée, de cosmétiques noirs ; en les badigeonnant avec une solution de nitrate d'argent ou en les recouvrant avec de l'emplâtre de Vigo, dont la surface extérieure aura été colorée ou garnie de cheveux de même nuance que ceux du malade. Si les plaques alopéciques sont nombreuses, recourir au port d'une perruque légère, posée sur une coiffe de linge fin (Besnier).

# PELLAGRE.

Changement de climat ; défendre le riz et le maïs ; prescrire une diète fortifiante.

Administrer les *toniques* : fer, arsenic, cacodylate de soude, méthylarsinate disodique, quinquina.

Recourir à *l'hydrothérapie* et aux *frictions stimulantes.*

# PELVI-CELLULITE
## (chez la femme).

(Voy. *Cellulite pelvienne, Paramétrites*).

# PELVI-PÉRITONITE.

Traitement de la péritonite : *vessie de glace* en permanence sur l'hypogastre ; au besoin, application de *sangsues* (6 à 10) ou de *ventouses scarifiées.*

Intérieurement : *extrait thébaïque*, en pilules de 1 à 2 cgr., à la dose de 10 à 12 centigr. par jour ; ou bien, *injections de morphine* à 1 centigr., répétées 2 à 4 fois par jour.

Combattre la fièvre (quinine, phénacétine, antipyrine), les vomissements (potion de Rivière, menthol, validol, boissons gazeuses glacées) et la constipation (lavements émollients).

(Voy. *Péritonite aiguë*).

**En cas de collection purulente,** bombant dans le vagin ou faisant saillie du côté de la paroi abdominale : pratiquer la *colpotomie* (incision du cul-de-sac de Douglas), ou la *laparotomie*.

**En cas de suppuration des annexes** : recourir à la *laparotomie* (salpingotomie, ovariotomie), ou à *l'hystérectomie vaginale* avec ouverture et évacuation de tous les foyers.

**En cas d'abcès multiples** entourant plus ou moins l'utérus : pratiquer la *castration utérine* de Péan.

**En cas de suppuration chronique, avec mauvais état général** : pratiquer, comme opération d'attente, la *colpotomie* et ultérieurement *l'hystérectomie vaginale*.

Voy. *Abcès pelviens, Cellulite pelvienne, Pyo-Salpinx.*

**Après la période aiguë :** pratiquer la *révulsion*, à l'aide de *pointes de feu* ; ordonner des *irrigations vaginales chaudes* et *légèrement antiseptiques*.

Recourir au *massage* abdomino-génital.

*Cures thermales* aux eaux de Salins, Salies-de-Béarn, Néris, Saint-Sauveur, Luchon.

## PELVIVICIATIONS.

**Jeune fille à marier ou femme mariée non enceinte.**

*Bassin de 5 centimètres :* mariage ou grossesse contre-indiqués ; prévenir la malade que l'opération césarienne seule permettra d'extraire un enfant vivant et viable.

*Bassin de 6 à 9 centimètres :* la malade pourra avoir des enfants vivants et viables, en provoquant l'accouchement, en pratiquant la symphyséotomie ou en appliquant le forceps, selon le degré du rétrécissement pelvien (Auvard).

**Femme enceinte.**

*Bassin de 5 centimètres :* provoquer l'accouchement à 7 ou 8 mois et pratiquer en outre la symphyséotomie.

*Bassin de 7 à 9 centimètres :* recourir à l'accouchement provoqué à la fin du septième mois pour un bassin de 7 centimètres, à la fin du huitième pour un bassin de 8 centimètres, ou laisser la grossesse aller à terme et pratiquer la symphyséotomie (Pinard).

Si la femme est atteinte de maladie mortelle, sacrifier les intérêts de la mère à ceux de l'enfant que l'on sauvera par l'accouchement provoqué et la symphyséotomie ou l'opération césarienne pratiquée au terme de la grossesse ou quelques minutes après la mort de la mère.

Si le fœtus est mort, s'abstenir de toute intervention, attendre l'expulsion naturelle, et si l'accouchement naturel n'a pas lieu, faire la basiotripsie (Auvard).

**Femme en travail.**

*Bassin de 5 à 7 centimètres :* symphyséotomie, embryotomie, opération césarienne.

Si le fœtus est mort : embryotomie, basiotripsie.

Si la mère est mourante et le fœtus bien portant : symphyséotomie, opération césarienne.

*Bassin de 7 à 9 centimètres :* forceps, extraction manuelle, symphyséotomie, basiotripsie (Auvard).

## PEMPHIGUS.

**P. AIGU FÉBRILE.**

Administrer les *toniques* ; donner la *quinine*, l'*ergotine*, la *caféine* et le *fer* à doses massives.

LOCALEMENT : appliquer des *poudres absorbantes* et *antiseptiques* ou bien employer la *pâte à l'oxyde de zinc associée au menthol* ou le *liniment oléocalcaire*, ou la *vaseline salolée*.

Recourir aux *bains prolongés*,

si le malade peut les supporter ; dans le cas contraire, pratiquer l'*enveloppement* avec le coton stérilisé.

### Chez le nouveau-né :

℞ Bromhydrate de quinine.. 10 cgr.
    Beurre de cacao......... 2 gr.
    Pour 1 suppositoire : un matin et soir (Comby).

### P. CHRONIQUE.

Hygiène et régime rigoureux (voy. *Arthritisme*, *Eczéma*, *Herpétisme*).

Prescrire l'*arséniate de soude*, à la dose de 4 à 8 milligr. par jour, l'*arséniate de fer* ou de *quinine*, aux mêmes doses ;

donner la *quinine*, la *strychnine*, l'*huile de foie de morue*.

Localement : employer surtout l'*enveloppement ouaté avec du liniment oléo-calcaire* ; recourir aux *emplâtres à l'oxyde de zinc*, au *minium* ou au *cinabre* ; essayer les *poudres absorbantes*.

*Cures thermales* aux eaux de La Bourboule ; Royat, Challes, Uriage.

### P. SYPHILITIQUE.

Traitement de la syphilis héréditaire (voy. *Syphilis héréditaire*).

# PÉRICARDITES.

### P. AIGUE.

*Repos* au lit, dans la position demi-assise.

Pratiquer la *révulsion* : pointes de feu, ventouses scarifiées, vésicatoire sur la région précordiale.

Appliquer le *sac de glace* en permanence.

Intérieurement : administrer le sulfate ou le chlorhydrate de *quinine* à la dose de 1 gr. à 1 gr. 50 par jour ; préférer le *salicylate de soude* (4 à 6 gr. en potion), lorsque la péricardite est d'origine rhumatismale.

**En cas de douleurs aiguës :** application locale de *glace ;* piqûres de *morphine* ou de *dionine*.

**Contre l'éréthisme cardiaque du début** (douleurs précordiales, tachycardie) : donner la *digitale associée à l'aconit :*

℞ Teinture de digitale..... ⎱ āā 5 gr.
    —    d'aconit ....... ⎰
V gouttes, 4 fois par jour (Grasset).

℞ Teinture de digitale......... 6 gr.
    —    d'aconit .......... 4 —
X gouttes, 3 à 4 fois par jour.

**En cas d'asthénie cardiaque, stases veineuses, menace d'asystolie :** prescrire la *digitale* et la *strychnine :*

℞ Sulfate de quinine........ 20 cgr.
    Poudre de digitale........ 10 —
Pour 1 cachet : 4 à 5 par jour.

Au besoin, recourir à la *digitaline amorphe*, à la dose de 1 à 1 1/2 milligr.

Administrer les *toniques diffusibles :* alcool, acétate d'ammoniaque, éther.

℞ Acétate d'ammoniaque.... 5 gr.
    Extrait mou de quinquina.. 3 —
    Eau distillée de mélisse ... 120 —
    Sirop de punch.......... 30 —
1 cuillerée à bouche toutes les heures.

Si le pouls reste faible et en cas d'état syncopal : préférer la *caféine* et l'*éther*, en injections hypodermiques :

℞ Caféine............... 2 gr. 50
  Benzoate de soude..... 3 —
  Eau distillée...... Q. S. p. 10 c. c.

Injecter 3 à 4 seringues de Pravaz par jour. Tiédir au bain-marie en cas de besoin.

℞ Liqueur ammoniacale anisée.  1 gr.
  Éther sulfurique............  2 —
  Eau de mélisse.............. 80 —
  — de menthe............. 50 —
  Sirop de punch............. 25 —

1 cuillerée à soupe toutes les heures (Herzen).

**En cas d'insomnie** : administrer le *paraldéhyde*, l'*uréthane*, l'*hédonal*, le *sulfonal*, et le chloral avec prudence.

℞ Paraldéhyde............ 2 à 3 gr.
  Eau distillée............ 120 —
  Teinture de vanille...... XV gtt.
  Sirop d'écorces d'oranges
    amères............... 30 gr.

A prendre, en deux fois, avec une demi-heure d'intervalle (Herzen).

**Contre la dyspnée nerveuse, avec angoisse, agitation, douleurs vives** : employer les *opiacés*, l'*héroïne*, la *dionine* : pratiquer des *injections de morphine* (se méfier de leur action chez les sujets dont les contractions myocardiques sont faibles et précipitées).

**En cas de dyspnée par congestion massive des poumons** : appliquer des *cataplasmes sinapisés*, des *ventouses sèches scarifiées ;* pratiquer une *saignée*, particulièrement chez les sujets pléthoriques.

**En cas de cyanose avec dilatation cardiaque et menace de suffocation** : recourir

à une *saignée déplétive*, suivie de l'administration de *digitaline* et de *strychnine*.

**Lorsque l'épanchement est constitué** : ordonner l'application répétée de *vésicatoires*, prescrire les *diurétiques*, les *purgatifs drastiques*.

℞ Poudre de digitale...... 20 cgr.
  Faire infuser dans :
    Eau bouillante......... 80 gr.
  Passer et ajouter :
    Acétate de potasse...... 1 gr. 50
    Sirop des cinq racines.. 20 —

1 cuillerée à café toutes les heures (enfants) (Herzen).

℞ Poudre de digitale...... )
  — de scille........ } ãã 3 cgr.
  — de scammonée .. )
  Excipient et glycérine..... Q. S.

Pour 1 pilule : 2 à 3 par jour (enfants de 10 à 15 ans) (Comby).

℞ Poudre de scille........... 10 cgr.
  Extrait de scille.......... 5 —

Pour 1 pilule : 4 par jour.

℞ Baies de genièvre......... 10 gr.
  Faire infuser dans :
    Eau bouillante.......... 200 —
  Ajouter :
    Nitrate de potasse....... )
    Acétate de potasse...... ) ãã 2 —
    Oxymel scillitique........ 30 —
    Sirop des cinq racines .... 35 —

A prendre dans la journée (Millard).

**Si l'épanchement séro-fibrineux est abondant** : pratiquer la *ponction évacuatrice* du péricarde, dans le but de parer aux accidents immédiats souvent mortels (danger de mort subite par syncope cardiaque ou de mort très rapide par développement d'une thrombose ventriculaire, danger d'asphyxie pulmonaire par suite de l'abondance même de l'épanchement et surtout de sa coïncidence fréquente avec une collection pleurale) et par suite, de diminuer les chances de symphyse cardiaque et de dégénérescence du myocarde.

Indications de la paracentèse du péricarde :

Pratiquer la ponction *de bonne heure* et ne pas attendre pour opérer que la dyspnée et la cyanose soient intenses, le pouls imperceptible, les extrémités inférieures refroidies et enflées.

Intervenir, lorsque, de jour en jour, l'on voit le diaphragme s'abaisser et la matité descendre de plus en plus bas, en prenant la place de la sonorité gastrique ; lorsque, le malade étant assis sur son lit, la matité précordiale descend plus bas que la pointe du cœur, en n'attachant aucune importance à l'existence ou non-existence d'une voussure précordiale (ce symptôme acquiert une importance réelle, chez les enfants) ; lorsqu'il y a absence du choc de la pointe, assourdissement des bruits du cœur et matité en forme de brioche : signes révélateurs d'un épanchement assez abondant, 300 à 400 gr.

Intervenir après avoir ausculté le malade assis et couché, pour être certain d'abord que les signes entendus sont bien dus à une péricardite et en second lieu pour s'assurer que le liquide est mobile dans le péricarde, et ne pas considérer l'apparition de frottements précordiaux, dans la position assise, ou de frottements à la base du cœur, dans le décubitus dorsal, comme des contre-indications de la ponction évacuatrice.

Intervenir surtout lorsque en plus des indications ci-dessus énoncées, il existe un son tympanique au niveau de la base de la poitrine en arrière et à gauche, tandis que dans les deux tiers supérieurs du poumon gauche la sonorité est normale (Giraudeau).

Enfin se décider à intervenir lorsque la dyspnée et la cyanose augmentent, lorsque le malade accuse une sensation d'oppression à la région précordiale, et lorsque le pouls devient paradoxal.

Technique de la paracentèse du péricarde : la paracentèse étant décidée, pratiquer tout d'abord une ponction exploratrice, à l'aide d'une seringue de Pravaz facilement stérilisable et stérilisée, au lieu d'élection ci-dessus indiqué.

Une fois renseigné sur la nature du liquide (épanchement séro-fibrineux ou légèrement hémorragique), pratiquer la ponction soit à l'aide de l'aiguille creuse de l'appareil Dieulafoy, soit au moyen du trocart de l'appareil Potain.

Recourir de préférence au trocart, en choisir un un peu volumineux et perforer les tissus mous d'un coup sec, ou bien, après avoir choisi l'endroit de la ponction, pratiquer à l'aide d'une lancette ou d'un bistouri pointu, non pas une incision, mais une piqûre comprenant toute l'épaisseur de la peau, puis introduire le trocart dans ce petit orifice et pousser doucement, pour lui faire traverser les plans musculaires et fibreux de l'espace intercostal.

Pratiquer cette intervention dans le 4e ou le 5e espace intercostal gauche, à 5 ou 6 centimètres en dehors du sternum (Dieulafoy), ou encore dans le 6e et même le 7e espace intercostal gauche (Rendu).

Evacuer lentement 150 à 500 c. cubes de liquide à la fois, et répéter l'intervention, s'il y a besoin, après quelques jours.

Pour diminuer les chances d'infection de la plèvre, ainsi que des divers plans musculaires et cutanés, que l'aiguille va avoir à traverser en la retirant, avoir soin de l'attirer à soi brusquement, alors que le vide subsiste encore dans l'appareil et par suite dans la cavité de l'aiguille (Giraudeau).

**En cas d'épanchement purulent** : pratiquer l'*incision* et le *drainage du péricarde*, suivis de *lavages antiseptiques* (Rosenstein, West).

Cependant, dans les péricardites à pneumocoques, il est préférable de recourir à la *paracentèse* du péricarde.

**En cas d'épanchement séro-purulent** (péricardite tuberculeuse) : pratiquer la *paracentèse* du péricarde, mais, si l'épanchement se reproduit, recourir à l'*incision*, suivie de drainage et de lavages faiblement antiseptiques.

**En cas d'épanchement putride** : pratiquer l'*incision d'emblée*.

**P. CHRONIQUE.**

Pratiquer une *révulsion prolongée*, au niveau de la région précordiale.

Administrer les *toniques* et les *reconstituants*.

Ordonner l'*iodure de potassium* à titre d'altérant et de résolutif.

La thérapeutique dépendra de l'état de dégénérescence du myocarde ; les indications à remplir seront celles des affections organiques du cœur (A. Petit).

# PÉRIHÉPATITE

Traitement causal.

**Contre la douleur** : pratiquer des *onctions calmantes* et administrer les *analgésiques* : antipyrine, exalgine, opium, chloral, belladone, morphine, dionine.

**Combattre le processus inflammatoire** par l'application de *ventouses scarifiées* ou de *sangsues*, par les *pointes de feu*.

**En cas de suppuration** : intervenir chirurgicalement.

# PÉRIMÉTRITE, PÉRIMÉTRO-SALPINGITE.

(Voy. *Abcès pelviens, Cellulite pelvienne, Paramétrite, Pelvipéritonite, Salpingite*).

# PÉRIOSTITES.

**P. AIGUE INFECTIEUSE** (typhique).

**Au début** : recourir aux *antiphlogistiques*, aux *cataplasmes*, à l'application du *sac de glace* en permanence.

Pratiquer une *incision hâtive* et *large*, suivie du *grattage*, et suivant l'ancienneté de la lésion, l'étendue de la dénudation, pratiquer le *décapage*, l'*ablation* de la couche osseuse dénudée (A. Poncet).

**P. ALBUMINEUSE.**

*Incision* et *grattage* à la curette.

**S'il y a séquestre** : l'*extraire* ; employer la gouge et le maillet, pour décaper et abraser l'os dénudé (A. Poncet).

**P. ALVÉOLO-DENTAIRE.**

**Si la dent est condamnée** : pratiquer l'*extraction*.

**Si la dent est à conserver** : faire communiquer l'intérieur de la cavité dentaire directement avec l'extérieur, puis pratiquer des *lavages* et des *pansements antiseptiques* intradentaires ; introduire dans la dent un petit tampon de coton imbibé de *laudanum*.

Administrer un *purgatif salin*.

(Voy. *Ostéo-périostite des maxillaires*).

**P. SYPHILITIQUE.**

*Traitement antisyphilitique mixte* : frictions mercurielles, iodure de potassium, injections de calomel, 5 à 10 centigr. (voy. *Syphilis*).

**Dans les cas graves avec nécrose de l'os** : *intervention chirurgicale*.

**P. TRAUMATIQUE.**

*Repos* plus ou moins absolu.

En cas d'hématome sous-périostique, appliquer un *pansement compressif*.

Recourir aux *applications résolutives* : teinture d'iode, en badigeonnages, pommade iodo-iodurée.

**P. TUBERCULEUSE.**

*Ouvrir largement* la collection fluctuante ; *gratter*, *extraire* les parties nécrosées et les séquestres.

Pansements à l'*iodoforme*

Traitement général de la phtisie (voy. *Phtisie*).

# PÉRITONISME.

Même traitement que : *Péritonite aiguë*.

# PÉRITONITES.

**P. AIGUE.**

*Ne pas donner de purgatif*.

Repos au lit dans le *décubitus dorsal* ; garder l'*immobilité* la plus complète.

Immobiliser l'intestin à l'aide de l'*opium* :

℞ Extrait thébaïque..... 2 cgr.
Excipient............ Q. S.
Pour 1 pilule, 4 à 10 par jour.

Si les pilules d'opium n'étaient pas gardées (vomissements), faire des *injections de morphine*, à la dose de 1 cgr., répétées 2 à 5 fois dans les 24 heures.

℞ Laudanum de Sydenham. V à X gttes
Hydrolat de laitue..... 40 gr.
Sirop simple.......... 30 —
1 cuillerée à café toutes les heures (enfants).

En outre ordonner l'application en permanence de la *vessie de glace* sur l'abdomen.

Applications de *collodion élastique*, pour immobiliser le ventre ; recouvrir avec une couche de ouate et appliquer un bandage de corps.

*Régime* : ne faire prendre que des *aliments liquides glacés* (eau glacée, lait glacé, champagne frappé, grogs glacés), par cuillerées à bouche, tous les 1/4 d'heure ou toutes les 1/2 heures.

**Contre le hoquet et les vomissements** : prescrire la *glace* intérieurement et extérieurement ; administrer l'*eau chloroformée*, le *chloral*, le *menthol* ; pratiquer, au besoin, des injections d'une *solution d'atropomorphine* ; faire prendre des *boissons gazeuses glacées* et la *potion de Rivière*.

℞ Eau chloroformée saturée.. 60 gr.
— de menthe........... 20 —
— distillée............. 40 —
Par cuillerées à dessert, de 1/4 d'heure en 1/4 d'heure jusqu'à effet.

Voy. *Vomissements*.

**En cas de vomissements fréquents** : utiliser le rectum pour administrer la boisson, en donnant 3 fois par jour, un *lavement de* 150 *gr. d'eau*, additionnée de V à VI gouttes de laudanum de Sydenham ; recourir aussi aux *injections sous-cutanées de sérum artificiel*, pratiquées sous la peau de la région antérieure des cuisses, à la dose de 250 cc. à la fois.

**En cas de constipation** : faire prendre des *lavements émollients* avec prudence et avec modération. Ne jamais donner de purgatif.

**Contre le collapsus** : pratiquer des injections hypodermiques de *teinture alcoolique de musc*, à la dose de 1/2 à 1 seringue de Pravaz, répétées 3 à 6 fois dans les 24 heures.

**Dans les péritonites suraiguës**, par plaies perforantes de l'intestin ou par perforation de l'intestin au cours d'un ulcère de l'estomac ou d'une appendicite : recourir au *traitement chirurgical dès le début* : laparotomie d'emblée.

Voy. *Pérityphlite*.

**Dans les péritonites subaiguës** : recourir au *traitement médical*, tant que la vie du malade n'est pas en danger.

**P. CHRONIQUE.**

*Traitement de la cause déterminante* : tumeurs abdominales, alcoolisme, mal de Bright, cardiopathies.

Soutenir les forces du malade avec les *toniques* ; prescrire le *régime lacté* et une alimentation de digestion facile.

Recourir à la *révulsion* : pointes de feu, vésicatoires volants.

**Contre l'ascite, lorsqu'elle**

**gêne la respiration :** pratiquer la *ponction évacuatrice* (paracentèse) assez copieuse pour soulager le malade ; ne jamais évacuer complètement tout le liquide (voy. *Ascite*).

## P. ENKYSTÉE PARTIELLE (purulente).

*Ouvrir* largement la poche en incisant les parois abdominales couche par couche ; *lavage* de la poche, *drainage* avec drain volumineux, remplacé par de plus petits drains, à mesure que l'écoulement diminue.

Traitement médical presque nul (Tillaux).

## P. TUBERCULEUSE.

*Immobilité* au lit.

*Traitement général de la phtisie* (arsenic, méthylarsinate disodique, créosote, créosotal ; phosote en lavements, phosphotal en injections hypodermiques, etc.).

℞ Créosote................. 10 gr.
  Huile de foie de morue.... 500 —
  2 à 3 cuillerées à bouche par jour.

*Régime lacté absolu* ou *mitigé ;* dans les formes chroniques, *suralimentation :* poudre de viande (100 gr.), œufs, céréales, lait, graisses.

Administrer les *antiseptiques intestinaux* (benzonaphtol) à doses modérées.

LOCALEMENT : pratiquer des badigeonnages à la *teinture d'iode,* appliquer des *pointes de feu.*

Employer la *pommade* suivante :

℞ Ichtyol.................. 4 gr.
  Extrait de belladone...... 2 —
  Onguent mercuriel..... )
  Vaseline .............. } ãã 10 —
  Lanoline.............. )
  Pour onctions (Catrin).

Ou bien pratiquer des *badigeonnages* avec :

℞ Gaïacol ................ 1 à 2 gr.
  Teinture d'iode.......... 15 —
  Glycérine.............. 20 —
                    (Herzen).

Contre les douleurs : faire des *onctions calmantes* avec :

℞ Chloroforme............. 10 gr.
  Huile de jusquiame.... )
    — camphrée ....... } ãã 25 —
  Baume tranquille ..... )
  Applications chaudes (Herzen).

TRAITEMENT CHIRURGICAL.

1° *Ponction évacuatrice,* suivie d'*injection de naphtol camphré* (3 à 4 gr.), contre-indiquée dans le cas de cachexie ou d'albuminurie (Rendu).

2° *Ponction évacuatrice,* suivie d'*injection d'air* (3 à 5 litres).

3° *Ponction évacuatrice* (enlever à l'aide de l'aspirateur la plus grande quantité de liquide possible), suivie de *lavage du péritoine* : se servir d'eau boriquée bouillie, refroidie jusqu'à 39° ou 40°. Cesser le lavage, lorsque le liquide ressort complètement clair (Debove).

Se servir de préférence, pour laver le péritoine, d'eau stérilisée portée à une température de 45° (Baylac).

Ces différents procédés ne sont toutefois applicables qu'à la péritonite chronique à forme ascitique (voy. ci-dessous).

4° *Laparotomie* (procédé de

choix), suivie ou non du lavage du péritoine, avec des solutions faiblement antiseptiques : l'eau chaude préalablement stérilisée suffit ; ou mieux, toilette du péritoine à l'aide d'éponges imbibées d'une solution de sublimé, de naphtol camphré, etc.

L'intervention est contre-indiquée dans le cas de localisations tuberculeuses multiples (foyers osseux, lésions viscérales graves et multiples).

**Forme aiguë** : proposer la *laparotomie*, car il n'y a pas beaucoup à perdre en intervenant (Jalaguier).

**Forme subaiguë** : dans les cas où, malgré un traitement général reconstituant prolongé pendant quelque temps, l'état du malade ne s'améliore pas, *ne pas trop temporiser* et *intervenir* par la laparotomie avant que la cachexie ait apparu.

**Formes chroniques** : intervenir si l'ascite persiste ou s'il existe des collections purulentes.

**En cas de péritonite diffuse, forme ascitique** : préférer la *laparotomie* suivie de lavage du péritoine à l'eau naphtolée à 40°, puis d'un second lavage à l'eau boriquée bouillie et enfin d'une nouvelle irrigation naphtolée (König).

En cas de rechute, pratiquer une seconde, une troisième et même une quatrième laparotomie, répétées à plus ou moins bref délai (Galvani).

Chez la femme, recourir à la *cœliotomie vaginale* simple, suivie de drainage ou associée à la laparotomie, dans la forme ascitique.

**En cas de péritonite circonscrite** : *inciser* au niveau de la collection ; nettoyer la poche avec des lavages à l'eau bouillie, à l'eau naphtolée ou boriquée ; retirer avec des éponges le pus concrété, les fausses membranes molles ou sphacélées. Toucher la paroi interne de l'abcès avec des tampons imbibés d'une solution de chlorure de zinc à 10 p. 100. Tamponner à la gaze iodoformée (Routier).

**En cas de péritonite fibreuse** : insister avec le *traitement médical général et local,* tant que l'état général est bon. Recourir au *traitement chirurgical,* lorsque l'état général est mauvais et qu'il y a de la fièvre persistante, des douleurs intenses et des symptômes d'occlusion intestinale dus à la présence d'adhérences.

**En cas de péritonite ulcéreuse** : intervenir chirurgicalement, seulement s'il existe des collections purulentes (voy. *P. enkystée partielle*).

## PÉRITYPHLITES
### (Appendicites).

**P. AIGUES.**

**APPENDICITE PERFORANT**

**AVEC PÉRITONITE DIFFUSE, SURAIGUE.**

*Laparotomie* médiane, suivie

du lavage antiseptique (eau salée, boriquée ou naphtolée) et de la toilette, aussi complète que possible, de la cavité péritonéale. Drainage (triple incision : au milieu et dans les fosses iliaques).

## APPENDICITE PERFORANTE AVEC PÉRITONITE LOCALISÉE ET SUPPURATION CIRCONS-CRITE.

*Incision* de la collection, dès que les signes de localisation se seront montrés, en général du troisième au quatrième jour.

Evacuer le pus, laver la cavité, réséquer l'appendice s'il se présente, le laisser s'il est enfoui au milieu d'adhérences ; compléter par un large drainage.

## APPENDICITE AIGUE SIMPLE, SANS PERFORATION ET AP-PENDICITE PERFORANTE AVEC PÉRITONITE LOCALISÉE ET ADHÉRENCES, SANS SUP-PURATION, *Pérityphlite aiguë*.

**Au début** : recourir à la *médication opiacée* et aux *applications glacées* (voy. *Péritonite aiguë*).

Administrer 1 cgr. d'extrait thébaïque, toutes les heures, jusqu'à 15 ou 20 centigr. par jour, pour un adulte ; 6 à 10 cgr., pour un enfant de 10 à 15 ans.

Ou bien employer le *laudanum de Sydenham*, à la dose de V gouttes, répétée toutes les 2 ou 3 heures chez l'adulte.

Ne pas continuer trop longtemps la médication opiacée, qui constipe et donne parfois des renseignements trompeurs sur l'état local.

Appliquer la *vessie de glace en permanence* sur la région cœcale.

Recommander au malade de garder une *immobilité* complète.

Prescrire une *diète sévère* : alimentation liquide, boissons glacées, prises par petites quantités (cuillerées à soupe tous les 1/4 d'heure).

Proscrire les purgatifs et les émissions sanguines.

**Contre les vomissements** :

```
℞  Menthol................. 25 cgr.
   Cognac ................. 20 gr.
   Teinture d'opium ......... 5 —
```
X à XX gouttes, plusieurs fois par jour. (Pick).

**Contre la soif vive** : donner des *lavements d'eau*, des *lavements nutritifs*.

**En cas d'aggravation progressive, pendant 36 à 48 heures,** ou de persistance d'accidents généraux graves pendant plus de 48 heures avec empâtement profond dans la fosse iliaque et induration de la paroi du cœcum dont la percussion démontre la vacuité, *intervenir chirurgicalement* (Roux, Reclus, Berger).

**Dans tous les cas où, au 5e, 6e ou 7e jour de la maladie,** le plastron caractéristique soulève la fosse iliaque, la fièvre persiste, la température dépasse 39°, le ventre est météorisé et les symptômes restent stationnaires ou s'aggravent : *intervenir sans hésitation* et ouvrir la collection purulente (Dieulafoy, Dumontpallier, Talamon, Berger, Jalaguier, Tuffier, Routier, Reclus).

**Si, au bout de la première semaine, les phénomènes généraux et les symptômes locaux s'amendent :** continuer le traitement médical jusqu'à guérison complète et n'intervenir que 4 à 6 mois après que celle-ci est établie, par l'*excision de l'appendice à froid,* pour éviter la récidive.

**Si une crise nouvelle paraît se préparer** (après une amélioration) : recourir à l'*intervention chirurgicale* (ouvrir la collection purulente) (Reclus).

**Pendant la convalescence** (lorsqu'on n'a pas eu besoin d'intervenir) : activer la résorption des résidus inflammatoires à l'aide d'*applications chaudes,* d'*enveloppements de Priessnitz,* de *bains chauds,* de *lavements émollients* et de *laxatifs doux.*

**Chez les femmes enceintes :** instituer le même traitement qu'en cas d'appendicite non compliquée de puerpéralité (opérer le plus tôt possible, même en présence d'une péritonite généralisée).

Repousser l'évacuation préalable de l'utérus (Pinard).

### P. CHRONIQUE.

Combattre la constipation (eaux de Plombières, Chatel-Guyon, Kissingen).

Régime approprié. Antisepsie intestinale.

Voy. *Typhlite.*

### APPENDICITE A RECHUTE.

*Excision* à froid de l'appendice (Sonnenburg, T r e v e s, Roux).

### APPENDICITE FAMILIALE.

Combattre l'arthritisme : alcalins, arséniate de soude, eaux de Plombières, Bourbon-Lancy. Quand il existe de la dyspepsie, du ballonnement, des gastro-entéralgies, des alternatives de diarrhée et de constipation, conseiller une cure aux eaux de la Bourboule, Royat, Vichy, Pougues, Châtel-Guyon, Kissingen, Carlsbad.

# PERLÈCHE.

Badigeonnages à la *teinture d'iode,* tous les 2 jours.

Cautérisations au *sulfate de cuivre,* à l'*acide lactique* ou au *nitrate d'argent* à 1 p. 50, suivies d'applications de *vaseline boriquée* ou de *pommade*

*salicylique* à 1 p. 100, ou à la *résorcine* à 5 p. 100.

Défendre aux enfants atteints d'embrasser les personnes de leur entourage et prescrire l'usage exclusif de leurs objets de table et de toilette.

# PESTE BUBONIQUE.

Traitement général des grandes pyrexies.

*Sérothérapie* : injecter 20 à 60 c. c. de *sérum antipesteux*

*Roux-Yersin*, selon l'activité du sérum, la gravité du cas et le jour de maladie.

Il vaut mieux injecter d'emblée de fortes doses (20 à 30 c. c.) que d'injecter successivement des doses faibles.

Si, après la première injection, il ne se produit pas promptement une amélioration, en pratiquer une seconde, puis une troisième, jusqu'à disparition de la fièvre et des symptômes généraux et locaux.

Concurremment avec le sérum, pratiquer une injection d'*essence de térébenthine* pour provoquer un abcès fixateur (Arbaud).

*Inciser* les bubons et les charbons avec le bistouri ou le thermocautère et faire des *pansements antiseptiques*.

## PHARYNGITES.

### P. AIGUE.

Voy. *Angine aiguë érythémateuse, Abcès rétropharyngien.*

### P. CHRONIQUE OU P. GRANULEUSE, SÈCHE OU ARTHRITIQUE.

Ttaitement général de l'arthritisme ou de la scrofule.

Cures thermales aux *eaux sulfureuses* d'Enghien, Saint-Honoré, Challes, Cauterets, Eaux-Bonnes, ou aux *eaux arsenicales* de la Bourboule, du Mont-Dore

Traitement local : ordonner des *gargarismes* et des *pulvérisations à domicile*, avec les eaux minérales précédemment indiquées, ou bien avec l'*eau de goudron;* ou encore prescrire des *inhalations chaudes*, répétées deux fois par jour avec de l'infusion chaude de tilleul, de guimauve, de verveine, suivies de gargarismes avec :

℞ Iode...................... 10 cgr.
Iodure de potassium ...... 25 —
Sirop diacode ............. 60 gr.
Eau distillée ............. 250 —
      (Lubet-Barbon).

Pratiquer des *insufflations* de mélanges astringents ou encore des *badigeonnages* avec :

℞ Tanin ............. 1 gr.
Glycérine......... 10 —

Contre la sensation de sécheresse dans la gorge, recommander les *inhalations avec une solution de chlorure de sodium,* à 1 p. 100.

Attaquer directement les granulations avec les mélanges suivants, en badigeonnages quotidiens :

℞ Acide lactique......... ⎱ āā 10 gr.
Glycérine ............. ⎰

℞ Nitrate d'argent........ 1 gr.
Eau distillée .......... 30 —

℞ Iode métalloïde......... 50 cgr
Iodure de potassium .... 1 gr 50
Glycérine ............. 50 —
      (Lubet-Barbon).

Préférer le mélange suivant :

℞ Acide phénique.......... 1 gr.
Iode métallique.......... 2 —
Iodure de potassium...... 4 —
Glycérine............... 100 —
      (Mandl).

**En cas de mucosités très adhérentes** : ordonner des pulvérisations avec une solution de *carbonate neutre de soude*, à 1 p. 100.

**Si tous ces procédés échouent** et surtout si les granulations sont grosses et nombreuses, recourir au *galvanocautère*.

## P. SYPHILITIQUE.

Voy. *Angines syphilitiques.*

## P. TUBERCULEUSE.

Voy. *Angine tuberculeuse.*

# PHLÉBITES.

## P. CONSTITUTIONNELLE.

Traiter la diathèse (goutte). Prescrire : le *sidonal*, l'*urosine*.

℞ Sulfate de quinine........ 1 gr.
   Extrait de colchique...... 45 cgr.
     —   de digitale........ 25 —
     —   d'aconit.......... 10 —
Pour 10 pilules : 1 pilule tous les matins (Hirtz).

Calmer la douleur par l'*antipyrine* en cachets.

## P. INFECTIEUSE.

*Repos absolu.* Tenir le membre dans la *position horizontale*, protégé par un cerceau ; l'*envelopper d'ouate* et appliquer avec précaution une *pommade iodo-iodurée* :

℞ Ichtyol.............. } 
   Iodure de potassium... } āā 6 gr.

℞ Extrait de ciguë........ 3 gr.
    —   de belladone..... 2 —
   Vaseline.............. 30 —
             (Herzen).

**Contre la fièvre** : donner le *sulfate de quinine*, la *phénacétine*.

Etablir une barrière entre la phlébite et le cœur pour combattre les complications d'embolies, en pratiquant la *ligature aseptique* de la veine (au fil de soie), sur un segment du vaisseau indemne de phlébite et en réséquant la veine entre deux ligatures, éloignées de 2 à 3 centimètres (Robineau).

**En cas de septicémie** : voy. *Septicémie.*

## P. VARIQUEUSE.

Voy. *Varices.*

# PHLEGMATIA ALBA DOLENS.

Tenir le membre dans la *position horizontale* ou légèrement élevé.

En cas de phlébite double, employer la *gouttière de Bonnet* ou le *lit mécanique de Dupont*.

Recourir à l'*enveloppement ouaté* du membre malade et ne pas pratiquer de frictions, ni d'onctions ; appliquer tout au plus, à l'aide d'un pinceau, une *pommade antiseptique, calmante et résolutive*.

℞ Ichtyol.............. 20 gr.
   Extrait de ciguë....... 5 —
   Vaseline.............. 60 —
             (Herzen).

Ordonner au malade d'*éviter tout effort musculaire*, d'atténuer tous les mouvements, même pour la toilette.

Pratiquer en même temps l'*antisepsie utéro-vaginale* à l'aide d'injections vaginales ou intra-utérines faiblement antiseptiques (voy. *Fièvre puerpérale*).

**Contre la fièvre** : prescrire le *sulfate de quinine*, à la dose de 1 gr. à 1 gr. 50 centigr. par jour.

℞ Chlorhydrate de quinine... 25 cgr.
Phénacétine............. 30 —
Pour 1 cachet : 3 par jour (Herzen).

**Contre la sensation de froid** : employer l'*enveloppement ouaté*.

**Contre la douleur** : pratiquer des *onctions légères laudanisées*.

**Contre la tension de la peau** : ordonner des *pulvérisations* d'eau bouillie simple ou boriquée.

*Régime* : lait, bouillon, soupes légères, eau vineuse.

Donner les *toniques* : extrait de quinquina, en potion.

*Respecter le caillot* (immobilisation) *pendant six semaines*, jusqu'au retour de couches qui termine la période d'état puerpéral, et alors seulement combattre les conséquences de l'immobilisation, les raideurs consécutives, l'hydarthrose, l'œdème, l'atrophie à l'aide du *massage* (effleurages superficiels, mobilisation partielle des articulations, puis massage des masses musculaires avec mobilisation plus active des articulations, en évitant toujours les gros troncs nerveux), des *bains de vapeur* et de l'*électricité*.

*Permettre à la malade de se lever un mois après la dernière poussée*.

**Contre les accidents pulmonaires** : appliquer des *ventouses sèches*.

**Si l'œdème persiste pendant longtemps**, pour éviter tout danger d'embolie : faire porter des *bas élastiques* (Tarnier).

## PHOTOPHOBIE

Voir aux articles *Conjonctivites, Kératites, Iritis* où ce symptôme fait partie du tableau morbide.

## PHTIRIASE
### (Poux).

**P. DU CORPS.**

*Bains sulfureux ou mercuriels ;* frictions au *savon noir*.
Poudre de *staphysaigre*.
Désinfection des vêtements.

**P. DES PAUPIÈRES.**

Enduire matin et soir le bord libre des paupières, avec gros comme un pois de la pommade suivante :

℞ Précipité jaune........... 20 cgr.
Vaseline................. 10 gr.

Panser les croûtes et les éruptions avec :

℞ Acide borique......... ⎫ āā  3 gr.
  Oxyde de zinc......... ⎭
  Vaseline .................   30 —

## P. DU PUBIS.

*Raser* les poils. Frictions à l'*onguent napolitain*.

*Lotions* avec :

℞ Sublimé ................   1 gr.
  Vinaigre................  300 —
                       (Brocq).

Ou bien, employer la *lotion parasiticide de l'hôpital Saint-Louis* :

℞ Bichlorure de mercure....  25 cgr.
  Essence de térébenthine..  30 gr.
  Glycérine ...............   40 —
  Alcool camphré..........  175 —

Pratiquer aussi des lavages avec l'*eau saturée de soude.*

## P. DE LA TÊTE.

*Couper* les cheveux ras. Faire des savonnages avec du *savon noir*, des lotions avec de l'*alcool camphré* ou une solution de *sublimé corrosif* à 1 p. 500, ou avec du *vinaigre chaud*, suivies de lavages avec de l'*eau saturée de soude.*

℞ Bichlorure de mercure ...  20 cgr.
  Eau de Cologne.........  100 gr.
  En frictions bi-quotidiennes.

Employer l'*onguent napolitain* en frictions, dans les cas où il n'existe pas de lésions cutanées très étendues.

Prescrire aussi :

℞ Naphtol β..............   5 gr.
  Alcool à 60°...........   1 litre.

Pour frictions (sur la tête, les aisselles, le pubis, pas au scrotum).

# PHTISIE.

## I. MÉDICATIONS RÉPUTÉES BACILLICIDES.

### A. CRÉOSOTE.

Administrer la créosote par la voie stomacale, la voie rectale, la voie bronchique, la voie dermique, la voie hypodermique.

1° Créosote par la *voie stomacale :* dose quotidienne 75 *cgr.* à 1 *gr.* 50 *centigr.*

℞ Créosote de hêtre.........  10 gr.
  Poudre de savon amygdalin
    séchée à l'étuve........   25 —

Pour 100 pilules : 10 à 15 par jour (Bouchard).

℞ Créosote de hêtre..........   4 gr.
  Baume de tolu ....  ........   7 —
  Térébenthine mélèze........   1 —
  Acide benzoïque...........   Q. S.

Pour 80 pilules : 10 par jour (50 cgr. de créosote) (Bouchard).

℞ Créosote de hêtre.........  10 gr.
  Phosphate de chaux précip..   5 —
  Poudre de savon séchée à
    l'étuve.................   10 —

Pour 100 pilules, 4 à 6 par jour (Yvon).

Préférer les formules suivantes :

℞ Créosote de hêtre.....  35 à 50 gr.
  Huile de foie de morue Q. p. 1 litre

1 à 2 cuillerées, matin et soir (chaque cuillerée contient 50 à 75 centigr. de créosote) (Bouchard).

℞ Créosote de hêtre...  13 gr. 50 cgr.
  Teinture de gentiane.  30 —
  Alcool à 80°........  250 —
  Vin de Malaga......  Q. S. p. 1 litr.

5 à 8 cuillerées à bouche par jour, chaque cuillerée dans un verre d'eau

(1 cuillerée contient 20 centigr. de créosote) (Bouchard)

℞ Créosote................. 6 gr.
Rhum................... 250 —
Vin de Banyuls......... 850 —

5 à 10 cuillerées par jour (1 cuillerée contient 10 centigr. de créosote).

Ou encore :

℞ Créosote de hêtre......... 25 gr.
Teinture de gentiane....... 50 —

Progressivement de XXV à CL gouttes par jour, en trois fois, dans un peu de vin (Casati).

℞ Créosote de hêtre....... 5 gr.
Iodoforme finement pulvérisé............... 1 — 50
Huile de foie de morue. 500 —
Essence de menthe...... 3 —

3 cuillerées à bouche par jour (Herzen).

*Donner la créosote immédiatement après les repas et sous une forme diluée;* ne jamais la prescrire à jeun, ni sous forme de capsules ou de pilules.

*Administrer de préférence la créosote (ou le gaïacol) par la voie stomacale,* c'est par cette voie qu'elle se montre le plus active : donnée à la dose journalière de 75 centigr. à 1 gr., elle agit d'une façon puissante sur les divers micro-organismes, ferments et levures, qui se développent généralement dans un estomac manquant d'acide chlorhydrique. Sous cette influence, l'appétit renaît et le malade, mieux nourri, lutte plus facilement contre la marche toujours envahissante de la tuberculose (Bourget).

2° Créosote par la *voie rectale :* dose quotidienne, *2 à 4 gr.*

Cette voie est, au point de vue de la tolérance, supérieure à la voie sous-cutanée et elle est spécialement indiquée dans les cas de diarrhée et d'entérite tuberculeuse (Marfan).

℞ Créosote de hêtre........ 2 à 4 gr.
Faire dissoudre dans :
Huile d'amandes douces.. 25 —
Emulsionner avec :
Jaune d'œuf............ Nᵒ I.
Ajoutez :
Eau................... 200 gr.

Pour 1 lavement, à prendre le soir au coucher, après avoir eu soin de vider auparavant le rectum par un lavement ordinaire (Revillet).

℞ Créosote rectifiée.... 1 à 3 gr.
Eau distillée ....... 100 à 300 —

Pour 1 lavement, agiter avant de s'en servir; 2 à 3 lavements dans les 24 heures (Chabaud).

Pour avoir moins de véhicule et plus de remède actif, ajouter à la formule précédente un peu d'alcool, ou une cuillerée à bouche de cognac.

℞ Créosote rectifiée......... 3 gr.
Alcool à 80° (cognac)..... 10 —
Eau distillée chaude...... 200 —

Pour 1 lavement, agiter avant de s'en servir.

Ou encore, formuler la solution suivante de créosote dans l'huile, dont le malade mettra deux cuillerées dans un verre d'eau tiède et qu'il émulsionnera avec un jaune d'œuf :

℞ Huile d'olives........... 300 c. c.
Créosote pure.......... 30 gr.
Laudanum de Sydenham 3 —

Donner, selon les indications, 2 ou 3 lavements dans la journée.

Le malade peut préparer lui-même la solution : XVIII gouttes, c'est-à-dire 1 gr. de créosote (XXXIV gouttes avec le compte-gouttes de pharmacie), se dissolvent entièrement dans 120 gr. d'eau tiède.

Ne pas employer les suppositoires à la créosote, ils déterminent très vite une irritation rectale assez vive.

3° Créosote par la *voie bronchique* : en *inhalations*, avec le flacon à deux tubulures, contenant une solution hydro-alcoolique à 10 p. 100 (C. Paul).

*Pulvérisations* de créosote (pulvérisateur à vapeur), dans la chambre du malade, pendant plusieurs heures chaque jour, en se servant de la solution suivante :

℞ Créosote............ 10 gr.
   Alcool.............. 200 —
   Glycérine........... 20 —
   Eau ............... 770 —

(Tapret).

(Les inhalations de créosote désinfectent, dans une certaine mesure, les foyers tuberculeux; elles les mettent surtout à l'abri d'une infection secondaire trop intense.)

4° *Inhalations de vapeurs créosotées sous-pression* : placer le malade dans une cloche de 12 mètres cubes ; comprimer l'air à un tiers ou une moitié d'atmosphère.

L'air, avant d'être poussé dans la cloche à l'aide d'une pompe foulante, traverse un barboteur contenant 5 litres de créosote, puis un autoclave rempli de copeaux de hêtre, imbibés de créosote.

Séances quotidiennes de 4 heures de durée (Tapret, G. Sée).

5° Créosote par la *voie cutanée; frictions* cutanées sur toute la partie supérieure du tronc avec :

℞ Créosote..............   }
   Essence de térébenthine } ãã 5 gr.
   Lanoline .............   }
   Axonge............... } ãã 25 —
   Huile d'olives ........ }

6° Créosote par la *voie hypodermique*. Cette voie est celle qui permet d'administrer les doses les plus fortes de créosote. Injecter en une séance la solution suivante :

℞ Créosote pure de hêtre..... 1 gr.
   Cocaïne ................. 1 cgr.
   Huile d'olives pure stérilisée 8 c.c.

Pratiquer ces injections, tous les 2 jours pendant 2 mois, et les reprendre ensuite après un repos plus ou moins prolongé (A. Josias).

Ou bien employer la formule suivante :

℞ Créosote pure.......... 1 gr.
   Huile d'amandes douces
   neutralisée et stérilisée................. 14 —

Injecter à la fois 10, 20, 30, 40 jusqu'à 150 grammes de cette solution, à l'aide d'un appareil spécial composé d'un flacon gradué de 30 cc., muni de deux tubulures en haut, et portant à sa partie inférieure une troisième tubulure avec robinet en verre, que ferme un bouchon en caoutchouc et que traverse un tube (Burlureaux).

Avant toute injection, prendre les précautions antiseptiques indispensables et bien s'assurer qu'il ne sort aucune goutte de sang par l'aiguille.

Si au cours même de l'injection, le malade perçoit tout à coup un goût intense de créosote dans l'arrière-gorge, accompagné d'angoisse, d'étouffements, de vertiges, de toux, de dyspnée, de sueurs profuses, indiquant l'introduction directe de la créosote dans le courant sanguin, on arrêtera immédiatement l'injection et on administrera des stimulants diffusibles.

7° *Injections intra-trachéales d'huile créosotée* : 2 gr. d'une solution créosotée à 20 p. 100. Répéter ces injections tous les jours, une fois (Dor).

INDICATIONS ET CONTRE-INDICATIONS DE LA CRÉOSOTE :

Administrer la créosote à tout phtisique apyrétique, ou même aux phtisiques, chez lesquels la fièvre est inconstante et revient sous forme de crises séparées par un intervalle apyrétique plus ou moins long.

La créosote est contre-indiquée chez les phtisiques fébriles ; mais cette règle n'est pas absolue.

Les hémoptysies et l'albuminurie ne constituent pas des contre-indications formelles ; mais s'il existe l'une de ces deux complications, administrer des doses de créosote deux fois moindres que celles indiquées et observer attentivement l'effet de cette médication.

Les tuberculeux éréthiques ne tolèrent pas bien la créosote (A.-B. Marfan).

*Ne jamais instituer de traitement intensif par la créosote* (ou par le gaïacol), consistant en injections, inhalations, frictions et lavements, c'est ajouter à l'intoxication des toxines tuberculeuses un empoisonnement par un corps chimique (Bourget).

Employer aussi les nombreuses combinaisons de la créosote qui permettent d'éviter, en partie, les inconvénients de son administration.

Donner le *créosotal* ou carbonate de créosote, par la voie stomacale et surtout chez les enfants.

Dose quotidienne, chez l'adulte : 5 à 15 gr.; chez les enfants : 1 à 6 gr.

Administrer ce médicament soit dans du lait, soit dans du vin rouge ou du bouillon (un quart d'heure après le repas), soit mieux encore dans l'huile de foie de morue à 1 p. 10 :

℞ Créosotal................ 30 gr.
  Huile de foie de morue.... 300 —
  4 à 6 cuillerées par jour.

Ou bien, prescrire le créosotal sous forme de gouttes : XV à LXXV gouttes et plus dans les 24 heures. Commencer par cinq gouttes, trois fois par jour, et en ajoutant tous les jours trois gouttes arriver à vingt-cinq gouttes trois fois par jour. Faire rester le malade à cette dose pendant un laps de temps qui varie de huit jours à quatre, cinq et six semaines Ensuite diminuer progressivement la dose jusqu'à ce qu'on arrive à dix gouttes, trois fois par jour. Faire de nouveau prendre cette dose pendant huit jours ; augmenter finalement la dose en ajoutant trois gouttes par jour.

Cette manière d'administrer le créosotal a cet avantage qu'on arrive, avec des doses relativement petites, aux mêmes résultats qu'avec des doses très élevées (jusqu'à 20 gr. par jour) (v. Leyden).

℞ Créosotal................ 5 gr.
  Jaune d'œuf.............. N° 1.
  Eau chaude.............. 150 gr.
  Laudanum de Sydenham.. V gttes
  Pour 1 lavement : un matin et soir.

Prescrire le *phosphotal* ou phosphite de créosote soit par la voie stomacale, soit par la voie sous-cutanée pour laquelle il se prête très bien, même à doses élevées (Lorot).

Doses quotidiennes : 3 à 8 gr.

℞ Phosphotal.............. 30 gr.
   Huile de pied de bœuf..... 100 —

Injecter tous les 2 ou 3 jours, 2 à 5 gr. de phosphotal (Lorot).

Employer aussi la voie rectale (Grasset).

℞ Phosphotal.............. 2 à 3 gr.
   Jaune d'œuf............. N° I.
   Huile d'olives........... 30 gr.
   Lait chaud............. 150 —
   Laudanum de Sydenham. V gttes.

Pour un lavement : deux par jour.

Ordonner le *créosal* ou tannate de créosote, à la dose de 3 à 4 gr. par jour, par la voie stomacale (Blind, Tournier).

Ne pas recourir à l'administration de ce médicament par la voie hypodermique : les injections des tannates de créosote sont très douloureuses.

℞ Créosal................. 20 gr.
   Eau distillée............ 300 —
   Sirop de tolu............ 50 —

3 à 4 cuillerées à bouche par jour, après les repas.

Administrer le *phosote* ou phosphate de créosote soit par voie gastrique à la dose de 3 gr. par jour, soit par voie hypodermique en injectant le phosote pur additionné simplement d'un dixième d'alcool pour le fluidifier (Lorot).

℞ Phosote ou taphosote....... 25 gr.
   Sirop de fleurs d'oranger... 70 —
   Gomme arabique ......... 10 —
   Eau distillée de fleurs d'o-
   ranger...... Q. S. pour 125 c. c.

3 cuillerées à café par jour (3 gr.) (Brissonnet).

Le phosote convient aussi à l'administration par la voie rectale.

Employer le *taphosote* ou tannophosphate de créosote par la voie gastrique, d'après la formule indiquée pour le phosote.

Ne pas administrer ce médicament par voie sous-cutanée.

Donner l'*éosote* ou valérianate de créosote, soit par voie gastrique à la dose de 1 à 2 gr. par jour, en capsules gélatineuses, soit par voie hypodermique.

### B. GAÏACOL ET SES COMBINAISONS.

℞ Gaïacol............ 1 à 2 gr.
   Alcool à 90°....... 20 —
   Eau distillée....... 180 —

A prendre dans la journée, en 3 fois (Sahli).

℞ Gaïacol.............. 13 gr.
   Teinture de gentiane.. 30 —
   Alcool à 90°......... 190 —
   Vin de Xérès......... Q. S.
             p. 1 litre.

2 à 5 cuillerées à bouche par jour (1 cuillerée contient 20 cgr. de gaïacol) (Fraentzel).

℞ Gaïacol................ 2 gr. 50
   Iodoforme.............. 50 cg.
   Huile d'olives stérilisée} ãã Q. S.
   Vaseline liquide ......{ p. 50 cc.

Débuter par une injection de 1 c. c. pendant 4 jours, puis 2 c. c. Au bout de quelques jours, injecter 3 c. cubes (Picot).

℞ Gaïacol ..........}
   Huile d'amandes } ãã 25 gr.
   douces stérilisée à }
   l'étuve.........}
   Chlorhydrate de cocaïne. 50 centig.

Débuter par une demi-seringue tous les jours, ensuite une seringue tous les 2 jours, puis tous les jours (Diamantberger).

℞ Gaïacol...................... 50 cg.
  Camphre.................. 2 gr.
  Huile d'olives stérilisée. ... 10 —

Injecter 1 seringue de Pravaz tous les jours (Huchard).

℞ Gaïacol............... 20 gr.
  Eucalyptol........... 10 —
  Sulfate de spartéine ... 1 —
  Huile d'amandes douces Q. S.
               p. 200 cc.

Injecter progressivement de 1/2 à 5 et 7 c. c. de cette solution (Laborde).

Prescrire le *carbonate de gaïacol* ou *duotal* en pilules ou en cachets, à la dose de 50 cgr. à 1 gr. par jour, et le *phosphate de gaïacol*, à la dose de 40 à 60 cgr. par jour en cachets.

℞ Carbonate de gaïacol. )
  Acide benzoïque..... } āā 10 cgr.
  Codéine................... 1 —

Pour 1 pilule : 5 à 10 par jour (Herzen).

Employer le *valérianate de gaïacol* ou *géosote*, en capsules gélatineuses à 20 cgr. chacune, à la dose de 1 gr. à 1 gr. 50 par jour.

℞ Géosote................... 10 gr.
  Teinture de valériane..... 20 —

XV à XXX gouttes, 3 à 4 fois par jour.

Essayer la *gaïacétine* (2 à 4 gr. par jour, en cachets de 50 cgr.) et le *gaïatanol*.

C. ESSENCES VOLATILES ET SUBSTANCES BALSAMIQUES.

Essence de *térébenthine, terpine*, essence de myrte, *myrtol, menthol, thymol, eucalyptol, baume du Pérou, camphre, acide benzoïque.*

Tous ces médicaments sont en général mal tolérés par l'estomac ; administrer les essences et les balsamiques par la *voie sous-cutanée*, ou à l'aide d'*inhalations*, dans le but de diminuer l'expectoration et d'améliorer la bronchite infectieuse non spécifique concomitante.

Ces médicaments n'agissent pas sur le bacille de la tuberculose, ni ne modifient le processus bacillaire.

Pratiquer les inhalations à l'aide d'un flacon barboteur, dans lequel pénètrent deux tubes, et rempli à moitié d'un mélange balsamique comme le suivant :

℞ Créosote de hêtre.......... 10 gr.
  Baume du Pérou........... 25 —
  Térébenthine suisse........ 30 —
  Teinture d'eucalyptus. )
    — de benjoin... } āā 15 —
  Essence de térébenthine.... 100 —
            (Marfan).

Ou bien introduire dans un flacon inhalateur, de la capacité d'un litre, le liquide suivant :

℞ Essence de térébenthine... 350 gr.
  — d'aspic........... 100 —
  Iodoforme............... 10 —
  Ether sulfurique ........ 20 —

Faire plusieurs inhalations par jour, chacune de 15 à 20 minutes de durée (Dethyl).

Recourir aussi aux inhalations de *menthol bromoformolé* (Lacroix).

Prescrire l'*eucalyptol*, associé au gaïacol et à l'iodoforme, en injections sous-cutanées :

℞ Eucalyptol ............. 15 gr.
  Gaïacol................. 5 —
  Iodoforme............... 1 —
  Huile d'olives stérilisée... Q. S.
            p. 100 c.c.

Injecter 5 à 10 c.c. par jour (Pignol).

Pratiquer aussi des injections sous-cutanées de *baume du Pé-*

*rou* en émulsion, ou *d'huile camphrée* à 1 p. 10 ou 1 p. 4 : injecter 2 gr. de la solution tous les 2 jours, pendant quatre à cinq jours, puis interrompre pendant quelques jours, pour reprendre ensuite (Alexander, Huchard).

Recourir enfin à l'introduction de ces médicaments par la *voie trachéale* :

℞ Essence de thym ....  
    — d'eucalyptus } ãa 5 gr. 50  
    — de cannelle . }  
Iodoforme.........  
Gaïacol........... } ãa 2 — 50  
Menthol .......... }  
Bromoforme.......... 5 —  
Huile d'olives stérilisée. 100 c. c.

Injecter chaque jour dans la trachée 9 à 12 c. c. (Mendel).

℞ Menthol............... 2 gr.  
Essence d'eucalyptus... }  
    — de thym....... } ãa 5 —  
    — de cannelle.... }  
Huile d'olives stérilisée. Q. S.  
                p. 100 c. c.

Injecter 5 à 6 c. c. sans cocaïnisation préalable (Hobbs).

### D. Iode et ses composés.

Médicaments indiqués dans la phtisie apyrétique, pour favoriser l'expectoration, et dans la phtisie fibreuse pour diminuer la dyspnée (G. Sée).

Employer l'iode et les iodures avec prudence, pour éviter les poussées congestives autour des foyers tuberculeux.

Prescrire 1 à 2 gr. *d'iodure de potassium* par jour ; XV à XX gouttes de *teinture d'iode;* 2 à 5 cgr. d'*iode pur.*

℞ Iode pur............... 25 mgr.  
Extrait de noyer........ 20 cgr.

Pour 1 pilule : 2 par jour aux repas.

        Herzen.

Ou bien se servir du *sérum ioduré de Renzi* :

℞ Iodure de potassium ..... 3 gr.  
Iode pur............... 1 —  
Chlorure de sodium...... 6 —  
Eau distillée ........... 1000 —

3 à 4 cuillerées à soupe, dans une tasse de lait, 3 à 6 fois par jour.

Recourir aussi aux inhalations *d'igazol*, pratiquées à l'aide de l'appareil de Cervello.

### E. Acide cinnamique.

Administrer l'*acide cinnamique* en *injections intra-veineuses;* commencer par injecter de très faibles doses 1/2 à 1 mgr., et augmenter progressivement jusqu'à administrer 2 cgr. au maximum.

Employer la formule suivante :

℞ Acide cinnamique finement  
    pulvérisé............... 2 gr.  
Huile d'amandes douces ... 10 —  
Jaune d'œuf.............. N° 1.  
Solution de chlorure de  
    sodium à 7 p. 100....... 6 gr.  
            (Landerer).

## II. MÉDICATIONS MODIFICATRICES DE L'ORGANISME DU PHTISIQUE.

### A. Régime de vie.

**Repos et aération permanente** dans des *sanatoria* comme Göbersdorf (Silésie), Falkenstein (Taunus), Davos (Engadine), Vernet (Pyrénées-Orientales), Leysin (canton de Vaud).

Le régime de vie adopté dans les sanatoria peut être appliqué dans les installations particulières; il suffit de disposer d'un appartement à chambres vastes, d'un jardin et d'une guérite de bains de mer capitonnée et ouverte sur une de ses faces.

*Le repos sera physique, intellectuel et moral.*

Le phtisique doit *se reposer au grand air*, le jour dans une *véranda ouverte;* la nuit dans une *chambre aux fenêtres ouvertes;* il doit bien se couvrir et *ne jamais souffrir du froid*.

Ce régime de vie est contre-indiqué dans les deux cas suivants : *phtisique irrémédiablement perdu* et *phtisique présentant des accidents aigus*.

Si le malade ne veut pas s'enfermer dans un sanatorium, l'envoyer vivre dans le *climat* qui convient le mieux à son état.

### Climats d'altitude ou à basse pression barométrique.

Stations entre 1000 et 1900 mètres, possédant une action fortifiante, reconstituante et stimulante (Leysin 1300 m., Davos-Platz 1556 m., Samaden 1743 m., Saint-Moritz 1855 m., Pontresina 1825 m.).

*Indications :* prédisposés à la phtisie ; phtisiques commençants et apyrétiques; phtisiques qui portent une caverne limitée et qui n'ont pas de fièvre.

*Contre-indications:* phtisique ayant habituellement de la fièvre, ou des lésions étendues, de la tuberculose intestinale, de l'emphysème; phtisiques dans la phase consomptive; sujets atteints de phtisie fibreuse (Jaccoud).

### Climats de plaine, à pression barométrique moyenne, ou peu inférieure à la moyenne.

Stations montueuses ou non, dont l'altitude est inférieure à 400 mètres, et ayant une influence sédative et calmante : Madère, Alger, Palerme, Pise, Catane, Egypte, Méran (Tyrol), Montreux, Lugano, Pau, Arcachon, Biarritz, Amélie-les-Bains, Hyères, Cannes, Menton, San-Remo, la Spezia, rives méditerranéennes de la Grèce, de l'Espagne, du Portugal, du Maroc, et les îles Canaries.

*Indications :* phtisies fébriles ; phtisies à la période de ramollissement, phtisies à poussées aiguës de bronchite, de congestion, de pneumonie, phtisies fibreuses, phtisies accompagnées d'emphysème ; phtisies laryngées et tuberculoses intestinales ; phtisies avec lésions pulmonaires étendues, phtisies à la période consomptive (Jaccoud).

### Stations thermales.

Conseiller aux phtisiques commençants ou aux prédisposés à la phtisie, pendant l'été, un séjour dans une station thermale, où ils se reposeront, vivront au grand air et ne feront qu'un minimum de traitement thermal.

Envoyer les malades (phtisie au début) à *la Bourboule*, au *Mont-Dore*, aux *eaux sulfureuses faibles des Pyrénées*, particulièrement aux *Eaux-Bonnes*.

B. Régime alimentaire.

Viandes, œufs, graisses, lait, peu de féculents, et encore moins de légumes verts.

Recourir à la *zomothérapie*

ou traitement par la viande crue à la dose de 150 à 300 gr. (Fuster, Laborde), ou par la poudre de viande crue et desséchée à la dose de 2 à 4 grandes cuillerées par jour.

Comme boisson, préférer au vin le thé légèrement alcoolisé, la bière, ou le *lait* additionné de cognac.

C. STIMULATION CUTANÉE.

Prescrire les *frictions* à tous les malades ; tous les matins ou tous les soirs, si le phtisique a des sueurs nocturnes.

Frictionner rapidement le corps avec de l'alcool de lavande ou de l'essence de térébenthine, puis faire une friction sèche avec des gants de flanelle ou une serviette rude (Bouchard).

Les *lotions* fraîches, vinaigrées ou salées, sont utiles aux phtisiques qui ont une légère fièvre vespérale, ou une atonie générale de l'organisme, avec refroidissement fréquent des membres inférieurs. Se servir d'eau, à la température de 20° à 30°; durée de la lotion ou de l'immersion : 15 à 20 secondes.

Conseiller les *douches froides* de 4 à 10 secondes de durée, seulement au début de la phtisie, quand il n'existe plus de fièvre (Jaccoud).

D. HUILE DE FOIE DE MORUE : dose 4 à 12 *cuillerées à soupe*, par jour.

℞ Huile de foie de morue } āā 450 c.c.
  Eau seconde de chaux. }
  Eau de laurier-cerise.... 100 —
5 à 6 cuillerées à bouche (Grasset).

Ne pas prescrire l'huile de foie de morue chez les phtisiques dyspeptiques ou fébricitants ; lui préférer la glycérine.

Dans certains cas, administrer l'huile de foie de morue par la *voie rectale :*

℞ Huile de foie de morue.... 600 gr.
  Jaune d'œuf.............. N° II.
  Eau de chaux............ 400 gr.

Injecter au début 60 à 70 gr. ; élever progressivement les doses jusqu'à 100, 150 et 200 gr. Administrer ces lavements à l'aide d'une seringue munie à son extrémité d'une sonde molle qu'on introduit doucement dans le rectum jusqu'à une profondeur de 15 centimètres, le malade étant couché sur le côté. Faire garder ces lavements toute la nuit ; les faire précéder d'un lavement évacuateur (Revilliod).

Employer aussi l'*huile d'olives pure :*

℞ Huile d'olives pure.... )
  Solution de carbonate } āā 100 gr.
    de soude à 2 0/0 ... )
  Chlorure de sodium..... 1 —20

Pour 4 lavements, donnés à 38° ou 39° après une évacuation alvine spontanée (tous les 2 ou 3 jours) (Deucher).

E. GLYCÉRINE : dose 40 *gr. par jour.*

℞ Glycérine............... 40 gr.
  Rhum ou cognac ........ 10 —
  Essence de menthe ...... I goutte.

A prendre en 3 fois dans la journée, aux repas ou dans l'intervalle des repas (Jaccoud).

℞ Créosote végétale........ 2 gr.
  Glycérine neutre ......... 400 —

Prendre 1 à 2 cuillerées à bouche, matin et soir, dans un verre d'eau sucrée édulcorée avec du sirop de groseille (Dujardin-Beaumetz).

℞ Glycérine............ )
  Sirop d'iodure de fer. } āā 100 gr.
  — de morphine (ou de
    chloral)............. 200 —

2 à 3 cuillerées dans la journée (Frémy).

F. ARSENIC : *doses peu élevées.*

L'arsenic est *contre-indiqué* chez les tuberculeux alcooliques, à gros foie, chez ceux qui présentent des troubles gastro-intestinaux ou qui sont sujets aux hémoptysies.

Administrer l'arsenic pendant 3 jours par semaine ou pendant 15 à 20 jours par mois, mieux encore pendant une période de 10 jours, suivie d'une période de 10 jours de repos et ainsi de suite.

Donner 3 *à* 4 *granules d'arséniate de soude* à 1 milligr., ou 2 *à* 4 *granules de Dioscoride* par jour.

℞ Arséniate de soude.... 5 à 10 cgr.
   Eau distillée.......... 300 gr.

2 cuillerées à soupe par jour, aux repas.

℞ Liqueur de Fowler........ 1 gr.
   Teinture de noix vomique. 2 —
   Sirop de goudron......... 300 —

1 cuillerée à soupe avant les 2 principaux repas (1 gr. de liqueur de Fowler = 10 milligr. d'acide arsénieux) (Bucquoy).

℞ Arséniate de soude........ 5 cgr.
   Teinture de noix vomique.. 4 gr.
   Vin de gentiane au Malaga ⎫
   Vin de Colombo......... ⎬ āā 100 —
   Vin de rhubarbe........ ⎭

2 cuillerées à bouche par jour (D'Heilly).

Recourir aussi à l'administration de l'*arsenic par la voie rectale* :

℞ Liqueur de Fowler......... 4 gr.
   Eau distillée............. 56 —

Injecter à l'aide d'une seringue exactement jaugée 5 c. c., 2 fois par jour (Vinay).

Donner l'eau arsénicale de *la Bourboule*, à la dose de 1 verre à Bordeaux, tous les jours.

Envoyer les malades aux *eaux arsenicales du Mont-Dore* (1050 m.).

G. ACIDE CACODYLIQUE ET MÉTHYLARSINATE DISODIQUE.

Employer l'*acide cacodylique* ou le *cacodylate de soude*, très riches en arsenic (50 0/0) (Gautier).

℞ Acide cacodylique....... 5 gr.
   Saturer exactement le carbonate de soude ; ajouter :
     Chlorhydrate de cocaïne.. 8 cgr.
     Créosote dissoute dans 8 gr.
       d'alcool.............. V gout.
     Eau bouillie... Q. S. p. f. 100 c. c.

Injecter tous les jours 1 seringue de Pravaz (5 centigr.) (Gautier).

℞ Cacodylate de soude...... 10 cgr.
   Extrait de gentiane....... Q. S.
   Pour 1 pilule : 3 à 6 par jour, pendant longtemps (Danlos).

Préférer la voie hypodermique ; formuler comme suit :

℞ Cacodylate de soude.... 6 gr. 40
   Alcool phéniqué........ X gouttes.
   Eau distillée.......... 100 c. c.

(Porter un instant à l'ébullition, puis rétablir les 100 c c.). Injecter progressivement 1/2 à 2 seringues par jour (Gautier).

Chez les prédisposés à la phtisie, contre l'anémie prétuberculeuse, pratiquer des injections hypodermiques profondes de la solution suivante :

℞ Cacodylate de soude..... 1 gr. 50
   Citrate de fer ammoniacal 3 —
   Strychnine pure........ 30 mgr.
   Eau stérilisée..... Q. S. p. 30 c. c.

Injecter progressivement de 1/2 c. c. à 1 c. c. par jour (Herzen).

Ou bien administrer le *cacodylate de fer*, également par la voie hypodermique, à la dose de 5 à 20 centigr. par jour (Gilbert et Lereboullet). Donner le *méthylarsinate disodique* à la dose de 5 centigr. par jour, dans de l'eau (Mouneyrat).

H. ACIDE VANADIQUE.

Prescrire ce médicament à la dose de 1 à 3 milligr. dans les 24 heures en solution aqueuse, et le faire prendre une demi-heure avant les repas dans un peu de lait (Laran).

℞ Acide vanadique........ 1 mgr.
  Cacodylate de soude..... 25 —

Pour 1 pilule : 2 à 4 par jour (Vigier).

### I. PRÉPARATIONS PHOSPHORÉES CALCIQUES.

Prescrire le *lait phosphoré* (lait d'une vache qui absorbe tous les jours 86 gr. de phosphate de chaux ou d'une chèvre qui en absorbe tous les jours 30 gr.).

Ordonner l'*huile phosphorée* à 1 p. 1000, associée à l'huile de foie de morue créosotée :

℞ Créosote de hêtre......... 10 gr.
  Huile phosphorée à 1 p. 1000 100 —
  Huile de foie de morue.... 890 —

2 cuillerées à bouche par jour (adultes) (1 cuillerée = 2 milligr. de phosphore et 20 centigr. de créosote).

Administrer le *phosphate de chaux*, en cachets, à la dose de 2 à 3 gr. ; les *phosphates de soude* et *de potasse* :

℞ Phosphate de soude........ 6 gr.
    — de potasse...... 6 —
  Sirop d'écorces d'oranges
    amères................. 50 —
  Vin de Bagnols........... 300 —

1 verre à bordeaux aux repas (Dujardin-Beaumetz).

℞ Bi-phosphate de chaux.... 10 gr.
  Acide chlorhydrique ou lactique................. 3 —
  Eau..................... 300 —

HERZEN.

3 cuillerées à soupe par jour, une après chaque repas (Daremberg).

Employer l'*hypophosphite de chaux*, le *chlorhydrophosphate* ou le *lactophosphate de chaux* :

℞ Hypophosphite de chaux... 5 gr.
  Sirop de sucre .......... 450 —
    — de fleurs d'oranger.. 50 —

2 cuillerées à bouche par jour.

℞ Lacto phosphate de chaux.. 10 gr.
  Teinture de fenouil ........ 10 —
  Sirop de sucre ............ 400 —

4 à 8 cuillerées à bouche par jour.

Prescrire aussi les *glycéro-phosphates*, en cachets.

℞ Glycéro-phosphate de chaux. 30 cgr.
    — soude....  
    — potasse.. } āā 10 —  
    — magnésie.  
    — fer........ 5 —
  Poudre de fève de St-Ignace 3 —

Pour 1 cachet : 2 par jour (A. Robin).

℞ Glycéro-phosphate de chaux 25 à 50 gr.
  Sirop de limons.......... 1000 —

2 cuillerées à soupe par jour.

Employer aussi le phosphore organique sous forme d'*acide nucléinique* provenant de la laitance de harengs, à la dose de 20 centigr. par jour (Mouneyrat).

Pour soutenir la nutrition, administrer le *chlorure de sodium* en solution, associé à l'arséniate de soude ou à une préparation phosphatique; ou encore, faire boire, par jour, 1 *litre de lait additionné de 2 gr. de chlorure de sodium.*

℞ Arséniate de soude .... 5 à 10 cgr.
  Chlorure de sodium.... 40 —
  Eau.................. 300 —

2 cuillerées à bouche par jour, dans une tasse de lait (Herzen).

30.

### III. TRAITEMENT SYMPTOMA-TIQUE.

#### 1° Fièvre.

Prescrire l'*antipyrine*, à doses fractionnées et décroissantes (1 gr., 75 centigr., 50 centigr.), soit en cachets, soit en potion (Grasset).

Donner l'antipyrine non pour abaisser la température, mais seulement pour l'empêcher de monter : si la fièvre débute à 2 heures de l'après-midi et cesse vers 7 heures du soir, sans dépasser 38°, la couper par 75 centigr. d'antipyrine, pris à 3 heures et demie.

Si la fièvre atteint à 3 heures 38° et à 6 heures 38°,5, donner 75 cgr. d'antipyrine à 11 heures du matin et 75 cgr. à 3 heures de l'après-midi.

Si la fièvre atteint 38°,5 à 4 heures et 39° à 6 heures, porter la dose à 1 gr.

Si la fièvre se prolonge jusqu'à 9 heures du soir, donner 1 gr. d'antipyrine à 11 heures du matin et répéter la dose à 2 heures et demie et à 6 heures.

Quand la fièvre débute dans la matinée et ne présente qu'une courte rémission nocturne, il est à peu près inutile d'administrer l'antipyrine.

Chez les malades où la fièvre monte avec rapidité, donner l'antipyrine le thermomètre à la main : faire prendre la première dose d'antipyrine avant que le thermomètre ait atteint 37°,6, puis faire prendre un nouveau gramme toutes les fois qu'en une heure le thermomètre aura monté de plus de 3 dixièmes.

Donner toujours l'antipyrine une heure avant ou deux heures après les repas et la mélanger avec du bicarbonate de soude ou de l'eau de Seltz, pour éviter les pesanteurs d'estomac (Daremberg).

Ordonner l'*acétanilide* à doses quatre fois moindres, et la *phénacétine* à doses deux fois moindres.

Prescrire aussi l'*aspirine* (2 à 3 gr. par jour, en cachets de 1 gr.) (Rénon et Latron); le *pyramidon* (75 cgr. à 1 gr. 50 par jour, en cachets de 30 à 50 cgr.), le *pyrosal* et le *phénosal* (1 gr. à 1 gr. 50 cgr., en cachets de 50 cgr.), l'*eupyrine* (2 gr. par jour, en cachets de 1 gr.).

Donner l'*acide salicylique* en nature, par cachets de 50 cgr. pris tous les quarts d'heure, jusqu'à une dose totale de 2 à 3 gr. Avec chaque cachet, faire prendre un grand verre d'eau aiguisée de 2 à 3 cuillerées à café de cognac.

Prescrire en outre l'*aération permanente* aussi large que possible, de préférence le plein air, associé au régime du *repos absolu*, dans la station allongée.

Employer l'*alcool*, sous forme de vin de Hongrie, à la dose de 1 à 2 grands verres pris une heure avant le moment présumé de l'accès.

Essayer les *injections sous-cutanées de liqueur de Fowler* :

℞ Liqueur de Fowler......... 2 gr.
Eau distillée.............. 40 —
Chlorhydrate de cocaïne... 5 cgr.

Injecter, une fois par jour, d'abord une 1/2 seringue, puis dès le troisième jour, une seringue entière de la solution (Ladendorf).

Contre le malaise qui accompagne l'accès fébrile, conseiller les *lotions fraîches*.

Insister en outre sur les *inhalations faites avec des mélanges d'antiseptiques volatils* (eucalyptol, myrtol, thymol, phénol, gaïacol, huiles volatiles) (Bourget).

2° Toux.

Respecter la toux produite par la présence de sécrétions dans l'arbre bronchique.

Ne combattre la toux irritative que si elle est intense et trouble le sommeil ; prescrire l'*opium*, la *codéine*, la *morphine*, l'*héroïne*, la *dionine*, la *péronine*, l'*eau de laurier-cerise*, l'*alcoolature de racines d'aconit*, le *bromoforme*.

℞ Extrait d'opium ...... 10 cgr.
— de belladone.. 5 —
Pour 10 pilules : 5 à 6 par jour.

℞ Codéine .............. 1 cgr.
Extrait de belladone.. 5 mgr.
— de jusquiame .. 2 cgr.
Pour 1 pilule : 4 à 5 par jour (Herzen).

℞ Héroïne.............. 5 mgr.
Excipient............ Q. S.
Pour 1 pilule : 3 par jour.

℞ Chlorhydrate d'héroïne... 10 cgr.
Eau distillée de laurier-cerise.................... 10 gr.
X gouttes, 3 fois par jour.

℞ Dionine.................. 1 cgr.
Extrait de réglisse........ Q. S.
Pour 1 pilule : 2 à 3 dans les 24 heures (Bloch).

℞ Dionine.................. 20 cgr.
Eau distillée............. 20 gr.
X à XX gouttes, 3 fois par jour.

Prescrire, pour la nuit, la potion suivante :

℞ Sirop de morphine....
Eau de laurier-cerise.
— de fl. d'oranger..  } ãã 25 gr.
Sirop de tolu ........

Ou bien donner :

℞ Sulfonal................. 1 gr.
Héroïne pure............ 5 mgr.
Pour 1 cachet, à prendre au moment du coucher (Herzen).

Ou bien, recourir à l'*injection sous-cutanée d'eau pure stérilisée*, pratiquée dans la région sous-claviculaire ou cervicale, le plus près possible des points où le malade localise les picotements qui précèdent la toux (Landouzy).

**En cas d'expectoration difficile** : prescrire la *terpine* ou les *inhalations d'eau chaude aromatisée avec un peu de teinture de benjoin*.

℞ Terpine.............. 20 cgr.
Codéine............. 1 —
Pour 1 pilule : 5 par jour (Grasset).

**En cas de toux réflexe à point de départ pharyngien** : pratiquer des badigeonnages avec une solution de *cocaïne*.

℞ Chlorhydrate de cocaïne.. 25 cgr.
Glycérine............... 10 gr.
(Grasset).

3° Hémoptysies.
Voy. *Hémoptysies*.
4° Sueurs nocturnes.

℞ Sulfate d'atropine........ 5 cgr.
Ext. et poudre de guimauve Q. S.
Pour 50 pilules : 1 à 2 pilules, le soir.

℞ Sulfate d'atropine........ 2 cgr.
Eau distillée de laurier-cerise.................... 20 gr.
X gouttes le soir au coucher (1/2 mgr. d'atropine).

℞ Poudre d'agaric blanc.... 30 cgr.

Pour 1 cachet, à prendre au moment du coucher.

℞ Agaric blanc pulvérisé....: 15 cgr.
Extrait d'opium.......... 2 —

Pour 1 pilule : 2 pilules le soir (Royer).

℞ Agaricine.............. 50 cgr.
Poudre de Dower....... 7 gr. 50
— de guimauve . |
Mucilage de gomme.. | ãã 4 —

Pour 100 pilules : 1 à 2 dans la soirée, la première à 5 heures, la seconde dans la soirée (Seifert).

℞ Agaricine................ 5 cgr.
Alcool. q. s. p. dissoudre.
Glycérine neutre.......... 10 gr.

Injecter au début 1/2 à 1 mgr., puis augmenter progressivement la dose jusqu'à 3 ou 4 mgr. (Seifert).

Prescrire l'*ergot de seigle* à la dose de 1 gr. le soir avant le sommeil, ou mieux encore une demi-heure avant l'apparition des sueurs.

℞ Ergotine................. 1 gr.
Eau distillée......... |
— de laurier-cerise. | ãã 2 —

Injecter le tout, une demi-heure avant l'apparition de la sueur (Tenneson).

℞ Tellurate de soude..... 5 cgr.
Excipient............. Q. S.

Pour 1 pilule, à prendre dans la soirée (Neusser).

℞ Tellurate de soude.... 20 cgr.
Alcool à 90°.......... 50 gr.

1 cuillerée à café, matin et soir, dans de l'eau sucrée.

Employer aussi :

Phénacétine : 50 cgr., 3 fois par jour.
Acétate de thalline : 10 cgr. en pilules, le soir.
Acide camphorique : 2 gr., en cachets.
Iodhydrate d'hyoxine : 1/2 à 1 mgr., par jour.
Extrait fluide d'hydrastis canadensis : XXX gouttes le soir.

Recourir enfin aux badigeonnages à l'*alcool formaliné*, pratiqués successivement sur les régions où la transpiration est particulièrement abondante, sans jamais toucher toutes ces régions à la fois (voy. *Hyperidrose*).

*Frictions générales* faites le soir.

*Coucher la fenêtre ouverte.*

5° DOULEURS THORACIQUES.

*Révulsion* loco dolenti (sinapismes, ventouses, pointes de feu, vésicatoires).

Administrer l'*antipyrine*, si le mal ne cède pas à la révulsion. Donner la *dionine* : 1 à 2 centigr., 3 fois par jour.

℞ Antipyrine.......... 75 cgr.
Dionine.............. 1 à 2 —

Pour 1 cachet : 3 par jour (Herzen).

Pratiquer les *pulvérisations de chlorure de méthyle* ou d'é-thyle, ou encore :

℞ Gaïacol................ 2 gr.
Glycérine......... |
Teinture d'iode... | ãã 20 —

Pour badigeonnages (Lion).

Recourir à la *compresse échauffante* : appliquer loco dolenti une serviette mouillée, sur laquelle on place une flanelle pliée en trois et par-dessus le tout une vaste feuille de taffetas gommé ou de toile cirée ; fixer le tout par un grand bandage de corps.

6° DYSPNÉE.

Administrer les *opiacés* ou l'*héroïne*, pratiquer des injections de *morphine* ou de *dionine;* ordonner les inhalations d'*oxygène*.

℞ Sirop de morphine.. ⎫ ãã 100 gr.
— d'éther....... ⎰
2 à 4 cuillerées à bouche.

Combattre la dyspnée spéciale de l'emphysème accompagnant la phtisie fibreuse, par l'*iodure de potassium* à la dose de 1 gr. 50 cgr. à 2 gr. par jour, associé à 5 cgr. d'extrait thébaïque (G. Sée), et par l'*aérothérapie*, en surveillant attentivement l'effet de ces deux médications.

Contre l'oppression qui résulte d'une phlegmasie intercurrente, instituer le traitement indiqué au paragraphe ci-dessous.

7° CONGESTIONS ET INFLAMMATIONS BRONCHO-PULMONAIRES INTERCURRENTES.

User des *antithermiques*, d'après les indications données au paragraphe 1° Fièvre.

Recourir aux *révulsifs* (vésicatoires volants, mouches de Milan) et aux *expectorants* : chlorhydrate, acétate et surtout benzoate d'ammoniaque.

Se servir du *mélange révulsif* suivant :

℞ Huile de croton......... 2 gr.
Glycérine.............. 8 —
Pour frictions.

Prescrire :

℞ Benzoate d'ammoniaque... 2 gr.
Eau de fleurs d'oranger... 30 —
— de tilleul.......... 120 —
Sirop de guimauve........ 60 —
Par cuillerées à bouche, toutes les heures (Herzen).

Se servir aussi des *préparations d'antimoine*, du *kermès* (20 à 30 centigr.) et surtout du *tartre stibié*, à la dose quotidienne de 20 à 30 centigr., qui abaissent la température et décongestionnent le poumon :

℞ Tartre stibié............... 5 cgr.
Extrait de réglisse ........ Q. S.
Pour 20 pilules : 3 à 4 par jour (Hérard et Cornil).

Ou mieux :

℞ Tartre stibié............ 10 cgr.
Sirop diacode........... 30 gr.
Julep gommeux ......... 100 —
1 cuillerée à soupe toutes les 2 heures, sauf au moment des repas (Bucquoy).

Éviter, pendant cette médication, de faire prendre au malade des tisanes et des boissons abondantes. Après la deuxième ou troisième cuillerée de potion, il survient parfois des vomissements, de la diarrhée; mais la tolérance ne tarde pas à s'établir, la fièvre s'abaisse, la congestion diminue, l'appétit renait.

Continuer cette médication pendant un mois, en abaissant la dose de tartre stibié à 5 cgr.

Cesser la médication, si la diarrhée ou l'état nauséeux persistent.

Employer aussi, contre les poussées congestives, l'*ipéca* et prescrire la *poudre de Dower*, à la dose de 50 à 60 centigr. associé ou non au chlorhydrate de quinine et une *préparation ammoniacale* :

℞ Liqueur ammoniacale anisée. 4 gr.
Sirop de térébenthine....... 30 —
Eau de fleurs d'oranger ..... 40 —
Eau...................... 60 —
Par cuillerées (Daremberg).

**En cas d'encombrement bronchique et de menace de bronchite capillaire** : donner l'*ipéca à dose vomitive*.

(Voy. *Congestion pulmonaire, Bronchites, Broncho-pneumonie, Influenza* : forme pulmonaire).

**Indications et contre-indications du vésicatoire** : prescrire les vésicatoires chez les phtisiques résistants, atteints d'une poussée limitée de congestion pleurale, pulmonaire ou bronchique, n'élevant pas la température au delà de 38°5. Dans ces cas, faire appliquer 3 ou 4 fois de suite un petit vésicatoire, après avoir examiné les urines de l'après-midi.

Ne jamais prescrire de vésicatoire chez les vieillards et les proscrire dans les cas de tuberculose à marche rapide, dans les cas de tuberculose lente, mais infectieuse d'emblée, ainsi que dans les cas de broncho-pneumonie tuberculeuse étendue et chez les tuberculeux dont les hémoptysies sont accompagnées d'une forte fièvre (Daremberg).

8° Phtisie avec pouls rapide. Chez les tuberculeux tachycardiques, se borner à prescrire la créosote à petites doses, s'il existe des expectorations très abondantes.

Proscrire tous les excitants et tous les stimulants (café, alcool, thé, kola, coca).

Essayer la digitale, ne pas prescrire la spartéine, le strophantus, le seigle ergoté, le tanin qui sont inefficaces, et se rappeler que les préparations opiacées (données contre l'insomnie, la toux, les douleurs) augmentent la tachycardie.

Préférer le *bromure de potassium*, surtout chez les tuberculeux tachycardiques qui présentent des hémoptysies abondantes et rebelles aux moyens usuels.

Dans tous les cas prescrire une *aération prudente* et *graduelle* : faire faire deux cures d'air par jour, une le matin, l'autre l'après-midi, séparées par un séjour de quelques heures dans la chambre, fenêtres ouvertes.

Conseiller d'éviter avec soin le vent et surtout l'insolation directe.

Si la tachycardie est modérée (80 à 90 puisations), permettre aux malades de se promener, à moins que la marche n'exagère la fréquence habituelle du pouls.

Recommander de marcher lentement, sur des terrains plats et de couper la promenade par des temps de repos plus ou moins espacés.

Si la tachycardie est accentuée (100 pulsations et au delà), faire garder le *repos*, surtout chez les femmes à l'approche des périodes menstruelles. Proscrire en même temps les travaux intellectuels et toutes les occupations qui nécessitent une tension trop forte ou trop prolongée de l'esprit.

Recommander le séjour dans un *climat sédatif* et particulièrement celui de Pau.

Défendre les repas copieux et conseiller aux malades de faire des repas peu nombreux et modérément copieux, séparés par de longs intervalles, ou des repas fréquents et légers.

Dans certains cas, prescrire pendant quelque temps le *régime lacté* (Faisans).

9° CHLORO-ANÉMIE TUBERCULEUSE INITIALE.

Ordonner le séjour à la *campagne*, à la *montagne*.

Prescrire les *préparations martiales* (protoxalate de fer, sirop d'iodure de fer), l'*arsenic*, le *cacodylate de soude* ou *de fer* et les *toniques* (quinquina, noix vomique, strychnine, phosphates).

(Voy. *Chlorose*).

Pratiquer des *injections de citrate de fer ammoniacal associé à l'arsenic* et la *strychnine*.

10° TROUBLES GASTRIQUES.

Supprimer les médicaments susceptibles d'irriter l'estomac : créosote, arsenic, etc.

Ecarter de l'alimentation le vin pur et les liqueurs alcooliques.

**Contre l'anorexie** : donner les *médicaments apéritifs*, les *amers*; administrer la *teinture de noix vomique* (X à XV gouttes avant chaque repas), les *gouttes amères* de Baumé (II à VI gout.), la *teinture de fève de Saint-Ignace* (II à V gouttes), la *strychnine* (1 milligr.), l'*oréxine* (10 à 20 cgr.).

℞ Teinture de quinquina... ⎫
　　— de colombo..... ⎬ āā 5 gr.
　　— de gentiane.... ⎭
　　— de noix vomique . 　2 —

X à XV gouttes avant les deux principaux repas (Marfan).

℞ Extrait de quinquina... ⎫
　　— de kola........ ⎬ āā 5 gr.
　　— de rhubarbe..... 　2 — 50
　　— de noix vomique. 50 cgr.

Pour 100 pilules : 2 à chaque repas.

℞ Strychnine........... 2 cgr.
　Alcool à 40°.......... 40 c. c.
　Eau distillée........ 60 gr.

Prendre au début une 1/2 cuillerée à café, au repas de midi, pendant 2 ou 3 jours, puis 1 cuillerée à café pendant le même laps de temps, et ainsi de suite, en augmentant tous les 3 ou 4 jours d'une demi-cuillerée jusqu'à 3 à 4 cuillerées à café par jour.

Ordonner le *chloralbacide*, à la dose de 1 à 2 gr. dans un peu d'eau avant les repas.

(Voy. *Anorexie*).

**En cas d'hyperchlorhydrie :** *bicarbonate de soude*, au moment des paroxysmes douloureux; *alimentation très azotée* (viande, œufs, lait), pauvre en végétaux particulièrement en féculents.

Combattre la **dyspepsie connue des phtisiques**, liée à l'**hypochlorhydrie et à l'inertie stomacale**, comme suit :

1° 1/2 verre d'*eau de Vichy*, une demi-heure avant les repas.

2° Au commencement du repas, *craie lavée ou magnésie calcinée* :

℞ Magnésie calcinée........ 30 cgr.

Pour 1 prise : 2 à 3 au commencement des repas.

3° *Régime alimentaire*, ni uniforme, ni systématique : aliments excitants, épicés et de haut goût, viandes froides, charcuterie, poissons, légumes secs décortiqués; ne pas prescrire les aliments acides (koumys, képhir) ou assaisonnés avec du vinaigre, la salade.

4° *Boissons chaudes* abondantes et stimulantes, comme le thé, ou bien alcoolisées par l'addition de liqueurs.

Pas de vin, de bière, de boissons gazeuses ou glacées (G. Sée).

Dans certains cas, employer l'*acide chlorhydrique*, le *chloralbacide* et les *eupeptiques*.

(Voy. *Dyspepsie atonique*).

**Dans le cas de fermentations stomacales anormales :** recourir au *lavage de l'estomac*.

(Voy. *Dilatation de l'estomac*).

11° Toux gastrique, vomissements et douleur qui suivent l'ingestion des aliments.

Proscrire l'administration de la créosote par la voie gastrique, recourir à l'administration de ce médicament ou mieux à celle de phosote par la voie rectale.

Anesthésier la muqueuse gastrique avec :

℞ Alcool rectifié.........  
  Teinture d'iode.......  } āā 5 gr.  
  Acide phénique pur....  )

V à VI gouttes, dans un peu d'eau, au commencement de chaque repas (Marfan).

℞ Menthol.........  5 gr.  
  Créosote.........  4 —  
  Alcool rectifié.....  10 —

VI gouttes, au début des repas, dans un demi-verre d'eau.

Essayer l'*oréxine*, le *validol*.

Prescrire aussi la *cocaïne*, le *chloroforme*, associé à la teinture d'iode ; ou bien donner, surtout contre la toux gastrique, III à V gouttes de *laudanum* au moment du repas.

(Voy. *Vomissements*).

Recourir enfin à la *révulsion :* pointes de feu, vésicatoires, pulvérisations d'éther ou de chlorure de méthyle au creux de l'estomac.

Si les vomissements persistent, pratiquer le *lavage de l'estomac*, suivi de *gavage*.

12° Diarrhée.

Voy. *Diarrhée chronique des tuberculeux, Entérite tuberculeuse*.

## IV. TRAITEMENT ADAPTÉ AUX DIVERSES FORMES DE LA PHTISIE.

**1° Phtisie avec apyrexie habituelle :** vie à l'air et au repos. Vin créosoté ou lavement créosoté ; créosotal, gaïacol, duotal par voie gastrique. Régime alimentaire indiqué précédemment, huile de foie de morue, arsenic, cacodylate de soude, phosphates ; administrer successivement ces médicaments. Séjour à la montagne, au Mont-Dore.

Se rappeler que, pris à temps, c'est-à-dire dès que la maladie peut être soupçonnée, les tuberculeux sont guérissables et guérissent souvent ; aussi, prescrire le séjour dans un sanatorium prolongé pendant six mois au moins pour obtenir des résultats durables.

Traitement symptomatique.

**2° Phtisie fébrile avec lésions pulmonaires peu marquées ou sans phénomènes consomptifs :** vie au repos et à l'air libre.

S'il existe des troubles gastriques : lait, képhir, bouillons, gelée de viande au jus de citron ou au jus d'orange, purée de viande ou de féculents.

Si les fonctions digestives sont normales : régime plus substantiel, glycérine. Traitement de la fièvre. Essayer d'administrer la créosote à faibles doses pour tâter la tolérance du malade : passer aux fortes doses, si le malade la tolère bien ; administrer la créosote de préférence en lavements ; par voie gastrique, préférer l'emploi du créosotal ou du phosphotal.

**3° Phtisie fébrile avec septicémie consomptive** : essayer la cure à l'air libre et au repos ; éviter de faire voyager, de l'envoyer dans un sanatorium.

Prescrire le mélange de sirop de morphine et d'éther, l'*héroïne*, la *dionine*, et si les souffrances du malade sont trop vives, ne pas hésiter à recourir aux piqûres de morphine.

Diététique, comme dans le cas précédent.

S'il existe de la diarrhée : voy. *Diarrhée des tuberculeux*, *Entérite ulcéreuse*.

Contre l'adynamie cardiaque (à la dernière période), pratiquer des injections d'huile camphrée à 1 p. 10, à la dose de 1 à 2 cc., matin et soir (Barth).

**4° Phtisie catarrhale ou bronchitique** : user de la créosote, particulièrement en inhalations de vapeur sous pression, des essences volatiles, de la terpine, des préparations sulfureuses. Donner le crésol. Traitement de la toux.

**5° Phtisie fibreuse** : inhalations de vapeur créosotée sous pression ou aérothérapie. Iodure de potassium, en surveillant son action.

℞ Iodure de potassium ...... 20 gr.
Sirop de bourgeons de sapin 150 —
   — diacode ............ 200 —
   — de térébenthine ..... 100 —

2 à 3 cuillerées à bouche par jour (G. Sée).

Cure au Mont-Dore.

**6° Phtisie galopante et phtisie aiguë pneumonique** : Isoler le malade, abattre la fiè-

vre (antipyrine ; 4 à 8 lotions froides vinaigrées). Diminuer la dyspnée et combattre les lésions locales par les grands vésicatoires sur les diverses régions de la poitrine ; ventouses sèches, contre la dyspnée, au nombre de 40 à 60 sur les membres inférieurs et sur le tronc ; ou encore :

℞ Ether sulfurique ....... 20 gr.
Citrate de caféine ...... 2 —

Injecter matin et soir 2 c.c. (Bernheim).

Administrer le créosotal à hautes doses : 10, 12 et 15 gr. par jour (Cassoute, Corgier).

Soutenir les forces du malade avec le vin, l'alcool, le quinquina.

Au premier signe de défaillance cardiaque, cesser l'acide salicylique, l'antipyrine ou la quinine, et administrer la digitale.

Vaporisations antiseptiques dans la chambre du malade.

**7° Tuberculose miliaire aiguë, Granulie.**

Pour les formes thoraciques, le traitement est le même que celui des deux formes précédentes. Créosotal, à hautes doses.

Pratiquer des injections d'iodoforme :

℞ Iodoforme ............... 1 gr.
Ether sulfurique ...... }
Huile d'olive stérilisée. } ãã 5 —

Injecter, tous les jours, 2 c.c. de ce mélange.

Pour les formes qui simulent une pyrexie : antipyrine, eupyrine, aspirine, lotions froides, bain froid. Donner l'iodure de sodium à dose faible ou à dose

HERZEN. 31

élevée (15 gr. par jour) : tanin.

### 8° Tuberculose des enfants.

*Formes aiguës* : traitement comme plus haut, *mutatis mutandis.*

*Formes chroniques* : vie au repos et à l'air libre, réaliser ce régime de préférence dans les stations hivernales du littoral méditerranéen. Envoyer les malades dans un sanatorium, dès le début de leur affection et pendant au moins 6 mois consécutifs. Pas de bains de mer, pas d'eaux chlorurées sodiques fortes.

Quand un enfant présente une tuberculose osseuse, ganglionnaire, testiculaire, la coexistence de lésions tuberculeuses pulmonaires est une contre-indication absolue à la balnéation chlorurée sodique (Salins, Salies-de-Béarn, Kreuznach, Kissingen, Balaruc, Bourbon-Lancy, Bourbon-l'Archambault, Nauheim).

Suralimentation, frictions générales et lotions froides.

Huile de foie de morue, arsenic, cacodylate de soude, créosote, tanin en solution vineuse (A.-B. Marfan).

℞ Créosote............. 2 gr.
Cognac.............. 50 —
Sirop de tolu........ 60 —
Eau............... 100 —

2 à 3 cuillerées à soupe par jour.

℞ Créosote purifiée...... 2 à 10 gr.
Alcool de Montpellier. 250 —
Vin de malaga....... 750 —

2 à 6 cuillerées à bouche par jour (Bouchard, Gimbert).

℞ Créosote pure........... 20 gr.
Huile de foie de morue.. 1000 —
3 à 6 cuillerées par jour.

Préférer l'emploi du créosotal qui est d'une administration facile par la voie stomacale : faible toxicité, absence de saveur, pas caustique.

Débuter par la dose de I goutte, trois fois par jour ; augmenter peu à peu jusqu'à X gouttes à chacune des trois prises ; ou bien prescrire de 2 à 6 gr. de créosotal par jour, en émulsion gommeuse :

℞ Créosotal....... 5 gr.
Poudre de gomme
arabique..... 10 gr. 50 cgr.
Rhum.......... { āā 15 —
Sirop de tolu ... {
Eau distillée.... Q. S. p. 150 gr.

Doses :

| | | | | |
|---|---|---|---|---|
| 1 an, | 9 | cuillerées à café | par jour. |
| 3 ans, | 6 | — | à dessert | — |
| 5 ans, | 10 | — | à soupe | — |
| 10 ans, | 12 | — | — | — |

(Hyatt).

**Contre la toux, le catarrhe, la fièvre, les sueurs nocturnes** : voy. les médications indiquées précédemment.

**Contre les poussées congestives** : recourir aux *révulsifs* (petits vésicatoires, pointes de feu, mouches de Milan, teinture d'iode, ventouses) ; prescrire :

℞ Sirop de térébenthine. )
— de tolu........ { āā 20 gr.
— d'ipéca........ )

3 cuillerées à dessert par jour (Daremberg).

## PIED-BOT PARALYTIQUE.

Voy. *Paralysie infantile.*

# PIQÛRES.

## P. D'ABEILLES, BOURDONS, GUÊPES, ETC.

**Si les symptômes sont légers :** frictionner la place avec un *liniment volatil*, ou avec une à deux cuillerées d'eau de Cologne, additionnée de quelques gouttes *d'ammoniaque* liquide.

**S'il se produit de l'inflammation,** faire appliquer des compresses imbibées d'*eau de Goulard* glacée, fréquemment renouvelées.

**Si les symptômes sont alarmants, si l'on craint la pustule maligne,** pratiquer la *cautérisation au fer rouge* ou à l'aide d'autres caustiques.

Administrer une potion cordiale.

**P. ANATOMIQUE** (empoisonnement par virus cadavérique).

Au moment de l'accident, *faire saigner* la blessure par des pressions exercées dans la direction de la circulation artérielle.

En même temps *laver* et *désinfecter* la plaie avec une solution de sublimé à 1 p 1000, ou d'acide phénique à 3 ou 5 p. 100, ou bien avec des applications de teinture d'iode.

*Cautériser* ensuite la plaie avec le nitrate d'argent et appliquer un pansement antiseptique.

# PITYRIASIS.

## P. ROSÉ DE GIBERT.

*Purgation* répétée.

Tous les jours ou tous les deux jours, *bain tiède au son,* à *l'amidon*, additionné de 100 gr. de *borate de soude*.

Tous les soirs, mettre sur les points malades :

℞ Borate de soude.......... 2 gr.
  Glycérolé d'amidon...... 50 —
                    (Besnier).

## P. VERSICOLOR.

Faire prendre des *bains avec* 60 *gr. de carbonate de soude*, d'une durée de 1 à 2 heures, avec savonnage rigoureux, ou des *bains sulfureux*, pendant 8 jours.

Pratiquer des frictions au *savon noir*.

Appliquer ensuite, pendant 10 à 15 jours, la pommade suivante :

℞ Acide salicylique ....... 5 gr.
  Soufre précipité........ 20 —
  Vaseline..... Q. S. p. 100 —
                    (Besnier).

Ou bien faire des lotions quotidiennes avec une solution de *sublimé* à 2 p. 1000, ou avec :

℞ Chloral................. 30 gr.
  Liqueur de van Swieten. 100 —
  Eau.................... 500 —
                    (Martineau).

Ordonner les badigeonnages à la *teinture d'iode*.

# PLACENTA PRÆVIA.

Lorsqu'on soupçonne l'insertion vicieuse du placenta, il faut toucher avec beaucoup de prudence, pour ne pas renouveler ou aggraver la perte (Demelin).

**Pendant la grossesse.**

En cas de rupture prématurée des membranes : recourir à la *simple expectation*, ordonner le *repos horizontal*.

Surveiller constamment la femme.

En cas d'hémorragie légère : prescrire le *repos au lit*, des *injections vaginales chaudes* à 45° et 50°, et des *lavements calmants de laudanum* (XXV à XXX gouttes, 3 fois dans les 24 heures).

En cas d'hémorragie abondante avec membranes intactes, pratiquer la *rupture large* des membranes avec le doigt.

Si les membranes sont inaccessibles ou dans le cas de placenta prævia central, faire un *tamponnement vaginal serré* que l'on laissera en place pendant 12 à 24 heures au plus.

**Pendant le travail.**

1° Si les membranes sont accessibles, les *rompre*.

En cas de présentation céphalique, la tête fœtale étant bien engagée, recourir à l'*expecta-tion*, puis à l'application du *forceps* au détroit inférieur ou dans l'excavation.

En cas de présentation de l'épaule, pratiquer la *version pelvienne* par manœuvres mixtes, *engager un pied dans le vagin* (méthode de Braxton-Hicks).

En cas de présentation du siège : *engagement du pied dans le vagin*.

2° Si les membranes sont inaccessibles, *dilater le col* avec un ballon dilatable, ou d'après le procédé de Rizzoli ou de Bonnaire. Une fois la dilatation arrivée aux dimensions de la paume de la main, *rompre les membranes* ou *décoller le placenta*, s'il est central, et rompre les membranes sur un point de sa circonférence ; *pénétrer* dans la cavité ovulaire ; pratiquer la *version podalique*, suivie d'*extraction immédiate*, si la dilatation est suffisante.

**Pendant la délivrance :**

Pratiquer la *délivrance artificielle*, surtout s'il y a hémorragie.

Prescrire les *moyens hémostatiques* habituels et faire un tamponnement intra-utérin, à la gaze iodoformée (Auvard).

# PLAQUES MUQUEUSES.

Traitement général de la syphilis.

Attouchements avec le *crayon de nitrate d'argent mitigé*.

Cautérisations légères, pratiquées tous les 2 ou 3 jours, avec :

℞ Nitrate d'argent........ 1 gr.
Eau distillée........... 15 à 20 —

Ou bien avec :

℞ Sublimé ............... 50 cgr.
Glycérine ............... 25 gr.

(Voy. *Syphilis* : syphilides bucco-pharyngées; *Condylomes*).

# PLEURÉSIES.

**P. AIGUE SÉRO-FIBRINEUSE.**
Purgation et diète.

**Contre le point de côté :** applications de *cataplasme sinapisé*, de *ventouses sèches* ou *scarifiées*, de *vésicatoire* (le prescrire de petites dimensions chez les enfants et restreindre la durée d'application à 2 ou 3 heures au maximum). Ne pas abuser du vésicatoire.

Pratiquer des onctions avec du *baume tranquille* ; ordonner l'*héroïne* à la dose de 5 mgr., trois fois par jour.

Si la douleur est violente, recourir aux *injections de morphine* ou *de dionine*.

**Contre la fièvre** : administrer le *salicylate de soude* (4 à 6 gr.), la *salipyrine*, l'*aspirine*, la *saloquinine* et la *rheumatine*, surtout en cas de pleurésie rhumatismale ; donner l'*antipyrine*, la *phénacétine* et la *quinine*, s'il s'agit d'une pleurésie miasmatique.

℞ Salicylate de soude....... 12 gr.
Rhum vieux.............. 60 —
Sirop diacode........... 50 —
Eau distillée............ 100 —
4 à 6 cuillerées par jour.

℞ Phénacétine............. 30 cgr.
Chlorhydrate de quinine .. 25 —
Pour 1 cachet : 3 par jour (Herzen).

**Contre la toux** : user des *préparations opiacées*, de l'*héroïne*, de l'*eau de laurier-cerise*, de l'*alcoolature d'aconit*.

**En cas de dyspnée due à la fièvre et à la douleur,** prescrire les *antithermiques* et les *calmants*.

**En cas de congestion pulmonaire de moyenne intensité :**

℞ Poudre de Dower........
— de scille.......  } ᾱᾱ 3 gr.
Sulfate de quinine.....
Pour 30 cachets : 4 à 5 par jour (Huchard).

**Si la congestion est intense :** recouvrir le thorax de *ventouses sèches* et donner l'*ipéca* à doses réfractées.

**Après la période fébrile du début** : essayer d'obtenir la résorption de l'exsudat par les *révulsifs*, les *diurétiques*, les *diaphorétiques* et les *purgatifs salins*.

℞ Baies de genièvre......... 10 gr.
Faire infuser dans :
Eau bouillante .......... 200 —
Ajouter :
Nitrate de potasse...... }  ᾱᾱ 2 —
Acétate de potasse ..... }
Oxymel scillitique....... 30 —
Sirop des cinq racines.... 35 —
A prendre dans la journée (Millard).

℞ Feuilles de digitale grossièrement pulvérisées. 30 à 40 cgr.
Eau tiède............. 120 gr.
Faire macérer pendant 12 heures, filtrer, ajouter :
Oxymel scillitique...... 15 à 20 —
Acétate de potasse..... 3 à 4 —
Par cuillerées.

℞ Eau-de-vie allemande. |
  Sirop de nerprun..... | ãã 20 à 30 gr.

A prendre en une fois, tous les 4 à 5 jours (Jaccoud).

Chez les enfants :

℞ Poudre de feuilles de
    digitale ............ 20 à 40 cgr.
  Infuser dans :
    Eau bouillante........ 100 gr.
  Ajouter :
    Acétate de potasse..... 2 à 3 —
    Sirop simple.......... 20 —
  1 cuillerée à café toutes les heures.

℞ Teinture de digitale..... |
    — de scille ....... | ãã 10 gr.

V à X gouttes, 2 fois par jour dans de la tisane, pendant 4 jours, puis cesser et reprendre (Périer).

℞ Calomel.......... |
  Scammonée...... | ãã 10 cgr.
  Poudre de jalap.... 20 —

Pour 1 prise, à prendre tous les 3 ou 4 jours (Herzen).

Prescrire, en même temps que tous ces moyens, le *régime lacté.*

**Si le malade n'est pas trop affaibli et s'il n'existe pas de congestion pulmonaire** : pratiquer des *injections de pilocarpine* à 1 centigr., répétées pendant 2 à 4 jours de suite.

Ou bien faire prendre au malade, tous les matins, un *bain* à 30°, d'une durée de 20 à 30 minutes (contre-indiqué dans le cas d'épanchement abondant avec refoulement du cœur); à la sortie du bain, *envelopper* le malade dans un drap et dans une couverture, le porter dans un lit et bien le couvrir. Donner alors 1 gr. 50 centigr. de *salicylate de soude* et faire boire au malade immédiatement après un verre d'une boisson chaude légèrement alcoolisée. Après une demi-heure, désenvelopper avec précaution le malade, l'essuyer et faire rapidement une *friction sèche.*

Faire prendre dans la journée une potion d'*iodure de potassium* (2 à 4 gr.).

**Quand l'épanchement a résisté à ces médications pendant plus de 15 à 20 jours, ou bien quand l'épanchement est abondant et crée un danger pour le malade** (déplacement des organes et du cœur en particulier, dyspnée, insomnie, congestion pulmonaire intense soit du côté de la pleurésie, soit du côté opposé), pratiquer la *thoracentèse.*

Ponctionner même les **petits épanchements,** quand une lésion antérieure ou concomitante du cœur ou de l'appareil respiratoire est déjà cause de dyspnée.

Technique de la thoracentèse. — Se servir d'une *aiguille fine,* telle que l'aiguille nᵒ 2 de l'appareil Dieulafoy, dont le diamètre est de 1 millim. 2. Le malade étant assis sur son lit, les deux bras portés en avant, enfoncer l'aiguille dans le *huitième espace intercostal,* sur le prolongement de l'angle inférieur de l'omoplate, en rasant le bord inférieur de la neuvième côte.

Lorsque l'aiguille est enfoncée de 2 ou 3 centimètres, commencer l'aspiration et la continuer jusqu'à ce qu'on ait retiré *un litre de liquide;* le surlendemain, faire une nouvelle ponction, s'il reste encore plusieurs centaines de grammes de liqûide, et, s'il en reste plus, n'en retirer encore qu'un litre, pour recommencer deux jours après et ainsi jusqu'à évacuation complète.

Se servir aussi tout simplement d'un *trocart capillaire auquel est adapté un long tube de caoutchouc formant siphon* (Duguet).

Si au cours de l'opération survient une toux quinteuse, suspendre l'écoulement pendant quelques instants ; si la toux continue, cesser l'opération.

Cesser également l'opération, si le malade accuse une douleur constrictive thoracique.

**Lorsque l'épanchement est tari, quand la pleurésie paraît entièrement guérie,** *combattre la cause étiologique :* tuberculose, mal de Bright, cardiopathie, etc.

Dans les cas de pleurésie *à frigore* surveiller le sommet et faire une *révulsion continue* pendant des semaines et des mois : teinture d'iode, pointes de feu, vésicatoires volants ; instituer le *traitement général de la phtisie au début* (Netter).

Prescrire l'*huile de foie de morue*, le *sirop de iodure de fer*; pratiquer des injections de *cacodylate de soude* (5 cgr.) pendant 15 jours, chaque mois ; ordonner la *zomothérapie* et faire prendre avant les repas XXX gouttes du mélange suivant :

℞ Teinture de quinquina. ⎱
    — de kola...... ⎰ ãã 10 gr.
    — de coca......
              (Dieulafoy).

Faire pratiquer sur le thorax du côté qui a été atteint, des *frictions* avec :

℞ Essence de térébenthine... 10 gr.
   Alcool camphré......... ⎱ ãã 45 —
   Baume de Fioravanti.... ⎰
            (Herzen).

Conseiller au malade d'éviter soigneusement tout refroidissement. Dès qu'on soupçonnera la phtisie pulmonaire, envoyer le malade dans un *sanatorium* où il devra séjourner pendant au moins 6 mois.

**S'il reste des adhérences, des fausses membranes épaisses :** recourir à la *révulsion* à l'aide de vésicatoires et de pointes de feu.

(Voy. *Adhérences pleurales*).

### P. HÉMORRAGIQUE.

*Aspiration du liquide* faite avec les précautions ordinaires.

Si l'épanchement se reforme, répéter la thoracentèse tous les cinq, six ou huit jours ; manœuvrer de telle sorte qu'on ne retire que le trop-plein de la plèvre. (Dieulafoy).

### P. PURULENTE.

**P. purulente tuberculeuse :** traitement palliatif, soutenir le malade, et faire une *ponction* toutes les fois qu'elle paraîtra nécessaire ; ou mieux, recourir aux *ponctions* et au *drainage aspiratif*, lorsqu'il existe des lésions pulmonaires locales ou des complications générales telles que l'état du malade est sérieusement compromis, et que de plus il s'agit d'empyème tuberculeux sans association microbienne secondaire.

Dans tous les autres cas,

quand le malade est encore vigoureux, le poumon presque sain, l'empyème récent, intervenir au plus tôt par une *large pleurotomie avec résection costale* et emploi consécutif du *siphon Tachard-Revilliod* (Peyrot, Cestau).

Dans les cas chroniques, pratiquer la *résection pleuricostale*, jointe au *raclage* de la plèvre.

**P. purulente à streptocoques pyogènes** : intervenir le plus tôt possible par la *thoracotomie* et l'*opération de l'empyème*. Choisir la région postérieure de la poitrine, au niveau de la coudure de la 9ᵉ côte. L'incision de la plèvre faite, introduire de gros drains, et faire un lavage avec une solution antiseptique (sublimé à 1 p. 3000 ou 4000, lysol à 1/2 p. 100). Faire suivre ce lavage complet antiseptique d'un lavage à l'eau bouillie boriquée.

Appliquer ensuite un pansement sec absorbant.

Raccourcir peu à peu les drains ; ne les retirer dans les cas favorables, qu'après 3 ou 4 semaines (Walther).

Ne pas pratiquer trop de lavages antiseptiques, ne les employer que dans les cas où la température reste élevée.

Il est inutile, généralement, de pratiquer la résection d'une ou de plusieurs côtes.

**P. purulente à pneumocoques, p. métapneumonique** (présence exclusive du pneumocoque) : commencer par la *thoracentèse*.

Si une ponction est insuffisante pour amener la guérison,

en faire une 2ᵉ, une 3ᵉ et même une 4ᵉ.

Si après la 3ᵉ ponction, l'épanchement ne présente aucune tendance à la guérison, pratiquer la *pleurotomie* (Netter).

S'il se produit une **vomique**, faciliter l'évacuation du pus et prendre garde à l'asphyxie. Après la vomique, combattre la sécrétion purulente par l'administration de la *créosote*, du *gaïacol*, de la *terpine* ; dans certains cas, recourir aux *inhalations antiseptiques* (Debove).

**Si l'épanchement est très cloisonné** ou manifeste une **tendance exceptionnelle à la reproduction**, recourir à la *thoracotomie antiseptique*.

Si l'examen bactériologique démontre la **présence d'autres microbes à côté du pneumocoque**, pratiquer immédiatement l'*opération de l'empyème*.

**P. pneumococcique primitive** (pleurésie infantile) : *ponction aspiratrice* ou *drainage aspiratif de Playfair-Bulau*.

**P. purulente à staphylocoques** : *incision de la plèvre, drainage*.

**P. purulente bilatérale** (empyèmes doubles) : en général, pratiquer la seconde opération quelques jours après la première ; mais au besoin intervenir du côté opposé, même quelques heures après avoir pratiqué la première pleurotomie et, en cas d'urgence, inciser simultanément les deux plèvres.

Ouvrir d'abord la plèvre la plus atteinte, ou, s'il y a doute, la plèvre gauche. Agir ensuite sur le côté opposé au moyen d'une ou plusieurs ponctions.

Si l'état général ou local interdit d'attendre, aspirer soigneusement les deux empyèmes, quelques heures avant l'opération, en vue d'amoindrir les risques du shock (Cestan).

**P. purulente putride** : intervention rapide et énergique dès le début, faire *l'opération de l'empyème* (incision large) suivie de *lavages antiseptiques répétés* (Netter).

**P. purulente chronique** (empyème chronique).

Dans les cas très simples : *résection costale classique à la façon d'Estlander.*

Dans les cas plus sérieux : essai de *décortication pulmonaire* (opération de Delorme) ou *thoracoplastie bilinéaire* (opération de Quénu), lorsque l'état général ou local s'oppose à la décortication (Cestan).

**FISTULES PLEURALES** consécutives à l'empyème.

Quand une fistule persiste plus de quatre mois, intervenir par le *curage*, si la fistule ne conduit pas dans une large cavité.

S'il existe une côte nécrosée : *résection costale.*

En cas de large cavité suppurante : *opération d'Estlander* (Chaput).

**P. RHUMATISMALE.**
Voy. *P. séro-fibrineuse.*

**P. TYPHOÏDIQUES.**
**En cas d'épanchement séreux** : pratiquer l'évacuation du liquide lorsque l'épanche-

ment est abondant (voy. *P. séro-fibrineuse*).

**En cas d'épanchement purulent** : recourir, en principe, à *l'opération de l'empyème* ; mais la pleurésie purulente à bacille d'Eberth n'ayant généralement pas une évolution rapide, ni une marche envahissante, ni une tendance à devenir le point de départ d'une infection généralisée (septicémie), ne pas trop se presser avec l'intervention et en général préférer attendre, quand cela est possible, que l'infection ait cessé d'être générale, que les ulcérations intestinales se soient cicatrisées, que les portes ouvertes, dans le tube intestinal et ailleurs, aux infections secondaires, se soient fermées, que les poisons microbiens et ceux que forme l'organisme malade se soient éliminés, que le régime des échanges nutritifs si profondément troublé au cours de la maladie générale, se soit amélioré (Achard).

**P. TUBERCULEUSE.**
**P. tuberculeuse séreuse.**
Voy. *P. aiguë séro-fibrineuse.*

Essayer le traitement suivant: une fois l'exsudat séreux formé, *retirer de la plèvre quelques centimètres cubes* (3 à 5 c. c.) *du liquide séreux et l'injecter sous la peau du bras.* Après une dizaine de jours, dans quelques cas, procéder à une nouvelle opération.

(Le second jour après la première injection, on observe une augmentation de la température de 1° à 2°, avec un peu de céphalalgie et de courbature. Les jours suivants, la température baisse, en même temps que le niveau du liquide diminue dans la plèvre. Si la pleurésie est d'origine rhumatismale, l'injection de la sérosité n'est pas suivie d'élévation de la température) (Gilbert).

Contre l'épanchement, n'intervenir que par des *ponctions* répétées.

**P. tuberculeuse purulente.** Voy. *P. purulente.*

## PLEURODYNIE.

*Révulsifs* : cataplasmes sinapisés, ventouses scarifiées, vésicatoire.

*Emissions sanguines locales :* sangsues.

*Réfrigération* : pulvérisations de chlorure de méthyle.

*Liniments narcotiques :*

℞ Chloroforme.........  ⎫
  Huile de jusquiame...  ⎬ āā  10 gr.
  — camphrée .....  ⎭
Pour onctions (Herzen).

℞ Extrait thébaïque ........  25 cgr.
  — de belladone......  20 —
  Gaïacol ............  ⎫
  Salicylate de méthyle ⎬ āā  5 gr.
  Vaseline ............  ⎫
  Lanoline ............  ⎬ āā 15 —
Pour onctions (Lion).

*Electrisation* avec courants continus.

Administrer les *calmants* (héroïne, dionine) et les *antispasmodiques.*

℞ Sulfonal............  ⎫
  Antipyrine............  ⎬ āā 50 cgr.
  Héroïne ............  5 mgr
Pour 4 cachet : 3 par jour (Herzen).

## PNEUMOCÈLE.

**En cas de tumeur pariétale** : recommander les *bandages compressifs,* les *pelotes.*

Dans certains cas, *intervenir chirurgicalement* : mettre à découvert la tumeur, la réduire et établir des sutures étagées de la plèvre et des téguments, de façon à obtenir une cicatrice solide (Tuffier).

**En cas de pneumocèle sus-claviculaire ou sus-sternale** : ne pas conseiller le port d'un bandage compressif, ni celui d'une pelote qui seraient plus gênants que la tumeur elle-même.

Ne pas intervenir chirurgicalement (Potain).

## PNEUMOKONIOSES.

Changement de profession. Traitement des pneumonies chroniques : *révulsifs* (pointes de feu, vésicatoires), *expecto-* *rants* (ipéca, kermès, oxyde blanc d'antimoine), *balsamiques* (goudron, térébenthine, terpine).

# PNEUMONIE LOBAIRE.

Il n'existe pas de médication uniforme de la pneumonie ; les principales indications thérapeutiques seront fournies par le pouls, le thermomètre et les symptômes cérébraux.

### FORMES RÉGULIÈRES ET BÉNIGNES.

S'abstenir d'une médication active ; éviter les médications débilitantes : émissions sanguines, vésicaloires, etc.

Insister sur le *régime lacté* et les *tisanes*. Eichhorst se contente de prescrire, chez les malades jeunes et vigoureux, la *limonade phosphorique* suivante :

℞ Acide phosphorique....... 5 gr.
 Eau distillée............. 200 —
Par cuillerées à dessert toutes les 3 heures.

Prescrire la *médication tonique* : alcool, eau-de-vie à la dose de 40 à 100 gr. par jour, potion de Todd.

Administrer les *expectorants* : tartre stibié, 30 cgr. par jour ; kermès, oxyde blanc d'antimoine, ipéca, polygala.

℞ Kermès................. 50 cgr.
 Eau de laurier-cerise ..
 Eau de tilleul........ } ãã 30 gr.
 Eau de laitue........
 Sirop diacode ........
Par cuillerées à bouche, dans la journée (Dujardin-Beaumetz).

℞ Kermès................. 15 cgr.
 Eau de laurier-cerise .... 10 gr.
 Sirop de tolu............ 30 —
 Infusé de polygala à 2 0/0. 150 —
 Sucre en poudre......... 5 —
Par cuillerées à bouche.

℞ Oxyde blanc d'antimoine 1 gr. 50
 Julep gommeux........ 100 —
 Sirop de digitale... )
 — de scille..... } ãã 10 —
 — d'opium..... )
Par cuillerées à bouche (Herzen).

Chez les enfants :

℞ Racine d'ipéca.......... 30 cgr.
 Eau bouillante.......... 100 gr.
 F. infuser, filtrer, ajouter :
 Carbonate d'ammoniaque 1 gr.
 Sirop de codéine.... { ãã 15 —
 — de gomme .... }
1 cuillerée à café toutes les heures (Herzen).

Donner la *digitale* à petites doses : il est rationnel de l'administrer de façon à peu près constante du quatrième au septième jour pour soutenir et tonifier le cœur pendant la période de défervescence.

℞ Feuilles de digitale...... 50 cgr.
 Faire infuser dans :
 Eau chaude............. 100 gr.
 Réduire à 90 gr., passer et ajouter :
 Teinture d'aconit........ XV gttes
 Sirop de fleurs d'oranger. 30 gr.
1 cuillerée toutes les 2 heures (Grassel).

Recourir aussi à l'administration de la *digitale à hautes doses* (Hirtz, Petrescu, Landouzy, Barth).

℞ Feuilles de digitale . 50 cg à 2 gr.
 Infuser dans :
 Eau chaude ....... 100 —
 Rhum........... 25 —
 Sirop d'écorces d'o-
 ranges ......... 25 —
1 cuillerée toutes les 2 heures (Barth).

Suspendre l'administration de la digitale à hautes doses, en cas de ralentissement considérable du pouls ; sans cela la donner pendant 4 à 5 jours.

**Contre le point de côté :** *révulsifs* (cataplasmes sinapisés, ventouses scarifiées), *compresses tièdes ;* ordonner l'*héroïne* (5 mgr., matin et soir) ou la *dionine* (7 mgr. à 1 cgr., matin et soir) ; éviter autant que possible l'injection de *morphine* qui arrête la toux et l'expectoration et amène ainsi une accumulation des mucosités dans les bronches.

**Contre la fièvre :** donner la *quinine*, l'*antipyrine*, la *phénacétine* à doses moyennes.

Ou bien pratiquer des injections de *quinine* en employant une solution très diluée :

℞  Bichlorhydrate de quinine.  2 gr.
   Chlorure de sodium.......  75 cgr.
   Eau distillée et stérilisée..  Q. S.
                            p. 100 c. c.
Injecter 10 c. c., 3 fois par jour (Herzen).

**Contre la dyspnée :** recourir aux *émissions sanguines locales ;* administrer la *dionine* (1 à 2 cgr., 3 fois dans les 24 heures), ou l'*héroïne* (5 mgr , 3 fois par jour) ; pratiquer des injections de *morphine*.

Employer l'*enveloppement du thorax avec des compresses imbibées d'eau froide* fréquemment renouvelées et recouvertes de taffetas gommé (voy. *Bronchite aiguë*).

Chez les hystériques avec dyspnée hors de proportion avec les signes locaux, prescrire les *antispasmodiques*, le bromure de potassium.

**Si l'oppression est très forte, l'expectoration diffi-** cile, sanglante, le malade robuste et pléthorique, pratiquer une *saignée* générale.

**En cas de crachats franchement hémoptoïques :** appliquer des *sinapismes* aux jambes et sur la poitrine, ou bien recourir aux *ventouses sèches*.

Faire prendre :

℞  Ergotine...............  1 à 2 gr.
   Julep simple............  120 c. c.
  1 cuillerée à bouche toutes les 2 heures (Grasset).

Ou mieux, prescrire la *digitale en infusion associée à l'ergotine* (voy. *Grippe : Forme pulmonaire*).

**En cas de délire :** administrer les *antithermiques* et recourir aux *lotions froides*, aux *enveloppements froids* ou à la *balnéation froide*, lorsqu'il s'agit de délire hyperpyrétique avec lésions pulmonaires unilatérales.

(Voy. pour la technique des lotions, des enveloppements et des bains froids aux articles : *Fièvres éruptives* et *Fièvre typhoïde*).

Donner aussi le *bromure de potassium*, le *chloral*, le *sirop de codéine*, la *jusquiame*, le *chanvre indien*.

Administrer le *musc*, le *camphre*, le *chloral*, en lavements.

Conseiller les *boissons abondantes* pour faciliter l'élimination des toxines, et dans certains cas, pratiquer des *injections sous-cutanées de sérum artificiel* (solution saline à 7 p. 1000), précédées ou non d'une *saignée*.

℞ Sirop de chloral........ } āā 30 gr.
 — de morphine....... }
 Eau de tilleul............ } āā 10 —
 — de fleurs d'oranger . }

1 cuillerée à bouche, toutes les 1 à 2 heures.

Chez les enfants :

℞ Hydrate de chloral.... } āā 50 cgr.
 Bromure de potassium. }
 Eau de tilleul............ 40 gr.
 Sirop de fleurs d'oranger: 20 —

A prendre en 3 fois (enfants de 5 à 6 ans).

Chez les alcooliques, ordonner l'*alcool* à hautes doses (100 à 120 gr. d'eau-de-vie ou de cognac, par jour), associée à l'*opium* (extrait thébaïque, 15 à 20 centigr.).

(Voy. *Délires*, *Alcoolisme chronique* (délirium tremens), *Pneumonie alcoolique*).

Contre le délire adynamique, administrer les *toniques*, et prescrire les *antispasmodiques* associées à l'*hydrothérapie* sagement mesurée, en cas de délire vésanique.

Enfin contre le délire urémique, instituer le traitement de la néphrite aiguë et de l'urémie (Potain).

INDICATIONS ET CONTRE-INDICATIONS DE LA BALNÉATION FROIDE.
Considérer la réfrigération comme une méthode d'exception : inutile dans les formes bénignes, applicable dans certaines formes graves (Barth).

Recourir à la balnéation dans les cas suivants : 1° pneumonie avec hyperthermie (40° à 41°) et avec phénomènes généraux très marqués ; 2° pneumonie présentant des phénomènes ataxo-adynamiques intenses ; 3° pneu-

monie compliquée d'asthénie cardiaque, s'il n'y a pas imminence de collapsus.

Faire prendre d'abord des bains tièdes progressivement refroidis ; donner ensuite des bains à 20° de 5 à 10 minutes de durée (jusqu'à l'apparition du frisson), répétés toutes les 3 ou 4 heures. (Voy. *Fièvre typhoïde*).

Proscrire les bains froids dans les cas de pneumonie unilatérale très étendue, de pneumonie double et de pneumonie chez les cardiaques, les artério-scléreux, les brightiques, les diabétiques.

**Quand la défervescence s'est produite** (mais pas avant), activer la résorption de l'exsudat par un *vésicatoire* (Dujardin-Beaumetz).

**FORMES GRAVES ADYNAMIQUES.**
Se rappeler que la maladie est au poumon, mais que le danger est au cœur.

*Médication alcoolique* : eau-de-vie, cognac, rhum, potion de Todd. *Stimulants diffusibles :* sels d'ammoniaque, éther.

Injections de *caféine* et de *strychnine* (3 milligr., par jour).

Recourir à la *balnéation froide* (25°), ou aux enveloppements froids.

℞ Teinture de cannelle...... 5 gr.
 Eau-de-vie ou rhum....... 40 —
 Eau distillée............ 75 —
 Sirop simple............ 30 —
Par cuillerées à bouche.

℞ Acétate d'ammoniaque.... 10 gr.
 Teinture de cannelle....... 5 —
 Extrait de quinquina..... 3 —
 Eau distillée de mélisse .. 120 —

Sirop d'écorces d'oranges
    amères............;...... 30 gr.
1 cuillerée à bouche d'heure en heure.

Chez les enfants :

℞ Chlorhydrate d'ammoniaque   1 gr.
   Teinture de cannelle....... 5 —
   Cognac.................. 20 —
   Eau distillée............. 100 —
   Sirop d'éther............. 20 —
Par cuillerées à dessert, toutes les
heures (enfants de 5 à 6 ans) (Herzen).

Contre la toxémie, employer
les *injections de sérum artificiel* (100 à 150 gr., deux à
trois fois par jour), à la *saignée*
(200 à 300 gr.) et aux *inhalations d'oxygène*.

**En cas de défaillance car-
diaque, pouls fréquent, faible
ou mou** : donner la *digitale*, le
*strophantus*; pratiquer des injections de *caféine*, d'*éther*, de
*strychnine*.

℞ Teinture de noix vomique. } āā 5 gr.
    — de digitale...... }
   X gouttes, 3 à 4 fois par jour.

℞ Feuilles de digitale...... 1 à 4 gr.
  Faire infuser dans :
    Eau bouillante.......... 200 —
  Passez et ajoutez :
    Sirop d'éther........... 50 —
1 cuillerée à bouche, toutes les 2 heures
(Herzen).

Pratiquer une injection de
*digitaline*.

℞ Sulfate de spartéine...... 60 à 80 cgr.
   Sulfate de strychnine.... 2 —
   Eau distillée et stérilisée. 20 gr.
Injecter 3 seringues de Pravaz, par
jour.

Associer l'*ergot de seigle* à la
digitale, comme tonique cardio-
vasculaire (Barth).

— **Contre le collapsus** : injec-

tions simultanées de *caféine*,
d'*éther* ou d'*huile camphrée*.

℞ Caféine.............;.... 2 gr.
   Benzoate de soude........ 2 — 50
   Eau distillée ..... Q S.-p. 10 c. c.
1 à 2 seringues de Pravaz, 3 fois par
jour, pour adulte ; 1/2 seringue de Pravaz, 3 fois par jour, pour enfants de 6 à
12 ans.

℞ Camphre.................. 10 gr.
   Huile d'olives stérilisée ... 100 —
Injecter 1 c. c., 2 à 4 fois par jour
(Huchard).

**S'il survient du ménin-
gisme** : prescrire les *boissons
abondantes*, les *tisanes*, les *diurétiques*, les *purgatifs*, les *lavements tièdes d'eau salée* (7 p.
1000), les *injections sous-cutanées d'eau salée*; recourir à la
*saignée*.

Tenter la *digitale* à hautes
doses, la *digitaline*, les *inhalations d'oxygène*.

S'il y a congestion de la face,
haute température, agitation,
pouls fort, administrer les
*antipyrétiques*, appliquer des
*sangsues* aux tempes et aux
apophyses mastoïdes, pratiquer
des *bains progressivement refroidis* de 32° à 28° ou 25°, de
10 à 15 minutes de durée.

S'il existe du délire incohé-
rent, des symptômes d'anémie
cérébrale, de la somnolence, de
la faiblesse, prescrire les *excitants* du cœur et du système
nerveux : alcool, vins généreux;
strychnine (2 à 3 milligr., en
injections sous-cutanées); huile
camphrée à 1 p. 10, éther sulfurique.

S'il y a du délire loquace avec
insomnie et hallucinations, donner la *quinine*, l'*opium*, les *bro-*

*mures* et le *chloral* avec modération; avoir égard au cœur; ne pas oublier la *digitale* et les *enveloppements dans le drap mouillé.*

## P. ALCOOLIQUE.

*Alcool*, à la dose de 100 à 200 gr. de rhum par jour; *digitale, spartéine* et *strychnine;* pas de balnéation froide.

℞ Sulfate de strychnine ..... 2 cgr.
    — de spartéine ...... 1 gr.
    Eau distillée .............. 20 —

Injecter progressivement de 2 à 5 seringues de Pravaz par jour (Talamon).

**S'il y a délire** : voy. *Délires; Formes bénignes* : en cas de délire.

℞ Extrait thébaïque........ 20 cgr.
    Cognac................. 100 gr.
    Eau de tilleul........... 150 —
    Sirop d'écorces d'oranges
    amères ............... 50 —

1 cuillerée toutes les heures (Herzen).

## P. BRIGHTIQUE.

Ni saignée, ni vésicatoire, ni injection de morphine, ni balnéation froide (Dujardin-Beaumetz).

Traitement de l'urémie (voy. *Urémie*).

## P. DES CARDIAQUES.

Pas de balnéation froide; recourir aux injections de *caféine* (Dujardin-Beaumetz).

## P. CATARRHALE.

Voy. *Broncho-pneumonie.*

## P. DIABÉTIQUE.

Pas de potion ou d'aliment sucré, pas d'émission sanguine, ni de vésicatoires.

*Toniques,* injections de *caféine* (Dujardin-Beaumetz).

Inhalations d'*oxygène;* injections de *sérum artificiel.*

## P. DANS LA GROSSESSE.

*Saignée* seulement lorsque la congestion pulmonaire arrive à un degré inquiétant.

Eviter l'émétique, à moins que l'avortement ne soit inévitable.

## P. INFECTIEUSE SECONDAIRE.

*Alcool, caféine, digitale, quinine;* recourir à la *balnéation froide* (Dujardin-Beaumetz).

(Voy. *Formes graves adynamiques; Grippe pulmonaire*).

## P. MIASMATIQUE.

*Alcool, sulfate de quinine* par la voie stomacale, ou mieux *bichlorhydrate de quinine* en injections sous-cutanées, à la dose de 2 à 3 gr., par jour. (Voy. *Fièvres intermittentes*). *Vésicatoire.*

## P. DES VIEILLARDS.

*Alcool, caféine, digitale, excitants diffusibles;* pas de saignée, pas de balnéation froide (Dujardin-Beaumetz).

# PNEUMO-PÉRICARDE.

## P. PAR ULCÉRATION FISTULEUSE.

Traitement causal et traitement palliatif.

## P. TRAUMATIQUE.

*Antisepsie* aussi hâtive et aussi complète que possible; occlusion de la plaie.

# PNEUMOTHORAX.

**P. TUBERCULEUX.**

Respecter jusqu'à un certain point l'épanchement gazeux chez les tuberculeux, car il peut enrayer la marche de la tuberculisation pulmonaire : il permet au poumon de s'affaisser et le maintient pendant quelque temps dans le repos et dans l'immobilité, laissant ainsi les congestions s'éteindre et les cavernes s'effacer et parfois cicatriser.

**Contre la dyspnée et la douleur** : application de *glace*, de *ventouses sèches* ou *scarifiées* sur le thorax.

Administrer à l'intérieur l'*extrait thébaïque*, à la dose de 10, 15 et 25 cgr. dans les 24 heures.

℞ Extrait thébaïque ..... 2 cgr.
   Excipient............. Q. S.

Pour 1 pilule : une toutes les heures, puis toutes les 2 heures ; 6 à 10 pilules par jour.

Employer *l'héroïne* à la dose de 5 milligr. répétée quatre fois dans les 24 heures.

Agir énergiquement et vite par l'injection sous-cutanée de *morphine*, à la dose de 1 à 2 cgr., répétée 2 ou 3 fois dans les 24 heures.

**Si la dyspnée s'accroît, si la cyanose augmente et si l'asphyxie se prononce** : recourir aux inhalations d'*oxygène*, aux injections sous-cutanées d'*éther* et pratiquer la *thoracentèse*, à l'aide d'une fine aiguille introduite obliquement (ponction capillaire).

Éviter l'emploi des trocarts qui exposent le malade au développement de l'emphysème sous-cutané généralisé (Béclère).

Si les signes d'asphyxie reparaissent, faire une seconde ponction.

Ne jamais recourir à l'aspiration.

Dans les cas où la thoracentèse n'a été que palliative pour un temps court, recourir à la *pleurotomie*, ou à l'application d'un *petit trocart à demeure*, au travers de la paroi thoracique, que l'on ne retire qu'après plusieurs semaines, quand on suppose la fistule pleuro-pulmonaire guérie.

**Si l'épanchement est simplement gazeux** : le laisser *évoluer*.

Après quelques semaines, si l'on pense que la perforation est cicatrisée (pneumothorax fermé) : pratiquer la *ponction évacuatrice*, avec la plus grande prudence, pour ne pas rouvrir la cicatrice.

**S'il existe en même temps un épanchement séreux ou séro-purulent** (cas habituel) : *évacuer* le liquide, s'il est gênant par sa quantité ou s'il persiste depuis longtemps (six semaines depuis le début du pneumothorax), sans augmenter ni diminuer, et surtout s'il est accompagné de dyspnée et de fièvre.

Pratiquer l'*extraction totale* du liquide, mais *en le remplaçant par de l'air stérilisé* au fur et à mesure, de façon à éviter tout accident (Potain).

La *ponction répétée*, n'évacuant qu'une partie du liquide, est la méthode *de choix*.

**Si l'épanchement est purulent** (*pyo-pneumothorax*) : intervenir par la *thoracotomie* et les *lavages antiseptiques*.

Dans les cas où le malade n'a pas de fièvre, on peut se contenter de pratiquer la ponction et de faire suivre celle-ci d'une *injection pleurale modificatrice et antiseptique* (Fernet, Bouveret).

℞ Eau distillée, bouillie, tiède  400 gr.
Teinture d'iode............  40 —
Iodure de potassium......  4 —
(Duguet).

**P. NON TUBERCULEUX.**

**Au début** : administration de *calmants* (opium), pour combattre la dyspnée et la douleur.

Recommander au malade d'éviter tous les efforts et de rester dans le *repos absolu*.

Combattre la toux par tous les moyens ordinaires (opiacés, héroïne).

Lutter contre le collapsus cardiaque à l'aide d'injections souscutanées d'huile camphrée, d'éther et de sérum artificiel (150 à 200 gr., 2 à 3 fois par jour).

**S'il y a congestion pulmonaire** : application de *ventouses sèches*, de *sinapismes* ; inhalations d'*oxygène* ; au besoin, *saignée* (Netter).

**En cas de vomiques séreuses** : *respecter l'épanchement* jusqu'à oblitération de la fistule.

**En cas de vomiques purulentes** : pratiquer la *thoracotomie* et faire des lavages légèrement antiseptiques.

**Chez les emphysémateux** : recourir à la *thoracentèse*, qui constitue l'unique traitement vraiment efficace, seulement si la dyspnée est intense et menaçante.

Si la dyspnée va en diminuant, éviter toute intervention.

**Dans le pneumothorax par effort** : pratiquer la *thoracentèse*, seulement en cas de dyspnée intense et si les accidents sont récents ; mais après les premières heures ou la première journée, il est plus prudent d'éviter la thoracentèse (Gaillard).

**En cas de pneumothorax compliquant une pneumonie ou une broncho-pneumonie** : recourir aux *ponctions partielles répétées*, s'il s'agit d'un hydro-pneumothorax, et à la *pleurotomie* avec lavage de la plèvre, en cas de pyo-pneumothorax.

**En cas de pneumothorax consécutif à une gangrène du poumon** : pratiquer la *pleurotomie d'emblée*, suivie de *lavages légèrement antiseptiques*.


# POLYNÉVRITES.

Voy. *Névrites*.

# POLYPES.

### P. MUQUEUX DES FOSSES NASALES.

Injections répétées de quelques gouttes d'une solution de *chlorure de zinc* à 1 p. 20 ou 1 p. 10.

Recourir à l'*ablation par torsion* ou à l'*ablation à l'aide de l'anse galvanique.*

### P. MUQUEUX DU RECTUM.

**P. mou à pédicule long et grêle** : ablation par *torsion.*

**P. dur à pédicule de petit volume** : *ligature* du pédicule, suivie d'*excision* immédiate au-dessous de celle-ci et de cautérisation du pédicule.

### P. DE L'URÈTRE CHEZ LA FEMME.

**P. du méat** : *ligature* de la base du polype, à l'aide d'un fil de soie, *excision* ou bien cautérisation au galvano-cautère.

**P. profond** : dilatation de l'urètre, suivie d'*excision* à l'aide de ciseaux ou de bistouri, de *cautérisation au galvano-cautère.* Placer une sonde à demeure, pendant plusieurs jours ; dilater l'urètre, après cicatrisation.

### P. UTÉRINS.

**P. du col utérin.**

**Si le polype est petit ou de moyenne grandeur** : recourir à la *torsion,* suivie de section du pédicule.

**Si le polype est énorme** : pratiquer l'*ablation par morcellement* de la tumeur, avec l'instrument tranchant.

### P. intra-utérins.

Faire une opération préliminaire, pour rendre le polype accessible : incision bilatérale du col, pratiquée avec de forts ciseaux jusqu'à l'insertion vaginale; dilater, s'il y a besoin, la portion sus-vaginale du col, à l'aide de laminaires, puis de bougies de Hégar ; enfin, faire le débridement bilatéral du col, s'il est nécessaire.

Placer le malade dans la position dorso-sacrée ; dilater le vagin par des valves et des dilatateurs, *saisir le polype* avec des pinces à griffes et l'*abaisser le plus possible,* tandis que la main appliquée au-dessus du pubis s'assure qu'il n'y a pas inversion de l'utérus. Imprimer alors au polype un mouvement de rotation sur son axe, de façon à *tordre le pédicule.* Au bout de deux ou trois tours, faire glisser jusqu'à l'insertion du pédicule sur le polype de forts ciseaux, courbés sur le plat, et commencer à *inciser le pédicule à petits coups, en continuant la torsion.*

Ne pas recourir à tous les autres moyens d'exérèse (anse galvano-caustique, serre-nœud, écraseur, ligatures).

Dans les cas très rares, où le pédicule contient un gros vaisseau, placer sur le pédicule de longues pinces à pression, laissées en place pendant quelques heures.

S'il se produisait une perte de sang, recourir aux injections chaudes, administrer l'ergot de seigle, et au besoin, pratiquer le tamponnement antiseptique de la cavité utérine à la gaze iodoformée.

**En cas d'énorme polype** remplissant la cavité du vagin et ne laissant pas arriver le doigt au pédicule, pratiquer l'*ablation par morcellement* avec l'instrument tranchant : enlever des tranches et des fragments conoïdes de la tumeur, et une fois le volume de celle-ci suffisamment diminué, la saisir entre les branches de pinces à larges mors et procéder à la section du pédicule à petits coups de ciseaux, tout en tordant simultanément.

Employer ces procédés expéditifs, surtout dans les cas où les femmes sont affaiblies et cachectiques.

Après l'ablation des polypes, il est bon de faire, séance tenante, quelques jours après, un *curettage,* suivi de *cautérisation,* pour guérir la métrite qui est constante et précipiter, en outre, l'involution de l'utérus (Pozzi).

**Pendant la grossesse :** recourir aux méthodes ci-dessus indiquées à *P. du col utérin* et à *P. intra-utérins.*

**Pendant l'accouchement :** pratiquer la *torsion* et la *section du pédicule,* soit dans le cas de polype implanté sur l'une des lèvres du col, soit dans celui de polype intra-utérin expulsé au-devant de la tête fœtale.

Voy. *Fibromes utérins.*

## POLYURIES.

### P. DES ARTÉRIO-SCLÉREUX.

Traitement hygiénique, diététique et médicamenteux de l'artério-sclérose.

Voy. *Artério-sclérose, Hypertrophie de la prostate, Néphrite chronique.*

### P. AZOTURIQUE.

Voy. *Diabète azoturique.*

### P. NERVEUSE.

**Au moment d'un accès de polyurie :** prescrire l'*antipyrine,* à la dose de 5 gr. dans les 24 heures ; administrer les *bromures,* la *valériane,* à haute dose, le *valyle.*

Donner l'*opium* ou le *seigle ergoté* (60 centigr. par jour, en 3 prises, pendant 3 semaines, si nécessaire) (Benedikt).

℞ Teinture de valériane...... 100 gr.

Laudanum de Sydenham .. 2 gr.

1 cuillerée à café, quatre fois par jour, dans un peu de tisane de fleurs d'oranger (Parvin).

**Chez les neurasthéniques :** remonter les forces du malade et chercher à ramener l'équilibre dans l'état général nerveux. Prescrire l'*arsenic* ou le *cacodylate de soude,* médicaments d'épargne, et mieux encore les *phosphates,* la *strychnine* et le *fer.*

Ordonner le *repos absolu de l'esprit,* le calme le plus complet de l'âme ; conseiller les distractions qui égayent sans fatiguer ; recourir enfin à l'*hydrothérapie tonique et calmante,* à laquelle on adjoindra l'*électricité statique.*

(Voy. *Diabète azoturique*).

### P. PHOSPHATURIQUE.

Voy. *Diabète phosphaturique.*

# POUX.

Voy. *Phtiriase.*

# PRÉSENTATIONS.

**P. DE LA FACE.**

**P. de la face proprement dite.**

Attendre la dilatation complète ; si, à ce moment, la tête est encore mobile au détroit supérieur et la poche intacte ou récemment rompue, pratiquer la *version podalique par manœuvres internes.*

Si la tête est engagée, *aider à la rotation du menton en avant* (indispensable pour la terminaison de l'accouchement), en introduisant le doigt dans la bouche.

Recourir au *forceps.*

Si l'accouchement est impossible : *embryotomie.*

**P. du front.**

Attendre la dilatation complète ; si la tête est mobile au détroit supérieur et la poche des eaux intacte ou récemment rompue, faire la *version podalique par manœuvres internes.*

Si la tête est engagée, *essayer de la fléchir*, en appuyant sur l'occiput avec la main, introduite dans les organes génitaux, puis appliquer le *forceps* (Auvard).

**P. DU SIÈGE.**

**Dans les variétés de siège complet ou décomplété** (mode des pieds ou des genoux), tenter, pendant la dilatation, la *version céphalique par manœuvres ex-*ternes, ou bien attendre la période d'expulsion pendant laquelle on n'interviendra pas, à moins de complications pour la sortie du tronc, du siège et des membres. *Ne pas opérer de tractions pendant la sortie du tronc ;* se contenter de *faire une anse au cordon*, en tirant sur le bout maternel, et d'exercer des pressions sur l'utérus, pour maintenir la tête fléchie et éviter le relèvement des bras.

En cas de relèvement des bras ou d'asphyxie du fœtus, pratiquer l'*extraction manuelle* (Auvard).

Intervenir toujours pour la sortie de l'ovoïde céphalique ; pratiquer la *manœuvre de Mauriceau :* un ou deux doigts étant introduits dans la bouche et l'autre main étant maintenue à cheval sur le cou du fœtus, ramener le menton en arrière, puis dégager la tête, en relevant le dos du fœtus vers le ventre de la mère.

**Dans la variété de siège décomplété** (mode des fesses), pratiquer, pendant la grossesse ; la *version par manœuvres externes ;* si le siège est engagé, et que cet engagement ne soit pas trop profond ; essayer encore cette opération, mais en s'aidant de la main introduite dans le vagin, pour mobiliser le fœtus. Donner, en ce cas, du chloroforme.

Pendant le travail, si le siège est mobile au détroit supérieur et si la dilatation est très large, *rompre les membranes et aller chercher un pied,* qu'on abaissera dans le vagin : introduire la main dans l'utérus et suivre la cuisse antérieure jusqu'au creux poplité, puis appuyer avec l'extrémité des doigts sur le jarret, pour rapprocher la cuisse de l'abdomen et la fléchir ainsi au maximum. Cette flexion exagérée amène la chute spontanée de la jambe qui était relevée et le pied vient se mettre en contact avec la main, qui n'a plus qu'à le saisir et à l'attirer au dehors.

Recourir également à l'*abaissement préventif d'un pied,* lorsque la poche des eaux est rompue et que la dilatation est suffisante pour laisser pénétrer la main dans l'utérus, puis se comporter comme dans la variété *mode des pieds.*

Si l'abaissement du pied est impossible et le siège engagé, *surveiller l'accouchement, ausculter fréquemment* et, si une fois la dilatation complète, l'expulsion ne peut avoir lieu, intervenir pour dégager l'extrémité pelvienne. Si le siège est arrêté à la vulve, *le dégager avec les doigts introduits dans les aines* ou bien recourir à la *manœuvre de Ritgen :* introduire deux doigts dans l'anus assez profondément, et au moment d'une contraction et d'un effort de la femme, appuyer sur le siège à travers la paroi antérieure du rectum, pour le repousser vers l'orifice vulvaire. Ou encore recourir à la *méthode birectale de Olivier :* manœuvre de Ritgen combinée avec l'introduction d'un doigt de l'autre main dans l'anus de l'enfant.

Essayer aussi l'*expression du fœtus* par la paroi abdominale (Bar, Keim).

Si le siège est arrêté dans l'excavation et lorsqu'il est trop élevé pour qu'on puisse l'abaisser avec les doigts en crochets dans les régions inguinales, recourir au *forceps* ou au *lacs.*

Préférer le forceps dans les positions sacro-iliaques postérieures et se servir de lacs dans les positions sacro-iliaques antérieures. Saisir le lacs à l'une de ses extrémités et l'insinuer avec le bout des doigts, non par derrière la symphyse, mais directement dans le sillon intercrural et le faire progresser ainsi, de bas en haut, jusqu'à ce qu'il ait pénétré assez profondément. Porter alors l'index et le médius entre la symphyse et la hanche antérieure à la rencontre du lacs qui fait saillie entre les cuisses du fœtus ; le saisir entre les doigts et l'attirer en bas (Maygrier).

Dans certains cas exceptionnels, lorsque le siège est enclavé dans l'excavation et que l'enfant est mort, recourir pour l'extraire au *crânioclaste* ou au *basiotribe* (Ribemont-Dessaignes).

**P. DU SOMMET.**

S'efforcer de *ramener l'occiput en avant,* soit avec le doigt, soit avec le forceps.

**P. DU TRONC.**

**P. de l'abdomen.**

Pendant la dilatation, si la poche des eaux est intacte, essayer la *version céphalique par manœuvres externes.*

Si la poche des eaux est rompue, tenter la *version pelvienne par manœuvres internes.*

Lorsque la dilatation est complète, faire la *version podalique par manœuvres internes;* si elle est impossible à exécuter, recourir à l'*embryotomie* (éviscération ou rachiotomie).

**P. du thorax.**

Pendant la dilatation, tenter la *version céphalique par manœuvres externes,* si la poche des eaux est intacte.

Lorsque la dilatation est complète, recourir à la *version podalique par manœuvres internes;* si la poche des eaux est rompue, faire la *version céphalique par manœuvres mixtes.*

Si ces opérations sont impossibles, pratiquer l'*embryotomie:* sectionner le cou avec des ciseaux appropriés et extraire successivement le tronc et la tête (Auvard).

# PROCIDENCES.

**P. DU CORDON OMBILICAL.**

**Si la poche des eaux est intacte et le col incomplètement dilaté,** placer la femme dans la *position génu-pectorale* du dans la *position inclinée de Trendelenburg* (Demelin).

Si ces positions ne soustraient pas le cordon aux compressions venant de la tête fœtale, essayer la *version par manœuvres externes,* pour ramener le siège au détroit supérieur.

**Si la poche des eaux est rompue et la dilatation incomplète,** *réduire* le cordon avec la main ou avec une pince à pansement, en ne saisissant que l'enveloppe du cordon, que l'on repousse dans la cavité utérine (Auvard).

Exécuter la *version mixte* pour ramener le siège au détroit supérieur. Accélérer la dilatation à l'aide du dilatateur de Tarnier.

**Si la dilatation est complète et s'il s'agit d'une pré-**sentation céphalique, appliquer le *forceps,* ou bien recourir à l'*extraction immédiate par la version.*

**En cas de présentation du front ou de la face mobile au détroit supérieur,** exécuter la *version podalique interne.*

**Dans la présentation du siège,** n'intervenir que si l'enfant est en danger de mort; si la dilatation est incomplète, *tenter la réduction du cordon;* si la dilatation est complète, pratiquer l'*extraction manuelle* (Auvard).

**P. DES MEMBRES.**

Ne pas intervenir, tant que la poche des eaux est intacte.

**Après la rupture de la poche des eaux,** *réduire* le membre procident, en le repoussant avec les doigts.

Si la réduction est impossible et si l'accouchement ne peut se terminer spontanément, pratiquer la *version* ou appliquer le *forceps* (Auvard).

Dans certains cas, recourir à l'*expression du fœtus* par la paroi abdominale (Bar, Keim).

## PROCTITES.

Voy. *Rectites*.

## PROLAPSUS DU RECTUM.

Voy. *Chute du rectum.*

## PROLAPSUS DE L'UTÉRUS.

### P. LÉGER.

TRAITEMENT CHIRURGICAL : opérations autoplastiques (amputation du col, colporraphie, colpopérinéorraphie), hystéropexie abdominale, opération d'Alexander.

Si la malade refuse l'intervention chirurgicale, instituer le TRAITEMENT PALLIATIF: défendre la station debout prolongée, les travaux rudes et fatigants, les longues marches, la danse, l'équitation et la bicyclette.

Combattre la constipation.

Faire prendre des *injections vaginales chaudes* (46°), faiblement antiseptiques et appliquer des *tampons glycérinés* :

℞ Salol................ 15 gr.
   Glycérine ............. 200 —

℞ Teinture d'iode....... 10 gr.
   Tanin ............... 15 —
   Glycérine neutre...... 60 —
             (Lutaud).

*Modifier, tanner* la muqueuse vaginale : faire matin et soir, après une injection avec une solution boriquée à 4 p. 100, un attouchement de la muqueuse vaginale avec un pinceau imbibé de :

℞ Permanganate de potasse. 25 cgr.
   Eau distillée............. 30 gr.

Appliquer ensuite un tampon de ouate sèche (Lutaud).

Employer aussi les *poudres astringentes:* tanin, tannoforme.

℞ Tanin..............
   Iodoforme........... } ãã 3 gr.
   Lycopode............ 30 —
            (Lutaud).

℞ Tanin..............
   Oxyde de zinc...... } ãã 3 gr.
   Salol pulvérisé.....
   Lycopode .......... 30 —
            (Lutaud).

Pratiquer la *réduction* en plaçant la malade dans la position génu-pectorale, si le cas est grave.

Une fois la réduction opérée, la maintenir à l'aide d'une *ceinture abdominale* et de l'introduction d'un *pessaire.*

Appliquer, suivant le degré du prolapsus, un *pessaire* avec ou sans diaphragme (anneau de Dumontpallier, pessaire de Hodge ou de Gariel à air, pessaire hystérophore).

Traiter la métrite et l'endométrite.

Recourir au *massage utérin*, d'après la méthode de Thure-Brandt (massage à deux).

**Contre les douleurs lombaires** : *repos prolongé*, dans la station allongée; *frictions lombaires* avec :

2ç Chloroforme.............. 10 gr.
Alcool camphré........
Baume de Fioravanti... } ãã 50 —
(Herzen).

### P. UTÉRO-VAGINAL.

Recourir au *traitement chirurgical*.

Si l'utérus est malade, ulcéré, depuis longtemps dehors, faire, chez les vieilles femmes, précéder les opérations plastiques de *l'ablation de l'organe* (Hartmann).

## PROSOPALGIE.

Voy. *Névralgie faciale*.

## PROSTATITES.

### P. AIGUE.
Voy. *Abcès de la prostate*.

### P. CHRONIQUE.
Instillations dans l'urètre profond de *nitrate d'argent* à 2 ou 5 p. 100, de *protargol* à 5 p. 100.

Combattre la constipation; défendre l'équitation.

Faire prendre des *lavements très chauds* à 50°, gardés pendant dix minutes.

Pratiquer deux fois par jour la *compression digitale* de la *prostate*, pendant dix minutes chaque fois.

Voy. *Hypertrophie de la prostate*.

### P. TUBERCULEUSE.
En général, ne pas intervenir chirurgicalement dans les abcès tuberculeux de la prostate. Cependant, si les poumons sont sains ou à peu près, s'il existe au périnée des fistules, qui, par leur suppuration, épuisent le malade, pénétrer dans le foyer et le nettoyer (Tillaux).

Traitement général de la phtisie.

## PRURIGO.

(Voy. *Eczéma prurigineux, Strophulus*).

### P. D'HÉBRA.
Voy. *Lichen agrius*.

## PRURIT.

Rechercher et combattre la cause du prurit (diabète, néphrite interstitielle, ictère, intoxication, auto-intoxication). Chez les femmes enceintes, combattre l'hépatotoxémie.

Traiter d'une façon appropriée les diverses maladies et les divers troubles constitutionnels; combattre surtout l'arthritisme et l'herpétisme (alcalins, iodures, arsenic, cacodylate de soude, préparations de glande thyroïde).

Combattre aussi la constipation chronique et faire l'*antisepsie intestinale*.

Agir sur le système nerveux par une *médication sédative* : *douches tièdes*, progressivement plus froides, *bromures*, préparations de *valériane, camphre*.

Régime.

Défendre la charcuterie, les poissons et les coquillages de mer, les crustacés, les conserves de viande et de poisson, le gibier faisandé, les fromages salés et fermentés, les mets épicés, les truffes, les fraises, etc.

Proscrire l'alcool, les liqueurs, les vins généreux, le café, le thé et le tabac.

Permettre les *viandes fraîches rôties ou grillées, blanches* de préférence, les *légumes verts cuits*, les *fruits cuits*.

Comme boisson, conseiller une *eau alcaline légère* (Vichy-Grande-Grille, Vals, Alet), ou le *lait* coupé d'eau alcaline.

Dans les cas intenses, prescrire le *régime lacté*.

Traitement médicamenteux.

Prescrire intérieurement la *quinine*, surtout dans les cas de prurit revenant par accès (75 centigr. à 1 gr. 50 centigr. par jour), et chez les grands arthritiques, donner l'*aconitine cristallisée* : faire fondre 3 ou 4 granules d'un quart de milli-

Herzen.

gramme dans un verre d'eau, à prendre dans les 24 heures (Morel-Lavallée).

Ou encore :

℞ Extrait de belladone ...... 1 cgr.
—   de feuilles d'aconit. 2 —
Chlorhydrate de quinine .. 15 —

Pour 1 pilule : 5 à 6 dans les 24 heures (Herzen).

Chez un goutteux, donner les pilules suivantes :

℞ Chlorhydrate de quinine.. 10 cgr.
Extrait de colchique... } āā 1 —
Poudre de digitale.... }
Extrait de gentiane et glycérine ................ Q. S.

Pour 1 pilule : 2 pilules par jour aux repas, pendant 10 à 12 jours par mois (Brocq).

Contre le prurit, ordonner la *teinture de belladone*, à la dose de VI à XII gouttes, ou l'*acide phénique* en pilules, à la dose de 40 à 60 centigr. par jour (Brocq).

℞ Acide phénique.......... 5 cgr.
Réglisse pulvérisée..... } Q. S.
Gomme arabique....... }

Pour 1 pilule : 6 à 8 par jour, après les repas.

Essayer l'*antipyrine* et l'*exalgine*, en cachets de 25 centigr.

Pratiquer des injections sous-cutanées de *nitrate de pilocarpine* ou de *sulfate d'atropine*.

Localement : prescrire des *lotions aussi chaudes qu'il est possible de les supporter* (50⁰), avec de l'eau, dans laquelle on a fait bouillir des *têtes de camomille* ou une *tête de pavot* par litre d'eau ou encore une *décoction de feuilles de coca* à 10 p. 1000.

Se servir aussi d'eau chaude

additionnée de 2 à 3 cuillerées à soupe de *vinaigre ordinaire*, par verre, ou de 1 à 2 cuillerées à soupe du mélange suivant :

℞ Acide phénique........... 5 gr.
   Vinaigre aromatique...... 250 —
                        (Besnier).

Conseiller les *enveloppements permanents* avec de la tarlatane imbibée d'eau vinaigrée et légèrement phéniquée et recouverte de taffetas gommé.

Prescrire les *pommades au menthol*, à *l'acide phénique*, à la *cocaïne*, à *l'acide tartrique* :

℞ Menthol............... 10 à 15 gr.
   Oxyde de zinc.......... 25 —
   Lanoline.............. 75 —
   Huile d'amandes douces. 10 —
   Pour onctions.

℞ Acide phénique........... 1 gr.
   Oxyde de zinc.........⎫
   Lanoline..............⎬ ãã 20 —
   Vaseline.............⎭
   Pour onctions (Brocq).

℞ Chlorhydrate d'eucaïne.... 5 gr.
   Menthol ............... 3 à 5 —
   Huile d'olive stérilisée.... 10 —
   Lanoline.......... Q. S. p. 50 —
   Pour onctions (Herzen).

### En cas de prurit intense :

℞ Potasse caustique....... 4 à 6 gr.
   Eau.................... 100 —
   En applications locales.

### En cas de prurit localisé :
pratiquer des *pulvérisations* locales avec :

℞ Menthol................. 2 gr.
   Alcool................⎫ ãã 20 —
   Éther sulfurique.......⎭

Ou bien :

℞ Sublimé .............. 30 à 50 cgr.
   Alcool................. 25 gr.

Chloroforme........... V gouttes.
Eau de laurier-cerise.. 50 gr.
— de camomille..... 25 —
                 (Leistikow).

Employer les *emplâtres à l'oxyde de zinc*, à *l'ichtyol*, à la *résorcine* ou à *l'huile de foie de morue phéniquée*.

### P. ANAL.
Commencer par traiter les hémorroïdes, la rectite ou la vaginite, si elles existent. Combattre la constipation ou la diarrhée.

Appliquer sur l'anus la *lotion* suivante :

℞ Eau distillée............. 450 gr.
   Glycérine ............... 20 —
   Acide phénique neigeux... 5 —
   Hyposulfite de soude...... 30 —
                (Penzoldt).

Ou bien, badigeonner la région, soir et matin, avec la lotion suivante, coupée de moitié d'eau :

℞ Talc..................⎫ ãã 30 gr.
   Amidon...............⎭
   Glycérine .............. 20 —
   Eau blanche .......... 100 —

Ordonner des lavages fréquents, des soins de propreté minutieux, des lotions à *l'eau blanche*, ou des *lotions astringentes* :

℞ Alun............. 50 gr.
   Eau ........... 1000 —

Appliquer la *pommade* suivante :

℞ Chlorhydrate de cocaïne... 1 gr.
   Vaseline.................. 20 —

Pratiquer des cautérisations avec des solutions de *nitrate d'argent* à 1 p. 10.

**En cas de prurit rebelle :** recourir aux *cautérisations* superficielles au thermo-cautère, aux applications locales de *potasse caustique* en solution à 4 ou 6 p. 100.

## P. SÉNILE.

Traiter l'artériosclérose. Régime lacté.

Bains amidonnés, bains chauds prolongés, bains de vapeur, sauf contre-indication.

Tous les soirs, *lotions chaudes* à 40°, additionnées de 2 cuillerées à bouche par litre de :

℞ Acide acétique............. 4 gr.  
Vinaigre aromatique....... 200 —  
(Besnier).

Saupoudrer ensuite avec :

℞ Salicylate de bismuth...... 10 gr.  
Amidon................... 90 —  
(Besnier).

Ou bien faire des *onctions* avec la pommade suivante :

℞ Menthol.................. 60 cgr.  
Gaïacol.................. 6 gr.  
Acide salicylique......... 2 —  
Lanoline................. 30 —

Employer aussi l'*eau vinaigrée* à 1 p. 100, *l'eau chloralée* à 1 p. 100, le *glycérolé tartrique* à 3 p. 100, avec ou sans *menthol* à 1 p. 100.

Pratiquer des injections sous-cutanées de *pilocarpine*.

Donner intérieurement la potion suivante :

℞ Bromure de sodium........ 8 gr.  
Iodure de sodium.......... 4 —  
Salicylate de soude........ 8 —  
Acétate de soude.......... 4 —  
Infusion de gentiane....... 60 —  
1 cuillerée à café, dans de l'eau, après chaque repas (Brocq).

*Cures thermales* aux eaux de Néris, Ragatz, Schlangenbad.

## P. VULVAIRE.

Combattre la cause : arthritisme, hystérie, diabète, leucorrhée, cystite, défaut de propreté.

Ordonner des *lotions très chaudes* (50°), des *bains généraux*, des *bains de siège*.

Pratiquer des lotions avec une petite éponge imbibée de :

℞ Sublimé.......... 2 gr.  
Alcool .......... 10 —  
Eau de roses ..... 40 —  
Eau distillée...... 450 —  
(Tarnier).

Ou mieux, conseiller de faire toutes les 2 heures une lotion, avec la mixture suivante :

℞ Bichlorure de mercure. ⎫  
Chlorhydrate d'ammo- ⎬ āā 25 cgr.  
niaque............... ⎭  
Lait d'amandes......... 500 gr.

En cas d'échec avec cette mixture, employer la solution suivante, appliquée de préférence le soir :

℞ Hydrate de chloral........ 5 gr.  
Hydrolat de roses......... 100 —  
Eau distillée............. 450 —  
Imbiber une compresse et la tenir en place le plus longtemps possible.

Contre la démangeaison :

℞ Acétate de plomb......... 10 gr.  
Acide phénique........... 5 —  
Teinture d'opium......... 60 —  
Eau bouillie ............. 500 —

Ou bien :

℞ Borate de soude.......... 10 gr.  
Eau chloroformée......... 500 —

Prescrire les *bains émollients* ou les *bains alcalins*; user dans le bain de savon au goudron ou à l'acide phénique, faire employer pendant le bain un spéculum fenêtré, et après le bain, recommander à la malade de s'introduire un tampon glycériné, de garder le repos et d'appliquer entre les lèvres un pansement isolant, composé de gaze ou de mousseline pliée en plusieurs doubles.

Pratiquer aussi des badigeonnages à la *teinture de benjoin* ou avec un tampon imbibé d'une solution de *cocaïne* à 1 p. 20 ou à 1 p. 10.

Pour la journée, onctions avec les *pommades* :

℞ Chlorhydrate de cocaïne...    2 gr.
  Lanoline...............  }
  Vaseline...............  } āā 10 —
  Essence de roses.........    Q. S.

℞ Menthol ...............    5 à 10 gr.
  Oxyde de zinc..........    25 —
  Lanoline...............    75 —
  Huile d'amandes douces.    10 —
  Pour onctions.

Recourir aux cautérisations au *nitrate d'argent* en solution à 1 p. 20 ou 1 p. 10 :

℞ Nitrate d'argent..........    5 gr.
  Eau distillée .............    50 —
  Pour badigeonnages, 2 fois par semaine (douloureux).

Ou pratiquer des attouchements avec une *solution phéniquée forte* à 10 p. 100 :

℞ Acide phénique...........    10 gr.
  Glycérine neutre..........    125 —

**En cas d'insomnie**, donner la préférence aux *bromures*, à l'*uréthane*, à l'*hédonal*, au *chloral* :

℞ Bromure d'ammonium.......    10 gr.
  Hydrate de chloral ........    5 —
  Sirop d'écorces d'oranges
    amères ................    90 —
  1 cuillerée à soupe à l'heure du coucher; une seconde cuillerée dans la nuit, si le malade se réveille et éprouve des démangeaisons (Morel-Lavallée).

Dans les cas où les bromures déterminent des érythèmes, employer le *sulfonal associé à l'antipyrine* :

℞ Sulfonal..............  }
  Antipyrine...........  } āā 50 cgr.
  Pour 1 cachet : 1 ou 2 à l'heure du coucher (Morel-Lavallée).

*Cures thermales* (pour combattre l'état diathésique) à Amélie, Saint-Gervais, Saint-Sauveur, Saint-Honoré, Luchon, Cauterets, Allevard, Uriage, Mont-Dore, Eaux-Chaudes.

## PSEUDO-PARALYSIE SYPHILITIQUE.

Voy. *Maladie de Parrot*.

## PSORIASIS.

Traitement hygiénique et diététique de l'arthritisme et de la goutte.

Prescrire les *alcalins*, l'arsenic et les *iodures* ou la *médication thyroïdienne*.

Donner l'arsenic à doses progressivement croissantes jusqu'à

15 à 25 *milligr. d'arséniate de soude* par jour, ou 10 à 15 *milligr. d'acide arsénieux.* Prendre ce médicament à la fin des repas ; s'arrêter, dès qu'il survient des phénomènes d'intolérance ; après une période de repos de quatre à six jours, recommencer en donnant de petites doses, que l'on augmente graduellement jusqu'à une dose totale moindre que celle qui a déterminé les accidents.

Ordonner le *cacodylate de soude* par la voie stomacale à la dose quotidienne de 25 centigr., ou mieux l'administrer par la voie hypodermique à la dose de 10 centigr.

Administrer l'*iodure de potassium à doses massives,* de 5 à 30 gr. par jour, si le malade supporte le médicament. Prendre l'iodure dans du lait ou dans de l'eau de Vichy (source Célestins).

LOCALEMENT :

Décaper les plaques psoriasiques par des bains ou des frictions. Les badigeonner énergiquement avec un pinceau trempé dans une solution d'*acide chrysophanique* dans le chloroforme :

℞ Acide chrysophanique..... 15 gr.
Chloroforme.............. 100 —

Les recouvrir ensuite avec :

℞ Gutta-percha............., 10 gr.
Chloroforme............... 80 —
(Besnier).

Employer les pommades suivantes :

℞ Acide chrysophanique..... 4 gr.
Axonge benzoïnée......... 100 —
HERZEN.

℞ Savon noir............... 5 gr
Huile de cade........ } āā 100 —
Glycérolé d'amidon ... }
(Vidal).

Faire aussi usage des *glycérolés cadiques de l'hôpital Saint-Louis* :

℞ Huile de cade............. 10 gr.
Glycérolé d'amidon........ 90 —
Extrait fluide aqueux de Panama. Q. S. pour émulsionner........ (environ 2 gr.).
(Glycérolé cadique faible).

℞ Huile de cade......... } āā 50 gr.
Glycérolé d'amidon.... }
Extrait fluide aqueux de Panama.... Q S. (environ 5 gr.).
(Glycérolé cadique fort).

℞ Acide chrysophanique.. } āā 50 gr.
— pyrogallique..... }
Eau.................. Q. S. p. liq.
Collodion ............. 100 gr.

Ordonner l'*eurobine* en solution dans le chloroforme à 10 ou 20 p. 100. Recourir enfin au traitement par les *grands bains à l'huile de cade* : avant d'incorporer l'huile de cade à l'eau du bain, l'émulsionner avec une solution aqueuse de savon noir 100 gr., eau 200 gr. Ajouter à cette émulsion l'huile de cade dans la proportion suivante :

Huile de cade.......... 100 gr.
Emulsion de savon Q. S p. 250 c. c.

Cette quantité représente la dose pour un bain. Avant le bain, savonnage énergique au savon noir. Durée du bain de 35 à 45 minutes.

A la sortie du bain, lotion abondante à l'eau tiède. Répéter les bains tous les deux jours (Balzer).

Dans les cas de **psoriasis à disques isolés et peu nom-**

32.

breux et surtout dans les cas de **psoriasis des mains et du visage**, ou chez les femmes, en cas de **psoriasis de la poitrine ou de la région dorsale supérieure**, recourir aux *scarifications* : décaper soigneusement les surfaces malades au moyen de l'application permanente et plus ou moins prolongée de cataplasmes de fécule de pommes de terre moelleux, refroidis, souvent renouvelés, recouverts de taffetas gommé et préparés sans addition d'aucun antiseptique. Scarifier avec un instrument bien aiguisé suivant des lignes parallèles atteignant la couche superficielle du derme, espacées de 1 à 2 millimètres, sans aucun quadrillage ou entrecroisement. Laisser saigner ad libitum et même entretenir le saignement par des lotions à l'eau bouillie tiède, puis recouvrir la surface cruentée de quelques doubles de tarlatane trempée dans l'eau bouillie en attendant que les cataplasmes de fécule soient réappliqués et continués jusqu'à la séance suivante, pratiquée 3 ou 4 jours plus tard (Jacquet).

**Contre le psoriasis de la tête** : frictionner le soir le cuir chevelu avec :

℞ Acide pyrogallique.... ⎫
— salicylique...... ⎬ ãã 1 gr.
Ichtyol............... 2 —
Vaseline............ ⎫
Savon mou de potasse. ⎬ ãã 20 —

(Suspendre si l'irritation est trop vive)

Essayer le *permanganate de potasse* en applications locales à l'aide de compresses imbibées d'une solution de ce sel au titre de 30 centigr. à 1 gr. p. 100 (Hallopeau).

Faciliter la disparition des poussées psoriasiques par le *traitement au copahu* : commencer par administrer le baume de copahu à la dose de 3 gr. par jour, puis à celle de 4 gr. et augmenter jusqu'à 8 gr. et 9 gr. dans les 24 heures, pris en doses fractionnées, le matin à jeun et entre les repas.

Cures thermales à *La Bourboule, Saint-Christau, Luchon, Barèges.*

### P. SYPHILITIQUE.

Voy. *Syphilis* (traitement local).

# PTÉRYGION.

Disséquer très complètement le ptérygion et les tissus sousjacents jusqu'à la sclérotique et l'exciser (Tillaux).

# PTYALISME.

Combattre la cause et administrer l'*extrait de belladone* ou l'*atropine* (1/4 de milligr., 2 à 4 fois par jour).

# PURPURA.

## P. HÉMORRAGIQUE INFEC-TIEUX.

Combattre l'intoxication générale et l'insuffisance hépatique : bains chauds (2 à 3 par jour) ; irrigations rectales de sérum artificiel ou d'eau bouillie tiède, répétées matin et soir ; injections sous-cutanées de sérum artificiel (250 à 300 c. c. à la fois) ; calomel à petites doses.

Administrer les *toniques*, l'*alcool*, la *quinine*, l'*ergotine*, le *perchlorure de fer*, la *ferropyrine*, la *digitale* et l'*opium*. Faire boire au malade des *limouades au jus de citron*.

℞ Extrait de quinquina.... 25 gr.
Alcoolat de cannelle .... 60 —
Sirop de pavot......... 40 à 60 —
Eau distillée .......... 150 —
1 cuillerée à bouche toutes les 2 heures.

℞ Sulfate de quinine .... 30 à 50 cgr.
Poudre de digitale.... 5 à 10 —
Pour 1 cachet : 3 à 4 par jour (Herzen).

℞ Sulfate de quinine....... 15 cgr.
Ergotine............... 5 —
Extrait thébaïque......... 1 —
Pour 1 pilule : 6 par jour (Herzen).

℞ Perchlorure de fer liquide. 1 gr.
Limonade chlorhydrique... 200 —
Par gorgées dans la journée (Cardarelli).

℞ Ergotine.............. 2 à 4 gr.
Vin cordial ........... 100 —
Sirop de quinquina...... 30 —
Par cuillerées dans la journée.

℞ Perchlorure de fer........ 4 gr.
Eau de Rabel........... 5 —
Sirop d'opium........... 30 —
Eau distillée .......... 120 —
Par cuillerées dans la journée.

Faire prendre la *limonade sulfurique* (1 gr. d'acide sulfurique, 500 gr. d'eau distillée, à boire dans la journée), ou bien administrer la potion suivante :

℞ Acide sulfurique dilué (1/10). 4 gr.
Hydrolat de menthe ........ 180 —
Sirop de punch............. 30 —
1 cuillerée à bouche toutes les heures.

Chez les enfants :

℞ Eau de mélisse.......... 1 à 2 gr.
Jus de citron............ 30 —
Eau-de-vie.............. 10 —
Sirop de quinquina....... 60 —
Par cuillerées à café (Descroizilles).

Dans les cas graves, recourir aux injections de *sérum gélatiné* :

Gélatine .............. 2 gr.
Eau distillée.......... 100 gr.
Chlorure de sodium .... 50 cgr.
Injecter 60 à 100 c. c. à la fois (Herzen).

En même temps, prescrire :

Gélatine ........... 5 à 10 gr.
Eau distillée........ 150 gr.
Sirop de gomme..... 25 gr.
1 cuillerée à bouche toutes les deux heures (Herzen).

### En cas de diarrhée :

℞ Acide gallique........... 3 gr.
Mucilage............... Q. S.
Pour 20 pilules : 1 toutes les heures ou toutes les 2 heures.

### En cas de tendance au collapsus :

℞ Perchlorure de fer desséché. 1 gr.
Liqueur de Hoffmann ...... 7 —
XV à XX gouttes, plusieurs fois de suite, à quelques minutes d'intervalle.

**P. RHUMATOÏDE.**

Repos au lit. Mettre les membres en élévation. Envelopper les membres avec des compresses imbibées de :

℞ Chlorhydrate d'ammoniaque 50 gr.
Eau distillée .............. 1000 —

(Mouiller les compresses 2 fois par jour et les recouvrir avec du taffetas gommé).

*Diète lactée, boissons acidulées* : limonade sulfurique, tartrique ou citrique.

**Contre la douleur et la fièvre** : prescrire les *analgésiques*, les *antithermiques* : quinine, antipyrine, exalgine, salicylate de soude, aspirine, opium.

Employer les *hémostatiques* : perchlorure de fer, ferropyrine, tanin, ratanhia, ergot de seigle.

℞ Perchlorure de fer ...... } āā 10 gr.
Teinture de noix vomique }

V gouttes, matin et soir, dans un peu d'eau sucrée (Comby).

℞ Ergotine.......... 50 cgr. à 1 gr.
Sirop de ratanhia ..  30 —
Eau d> menthe.....  80 —

1 cuillerée à café toutes les 1 à 2 heures (Comby).

Administrer les *toniques* : alcool, quinquina.

Instituer l'*antisepsie intestinale*.

Pratiquer des frictions avec de l'*eau-de-vie camphrée*, du *vin aromatique*.

Voy. *P. hémorragique infectieux*.

# PUSTULE MALIGNE.

Voy. *Charbon*.

# PYÉLITES.

*(pyélo-néphrites).*

**P. AIGUE.**

Stimuler et faciliter la diurèse en prescrivant le *régime lacté* et les *tisanes diurétiques* :

℞ Acide benzoïque.......... 10 cgr.
Extrait de genièvre .......  5 —
 —  de scille .........  3 —

Pour 1 pilule : 4 à 5 par jour (Herzen).

**Contre l'inflammation** : recourir à la *révulsion* (ventouses, pointes de feu), aux *émissions sanguines* au niveau du triangle de J.-L. Petit (4 à 6 sangsues).

Faire de la *dérivation intestinale* à l'aide de purgatifs :

℞ Calomel............... }
Scammonée........... } āā 10 cgr.
Jalap pulvérisé........ }

Pour 1 cachet : 2 par jour, le matin, à deux heures d'intervalle, pendant 2 jours de suite (Herzen).

Instituer l'*antisepsie des voies urinaires* : benzoate de soude, biborate de soude, salol, bétol, salacétol ou la salifornine (antiseptique intestinal et dissolvant de l'acide urique) à la dose de 1 à 2 gr. dans les 24 heures.

℞ Salol................ }
Bétol.. ............. } āā 30 cgr.
Benzoate de soude..... }

Pour 1 cachet : 4 à 6 par jour (Herzen).

Chez les goutteux et chez les calculeux ordonner l'*urotropine* à la dose de 50 centigr. prise deux ou trois fois par jour dans un grand verre d'eau gazeuse; ou bien employer le *lycétol* à la dose de 50 centigr., répétée deux fois par jour.

**Contre la fièvre** : *antithermiques* (quinine, antipyrine, phénacétine, salipyrine).

**Contre la douleur** : *révulsion* et *calmants*.

**En cas de grossesse** : pratiquer l'*accouchement prématuré*.


## P. CHRONIQUE.

*Régime lacté* plus ou moins absolu, permettre les œufs, les viandes blanches, les purées de lentilles, de haricots, de pois.

Prescrire les *antifermentescibles*, l'acide *benzoïque*, le *benzoate de soude* ou de *lithine*, le *borax*, le *lycétol* ou l'*urotropine*.

℞ Benzoate de soude..... } āā 30 cgr.
Bicarbonate de soude.. }

Pour 1 cachet : 4 à 5 par jour (Herzen).

℞ Benzoate de soude....... 2 à 4 gr.
Hydrolat de laitue....... 120 —
Sirop de fleurs d'oranger. 30 —

Par cuillerées à soupe (A. Robin).

Ou bien :

℞ Benzoate de soude....... 4 à 6 gr.
Sirop de térébenthine.. } āā 25 —
— de tolu.......... }
Eau distillée ........... 75 —

1 cuillerée à bouche, 3 heures après chaque repas dans une tasse d'infusion d'ulmaire, de bourgeons de sapin ou de tilleul (A. Robin).

Ou encore :

℞ Borax pulvérisé......... } āā 1 gr.
Bicarbonate de soude... }

Acétate de potasse........ 50 cgr.

Pour 1 paquet, 3 par jour, entre les repas.

Employer aussi le *kawa-kawa*, le *buchu*, le *pichi*, le *sureau*.

℞ Extrait fluide de kawa-kawa )
— — de buchu.... } āā 30gr.
— — de pichi...... )

1 cuillerée à café, 3 fois par jour entre les repas, dans une tasse d'infusion de fleurs de sureau à 5 p. 100, ou de busserole ou d'ulmaire (Herzen).

℞ Extrait fluide de kawa- )
kawa.............. }
Extrait fluide de buchu.. } āā 10 gr.
— — de pichi. )
Sirop de térébenthine.. } āā 120 —
— de tolu.......... }

4 cuillerées à soupe par jour (Herzen).

Stimuler les fonctions de la peau, et faire pratiquer des *frictions* avec le liniment suivant :

℞ Teinture de quinquina. )
Baume de Fioravanti... } āā 100 gr.
Alcool camphré........ )
Menthol ................. 2 —
Essence de girofles........ 1 —
Teinture de noix vomique . 25 —

Faire 2 frictions par jour (A. Robin).

**En cas de phénomènes douloureux** : administrer la *térébenthine* associée au *camphre*, à l'*extrait thébaïque*, à la *dionine*, à l'*aconit*.

℞ Térébenthine de Venise ... 6 gr.
Camphre finement pulvérisé 6 —
Extrait thébaïque........ 25 cgr.
— de racines d'aconit 20 —

Pour 60 pilules : 3 par jour (une toutes les 8 heures), en même temps qu'une tasse d'infusion d'ulmaire (A. Robin).

Prescrire des *suppositoires calmants* ou des *frictions* sur les reins avec :

℞ Baume tranquille......... 60 gr.
Chloroforme.............. 15 —
Extrait thébaïque....... )
— de jusquiame.... } āā 2 —
— de belladone .... )
(A. Robin).

Après avoir employé les balsamiques, essayer l'*huile de Harlem* (composée d'huile de cade et de bois de laurier) :

℞ Sirop de gomme....... )
— de baume de Ca- } āā 100 gr.
nada .............. )
Huile de Harlem fluide... L gttes.

1 cuillerée à café dans une tasse d'infusion balsamique (chaque cuillerée contient V gouttes d'huile de Harlem).

Si c'est nécessaire, pratiquer des *lavages de la vessie*.

EAUX MINÉRALES : déconseiller les eaux alcalines fortes ; donner la préférence à l'*eau d'Evian*, prise à la dose de 6 verres par jour (1 verre avant le premier déjeuner, 3 verres dans l'après-midi, 2 avant le coucher) et pendant 15 jours.

S'il n'y a pas d'hématurie et d'albuminurie, conseiller au malade d'aller aux eaux de *Contrexéville* et *Vittel*.

Envoyer aussi les malades aux eaux sulfurées de *Preste, Moligt, Olette* ou *Saint-Sauveur*.

Chez les calculeux, préférer les eaux de *Pougues* ou *Carlsbad* ; chez les vieux pyélitiques, celles de *Spa*, de *Forges*, de *Franzensbad*.

**Si le traitement médical échoue et que l'état général du malade s'aggrave** : intervenir chirurgicalement par la *néphrotomie* ou la *néphrectomie*.

Recourir au *traitement chirurgical d'emblée*, dans les cas de pyélite par compression (extirpation de la tumeur), de pyélite consécutive à un rétrécissement urétral (urétrotomie, dilatation) ou à un calcul rénal ou vésical (néphrotomie, cystotomie).

## PYLÉPHLÉBITE.

Traitement palliatif et symptomatique ; combattre les manifestations fébriles et septicémiques.

## PYO-SALPINX.

Repos au lit. *Glace* en permanence sur le bas-ventre.

*Révulsifs; émissions sanguines locales. Injections antiseptiques*.

**Contre la fièvre** : *quinine, antipyrine, phénacétine, exalgine*.

**Contre la constipation** : *lavements émollients* de 300 gr. de liquide.

Prescrire, au besoin, le *laudanum*, une *potion calmante*, ou des *suppositoires calmants*.

**En dehors des poussées aiguës** : *intervenir chirurgicalement*.

Si la collection fait saillie dans le vagin, pratiquer la *colpotomie* (incision du cul-de-sac postérieur) ; dans les autres cas, recourir à la *laparotomie*.

Voy. *Abcès pelviens, Cellulite pelvienne, Pelvipéritonite*.

## PYROSIS.

Voy. *Dyspepsie irritative.*

## PYURIE.

Voy. *Blennorragie, Cystite aiguë* et *chronique, Pyélites.*

## RACHITISME.

### CAS LÉGERS.

TRAITEMENT HYGIÉNIQUE : *régler les tétées* des enfants au sein, *rationner* les enfants sevrés, supprimer les abus de liquides et d'aliments trop grossiers.

Ordonner le *lait phosphaté naturel*, le *grand air*, le séjour à la *campagne*, au *bord de la mer*, les *bains salés*.

Chez les enfants plus âgés, prescrire une *alimentation riche en azote et en phosphates* : lait, œufs, soupes, panades, purées de lentilles et de haricots, légumes secs, pain de froment avec le son (Comby).

### CAS DE MOYENNE INTENSITÉ ET CAS GRAVES.

Traitement hygiénique et TRAITEMENT PHARMACEUTIQUE.

S'abstenir de prescrire des médicaments chez les enfants qui n'ont pas atteint la première année.

A partir de 15 à 18 mois, donner les *préparations phosphatées*, l'*huile de foie de morue* pure ou mitigée, le *phosphore* à la dose de 1/2 à 1 milligr. par jour.

℞ Phosphate de chaux........ 5 gr.
Carbonate de chaux........ 10 —

Sucre de lait.............. 15 —
Pour 30 paquets : 2 à 4 par jour (Descroizilles).

℞ Phosphate de chaux....... 50 cgr.
Carbonate de chaux précipité.................. 1 gr.
Lactate de fer........... 10 cgr.
A prendre mélangé à un litre de lait (Herzen).

℞ Huile de foie de morue. ⎫
Eau de chaux ......... ⎬ āā 120 gr.
Sirop de lacto-phosphate de chaux..... ⎭
1 à 3 cuillerées par jour (Lewis Smith).

℞ Huile de foie de morue... 150 gr.
Hypophosphite de chaux. 3 —
— de soude. 1 — 50
Glycérine et émulsion aromatique.............. 150 —
2 cuillerées à bouche par jour.

℞ Phosphore pur........... 10 cgr.
Huile de foie de morue... 1 litre.
1 à 3 cuillerées à café par jour, suivant l'âge.

℞ Phosphore pur........... 1 cgr.
Huile d'amandes douces... 10 gr.
Poudre de gomme arabique................. ⎫
Sirop simple.......... ⎬ āā 5 —
Eau distillée............. ⎭ 80 —
1 à 3 cuillerées à café par jour.

Ou bien prescrire le mélange suivant :

℞ Beurre très frais......... 300 gr.
    Iodure de potassium..... 15 cgr.
    Bromure de potassium.... 50 —
    Chlorure de sodium...... 5 gr
    Phosphore............. 1 cgr.

A prendre en trois jours, étalé sur des tartines de pain (Trousseau).

Donner le *phosphore aux doses suivantes :*

De 0 à 6 mois......... S'abstenir.
De 6 mois à 1 an...... 1/2 mgr.
De 1 an à 3 ans....... 1 —
De 3 ans à 5 ans...... 2 —
De 5 ans à 10 ans..... 2 à 4 —
Par jour (Marfan).

Ordonner la *lécithine* sous forme d'huile de foie de morue lécithinée à 4 gr. 10 centigr. pour 1000, soit 5 centigr. de lécithine par cuillerée, à la dose de 3 à 4 cuillerées par jour (Carrière).

Combattre l'anémie par le *sirop de iodure de fer* (2 à 3 cuillerées à café, par jour).

Faire prendre à l'enfant, tous les jours, un *bain tiède* de 10 minutes, *contenant 1 à 2 kilogr. de sel de cuisine.*

Si, après quelques bains, l'enfant a de l'érythème, de la dermatite eczématique, diminuer la dose de sel ou bien la mitiger de la façon suivante :

℞ Sel marin.............. 1000 gr.
    Carbonate de soude....... 100 —
    Amidon................. 500 —
    Pour 1 bain (Comby).

Remplacer les bains salés simples par les bains des eaux mères de *Salies-de-Béarn,* de *Salins.*

*Frictions stimulantes; massage.*

OPOTHÉRAPIE : administrer le thymus de veau frais, pris tous les jours dans du bouillon, à la dose de 6 à 20 gr. selon l'âge de l'enfant (6 à 20 mois); ou bien prescrire les tablettes de thymus.

**Contre la scoliose, les déviations des membres :** *traitement orthopédique, gymnastique spéciale* et *massage.*

**Lorsqu'une difformité est constituée :** *intervenir chirurgicalement*; mais ne jamais recourir au traitement chirurgical, tant que le rachitisme est en voie d'évolution.

**Contre le genu valgum ou varum rachitique :** pratiquer le *redressement manuel* jusqu'à 18 et 20 ans, l'*ostéoclasie* instrumentale, l'*ostéotomie* transversale sus-condylienne.

**En cas d'incurvation diaphysaire :** faire l'*ostéotomie oblique* ou *cunéiforme,* selon qu'il s'agit d'inflexion angulaire ou d'incurvation avec concavité interne, antérieure ou externe.

# RAGE.

Voy. *Morsures de chiens enragés.*

**Une fois la maladie déclarée :** atténuer les souffrances des malades à l'aide d'*inhalations d'oxygène,* de *nitrite d'amyle,* prescrire des *lavements* de *chloral* ou des *injections intraveineuses de chloral.* Préférer les injections de *morphine* à hautes doses et les *inhalations de chloroforme.*

Faire *boire beaucoup,* mais faire boire les malades au chalumeau, en leur cachant le verre.

Maintenir le malade dans une chambre chaude, à l'abri de la lumière, du bruit, des courants d'air, des odeurs; ordonner le *calme le plus complet.*

La méthode de Pasteur est prophylactique et non curative.

## RAMOLLISSEMENT CÉRÉBRAL.

Traiter la maladie causale (artério-sclérose, affections cardiaques, syphilis).

**En cas de syphilis** : traitement énergique de la syphilis cérébrale.

**En cas d'obstruction vasculaire** (d'origine non syphilitique) : s'abstenir de toute médication débilitante, telle que saignée, sangsues, vésicatoires, drastiques.

Interdire le vin, les liqueurs, le tabac, le travail intellectuel, les excès de tout genre.

*Alimentation fortifiante; toniques;* vie en plein air, à la campagne.

Combattre la constipation (aloès), soins de propreté, frictions sèches.

Prescrire tous les deux mois, pendant un mois, la potion suivante :

℞ Arséniate de soude..... 10 cgr.
Iodure de potassium.... 10 gr.
Eau distillée........... 300 c. c.
2 cuillerées par jour, aux repas (Grasset).

**En cas d'hémiplégie** : *électrothérapie, massage* (voy. *Hémorragie cérébrale*).

## RECTITES.

### R. AIGUE.

Ordonner des *lavements émollients* (guimauve, son), des *bains de siège*, des *purgatifs légers*, et l'application de *sangsues* au pourtour de l'anus.

**Contre les douleurs** : administrer des *lavements calmants* (XX à XXX gouttes de laudanum de Sydenham), prescrire des *suppositoires à la belladone et à l'opium*, ou à la *dionine*.

### R. CHRONIQUE.

Recourir aux *lavements astringents, modificateurs* et *antiseptiques.*

HERZEN.

℞ Tanin ................... 1 gr.
Décoction de ratanhia à 1 0/0 500 —
Laudanum de Sydenham... V gtes.
Pour 1 lavement (D.-Beaumetz).

Faire usage de *l'extrait de Saturne* (3 à 5 gr. pour 250 gr. d'eau), du *sulfate de cuivre* à 1 p. 200, ou de :

℞ Nitrate d'argent...... 15 à 25 cgr.
Eau distillée.......... 125 gr.
Pour 1 lavement.

℞ Protargol.............. 1 à 3 gr.
Eau distillée .......... 300 —
Pour 1 lavement, répété tous les 2 ou 3 jours (Herzen).

33

Prescrire des *suppositoires astringents* :

℞ Extrait de ratanhia ......... 3 gr.
Beurre de cacao............ 5 —
Pour 1 suppositoire.

Pratiquer des *irrigations intestinales* à l'aide du tube de Faucher, avec une solution chaude d'acide tannique à 5 ou 10 p. 1000 avec 50 gr. de gomme arabique.

Voy. *Entérite ulcéreuse, Dysentérie.*

## R. BLENNORRAGIQUE.

Au début, traitement de la rectite aiguë, puis celui de la rectite chronique, mais en insistant sur les *lavements au nitrate d'argent* à 25 centigr. pour 100 gr. d'eau et en augmentant à 50 centigr., et jusqu'à 1, 2 et 3 gr. de nitrate d'argent pour 100 gr. de liquide.

Continuer le traitement avec persévérance (Potherat).

Pratiquer aussi des irrigations rectales avec des solutions de permanganate de potasse à 30 et 50 centigr. pour 1000.

## R. DYSENTÉRIQUE.

Voy. *Dysentérie.*

## RECTOCÈLE.

(Voy. *Chute du rectum*).

## REIN MOBILE

Eviter les fatigues, les chutes, les efforts.

Défendre les longues marches, la danse, l'équitation.

Combattre l'entéroptose.

Réduire le rein dans sa loge : effectuer la *réduction*, soit par la position horizontale avec le siège élevé, soit par des pressions de la main en haut, en arrière et en dehors.

Maintenir la réduction par un appareil contentif : *ceinture à pelote* ou bandage à ressort analogue à un bandage herniaire.

Si, malgré ces appareils, le rein ne peut être maintenu et si les troubles persistent, recourir à la *néphrorraphie* (Tuffier).

Pratiquer cette opération dans les cas de rein mobile douloureux, sans neurasthénie ou avec des symptômes nerveux très atténués.

*Ne pas intervenir chirurgicalement* dans les cas de rein mobile douloureux, chez des sujets neurasthéniques, à troubles variés, à manifestations symptomatiques multiples : même s'il était prouvé que la neurasthénie est la conséquence du rein mobile (Labadie-Lagrave et Legueu).

**En cas d'étranglement :** *décubitus horizontal, fomentations chaudes; narcotiques.*

Ne pas faire des tentatives pour redresser l'uretère, les accidents se dissipent d'eux-mêmes.

Une fois la détente obtenue : *néphrorraphie.*

**En cas d'hydronéphrose**

intermittente : pratiquer la *néphrorraphie*.

En cas de **pyélo-néphrite, de tumeur, de menaces de** **péritonite ou d'échecs successifs de la fixation** : recourir à la *néphrectomie*.

## RÉTENTION.

### R. DU PLACENTA.

*Décoller* et *ramener la masse placentaire*, à l'aide de la main introduite dans le vagin et d'un ou deux doigts, ou de la main, introduits dans l'utérus.

Commencer toujours par pratiquer le cathétérisme de la vessie.

Ne pas attendre, pour pratiquer la délivrance artificielle plus de deux heures au plus après la naissance de l'enfant.

Pénétrer de préférence entre les membranes et la paroi utérine et décoller le placenta en commençant par son bord le plus éloigné ; *décoller doucement et complètement avant d'extraire*. Soutenir avec la main restée libre le fond de l'organe.

Pratiquer une injection utérine chaude, après l'extraction, et vérifier qu'on a tout enlevé. En cas de doute, faire une nouvelle tentative, prudemment conduite et après un grand lavage utérin, faire un pansement à la gaze iodoformée dans la cavité de l'organe.

Si le col est fermé, essayer d'entrer dans l'utérus, soit en glissant un, puis deux, trois doigts, puis toute la main, soit en introduisant un ballon de Champetier qu'on gonflera ensuite et qui ouvrira l'orifice.

Si le col est infranchissable (rétraction due au seigle ergoté ou à une expectation trop prolongée), faire une injection utérine, puis pousser de la gaze aseptique au-dessus du col et attendre (quelques heures après, on pourra probablement passer la main).

Le curettage n'est qu'un pis-aller, qui laisse souvent dans l'utérus de grands débris placentaires, si on ne peut pas contrôler par le toucher manuel (Demelin).

Voy. *Hémorragies de la délivrance*.

### R. D'URINE.

Pratiquer le *cathétérisme urétral* : la sonde en caoutchouc vulcanisé, *sonde de Nélaton*, est excellente dans les cas simples.

Recourir au besoin, aux *instruments courbes, coudés ou bicoudés*.

**En cas d'impossibilité de passer un instrument** : pratiquer la *ponction sus-pubienne* avec l'appareil Dieulafoy et une aiguille fine, ou la *taille hypogastrique* (méat-hypogastrique) ou *cystotomie hypogastrique temporaire*.

**En cas de rétrécissement urétral étroit** : recourir à *l'urétrotomie interne*.

**En cas de rétrécissement cicatriciel consécutif à une rupture traumatique de l'urètre** : pratiquer *l'urétrotomie externe* (Guyon).

# RÉTRÉCISSEMENTS.

## R. DE L'AORTE.

Mêmes indications thérapeutiques que pour l'insuffisance.

## R. DE L'ARTÈRE PULMONAIRE.

Placer le malade dans des conditions hygiéniques favorables et rechercher soigneusement les premières manifestations de la tuberculose pulmonaire.

Le traitement de la lésion locale ne présente rien de particulier.

## R. DU BASSIN.

Voy. *Pelviviciations*.

## R. MITRAL.

(Voy. aussi *Insuffisance mitrale*).

**Période de compensation :** repos absolu, alimentation légère, *médication tonique et reconstituante* (quinquina, ferrugineux, arsenic, strychnine).

**Période de compensation rompue :** *repos au lit, régime lacté*.

Prescrire les *toniques du cœur* (digitale, strophantus, convallaria, caféine, etc.); recourir à la *médication diurétique* (caféine, théobromine, scille, sels de potasse, etc.) et à la *médication purgative* (calomel, scammonée, eau-de-vie allemande).

Dans les affections mitrales, préférer la *strophantine* à la caféine :

℞ Strophantine de Merck.... 1 cgr.
Eau distillée............. 10 gr.
Acide phénique ......... 11 gttes.

Injecter 1/2 à 1 seringue de Pravaz par jour.

**En cas de congestions viscérales :** *émissions sanguines* au début de la maladie (l'état avancé les contre-indique).

*Révulsifs* cutanés, *purgatifs*, *diurétiques*.

**En cas d'hydropisie :** faire la *ponction* de l'abdomen pour l'ascite, et, plus rarement celle de la poitrine pour l'hydrothorax. Ne recourir à ces opérations qu'à la dernière extrémité.

(Voy. *Anasarque*, *Ascite*, *Hydrothorax*).

Administrer les *diurétiques*, les *sudorifiques*.

|  | 5 ans | 10 ans | adultes |
|---|---|---|---|
| ℞ Diurétine... | 1 gr 50 | 2 gr 50 | 5 gr |
| Eau distill . | 120 gr | 120 gr | 120 gr |
| Cognac.... | X gtt. | XX gtt. | 10 gr |
| Sucre pulv. | 2 gr 50 | 2 gr 50 | 5 gr |

A prendre par cuillerées à bouche, dans la journée (Demme).

**Pendant la grossesse.**
**En cas d'accidents pulmonaires peu menaçants** (oppression modérée, avec tendance à la congestion pulmonaire et accélération du pouls) : prescrire le *repos absolu au lit*, le *régime lacté*, et pratiquer des *applications chaudes* sur la poitrine, de même que des *émissions sanguines répétées* (ventouses scarifiées).

A l'intérieur, donner la *théobromine* et administrer comme calmant, la *poudre de Dower*, à doses fractionnées.

2: Théobromine......... 3 gr.
Sirop de menthe...... 20 —
Eau distillée.......... 100 —

Par cuillerées à soupe, dans les 24 heures.

## R. DE L'ŒSOPHAGE.

**R. cancéreux** : voy. *Cancer de l'œsophage.*

**R. cicatriciel** : *dilatation temporaire progressive* d'après la méthode de Ch. Bouchard à l'aide de bougies cylindro-coniques (agir par contact, ne pas dilater beaucoup en une séance, tous les deux jours monter un peu, procéder par séances courtes et espacées, laisser les sondes en place pendant cinq à dix minutes ; pendant ce temps, pencher la tête du malade au-dessus d'une cuvette à cause de l'écoulement de la salive).

Chez les enfants de trois ou quatre ans, on peut employer les bougies urétrales.

Ne pas porter la dilatation au-delà de 15 à 19 millimètres pour les enfants de deux à quinze ans et de 20 à 22 millimètres chez les adultes.

Une fois la dilatation suffisante obtenue, ne pas suspendre complètement tout traitement. Introduire la sonde toutes les trois ou quatre semaines au moins (Hartmann).

En cas de rétrécissement perméable, mais rebelle à la dilatation : faciliter celle-ci par l'*œsophagotomie interne*, pratiquée avec l'instrument de Maisonneuve (après cette opération laisser une sonde à demeure pendant 10 à 12 jours).

En cas de rétrécissement im-perméable : pratiquer l'*œsophagotomie externe* ou la *gastrostomie* (Chaput).

**R. spasmodique** : voy. *Œsophagisme.*

**R. syphilitique** : traitement spécifique de la syphilis ; *dilatation progressive.*

Dans certains cas (sclérose avancée) : *œsophagotomie interne* (Hartmann).

## R. DU RECTUM.

**R. cancéreux** : voy. *Cancer du rectum.*

**R. congénitaux** : pratiquer des *débridements* au bistouri, ou la *rectotomie linéaire*, si le rétrécissement est mince, et recourir à la *résection* de la partie rétrécie, suivie de suture des deux bouts, dans le cas de rétrécissement serré et épais.

Si le rétrécissement est inaccessible au doigt, intervenir par la *colotomie iliaque*, et s'il est très étendu en hauteur, quoique accessible au doigt, préférer la *dilatation progressive* par les bougies de Hégar (Chaput).

Chez la femme, employer la voie vaginale pour pratiquer la résection du rectum (rétrécissements non cancéreux), pratiquer la *colpoprotectomie* (Herzen).

**R. syphilitique** : même traitement que ci-dessus.

## R. DE L'URÈTRE.

Recourir au *cathétérisme dilatateur quotidien* avec les sondes Béniqué, excepté en cas de cystite, de fièvre urineuse ou de rétention incomplète d'urine (voy. *Fièvre urineuse*).

Quand on aura épuisé vaine-

ment tous les moyens de cathétérisme, qu'on ne pourra pas
rendre au canal son calibre normal (7 à 8 millimètres), pratiquer l'*urétrotomie interne* ou
*externe*.

Réserver cette dernière opération, complétée par l'excision
du tissu cicatriciel, pour les
rétrécissements urétraux consécutifs à une rupture traumatique
de l'urètre.

**En cas de rétention d'urine :**
voy. *Rétention d'urine*.

## RÉTROFLEXION DE L'UTÉRUS.

### R. MOBILE.

*Réduction de la rétroflexion
à l'aide de la sonde :* dilater
l'utérus avec des laminaires, si
nécessaire. Choisir une sonde
métallique assez grosse et résistante (hystéromètre) et l'introduire dans l'utérus, la concavité
tournée en bas et en arrière.

Faire ensuite décrire à la
sonde un arc de cercle qui ra-
mène sa concavité en avant et
en haut, pendant que, de la
main gauche, on déprime la
fourchette.

Ne pas faire d'efforts brusques,
mais exercer une pression douce,
continue et progressive.

Terminer la réduction en une
séance, si possible ; dans les
autres cas, pratiquer plusieurs
séances à deux ou trois jours
d'intervalle, en maintenant le
degré de redressement obtenu
au moyen de tampons de gaze
antiseptique placés dans le cul-
de-sac postérieur (Pozzi).

*Fixer l'utérus réduit par un
pessaire de Hodge à double
courbure.* La malade peut garder
le pessaire 2 ou 3 mois, pourvu
qu'elle prenne des injections
vaginales deux fois par jour.
Après ce laps de temps, retirer le
pessaire, pour se rendre compte
de la position de l'utérus (Pozzi).

Si l'utérus demeure réduit en
antéversion, supprimer le pessaire ; dans le cas contraire, le
remplacer.

**Dès le début,** traiter la métrite par le *curettage,* suivi d'injections de teinture d'iode(Pozzi).

Préférer le TRAITEMENT CHI-
RURGICAL CURATIF : opération
d'Alexander (raccourcissement
des ligaments ronds), hystéropexie abdominale, hystéropexie
vaginale ; exceptionnellement
hystérectomie vaginale.

S'il existe du prolapsus, faire
en outre la colporraphie antérieure et la colpopérinéorraphie.

### R. ADHÉRENTE.

Recourir au *massage* quotidien.

**Si la rétroflexion est dou-
loureuse ou s'il y a un état
pathologique des annexes,**
recourir au *traitement chirurgical* : laparotomie, libération
de l'utérus et, si nécessaire,
ablation d'une ou des deux annexes (dans ce cas, enlever en
même temps que les annexes,
l'utérus inutile). Si une ou deux
annexes sont conservées, hystéropexie abdominale antérieure,
raccourcissement intra-abdomi-
nal des ligaments ronds (Hartmann).

# RÉTROVERSION DE L'UTÉRUS.

*Redresser* l'utérus avec les doigts ou l'hystéromètre et placer un *pessaire* de Hodge.

Traiter la métrite (curettage, amputation du col).

**En cas d'adhérences :** *massage.*

**Si la rétroversion est douloureuse ou s'il y a un état pathologique des annexes,** recourir au *traitement chirurgical :* laparotomie suivie de destruction des adhérences, d'extirpation des annexes malades, et de fixation de l'utérus par hystéropexie abdominale.

**Pendant la grossesse :** au début de la grossesse, que l'utérus soit libre ou adhérent, s'en tenir à la simple *expectation,* la réduction s'opérant le plus souvent spontanément.

Si apparaissent des symptômes de rétrodéviation, *faciliter la réduction spontanée,* en maintenant libre la vessie et le rectum ; au besoin, pratiquer le *redressement manuel de l'utérus,* de préférence par le vagin.

Dans les cas où il faut intervenir, recourir à la *cœliotomie* pour détruire les adhérences solides.

# RHINITES.

## R. AIGUE ET CHRONIQUE SIMPLE.

Voy. *Coryza aigu et chronique, Catarrhe naso-pharyngien chronique.*

## R. ATROPHIQUE.

*Irrigations nasales* (siphon de Weber) avec de l'eau salée (2 cuillerées à café par litre), avec des solutions antiseptiques et alcalines (chlorate de potasse, acide borique, naphtol, phénol) (voy. *Catarrhe naso-pharyngien chronique*).

Pratiquer des *attouchements* avec une solution de nitrate d'argent à 1 p. 15, avec le naphtol camphré ou des *onctions* avec une pommade à la résorcine à 1 p. 10.

Faire des *insufflations* avec des mélanges de borax, d'aristol, de salol, d'iodol, de tannal :

℞ Salicylate de zinc...... } āā 4 gr.
Tannate de zinc ....... }
Borax pulvérisé.......... 2 —
Salol pulvérisé .......... 1 —50
Talc.................... 8 —
(Cozzolino).

℞ Iodol, aristol........ }
Tanin .............. } āā 10 gr.
Acide borique....... }
(Tissier).

Voy. *Ozène.*

## R. HYPERTROPHIQUE.

Traiter la scrofule, le lymphatisme.

Débarrasser les fosses nasales de leurs sécrétions, au moyen d'*irrigations* d'eau salée, de solution d'acide borique ou de carbonate de soude, répétées plusieurs fois par jour ; ou encore :

℞ Bicarbonate de soude.. } āā 100 gr.
Biborate de soude ..... }

2 cuillerées à café par litre d'eau tiède.

Combattre l'état congestif de la muqueuse, par des *cautérisations* avec des solutions de nitrate d'argent à 1 ou 3 p. 100, d'acide trichloroacétique à 5 et jusqu'à 25 p. 100, d'acide chromique ou de chlorure de zinc à 1 p. 30 ; préférer la *cautérisation au galvano-cautère*.

Ordonner également le *nitrate d'argent en prises*, incorporé à de la poudre d'amidon dans les proportions de 1 p. 200, au début, à 1 p. 10, en augmentant progressivement les doses.

Faire aussi *priser la poudre* suivante :

| | | |
|---|---|---|
| ℞ Chlorhydrate de cocaïne... | 15 cgr. | |
| Camphre............... | | |
| Alun................... | āā 10 gr. | |
| Menthol ................ | 5 — | |
| Sucre.................. | 10 — | |
| | (Maraval). | |

Dans les cas graves, rebelles à ces médications, avec hypertrophie vraie, avec végétations adénoïdes, avec déviation de la cloison, *intervenir chirurgicalement.*

### R. INFECTIEUSES.

**R. blennorragique** : recourir aux *lavages* des fosses nasales avec des solutions faibles de permanganate de potasse, aux *cautérisations* avec une solution de nitrate d'argent à 1 p. 20 et aux *insufflations* de :

| | | |
|---|---|---|
| ℞ Nitrate d'argent .......... | 15 cgr. | |
| Alun................. | āā 10 gr. | |
| Talc............... | | |
| | (Herzen). | |

| | |
|---|---|
| ℞ Nitrate d'argent pulvérisé. | 20 cgr. |
| Talc................... | 10 gr. |
| | (Lermoyez). |

Badigeonner en outre, 3 fois par jour les fosses nasales avec la *pommade* suivante :

| | |
|---|---|
| ℞ Acide borique....... | 1 gr. 50 cgr. |
| Menthol............. | 15 — |
| Vaseline............. | 15 — |
| | (De Stella). |

S'il se produit une amélioration, insuffler dans les fosses nasales des *poudres astringentes et antiseptiques* : tannal, tannate de zinc.

| | |
|---|---|
| ℞ Alun.................... | |
| Acide borique pulvérisé... | |
| Salicylate de bismuth..... | āā 5 gr. |
| Salol ou xéroforme........ | |
| | (Herzen). |

**R. diphtéritique** : instituer le traitement général de la diphtérie, pratiquer des *injections de sérum antidiphtéritique.*

Localement, faire des *irrigations antiseptiques* répétées plusieurs fois par jour (50 gr. de liqueur de Labarraque pour 1000 ; eau de chaux, acide phénique à 1 p. 100, acide salicylique à 1 p. 1000).

Applications répétées de *topiques* : naphtol camphré (voy. *Diphtérie*).

**R. infectieuse au cours d'une maladie infectieuse.**

*Irrigations antiseptiques* avec une solution chaude d'acide borique à 3 p. 100, de chlorate de potasse à 2 ou 3 p. 100, d'acide salicylique à 1 p. 1000, de chinosol à 2 p. 1000, de sublimé à 1 p. 5000.

*Insuffler*, après chaque lavage, une poudre composée à base de calomel (Tissier).

Introduire dans les narines

de la *vaseline salolée* ou *résorcinée* à 1 p. 10.

**R. syphilitique** : instituer le traitement général de la *syphilis*. (Voy. *Coryza chronique, Ozène*).

## RHINOSCLÉROME.

Détruire la néoplasie avec l'*électrocautère*, le *raclage*, les applications de *chlorure de zinc, d'acide pyrogallique*, ou les *injections interstitielles d'acide salicylique* (Brocq).

## RHUMATISME.

**R. ARTICULAIRE AIGU** (*polyarthrite rhumatismale*).

Commencer par *purger* le malade.

Donner ensuite le *salicylate de soude*, excepté dans les cas où il existe une néphrite, à la dose quotidienne moyenne de *5 à 8 gr. chez l'homme*, de 3 à *4 chez la femme*, de 2 à 3 chez *les enfants*.

Si ces doses sont insuffisantes. les porter à 6, 8 et 10 gr. chez l'homme, sans toutefois jamais dépasser 12 gr.

Continuer à administrer la dose maximum (5 à 8 gr.) du médicament, tant qu'il existe de la fièvre et des douleurs, puis la diminuer progressivement, tous les jours d'un gramme, jusqu'à 2 ou 3 gr. Ne jamais cesser brusquement l'administration du salicylate et le donner encore pendant 8 à 10 jours à faible dose (3 gr. chez l'adulte ; 1 gr. 50 chez l'enfant) après la disparition des symptômes.

Prescrire en même temps le *régime lacté*.

℞ Salicylate de soude ....... 15 gr.
Eau ..................... 250 —

(1 cuillerée représente à peu près

Herzen.

1 gr. de sel) ; 4 à 8 cuillerées par jour (Dujardin-Beaumetz).

℞ Salicylate de soude....... 3 à 6 gr.
Sirop de fleurs d'oranger.. 30 —
Eau distillée ............ 120 —

Par cuillerées à soupe dans les 24 heures (femmes).

℞ Salicylate de soude....... 2 à 4 gr.
Cognac................. 5 —
Eau distillée............ 60 —
Sirop de menthe ........ 30 —

1 cuillerée à soupe de 2 en 2 heures (enfants de 5 à 15 ans).

℞ Salicylate de soude....... 4 gr.
Antipyrine............... 2 —
Eau distillée............. 120 —
Sirop de menthe......... 30 —

1 cuillerée à soupe toutes les 2 heures (Herzen).

Associer au salicylate de soude les *alcalins*, faire prendre 3 à 10 gr. de bicarbonate de soude par jour ; prescrire l'*eau de Vichy*, comme boisson.

**Si le salicylate de soude est mal toléré par l'estomac,** l'administrer par la *voie rectale* ou par la *voie dermique* :

℞ Salicylate de soude..... 4 gr.
Laudanum de Sydenham X gttes
Eau tiède............. 100 gr.

Pour 1 lavement : 2 par jour.

℞ Acide salicylique...... ⎫
Lanoline ............. ⎬ āā 10 gr.
Essence de térébenthine ⎭
Axonge................... 80 —

33.

Envelopper les articulations de flanelle, sur laquelle on aura préalablement étendu un peu de cette pommade (Bourget).

**S'il survient des bourdonnements d'oreilles pénibles, des troubles cérébraux** (céphalalgie, délire), **de la déchéance cardiaque** (dégénérescence cardiaque) : donner le *salicylate de soude à petite dose* (2 à 3 gr.), avec prudence, ou mieux suspendre son administration et le remplacer par l'*antipyrine* (1 gr. 50 à 2 gr.), la *phénacétine*, la *quinine*, le *citrophène*.

℞ Phénacétine ou citrophène. 30 cgr.
  Chlorhydrate de quinine... 25 —
  Pour 1 cachet : 3 par jour (Herzen).

**En cas d'albuminurie légère, éphémère, coïncidant avec une poussée fébrile** : continuer avec prudence le *traitement salicylé* ou bien prescrire le salicylate de soude combiné à l'*asaprol* :

℞ Salicylate de soude... } āā 50 cgr.
  Asaprol............. }
  Pour 1 cachet : 4 à 6 par jour.

**En cas d'albuminurie plus ou moins considérable, par néphrite rhumatismale vraie, accompagnée d'œdèmes et d'oligurie** : cesser l'administration du salicylate de soude et le remplacer par l'*asaprol* (3 à 4 gr.), le *citrophène* (3 gr.), le *salophène* (2 gr. 50 à 3 gr.), la *quinine* (1 gr.) ou la *saloquinine* (2 gr.).

℞ Asaprol........ 50 à 75 cgr.
  Pour 1 cachet : 4 à 6 par jour.

Prescrire en même temps le *régime lacté absolu* et les *tisanes diurétiques* (voy. *Néphrite aiguë*).

Donner le *benzoate de soude*, à la dose de 2 à 4 gr. par jour.

Localement :

**Contre la douleur** : enduire les jointures malades de *liniments calmants* et les recouvrir d'ouate.

℞ Baume tranquille......... 40 gr.
  Extrait thébaïque.....
   — de jusquiame... } āā 2 —
   — de belladone... }
  Chloroforme............. 10 —
            (A. Robin).

℞ Laudanum de Sydenham }
  Chloroforme.......... }
  Huile de jusquiame..... } āā 15 gr.
   — camphrée........ }
  Baume tranquille....... }
            (Herzen).

Ou encore recourir aux applications de *salicylate de méthyle* : badigeonner rapidement avec un pinceau l'articulation ou les articulations malades ; immédiatement après recouvrir la surface badigeonnée d'un morceau de taffetas gommé et d'une couche de ouate. Laisser le tout en place pendant quelques heures, et renouveler cette médication une ou deux fois par jour, s'il y a lieu.

Employer de la même façon le mélange à parties égales de salicylate de méthyle et d'essence de lavande (odeur presque nulle), ou :

℞ Salicylate de méthyle..... 12 gr.
  Vaseline liquide.......... 20 —

**En cas d'amélioration manifeste** : on peut remplacer le salicylate de soude par le *salol*

(3 à 5 gr.), la *salipyrine* (3 à 6 gr., en cachets ou en potion), le *salophène* (2 gr.), le *salacétol* (6 gr.), l'*aspirine* (3 gr., en cachets de 1 gr.), la *saloquinine* (3 gr.), la *rheumatine* (3 gr.), le *citrophène* (3 gr.), le *bleu de méthylène* (40 à 60 cgr., en pilules de 10 cgr. chacune), l'*acétopyrine* (3 à 4 gr., en cachets de 50 cgr. à 1 gr.), le *pyrosal* (1 gr. 50 cgr., en cachets de 50 cgr.), l'*amygdophénine* (6 gr., en cachets de 1 gr.), la *malaquine* (5 gr., en cachets de 1 gr.), la *saligénine* ou la *salocolle* (3 à 4 gr. en cachets de 1 gr.).

℞ Salipyrine .............. 6 gr.
  Glycérine .............. 14 —
  Sirop de framboises.... 30 —
  Eau distillée .......... 40 —

1 cuillerée à bouche tous les quarts d'heure (agitez) (Hennig).

## Contre l'hyperpyrexie ou rhumatisme cérébral : recourir à la *balnéation froide*. Employer le bain froid d'emblée à 20° ou 22° ou bien recourir au bain tiède à 35°, progressivement refroidi jusqu'à 20°, en y ajoutant de l'eau froide. Faire prendre au malade du vin d'Espagne ou de Hongrie, avant le bain ; pratiquer, pendant la durée du bain, des affusions froides sur la tête ; faire sortir le malade de la baignoire dès que les frissons deviennent trop prolongés ou à la moindre menace de syncope.

Réchauffer le malade, une fois sorti du bain, par des frictions avec des serviettes chaudes, et lui administrer des grogs chauds, du vin chaud, etc.

*Dès que la température est remontée à 39° ou 39°5, faire prendre un autre bain.*

**En cas de rhumatisme spinal ou d'accidents congestifs spinaux** : prescrire l'*ergotine* à hautes doses, 3, 4 et même 8 gr. dans les 24 heures (Hammond).

**En cas d'endocardite aiguë** : voy. cet article.

Contre les phénomènes d'**insuffisance aortique**, ordonner :

℞ Sulfate de spartéine.... 10 cgr.
  Sirop de digitale... )
   — d'écorces d'o- } āā 30 gr.
   ranges ......... )
  Julep gommeux........ 60 —

1 cuillerée à bouche toutes les 4 heures (administrer en même temps le salicylate pour combattre les manifestations articulaires du rhumatisme) (Carrieu).

## Pendant la grossesse.
Ne pas administrer le salicylate de soude, ni la quinine ; préférer le *salophène*, l'*antipyrine*, le *citrophène*, la *phénacétine*, le *salacétol*, l'*acétopyrine*.

℞ Citrophène.......... 75 cgr.
Pour 1 cachet : 3 par jour (Herzen).

## Pendant la convalescence :
donner les *préparations ferrugineuses*, le *sirop de iodure de fer* pour combattre l'anémie ; pratiquer le *massage*, pour rendre aux articulations leur souplesse et faire prendre des *bains de vapeur* (contre-indiqués en cas de cardiopathie) ou des *bains sulfureux*, quelques semaines après la cessation de la période aiguë.

CURES THERMALES aux eaux sulfureuses de *Luchon, Barèges,*

*Aix-les-Bains, Bourbonne-les-Bains.*

Les eaux sulfureuses sont contre-indiquées chez les sujets nerveux et excitables ; conseiller à ces malades une cure à *Néris, Lamalou, Royat, Luxeuil.*

**Chez un syphilitique** (rhumatisme syphilitique secondaire) : *traitement spécifique;* insister sur l'*iodure de potassium,* pour calmer les douleurs.

## R. BLENNORRAGIQUE.

Voy. *Arthrite blennorragique.*

## R. CHRONIQUE.

Soustraire les sujets à l'influence du froid humide ; changer de pays, de climat, ou simplement d'habitation. Conseiller aux malades de s'habiller chaudement, de ne porter que des étoffes de laine en contact avec la peau, et de coucher dans des draps de flanelle.

*Alimentation reconstituante; huile de foie de morue, fer* (chez les anémiques encore jeunes), *sirop d'iodure de fer. Frictions* sèches, alcooliques, térébenthinées.

**Contre les manifestations douloureuses aiguës ou subaiguës** : ordonner le *salicylate de soude,* l'*aspirine,* l'*antipyrine,* l'*acétopyrine,* l'*exalgine,* la *phénacétine,* le *salol,* la *salipyrine,* le *salophène* et les *opiacés,* quand les médicaments précédents échouent :

℞ Exalgine.............. 30 à 40 cgr.
 Pour 1 cachet : 3 par jour.

Dans les cas rebelles, essayer la médication suivante en surveillant soigneusement son action :

℞ Teinture éthérée d'aconit ................ ⎫
 Teinture de semences  ⎬ āā 10 gr.
 de colchique........ ⎭

 XX gouttes, trois fois par jour (Eichhorst).

Localement, recourir aux badigeonnages à la *teinture d'iode,* aux *vésicatoires volants,* à l'*ignipuncture.*

℞ Chlorhydrate de morphine.. 1 gr.
 Teinture d'iode........... 20 —
 Glycérine ................ 5 —
 Pour badigeonnages.

**En dehors des poussées aiguës** : instituer une *médication altérante,* apte à modifier profondément la nutrition des malades; prescrire les *alcalins,* l'*iode* et l'*arsenic.*

Donner le *bicarbonate de soude* à la dose de 20 à 40 gr. par jour, pendant plusieurs semaines. Ce médicament est contre-indiqué chez les malades anémiques, ne le donner qu'à dose moyenne, 2 à 5 gr. au maximum (Charcot).

Administrer l'*iode* sous la forme d'*iodures alcalins* (iodure de potassium, de sodium, de lithium) à la dose de 2 à 4 gr. par jour, pendant longtemps, ou sous celle de *teinture d'iode,* à la dose de XXX gouttes par jour chez l'adulte et de VI à X gouttes chez les enfants de 5 à 10 ans. Interrompre l'administration de l'iode tous les 15 à 30 jours pendant 6 à 8 jours, et le faire prendre pendant les repas.

En cas d'intolérance, ordonner l'*iodure d'amidon* qui peut être donné à la dose considérable de 40 gr. par jour :

℞ Iodure d'amidon soluble .. 25 gr.
Eau distillée. ............ 325 —
Sucre blanc.............. 650 —
3 cuillerées à bouche par jour.

Prescrire l'*iodipine,* à la dose de 1 cuillerée à café, trois fois par jour, dans du lait; administrer l'*iodate de soude* par la voie hypodermique en solution à 5 p. 100, à la dose de 5 à 10 cgr.

Employer aussi l'iode sous forme de *préparations de glande thyroïde,* de *iodothyroïdine* (Herzen).

En cas de dyspepsie, pratiquer des injections intramusculaires profondes avec :

℞ Iode pur................. 3 gr.
Iodure de potassium ...... 10 —
Eau distillée ............ 100 —
Injecter progressivement de 1/3 à 2 seringues de Pravaz par jour, suivant la tolérance du malade; diminuer progressivement (Herzen).

En cas d'anémie, associer l'iode au fer :

℞ Iodure de potassium.... ⎫
Tartrate de potasse et de ⎬ āā 20 gr.
fer .................. ⎭
Eau distillée de cannelle.. 60 —
Sirop de sucre.......... 900 —
2 cuillerées par jour (1 cuillerée contient 50 centigr. d'iodure de potassium et de tartrate de fer et de potasse).

Prescrire l'*arsenic* intérieurement et extérieurement, sous forme de bains arsenicaux, mais seulement pendant les périodes d'accalmie (l'arsenic exaspère et réveille les douleurs).

Donner la *liqueur de Fowler,* à la dose de V à XV gouttes dans le courant de la journée, pendant les 21 premiers jours de chaque mois.

Faire prendre des *bains arsenicaux* et administrer en même temps intérieurement l'arsenic à dose moyenne.

Les bains doivent être tièdes, 35° à 36°; d'une durée de trois quarts d'heure à 1 heure et demie.

Mettre dans chaque bain 2 *à* 10 *gr. d'arséniate de soude* et y ajouter 100 *à* 300 *gr. de sous-carbonate de soude,* en proportionnant ces doses à l'excitabilité du sujet.

Chez les sujets très débilités, ajouter au bain du *chlorure de sodium* (5 kilogr.) ou associer l'arséniate de soude au *polysulfure de soude.*

Après chaque bain, faire garder au malade le lit, pendant 1 à 2 heures.

Au début du traitement, donner *un bain tous les deux jours;* s'ils sont bien supportés, en donner deux, trois, quatre de suite, puis interrompre pendant un certain temps, pour reprendre ensuite. Faire prendre *une trentaine de bains.*

Si les bains exaspèrent momentanément les douleurs et s'il y a de l'insomnie, prescrire une *préparation opiacée,* l'*extrait de chanvre indien* et les *liniments calmants :*

℞ Bromure de potassium.. ⎫ āā 10 gr.
Hydrate de chloral..... ⎭
Extrait de chanvre indien ⎫ āā 10 cgr.
Extrait de jusquiame... ⎭
Eau distillée ............ 100 gr.

1 cuillerée à café le soir au coucher.

℞ Chlorhydrate d'héroïne.. 5 milligr.
Trional................ 1 gr.

Pour 1 cachet, à prendre le soir (Herzen).

℞ Extrait de belladone..
— de ciguë.......
— de jusquiame..  } ãã 3 gr.
— thébaïque.....
Axonge ............. 100 à 200 —
Pour frictions.

**Après les périodes aiguës, quand la fluxion articulaire a diminué** : recourir au *massage* et aux *exercices rythmés*, pratiqués plusieurs fois par jour dans le bain.

Ordonner des *bains chauds simples à* 40° et 45°, tous les 2 jours, pendant des mois.

Dans les formes modérément intenses, conseiller les *bains de vapeur térébenthinés*, les *fumigations de baies de genièvre*, les *bains d'air chaud et sec*, les *bains de sable chaud* (48° à 50°) ou les *bains simples* à 40° et 45°, pris deux à trois fois par semaine (immédiatement après le bain, le malade se mettra au lit pour favoriser la sudation).

Localement, employer les *révulsifs* et les *résolutifs* (badigeonnages de teinture d'iode, vésicatoires volants, ignipuncture).

℞ Essence de wintergreen. } ãã 100 gr.
Huile d'olive.......... 

Faire des frictions sur le membre malade, puis le recouvrir d'une épaisse couche de ouate (l'essence de wintergreen contient 90 p. 100 environ de salicylate de méthyle).

**Contre l'atrophie musculaire** : recourir à l'*électrothérapie* (courants continus ou faradiques).

Eaux thermales :

*Rhumatisme chronique avec ou sans gravelle*, mais sans complication de goutte : eaux d'une haute thermalité, Aix-en-Savoie.

Chez les *sanguins* : Vichy, Vals, Mont-Dore.

Chez les *scrofuleux* et les *lymphatiques* : La Bourboule.

Chez les *débilités* : Uriage, Saint-Honoré, Louèche, Bagnères-de-Luchon, Barèges, Montmirail, Royat, Saint-Nectaire.

Chez les *névropathes* : Néris, Lamalou.

*En cas de déformations articulaires et de rhumatisme musculaire opiniâtre* : Bourbonne, Bourbon-Lancy, Bourbon-l'Archambault.

*Quand tout phénomène inflammatoire a disparu* : Boues de Dax et de Saint-Amand, Barbotan, Aix-la-Chapelle, Louèche, Toeplitz, Baden-Baden, Wiesbaden.

**R. SCARLATIN.**
Voy. *Scarlatine*.

# RIGIDITÉ DU COL

(Voy. *Dystocie utérine*).

# ROUGEOLE

**R. RÉGULIÈRE ET BÉNIGNE.**
Traitement presque nul ; prescrire le *régime lacté*, les aliments liquides, le bouillon, les

boissons acides, l'eau coupée de vin et les tisanes (bourrache).

En cas de constipation, *purgation*.

*Aération* de la chambre, maintenir la température à 17° ou 18°; donner des *bains tièdes* à 32° et 35°.

Au début de la rougeole, comme pendant toute la durée de la maladie, s'efforcer de préserver le malade des infections secondaires, observer rigoureusement les règles de l'antisepsie : faire de *grands lavages de la bouche et du nez*, avec des solutions faiblement antiseptiques (acide phénique à 1 p. 200, acide salicylique 1 p. 1000), pratiquer des *lavages oculaires* répétés, avec la solution boriquée et, chez les petites filles, des *lavages de la vulve*, avec une solution de sublimé à 1 p. 2000, de permanganate de potasse à 1 p. 1000 ou de chinosol à 1 p. 1000.

**En cas de toux violente, d'oppression, de catarrhe bronchique très accusé** : donner un *vomitif* :

℞ Poudre d'ipéca.... 50 cgr. à 1 gr.
En 3 paquets, à prendre à 5 minutes d'intervalle dans un peu d'eau sucrée.

Ordonner en outre les *révulsifs* : ventouses sèches, cataplasmes sinapisés.

Recourir à la *balnéation tiède méthodique* (voy. *Broncho-pneumonie*) ou *aux enveloppements humides permanents du thorax.*

Prescrire l'*aconit*, la *belladone*, la *jusquiame*, la *codéine* et les *expectorants* :

℞ Extrait de jusquiame.. 5 cgr.
— de belladone.. 1 —
Sirop de tolu......... 30 gr.
Eau distillée......... 70 —
1 cuillerée à café d'heure en heure (Comby).

℞ Teinture de racines d'aconit.........  
— de jusquiame } āā V gttes
Elixir parégorique...
Infusion de polygala...... 70 gr.
Sirop de tolu........... 30 —
1 cuillerée à café toutes les heures (Herzen).

Chez les enfants de six à dix ans :

℞ Alcoolature de racines d'aconit........... X à XX gttes
Extrait thébaïque.... 2 à 3 cgr.
Sirop d'éther.. ..... 10 à 20 gr.
Potion gommeuse .... 60 —
Par cuillerées à café.

**En cas de congestion pulmonaire ou de broncho-pneumonie** : voy. ces articles.

**En cas de diarrhée** : *bismuth, astringents, antiseptiques internes* (benzonaphtol).

**Dans tous les cas,** soutenir les forces du malade par la *médication alcoolique* :

℞ Cognac............ 15 à 30 gr.
Julep gommeux..... 80 —
1 cuillerée à café d'heure en heure (2 à 4 ans).

Favoriser la sortie de l'éruption à l'aide des *tisanes chaudes*, des *bains tièdes* à 32° ou des *enveloppements humides* de tout le corps, laissés en place pendant 6 à 8 heures (Herzen).

℞ Infusion de bourrache... 950 gr.
Sirop de fleurs d'oranger. 50 —
Ammoniaque........... X gttes
A boire dans la journée.

℞ Acétate d'ammoniaque.. 2 gr.
Alcoolat de cannelle .... 4 —
Julep gommeux......... 100 —

1 cuillerée à café d'heure en heure (Comby).

Favoriser l'élimination des toxines à l'aide des *boissons abondantes*, des *purgatifs doux* répétés tous les 3 jours, et à l'aide de *lavements* d'eau bouillie et refroidie à la température de 20° (300 c.c. à 1 litre, selon l'âge du malade), administrés tous les jours, matin et soir (Herzen).

**En cas de conjonctivite simple** : faire des lavages à l'aide d'une *solution boriquée* ; applications répétées de *compresses*, trempées dans la même solution, et instillations de quelques gouttes d'un *collyre au borax*.

℞ Eau distillée............. 20 gr.
Borax.................. 10 cgr.
Laudanum de Sydenham. III gttes.

**En cas de conjonctivite persistante avec sécrétion muco-purulente** : pratiquer des *lavages boriqués chauds*, répétés plusieurs fois par jour et des attouchements avec un pinceau trempé dans une *solution de nitrate d'argent* à 1 ou 2 p. 100 (voy. *Conjonctivites*).

**En cas de lésions cornéennes** : instiller sur l'œil malade, I ou II gouttes d'un collyre à l'*atropine*.

**R. A FORME SUFFOCANTE.**

Application de *ventouses*, de *sinapismes* ; inhalations d'*oxygène. Enveloppements humides permanents du thorax*.

Prescrire l'*acétate d'ammoniaque* et l'*éther* :

℞ Acétate d'ammoniaque .. 4 gr.
Sirop de punch........ 50 —
Julep gommeux........ 100 —
1 cuillerée à dessert toutes les heures.

**R. MALIGNE** (hyperthermie, phénomènes ataxiques, adynamie, convulsions, délire).

Recourir au *traitement balnéothérapique* : balnéation tiède (30°) ou froide (20° à 25°).

Si l'entourage s'oppose à la balnéation, employer le *drap mouillé*.

Ne pas se guider, pour instituer le traitement balnéothérapique, sur la courbe thermique, mais bien sur l'état général.

**En cas de température élevée coïncidant avec l'existence d'une bronchite étendue** : voy. *Bronchite aiguë, Broncho-pneumonie*.

Se guider sur le thermomètre dans l'application des bains froids, que l'on terminera par des affusions d'eau froide sur la colonne vertébrale et la poitrine.

**En cas de bronchite capillaire** : voy. cet article.

Se servir d'*enveloppements humides froids* en observant les règles suivantes : 1° laisser les bras libres ; appliquer des linges humides sur le thorax et le dos, en enveloppant les pieds et les jambes de linges secs et chauds; 2° ne jamais gêner l'amplitude des mouvements respiratoires par une constriction provenant des linges humides ; 3° ne pas insister sur la soustraction de chaleur, dès que les inspirations deviennent profondes et moins nombreuses (v. Jürgensen).

**En cas de sténose laryngée**

**avec toux aboyante** : faire autour du cou des *enveloppements de Priessnitz* (trois en 24 heures), avec de l'eau aussi chaude que la peau peut la supporter.

Si les accidents de sténose augmentent, recourir aux *bains chauds*, même en cas d'hyperthermie, de 15 à 20 minutes de durée, avec frictions énergiques dans le bain. Si le visage se congestionne, pratiquer des affusions d'eau froide ou mettre la vessie de glace sur la tête (v. Jürgensen).

**En cas d'état soporeux, de délire, de convulsions** : recourir aux *affusions froides* à 15° au maximum, de 2 minutes de durée, en insistant surtout sur l'affusion dirigée vers la tête et la nuque.

Si les résultats sont insuffisants, s'adresser aux *bains froids* de 20° à 25° de 5 minutes de durée pour commencer, avec affusion d'eau plus froide sur la tête.

Pour éviter la parésie cardiaque, donner du vin avant et après le bain (v. Jürgensen).

**En cas d'hypothermie** : diriger un *jet d'eau aussi froide* que possible, *d'un centimètre de diamètre sur la région de la moelle allongée*. Répéter une dizaine de fois ces affusions avec intervalle de 15 à 20 secondes. Evitér de mouiller la poitrine.

Une fois la respiration améliorée et la température montée, donner des *bains chauds prolongés* de 38° à 40°, avec frictions énergiques dans le bain (v. Jürgensen).

Administrer, selon le besoin, la *digitale*, la *strychnine* et pratiquer des *injections sous-cutanées de caféine*.

**Contre le délire et les convulsions** : prescrire l'*antipyrine* associée au *bromure de potassium*, en potion, ou bien :\

Ⴠ Hydrate de chloral....... 50 cgr.
Teinture de musc........ XX gtes.
Eau de tilleul.......... 80 gr.
Sirop de fleurs d'oranger. 20 —

1 cuillerée à café toutes les 1/2 à 1 heure (enfants de 5 à 6 ans).

**Pendant la convalescence** : soigner la bronchite chronique, l'adénopathie bronchique. Prescrire un *régime tonique*, de l'*huile de foie de morue*.

Séjour au *Mont-Dore*, à *La Bourboule*, à *Challes*.

## RUBÉOLE.

*Purgatif, diète relative* : lait, bouillon.

**Contre la fièvre** : *antipyrine, quinine*.

**A la fin de la maladie** : *bains tièdes savonneux*.

## RUPTURE DE L'UTÉRUS

**R. INCOMPLÈTE.**

**Fœtus dans l'utérus** : *extraction* manuelle (version podalique interne) ou instrumentale (forceps) par les voies naturelles, suivie d'un lavage soigné des organes génitaux externes et du vagin, et d'un tamponnement utéro-vaginal à la gaze iodoformée qu'on retire après trente-six heures (Auvard).

### R. COMPLÈTE.

Fœtus en partie ou en totalité dans la cavité péritonéale : recourir à la *laparotomie*, extraire le fœtus et pratiquer la suture de la plaie utérine. Dans certains cas de rupture complète (bassin peu rétréci, fœtus peu volumineux), préférer l'*extirpation de l'utérus* par voie vaginale, suivie de l'extraction du fœtus par la brèche vaginale (v. Braun).

# SALIVATION MERCURIELLE.

(Voy. *Ptyalisme, Stomatite mercurielle*).

# SALPINGITES.

### S. AIGUE.

*Repos absolu* au lit ; application de la *vessie de glace* en permanence sur l'hypogastre ; *émissions sanguines locales* (ventouses scarifiées, sangsues) ; *onctions calmantes* avec :

℞ Chloroforme.......  ⎫ āā 10 gr.
　Laudanum........  ⎭
　Baume tranquille....　60 —
　　　　　　　(Herzen).

*Révulsion* : pointes de feu, vésicatoires.

Dans tous les cas, ordonner les *injections vaginales antiseptiques*.

*Régime lacté*, aliments liquides.

Administrer des *purgatifs légers*.

**Contre la fièvre** : *antipyrine, pyramidon, phénacétine, quinine.*

**Contre les douleurs** : prescrire des *lavements calmants* (laudanum, chloral) ou des *suppositoires calmants* (dionine).

℞ Antipyrine ............　1 gr. 50
　Laudanum de Sydenham. XXV gte
　Eau tiède ..............　60 gr.
Pour 1 lavement : 2 par jour (Herzen).

En cas de suppuration d'abcès (salpingite suppurée) : intervenir par l'*incision vaginale*.

Dans les cas urgents, dans les cas de vastes salpingites suppurées avec pelvi-péritonite : pratiquer la *laparotomie*.

(Voy. *Abcès pelviens*).

Combattre l'intoxication septique à l'aide d'injections sous-cutanées ou rectales (en cas d'affaiblissement cardiaque) de *sérum artificiel.*

### S. CHRONIQUE.

**En cas de salpingite suppurée** (consécutive à une salpingite aiguë, après la période aiguë) **ou en cas de persistance de noyaux douloureux rendant la vie active impossible** : recourir à la *laparotomie*, suivie d'extirpation d'un ou des deux annexes. enlevant dans ce dernier cas l'utérus en même temps par la voie abdominale.

Pratiquer aussi l'*hystérectomie vaginale* (cette voie est plus aléatoire et plus grave).

**En cas de salpingite catarrhale ou parenchymateuse :** faire la *dilatation de la cavité utérine* avec des tiges de laminaire de calibre croissant, qu'on laisse 24 heures en place.

Pratiquer ensuite le *curettage utérin*, en grattant minutieusement les angles de l'utérus ; terminer cette intervention par un *tamponnement utérin* à la gaze iodoformée, afin de drainer la cavité utérine. Renouveler ce pansement intra-utérin tous les jours, jusqu'à ce que le col se soit resserré, en le faisant précéder d'un lavage de la cavité utérine.

Pratiquer aussi des injections intra-utérines de *teinture d'iode*, et continuer l'*antisepsie intra-utérine* par l'introduction dans l'utérus de crayons d'iodoforme de sublimé, de salol, etc. (Voy. *Antisepsie gynécologique*).

Dans certains cas, lorsqu'il existe de la métrite avec péri et paramétrite, recourir aux *injections intra-utérines de la solution de Grammatikati* en se servant de la seringue de Braun :

℞ Alumnol.................... 2 gr. 50
Teinture d'iode....... } ãã 25 —
Alcool................... }

CURES THERMALES aux eaux de Salins, Salies-de-Béarn, Challes, Luchon, Royat, Néris, Luxeuil.

## SARCOCÈLES.

### S. SYPHILITIQUE.
Voy. *Orchite syphilitique*.

### S. TUBERCULEUX.
Voy. *Orchite tuberculeuse*.

## SATURNISME.

### S. AIGU.
Voy. *Empoisonnement par le plomb, Colique de plomb, Encéphalopathie saturnine, Goutte saturnine, Paralysie saturnine*.

### S. CHRONIQUE.
Prescrire le *régime lacté*, plus ou moins absolu, selon les cas.

Administrer les *purgatifs salins* (sulfate de soude ou de magnésie) et les *purgatifs cholagogues* ; donner l'*iodure de potassium*.

Faire prendre des *bains sulfureux*, suivis de lavage avec une solution d'acide chlorhydrique à 20 p. 100 et de savonnage, afin d'enlever l'enduit sulfureux.

Favoriser les fonctions de la peau en ordonnant le *jaborandi*.

Combattre l'anémie par l'*iodure de fer*.

## SATYRIASIS

Eviter la continence trop prolongée, réprimer la masturbation.

Défendre la lecture de livres obscènes, supprimer les causes d'irritation locale (oxyures, eczéma du scrotum, herpès génital).

Combattre l'irritabilité génitale : voy. *Neurasthénie génitale*.

Donner les *bromures alcalins*, le *camphre*, le *bromure de camphre* ; prescrire les *hypnotiques*.

Recourir aux *bains de siège à eau courante tiède* de 2 à 3 minutes de durée, suivis d'une douche générale tiède, dirigée principalement sur la colonne vertébrale (Beni-Barde et Materne).

## SCARLATINE

Isolement du malade. Désinfection des objets contaminés.

Hygiène : *Aération* de la chambre ; maintenir une *température constante* (18°).

Donner chaque jour un *bain tiède* (32° à 35°), à l'enfant comme à l'adulte.

Prévenir les infections secondaires avec leurs complications, en instituant une *antisepsie rigoureuse* de la surface cutanée à l'aide des *bains tièdes*, des muqueuses oculaires, en faisant des *lavages avec la solution boriquée* et des cavités buccale, nasale et phryngée, en prescrivant les grands lavages, répétés trois fois par jour avec de l'eau bouillie additionnée de quelques gouttes du mélange suivant :

℞ Essence de menthe...... 50 cgr.
 Thymol ................. 2 gr.
 Acide benzoïque ........ 4 —
 Essence d'eucalyptus .... 30 —
 Alcool à 90°... Q. S. p. 250 —

Chez les petites filles et les femmes, pratiquer la *toilette* vulvaire *et* vaginale, à l'aide de lavages et d'injections avec des solutions de sublimé à 1 p. 2000, de permanganate de potasse à à 1 p. 1000, ou de chinosol à 1 p. 1000.

Régime : *régime lacté absolu pendant la période fébrile* Tisanes (bourrache) ; boissons acides, limonade citrique ou tartrique, café, eau vineuse.

**Contre l'angine scarlatineuse** (érythémateuse ou pseudomembraneuse) : pratiquer des *irrigations boriquées* (3 p. 100) ou *salicylées* (2 p. 1000) ; ordonner des gargarismes et des lavages des cavités buccale et pharyngienne avec une solution de *trichlorure d'iode* à 1 p. 1000 (Herzen) ; faire des *badigeonnages* trois à quatre fois par jour avec :

℞ Acide phénique........ 1 gr.
 Glycérine ............. 33 —
                    (Moussous).

℞ Acide phénique ... } āā 1 gr.
 Camphre.......... }
 Glycérine ............. 20 —

℞ Résorcine............ 3 gr.
  Glycérine............. 33 —
  Bichlorure d'hydrargyre 5 cgr.
  Ichtyol .............. 5 gr.
  Eau distillée......... 100 —
(Baginsky).

Ou bien recourir aux *insufflations* du mélange suivant :

℞ Sozoïodol............ |
  Soufre sublimé lavé.... | ãã 10 gr.
(Baginsky).

Prescrire aussi le *chlorate de potasse* à l'intérieur :

℞ Chlorate de potasse. 75 cgr. à 1 gr.
  Sirop de mûres..... 30 —
  Hydrolat de laitue.. 60 —
Par cuillerée à café, dans la journée (enfants) (Roger).

Dans les cas graves, pratiquer des injections de *sérum antistreptococcique de Marmorek*.

**Si une angine pseudo-membraneuse apparaît tardivement** : pratiquer l'examen bactériologique des fausses membranes et faire des *injections de sérum antidiphtérique*, quand le bacille de Loffler est en cause.

**Contre la fièvre :** donner la *quinine*, l'*antipyrine* ; ne pas abuser des antithermiques, ils favorisent le collapsus, affaiblissent l'action cardiaque, diminuent la diurèse.

Préférer l'emploi des *bains froids*, pratiqués à partir du moment de l'invasion jusqu'à la diminution des symptômes généraux : aussitôt que la température rectale atteint 40° et si la peau est chaude au toucher, donner un bain à 20° de 5 minutes de durée, s'il s'agit de jeunes enfants et de 15°, chez

les adolescents. Dans les cas légers, prescrire un bain toutes les 4 ou 5 heures (V. Jürgensen).

Dans tous les cas, favoriser l'élimination des toxines à l'aide des *purgatifs doux*, répétés tous les trois jours, des *boissons abondantes* et des *lavements* d'eau bouillie et refroidie à 20° (300 c.c. à 1 litre, selon l'âge du malade) administrés méthodiquement matin et soir (Herzen).

**En cas d'agitation et d'insomnie :**

℞ Hydrate de chloral.. 50 cgr.
  Teinture de musc ... X à XX gtes
  Sirop de menthe .... |
  Eau distillée........ | ãã 30 gr.
1 cuillerée à café d'heure en heure (enfants).

℞ Hydrate de chloral ..... 3 à 4 gr.
  Bromure de sodium .... 3 —
  Sirop de codéine........ 20 —
  Eau de laurier-cerise ... 15 —
  Eau................ 120 —
A prendre en 2 fois, dans un peu de lait chaud (adultes).

**S. MALIGNE ET COMPLIQUÉE** (hyperthermie, délire, carphologie).

Recourir au *traitement balnéothérapique* : employer les *bains froids* à 20° ou 25°, de 5 à 15 minutes de durée, répétés 4 à 10 fois par jour (un bain toutes les 2 heures), en surveillant attentivement le cerveau et le cœur.

Les bains froids sont contre-indiqués en cas de collapsus, de faiblesse du cœur résistant à l'action des toniques, de myocardite appréciable, de gêne respiratoire provenant d'une sténose des voies aériennes, d'hé-

mophilie, d'hémorragies, d'épistaxis, de néphrite, d'arthrite.

Donner aussi des *bains tièdes
progressivement refroidis.*

Si l'entourage s'oppose à la
balnéation, employer le *drap
mouillé,* ou bien faire des *lotions
froides* avec de l'eau pure ou
de l'eau vinaigrée.

**En cas d'obnubilation du
sensorium** (même avec température basse) : placer le malade
dans un *bain chaud* et faire des
*affusions d'eau très froide sur la
tête* et sur la nuque.

**En cas de convulsions** : donner un *bain chaud* de 10 à 15
minutes de durée, terminé par
une *affusion froide sur la tête.*

S'abstenir de narcotiques.

**Si malgré la fièvre élevée
la peau est froide au toucher** :
donner un *bain chaud* à 40° pendant 10 minutes, avec *frictions*
énergiques dans le bain.

Relever la tonicité cardiaque
en administrant du *vin* ou en
faisant des *injections de camphre*
(huile camphrée à 10 p. 100, 1
à 2 seringues à la fois, selon
l'âge du malade).

Si la peau s'échauffe, faire
quelques rapides *affusions froides* après le bain chaud (V. Jürgensen).

Prescrire, particulièrement
dans la scarlatine maligne, les
*boissons abondantes* et les *diurétiques* (tisanes), pour faciliter
l'élimination des toxines.

Dans quelques cas, pratiquer
des *injections sous-cutanées
d'eau salée* à 7 p. 1000 (sérum
artificiel), soit à petites doses
souvent répétées, soit à doses
massives (1/2 litre à la fois et

par jour, chez un enfant de 10
à 12 ans).

**Contre les phénomènes
ataxiques et pour favoriser
l'éruption** : recourir aux *enveloppements humides* de tout le
corps ; ordonner le *carbonate*
ou l'*acétate d'ammoniaque*, dans
le premier cas associé au *musc.*

⋆ Musc.................... 20 cgr.
   Carbonate d'ammoniaque . 1 gr.
   Sirop simple............. 40 —
   Eau distillée............. 80 —

4 à 6 cuillerées à café par jour ; enfants (Descroizilles).

⋆ Musc.................... 1 gr.
   Carbonate d'ammoniaque . 3 —
   Gomme arabique.......... 5 —
   Eau de cannelle.......... 150 —
   Sirop d'écorces d'oranges . 50 —

1 cuillerée à soupe toutes les heures
(adultes).

**Contre la tendance au col-
lapsus, le pouls faible** : donner la *digitale,* le *strophantus,*
la *strychnine,* pratiquer des injections sous-cutanées de *caféine,* de *spartéine* et d'*éther.*

⋆ Teinture de digitale..... XV gttes
   Oxymel scillitique...... 15 gr.
   Sirop simple............ 45 —
   Eau de laitue.......... 90 —

1 cuillerée à café de 2 en 2 heures
(enfants de 10 à 15 ans) (Roger).

⋆ Teinture de strophantus
   à 1 p. 20...........
   Liqueur ammoniacale    ãã X gttes
   anisée..............
   Eau distillée............. 60 gr.
   Sirop d'éther............. 10 —

1 cuillerée à café de 2 en 2 heures
(enfants de 10 à 12 ans).

Chez l'adulte :

⋆ Teinture de noix vomique.   ãã 5 gr.
   — de strophantus...

X gouttes, 3 à 4 fois par jour.

℞ Teinture de strophantus..... 5 gr.
Liqueur d'Hoffmann ...   )
—      ammoniacale } āā 10 —
anisée ............. )

XXV gouttes, 4 fois par jour (Herzen).

Administrer méthodiquement, matin et soir, une injection rectale de *sérum artificiel* (300 c.c. à 1 litre, selon l'âge) (Herzen).

**En cas d'albuminurie et d'anasarque** : pratiquer de la *révulsion* sur les reins avec de la teinture d'iode ou une flanelle imbibée d'essence de térébenthine.

Administrer les *diurétiques* : digitale, caféine, diurétine, agurine, scille, tisanes diurétiques.

℞ Agurine............... 20 cgr.
Sucre ................. 2 gr. 50
Cognac .............. 5 —
Eau distillée.......... 60 —

1 cuillerée à café toutes les heures (enfants de 6 ans) (Herzen).

℞ Sel de nitre.......... 3 gr.
Sucre pulvérisé........ 50 —
Essence de citron...... IV gouttes.

Pour 1 litre d'eau : boire un 1/2 grand verre de cette *tisane nitrée*, 2 fois par jour (enfants).

Pratiquer l'*antisepsie intestinale* (benzonaphtol), prescrire les *purgatifs salins* et *drastiques* (eau-de-vie allemande, calomel, scammonée, jalap) et faire méthodiquement, matin et soir, une *injection rectale de sérum artificiel* (300 c.c. à 1 litre, selon l'âge) (Herzen).

Prescrire aussi :

℞ Alcoolature d'aconit.... X gouttes.
Acide tannique........ 20 cgr.
Julep gommeux ........ 100 gr.

1 cuillerée à dessert toutes les 2 heures (enfants de 5 à 6 ans) (Roger).

Voy. *Néphrite aiguë*.

Recourir au *traitement hydrothérapique* suivant : donner des *bains chauds* à 39° de 15 minutes de durée, avec *enveloppement consécutif* dans un linge trempé d'eau chaude et par dessus une ou plusieurs couvertures de laine. Laisser le malade ainsi enveloppé pendant 1 à 2 heures, en lui donnant abondamment à boire des liquides chauds, puis l'essuyer avec des linges chauds et secs.

Dans les cas graves, intervenir de la sorte deux fois par jour ; augmenter insensiblement la température du bain jusqu'à 41° et laisser le malade pendant une heure dans la baignoire (v. Jürgensen).

**Contre l'hydropisie post-scarlatineuse non albuminurique** (due à l'affaiblissement du cœur, à l'hyposystolie et à des troubles de nutrition des capillaires) : prescrire un *régime reconstituant* (lait, œufs, vins généreux), le *repos* relatif et les injections de *caféine* ou de *spartéine associée à la strychnine*, pour faciliter l'effet diurétique.

℞ Sulfate de strychnine..... 20 mgr.
—   de spartéine...... 80 cgr.
Eau stérilisée..... Q. S. p. 20 c. c.

Adultes : 1 seringue de Pravaz, 2 fois par jour.
Enfants : 1/5 à 1/3 de seringue de Pravaz, 2 fois par jour (Herzen).

**Contre l'hématurie et la scarlatine hémorragique** : donner l'*acide gallique*, le *tanin*, le *perchlorure de fer*, la *ferropyrine*, l'*ergotine* et la *quinine*.

℞ Acide gallique............    1 gr.
Sirop de fleurs d'oranger....   30 —
Eau distillée.............    80 —

1 cuillerée à café d'heure en heure (enfants) (Comby).

**Au moment de la desquamation** : faire prendre des *bains tièdes* répétés. avec savonnage (savon à la résorcine, à l'acide phénique, au sublimé), et pratiquer des *onctions* avec de la vaseline boriquée ou salolée.

**En cas de rhumatisme scarlatin** : conseiller le *séjour prolongé au lit;* pratiquer l'*enveloppement des articulations* avec de la ouate.

Prescrire le *salicylate de soude,* à la dose de 2 à 6 gr. (excepté s'il y a néphrite), le *salol,* la *salipyrine,* le *salophène,* l'*asaprol,* l'*aspirine* (voy. *Rhumatisme articulaire aigu*).

S'il se développe une arthrite purulente, recourir à l'*intervention chirurgicale.*

# SCIATIQUE.

Voy. *Névralgies.*

## S. RÉCENTE, AIGUE.

*Repos absolu.*

Localement : recourir aux *émissions sanguines,* sous forme de sangsues, ou mieux de ventouses scarifiées appliquées au-dessous du pli fessier, dans le creux poplité et au niveau du mollet.

Application d'*acide chlorhydrique concentré* sur le trajet du nerf au niveau des points douloureux, répétée tous les 2 ou trois jours, ou de *vésicatoires successifs* sur le membre malade, ou bien de *vésicatoires en forme de longues lanières* à la partie postérieure de la jambe malade.

Pratiquer des injections profondes sur le trajet du nerf, de *chloroforme* ou du mélange suivant :

℞ Gaïacol cristallisé .........   4 gr.
Menthol..................   1 —
Chloroforme...............   6 —

Injecter 1 centim. cube à la fois, 2 fois par jour.

Employer aussi les injections de *chlorhydrate de cocaïne* faites au niveau des points douloureux (1 à 3 cgr.).

Utiliser aussi la *congélation* à l'aide de pulvérisations de chlorure de méthyle employées avec prudence pour éviter les escarres et les ulcérations.

Employer les *liniments calmants* ou *irritants* (voy. *Névralgies*), et les *applications chaudes.*

℞ Pommade stibiée .........   40 gr.
Extrait de feuilles d'aconit..   5 —
(Debourge).

Ne pas conseiller le massage, ni l'électrothérapie dans les cas à début brusque avec douleurs intenses.

**Si la sciatique est d'origine rhumatismale** : donner le *salicylate de soude* à la dose de 4 à 8 gr. par jour, en *potion,* associé à l'*aconit* (teinture de racines d'aconit, XXX gouttes), ou bien l'*aspirine* à la dose de 4 gr. par jour.

**Dans les autres cas** : pres-

crire l'*antipyrine*, la *phénacétine*, l'*exalgine*, le *citrophène*,
le *pyramidon*, l'*acétopyrine*, le
*pyrosal*, la *rheumatine*, la *saloquinine* et la *quinine*.

℞ Sulfate de quinine ........ 25 cgr.
   Extrait thébaïque......... 2 —
   Pour 1 pilule : 3 par jour.

℞ Phénacétine ou citrophène. 30 cgr.
   Chlorhydrate de quinine... 25 —
   Pour 1 cachet : 3 à 4 par jour (Her-
zen).

℞ Antipyrine......... ) aa 50 cgr.
   Salol.............. )
   Pour 1 cachet : 4 à.6 par jour.

Ou encore, donner le *bleu de
méthylène*, à la dose de 50 à
60 centigr. par jour, en pilules
de 10 centigr. chacune.

**En cas de douleurs vives :**
pratiquer des *injections de morphine* ou de *dionine* :

℞ Sulfate neutre d'atropine.. 1 cgr.
   Chlorhydrate de morphine. 20 —
   Eau distillée de laurier-
   cerise................. 20 gr.
   Injecter 1 seringue de Pravaz, 2 à
3 fois par jour.

Ou bien de :

℞ Acide phénique cristallisé. 40 cgr.
   Chlorhydrate de morphine. 15 —
   Eau stérilisée........... 20 c.c.
   Injecter 1 seringue de Pravaz 2 fois
dans les 24 heures (Herzen).

Recourir enfin à l'*injection
sous-arachnoïdienne lombaire
de cocaïne*, à la dose de 1 centigr.

**Après la période aiguë :**
recourir à l'*électrisation* (courants induits faibles, à intermittences rares ; faradisation
cutanée à l'aide du pinceau, ou
bien courants continus descen-

Herzen.

dants, pôle positif sur la région
lombaire ou au niveau de la
grande échancrure sciatique,
pôle négatif promené sur le
trajet du nerf; séances de 5 à
10 minutes, tous les jours ou
tous les deux jours).
Voy. *Névrites*.

Ordonner aussi les *bains de
vapeur*, les *bains simples* ou
*térébenthinés*, le *massage*, l'*hydrothérapie* (douches chaudes)
et une *cure thermale* aux eaux
de Luxeuil, Néris, Royat, Vals,
Bagnères-de-Bigorre.

## S. CHRONIQUE.

TRAITEMENT CAUSAL (rhuma-
tisme chronique, arthritisme,
goutte, diabète, syphilis, alcoolisme, impaludisme, saturnisme,
hydrargyrisme, néoplasie).

**Dans les cas à début lent,
à marche chronique avec
douleur sourde :** recourir au
*massage* et à l'*électrothérapie*.
Employer les courants galvaniques de faible intensité, appliquer l'électrode négative à
l'extrémité inférieure de la colonne lombaire et l'électrode
positive dans une cuvette remplie d'eau dans laquelle plonge
le pied du malade. Faire passer
d'abord un courant très faible,
que l'on augmente progressivement d'intensité, jusqu'à 8
ou 10 milliampères. Séances de
10 minutes de durée (Voy.
*Névralgies*).
**Contre l'atrophie muscu-
laire :** avoir recours au *massage*
et à l'*électrisation*.
Cure à *Aix-les-Bains*.
**Contre l'anesthésie cutanée
et les paresthésies :** recourir

34

à la *faradisation*, à l'aide du pinceau.

**Dans les cas rebelles :** pratiquer l'*élongation* du nerf à ciel ouvert ou sous-cutanée (par flexion forcée de la cuisse sur le bassin, la jambe tendue), ou bien le *hersage* du nerf sciatique (dissociation des faisceaux nerveux avec un instrument mousse) (Gérard-Marchant).

**En cas de sciatique due à la compression du nerf sciatique ou à son irritation** par esquille, par tumeur ou par cicatrice, recourir au *traitement chirurgical*, variable suivant le cas.

# SCLÉRÈME.

Activer la circulation ; donner des *bains chauds prolongés* à 37°, d'après la méthode de Winckel, des *bains chauds aromatiques* ou *sinapisés* (500 gr. de farine de moutarde pour un grand bain).

Pratiquer des *frictions* excitantes.

Placer l'enfant dans une *couveuse*; *gavage*.

Administrer les *stimulants diffusibles* (alcool, sels d'ammoniaque, éther, cannelle).

Recourir au *massage* et à l'*électrisation*.

**Chez les nouveau-nés,** prescrire :

℞ Cognac............... ) āā 10 gr.
   Sirop d'éther........ }
   Eau distillée de menthe..    40 —
  1 cuillerée à café toutes les 2 heures.

# SCLÉRITE.

**Chez les rhumatisants et les goutteux :** traitement général hygiénique, diététique et médicamenteux de la diathèse.

*Mettre au repos l'organe malade ;* comprimer l'œil malade par un *tampon de coton sec*, surtout la nuit.

Collyre à l'*atropine. Massages* à travers la paupière. *Pointes de feu* très serrées et nombreuses, mises avec le thermocautère (Trousseau).

# SCLÉROSES.

**S. DES ARTÈRES.**

Voy. *Artério-sclérose.*

**S. DU CERVEAU** (*porencéphalie, sclérose lombaire*).

**Période aiguë.**

Appliquer un *vésicatoire* à la nuque, la *vessie de glace* sur la tête.

Administrer un *purgatif drastique* (calomel, jalap, eau-de-vie allemande).

**En cas de syphilis héréditaire :** pratiquer des frictions quotidiennes avec 2 gr. d'on-

*guent napolitain* et donner l'*io-dure de potassium* à la dose de 50 centigr. à 1 gr. par jour, chez des enfants de 2 à 4 ans.

**Contre la fièvre et l'agitation** : recourir aux *bains tièdes prolongés*, prescrire le *bromure de potassium* (50 centigr. à 1 gr. par jour).

**Après la période aiguë.**

Utiliser l'*électricité faradique* (courants faibles, séances de 5 à 10 minutes) et les *courants galvaniques*.

**Contre les attaques épileptiformes** : employer le *bromure de potassium*

**En cas de déformation** : avoir recours au *massage* combiné et alterné avec l'*électrisation*.

**Contre les pieds-bots paralytiques** : recourir aux *appareils orthopédiques* et à la *chirurgie orthopédique* (Voy. *Paralysie infantile*).

Prescrire les *bains de mer*, le séjour aux *eaux chlorurées sodiques chaudes* : Bourbonne, Salies, Dax, Néris, Aix, Bagnères-de-Bigorre.

**S. DE LA MOELLE EN PLAQUES.**

Pratiquer la *révulsion* le long de la colonne vertébrale.

Administrer les *iodures alcalins* à doses faibles, mais prolongées ; le *nitrate d'argent*, le *phosphure de zinc*, le *chlorure de baryum*, à la dose de 5 cgr. en trois fois.

(Voy. *Ataxie locomotrice*).

# SCOLIOSES.

**S. DES ADOLESCENTS.**

Combattre la faiblesse générale, l'anémie, la chlorose, la scrofule (huile de foie de morue, fer, arsenic, sirop d'iodure de fer, quinquina). Corriger les anomalies de réfraction (myopie).

Ordonner les *bains salés* et *sulfureux*, les *frictions stimulantes*.

Envoyer les malades à la campagne, aux *bains de mer*, ou dans une *station chlorurée sodique forte*.

Prescrire les *exercices physiques* en plein air, la *gymnastique suédoise*, le *massage*.

Recommander aux parents de l'enfant de *veiller à ce qu'il ne prenne pas de mauvaises attitudes* pendant la station assise pour le piano, l'écriture, les travaux à l'aiguille, etc.

Recourir au *traitement orthopédique* : corsets plâtrés ou métalliques, et pendant la nuit pratiquer l'*extension*.

**S. SECONDAIRES.**

Si la scoliose est consécutive à une pleurésie, conseiller les exercices musculaires divers, la *gymnastique générale, thoracique* et *respiratoire*.

Si la scoliose est causée par une paralysie, suivie d'atrophie, ou par un rhumatisme chronique, recourir à la *massothérapie* et à l'*électrothérapie*.

Enfin, si la scoliose est due à une contracture hystérique, employer la *suggestion hypnotique*.

# SCORBUT.

Eviter l'humidité.

*Alimentation reconstituante :* viande fraîche, eau de source, fruits acides, légumes verts.

*Acides végétaux :* citron, oseille.

Administrer le *sirop antiscorbutique*, le *sirop de cresson*, le *quinquina*, la *cochléaria*, le *perchlorure de fer.*

℞ Teinture de cochléaria. }
　　— de quinquina. } āā 100 gr.
　　Sirop antiscorbutique... 500 —
3 cuillerées à bouche par jour.

℞ Quinquina jaune......... 30 gr.
　Eau..................... 750 —
　Faire bouillir jusqu'à réduc-
　　tion à................. 500 —
　Ajouter :
　Raifort sauvage contusé... 20 —
　Infuser, passer et ajouter :
　Teinture de cochléaria..... 20 —
　Jus de citron............. 100 —
　Sirop antiscorbutique..... 100 —
A boire en 2 jours par petits verres (Herzen)

℞ Perchlorure de fer liquide.. 20 gr.
XXX à XL gouttes par jour, en 3 ou 4 fois.

℞ Extrait de gentiane....... 5 gr.
　Teinture de gentiane..... 15 —
　Tartrate ferrico-potassique 10 —
　Sirop simple............. 70 —
　Acide citrique........... 30 cgr.
　Eau distillée ........... 200 gr.
1 cuillerée à bouche avant les repas.

Prescrire comme antiseptique interne et antitoxique, l'*iode* sous forme de teinture, à la dose de XII à XX gouttes par jour, prises avec de l'eau de riz, en 4 ou 5 fois (Herzen).

Ordonner les *bains aromatiques* et les *frictions sèches.*

**Contre la gingivite et la stomatite :** recourir aux *badigeonnages* et aux *gargarismes astringents* (ratanhia, teinture de noix de galle).

℞ Décoction de quinquina.... 200 gr.
　Teinture de myrrhe....... 20 —
　Acide sulfurique alcoolisé. 10 —
　Miel rosat............... 60 —
Pour gargarismes (Hunter).

Toucher les ulcérations avec la *teinture d'iode,* l'*acide chromique* au dixième ou avec le *jus de citron.*

(Voy. *Stomatite gangréneuse*).

**Contre les hémorragies :** donner le *perchlorure de fer,* la *ferropyrine,* l'*ergotine,* la *quinine* et la *digitale ;* pratiquer des injections de *sérum gélatiné.*

(Voy. *Purpura*).

**Contre les manifestations cardiaques et pulmonaires :** employer l'*alcool,* la *caféine,* l'*acétate d'ammoniaque.*

**En cas de pleurésie hémorragique :** employer le *sérum gélatiné* en injections souscutanées et pratiquer la *thoracentèse.*

(Voy. *Pleurésies*).

**S. INFANTILE** (*rachitisme aigu, maladie de Barlow*).

Donner à l'enfant une *bonne nourrice*

Chez les enfants plus âgés, *réglementer l'alimentation,* faire prendre une ou deux cuillerées de *jus de viande* par jour et ajouter, à la quantité quotidienne de lait que l'enfant doit prendre, 3 cuillerées à café de la solution suivante :

℞ Extrait de ratanhia........ 2 gr.
Acide tartrique............ 20 —
Eau bouillie.............. 40 —
(Comby).

Ou mieux faire prendre du *lait iodé* :

℞ Iode par................ 10 cgr.
Iodure de potassium ...... 1 gr.
Eau distillée............ 50 —

1 à 2 cuillerées à café, prises avec la quantité totale de lait que l'enfant doit boire dans la journée (Herzen).

Prescrire des *bains salés* quotidiens de cinq minutes de durée. (Voy. *Bains*).

## SCROFULE.

### (Voy. *Lymphatisme*).

RÉGIME

Prescrire une *alimentation bonne et abondante, riche en azote et en phosphates.*

Donner aux enfants âgés de moins de 16 mois le *lait phosphaté naturel* ou le *lait iodé.*

HYGIÈNE.

Conseiller aux scrofuleux de vivre dans un milieu où pénètrent facilement l'air, la lumière et la chaleur; insister sur *l'aération* complète et permanente.

Envoyer les malades à la campragne, leur prescrire *l'exercice,* les *promenades,* les *jeux* en plein air, la *gymnastique.*

Ordonner le séjour aux *bords de la mer.*

Prescrire les *frictions sèches* ou *stimulantes,* les *bains salés,* les *douches froides,* le *massage.*

TRAITEMENT MÉDICAMENTEUX.

**Activer la nutrition générale,** en prescrivant le mélange suivant :

℞ Cacodylate de soude..... 5 cgr.
Iodure de sodium....... 3 gr.
Chlorure de sodium...... 12 —
Eau distillée.......... 100 —

1 cuillerée à café ou à dessert, 2 fois par jour, dans une tasse de lait (Herzen).

HERZEN.

℞ Iodure de sodium........ 10 gr.
Bromure de sodium...... 20 —
Chlorure de sodium...... 40 —
Eau ................... 300 c. c.

1 cuillerée, 2 fois par jour dans un bol de lait (Grasset).

**Contre l'anorexie :** donner les *stimulants* et les *amers.*

Administrer *l'huile de foie de morue* à hautes doses, 4 à 6 cuillerées à bouche par jour (80 à 120 gr.), suivant l'âge et la tolérance du sujet.

Si l'huile pure est mal acceptée, la mêler à d'autres corps moins répugnants :

℞ Huile de foie de morue. } āā 500 gr.
Eau de chaux........ }
Saccharine.......... }
Essence d'amandes } āā 2 —
amères............ }
(Monin).

Corriger le goût de l'huile de foie de morue avec *II gouttes d'essence de menthe poivrée, de cannelle pour* 100 *gr. d'huile.*

Prescrire de préférence *l'huile brune* à l'huile blonde.

*Associer l'huile de foie de morue à l'extrait de malt,* dans la proportion de 30 à 50 p. 100.

Si l'huile de foie de morue est mal tolérée, ou en été, quand

34.

elle devient indigeste, la remplacer par le *sirop antiscorbutique iodé*, le *sirop iodotannique*, le *sirop d'iodure de fer*, ou le *vin iodotannique phosphaté*.

Prendre ces médicaments à la dose de *2 à 4 cuillerées à café* pour les enfants, et de *4 cuillerées à dessert* pour les adolescents.

Se servir aussi des formules suivantes :

℞ Iodure de potassium.......   2 gr.
Teinture d'iode........ }
Tanin................. } ãã  1 —
Sirop de quinquina.......  50 —
Julep gommeux...........  150 —

3 à 4 cuillerées par jour (Guibourt).

℞ Iode pur...............   1 gr.
Tanin...................   8 —
Lacto-phosphate de chaux  12 —
Vin de Madère..........   1 litre.

3 verres à madère par jour, après les repas.

℞ Iodure de potassium.......   4 gr
Infusion de feuilles de noyer
à 10 p. 100.............   200 —

3 cuillerées par jour (enfants).

℞ Iodure de potassium.. }
Teinture d'iode....... } ãã   2 gr.
Sirop de gentiane.... }
— de quinquina... } ãã 125 —

2 cuillerées à café par jour (Verneuil).

℞ Iodure de potassium ......   6 gr.
Iode ...................  40 cgr.
Teinture de cardamome...  25 gr.
Sirop de salsepareille composé...................   75 —

2 cuillerées à café (Gallois).

℞ Iodure de fer.............   5 gr.
Iodure de potassium.......  10 —
Sirop de fleurs d'oranger...  50 —
— de gomme........  450 —

2 cuillerées à bouche par jour (enfants de 3 à 6 ans).

℞ Iodure de potassium........  15 gr.
Tartrate de fer ammoniacal.  18 —
Sirop de gentiane.....
— de quinquina.... } ãã 300 —
— d'écorces d'oranges amères........ }

3 cuillerées par jour (Boivet).

Ordonner l'*iodipine* à la dose de 2 à 3 cuillerées à café, dans du lait.

Administrer aussi l'*iodure d'arsenic*, de *mercure*, de *soufre*, et prescrire la *liqueur de Donovan-Ferrari* :

℞ Iodure d'arsenic........   20 cgr.
Biiodure de mercure ....   40 —
Iodure de potassium ....   4 gr.
Eau distillée...........   120 —

*Doses : avant 1 an*, I à V gttes, 2 fois par jour, dans de l'eau sucrée, avant de téter.

Enfants de 1 *an et plus* : V à XII gouttes progressivement, 2 fois par jour, aux repas.

Enfants de 3 *à 6 ans* : V à XX gouttes, progressivement.

*Adolescents* : VI à LX gouttes par jour en 3 fois, en augmentant chaque jour d'une à deux gouttes.

*Adultes* : VI à C gouttes par jour en 3 fois aux repas pendant que l'on fait usage de cette liqueur, éviter l'usage des substances acides).

Donner le *phosphate de chaux*, le *biphosphate de chaux*, le *lacto* ou *chlorhydrophosphate de chaux*, l'*hypophosphite de chaux* :

℞ Arséniate de soude... 10 à 20 mgr.
Biphosphate de chaux 10 à 20 gr.
Eau...............   300 —

2 cuillerées à bouche par jour (Herzen).

℞ Lacto ou chlorhydrophosphate de chaux........   20 gr.
Sirop de limons...........   500 —

2 cuillerées par jour.

℞ Hypophosphite de chaux.. 3 gr.
   —      de soude.. 1 — 50
  Huile de f. de morue)
  Glycérine et émulsion} ãã 150 —
    aromatique .......)

2 cuillerées à bouche par jour.

℞ Phosphate de soude....... 6 gr.
   —     de potasse..... 3 —
  Vin de Banyuls........... 200 —
  Sirop d'écorces d'oranges
    amères.............. 100 —

1 verre à liqueur à la fin des 2 principaux repas.

Prescrire enfin les *glycéro-phosphates*.

**Contre les adénopathies scrofuleuses** : voy. *Adénites scrofulo-tuberculeuses externes.*

Cures hydro-minérales.

**A la première période** (période latente), chez les scrofuleux torpides, prescrire la *cure marine*, notamment le séjour sur les bords de la Manche.

**A la période active** (adolescence), si le sujet est nerveux et excitable, s'il a des bronchites, des ophtalmies, conseiller les *eaux chlorurées sodiques* ou *chloro-carbonatées* de Salins, Salies-de-Béarn, Balaruc, Bourbonne, Bourbon-Lancy, Bourbon-l'Archambault, Lamotte, Uriage.

Envoyer aux *eaux arsenicales de la Bourboule* les malades de la période active, souffrant de bronchite et de catarrhe pulmonaire chronique.

**A la période d'état**, cure aux *eaux sulfureuses* : Luchon, Cauterets, Ax, Bagnols, Amélie, le Vernet, Olette, Eaux-Bonnes, Allevard, Saint-Honoré, Barèges, Euzet, Cambo, Enghien, Gréoulx.

# SÉBORRHÉES

**S. HUILEUSE DU CUIR CHEVELU.**

Lavages et lotions avec de la *décoction de bois de Panama* ; savonnages du cuir chevelu avec du *savon alcalin* ; lotions avec une *solution de carbonate de soude*, ou à l'*ammoniaque diluée*, ou à l'*alcool*.

Prescrire le mélange suivant :

℞ Borate de soude......... 15 gr.
  Ether sulfurique camphré. 30 —
  Eau distillée............ 250 —
  Pour lotions (Hillairet).

**S. HUMIDE AVEC INFLAMMATION ECZÉMATEUSE, CROUTEUSE** du cuir chevelu.

Traitement général de l'arthritisme, de la goutte, de la scrofule.

Pratiquer des *onctions*, tous les soirs, avec :

℞ Soufre............ |
  Oxyde de zinc..... | ãã 2 gr.
  Vaseline.............. 40 —

Voy. *Eczémas.*

**S. SÈCHE AVEC ALOPÉCIE.**

Traitement général de l'arthritisme ; régime diététique de la goutte.

Faire porter les *cheveux coupés courts*.

Prescrire des nettoyages de la tête, deux fois par semaine, avec de la *décoction de bois de Panama* ou de saponaire, additionnée d'un peu de *savon de goudron*.

**En cas de démangeaisons,** faire faire en plus, deux fois par semaine, une lotion du cuir chevelu avec :

℞ Polysulfure de potassium dissous à saturation.............. XX à LX gttes
Pour un quart de verre d'eau chaude.

Ou bien avec des solutions de *sublimé* à 1 p. 400 ou à 1 p. 600.

Appliquer sur le cuir chevelu la *pommade* suivante et faire le lendemain matin un savonnage du cuir chevelu :

℞ Naphtol β...... } āā 30 à 50 cgr.
Résorcine...... }
Soufre précipité........ 2 à 4 gr.
Huile de ricin.......... 14 —
Beurre de cacao........ 5 —
Baume du Pérou. Q. S. p. aromatiser
(Brocq).

℞ Résorcine............... 2 gr.
Eau de Cologne.......... 50 —
Glycérine .......... } āā 25 —
Alcool............. }
Teinture de cantharides .. 3 —
En frictions quotidiennes (Herzen).

**Si les cheveux deviennent trop secs,** prescrire :

℞ Teinture de quinine .. )
—     de romarin . } āā 10 gr.
—     de jaborandi )
Huile de ricin............. 15 —
Agiter avant de s'en servir (Brocq).

Voy. *Alopécie séborrhéique.*

# SEPTICÉMIE AIGUE

Recourir à l'*antisepsie rigoureuse* du foyer septique ; *gratter à la curette, cautériser* au chlorure de zinc à 10 p. 100 ; pratiquer des *incisions* au bistouri ou au thermocautère suivies de *drainage* ; au besoin, faire l'*amputation.*

Ne pas donner d'antiseptiques toxiques à l'intérieur (acide phénique en potion ou en lavements) ; injecter sous la peau autour du foyer septique, des *solutions de teinture d'iode* ou de *trichlorure d'iode,* qui sont des antitoxiques supérieurs au sublimé.

Donner intérieurement XX à XXV gouttes de *teinture d'iode* par jour en 4 ou 5 fois, dans de l'eau de riz ou de l'eau sucrée (antitoxique général) (Herzen).

Administrer un *purgatif*, pour dégager le tube intestinal et faire prendre le *sulfate de quinine* à la dose de 1 gr. à 1 g. 50 par jour, excepté dans les cas accompagnés de déchéance cardiaque.

Ordonner l'*alcool* à hautes doses.

Combattre l'intoxication septique et relever l'état général du malade à l'aide d'injections sous-cutanées ou rectales (affaiblissement cardiaque) de *sérum artificiel.*

Prescrire en outre les *diurétiques* et les *boissons abondantes,* pour faciliter l'élimination des toxines.

**S. PUERPÉRALE.**
Voy. *Fièvre puerpérale.*

# SOUFFRANCE DU FŒTUS

**En cas de dilatation incomplète :** employer *l'écarteur de Tarnier*.

**En cas de dilatation complète :** terminer l'accouchement par le *forceps* ou la *version*.

## SPASMES

### S. DU CARDIA.

Traitement général de l'hystérie.

Recourir à la *dilatation avec des bougies*; enduire l'extrémité de la sonde avec la pommade suivante :

℞ Beurre de cacao.........  10 gr.
Chlorhydrate de cocaïne...  4 cgr.
(Bouveret).

### S. DU COL UTÉRIN (pendant l'accouchement).

*Injections vaginales chaudes* (45°); *lavements calmants* (XXV à XL gouttes de laudanum, ou bien 1 gr. d'antipyrine et XX gouttes de laudanum, dans 60 gr. d'eau tiède, 2 à 3 fois dans les 24 heures).

Au besoin, injections de *morphine*, à 1 centigr., répétées 2 à 3 fois dans les 24 heures.

Pratiquer la *dilatation du col* avec un ballon dilatateur ou le dilatateur métallique de Tarnier.

Si besoin, faire quelques *petites incisions* (1 cm.) sur les parties latérales du col utérin.

Recourir enfin à *l'injection sous-arachnoïdienne lombaire de cocaïne*, à la dose de 5 milligr. à 1 centigr.

### S. DE LA GLOTTE (chez les enfants).

Au moment de l'accès, *asperger* la figure avec de l'eau froide, *flageller* le corps. Débarrasser le pharynx des mucosités qu'il peut contenir.

**En cas de danger imminent :** recourir à *l'insufflation* avec une sonde.

**En cas d'état convulsif général :** employer les *inhalations de chloroforme*.

**Dans l'intervalle des accès :** faire prendre des *bains de tilleul* ou de *camomille*.

℞ Tilleul avec bractées......  50 gr.
Eau bouillante...........  1000 —
A verser dans l'eau du bain.

Administrer, en outre, des *lavements calmants* :

℞ Asa fœtida............  2 gr.
Jaune d'œuf .........  N° I.
Infusion de racines de
valériane à 5 p. 100.  150 gr.
Teinture de chanvre indien...............  VI à X gtes.
Pour 2 lavements : matin et soir (Herzou).

Prescrire le *bromure de potassium*, le *chloral*, l'*aconit*, le *chanvre indien* et la *jusquiame*.

℞ Musc...................  10 cgr.
Bromure de potassium....  1 gr.
Eau distillée........... } ãã 30 —
Sirop de fleurs d'oranger }
3 cuillerées à café par jour (Comby).

Employer les *suppositoires à la belladone* :

℞ Extrait de belladone...... 5 cgr.
  Beurre de cacao......... 2 gr.
  Pour 1 suppositoire : un tous les soirs.

Combattre la constipation, la dyspepsie, le nervosisme, l'helminthiase.

Donner les *toniques* ; conseiller le séjour à la *campagne*.

## S. DE L'ŒSOPHAGE.

Voy. *Œsophagisme*.

## S. DU PYLORE.

Voy. *Dyspepsie irritative, Dilatation de l'estomac, Gastrosuccorrhée*.

## S. DES PAUPIÈRES.

Voy. *Blépharospasme*.

## S. VASCULAIRE.

Voy. *Migraine angiospasmodique, Neurasthénie cardiaque*.

## S. DE LA VESSIE.

Traiter les affections de l'appareil uro-génital (rétrécissement urétral, cystite, prostatite) ou du rectum (hémorrhoïdes, gerçure à l'anus), lorsqu'elles existent.

Diluer les urines par les *boissons abondantes*, les *tisanes diurétiques*, l'eau de Vichy.

Appliquer des *cataplasmes ou des compresses de Priessnitz* sur le bas-ventre, faire prendre des *bains tièdes prolongés*.

Administrer des *lavements calmants* et *antispasmodiques* au laudanum (X à XXX gouttes, selon l'âge) ou au chloral (2 à 4 gr.); employer les *suppositoires calmants* (dionine, 3 cgr.).

Intérieurement, ordonner les *antispasmodiques*, les *calmants* et les *hypnotiques*.

℞ Camphre monobromé...... 10 cgr.
  Extrait de jusquiame ..... 2 —
  — de belladone...... 1 —
  Pour 1 pilule : 5 à 6 par jour (Herzen).

**Chez les sujets nerveux :** recourir au traitement général de l'hystérie et de la neurasthénie (voy. *Neurasthénie*).

Défendre les rapports sexuels trop fréquents et combattre l'onanisme.

**Chez les adolescents et les adultes :** surveiller l'alimentation, qui ne devra pas être trop azotée (uricémie); *régime lacto-végétarien*.

Conseiller l'usage des *eaux alcalines*, prises aux repas.

**Chez les nouveau-nés** (infarctus uriques) : donner des *boissons diurétiques légères*.

# SPERMATORRHÉE.

(Voy. *Neurasthénie génitale*).

# SPHINCTÉRALGIE ANALE.

(Voy. *Fissure à l'anus*).

# STÉATOSE CARDIAQUE.

(Voy. *Dégénérescence graisseuse du myocarde*).

# STÉNOSES.

**S. DU COL UTÉRIN CONGÉNI-TALE OU ACQUISE.**

Recourir au traitement de choix : la *dilatation*.

Ne pas se contenter de pratiquer la dilatation de temps en temps, d'une façon intermittente, à la veille des règles, préférer la *dilatation brusque en une seule séance*.

Commencer à dilater, pendant plusieurs jours, le col avec des laminaires. Lorsque le calibre ainsi obtenu permet le passage des bougies, procéder dans la même séance à la dilatation, en utilisant toute la série des instruments de Hégar. Maintenir l'utérus tamponné pendant quelque temps.

Pour obtenir une guérison définitive, utiliser les *tiges intra-utérines laissées à demeure pendant plusieurs mois* (Lefour, Petit).

**En cas de sténose d'origine traumatique** et de nature cicatricielle : recourir à la *stomatoplastie*.

**En cas de col tapiroïde :** pratiquer l'*évidement* commissural du col (Pozzi).

**Si la sténose est très accusée :** recourir à la *stomatoplastie* par *amputation du col* ou à l'*excision biconique* (Pozzi).

**Si la muqueuse est malade :** pratiquer l'*excision* de la muqueuse (Pozzi).

**En cas de rétention et d'infection** du côté de l'utérus et des annexes : pratiquer l'*hystérectomie*.

**Dans tous les cas :** combattre les douleurs en faisant appliquer des *cataplasmes chauds et laudanisés* sur l'abdomen, en administrant des *lavements laudanisés* (XV à XX gouttes de laudanum pour 100 gr. d'eau tiède), répétés deux à trois fois dans les 24 heures.

Ou bien prescrire des *suppositoires calmants à la dionine* :

| | |
|---|---|
| ℞ Extrait d'opium............ | 3 cgr. |
| — de belladone....... | 1 — |
| Beurre de cacao.......... | 4 gr. |

Pour 1 suppositoire : 2 à 3 par jour.

Conseiller les *bains tièdes prolongés*, les *injections vaginales chaudes* et *abondantes*.

Donner les *antispasmodiques* et les *hypnotiques*, s'il est besoin.

**En cas de douleurs intenses :** pratiquer une injection sous-cutanée de *morphine* (1 cgr.) ou de *dionine*.

Voy. *Dysménorrhée*.

**S. DU PYLORE·**

Voy. *Cancer de l'estomac, Gastrosuccorrhée*.

**S. DU VAGIN.**

**En dehors de la grossesse,** pour faciliter les rapports sexuels, pour combattre les douleurs et les métrorragies, *sectionner* les brides, à petits coups, avec de longs ciseaux, en prenant bien garde de ne pas entamer la paroi vaginale. Abaisser, s'il est nécessaire, le col et les parties voisines avec des pinces, et soulever les brides avec le doigt sans le secours du spéculum.

Faire suivre ces sections de la *dilatation* du vagin, d'abord avec un tamponnement à la gaze iodoformée, puis avec des laminaires et des bougies de Hégar, ou avec des cylindres de caoutchouc, ou encore avec les boules de Bozeman. Plus tard, dans certains cas, placer un pessaire de Dumontpallier ou de Hodge.

En cas de masse inodulaire très épaisse et très étendue : *excision*, suivie *d'autoplastie*, avec des lambeaux de muqueuse saine disséqués dans le voisinage, pour combler la perte de substance (Pozzi).

**Pendant la grossesse** : pratiquer la *section progressive* des brides cicatricielles.

Si l'on n'arrive pas à une dilatation suffisante : provoquer l'*avortement* ou l'*accouchement prématuré* (Churchill).

**Au moment du travail,** dans les cas où la dilatation spontanée est manifestement impossible, pratiquer des *incisions vaginales*; avoir ensuite recours, au besoin, à la *craniotomie* (Churchill).

Si l'on veut mettre la femme à l'abri de nouveaux dangers, pratiquer l'*opération de Porro.* Elle est à ce point de vue préférable à l'*opération césarienne*, qui ne doit être pratiquée que si le rétrécissement vaginal est peu étroit et permet le libre écoulement des lochies qui est indispensable après cette opération (Pozzi).

# STÉRILITÉ

**S. CHEZ LA FEMME.**
(Voy. *Atrésies* et *Sténoses génitales, Antéflexion* et *Rétroflexion de l'utérus, Leucorrhée, Métrites, Vaginites, Vaginisme*).

**S. CHEZ L'HOMME.**
(Voy. *Anaphrodisie, Neurasthénie génitale.*)

# STOMATITES.

(Voy. *Gingivites*).

**S. APHTEUSE.**
Voy. *Aphtes.*

**S. CRÉMEUSE.**
Voy. *Muguet.*

**S. CATARRHALE** (érythémateuse, toxique, urémique, diabétique mercurielle, dentaire, tabagique).

Traitement causal.
*Soins* de la bouche (voy. *Antisepsie buccale*).

℞ Teinture de ratanhia... )
   —    de myrrhe .... } āā 30 gr.
   —    de noix de galle )
Acide phénique..........   2 —
Essence de menthe........   5 —

1 cuillerée à café, dans un verre d'eau tiède (Herzen).

Badigeonnages avec des *solutions de nitrate d'argent* :

℞ Nitrate d'argent........... 1 gr.
Eau distillée.............. 10 —
(Hutchinson).

**En cas de stomatite urémique** : prescrire, des lavages à *l'eau boriquée*, au *permanganate de potasse*, ou mieux à *l'eau oxygénée*.

Employer le *chlorate de potasse*, la *teinture d'iode*, le *jus de citron* ou le collutoire suivant :

℞ Acide salicylique........... 2 gr.
Glycérine................. 20 —
(Barié).

**En cas de stomatite érythémateuse et pultacée**, ordonner les gargarismes fréquents à *l'eau de Vichy* et des badigeonnages avec :

℞ Borate de soude........ }
Glycérine............. } ãã 15 gr.
(Barié).

Faire prendre des *bains de bouche fréquents avec des solutions alcalines*.

Toucher les **ulcérations** avec le *crayon de nitrate d'argent mitigé*, le *sulfate de cuivre* à 1 p. 40 ou le *sulfate de zinc* à 1 p. 20 en badigeonnages, ou encore l'*acide chromique* à 5 ou 10 p. 100, ou l'*acide chlorhydrique* à 5 ou 10 p. 100, ou l'*acide salicylique* en collutoire à 10 p. 100, ou enfin la *teinture d'iode*.

**Contre les douleurs**, interposer entre les muqueuses gingivale et bucco-labiale de petits tampons de ouate hydrophile, imbibés de la solution suivante :

HERZEN.

℞ Antipyrine............. 10 à 20 gr.
Chlorhydrate de cocaïne 2 —
Eau................. 100 —

**Contre la salivation exagérée** : *atropine*, 1/4 de mgr. 2 à 3 fois par jour.

**S. GANGRÉNEUSE.**

Prescrire les *lavages fréquents de la bouche* avec des solutions antiseptiques (solution chloralée, salicylée, phéniquée, eau oxygénée) et les *gargarismes antiseptiques* :

℞ Sublimé ............. 15 à 20 cgr.
Eau chloroformée..... .200 gr.
— distillée........ 800 —
Essence de menthe.... Q. S.
Pour gargarismes (Herzen).

Employer aussi le *chlorure de chaux sec* en attouchements et en gargarismes à 2 ou 5 p. 100, ou la *liqueur de Labarraque* à 5 p. 100.

℞ Chlorure de chaux sec..... 30 gr.
Eau distillée............. 950 —
Alcool de cochléaria...... 50 —
Huile essentielle de menthe V gtes
(Herzen).

Faire enfin usage du *trichlorure d'iode* pour gargarismes, en solution à 1 p. 100.

Pratiquer des badigeonnages des parties gangrenées avec la *teinture d'iode* ou avec :

℞ Sublimé ............. 3 gr.
Glycérine ........... 60 —
Pour attouchements, 2 fois par jour.

Au besoin, cautériser au *thermocautère* (voy. *Noma*).

**S. IMPÉTIGINEUSE.**

Prescrire les *lavages avec l'eau boriquée, chloralée* ou avec une solution faible de *sublimé* (1 p. 10.000).

Pratiquer des onctions à la *vaseline boriquée*.

Cautériser les ulcérations avec le *salol sulforiciné* ou avec l'*acide lactique* au tiers.

## S. MERCURIELLE. (*S. toxi-septique*).

Suspendre l'administration du mercure, et avant d'en recommencer l'emploi, écarter toute cause d'irritation de la bouche (tabac, alcool, aliments épicés et acides, liqueurs, boissons chaudes) et surtout faire un nettoyage complet et absolu des dents (obturation de toutes les cavités susceptibles de recéler des éléments infectieux, extraction des racines, suppression d'une prothèse capable d'excorier les gencives). Ordonner en outre, comme moyen préventif, l'*antisepsie buccale*. (Voy. cet article).

Faciliter l'élimination du mercure à l'aide de faibles doses d'*iodure de potassium*, de *bains sulfureux*, de *sudations*.

LOCALEMENT : lavages et bains de bouche avec de l'*eau de guimauve, topiques émollients, gargarismes* au chlorate de potasse.

℞ Borax....................  4 gr.
  Chlorhydrate de cocaïne ...  30 cg.
  Glycérine ...............  30 gr.
                    (Herzen).

**En cas d'ulcérations** : pratiquer des lavages à l'*eau de guimauve boriquée* et des cautérisations au *nitrate d'argent* (solution faible), à la *teinture d'iode*, au *perchlorure de fer* ou à l'*acide chlorhydrique*.

INTÉRIEUREMENT : administrer le *chlorate de potasse* à la dose de 3 à 5 grammes :

℞ Chlorate de potasse..  2 à 4 gr.
  Sirop de groseille...    30 —
  Eau...............    100 —
Par cuillerées, dans les 24 heures.

## S. ULCÉRO-MEMBRANEUSE.

Prescrire le *chlorate de potasse* intérieurement, à la dose de 50 cgr. à 2 gr., chez l'enfant et à celle de 3 à 5 gr., chez l'adulte.

℞ Chlorate de potasse.....    1 gr.
  Eau distillée...........    90 —
  Sirop de groseilles.....    40 —
1 cuillerée à café toutes les 2 heures (Hutinel).

Ordonner en outre des lavages répétés de la cavité buccale avec une *solution de chlorate de potasse* à 2 p. 100 (1 cuillerée à café de chlorate de potasse pour un grand verre d'eau tiède, additionné d'une cuillerée à bouche de miel rosat).

Toucher 4 fois par jour les parties malades avec un pinceau imbibé d'un *collutoire au chlorate de potasse* :

℞ Chlorate de potasse....    4 gr.
  Miel rosat............    10 —
  Glycérine ............    30 —

Employer le *permanganate de potasse* en lavages et la *teinture d'iode* en attouchements

℞ Teinture d'iode....  10 à 20 gr.
  Glycérine.........    20 —

Conseiller aussi de toucher les ulcérations avec un petit

tampon de coton hydrophile, imbibé d'une *solution de sublimé* à 1 ou 2 p. 1000, ou mieux avec une solution d'*acide lactique* au tiers, ou encore d'*acide chromique* au dixième.

Dans les cas ordinaires, recourir à une *solution faible de nitrate d'argent*, ou au collutoire suivant :

℞ Chlorure de chaux ..... 3 gr.
Miel................. 30 —

Pour attouchements (Bouchut).

Combattre les symptômes généraux : contre la **fièvre**, donner la *quinine*; contre l'**embarras gastrique**, prescrire un *purgatif*.

Administrer aussi les *toniques*.

℞ Extrait sec de quinquina... 2 gr.
Eau de cannelle .......... 15 —
Sirop d'écorces d'oranges amères ................ 25 —
Eau de fleurs d'oranger..... 10 —
Vin de Bordeaux ......... 30 —

Par cuillerée à dessert (enfants 10 à 12 ans).

## STROPHULUS

*(Eruptions prurigineuses infantiles).*

*Régime lacté*, couper le lait d'un peu d'eau de Vichy, de bicarbonate de soude, de tilleul, ou d'eau de chaux.

Ordonner l'*huile de foie de morue*, l'*arsenic*, le *cacodylate de soude*. Recourir à *l'hydrothérapie tiède* et aux *bains sulfureux*.

**Contre le prurit** : donner I à V gouttes de *teinture de belladone*, ou II ou XX gouttes par jour d'*eau distillée de laurier-cerise*.

LOCALEMENT : *soins rigoureux de propreté*. Eviter toute irritation cutanée (linges souillés, langes de laine, flanelle, toile rude). Onctions avec vaseline mentholée à 1 p. 100.

Lavages fréquents à l'*eau boriquée*, poudrer ensuite avec de la *poudre d'amidon*, de *talc*, de *lycopode*, puis envelopper de linges en toile fine et usée (Brocq).

Voy. *Eczéma, Erythème, Urticaire*.

## SUDAMINA

(Voy. *Suette miliaire*).

## SUETTE MILIAIRE

*Diète* : lait, bouillon, tisanes, limonade.

Donner un *purgatif énergique* contre la constipation opiniâtre.

Deux fois par jour, *changer de draps*; ne pas trop couvrir le malade.

**Contre la fièvre et l'adynamie** : prescrire la *quinine*, les *lotions froides vinaigrées*.

**Contre l'oppression** : appliquer des *ventouses sèches*, et pratiquer une *injection d'atropo-morphine*.

**Contre l'ataxie et le délire** : recourir à la *balnéation froide* (25° à 15°) (Guinon).

# SUEURS DES PHTISIQUES

(Voy. *Phtisie*).

# SUPPURATIONS PELVIENNES

(Chez la femme).

(Voy. *Abcès pelviens, Cellulite Pelvienne Hématocèle suppurée, Pelvipéritonite, Pyosalpinx*).

# SURMENAGE INTELLECTUEL

(Voy. *Neurasthénie cérébrale*).

# SYCOSIS

(Voy. *Tricophytie de la barbe*).

# SYMPHYSES

**S. CARDIAQUE.**

Voy. *Péricardite chronique, Myocardite chronique, Insuffisances* et *Rétrécissements valvulaires.*

**S. PLEURALE.**

Voy. *Adhérences pleurales, Pleurésies.*

# SYNCOPE

Coucher le malade la *tête un peu basse*. Excitations cutanées.

Inhalations de *vinaigre anglais*, d'*éther*, de *nitrite d'amyle*.

Au besoin, dans les cas graves, pratiquer des *injections de caféine* et d'*éther*; recourir à l'*électrisation* du nerf phrénique avec les courants continus : pôle positif au niveau du nerf, au cou, pôle négatif à l'épigastre.

Pratiquer aussi des *tractions rythmées de la langue.*

**En cas d'anémie aiguë traumatique** : avoir recours à l'*injection intra-veineuse de sérum artificiel* (eau salée à 7 p. 1000) à 38° ou 40", à la dose de 300 à 800 gr. à la fois, selon le cas.

# SYNOVITES

(Voy. *Arthrite tuberculeuse, Hydarthroses, Kystes à grains riziformes, Kystes synoviaux*).

# SYPHILIS

**S. DES ENFANTS** (acquise ou héréditaire).

Combattre la faiblesse congénitale (voy. *Faiblesse congénitale*).

Employer l'*onguent napolitain*, en frictions, à la dose de 1 à 2 gr., suivant l'âge du malade.

℞ Onguent napolitain : 1 an, 20 gr. ;
    2 ans, 30 gr. ; 15 ans, 40 gr.
    Essence de menthe, XX à XL gttes.
    Diviser en 20 boîtes : une par jour pour chaque friction (Comby).

TECHNIQUE DES FRICTIONS : prendre un gant de peau pour ne pas subir soi-même l'absorption mercurielle, et faire pendant 5 minutes une friction avec l'onguent mercuriel. Après la friction, appliquer une feuille de ouate. Ne jamais pratiquer deux frictions de suite sur la même place.

    1er jour, côté gauche du thorax ;
    2e jour, côté droit ;
    3e jour, côté gauche du ventre ;
    4e jour, côté droit ;
    5e jour, face interne de la cuisse gauche ;
    6e jour, face interne de la cuisse droite ;
    7e jour, mollet droit ;
    8e jour, mollet gauche ;
    9e jour, bras droit ;
    10e jour, bras gauche ;
Recommencer ensuite cette série.

Faire des frictions, *pendant trois semaines*, puis suspendre huit à dix jours, pour reprendre et ainsi de suite (Comby).

Prescrire le *mercure par voie stomacale*, même aux enfants très jeunes :

℞ Liqueur de van Swieten . 10 gr.
    XX à XXX gouttes par jour, en 4 fois, dans le biberon ou une cuillerée de lait (enfants de 2 à 6 mois).

Chez les enfants plus âgés, donner la liqueur de van Swieten aux doses suivantes :

De 1 à 2 ans......... 1 gr. à 1 gr. 50
De 2 à 3 ans......... 1 gr. 50 à 2 gr.
De 3 à 5 ans......... 2 gr. à 4 gr.
De 5 à 10 ans........ 5 gr. à 10 gr.
Par jour.

Administrer le *protoiodure d'hydrargyre* :

℞ Protoiodure d'hydrargyre. 2 à 5 cgr.
    Julep gommeux........ 100 gr.
    6 à 10 cuillerées à café par jour.

Employer aussi le *calomel*, aux doses suivantes :

De 1 à 3 mois........ 3 à 5 mgr.
De 3 à 6 mois........ 1 cgr.
De 6 à 12 mois....... 1 1/2 à 2 cgr.
Par jour.

Au bout de 2 à 3 mois de traitement hydrargyrique, recourir à l'*iodure de potassium* ou au *traitement mixte*.

℞ Iodure de potassium..... 5 gr.
    Sirop de fleurs d'oranger. 100 —
    1 à 3 cuillerées à café par jour, selon l'âge (1 cuillerée à café contient 25 centigr. de sel).

Prescrire le sirop de Gibert :

℞ Biiodure de mercure..... 10 cgr.
    Iodure de potassium ..... 5 gr.
    Sirop simple........... 250 —

(1 cuillerée à café contient 3 milligr. de sel mercuriel et 15 centigr. d'iodure de potassium). *Doses :* de 1 *à 3 ans,* 1/2 à 1 cuillerée à café dans du lait ; de 2 *à 3 ans,* 2 cuillerées à café : de 3 *à 5 ans,* 3 cuillerées à café ; de 6 *à 10 ans,* 4 cuillerées à café ; de 10 *à 15 ans,* 5 cuillerées à café.

**En cas de troubles digestifs ou lorsque les frictions avec l'onguent napolitain provoquent une irritation intense de la peau,** comme aussi lorsqu'on veut connaître la quantité de mercure qui pénètre dans l'organisme, recourir aux *injections mercurielles hypodermiques* (profondes) ; employer l'*huile grise,* à la dose de 1/8e à 1/5e de seringue, ou bien :

℞ Sublimé corrosif..... 5 à 10 cgr.
  Chlorure de sodium .. 2 gr.
  Eau distillée ....... 20 —

Injecter 1 à 2 seringues de Pravaz par jour (Herzen).

℞ Biiodure de mercure...... 4 cgr.
  Huile stérilisée.......... 10 c.c.
  Injecter 1/4 à 1/2 seringue (Panas).

℞ Calomel à la vapeur..... 1 gr. 40
  Huile de vaseline....... 15 cc.
  Injecter 1/4 de seringue (Balzer).

Faire aussi usage du *benzoate de mercure* associé au chlorure de sodium pour le rendre soluble :

℞ Benzoate de mercure... ⎫
  Chlorure de sodium.... ⎬ ãã 15 cgr.
  Glycérine............. ⎫
  Eau distillée ......... ⎬ ãã 15 gr.

Injecter 2 divisions de la seringue de Pravaz, soit 1 milligr. de substance active, chez les enfants âgés d'un mois ; 3 divisions, à deux ou trois mois ; 4 divisions de quatre à six mois et 5 divisions (1/2 seringue) de sept mois à 1 an. Chez les enfants âgés de plus d'un an, porter à 30 centigr. la quantité de benzoate de mercure et de chlorure de sodium, et injecter de 3 à 6 divisions de la seringue,

suivant l'âge de l'enfant. Répéter ces injections tous les trois ou quatre jours jusqu'à disparition complète de toute manifestation syphilitique ; puis suspendre le traitement durant trois à cinq semaines, et après cet intervalle faire 6 à 8 injections (Fedtchenko).

**Dans les cas graves,** doubler les doses ci-dessus indiquées : chez un enfant de 10 ans injecter 1 centigr. de sublimé, ou 2 centigr. de benzoate de mercure, ou 1 centigr, à 1 centigr.1/2 de biiodure de mercure, par jour (Herzen).

**En cas de nombreuses plaques muqueuses suintantes :** prescrire les *bains de sublimé,* pris tous les jours ou tous les deux jours.

℞ Sublimé corrosif......! 1 gr.
  Alcool à 90° .......... 10 —
  Eau.................. 100 —

A verser dans l'eau du bain (20 à 30 litres d'eau ; baignoire en bois ou en métal émaillé).

**En cas de syphilis héréditaire grave avec gommes multiples,** lésions osseuses ou viscérales : insister sur l'usage de l'*iodure de potassium,* donné aux doses suivantes :

De 1 à 15 mois....... 5 à 20 cgr.
De 15 mois à 3 ans... 20 à 40 cgr.
De 3 ans à 5 ans...... 50 cgr. à 1 gr.
De 5 ans à 10 ans.... 1 gr. à 3 gr.

Par jour.

**En cas d'intolérance pour l'iodure de potassium,** donner l'*iodalbacide* à la dose de 1 à 2 gr., en potion, ou l'*iodipine* à la dose de 5 gr. par jour, prise dans du lait.

**En cas de plaques végétantes :**

2° Sublimé corrosif... 40 cgr. à 2 gr.
Camphre.......... 2 à 4 gr.
Alcool à 85°....... 30 —

Pour attouchements.

Dans tous les cas, combattre l'anémie par les *préparations martiales*, les *toniques*, *l'hygiène générale*, et par une *alimentation reconstituante*.

CURES THERMALES aux eaux sulfureuses de Challes, Luchon, Saint-Honoré, Aix-la-Chapelle, Uriage.

## S. CHEZ L'ADULTE.

Voy. *Chancre induré*.

HYGIÈNE RIGOUREUSE. Séjour au grand air. Alimentation reconstituante Ordonner la *gymnastique*, *l'escrime*, *l'équitation*, le *cyclisme*, la *chasse*, mais éviter les fatigues.

Recommander au malade de *dormir régulièrement de 7 à 8 heures* par nuit et de renoncer aux travaux intellectuels exagérés et à la vie mondaine.

Pas d'alcool, un peu de vin aux repas, proscrire le tabac ; *combattre toute intoxication chronique* (alcoolisme, saturnisme, morphinomanie, etc.), traiter l'anémie, les diathèses et le paludisme chronique, lorsqu'ils existent.

HYGIÈNE MORALE : réconforter et éclairer les malades ; leur représenter la situation telle qu'elle est et non pas telle qu'ils se l'imaginent ; leur dire que la syphilis est une maladie, qui, comme tant d'autres, peut guérir, à la condition qu'on la traite, et que traitée, elle laisse ses victimes bien tranquilles ; qu'elle permet le mariage, après un certain temps d'épuration (2 à 4 ans), qu'elle permet de même, l'espérance d'une postérité saine et solide, etc. (Fournier).

A. DIRECTION GÉNÉRALE DU TRAITEMENT DE LA SYPHILIS.

1° **Chancre syphilitique indubitable** : commencer aussitôt le traitement spécifique.

2° **Chancre douteux** : attendre, pour instituer le traitement spécifique, l'apparition des manifestations secondaires (roséole).

3° **Chez tout syphilitique** (période secondaire), employer la méthode des *traitements successifs* ou *traitement chronique intermittent*, qui consiste en une série de cures, mercurielles d'abord, iodurées plus tard, échelonnées au cours des premières années de la maladie et séparées les unes des autres par des stades de repos d'autant plus prolongés qu'on s'éloigne davantage du début du traitement ou de l'infection.

SCHÉMA D'APPLICATION : *Premier* traitement mercuriel (10 cgr. de protoiodure quotidiennement par exemple) de 8 semaines de durée, suivi d'un stade de repos de 4 à 6 semaines environ.

*Deuxième* traitement mercuriel, d'une durée de 6 semaines, suivi de 2 à 3 mois de répit.

*Troisième* traitement, durant le même temps, suivi d'une période de désaccoutumance de 3 mois

*Quatrième* traitement mercuriel, de 6 semaines.

En tout 4 traitements mercuriels au cours de la *première* année ; continuer avec 3 traitements au cours de la *seconde* et avec 2 dans la *troisième*.

**Au cours de la troisième année**. commencer à administrer l'*iodure de potassium*, lui aussi par *cures intermittentes*, de *4 à 6 semaines*, suivant la tolérance gastrique et à la dose de 3 *gr. par jour*.

Prescrire 4 cures au cours de la première année de ce traitement (3e année de traitement), en les alternant avec les cures mercurielles ; trois cures l'année suivante (4e année) ; deux au cours de l'année suivante.

Après ce traitement, continuer à donner l'*iodure à perpétuité*, à raison de deux cures de six semaines par an (Fournier).

B. Traitement mercuriel.

A. Méthode des frictions mercurielles.

Les frictions mercurielles doivent absolument être prescrites dans les cas suivants :

1° **Syphilis grave**, demandant une médication énergique et rapide (syphilis viscérale, cérébrale, médullaire, ophtalmies, etc.) ;

2° **Manifestations rebelles ou habituellement réfractaires aux médications d'autre genre**, telle la glossite scléreuse ;

3° **Cas où des états morbides de l'estomac ou de l'intestin contre-indiquent la méthode par ingestion** ;

4° Cas où l'indication est de **céder la voie gastrique à d'autres remèdes** ;

5° **Syphilis du jeune âge**.

Dosage : 4 à 8 gr. d'onguent napolitain par friction chez l'*homme* ; 3 à 4 gr. chez la *femme* ; 2 gr. chez l'*enfant*.

Les traitements thermaux aux eaux sulfureusees exagèrent l'aptitude à la tolérance du mercure ; dans ces stations, on peut pratiquer des frictions quotidiennes aux doses de 8 à 15 gr. d'onguent napolitain, pendant 3 à 4 semaines.

℞ Onguent mercuriel double... 30 gr.

A diviser en 7 cartouches : une friction par jour ; dans les cas graves (syphilis cérébrale), 2 par jour.

Pratiquer les frictions, le soir, *au coucher*, en évitant de faire deux fois de suite des frictions sur la même place (voy. l'ordre à suivre au paragraphe : Syphilis des enfants). *Frotter jusqu'à siccité*, c'est-à-dire jusqu'au moment où la main qui frotte, au lieu de glisser comme sur un verglas, commencera à éprouver une sensation de résistance, de dessèchement ; en général *pendant 10 à 15 minutes*. Protéger la main qui pratique la friction contre l'absorption par un *gant de peau* et *de caoutchouc*. Placer sur la place enduite de pommade une couche de ouate, recouverte de taffetas gommé.

Prescrire de déterger soigneusement la peau au lever, de la savonner à l'eau chaude, de bien l'essuyer, et de la saupoudrer d'amidon ou de poudre de riz. Faire prendre au moins deux bains émollients chaque semaine.

La *durée du traitement*, le *nombre des frictions*, la *dose totale d'onguent à faire absorber*, sont subordonnés à la nature du résultat thérapeutique à obtenir, au degré de tolérance du malade, aux effets produits.

La durée d'une cure par les frictions mercurielles doit être de *trois ou quatre semaines, cinq semaines au maximum*.

Dans certains cas, il est préférable de ne faire durer une cure par les frictions que 2 ou 3 semaines, pour reprendre après un repos plus ou moins long ; dans les cas où la bouche menace de se prendre à tout instant, prescrire une friction, un jour sur deux, ou bien une friction trois jours de suite, suivis de 3 ou 4 jours de repos.

Se rappeler que la stomatite causée par les frictions mercurielles a une invasion brusque et qu'elle est la forme maligne des stomatites hydrargyriques (Fournier).

B. BALNÉATION MERCURIELLE.

Méthode à employer dans le traitement de la **syphilis infantile**, mais à exclure du traitement de la syphilis des adultes (voy. *S. des enfants*).

℞ Bichlorure de mercure..... )
Chlorhydrate d'ammoniaque ) āā 20 gr.
Eau distillée.............. 200 —

A ajouter à l'eau du bain (200 à 300 litres).

Ne jamais dépasser chez l'adulte la *dose de 20 gr.* de bichlorure par bain (Fournier).

C. FUMIGATIONS MERCURIELLES.

Méthode incertaine et aveugle, pas applicable d'une façon usuelle et prolongée au traite-

HERZEN.

ment de la syphilis (Fournier).

D. MÉTHODE DES INJECTIONS MERCURIELLES.

Observer les règles de l'antisepsie la plus méticuleuse.

Faire toujours l'injection profondément, dans la fossette rétro-trochantérienne (point de Smirnoff), l'ensellure lombaire, de chaque côté de la colonne vertébrale ou dans la région fessière.

Procéder à l'injection en deux temps : ponction avec l'aiguille, ajustage de la seringue sur l'aiguille. Pousser lentement l'injection. Espacer les piqûres de 3 à 4 centimètres.

Des deux méthodes d'injections mercurielles : 1° injections solubles et 2° injections massives ou insolubles, la première seule est à employer, à titre de méthode d'exception, tandis que la seconde est à rejeter complètement (Fournier).

La méthode des injections mercurielles est, à l'heure actuelle, le seul procédé capable d'introduire une dose déterminée de mercure dans l'organisme. L'efficacité thérapeutique d'un composé mercuriel dépend uniquement de la quantité de mercure introduite en circulation dans l'organisme dans un temps donné (Leredde).

INJECTIONS MERCURIELLES SOLUBLES : cette méthode est indiquée dans les cas suivants :

1° **Quand il faut instituer une médication intensive ;**

2° **Quand l'estomac paraît ne pas devoir tolérer le mercure** (Fournier).

35.

℞ Sublimé corrosif.......... 20 cgr.
  Chlorure de sodium....... 2 gr.
  Eau distillée...... Q. S. p. 20 c. c.
1 seringue de Pravaz, par jour.

℞ Benzoate d'hydrargyre..... 25 cgr.
  Chlorure de sodium......) ãã 6 —
  Chlorhydrate de cocaïne. )
  Eau distillée et stérilisée... 30 gr.
  Injecter 1 c. c. par jour (Gaucher).

℞ Peptone............. )
  Chlorure d'ammonium } ãã 30 cgr.
     pur.............. )
  Sublimé corrosif........ 20 —
  Glycérine............. 5 gr.
  Eau distillée........... 15 —
1 seringue de Pravaz tous les jours ou tous les deux jours (Delpech).

℞ Amidopropionate d'hy-
     drargyre............. 45 cgr.
  Eau stérilisée.......... 30 gr.
  Injecter 1 c. c. par jour (Bardet).

℞ Peptonate hydrargyrique
     ammoniaque......... 1 gr.
  Eau stérilisée.......... 100 —
  Injecter 1 c. c. par jour (Martineau).

℞ Lactate neutre d'hydrargyre. 1 gr.
  Eau stérilisée............. 100 cc.
Injecter 1 cc. par jour (Gaucher).

℞ Iodate d'oxyde d'hydrargyre. 10 cgr.
  Iodure de potassium........ 8 —
  Eau distillée.,............. 10 gr.
  Injecter 1 c. c. tous les jours (Ruhemann).

℞ Cyanure de mercure....... 10 cgr.
  Eau distillée............. 20 gr.
  Injecter 1 c. c. tous les jours, soit sous le derme, soit dans une veine.

Dans les cas graves, doubler les doses ci-dessus indiquées et injecter 2 centigr. de *sublimé,* ou 4, 6 et même 8 centigr. de *benzoate d'hydrargyre* par jour (Lemoine).

Recourir aussi aux *injections intraveineuses* au bras, pratiquées très lentement, en se servant d'une seringue de Pra-
vaz et d'une solution de *cyanure de mercure* à 1 p. 100 : injecter 1 seringue tous les 2 jours et, dans les cas graves, une seringue tous les jours (Abadie).

INJECTIONS MERCURIELLES INSOLUBLES : Pour assurer une action thérapeutique plus énergique et pour atténuer les inconvénients propres à toutes les injections de préparations mercurielles insolubles, tels que nodosités, abcès, phénomènes douloureux, etc., et pour éviter l'accumulation de quantités plus ou moins considérables de mercure dans certains points de l'économie, ainsi que les effets irritants sur les voies d'élimination de ce médicament, pratiquer des *injections fréquentes à doses fractionnées.*

℞ Mercure purifié............. 20 gr.
  Teinture de benjoin........ 5 —
  Huile de vaseline......... 40 —
(Huile grise) 1 seringue de Pravaz contient 36 centigr. de mercure métallique ; injecter 1/4 à 1/3 de seringue tous les jours (Balzer).

℞ Biiodure de mercure....... 4 cgr.
  Huile stérilisée........... 10 gr.
1 à 2 seringues de Pravaz, par jour (Panas).

℞ Calomel à la vapeur. 1 gr. 50 cgr.
  Huile de vaseline... 15 —
Injecter 1 c. c. tous les 5 à 8 jours (Balzer).

℞ Calomel à la vapeur....... 50 cgr.
  Huile d'olive stérilisée... 10 c. c.
Injecter 1 c. c. par semaine (Fournier).

℞ Oxyde jaune de mercure. 1 gr. 50
  Huile de vaseline...... 15 —
Injecter 1/2 à 1 seringue de Pravaz (Balzer).

℞ Salicylate de mercure...... 4 gr.
  Huile de vaseline stérilisée. 30 —

Injecter 1 c. c. deux fois par semaine (Hallopeau).

Dans les cas graves, répéter tous les 3 ou 4 jours l'injection de *calomel* (5 cgr.) ou bien doubler et même tripler la dose ci-dessus indiquée de *biiodure de mercure* et injecter 2, 4 et 6 centigr. de ce sel, par jour (Lépine).

E. MÉTHODE PAR INGESTION.

Procédé facile, commode, sûr, pratique, à employer chez tous les malades, *sauf* dans les cas particuliers suivants :

1° **Etat morbide préalable des voies digestives**, gastralgies, dyspepsie, gastrite, dilatation d'estomac, entérite, etc., ou présentant une intolérance idiopathique de ce système par rapport au mercure ;

2° **Etat de débilitation cachectique**, tel que le malade ne se rattache plus à la vie que par un reste de puissance digestive ;

3° **Cas où il est indiqué de laisser libres les voies digestives en faveur d'autres remèdes jugés opportuns** ;

4° **Cas où un danger pressant rend nécessaire une mercurialisation rapide**, presque instantanée (syphilis viscérale, cérébrale, ophtalmie) ; recourir alors aux frictions ou aux injections.

Prescrire le *sublimé* et le *protoiodure de mercure*.

Avec le sublimé, on a peu d'accidents ptyaliques, mais des inconvénients majeurs d'intolérance gastrique.

Avec le protoiodure, accidents ptyaliques, mais tolérance gastrique plus facilement assurée.

Au point de vue thérapeutique, effets sensiblement égaux, mais faculté de réaliser des effets plus intenses avec le protoiodure, en raison d'une liberté plus étendue d'élévation des doses.

Employer le sublimé chez les sujets dont la bouche, en mauvais état, ne supporterait pas l'action ptyalique du protoiodure ; et le protoiodure chez des sujets dont l'estomac délicat, susceptible, nerveux, ne tolérerait pas le sublimé.

En général, faire usage du protoiodure.

*Doses efficaces moyennes de sublimé :*

Pour *homme adulte*, de constitution moyenne : 3 centigr.

Pour *femme adulte*, dans les mêmes conditions : 2 centigr.

*Doses efficaces moyennes de protoiodure de mercure :*

Pour un *homme adulte* : 10 à 12 centigr.

Pour une *femme adulte* : 7 à 8 centigr. (Fournier).

℞ Bichlorure de mercure..... 1 gr.
Alcool à 90°.............. 100 —
Eau distillée ............. 900 —

(1 cuillerée à soupe contient 16 mgr. de sublimé ; 1 cuillerée à café, 4 mgr.), 2 cuillerées à bouche par jour, ou 5 à 6 cuillerées à café à prendre en 3 fois, dans un verre de lait.

℞ Sublimé corrosif.......... 20 cgr.
Chlorure de sodium........ 2 gr.
Eau distillée ............. 20 —

XX gouttes, 2 à 3 fois par jour après les repas dans un peu d'eau et de sirop (Herzen).

℞ Bichlorure de mercure.....   1 cgr.
Extrait thébaïque......  ⎫
 —    de gentiane.....  ⎬ āā 5 —
Excipient...............   Q. S.

Pour 1 pilule : 3 par jour, aux repas.

℞ Bichlorure de mercure.. ⎫
Extrait thébaïque...... ⎬ āā 1 cgr.
Mie de pain ...........   Q. S.

Pour 1 pilule : 3 par jour, au début des repas.

℞ Protoiodure de mercure ...   5 cgr.
Extrait d'opium..........   1 —

Pour 1 pilule : 2 par jour (Fournier).

℞ Protoiodure de mercure....   5 gr.
Extrait thébaïque.........   1 —
 —   de quinquina.......   10 —

Pour 100 pilules : 2 par jour (remplacer au besoin l'extrait de quinquina par l'*extrait de ratanhia*, à la même dose).

Employer aussi le *lactate neutre de mercure*, en solution à 1 pour 1000, à la dose de 4 cuillerées à café par jour, prises dans un peu d'eau sucrée (Gaucher).

C. IODURE DE POTASSIUM.

Administrer l'*iodure de potassium*, par la bouche, en lavements, en injections sous-cutanées ; réserver ces deux dernières méthodes pour des cas exceptionnels et spéciaux (intolérance gastrique, syphilis cérébrale grave avec perte de connaissance, avec relâchement des sphincters).

L'iodure est d'autant mieux toléré par l'estomac qu'on le prescrit en solution plus étendue ; proscrire les capsules, les dragées et les cachets d'iodure.

*L'iodure est surtout indiqué pour combattre les affections d'ordre tertiaire*, tandis que le mercure est réservé au traitemement des symptômes d'ordre secondaire.

Toutefois, l'iodure exerce d'heureux effets contre certaines manifestations secondaires (Fournier).

A. INDICATIONS DU TRAITEMENT IODURÉ :

1º **Céphalée secondaire** ;

2º **Névralgies secondaires et douleurs névralgiformes** à localisation vague :

3º **Périostites, ostéalgies, arthralgies, myalgies** de la période secondaire ;

4º **Tous les cas de syphilis maligne précoce** ;

5º **Tous les cas où des contre-indications au traitement mercuriel ressortent de circonstances diverses,** telles qu'intolérance idiosyncrasique vis-à-vis du mercure, état préalable de débilitation, scrofule grave, tuberculose, cachexie.

*Doses efficaces moyennes pour l'iodure de potassium :*

Pour un *homme adulte* de constitution moyenne : 3 *gr. par jour.*

Pour une *femme dans les mêmes conditions : 2 gr. par jour* (Fournier).

B. DIRECTION DU TRAITEMENT IODURÉ.

Instituer un *traitement à doses ascendantes ;* ainsi pour un traitement ioduré d'un mois, prescrire une dose de 2 gr. par jour pour la première semaine ; de 3 gr. pour la quinzaine qui suit et de 4 gr. pour les derniers jours du mois (Fournier).

℞ Iodure de potassium ......   30 gr.
Eau distillée.............   500 —

(1 cuillerée à bouche contient 1 gr. de sel) ; 2 à 4 cuillerées par jour, dans du lait.

℞ Iodure de potassium ...... 25 gr.
   Sirop d'écorces d'oranges
    amères ............... 500 —

(1 cuillerée à bouche contient 1 gr. de sel).

℞ Iodure de potassium ...... 25 gr.
   Anisette de Bordeaux ..... 150 —
   Sirop simple ........... 350 —

(1 cuillerée à bouche contient 1 gr. d'iodure) (Fournier).

℞ Iodure de potassium... ⎫ āā 20 gr.
   Eau distillée ......... ⎭

Faire prendre d'abord XXX, puis XL, L et jusqu'à C gouttes par jour dans de l'eau aux repas (Herzen).

*Faire prendre l'iodure dans du lait aux repas, immédiatement avant ou mieux pendant les repas.*

Si, donné de cette façon, il provoque encore quelque révolte de la part de l'estomac, recommander au malade de verser la dose quotidienne d'iodure à absorber dans la ration d'eau qu'il consomme quotidiennement à ses repas, et de se servir à table de ce mélange pour couper son vin.

Chercher à assurer la tolérance pour l'iodure, en y associant la teinture de belladone :

℞ Iodure de potassium.... 40 gr.
   Teinture de belladone.. XL gout.
   Eau distillée .......... 160 gr.

(1 cuillerée à bouche contient environ 1 gr. 25 cgr. d'iodure) (Brocq).

En cas d'intolérance pour l'iodure, ordonner l'*iodalbacide* à la dose de 3 à 4 gr. par jour, en cachets ou en potion, ou mieux, donner l'*iodipine* à la dose de 2 à 3 cuillerées à café (10 à 15 gr.) par jour. Employer, au besoin, ce même médicament en injections hypo-

dermiques, à la dose de 5 à 10 gr.

D. Traitement mixte.

Administration simultanée du mercure et de l'iodure, soit associés dans une même préparation pharmaceutique, soit isolément.

Administrer de préférence les deux remèdes séparément, pour avoir la liberté de graduer les doses de chacun d'eux.

*A. Indications du traitement mixte :*

1° **Syphilides tuberculeuses sèches;**

2° **Syphilides ulcéro-croûteuses;**

3° **Dans les accidents occupant la lisière des périodes secondaires et tertiaires :** iritis, choroïdite, sarcocèle, périonyxis, périostites. etc.;

4° **Syphilis cérébrale** (Fournier).

Faire prendre le *sirop de Gibert* :

℞ Biiodure d'hydrargyre.... 20 cgr.
   Iodure de potassium ..... 10 gr.
   Sirop simple........... 500 —

(1 cuillerée à bouche contient 8 mgr. de biodure et 40 centigr. d'iodure de potassium), 2 à 3 cuillerées à bouche par jour.

Il est nécessaire, pour arriver à faire prendre au malade une dose efficace moyenne d'iodure de corriger la formule de Gibert, en augmentant la dose de ce sel (Fournier).

Prescrire :

℞ Biodure de mercure... 20 cgr.
   Iodure de potassium... 20 à 25 gr.
   Sirop simple......... 500 —

2 à 3 cuillerées à bouche par jour (Fournier).

℞ Biiodure de mercure... 15 à 20 cgr.
Iodure de sodium...... 20 à 25 gr.
Eau distillée.......... 300 —

2 cuillerées à soupe par jour (Herzen).

℞ Biiodure de mercure..... 15 cgr.
Iodure de potassium..... 15 gr.
Eau distillée........... 50 —
Sirop de quinquina...... 450 —

(1 cuillerée contient 5 milligr. de biiodure et 50 centigr. d'iodure (2 cuillerées à bouche par jour (Vidal).

℞ Biiodure de mercure...... 30 cgr.
Iode.................... 50 —
Iodure de potassium...... 1 gr.

Pour 30 pilules dragéifiées, 3 par jour (Duhring).

℞ Liqueur de Van Swieten.. 200 gr.
Iodure de potassium ...... 50 gr.
Eau distillée...... Q. S. p. 1 litre.

(1 cuillerée à bouche contient 4 mgr. de sublimé et 1 gr. d'iodure) 1 cuillerée à bouche aux deux principaux repas.

*Doses efficaces pour le biiodure de mercure* : 8 à 15 mgr. par jour.

Préférer, dans les cas où le traitement mixte est indiqué, *l'association de l'iodure et du sublimé*, ou *l'association de l'iodure et des frictions*.

Faire prendre : une pilule de sublimé à 1 centigr. et une cuillerée de la préparation iodurée (1 gr.) au début de chacun des repas. Ou bien alterner : 2 pilules par jour, une avant le déjeuner du matin et le dîner du soir : iodure à midi et au coucher. Ou encore : iodure aux repas, frictions au coucher (Fournier).

Eviter soigneusement, toutes les fois que les circonstances le permettent, d'administrer l'iodure de potassium et de pratiquer en même temps des injections mercurielles (surtout de calomel), en raison de la formation d'abcès aseptiques, par réaction chimique, aux points où sont pratiquées les injections (Duhot).

**A la période tertiaire**, faire suivre les cures par l'iodure, après guérison des accidents, par un traitement préventif mercuriel : protoiodure 5 à 10 centigr., pendant 4 à 6 semaines (il faut accorder plus de confiance au mercure qu'à l'iodure, en tant que médication préventive) (Fournier).

E. Traitement local.

1° **Accidents secondaires.**
**Syphilides maculeuses ou papuleuses disséminées** : ne pas instituer de traitement local spécial.

Contre les taches pigmentaires de la peau laissées par les syphilides, lotionner fréquemment les taches avec la solution suivante :

℞ Sublimé .................. 20 cgr.
Chlorhydrate d'ammoniaque 60 —
Eau de Cologne............ 40 gr.
— distillée ............. 100 —
(Mauriac).

Si elles ne s'effacent pas, les recouvrir avec des compresses imbibées de la même solution.

**Syphilides squameuses** : ordonner les *bains savonneux* répétés, puis appliquer sur les éléments papuleux mis à nu de *l'emplâtre de Vigo*.

**Syphilides papulo-tuberculeuses, papulo-croûteuses acnéiques** : prescrire des *bains de sublimé* (15 gr. pour un grand bain) tous les deux ou trois jours, ou bien des *lotions au sublimé* à 1 p. 1000 ou à

1 p. 500, et employer localement les pommades suivantes :

℞ Calomel .................... 1 gr.
Vaseline.................... 20 —

Ou bien :

℞ Oxyde jaune d'hydrargyre .. 1 gr.
Vaseline.................... 30 —

Ou encore :

℞ Turbith minéral........... 1 gr.
Vaseline.................... 30 —

Si les lésions siègent à la face, ordonner des lotions avec une solution de sublimé à 1 p. 1000 et des applications de *glycérolé d'amidon renfermant 1 p. 20 de calomel.*

En cas d'**impétigo syphilitique du cuir chevelu** : voy. ce paragraphe.

Contre les **papules croûteuses du cuir chevelu,** appliquer, tous les soirs ou tous les deux soirs, un peu de *pommade au turbith minéral à 1 p. 30.*

**Psoriasis palmaire** ou **plantaire,** employer la pommade suivante :

℞ Onguent mercuriel..... )
Huile de cade......... ( āā 2 gr.
Vaseline.............. 30 —

Ou bien, faire prendre des *bains locaux* avec une solution de sublimé à 1 p. 1000, d'une durée de 10 minutes, matin et soir.

**Alopécie syphilitique** : voy. *Alopécies.*

**Laryngite syphilitique** : défendre le séjour dans des locaux renfermés où il y ait de la poussière ; proscrire le tabac, les liqueurs et le chant.

Contre les plaques muqueuses,

pratiquer des badigeonnages avec une solution de *nitrate d'argent* à 1 p. 50.

Voy. *Laryngite syphilitique.*

**Syphilides bucco-pharyngées** : supprimer les irritants (tabac, alcool, mets épicés ou acides ou très chauds), obturer ou extraire les dents cariées.

Prescrire des *gargarismes* et des *bains de bouche émollients;* en cas d'éréthisme, faire gargariser avec une infusion de feuilles de coca (2 p. 200), ou bien pratiquer des badigeonnages avec une solution de cocaïne à 1 p. 20.

Faire usage du collutoire suivant :

℞ Glycérine .................. 30 gr.
Borate de soude ........... 10 —
Badigeonner dix fois par jour les plaques (Fournier).

Cautériser, tous les deux jours les points malades avec un pinceau imbibé d'une solution de *nitrate d'argent* à 1 p. 20 ou à 1 p. 10, ou avec une solution de *sublimé corrosif* à 5 p. 100 :

℞ Sublimé corrosif.......... 25 cgr.
Eau distillée ............. 25 gr.
Pour cautérisations.

Prescrire les *gargarismes à base de sublimé corrosif* :

℞ Sublimé ................. 10 cgr.
Sirop diacode........... 30 gr.
Décoction de morelle..... 170 —
Pour gargarismes : matin et soir (Brocq).

Voy. *Angine syphilitique, Plaques muqueuses.*

**Condylômes plats et pla-**

ques muqueuses : voy. ces articles.

### 2° Accidents tertiaires.

Dans la plupart des cas, ne pas recourir au traitement chirurgical; instituer d'abord un *traitement mixte* pendant au moins trois à six semaines, en élevant la dose du mercure jusqu'à la dose maxima (Voy. Méthode des injections mercurielles).

*Intervenir d'emblée*, seulement dans les cas où un simple débridement, un raclage ou une ablation de séquestres peut hâter la guérison.

**S. cutanée (tertiaire) ulcérée** : faire tomber les croûtes avec un cataplasme boriqué, puis recouvrir les ulcérations d'*emplâtre de Vigo*, d'*emplâtre hydrargyrique d'Unna*, ou bien de :

℞ Calomel.............. ⎱ ãã 2 gr.
 Oxyde de zinc......... ⎰
 Axonge benzoïné....... 20 —

En cas d'ulcérations profondes, pratiquer des *lavages* avec une solution de sublimé à 1 p. 2000, panser avec l'*iodoforme*, le *xéroforme*, l'*aristol*, l'*iodol* et recouvrir d'emplâtre de Vigo.

Si la réparation tarde à se faire, toucher l'ulcération à la *teinture d'iode* et la panser avec l'*onguent de styrax iodoformé* (Brocq).

**S. gommeuse (S. tuberculogommeuse à progression excentrique)** : donner l'*iodure de potassium* seul, à la dose de 8 à 10 gr. par jour, ou mieux *associé au biiodure de*

*mercure*, à la dose de 1 à 2 cgr. par jour.

Ne pas prescrire le sirop de Gibert, qui est médiocrement actif et contient trop peu d'iodure (Fournier).

Quand la gomme est ouverte, pratiquer des badigeonnages à la *teinture d'iode*, répétés 2 à 3 fois par jour, ou des pulvérisations avec :

℞ Teinture d'iode....... ⎱ ãã 5 gr.
 Iodure de potassium... ⎰
 Eau................... 100 —
 (Fournier).

En cas de **perforation de la voûte du palais**, pratiquer l'*uranoplastie*, lorsque l'on trouve sur les parties restantes l'étoffe nécessaire à la réparation; dans le cas contraire, recourir à la *prothèse* (Le Dentu).

**S. de la langue** : voy. *Glossites*.

**S. (tertiaire) du larynx** : faire prendre tous les jours des *inhalations* avec le mélange suivant :

℞ Iode...................... 5 cgr.
 Iodure de potassium...... 1 gr.
 Eau distillée............ 250 —
Pour inhalations.

Prescrire le *traitement interne mixte*.

En cas de **sténose cicatricielle**, recourir à la *dilatation* du larynx.

**S. (tertiaire) osseuse** : commencer par soumettre le malade à un *traitement mixte énergique* pendant quatre semaines (iodure de potassium, 5 à 6 gr., biiodure de mercure, 2 centigr. par jour), puis recourir à l'*intervention chirur-gicale* appropriée aux cas.

Voy. *Périostite syphilitique.*

F. CURES THERMALES.

**Eaux minérales sulfureuses employées seules** (en dehors du traitement spécifique). *Indications* : syphilitiques tertiaires affaiblis par l'anémie, le lymphatisme ou l'arthritisme. — *Contre-Indications* : poussées éruptives récentes ou imminence de manifestations nouvelles, c'est-à-dire syphilis en pleine période secondaire (Bourges).

Envoyer les malades aux eaux sulfureuses simples françaises de Aix-en-Savoie, d'Amélie-les-Bains, d'Ax, de Bagnères-de-Luchon, de Barèges, de Cauterets, de Hamman-Aneguet (Algérie), de Saint-Honoré, de Moligt, de Pietrapola, de Le Vernet, ou à celles de Neundorf en Prusse ; de Systian et Trenchin en Autriche-Hongrie ; de Schinznach en Suisse ; de Acireale et Viterbe en Italie ; de Alhama et Carratraca en Espagne. Employer ces eaux en bains, douches, boisson, gargarismes, irrigations et pulvérisations, lorsqu'il existe des lésions accessibles de la période tertiaire (Bourges).

**Eaux minérales sulfureuses associées au traitement spécifique** (cure minérale mixte). *Indications* : syphilis, dans lesquelles le traitement convenablement administré agit peu ou pas, c'est-à-dire dans les cas où les rechutes sont incessantes, déjouant toute thérapeutique ; syphilis présentant des lésions d'un caractère grave spécial (ostéopathies, encéphalopathies,

syphilis maligne précoce), dans lesquelles le mercure joint à l'iodure ne donne pas de résultats ; cachexie syphilitique ; cas de saturation ou d'intolérance mercurielle, pour régulariser l'élimination et l'action du remède (Bourges).

*Contre-indications* : syphilis régulière, bénigne à la période secondaire.

Envoyer aussi les malades aux **eaux sulfureuses chlorurées** du Gréoux, d'Uriage, d'Aix-la-Chapelle, d'Herenlesbad, d'Acqui, d'Archeux ; ou à celles **sulfureuses iodurées, bromurées** de Challes (Royer).

**Eaux minérales non sulfureuses.** Recourir à ces eaux *pour améliorer l'état général du syphilitique* ; envoyer les malades atteints de cachexie syphilitique aux eaux de Balaruc, de Bourbon-l'Archambault, de Bourbonne-les-Bains, de la Motte-les-Bains ; recommander à ceux qui présentent des troubles profonds de la nutrition déterminés par la syphilis combinée à une diathèse, une cure thermale à Vichy, à Plombières, à Bagnols, à Saint-Honoré ; conseiller aux syphilitiques névropathes un séjour à Néris ou à Lamalou, aux syphilitiques anémiés une cure à Bussang, à Charbonnières, à Orezza, à Saint-Christau, etc.

Prescrire aux hérédo-syphilitiques et spécialement à ceux dont la tare héréditaire est compliquée de lymphatisme et de scrofule une cure aux eaux de Salins-du-Jura, de Salies-de-Béarn, de Briscous (Bourges).

Cures minérales artificielles.

Recourir à la cure sulfureuse artificielle chez les syphilitiques qui tolèrent mal le mercure, qui l'absorbent incomplètement ou l'éliminent insuffisamment; prescrire l'eau de *Challes*, qui est la seule eau sulfureuse qui puisse être utilement prescrite, étant naturellement froide.

Employer les *bains sulfureux artificiels* dans la syphilis tertiaire ou ulcéreuse et lorsque l'on veut instituer un traitement mercuriel intensif.

℞ Trisulfure de potassium
      solide.............. 50 à 100 gr.

Concasser, enfermer dans un flacon, faire dissoudre au moment du bain dans 1 litre d'eau chaude à part.

Ou bien :

℞ Trisulfure de potassium. 50 à 100 gr.
  Eau................. 200 —

Dissoudre à chaud et filtrer.

Suivant les cas, prescrire des *bains de Barèges artificiels*, des *bains arsenicaux artificiels*, des *bains de Bourbonne artificiels* ou des *bains de Plombières artificiels* (Voy. *Bains*).

Chez les débilités, recourir aux *bains salés* : ajouter à chaque bain 3 à 5 kilogrammes de sel marin, pour un adulte, et 1 à 2 kilogrammes pour un bain de 30 à 50 litres d'eau, pour les enfants. Ou encore ajouter à chaque bain 8 kgr. de sel gris, 4 kgr. de sulfate de soude, 3 kilogrammes de chlorure de magnésium et 700 grammes de chlorure de calcium.

En cas d'anémie, ordonner les *eaux ferrugineuses* de Bus-sang, d'Orezza, de Saint-Alban.

G. Hydrothérapie.

Employer *l'hydrothérapie froide* pour activer et relever la nutrition générale (syphilitiques anémiques et névropathes).

Conseiller l'usage du *tub*, pris le matin au sortir du lit.

En cas de neurasthénie vraie, recourir aux traitements hydrothérapiques indiqués à l'article *Neurasthénie*

A la période tertiaire, traiter la céphalée rebelle, les vertiges et les éblouissements par la *douche générale en éventail* de très courte durée.

Contre les phénomènes douloureux siégeant le long de la colonne vertébrale, au niveau du tronc et des membres, dans la syphilis vertébrale, joindre l'usage du *drap mouillé* à celui des *affusions froides à jet brisé* le long du rachis.

Contre la cachexie syphilitique, recourir à l'emploi longtemps prolongé, soit de la *douche écossaise*, soit de la *douche alternative* (Bourges).

Prescrire les *bains chauds*, les *bains de vapeur*, les *bains turcs* et les *bains d'air chaud*, dans les cas où les éruptions cutanées sont confluentes et rebelles, et lorsque le mercure s'accumule dans l'organisme en provoquant des accidents d'intoxication (Bourges).

H. Thalassothérapie.

Conseiller les *bains de mer*, toutes les fois que l'état général est mauvais, surtout chez les syphilitiques lymphatiques et scrofuleux.

Ne pas envoyer à la mer les

malades impressionnables et nerveux.

I. CLIMATOTHÉRAPIE.

Éviter le séjour prolongé dans un climat froid ou chaud, éviter aussi les hautes altitudes et les pays malsains où règnent la malaria ou la dysenterie.

Conseiller d'habiter un *climat tempéré*, de vivre à la *campagne*.

Prescrire un changement d'air approprié, lorsqu'il existe de l'anémie ou de la cachexie et lorsque le malade est moralement déprimé.

Chez les syphilitiques lymphatiques ou scrofuleux, recommander une *cure maritime* dans une station du littoral méditerranéen.

### SYPHILIS MALIGNE.

Instituer une *hygiène des plus rigoureuses* et *soigner les états morbides qui coexistent* surtout pour ce qui a trait au système nerveux (alcoolisme, impaludisme, anémie grave, mauvaise constitution ou scrofulo-tuberculose, surmenage intellectuel et physique).

Administrer les divers *toniques* : quinquina, quinine, fer, strychnine, huile de foie de morue, iodure de fer, cacodylate de soude ; pratiquer des injections de *sérum artificiel*; conseiller les inhalations d'*oxygène*.

Instituer le *traitement spécifique mixte, intensif* : frictions d'onguent mercuriel, aux doses de 4 à 6 grammes, ou bien si les frictions ne sont pas possibles, donner le sublimé en solution à la dose de 3 à 4 centigr.

par jour, et l'iodure de potassium à celle de 4 à 6 grammes (Brocq).

**Si le malade ne supporte pas le mercure** et que, avec son emploi, survienne une aggravation des accidents (marche extensive des ulcérations) : supprimer ce médicament et n'essayer de le reprendre qu'au bout d'un certain temps, en commençant prudemment avec de petites doses que l'on augmente progressivement et en prescrivant d'abord des lotions ou des bains au sublimé.

Continuer à *tonifier le malade* (iodure de fer, sirop iodo-tannique, quinquina, etc.) et prescrire une *alimentation reconstituante et tonique*.

Donner l'*iodure de potassium*, à la dose de 2 à 4 gr. par jour et faire prendre la *décoction de salsepareille* :

℞ Salsepareille concassée ... 30 gr.
   Eau...................... 1 lit.
   F. bouillir et réduire à.... 750 gr.
A boire dans deux jours (Brocq).

**Si le malade ne supporte pas l'iodure de potassium** : essayer, avant de renoncer à son emploi, de le faire prendre associé à de l'arséniate de soude ou à de la teinture de belladone, ou même à de l'atropine, et s'il persiste des phénomènes marqués d'intolérance, malgré ces modes d'administration, le remplacer par l'*iodalbacide*, l'*iodipine*, par les *toniques*, le *sirop d'iodure de fer* aux doses de 2 à 6 cuillerées à bouche par jour, par le *sirop de raifort iodé*, par le *sirop iodo-tannique*, puis arriver peu à peu à le reprendre (Brocq).

TRAITEMENT LOCAL.

**En cas de phagédénisme :** cesser les pansements irritants ; faire prendre des *bains quotidiens* d'une heure de durée et recourir à l'*occlusion avec le taffetas de Vigo ;* ou bien recourir au *traitement à l'acide picrique* : nettoyage de la surface malade, attouchement au camphre phéniqué, bains de la verge chauds à l'acide picrique en solution saturée dédoublée et pansement humide à l'acide picrique en solution saturée (Michel, Hawthorn).

**Dans les formes ulcéreuses quasi-phagédéniques** : prescrire des lotions avec de l'*eau boriquée* ou *phéniquée* à 2 p. 100, suivis de pansements à l'*iodoforme,* au *xéroforme,* à l'*aristol* ou au *sous-carbonate de fer.*

Essayer aussi, pour arrêter la marche extensive des ulcérations, la poudre de *chlorate de potasse.*

Dans les cas rebelles, *racler* les bords des ulcérations, ou les *cautériser* au fer rouge.

Si le malade supporte le mercure, faire des lotions au *sublimé* à 1 p. 500 et panser avec un *emplâtre mercuriel* (Brocq).

## SYPHILIS ET MARIAGE.

*Permettre* le mariage dans les conditions suivantes :

1º Lorsqu'il y a au moins quatre ans révolus depuis l'apparition du chancre.

2º Lorsque le malade a suivi rigoureusement un traitement antisyphilitique sérieux et régulier.

3º Lorsqu'il ne s'est plus manifesté d'accidents spécifiques depuis au moins un an et demi.

*Interdire* absolument le mariage lorsque ces conditions ne se trouvent pas remplies, et agir de même dans le cas où il existerait des accidents en activité ou des menaces d'accidents viscéraux graves ultérieurs : ataxie locomotrice, paralysie générale, etc. (Brocq).

## SYPHILIS ET GROSSESSE.

Instituer dans tous les cas (père et mère syphilitique ou mère syphilitique et père sain ou mère saine et père syphilitique) le *traitement spécifique antisyphilitique continu* ou de préférence *interrompu* (20 jours par mois de traitement suivis de 10 jours de suspension pour laisser reposer l'estomac) ; ou bien recourir au *traitement alterne* en prescrivant tour à tour le mercure et l'iodure.

Donner l'*iodohydrargyrate de potassium* soit en solution, soit en sirop sous la forme suivante :

℞ Biiodure d'hydrargyre..... 10 cgr.
Iodure de potassium ...... 10 gr.
Eau distillée ou sirop simple 250 —
Eau de menthe............ 50 —

2 cuillerées à bouche pour la solution, 2 cuillerées à entremets pour le sirop à prendre au milieu des 2 principaux repas (Pinard).

Ou bien prescrire le *protoiodure de mercure* à petites doses : 5 centigr., voire 25 milligr. quotidiennement, en faisant prendre ces doses pendant tout le temps de la grossesse (Fournier).

Ou encore, pratiquer une *injection d'huile grise* tous les mois (Barthélemy).

Intervenir à l'époque la moins distante possible du début de la grossesse.

(Voy. *Avortement habituel, Hydramnios, Mort du fœtus*).

## SYRINGOMYÉLIES

Tenter un *traitement spécifique intense,* si la syphilis ou la lèpre paraît en cause.

Administrer l'*iodure de potassium,* le *phosphure de zinc,* le *nitrate d'argent,* les *bromures.*

Employer les *toniques* : fer, arsenic, quinquina.

Dans certains cas, prescrire l'*hydrothérapie.*

Localement : *révulsifs* le long de la colonne vertébrale, mais avec précaution, à cause de la production des troubles trophiques, cutanés (pointes de feu superficielles, proscrire le vésicatoire).

Recourir aussi aux *courants continus.*

**Contre l'atrophie musculaire** : *électrisation* faradique et galvanique.

**Contre les troubles trophiques** : *courants continus.*

**Contre la scoliose** : *corsets orthopédiques* et *gymnastique appropriée.*

*Soins de propreté* et *antisepsie cutanée* dans tous les cas.

**En cas d'ulcération cutanée** : instituer un *traitement local antiseptique.*

S'abstenir, au cours d'une syringomyélie, d'interventions chirurgicales de tout genre.

## TABES.

**T. DORSAL.**
Voy. *Ataxie locomotrice.*

**T. SPASMODIQUE.**
Voy. *Maladie de Little.*

## TACHYCARDIE

**T. ESSENTIELLE PAROXYSTIQUE.**

**Contre l'accès** : donner l'*antipyrine* (75 cg. à 1 gr.) ; pratiquer une *injection d'atropine et de morphine.*

℞ Sulfate neutre d'atropine. 5 mgr.
Chlorhydrate de morphine 10 cgr.
Eau distillée de laurier-cerise.................. 10 gr.
Injecter 1 seringue de Pravaz à la fois ; 2 à 3 dans les 24 heures.

Recourir à la *révulsion* ou à la *réfrigération* précordiale.

Prescrire les pilules suivantes :

℞ Antifébrine.......... 10 cgr.
Camphre pulvérisé... 5 —
Pour 1 pilule : 2 à 3 pilules avec 1 heure d'intervalle.

Pratiquer aussi des *pulvérisations de chlorure de méthyle* à la nuque et la *compression du nerf pneumogastrique* au cou.

**Dans l'intervalle des accès :** recommander le calme physique et moral, interdire les excitants (thé, café, alcool, tabac).

Instituer un *traitement bromuré* continué pendant des années comme pour l'épilepsie.

Administrer les *toniques du système nerveux* (kola, coca, quinquina, arsenic, phosphure de zinc, noix vomique) ; insister avec l'usage prolongé de l'*arsenic* (cacodylate de soude).

**En cas d'hypotension artérielle** : faire prendre l'*ergotine associée à la quinine et à la noix vomique.*

℞ Extrait aqueux d'ergot de seigle............ } āā 4 gr.
   Sulfate de quinine..... }
   Extrait de noix vomique.... 10 cgr.

Pour 40 pilules : 2 pilules, deux à trois fois par jour, pendant 15 à 30 jours (Huchard).

## T. SYMPTOMATIQUE.

**Au cours de cardiopathies :** appliquer la *vessie de glace* sur la région précordiale.

Intérieurement, donner la *digitale,* si les reins sont sains, sans cela, prescrire le *strophantus.*

(Voy. *Péricardites, Insuffisances* et *Rétrécissements valvulaires*).

**Chez les artérioscléreux** (tachycardie avec hypertension) : instituer le *traitement général hygiénique et diététique* de l'artério-sclérose.

Ordonner les *toniques généraux* et les *antispasmodiques :* valériane à hautes doses.

Combattre l'hypertension en donnant les *iodures alcalins* (iodure de sodium), le *tétranitrol,* et faire prendre en même temps les *toniques du myocarde :* spartéine, strophantus, caféine, muguet, kola.

℞ Extrait de convallaria.... 10 cgr.
   Sulfate de spartéine ..... 5 —
Pour 1 pilule : 2 par jour.

Voy. *Artériosclérose.*

Ou mieux prescrire (contre la fréquence paradoxale du pouls indiquant à la fois de l'hypertension artérielle d'origine périphérique et de la tachycardie d'origine centrale) la solution suivante :

℞ Iodure de sodium....... 5 gr.
   Sulfate de spartéine..... 50 cgr.
   Eau................. 200 gr.
2 à 4 cuillerées par jour (Grasset).

**Chez les dyspeptiques** (tachycardie réflexe) : traitement approprié de la dyspepsie.

**Chez les phtisiques** : voy. *Phtisie avec pouls rapide.*

**En cas de sclérose rénale** (auto-intoxication) : prescrire la *diète lactée,* ou le *régime mixte* avec peu de viandes, pas de crustacés, pas de conserves, pas de fromages faits.

Faire l'*antisepsie intestinale* (benzonaphtol).

Traiter l'artériosclérose : iodures, trinitrine, tétranitrol.

(Voy. *Néphrites chroniques*).

**Chez les neurasthéniques :** insister surtout avec le *traitement général* de la neurasthénie.

Recourir, en outre, à l'*électrothérapie* soit comme médication générale sous forme de *franklinisation associée à la haute fréquence* (bain statique), soit comme médication symptomatique, sous forme de *galvanisation* de la moelle allongée et cervicale et du pneumogastrique au cou, avec des courants de 2 à 4 milliampères ; séances de 5 à 10 minutes de durée, répétées 2 à 3 fois par jour (appliquer le pôle positif à la nuque et maintenir le pôle négatif entre le sterno-mastoïdien et le cartilage thyroïde).

Dans certains cas, galvaniser aussi le sympathique.

Contre les accès tachycardiques, prescrire l'*antipyrine* ou la *phénacétine*, ou l'*exalgine* associées au camphre.

℞ Antipyrine.............   1 gr.
  Camphre..............   20 cgr.
  Gomme pulvérisée ......   5 gr.
  Potion gommeuse .......   125 —

A prendre en 2 fois avec un quart d'heure d'intervalle.

℞ Exalgine pulvérisée ......   15 cgr.
  Camphre pulvérisé .......   10 —
  Extrait de valériane......   Q. S.

Pour 1 pilule : 2 pilules avec une demi-heure d'intervalle, 2 fois par jour (Herzen).

Voy. *Neurasthénie cardiaque, Palpitations.*

**Chez un syphilitique** : traitement spécifique *mixte*; insister sur l'administration de l'*iodure de potassium.*

**Chez les femmes à la ménopause** : traiter le nervosisme; prescrire les *bromures*, le *camphre monobromé, la valériane.*

℞ Camphre monobromé . )  āā  10 cg.
  Poudre de castoréum . )
  Extrait de jusquiame.......   2 —
  Extrait de valériane.........   Q. S.

Pour 1 pilule : 5 pilules par jour (Herzen).

Administrer systématiquement des *purgatifs légers.*

Voy. *Ménopause.*

## TÆNIAS.

La veille du jour où le tænicide doit être administré, soumettre le malade au régime lacté.

Prendre le médicament le matin à jeun ; une ou deux heures après son ingestion, donner un purgatif : huile de ricin (15 à 20 gr. chez les enfants ; 30 à 60 gr. chez l'adulte), ou mieux un purgatif non huileux, pour ne pas augmenter les chances d'absorption du principe toxique de la fougère mâle :

℞ Calomel....... )  āā  15 à 30 cgr.
  Scammonée.... )
  Jalap en poudre.....   30 à 50 —

Pour 1 poudre, à prendre 2 heures après l'ingestion du tænicide (Herzen).

Conseiller au malade d'aller à la garde-robe sur un vase rempli d'eau tiède, et de ne pas tirer sur le ver, au moment de son expulsion.

Prescrire l'*extrait éthéré de fougère mâle,* à la dose de 6 à 8 gr. chez l'adulte, et aux doses suivantes, chez les enfants :

De 1 à 2 ans......   50 cgr. à 1 gr.
De 2 à 5 ans......   1 gr. à 3 gr.
De 5 à 10 ans.....   3 gr. à 4 gr.
De 10 à 15 ans ...   5 gr.
                 (Marfan).

℞ Extrait éthéré de fougère
    mâle.................   4 à 8 gr.
  Gomme arabique pulvérisée   8 —
  Sirop d'éther...........   40 —
  Eau distillée de menthe..   100 —

A prendre en deux fois avec 1 heure d'intervalle.

℞ Extrait éthéré de fougère mâle   4 gr.
  Calomel ...................   40 cgr
  Sucre pulvérisé.............   8 gr.
  Gélatine .................   Q. S.

Pour faire une gelée, à prendre à jeun (Duchesne).

℔ Huile éthérée de fougère mâle.  3 gr.
Sirop de térébenthine ... } ãã 25 —
Eau distillée...........  }
Gomme arabique pulvérisée...  2 —

A prendre en une seule fois dans une quantité égale de lait, et donner 2 heures après 15 gr. d'huile de ricin (enfants) (Baumel).

℔ Extrait éthéré de fougère mâle  8 gr.
Calomel...................  80 cgr.
Pour 8 capsules, à prendre en 20 minutes (chez les enfants, 3 à 4 capsules, le matin) (Créquy).

On peut encore prescrire l'extrait éthéré de fougère mâle, combiné, comme l'a proposé le Dr Duhourcau (de Cauterets), au chloroforme et à l'huile de ricin et le donner en 12 capsules, comme il le fait dans le tænifuge qui porte son nom.

Donner la *poudre de fleurs de cousso* à la dose de 15 gr. chez les enfants et de 20 gr. chez l'adulte (2 heures après l'ingestion du médicament purgatif).

℔ Cousso en poudre.....  10 à 20 gr.
Miel.   Q. S. p. f. électuaire.
A prendre le matin à jeun, en une ou deux fois (Herzen).

Ordonner aussi l'*écorce de grenadier* en décoction, à la dose de 50 gr.

℔ Ecorce de grenadier.......  50 gr.
Eau bouillante...........  250 —
Passez et ajoutez :
Extrait de fougère mâle. }
Gomme pulvérisée ..... } ãã  2 —
Sirop de menthe.........  30 —
A prendre en 2 fois le matin à jeun, avec 1 heure d'intervalle (2 heures après un purgatif).

Ne pas donner la *pelletiérine* (retirée du grenadier) aux jeunes enfants. Chez l'adulte, l'administrer comme suit : la veille prendre un léger purgatif et ne manger au repas du soir que du laitage ; le lendemain matin, à jeun, faire prendre 30 *centigr. de sulfate de pelletiérine* et d'*iso-pelletiérine* dans une solution édulcorée avec du sirop simple, contenant 1 gr. à 1 gr. 50 de tannin, donner 10 minutes après l'ingestion de la pelletiérine (tannate), un grand verre d'eau, puis au bout d'une demi-heure, administrer le purgatif suivant :

℔ Eau-de-vie allemande.. }
Sirop de nerprun....... } ãã 20 gr.

Conseiller au malade de rester couché jusqu'à ce que le purgatif ait eu son effet.

Employer les *semences de courge mondées* à la dose de 30 à 100 gr., en une ou deux fois, associées ou non à du miel ou à de la confiture.

℔ Semences de courge mondées.  60 gr.
Sucre.....................  50 —
Sirop de fleurs d'oranger ....  Q. S.
                      p. émulsion.
Par cuillerées à café (enfants) ; 2 heures après 15 gr. d'huile de ricin.

℔ Semences de courge mondées
  et triturées .............  60 gr.
Huile de ricin .........  }
Looch blanc du Codex } ãã 30 —
n° 1 ............... }
Par cuillerées (Le Gendre).

Prescrire le *kamala* en poudre, à la dose de 6 gr. chez les enfants et de 12 gr. chez les adultes.

℔ Poudre de kamala .....  6 à 12 gr.
Pulpe de tamarin......  30 à 40 —
Suc de citron.........  Q. S.
A prendre en une fois, le matin à jeun.

℔ Poudre de kamala...........  4 gr.
—  de cousso...........  6 —
Extrait éthéré de fougère mâle  2 —
Miel.  Q. S. p. f. électuaire.
A prendre à jeun dans la matinée, en 3 fois, adultes (Herzen).

## TAIES DE LA CORNÉE.

Emploi prolongé de la *pommade à l'oxyde jaune* :

℞ Oxyde jaune de mercure... 15 cg.
Vaseline.................... 5 cg.

Instillation d'une goutte de *laudanum* tous les jours.

Insufflations de *calomel* en poudre ; *douches de vapeur* ; *massage* à travers la paupière supérieure.
**Si les moyens précédents échouent** : pratiquer le *tatouage* de la cornée.

## TARSALGIE DES ADOLESCENTS.

*Repos* au lit.
**Quand les contractures ne disparaissent pas par le repos,** anesthésier le malade et *remettre le pied en bonne position ;* l'immobiliser ensuite dans un appareil plâtré laissé en place deux mois au moins.

Recourir au *traitement orthopédique* ou *chirurgical* du pied valgus douloureux (Tillaux).

## TEIGNE TONDANTE

### (*Trichophytie du cuir chevelu*).

*Couper les cheveux ras aux ciseaux* et les maintenir dans cet état pendant toute la durée du traitement.

*Ne pas raser*, pour éviter les auto-inoculations.

*Epiler* les plaques et le cuir chevelu dans une étendue de 1 centim., autour d'elles.

Enlever en *raclant à la curette* tous les cheveux cassés et les détritus.

Ne pas produire d'écoulement sanguin, faciliter le raclage, en faisant sur les plaques une onction avec un corps gras.

**Si le cuir chevelu n'est pas irrité,** faire tous les jours des *lavages* avec du savon au goudron et des *lotions*, matin et soir, avec une solution de sublimé corrosif à 1 ou 2 p. 1000 suivant la tolérance du cuir chevelu.

Frictionner les plaques, tous les soirs, avec :

℞ Turbith minéral ......... 1 à 2 gr.
Vaseline............... 10 —
Lanoline............... 30 —
(Brocq).

Employer aussi les badigeonnages, à la *teinture d'iode*.

Ou bien faire usage de la pommade suivante :

℞ Chrysarobine......... ⎫ ãã 5 gr.
Ichtyol ............... ⎭
Acide salicylique ......... 2 —
Lanoline............... 30 —
Vaseline............... 60 —

Appliquer cette pommade après avoir rasé et nettoyé à fond le cuir chevelu ; faire mettre par dessus un bonnet de toile cirée bien fixé sur les bords avec de la colle de zinc, dans le but d'empêcher que la pommade en suintant sur les bords, n'aille irriter les yeux. Répéter les applications pendant 4 jours consécutifs ; à partir du 5e jour nettoyer simplement la tête pendant 3 jours et appliquer de la pâte de zinc soufrée. Au bout de ce temps nouvelle application de l'onguent à la chrysarobine ; continuer ainsi pendant 6 semaines (Unna).

**S'il y a de l'irritation, de l'inflammation du cuir chevelu** : *épiler* autour des plaques, laver la tête tous les matins avec de *l'eau chaude boriquée*, additionnée de savon dans la proportion convenable, d'après l'état d'irritation du cuir chevelu, et tous les soirs, *frictionner légèrement* les points malades avec :

℞ Sulfate de cuivre......... 1 gr.
Vaseline................ 100 —
(Besnier).

**En cas de dermite** : lavages à *l'eau de son*, onctions à la *vaseline*.

# TÉLANGIECTASIES.

Traiter toute cause de gêne de la circulation générale ou locale (maladie du poumon, du cœur, du tube digestif, des fosses nasales, congestions répétées par excès de travail, etc.).

Défendre les corsets et les cols serrés.

Faciliter les digestions, combattre la constipation et le froid aux pieds.

Donner de la teinture d'*hamamelis virginica*, associée ou non suivant les cas à l'aloès, à la rhubarbe, à la noix vomique, à la digitale.

LOCALEMENT : *lotions à l'eau fort chaude, massages*.

Préférer l'*électrolyse* des varicosités, les *scarifications* linéaires quadrillées faites très serrées le long des vaisseaux et répétées tous les huit jours.

Ou encore détruire les varicosités avec une très fine pointe d'*électrocautère* portée au rouge sombre (Brocq).

Voy. *Angiomes*.

# TÉNESMES.

## T. RECTAL.
Voy. *Dysentérie*.

## T. UTÉRIN (menstruel).
Voy. *Dysménorrhée, Spasme du col utérin*.

## T. VÉSICAL.
Voy. *Cystites*.
Prescrire :

℞ Camphre ......... 50 cgr. à 1 gr.
Alcool.............. 5 —
Extrait thébaïque .. 10 à 20 cgr.
Potion gommeuse... 150 gr.

Par cuillerées à bouche toutes les heures.

℞ Camphre........... 2 gr. 50 cgr.
Extrait d'opium..... 50 —
Glycérine.......... Q. S.

Pour 20 pilules : 6 pilules par jour.

℞ Camphre ............. 25 cgr.
Jaune d'œuf........... N° 1.
Extrait de jusquiame... 5 à 10 cgr.
Eau tiède............. 80 gr.

Pour 1 lavement (Reliquet).

℞ Extrait d'opium........  3 à 5 cgr.
—  de belladone....  1 à 2 —
Beurre de cacao........  4 à 5 gr.

Pour 1 suppositoire : un à deux dans les 24 heures (remplacer les extraits par 3 cgr. de *dionine*).

## TERREURS NOCTURNES DES ENFANTS.

Combattre le neuro-arthritisme par une *bonne hygiène physique* et *morale* (voy. *Nervosisme, Hystérie*).

Combattre la constipation habituelle; traiter la dyspepsie, la dilatation stomacale, et rechercher les vers intestinaux.

*Régler les repas;* conseiller l'*abstention complète* des boissons alcooliques, du thé, du café. Administrer le *bromure de potassium*, à la dose de 1 gr. 50 cgr. à 3 et 4 gr. par jour, pendant un mois.

℞ Bromure de potassium.....  1 gr.
Sirop de chloral..........  30 —
Eau de tilleul............  90 —

A prendre dans la soirée par cuillerées (Descroizilles).

℞ Bromure de potassium....  1 gr.
Teinture de jusquiame ...  X gttes.
Eau distillée............  30 —
Sirop de fleurs d'oranger .  20 —

A prendre en 3 fois, dans la soirée (Comby).

℞ Uréthane................  50 cgr.
Eau distillée............ }
Sirop d'écorces d'oranges } ãã 30 gr.

En 2 ou 3 fois, dans la soirée (4 à 8 ans).

Ne pas donner les opiacés qui congestionnent les centres nerveux et constipent, et la belladone qui peut provoquer des hallucinations terrifiantes.

Recourir à l'*hydrothérapie méthodique;* éviter les douches froides.

## TÉTANIE.

### Pendant l'accès.

Faire prendre des *bains tièdes* (32° à 34°) prolongés pendant une heure.

Appliquer des *révulsifs* sur la colonne vertébrale.

Recourir aux *inhalations* *d'éther* ou *de chloroforme.*

Pratiquer des *frictions* avec :

℞ Chloroforme.......... }
Laudanum............ } ãã 5 gr.
Huile de jusquiame.......  30 —

Prescrire intérieurement les *antispasmodiques* (camphre, éther, valériane et valérianate d'ammoniaque) et *hypnotiques* (opium, chanvre indien, chloroforme, chloral, jusquiame).

℞ Camphre........,...... )
Valérianate d'ammo- } ãã 20 cgr.
niaque........... )
Teinture de chanvre indien. V gtes.
Éther sulfurique........,  1 gr.
Sirop de fleurs d'oranger..  30 —
Eau de tilleul ...........  100 —

Par cuillerées à dessert de 1/2 en 1/2 heure (enfants de 6 à 10 ans).

℞ Hydrate de chloral.....  20 à 30 cgr.
Teinture de musc ou de
jusquiame .........  X gouttes.
Sirop de fleurs d'oranger  40 gr.

1 cuillerée à café tous les 1/4 d'heures ou toutes les 1/2 heures (Comby).

Administrer des *lavements* *antispasmodiques* et *calmants* (camphre, jusquiame, chloral).

**Dans l'intervalle des accès:**
Donner les *bromures, l'anti-*

*pyrine*, la *valériane*, la *belladone*.

Eviter les émotions, conseiller une vie régulière.

℞ Bromure de potassium .... 3 gr.
Hydrate de chloral ....... 4 —
Eau distillée ............. 100 —
Sirop d'écorces d'oranges
   amères ............... 50 —

3 cuillerées à soupe par jour (enfants de 3 ans).

Prescrire une *hygiène alimentaire sévère;* traiter la diarrhée, la dilatation d'estomac, la constipation, donner un anthelmintique.

℞ Salicylate de bismuth..... 30 cgr.
Benzonaphtol............. 15 —
Sucre................... Q. S.

Pour 1 paquet : 4 par jour (3 à 4 ans) (Tordeus).

**En cas d'hyperacidité gastrique,** supprimer l'usage de l'alcool, combattre la rétention gastrique par le *lavage de l'estomac* à l'eau simple suivi d'un lavage avec une solution très faible de nitrate d'argent (1 p. 1000), puis d'un nouveau lavage à l'eau jusqu'à ce que celle-ci ressorte claire.

Donner les *alcalins*.

**S'il existe de la néphrite chronique :** prescrire le *régime lacté*.

**En cas d'atrophie du corps thyroïde :** recourir au *traitement thyroïdien*.

**Chez la femme :** régulariser la menstruation, combattre l'aménorrhée ; pratiquer des *scarifications du col* et, pendant la ménopause, essayer l'*opothérapie ovarienne* (Herzen).

**Chez les femmes enceintes :** traiter l'hystérie dont la tétanie est une manifestation (Gilles de la Tourette).

Pratiquer exceptionnellement, dans les cas très graves, l'*avortement provoqué*.

**Chez les accouchées :** interdire l'allaitement ; éviter le seigle ergoté.

Rechercher l'hystérie et, si elle existe, instituer le traitement général de cette névrose.

**En cas de tétanie sous forme épidémique :** dissémination et *isolement absolu* des malades.

# TÉTANOS.

Traitement local.

Pratiquer une *antisepsie rigoureuse* de la plaie d'où naît l'infection. Employer le *thermocautère*.

Chercher à neutraliser les toxines par des lavages, des enveloppements humides avec des *médicaments antiseptiques qui possèdent des propriétés antitoxiques* : phénol, crésol, acide chlorhydrique, teinture d'iode, trichlorure d'iode, etc.

Traitement général.

Utiliser la voie sous-cutanée pour l'administration des médicaments ci-dessus indiqués, dans le but de neutraliser les toxines tétaniques.

℞ Iode............... 50 cgr. à 1 gr.
Iodure de potassium. 3 —
Eau distillée........ Q S.p. 50 c. c.

Injecter 3 à 5 seringues de Pravaz par jour, dans le tissu sous-cutané et profondément dans les masses musculaires du membre infecté (Herzen).

Recourir à la *méthode de Baccelli* : injections sous-cutanées d'une solution d'acide phénique à 1/2 ou 1 p. 100. Injecter progressivement 20 à 60 cgr. d'acide phénique, par jour. Dans certains cas, faire des injections profondes en employant une solution huileuse de ce même agent à 10 p. 100 ; injecter 2 à 3 cm. c., deux à quatre fois par jour. Ajouter à cette solution, en cas de phénomènes de collapsus, du camphre dans les mêmes proportions que l'acide phénique.

*Favoriser l'élimination des toxines*, en administrant les diurétiques, les diaphorétiques, et par le lavage de l'organisme (injections sous-cutanées ou intra-veineuses d'eau salée à 7 p. 1000).

℞ Iode...................... 5 cgr.
   Iodure de potassium ...... 1 gr.
   Chlorure de sodium....... 7 —
   Eau distillée............ 1 litre.

*Sérum antitoxique* : injecter 300 à 500 gr. à la fois (Herzen).

Faire absorber une *grande quantité de liquides* : lait, eau, tisanes.

Pendant toute la durée du traitement, garder le malade dans *l'isolement* et le *silence*, l'*immobilité* et l'*obscurité* ; éviter toutes les excitations de sensibilité générale et spéciale.

SÉROTHÉRAPIE.

Employer la sérothérapie associée au traitement local, au traitement général et au traitement symptomatique ; ne jamais recourir à elle seule, le sérum

HERZEN.

antitétanique n'ayant pas d'action certaine sur la maladie déclarée.

Injecter, aussi rapidement qu'on le pourra, 20 à 40 centimètres cubes de *sérum antitétanique* par jour, sous la peau ou dans les muscles du flanc ou du dos et pendant trois jours.

Agir de la sorte surtout dans les cas à marche lente et dont le début a été tardif après le traumatisme ; jusqu'ici le sérum antitétanique a été impuissant contre le tétanos aigu.

On peut recourir aussi à *l'injection intra-cérébrale de sérum antitétanique* : perforer le crâne avec un trépan de 3 à 4 millimètres, au niveau de la partie supérieure de chacune des bosses frontales et injecter avec une aiguille longue de 3 centimètres, 7 à 8 c. c. de sérum, en avant des centres psychomoteurs, au niveau du pied de la deuxième frontale.

Préférer *l'injection sous-arachnoïdienne lombaire* de sérum antitétanique.

TRAITEMENT SYMPTOMATIQUE.

Chercher à *diminuer l'hyperexcitabilité des centres nerveux* ; administrer dans ce but l'opium, le chanvre indien, le chloral, le sulfonal, l'héroïne et en général tous les hypnotiques, à hautes doses.

℞ Hydrate d'amylène...... 10 gr.
   Eau distillée........... 100 —
   Sirop de fleurs d'oranger. 50 —

A prendre en 3 ou 4 fois dans les 24 heures (Herzen).

℞ Sulfonal................. 1 gr.
   Chlorhydrate d'héroïne.... 5 mgr.

Pour 1 cachet : 4 dans les 24 heures (Herzen).

36.

Employer les *injections de morphine* (3 à 10 centigr. par jour), associées à l'administration du *chloral* (5 à 15 gr., dans les 24 heures).

Continuer à donner ces médicaments jusqu'à guérison complète et ne pas suspendre ce traitement sous prétexte que les symptômes s'apaisent.

**Contre les accès de suffocation :** *courants continus.*

**Si les crises convulsives subintrantes** faisaient obstacle aux ingestions de chloral ou d'aliments, commencer par des piqûres de morphine et des inhalations de *chloroforme.*

℞ Hyosciamine cristallisée.. 3 mgr.
Chlorhydrate de morphine 10 cgr.
Eau distillée............ 10 gr.
Pour injections hypodermiques (Herzen).

**Lorsque la période des violents accès est terminée,** diminuer peu à peu et avec précaution les doses de morphine et de chloral, en y adjoignant le *bromure de potassium,* à forte dose (4 à 8 gr. par jour).

## THROMBUS DE LA VULVE ET DU VAGIN.

**Pendant la grossesse :** recourir aux applications froides et résolutives.

*Expectation.*

Intervenir chirurgicalement en cas de rupture : pratiquer l'*incision large* du foyer ; extraire les coagulations sanguines ; lier les vaisseaux qui saignent et tamponner la poche surtout si le saignement se fait en nappe.

Tenter, dans certains cas, la réunion de la peau en laissant un drain dans la cavité.

Intervenir aussi en cas de suppuration.

**Pendant le travail :** terminer promptement l'accouchement, de préférence par le *forceps,* plutôt que par la version.

Si l'hématome gêne les manœuvres, pratiquer l'*incision d'urgence.*

En cas d'hémorragie spontanée, ouvrir la poche, la vider de ses caillots et pratiquer le *tamponnement* antiseptique.

**Après la délivrance :** *expectation ;* mais si on y est obligé, *incision* du thrombus, lavage et pansement antiseptique (Charpentier).

## THYROÏDITE AIGUE.

(Voy. *Abcès chauds, Goître enflammé*).

## TIC DOULOUREUX DE LA FACE.

Traiter l'hystérie ou la neurasthénie.

Prescrire l'*extrait thébaïque,* en pilules de 2 cent. chacune. Prendre progressivement de 3 à 12 pilules par jour.

Administrer ces hautes doses jusqu'à cessation complète des accès, puis, après encore un certain temps (8 à 10 jours) diminuer progressivement la dose d'extrait thébaïque (Gilles de la Tourette).

Ordonner l'*exalgine*, le *pyramidon*, la *lactophénine* et pratiquer des *injections d'antipyrine*, faites en travers, du côté malade de la face, à la dose de 40 centigr. à la fois :

℞ Antipyrine............... 4 gr.
   Chlorhydrate de cocaïne .. 3 cgr.
   Eau distillée............. 10 gr.

(Effets consécutifs à l'injection : gros œdème, disparaissant ensuite).

Recourir à l'*électrothérapie* : courants continus.

## TIC DE SALAAM

*(Spasme nutant).*

**Calmer l'hyperexcitabilité nerveuse** par les *bains tièdes* (32° à 34°), les *bains de tilleul prolongés* :

℞ Tilleul avec bractées.. 50 à 100 gr.
   Faire infuser dans :
   Eau bouillante....... 500 —

A ajouter à l'eau du bain (Comby).

Prescrire le *bromure de potassium* et les antispasmodiques.

## TORTICOLIS.

**T. AIGU.**

**En cas de torticolis à frigore** : *salicylate de soude, aspirine, antipyrine, exalgine, acétopyrine, pyramidon, lactophénine, amygdophénine, salipyrine, quinine.*

Prescrire le *jaborandi*.

Ordonner les *frictions excitantes* avec le baume de Fioravanti, avec le liniment ammoniacal camphré, ou les *applications chaudes*. Au bout de quelques jours, *massage*.

℞ Antipyrine............... 3 gr.
   Eau distillée............. 70 —
   Cognac.................... 30 —
   Sirop de jaborandi........ 40 —

A prendre en 3 fois, dans la journée, chaque fois dans une tasse de tisane chaude (Herzen).

℞ Extrait de belladone....... 4 gr.
   Laudanum de Sydenham... 15 —
   Huile de jusquiame........ 75 —
Pour onctions (de Saint-Germain).

Voy. *Myalgies, Lumbago*).

**En cas de gomme musculaire syphilitique** : traitement spécifique ; insister avec l'*iodure de potassium* (3 à 5 gr. par jour).

**T. CHRONIQUE.**

**En cas de mal de Pott** : voy. *Mal de Pott*.

**En cas de contracture** : recourir au *redressement* sous le chloroforme ; puis, *électrisation*.

**En cas de rétraction** : pratiquer la *ténotomie* suivie de *redressement* et de l'application d'un *appareil orthopédique*.

**T. MENTAL.**

Repousser le traitement chirurgical.

Conseiller la méthode d'entraînement de la volonté au moyen de la *gymnastique* (exercices gradués d'immobilité et exercices de mouvements) et la *psycothérapie* (Meige, Feindel).

Voy. *Hystérie*.

# TOUX.

Voir pour le traitement de la toux les prescriptions données aux articles suivants : *Bronchites, Laryngites, Pharyngites, Grippe* (forme pulmonaire), *Phtisie, Pleurésies, Pneumonie*.

**T. NERVEUSE, UTÉRINE.**

*Traitement général de l'hystérie :* hydrothérapie, électrothérapie.

Administrer les *antispasmodiques*, les *nervins :*

℞ Camphre monobromé...... 10 cgr.
Extrait de jusquiame ..... 2 —
Extrait et poudre de valériane................ Q. S.
Pour 1 pilule : 6 par jour (Herzen).

℞ Alcoolature de racines
d'aconit............ L gouttes.
Bromure de potassium.. 15 gr.
Eau distillée.......... 250 —
3 à 4 cuillerées à soupe, par jour.

Pratiquer des badigeonnages du larynx avec une solution de cocaïne à 5 ou 10 p. 100 ; ou encore, des injections intralaryngiennes d'*huile mentholée :*

℞ Camphre pulvérisé..... ⎫ āā 2 gr.
Menthol ............. ⎬
Huile d'olive........... ⎭ 50 —
Pour injections, pratiquées avec une seringue laryngienne de la contenance de 5 c. c.

Recourir enfin, au moment des accès de toux, aux *pulvérisations de chlorure de méthyle*, faites au niveau de la nuque.

**T. PÉRIODIQUE NOCTURNE** (chez les enfants).

Combattre le nervosisme ; prescrire les *bromures alcalins*, le *chloral*.

Essayer la *quinine :*

℞ Chlorhydrate de quinine.... 6 cgr.
Pour une prise : faire prendre autant de prises que l'enfant a d'années d'âge (Filatow).

# TRACHÉITES.

(Voy. *Bronchites, Laryngites*).

# TREMBLEMENT NERVEUX HYSTÉRIQUE.

Traitement général hygiénique et psycothérapique de l'hystérie.

Administrer tous les médicaments qui diminuent l'excitabilité de la moelle : *bromu-*

res, *nervins, antispasmodiques.*

Insister sur l'*hydrothérapie méthodique* (tiède, puis froide).

Recourir à l'*électricité statique*, à la *suggestion*, aux *aimants*.

Faire des injections hypodermiques de *liqueur de Fowler* dédoublée, à la dose de X à XXX gouttes progressivement, ou d'*hyosciamine* :

℞ Hyosciamine ............ 1 cgr.
   Eau distillée ............ 10 gr.

Injecter progressivement de 1/2 à 1 1/2 et 2 seringues dans les 24 heures.

Prescrire le *chlorure de baryum* (5 centigr.), le *phosphure de zinc.*

## TRICHINOSE.

Administrer des *purgatifs répétés* et les *anthelmintiques* (calomel, santonine), pour évacuer les trichines contenues dans l'intestin.

Prescrire ensuite la *glycérine* à la dose de 200 gr. et plus par jour (par cuillerées à bouche).

## TRICHOPHYTIE.

**T. DE LA BARBE.**

Nettoyer complètement et *épiler* les régions atteintes et les régions périphériques.

Employer ensuite les *lotions* et les *pommades parasiticides.*

℞ Turbith minéral ........... 2 gr.
  Camphre ................. 1 —
  Vaseline ................ 30 —

En onctions, matin et soir (Hardy).

**T. DU CUIR CHEVELU.**

Voy. *Teigne tondante.*

**T. CUTANÉE.**

Voy. *Herpès circiné.*

## THROMBOSES.

(Voy. *Phlébites, Phlegmatia alba*).

## TUBERCULOSE.

**T. ARTICULAIRE.**

Voy. *Arthrite tuberculeuse.*

**T. CUTANÉE.**

Voy. *Lupus tuberculeux, Ulcérations tuberculeuses.*

**T. GÉNITALE** (chez la femme).

T. de la vulve, du vagin et du col : cautériser au *fer rouge*, panser les ulcérations à l'*iodoforme*; exciser largement les trajets fistuleux.

Ne pas hésiter à pratiquer l'*hystérectomie* même pour une ulcération du col très circonscrite, si le diagnostic en était certain.

S'il s'agit de phtisiques avancés : traitement palliatif.

**T. de l'utérus** : ne pas recourir au traitement insuffisant par la curette, pratiquer l'*hystérectomie vaginale*.

Si l'utérus est trop volumineux et si les trompes sont douteuses, enlever ces organes par la *laparotomie* (hystérectomie supra-vaginale, si le col est intact, et hystérectomie totale, s'il est altéré).

**T. des ovaires et des trompes.**

Si les poumons sont sains ; pratiquer l'*extirpation complète* des deux trompes et des ovaires.

S'il n'y a que des lésions pulmonaires de peu d'intensité, intervenir si l'état des poumons restant stationnaire, la lésion génitale tend à s'aggraver.

Si la femme est phtisique, se borner à des palliatifs (Pozzi).

**T. GLANDULAIRE.**

Voy. *Adénite chronique, Adénites scrofulo-tuberculeuses, Abcès froid.*

**T. INTESTINALE.**

Voy. *Diarrhée des tuberculeux, Entérite ulcéreuse.*

**T. PLEURALE.**

Voy. *Pleurésie séro-fibrineuse, tuberculeuse, purulente.*

**T. PULMONAIRE.**

Voy. *Phtisie.*

**T. RÉNALE.**

Voy. *Hématurie, Pyélites.*

**T. TESTICULAIRE.**

Voy. *Orchite tuberculeuse.*

**T. VERTÉBRALE.**

Voy. *Mal de Pott.*

# TUMEURS.

(Voy. *Cancers, Fibromes utérins, Kystes*).

**T. ADÉNOÏDES DU PHARYNX NASAL.**

Voy. *Hypertrophie de l'amygdale pharyngée.*

**T. BLANCHES.**

Voy. *Arthrite tuberculeuse.*

**T. ÉRECTILES.**

Voy. *Angiomes.*

# TYMPANISME OU TYMPANITE.

(Voy. *Dyspepsie flatulente, Dilatation d'estomac, Entérite muco-membraneuse, Flatulence, Neurasthénie abdominale*).

**T. NERVEUX.**

Traitement général du neuro-arthritisme, de la neurasthénie, de l'hystérie (hydrothérapie méthodique, électricité statique, noix vomique, kola, coca).

Combattre la constipation ; traiter l'atonie intestinale.

**Si un bouchon volumineux stercoral obstrue l'intestin :** donner des *lavements évacua-*

*teurs froids*, additionnés de glycérine, de séné, de sulfate de
soude ; dans le cas contraire,
administrer des *lavements anti-*
*spasmodiques* (asa fœtida, valériane, musc, laudanum de Sydenham).

℞ Asa fœtida............... 4 gr.
  Jaune d'œuf ............. N° I.
  Laudanum de Sydenham.. XX gtes.
  Extrait de valériane...... 4 gr.
  Décocté de guimauve...... 100 —
  Pour 1 lavement : 2 par jour.

℞ Racine de valériane ....... 30 gr.
  F. infuser dans :
  Eau bouillante........... 250 —
    Passez et ajoutez :
  Asa fœtida............... 4 —
  Jaune d'œuf............. N° 1.
  Pour 1 lavement.

℞ Racine de valériane....... 20 gr.
  Eau bouillante........... 250 —
    F. infuser, passez et ajoutez :
  Musc................... 1 —
  Jaune d'œuf............. N° 1.
  Pour 1 lavement.

INTÉRIEUREMENT : prescrire les
*nervins*, les *antispasmodiques* :
antipyrine, exalgine, bromures,
valériane, valérianate d'ammoniaque, éther, belladone, jusquiame, castoréum, camphre.

Ordonner aussi les *carmina-*
*tifs* (menthe poivrée, anis étoilé,
fenouil, camomille, mélisse), ou
bien faire prendre les pilules
suivantes :

℞ Extrait de fève de Calabar.. 30 cgr.
  — de belladone .. )
  — de noix vomique ( āā 1 gr.
  Poudre et extrait de réglisse Q. S.
  Pour 50 pilules : 3 par jour (Boas).

Restituer au système nerveux
spinal et au plexus solaire leur
tonicité en ayant recours à
l'*électrisation* par les courants
continus : appliquer la plaque
positive le long de la colonne
vertébrale, et la plaque négative sur l'abdomen (voy. *Neu-*
*rasthénie abdominale*).

**T. SYMPTOMATIQUE** d'une lésion abdominale.

**Au cours d'une péritonite**
**chronique** : s'abstenir dans la
grande majorité des cas, d'administrer des purgatifs et surtout d'employer les drastiques.
Préférer, même en cas de constipation, l'emploi de la *bella-*
*done*, donnée à petites doses
fréquemment répétées : 1 cgr.
d'extrait, en pilules, toutes les
2 ou 3 heures.

Si la belladone paraît ineffi-
cace et surtout si les fonctions
du foie semblent languissantes,
lui associer le *calomel* à petites
doses : 1 à 5 cgr., trois à quatre fois par jour (Rendu).

**Dans certaines formes de**
**péritonite subaiguë** accompagnée de tympanite considérable,
recourir aux *révulsifs* : grand
vésicatoire ou badigeonnages
iodés répétés tous les deux ou
trois jours (Rendu).

**En cas d'obstruction intes-**
**tinale** : voy. *Occlusion intesti-*
*nale*.

## TYPHLITE STERCORALE.

Prescrire le *repos au lit*, le
*régime lacté exclusif*.

Faire appliquer la *glace* en
permanence sur la région cœ-

cale, ou bien recourir aux *révulsifs* (ventouses scarifiées).

Instituer l'*antisepsie intestinale* (benzonaphtol), et recourir, lorsque les douleurs se sont apaisées aux *grandes irrigations intestinales* à l'eau naphtolée, ou bien faire passer dans l'intestin, deux fois par jour, 1 litre d'eau à 38º, à laquelle on ajoute :

     ♃ Borate de soude.... 5 gr.

et 2 ou 3 cuillerées à café du mélange suivant :

     ♃ Teinture de benjoin .. ) P. E.
       Alcool camphré...... )
                (Bouchard).

**Contre l'engouement stercoral simple :** donner l'*huile de ricin* à doses fractionnées par cuillerée à café de demi-heure en demi-heure, le premier jour, puis à la dose de 2 cuillerées à café le matin à jeun pendant un certain temps.

     ♃ Huile de ricin ....... ) ā̄ā 30 c. c.
       — d'amandes douces )
       Sirop de limons.......... 60 —
       Huile de croton ........ I gtte
    1 cuillerée toutes les heures (Grasset).

Employer aussi le *calome là*

la dose de 30 à 60 cgr., mais éviter l'emploi des drastiques.

Administrer, en même temps, de *grands lavements laxatifs* ou de *grands lavements d'huile* (1 à 2 litres).

**Contre la douleur :** *applications chaudes* ; onctions locales avec de l'*onguent napolitain belladoné* suivies d'application d'un cataplasme chaud ; au besoin, injection de *morphine*.

Dans le cas où on hésiterait au point de vue du diagnostic entre une typhlite stercorale et une appendicite, instituer le traitement de la seconde de ces deux affections.

**En cas de fièvre persistante d'empâtement profond de la fosse iliaque, d'œdème de la paroi abdominale d'état général mauvais :** recourir à l'*intervention chirurgicale* (incision de la collection purulente).

**Après une poussée aiguë :** assurer la liberté du ventre avec :

     ♃ Podophyllin.......... )
       Extrait de belladone.. ) ā̄ā 1 cgr.
       Poudre de belladone.. )
    Pour 1 pilule, à prendre tous les soirs (Grasset).

# TYPHUS.

**T. EXANTHÉMATIQUE** (pétéchial).

Traitement général hygiénique et diététique des grandes pyrexies. *Antisepsie rigoureuse.*

*Médication tonique :* vin, alcool, café.

**Contre la fièvre et le délire, les troubles nerveux :** emploi systématique des *bains froids* (voy. *Fièvre typhoïde*).

Lorsque la fièvre est très élevée, donner la *quinine*.

**Contre la constipation opiniâtre :** administrer des *lavements* et user des purgatifs avec prudence.

℞ Calomel ............. 30 à 50 cgr.
Gomme gutte ........ 10 à 20 —
Pour une prise (Herzen).

**Contre les troubles respiratoires** : application de *ventouses sèches*; injections d'*éther*; inhalations d'*oxygène*.

**En cas d'adynamie** : ordonner les *excitants diffusibles* (acétate d'ammoniaque, caféine, éther).

## T. RÉCURRENT.

Traitement général des grandes pyrexies.

**Contre l'hyperthermie** : recourir à la *balnéation froide*.

**Contre les douleurs** : prescrire les *préparations opiacées*.

Prescrire, en outre, les *toniques* (alcool, quinquina, etc.), les *stimulants diffusibles* (acétate d'ammoniaque, liqueur d'Hoffmann, éther), et au besoin, pratiquer des *injections de caféine* et de *sérum artificiel*.

## T. CÉRÉBRO-SPINAL.

Voy. *Méningite cérébro-spinale*.

# ULCÉRATIONS.

## U. DU COL UTÉRIN (simples).

**Ulcérations peu étendues** : attouchements avec le crayon de *nitrate d'argent,* suivis de l'application d'un tampon d'ouate boriquée (Lutaud).

Insufflations de *poudres astringentes* et *kératoplastiques,* répétées 3 fois par semaine :

℞ Thyol ou amyloforme.. )
Sous-nitrate de bismuth } ãã 10 gr.
Oxyde de zinc........ )
                                  (Herzen).

Voy. *Ectropion.*

**Ulcérations étendues et anciennes** : appliquer directement sur le col la poudre suivante :

℞ Iodoforme.............. 40 gr.
Acide salicylique... )
Sous-nitrate de bis- } ãã 10 —
muth........... )
Camphre.............. 5 —
                              (Lutaud).

Mettre cette poudre avec le spéculum et autant que possible

HERZEN.

ne l'appliquer que sur les parties ulcérées.

Se servir pour cela d'un petit insufflateur. Maintenir la poudre en place par un petit tampon d'ouate.

Enlever ce pansement au bout de 24 heures, appliquer le spéculum et diriger sur le col même une injection ainsi préparée :

℞ Acide salicylique........ 4 gr.
Alcoolat de lavande..... 30 —
Eau................ ....... 450 —
2 cuillerées à soupe pour 1 litre d'eau (Lutaud).

**En cas d'ulcérations de nature blennorragique accompagnées d'un écoulement très abondant,** employer les injections au *permanganate de potasse* à 1 p. 3000 ou 1 p. 2000.

**En cas d'ulcération tuberculeuse** : voy. *Tuberculose génitale chez la femme.*

Voy. *Déchirures du col, Erosions du col, Métrites.*

### U. TUBERCULEUSES.

Employer, comme topique, l'*iodoforme*.

Détruire les ulcérations par des *caustiques liquides* (acide lactique, acide chromique, chlorure de zinc), ou par le feu (thermocautère, galvanocautère); ou encore recourir à l'*ablation* de toute la surface infectée (voy. *Lupus*).

Ne pas négliger le traitement général (voy. *Phtisie*).

**U. tuberculeuses de la vulve, du vagin et du col utérin** : voy. *Tuberculose génitale chez la femme.*

# ULCÈRES.

### U. EN GÉNÉRAL.

Rechercher la cause et la combattre.

Administrer les *toniques*, prescrire une *alimentation reconstituante.*

Ordonner des *soins de propreté* et d'hygiène générale.

Localement, pratiquer des *lavages avec une solution faiblement antiseptique*, répétés tous les jours et suivis de l'application d'une *poudre antiseptique* (iodoforme, salol, xéroforme, airol, dermatol, iodol, aristol, sanoforme, crurine, amyloforme, etc.).

℞ Salol pulvérisé....... } ãã 10 gr.
Xéroforme........... }
(Herzen).

℞ Xéroforme.............. 10 gr.
Dermatol........... } ãã 5 —
Poudre de quinquina.. }
Camphre pulvérisé....... 2 —
(Herzen).

Voy. *Antisepsie cutanée.*

Dans certains cas, préférer l'application de *pommades antiseptiques* :

℞ Iodoforme, salol, résorcinol 1 à 2 gr.
Vaseline............... 20 —

**En cas d'ulcère douloureux** : additionner les pommades de *chlorhydrate de cocaïne* à 1 ou 2 p. 100.

℞ Iodoforme.............. 2 gr.
Chlorhydrate de cocaïne.. 50 cgr.
Vaseline ............... 30 gr.

Ou bien, prescrire le mélange suivant :

℞ Orthoforme ............... 5 gr.
Acide borique pulvérisé } ãã 10 —
Crurine ............... }
(Herzen).

**En cas d'ulcère gangréneux, anfractueux à couche lardacée,** recourir au *thermocautère,* détruire les masses fongueuses exubérantes à l'aide de la lame rougie.

**En cas d'ulcère atonique, tardant à se cicatriser,** employer le *vin camphré*, en compresses, ou bien prescrire :

℞ Camphre pulvérisé........ 2 gr.
Oxyde de zinc............ 20 —
Axonge ................ 100 —
(Schulze).

Dans les cas où cette pommade est mal tolérée :

℞ Camphre pulvérisé........ 2 gr.
Oxyde de zinc ........... 40 —
Huile d'olives ........... 50 —

Agiter, puis enduire un morceau de toile fine de ce liniment et l'appliquer sur l'ulcère (Schulze).

## U. LÉPREUX.

Pratiquer des pansements locaux avec la *liqueur de Labarraque au tiers*, et administrer intérieurement l'*huile de Chaulmoogra*, à la dose de 4 à 5 et 6 grammes par jour, dans un looch huileux (Danlos).

En cas d'intolérance pour l'huile de Chaulmoogra, prescrire, en même temps que l'on donne ce médicament, le *régime lacté* (on arrive de la sorte à vaincre l'intolérance, et à faire supporter des quantités invraisemblables d'huile de Chaulmoogra, trois et quatre cuillerées, par exemple, avec d'excellents résultats (Padrone).

Voy. *Lèpre*.

## U. VARIQUEUX DE LA JAMBE.

*Repos absolu* au lit pendant plusieurs semaines, le membre dans l'élévation.

(Voy. les indications données ci-dessus sur le traitement des ulcères).

Aseptiser la région malade, puis faire des pansements secs à l'*iodoforme*, au *xéroforme*, à la *crurine*, à l'*europhène*, au *dermatol*, ou à l'*iodoforme* et à l'*orthoforme* (4 p. 1), ou des pansements humides au *sulfate de cuivre* à 1 p. 100 ou au *sous-acétate de plomb*, à 1 à 1 1/2 p. 100, ou encore avec la *liqueur de Burow* :

| | |
|---|---|
| ℞ Alun pulvérisé............ | 5 gr. |
| Acétate de plomb......... | 25 — |
| Eau distillée............. | 500 — |

Traiter en même temps les varices, et, s'il existe de grosses varices ampullaires gênantes, en pratiquer l'*ablation* au bistouri, surtout si elles sont sur le point de se rompre ou enflammées et douloureuses,

Dans les autres cas, recourir à la *résection de la veine saphène* (opération de Trendelenburg), suivie de la résection des principales branches variqueuses au niveau de la jambe.

(Voy. *Varices*).

Si le malade ne veut pas ou ne peut pas rester au repos absolu au lit, pratiquer la *compression avec une bande élastique*, longue de 3 à 4 mètres, large de 75 millimètres. Appliquer la bande le matin, *avant de sortir du lit, la serrer juste assez pour qu'elle ne glisse pas* et la laisser en place toute la journée.

Pour enrouler la bande, faire un tour au-dessus des malléoles, puis un tour en étrier sous le pied et de là remonter sur la jambe en spirales successives jusqu'au genou ou au-dessus, chaque tour couvrant le précédent de 15 à 20 millimètres.

Enlever la bande au coucher, puis essuyer parfaitement la jambe et placer sur l'ulcère un pansement quelconque.

Laver et faire sécher la bande pour le lendemain (H. A. Martin).

Ordonner aussi des *lotions* ou *irrigations d'eau chaude* à 50°, répétées 2 à 3 fois par jour, pour chercher à activer l'épidermisation (Reclus).

Si le traitement précédent ne peut être exécuté, appliquer sur la surface de l'ulcère une couche de la pommade suivante, maintenue au moyen d'ouate hydrophile :

℞ Iodoforme ..................... 1 gr.
Acide borique ou salol... ⎫ ãã 5 —
Antipyrine............... ⎭
Vaseline................. 40 —
(Reclus).

Au-dessus, *bandage silicaté* qu'on refait tous les 15 ou 20 jours.

**Si l'ulcère est étendu** et si la surface est manifestement bourgeonnante, hâter la cicatrisation par des *greffes épidermiques* (Reverdin).

Voy. *Varices*.

**Contre les ulcères rebelles** à ces médications : recourir à la *dissociation* funiculaire du nerf sciatique (P. Delbet).

## ULCÈRE SIMPLE DE L'ESTOMAC.

Avant tout, prescrire le *repos au lit* et insister sur le *traitement diététique* en prescrivant le *régime lacté absolu* dans le but de fixer l'acide chlorhydrique : faire prendre au malade une tasse de lait de 200 gr., toutes les 2 heures, en trois fois. Couper le lait avec de l'eau de Vichy, ou bien l'additionner de 4 gr. de bicarbonate de soude par litre ou de sous-nitrate de bismuth ou de talc, en cas de diarrhée.

Prescrire, en même temps, les *alcalins à hautes doses* pour neutraliser l'acide chlorhydrique : bicarbonate de soude, 10 à 40 gr. par jour (Debove).

Proscrire l'alimentation exclusive par le rectum, qui ne neutralise pas le suc gastrique.

Imposer le plus tôt possible ce traitement rationnel et ne pas hésiter à soumettre les malades paraissant atteints d'ulcères bénins au régime le plus sévère (Sahli).

En cas de répugnance invincible pour le lait ou de dilatation d'estomac, pratiquer le *gavage à la poudre de viande fortement alcalinisée* (Debove), ou bien remplacer le lait par une *bouillie de riz* préparée en faisant bouillir du riz pendant une à deux heures, dans de l'eau additionnée de sel et d'un peu de beurre. Augmenter, plus tard, la valeur nutritive de la bouillie de riz en remplaçant l'eau par du lait (50 gr. de riz pour 1 litre de lait, faire bouillir jusqu'à consistance sirupeuse ; suivant le désir du malade additionner la bouillie de sucre ou de sel) (Bourget).

Faire observer le repos du corps et le régime lacté absolu pendant au moins quatre à six semaines, puis au bout de ce délai permettre au malade de quitter le lit et lorsque les douleurs, les vomissements et les hématémèses ont entièrement disparu, arriver, par transitions insensibles, à l'*alimentation solide* ; permettre les jaunes d'œuf dissous dans le lait, les crèmes cuites, la farine lactée, les potages au lait, les bouillies au gruau de blé, de riz, d'orge, d'avoine, de maïs; enfin les panades passées, les pâtes alimentaires, les légumes et les fruits.

Permettre les viandes blanches six semaines après le début du traitement, et les viandes rouges râpées deux à trois semaines plus tard.

Prescrire ensuite le régime diététique qui convient à l'hypersécrétion (voy. *Dyspepsies irritatives*).

**Contre l'ulcère** : ne jamais oublier de rechercher la syphilis dans les antécédents du malade et dans le cas où celle-ci existerait, instituer aussitôt un *traitement antisyphilitique* : préparations mercurielles et iodure de potassium (Dieulafoy).

Dans les cas habituels, administrer le *nitrate d'argent* en solution, ou l'utiliser en lavages.

℞ Nitrate d'argent....... 20 à 40 cgr.
  Eau distillée ......... 120 gr.

Augmenter progressivement la quantité de nitrate d'argent. 1 cuillerée à bouche, 3 fois par jour (Boas).

Employer aussi le *protargol* :

℞ Protargol................. 2 gr.
  Eau distillée............. 20 —
  XX à XXX gouttes, plusieurs fois par jour, avec un peu d'eau (Herzen).

Ou mieux recourir aux *pansements au bismuth* : faire prendre au malade 10 à 20 grammes de sous-nitrate de bismuth, en suspension dans 200 grammes d'eau, que le malade peut avaler ou bien s'introduire à l'aide d'une sonde enfoncée jusque dans l'œsophage, alors qu'il est couché.

Prescrire ces pansements tous les jours, puis tous les deux ou trois jours.

Administrer encore une potion au bismuth après ingestion d'eau alcaline, ou bien faire prendre :

℞ Sous-nitrate de bismuth. ⎫ ãã 10 gr.
  Craie préparée......... ⎭
  Eau distillée............. 100 —

A prendre par cuillerées à bouche dans la journée (Soupault).

Remplacer enfin le bismuth par la *bismutose* à la dose de une demi à une cuillerée à café, quatre à cinq fois par jour, ou par un *mélange de craie et de talc* à parties égales.

Être très prudent avec l'emploi de la sonde stomacale ; en général, ne pas pratiquer de lavages.

**Contre l'hyperpepsie** : faire appliquer des *compresses chaudes* en permanence sur la région épigastrique et employer les *solutions salines* appropriées.

**En cas d'hématémèse** : supprimer entièrement l'alimentation buccale et s'en tenir aux *lavements alimentaires.*

Prescrire des lavements composés de deux jaunes d'œufs battus dans un verre de lait, additionné d'une pincée de sel et de quelques gouttes de laudanum.

Donner quatre à six de ces lavements par jour, et, en plus, des *lavements désaltérants* d'eau simple tiède (200 à 300 gr.).

En cas d'intolérance rectale, débuter par des lavements espacés d'eau salée, à la dose de 250 à 300 grammes, puis donner des œufs bien battus dans l'eau salée ; enfin substituer le lait à l'eau quand la tolérance est obtenue (Mathieu).

Ou bien prescrire :

24 Viande maigre de bœuf tri-
turée.................. 200 gr.
Pancréas de bœuf pilé.... N° I.
Passez le tout au tamis et
ajoutez :
Laudanum de Sydenham.. X gtes.
Eau distillée............. 200 gr.

Pour 1 lavement nutritif (dans le cas
où il existe des douleurs, remplacer
l'eau distillée par l'*eau bromurée*).

24 Bouillon de bœuf......... 200 gr.
Jaune d'œuf.............,. N° III.
Peptone sèche........... 10 gr.
Chlorure de sodium....... 3 —

Pour 1 lavement nutritif : 3 par jour.

24 Peptone sèche............ 10 gr.
Jaune d'œuf.............. N° II.
Lait.................... 100 gr.

Pour 1 lavement : 4 à 6 par jour (enfants).

24 Peptone sèche............ 20 gr.
Jaune d'œuf ............. N° II.
Bouillon................. 250 gr.
Vin .................... 120 —

Pour 1 lavement : 4 par jour (Jaccoud).

Prescrire en même temps le *repos absolu au lit;* faire appliquer la *vessie de glace en permanence* sur la région épigastrique et recourir aux *lavements d'eau chaude,* administrés méthodiquement, ou à l'*introduction de liquides froids dans le rectum* (voy. *Hématémèse*).

Administrer, en outre, l'*opium* en pilules ou pratiquer des injections de *morphine,* pour assurer l'immobilité de l'estomac.

Au besoin, recourir aux injections de *sérum artificiel gélatiné* à 2 p. 100.

En cas d'état syncopal, d'anémie grave, avoir recours aux injections de *caféine,* ou d'*huile camphrée,* et pratiquer, au besoin, des injections sous-cuta-

nées ou intra-veineuses de *sérum artificiel* (eau salée à 7 p. 1000), à la dose de 500 à 1000 gr. par jour, en une ou plusieurs fois, selon le cas.

Reprendre quelques jours après l'accident (4 à 6 jours) l'alimentation par la bouche : faire prendre d'abord deux ou trois verres de lait tiède par jour; augmenter ensuite progressivement la quantité de lait jusqu'à 2 litres par jour; cesser alors définitivement les lavements alimentaires.

Ne pas administrer de perchlorure de fer de suite après une hématémèse et ne jamais pratiquer de lavage de l'estomac. Celui-ci ne doit être pratiqué que lorsque les hémorragies ont cessé à la période de cicatrisation ; employer alors une solution de perchlorure de fer à 1 p. 100.

**Contre la douleur :** donner les *alcalins à hautes doses,* 10 à 30 grammes de bicarbonate de soude. Pour éviter la distension excessive de l'estomac, administrer le sel de Carlsbad, à la dose de deux ou trois cuillerées à café, ou bien prescrire concurremment au bicarbonate de soude les autres alcalins : craie, magnésie.

Quand les accidents sont aigus et pour calmer la douleur, donner une forte dose d'alcalins dans deux ou trois cuillerées de lait tiède (37° à 38°), puis prescrire toutes les 30 minutes, pendant 24 heures consécutives, une cuillerée à soupe de lait avec un paquet renfermant :

℞ Magnésie calcinée....... ⎱ ãã 5 cgr.
Craie préparée.......... ⎰
Sous-nitrate de bismuth... 10 —
Bicarbonate de soude..... 20 —
(Frémont).

Ne pas hésiter à augmenter les doses, si la douleur n'est pas calmée.

Au début de la maladie, quand il n'y a encore aucune hémorragie, on peut combattre la douleur, par le *lavage de l'estomac*, surtout si elle est accompagnée de stagnation, de spasme du pylore, de vomissements.

En cas de douleurs intenses, prescrire l'*orthoforme* à la dose de 2 gr. par jour, en cachets de 50 centigr. chacun ou en suspension dans du julep gommeux, administrer l'*opium*, la *jusquiame* et la *belladone*, ou bien pratiquer des injections sous-cutanées de *morphine* (atropo-morphine), ou mieux d'*atropine*.

℞ Extrait d'opium....... ⎱ ãã 1 à 2 cgr.
— de jusquiame.. ⎰
— de belladone.... 5 mgr.

Pour 1 pilule : 1 pilule toutes les trois heures.

Ne pas prescrire le chloral, l'eau chloroformée qui irritent l'estomac.

**Contre les douleurs et les vomissements** : ordonner la *cocaïne*, le *menthol*, la *codéine* en potion (voy. *Vomissements*).

℞ Chlorhydrate de cocaïne. 50 cgr.
Eau distillée............ 300 gr.

1 cuillerée à soupe, toutes les 2 heures jusqu'à effet (Dujardin-Beaumetz).

℞ Chlorhydrate de morphine 20 cgr.
Extrait de belladone...... 30 —
Eau distillée de laurier-cerise................... 20 gr.

X à XX gouttes, 3 à 4 fois par jour (Herzen).

℞ Chlorhydrate de cocaïne... 3 à 5 cgr
— de morphine. 2 —
Teinture de belladone..... 5 à 10 gr.
Eau de laurier-cerise...... 25 —

X à XV gouttes, toutes les heures (Ewald).

Voy. *Gastralgies*.

Au besoin (stagnation) recourir au *lavage de l'estomac*.

Etre prudent dans l'emploi des révulsifs énergiques appliqués au creux de l'estomac.

**Contre la constipation** : faire prendre, matin et soir, des *lavements tièdes d'eau alcalinisée* (1 litre).

**En cas de spasme du pylore:** administrer l'*huile d'olives* ou d'*amandes douces* ou bien *associer le régime lacté à l'ingestion de beurre* et d'*huile* (Billard).

Si le spasme est persistant, pratiquer la *gastro-entérostomie*.

**En cas de stagnation** : combattre le spasme du pylore ; pratiquer des *lavages de l'estomac*.

Si la stagnation est due à une sténose du pylore, recourir à la *pylorectomie* ou à la *gastro-entérostomie*.

**En cas de perforation** :*intervention chirurgicale* large et soigneuse, à moins qu'il ne se soit écoulé plus de 6 à 10 heures depuis le moment où s'est déclarée cette complication.

**En cas de brides, de perigastrite suppurée ou de sténose cicatricielle du pylore :** *intervenir chirurgicalement*.

Dans le cas où il existe des brides ou des adhérences, pratiquer la *laparotomie suivie de destruction des adhérences*.

S'il s'agit d'une périgastrite suppurée, recourir à l'*incision large* de l'abcès, suivie de drainage.

Lorsqu'on a à faire à un rétrécissement du pylore, intervenir par la *gastro-entérostomie*, la *résection du pylore* (pylorectomie) ou la *pyloroplastie*, selon les cas.

Recourir aussi à l'INTERVENTION CHIRURGICALE dans les cas suivants :

1° *Impuissance dûment constatée du traitement médical* rationnel, sévère, prolongé pendant deux ans (gastro-entérostomie).

2° Persistance des *douleurs*, et des *vomissements* accompagnés d'un amaigrissement progressif (gastro-entérostomie).

3° *Anémie* inquiétante par hémorragies peu abondantes, mais se répétant incessamment (gastro-entérostomie postérieure à l'aide du bouton de Murphy, avec cautérisation au thermocautère du point saignant ou bien sans rechercher la source de l'hémorragie).

Dans ces cas, en pratiquant la gastro-entérostomie on met l'estomac au repos, en facilitant le passage des aliments dans l'intestin, et par là même on empêche la production d'hémorragies nouvelles, et on favorise la cicatrisation de l'ulcère (Heydenreich).

Ne pas intervenir en cas de forte hémorragie, l'intervention étant, dans ce cas, entourée de difficultés sérieuses (Mikulicz, Hartmann).

4° Formation d'une tumeur stomacale.

5° Ulcères récidivants.

**Pendant la convalescence :** Éviter les longs voyages et le séjour dans une station hydrominérale. Défendre tous les aliments qui produisent des fermentations.

Chez les femmes, prescrire le repos au lit pendant toute la durée des règles.

Combattre l'anémie par le *fer*, l'*arsenic*, le *séjour à la campagne*, les *douches*.

**Dans le cas de vieux ulcère, ne présentant pas de tendance à la cicatrisation,** pratiquer des *lavages de l'estomac*, faire boire des *eaux alcalines* et administrer le *condurango*.

**En cas d'ulcère chez un hystérique :** recourir surtout au *traitement général* et au *traitement psychique* de la névrose (hydrothérapie, isolement, toniques), sans cependant négliger le traitement local (Gilles de la Tourette).

# URÉMIE.

Peu ou pas de médicaments, afin de ne pas ajouter à l'intoxication urémique un empoisonnement par corps chimiques.

Prescrire le *régime lacté absolu* et recourir au *traitement par les trois lavages*, qui est l'unique médication rationnelle antitoxique : lavages de l'estomac, lavage de l'intestin, lavage du sang (Huchard).

*Lavages de l'estomac :* employer de l'eau simple bouillie légèrement alcalinisée.

*Lavages de l'intestin* : faire pénétrer dans l'intestin, 2 à 3 fois par jour, 2 litres d'eau bouillie additionnée de 7 à 8 gr. de chlorure de sodium, en se servant d'une sonde longue et molle que l'on introduit profondément dans le rectum.

*Lavage du sang* : pratiquer des injections sous-cutanées de 250 à 300 gr., et même 500 gr. d'eau chlorurée à 7 p. 1000, répétées deux à trois fois par jour.

Préférer ces injections à l'introduction directe d'un liquide salin dans les veines (Huchard).

Dans certains cas, faire précéder les injections de sérum artificiel d'une saignée (300 gr.).

Donner en outre, les *antiseptiques internes non toxiques*, tels que le benzonaphtol, les *diurétiques* (théobromine, diurétine, agurine, caféine) et surtout les *tisanes diurétiques* (arenaria rubra, queues de cerise, génévrier, stigmates de maïs), additionnées d'une faible dose d'acétate ou d'azotate de potasse.

℞ Diurétine............ 3 à 4 gr.
   Eau distillée......... 120 —
   Sirop de digitale ou des
     cinq racines........ 30 —

Par cuillerées à bouche dans la journée.

Administrer de temps en temps un *purgatif drastique* :

℞ Eau-de-vie allemande. ⎫ āā 20 gr.
   Sirop de nerprun..... ⎭

A prendre dans du café (Jaccoud).

et, en cas d'intolérance gastrique, donner de *grands lavements d'eau* ou des *lavements purgatifs* :

℞ Feuilles de séné ..... ⎫ āā 15 gr.
   Sulfate de soude ..... ⎭
   Eau.................... 500 —

Pour 1 lavement.

℞ Séné.................. 15 gr.
   F. bouillir dans :
   Eau.................... 300 —
   Ajoutez :
   Huile de ricin.......... 30 —
   Jaune d'œuf........... N° I.

Pour 1 lavement.

Ne pas abuser des diaphorétiques ; la *pilocarpine* est contre-indiquée, d'une façon absolue, dans tous les cas de dégénérescence avancée du muscle cardiaque ou de complications pulmonaires :

℞ Nitrate de pilocarpine .... 5 mgr.
   Résine de jalap...... ⎫
    — de scammonée ⎬ āā 5 cgr.
   Extrait de scille..... ⎭

Pour 1 pilule : 3 à 6 par jour, pendant 5 à 6 jours : faire prendre en même temps des tisanes chaudes (Huchard).

Si le malade ne supporte pas le lait, recourir à la *diète hydrique* (3 à 4 jours), puis donner pendant quelques jours des féculents, de l'eau de riz, du bouillon de légumes sans viande et recommencer ensuite progressivement l'usage du lait (Rénon).

TRAITEMENT SYMPTOMATIQUE.

**En cas de faiblesse, d'atonie cardiaque** : donner la *spartéine*, la *caféine* en injections sous-cutanées, et la *digitale*, administrée avec prudence, après s'être assuré que la perméabilité rénale est encore suffisante pour pouvoir administrer ce médicament.

HERZEN.

Prescrire un milligramme de *digitaline*, un jour seulement, ou bien 20 centigr. de digitale en macération, pendant quatre ou cinq jours consécutifs.

**Contre la dyspnée** : pratiquer une *saignée* et injecter immédiatement après un demi-centigramme de *morphine* au maximum.

Utiliser les inhalations d'*oxygène* : 3 ballons de 60 litres dans les 24 heures ; ou bien recourir au traitement systématique par les *injections d'éther sulfurique* : injecter 2 centimètres cubes d'éther sulfurique, toutes les heures, jour et nuit et, en dehors de cela, donner par la voie buccale une cuillerée à café d'heure en heure, en alternant avec les injections, qui doivent être faites profondément sous le derme.

Quand les malades repoussent les injections, leur faire prendre de l'*éther dans de l'eau sucrée*, à la dose de 2 cuillerées à café toutes les demi-heures.

Continuer ce traitement pendant 4 à 6 jours, avec une sévérité plus ou moins grande, selon les indications (Lemoine).

Ou bien, pratiquer seulement le matin et soir une injection hypodermique de 1 cc. d'éther et prescrire :

℞ Valérianate d'ammoniaque.. 2 gr.
  Sirop d'éther.......... } ãã 60 —
  — de fleurs d'oranger }
  1 cuillerée à soupe toutes les heures.

S'il y a ascite ou hydrothorax qui augmente la dyspnée, pratiquer la *paracenthèse*.

**En cas de gastralgie et de menace de vomissements :**

℞ Chlorhydrate de morphine   10 cgr.
  —           de cocaïne..   30 —
  Eau de chaux...........  100 gr.

Prendre toutes les heures une cuillerée à café de cette solution, mélangée à une cuillerée à soupe de lait glacé (Dieulafoy).

Appliquer en même temps la *vessie de glace* en permanence, sur l'épigastre.

Pratiquer le *lavage de l'estomac*.

**Contre les vomissements :** faire usage de l'*eau chloroformée* ou prescrire l'*acide lactique*.

℞ Acide lactique...... 2 à 4 gr.
  Sirop de menthe....   30 —
  Eau distillée .......   90 —

Par cuillerées à bouche (Lecorché et Talamon).

Insister avec les *trois lavages* ; laver l'estomac avec une solution d'acide salicylique à 1 p. 1000.

Dans certains cas, il est préférable de *faciliter les vomissements à l'aide des boissons chaudes*, prises en abondance.

**En cas de diarrhée** : ne pas la faire cesser trop vite.

Combattre seulement la diarrhée, lorsqu'elle est profuse.

**En cas d'accidents graves et menaçants :** recourir à la *saignée* (150 gr. chez l'enfant, 300 à 400 gr. chez l'adulte), ou à l'application de 6 à 8 *sangsues* au niveau du triangle de J.-L. Petit de chaque côté.

**En cas d'anurie :** administrer des *lavements froids*.

**Forme comateuse.**

Inhalations d'*oxygène, sangsues* aux apophyses mastoïdes, *saignée*, injections d'*éther*.

Traitement général par les *trois lavages*.

**Forme convulsive.**

Prescrire la *belladone*, le *bromhydrate de cicutine*, l'*opium*, le *chloral* administré par la voie buccale ou par la voie rectale (enfants 1 gr., adultes 3 à 4 gr.), l'*hydrate d'amylène*. Inhalations de *chloroforme*.

**Forme délirante.**

Donner le *bromure de potassium* (4 gr. par jour) l'*hydrate d'amylène* et le *chloral* (4 à 6 gr. par jour).

# URÉTRITE.

(Voy. *Blennorragie*).

# URTICAIRE.

Lutter, contre l'arthritisme et le nervosisme par un traitement approprié et longtemps prolongé.

Combattre la constipation ; traiter la dyspepsie.

RÉGIME.

Défendre la charcuterie, les poissons de mer, les crustacés, les coquillages, le gibier, les fromages salés et fermentés, les épices, les champignons, les asperges, la choucroute, les choux, les framboises, les fraises, l'alcool, le café, le thé.

TRAITEMENT MÉDICAMENTEUX.

Faire prendre aux repas le *bicarbonate de soude* associé à la *magnésie* et à la *belladone* :

℞ Bicarbonate de soude..... 20 gr.
 Magnésie calcinée ........ 5 —
 Poudre de racines de belladone ................. 30 cgr.
Pour 20 cachets : 1 cachet à chaque repas (Brocq).

**En cas de poussée aiguë :** prescrire un *purgatif drastique*, ordonner le *régime lacté* et instituer l'*antisepsie intestinale*.

**Contre le prurit :** donner la *belladone*, la *quinine* et l'*ergotine*.

℞ Teinture de belladone.. 10 gr.
 VI à XV gouttes par jour, en 4 fois (Brocq).

℞ Chlorhydrate de quinine ⎫ āā 10 cgr.
 Ergotine.............. ⎭
 Extrait aqueux de belladone. 2 mgr.
 Pour 1 pilule : 6 à 10 par jour.

℞ Teinture de belladone.... XV gtes.
 Bromure de potassium .... 3 à 4 gr.
 Hydrolat de laitue....... 130 —
 Sirop de fleur d'oranger.. 25 —
 Par cuillerées dans la journée (Herzen).

LOCALEMENT, conseiller les *lotions avec de l'eau aussi chaude que possible*, ou les *lotions phéniquées*, ou les *bains vinaigrés*.

Recourir aux *pulvérisations* avec :

℞ Menthol.................. 10 gr.
 Chloroforme......... ⎫
 Ether sulfurique...... ⎬ āā 30 —
 Alcool camphré....... ⎭
 (Gaucher).

Saupoudrer ensuite avec de la *poudre d'amidon* ou *d'oxyde de zinc* :

℞ Oxyde de zinc........ ⎞
Amidon ............. ⎟
Sous-nitrate de bism.. ⎬ ãã  25 gr.
Camphre pulvérisé.... ⎠
      (Brocq).

Pratiquer des onctions avec le *glycérolé tartrique* à 5 p. 100 ou bien avec :

℞ Acide phénique........  1 gr.
Oxyde de zinc.... ⎞
Vaseline......... ⎬ ãã  20 —
Lanoline........ ⎠
     (Brocq).

Poudrer par-dessus avec de la poudre d'amidon ou bien avec :

℞ Menthol..............  1 gr.
Acide salicylique.......  4 —
Amidon..............  40 —

Au besoin, ordonner des *bains continus* ou des *bains d'amidon, additionnés d'un litre de vinaigre.*

Ne pas essuyer le malade, tamponner doucement avec des linges très fins et poudrer abondamment avec de la poudre d'amidon.

Faire *coucher le malade dans des draps fins*, dans lesquels on a répandu de la poudre d'amidon en grande quantité.

**Contre le prurit intense et l'insomnie** : administrer les *hypnotiques* (chloral, sulfonal, uréthane), ou bien pratiquer une *injection d'atropo-morphine.*

### U. CHRONIQUE.

*Huile de foie de morue, arsenic, valériane* à l'intérieur.

*Frictions* à l'huile de foie de morue.

*Cures thermales* : La Bourboule, Royat, Vichy, Plombières, Néris, Ragatz (Brocq).

## VAGINALITE AIGUE.

(Voy. *Orchite blennorragique*).

## VAGINISME.

Traitement général de l'hystérie ou de la neurasthénie.

Ordonner l'*hydrothérapie méthodique.*

Conseiller à la malade de *cesser tout rapport sexuel* pendant toute la durée du traitement.

Prescrire les *antispasmodiques* : bromures alcalins, bromure de camphre, valériane, valérianates, jusquiame.

Localement, faire appliquer des *suppositoires vaginaux calmants :*

℞ Chlorhydrate de cocaïne..  10 cgr.
Beurre de cacao..........  5 gr.
Pour 1 suppositoire vaginal, à appliquer une demi-heure avant le coït.

Recourir aussi à la *faradisation locale :* employer le courant de tension, en faisant usage de l'électrode vaginale bipolaire d'Apostoli. Porter successivement l'électrode sur tous les points du vagin, et avoir soin d'insister plus particulièrement sur les fourchettes, au niveau desquelles il faut exercer avec l'électrode une certaine pression.

Placer l'électrode au niveau des caroncules hyperesthésiées.

Pratiquer 15 à 30 séances, de 15 à 30 minutes de durée (Touvenaint).

Recourir à la *dilatation lente et progressive* du vagin, pratiquée à l'aide de spéculums de calibre progressivement croissant, ou bien à l'aide d'un ballon dilatateur de Champetier que l'on remplit, à chaque séance, d'une quantité d'eau toujours plus grande (anesthésier le vagin à l'aide d'une solution de cocaïne à 10, puis à 5 p. 100 ; séances de 30 à 40 minutes).

**En cas de fissures** : prati-quer des badigeonnages avec une solution de *nitrate d'argent* à 1 p. 10.

**Si ces médications échouent** : recourir à la *dilatation forcée* (introduire pendant l'anesthésie générale, les deux pouces dos à dos dans le vagin; puis écarter brusquement les deux doigts de manière à dilater fortement la vulve), à l'*excision de l'hymen* ou des caroncules myrtiformes et à la *résection du nerf honteux interne*, en ayant soin de ne pas sectionner les branches anales du nerf (Simpson, Tavel).

# VAGINITES.

### V· BLENNORRAGIQUE·

**Période aiguë** : Prescrire les *grands bains* simples quotidiens pris à la température de 33° à 35° et prolongés pendant une heure et demie ; recommander à la malade de faire, quatre fois par jour, un *lavage* des organes génitaux externes avec la solution suivante :

℞ Bichlorure de mercure.     5 gr.
  Alcool à 90°..........   100 —
  Eau distillée.........   150 —
  Essence de thym.. ...     5 —

Un verre à liqueur pour 1 litre d'eau bouillie (De Kervilly).

Conseiller en outre d'appliquer sur les organes, dans l'intervalle des *lavages*, une *compresse* de ouate hydrophile trempée dans de l'eau boriquée, que l'on recouvre de taffetas gommé.

Proscrire à cette période toute intervention directe (de Kervilly).

**Période subaiguë** : Continuer les *bains*, en faisant introduire, si possible, un spéculum fenêtré dans le vagin ; faire aussi continuer les *lavages* et prescrire en plus des *injections vaginales antiseptiques chaudes*, prises 3 à 4 fois par jour.

Prescrire la solution suivante :

℞ Permanganate de potasse..   20 gr.
  Eau distillée.............   300 —

1 cuillerée à soupe pour 1 litre d'eau (Herzen).

Remplacer le permanganate de potasse, qui est considéré comme le spécifique du gonococcus blennorragique, par le *sublimé corrosif* à 1 p 4000, ou par la *résorcine* à 3 ou 4 p. 100, ou par le *lysol* à 2 ou 3 p 1000, ou par l'*aniodol* à 1 p. 1000, ou par le *chinosol* à 2 p. 1000, ou par le *bacillol* à 2 p. 1000.

Voy. *Blennorragie chez la femme.*

Faire en outre des *pansements vaginaux*, répétés 3 fois par semaine avec la poudre de salol, alun et tanin, ou mieux encore de la poudre d'iodoforme (de Kervilly).

**Dans les cas chroniques et rebelles** : faire introduire dans le vagin, après chaque injection (matin et soir) un tampon imbibé de :

℞ Salol................. 15 gr.
   Glycérine neutre...... 300 —

ou bien ;

℞ Ichtyol.............. 50 gr.
   Glycérine neutre...... 250 —

Pratiquer, après une injection copieuse dans le vagin, un *badigeonnage* soigné du col et des culs-de-sac vaginaux avec :

℞ Phénosalyl............ 5 gr.
   Glycérine ............. 95 —
               (Herzen).

Aussitôt après le badigeonnage, pratiquer le *tamponnement vaginal à la gaze iodoformée*.

Renouveler ce pansement tous les 3 jours ; faire 10 à 12 pansements.

Ou bien, préférer le pansement suivant : donner une abondante injection vaginale et sécher minutieusement tous les recoins du vagin avec de la ouate hydrophile montée sur une pince, puis passer un tampon de ouate trempé dans une solution de *nitrate d'argent* à 2 p. 100, en le promenant dans tous les plis et les recoins, et en étanchant à l'entrée de la vulve l'excès de liquide.

Pratiquer ce pansement tous les 3 jours, et le répéter 5 fois de suite (de Kervilly).

Recourir aussi aux *insufflations de poudres astringentes et antiseptiques* : salol, antiseptol, crésalol, dermatol, iodol, aristol, xéroforme, amyloforme, tannoforme.

℞ Iodol ou aristol.......
   Tanin............... } ãã 10 gr.
   Acide borique pulvérisé
               (Herzen).

℞ Dermatol...........
   Alun............... } ãã 10 gr.
   Acide borique pulvérisé
               (Herzen).

℞ Iodoforme ..........
   Tanin............... } ãã 10 gr.
   Aristol .............
               (Herzen).

Prescrire des *injections astringentes* :

℞ Sulfate de zinc pulvérisé.. 50 gr.
   Alun............... } ãã 150 —
   Acide borique.......
1 cuillerée à bouche pour 2 litres d'eau chaude (Herzen).

℞ Tanin............... 150 gr.
   Glycérine........... 200 —
1 cuillerée à bouche par injection (le tanin tache le linge).

### V. *Leucorrhée.*

Au besoin, recourir aux *cautérisations* de la muqueuse vaginale, avec la solution suivante :

℞ Nitrate d'argent....... 1 gr.
   Eau distillée.......... 30 —
Pour cautérisations, répétées tous les 3 jours.

Voy. *V. maculo-granuleuse.*

**V. MACULO-GRANULEUSE** (gonococcique chronique).

*Voy. ci-dessus et Blennorragie chez la femme.*

Pratiquer des *cautérisations au chlorure de zinc* à 4 ou 5 p. 100, puis appliquer un tamponnement et recommencer plusieurs fois de suite avec deux ou trois jours d'intervalle.

Cesser ces badigeonnages, lorsque la muqueuse commence à s'exfolier, pour revenir aux simples irrigations.

Si les sécrétions persistent un peu abondantes, appliquer avant le tampon, un sachet rempli de poudre d'alun ou de tanin ou bien saupoudrer le tampon avec le mélange suivant :

℞ Sulfate de cuivre .. 1 partie.
Alun ............ 10 —
(Labadie-Lagrave et Legueu).

**V. MYCOTIQUE.**

Désinfection du vagin avec le *sulfate de cuivre* à 1 p. 1000, l'*eau salicylée* à 1 p 1000 ou le *sublimé* à 1 p. 5000 (Labadie-Lagrave et Legueu).

**V. PHLEGMONEUSE.**

Donner issue au pus par de larges *incisions libératrices.*

**V. SÉNILE.**

Application, tous les 2 jours, de longs tampons de coton hydrophile, imbibés de glycérine boriquée ou mieux de *glycérolé de tanin*, et badigeonnages avec une solution de *nitrate d'argent* à 1 p. 30 (Labadie-Lagrave et Legueu).

**V. TUBERCULEUSE.**

*Voy. Tuberculose génitale chez la femme.*

# VARICELLE.

*Diète :* lait, bouillon, tisanes. Au début, *purgatif.*

*Saupoudrer* les parties malades avec de la poudre d'amidon, de talc, d'acide borique.

**Si les vésicules s'ulcèrent,** faire prendre des *bains quotidiens* et recouvrir les ulcérations avec une *pommade antiseptique* :

℞ Salol pulvérisé ........... 2 gr.
Vaseline................. 50 —
(Comby).

Ou bien poudrer avec l'une des poudres suivantes :

℞ Acide salicylique ......... 5 gr.
— borique pulvérisé. } ãã 30 —
Poudre d'amidon...... }
(Herzen).

℞ Salol pulvérisé .......... 20 gr.
Poudre de riz........ } ãã 50 —
Talc................. }

*Empêcher le grattage.*
Pratiquer *l'antisepsie des muqueuses.*

**En cas de stomatite** : toucher la muqueuse buccale avec un pinceau trempé dans une solution de *chlorate de potasse* à 5 p. 100. (Voy. *Stomatites*).

**En cas de conjonctivite** : pratiquer plusieurs fois par jour des lavages à l'*eau boriquée*; instiller le *sulfate de zinc* à 1 p. 100; enduire les bords libres des paupières de *pommade au précipité jaune* à 2 p. 100.

Toucher la **vésicule con-**

jonctivale ou **cornéenne** avec le *crayon de nitrate d'argent* *mitigé* ou le *sulfate de cuivre* (Comby).

## VARICES.

### V. AUX JAMBES.

Éviter de porter des vêtements serrés au tronc ou en un point des membres.

Proscrire le port de jarretières, les remplacer par des jarretelles.

Défendre la station debout prolongée. Conseiller la marche et la bicyclette.

Ordonner les *ablutions froides* (10° à 12°) ou *chaudes* (45° à 50°).

Prescrire un *bandage compressif* : bande de flanelle, bas élastique, bande élastique.

Administrer l'*extrait fluide d'hydrastis canadensis* ou l'*extrait fluide d'hamamelis virginica*, à la dose de 10 à 15 gr., ou bien :

℞ Extrait sec d'hamamelis.... 5 cgr.
Excipient................. Q. S.
Pour 1 pilule : 2 à 3 par jour.

**En cas d'hémorragie :** appliquer un *pansement iodoformé ouaté compressif* et prescrire le *repos absolu au lit*, la jambe maintenue dans l'élévation.

**En cas de douleurs tenaces ou d'hémorragies :** pratiquer des *excisions multiples* entre deux ligatures; recourir à la *résection de la veine saphène* à son entrée dans la veine fémorale (Trendelenburg).

Intervenir aussi dans le cas de **grosses varices ampullaires gênantes** et lorsqu'il existe de **gros paquets noueux sur le point de se rompre,** en pratiquant des *ligatures avec résections veineuses*, combinées avec l'*extirpation* au bistouri de paquets variqueux plus ou moins étendus.

Voy. *Ulcères.*

**Dans les cas invétérés, accompagnés d'un œdème chronique dur :** pratiquer, après avoir exécuté l'opération de Trendelenburg, deux à cinq *incisions longitudinales* sur la face postéro-latérale de la jambe, allant de la racine du pied au genou et comprenant toute l'épaisseur de la peau et du tissu cellulaire sous-cutané jusqu'à l'aponévrose musculaire.

Pour conjurer l'hémorragie, faire ces incisions la jambe étant maintenue dans la position verticale.

Fermer aussitôt chaque incision au moyen d'une suture continue (Ledderhose).

**Lorsque la peau de la jambe est flasque, extensible, sans tonicité :** pratiquer des ligatures étagées, combinées avec la *résection de grands lambeaux* de peau, comprenant dans leur épaisseur une étendue plus ou moins considérable de varices (Schwartz).

**S'il existe une phlébite variqueuse :** *l'enlever*, sans attendre sa résorption, en liant préventivement la saphène interne au-dessus d'elle, pour empêcher les embolies (Schwartz).

**V. DU VAGIN ET DE LA VULVE.**

**Pendant la grossesse** : défendre les fatigues, les rapports sexuels.

*Compression* légère avec un bandage en T.

En cas d'hémorragie : *tamponnement vaginal*.

Contre le prurit, prescrire les *bains d'amidon* et les *applications de cocaïne* à l'aide de tampons imbibés dans une solution cocaïnée à 1 p. 10.

**Pendant le travail**, en cas d'hémorragie : appliquer une *pince à forcipressure* ou pratiquer le *tamponnement*.

**Après l'accouchement** : *compression* locale.

Appliquer des *compresses froides boriquées*, sur la vulve (Tarnier).

## VARICES LYMPHATIQUES.

**Lorsque les varices sont limitées aux ganglions de l'aine**, en pratiquer l'*extirpation* (Ch. Nélaton).

**Lorsqu'elles sont étendues :** ne pas intervenir chirurgicalement, conseiller le *repos*, la *compression* (bande ou bas élastique, caleçon de Bourjeaud) (Chaput).

## VARICOCÈLE.

Défendre les longues marches, la station debout prolongée, la danse, l'équitation, les bains chauds et les excès vénériens.

Combattre la constipation par des *lavements frais* ; traiter les hémorrhoïdes, lorsqu'elles existent.

Prescrire des *lotions froides* et *astringentes*.

Faire porter un *suspensoir*.

Donner l'*hamamelis virginica* sous forme d'extrait fluide à la dose de 10 à 15 gr. par jour, ou d'extrait sec en pilules à la dose de 15 centigr. par jour (voy. *Varices*).

**Si ces médications échouent** : pratiquer la *résection du scrotum*, la *ligature* et l'*excision* des paquets variqueux.

## VARIOLE.

Traitement général.
Isoler le malade.

*Hygiène* et *diète* des grandes pyrexies (lait, bouillon, boissons diverses).

*Antisepsie de la peau* au moyen de lotions et de bains au savon noir, de bains au sublimé (15 à 20 gr. par bain).

*Antisepsie des muqueuses*, à l'aide de gargarismes fréquents de la bouche à l'acide phénique à 1/2 p. 100, au thymol, à l'alcool salolé ou au chlorate de potasse (voy. *Antisepsie buccale*), de lavages oculaires à l'eau boriquée, de lotions vulvaires avec une solution de sublimé corrosif à 1 p. 2000.

Recourir systématiquement à la *médication éthéro-opiacée* : injecter 2 ou 3 fois par jour une seringue de Pravaz d'éther, administrer en même temps 15 à 20 centigr. par jour d'extrait thébaïque en potion alcoolisée ; donner en outre XX gouttes de *perchlorure de fer* en plusieurs fois dans la journée (Du Castel).

℞ Extrait thébaïque....... 20 cgr.
Poudre de Dower........ 1 gr.
Extrait de quinquina..... 4 —
Potion de Todd.......... 120 —
1 cuillerée à soupe toutes les 2 heures.

Prescrire, dès le début, le *salol* à la dose de 4 gr. par jour, en cachets de 1 gr.

TRAITEMENT LOCAL.

**Contre l'éruption de la face** : avant la transformation des vésicules en pustules, employer le *masque abortif* suivant :

℞ Sublimé.............. 30 cgr.
Térébenthine de Venise. 1 gr. 50
Collodion .............. 30 —

Ou bien prescrire la pâte suivante :

℞ Acide phénique........... 5 gr.
Huile d'olive............. 40 —
Craie lavée en poudre...... 60 —
Appliquer toutes les 2 heures cette pâte au moyen d'un masque de toile de lin percé d'ouvertures pour les yeux, le nez et la bouche (Schwimmer).

Ou encore recourir à l'emploi du mélange abortif suivant :

℞ Onguent napolitain........ 20 gr.
Savon noir................ 10 —
Glycérine................. 4 —
(Revilliod).

Préférer les *pulvérisations*

*d'une solution de sublimé dans l'éther* à 1 p. 50, répétées 4 fois par jour, pendant 1 minute chaque fois, de façon à blanchir légèrement la surface de la face, en ayant soin de recouvrir les paupières d'un tampon d'ouate imbibé d'eau boriquée.

℞ Sublimé.............. } āā 1 gr.
Acide tartrique....... }
Alcool à 90°............ 5 c. c.
Ether........ Q. S. p. f. 50 — —
(Talamon).

Prolonger plus longtemps le jet sur les points où les pustules sont confluentes.

*Un quart d'heure après*, recouvrir la face, à l'aide d'un tampon d'ouate, d'une couche de :

℞ Sublimé.................. 1 gr.
Glycérolé d'amidon ........ 15 —
(Talamon).

Pendant les premiers, deux à trois jours, faire trois ou quatre pulvérisations par jour. Après le quatrième jour, ne faire plus que 2 pulvérisations, mais continuer les badigeonnages aussi nombreux. Au sixième ou septième jour, cesser les pulvérisations.

Quand les croûtes sont détachées, remplacer le glycérolé ci-dessus par la *vaseline boriquée* ou *salolée*.

**En cas de vésicules cornéennes** : pratiquer, six fois par jour, des instillations d'un collyre au *bleu de méthylène* à 2 p. 100 (Courmont et Rollet) ; *ouvrir* les vésicules et les cautériser au *crayon de nitrate d'argent mitigé*. Dans les cas déjà avancés, recourir aux *in-*

*jections sous-conjonctivales* d'une solution de bleu de méthylène (Rollet) ou de sublimé à 50 centigrammes pour 1000 et à la dose de 2 à 3 centim. cubes à la fois (Dufour).

Si nécessaire (hypopyon), pratiquer la *kératotomie*.

**En cas de croûtes adhérentes favorisant la suppuration locale** : appliquer des *cataplasmes tièdes* ou des *pommades*, pour faire tomber les croûtes.

**A la phase de dessiccation, de desquamation** : application de *vaseline, bains tièdes savonneux.*

TRAITEMENT SYMPTOMATIQUE.

**Contre la rachialgie** : prescrire un *liniment calmant.*

℞ Chloroforme........... |
Essence de térébenthine | $\bar{a}\bar{a}$ 10 gr.
Baume de Fioravanti..... 80 —

**Contre la constipation** : *purgatifs, lavements.*

**En cas de diarrhée** : *antiseptiques intestinaux, poudres inertes.*

**Contre la fièvre, l'hyperthermie, les accidents nerveux graves** (dyspnée, somnolence, délire, coma) : recourir à la *balnéation froide;* employer les bains froids de 18° à 22°, d'une durée de 5 à 15 minutes, répétés toutes les fois que la température atteint 39°5.

Après les bains, appliquer sur les téguments l'une des poudres suivantes :

℞ Acide salicylique......... 10 gr.
Talc.................... |
Amidon pulvérisé...... | $\bar{a}\bar{a}$ 50 —
(Hebra).

Ou bien :

℞ Salol pulvérisé .......... 100 gr.
Poudre de riz......... |
Talc................. | $\bar{a}\bar{a}$ 20 —
(Carrieu).

**En cas de congestion pulmonaire** : appliquer des *ventouses sèches* en très grand nombre; si la dyspnée est intense et s'il existe de la congestion de l'encéphale, pratiquer une *saignée.*

# VÉGÉTATIONS.

**V. ADÉNOÏDES.**

Voy. *Hypertrophie des amygdales.*

**V. DE L'OMBILIC CHEZ LES NOUVEAU-NÉS.**

Recouvrir le matin la végétation avec du *tanin ;* faire pénétrer celui-ci au moyen d'un stylet, jusqu'au fond, dans le sillon circulaire qui entoure la base du bourgeon; mettre ensuite un petit bandage.

Le lendemain, enlever la croûte qui s'est formée, prescrire un bain tiède et renouveler le pansement.

Continuer ce traitement pendant 7 à 8 jours (Sevestre).

Employer la *ferropyrine*, en poudre ou en solution concentrée à 20 p. 100 (Herzen).

**V. VÉNÉRIENNES OU SPONTANÉES.**

Voy. *Condylômes.*

*Soins de propreté* rigoureux.

*Lavages* locaux quotidiens à l'aide d'un tampon de coton hydrophile, imbibé de l'une des solutions suivantes :

℞ Sulfate de cuivre ..... 2 gr.
Eau distillée......... 200 à 300 —

℞ Alun.................. 5 gr.
Sulfate de zinc........... 1 —
Eau distillée .......... 200 —

**Si les tumeurs sont petites :** appliquer 3 à 4 fois par jour, après lavage et assèchement à la ouate hydrophile, une *poudre desséchante* :

℞ Alun pulvérisé........
Salicylate de bismuth. } ãã 5 gr.
Acide salicylique .....
(Herzen).

Si l'on désire que la poudre soit plus active, remplacer dans la formule ci-dessus l'acide salicylique par du *sublimé corrosif* à la dose de 15 cgr. en recommandant au malade de ne faire que deux applications par jour ; ou encore employer le *mélange à parties égales de poudre de sabine et d'acide salicylique.*

Ces médications sont efficaces, mais agissent avec lenteur.

Avoir recours aux *cautérisations*, répétées tous les 2 jours, avec des solutions de nitrate d'argent à 1 p. 20, de nitrate acide de mercure à 1 p. 20, ou de perchlorure de fer.

Ne pas employer l'acide chromique.

℞ Acide salicylique....... 5 gr.
— acétique......... 15 —

ou bien :

℞ Acide phénique cristallisé ... 5 gr.
Alcool .......... Q. S. p. rendre déliquescent.

Pour cautérisations.

**Si les tumeurs sont volumineuses :** pratiquer l'*excision* aux ciseaux, à la curette tranchante, avec fragmentation préalable de la tumeur, si nécessaire.

Employer le thermocautère pour arrêter l'hémorragie.

**Pendant la grossesse :** dans la plupart des cas, ne pas intervenir chirurgicalement, même si les tumeurs sont volumineuses.

Se borner à éviter l'infection par des *lavages antiseptiques*, par des applications de *compresses* imbibées de liqueur de Labarraque ou d'une solution de sublimé ou d'acide phénique, et par des *pansements antiseptiques et astringents* (Maygrier).

A cet effet, recourir aux *badigeonnages avec une solution très concentrée de tanin* (consistance sirupeuse), répétés plusieurs fois par jour (Tarnier).

Si on se décidait à pratiquer l'ablation de la tumeur, il faudrait répéter l'excision au bistouri et même l'écrasement à cause du danger d'hémorragies graves, et recourir au *morcellement de la tumeur*, en la pédiculisant par places et en enlevant séparément les fragments liés préalablement à leur base (Maygrier).

**Pendant l'accouchement :** soumettre la région malade à une *antisepsie minutieuse ;* isoler les grosses tumeurs par des pansements à l'iodoforme, au sublimé, au lysol, au chinosol, etc.

Protéger avec attention le périnée, pour éviter une déchirure qui pourrait s'étendre aux tumeurs (Maygrier).

**Pendant les suites de couches** : redoubler de *précautions antiseptiques* et n'épargner ni les lavages répétés, ni les injections fréquentes.

Si la tumeur est petite, attendre quelque temps pour que la régression spontanée et l'élimination après dessèchement s'effectuent.

Si la tumeur est considérable et surtout si son élimination paraissait devoir traîner en longueur, intervenir chirurgicalement quelques jours après l'accouchement en pratiquant l'*extirpation de la tumeur au thermocautère* (Maygrier).

## VERRUES

INTÉRIEUREMENT, donner l'*arsenic* (3 à 4 mgr. d'arséniate de soude par jour, chez les adolescents), le cacodylate de soude.

LOCALEMENT, pratiquer des badigeonnages répétés tous les soirs, avec l'un des collodions suivants, pendant 7 à 8 jours, puis faire tomber toutes les couches de collodion par un bain local ou à l'aide de cataplasmes, et recommencer jusqu'à guérison.

℞ Bichlorure de mercure.... 1 gr.
Collodion .............. 30 —
(Kaposi).

℞ Acide lactique ..... )
— salicylique... } ãã 1 gr.
Alcool à 90°........ )
Ether à 62°............. 2 — 50
Collodion ............. 5 — 50

Ou bien, employer la *chrysarobine* dans une solution de traumaticine ou d'éther sulfurique :

℞ Chrysarobine.......... 2 gr.
Traumaticine ou éther
sulfurique.......... 20 —

Pour badigeonnages, matin et soir (enlever par raclage ou au moyen d'un bistouri les couches qui se dessèchent).

Mettre sur la verrue et y laisser fondre 2 à 3 petits cristaux d'*acide trichloracétique*, matin et soir, en protégeant la peau environnante contre l'action du toxique.

Pratiquer des onctions avec la pommade suivante :

℞ Bichromate de potasse.... 10 cgr.
Axonge................ 15 gr.
(Blashko).

Enfin recourir aux badigeonnages à la *formaline* non diluée (aldéhyde formique à 40 p. 100), répétés tous les jours, pendant 5 ou 6 jours (Daniel).

Préférer l'*excision* de la verrue avec les ciseaux ou le bistouri, suivie de cautérisation de la base de la végétation avec le crayon de nitrate d'argent ou le thermocautère.

## VERS INTESTINAUX

(Voy. *Ankylostomiase, Ascarides, Oxyures, Tænias*).

# VERTIGES.

**Chez les arthritiques, les goutteux et les artério-scléreux** : instituer le traitement général hygiénique et diététique de l'arthritisme ou de la goutte ou de l'artério-sclérose.

Prescrire le *régime lacté ;* donner des *purgatifs* et faire prendre l'*iodure de sodium* à la dose de 1 gr., pendant des années, en alternant son usage avec celui de la *trinitrine*, prise à la dose de III à IV gouttes (solution au 100ᵉ), matin et soir, ou bien administrée par la voie sous-cutanée :

℞ Solution alcoolique de tri-
nitrine au 100ᵉ......... XL gtes
Eau distillée............ 10 gr.
Injecter un quart de seringue de Pravaz, 2 à 4 fois par jour.

Conseiller une cure aux *eaux de Vittel*, ou bien faire prendre deux fois par an, au printemps et à l'automne, 25 bouteilles d'eau de Vittel (Grande-Source) : une bouteille tous les matins, par demi-verre, de demi-heure en demi-heure entre les deux déjeuners, en promenant dans l'intervalle.

Dans quelques cas prescrire :

℞ Teinture de digitale... }
— de scille..... } ãã 10 gr.
A prendre 10 à 20 gouttes, en 1 ou 2 fois, pendant 6 à 10 jours.

(Voy. *Artério-sclérose*).

**Chez les brightiques** : régime lacté, purgatifs, *traitement de la néphrite chronique*.

**Chez les cardiaques** : instituer le traitement des cardiopa-

thies à la période troublée (voy. *Insuffisances* et *Rétrécissements valvulaires*).

**Chez les aortiques** : pratiquer des *injections de morphine* à la dose de 1/2 centigramme, associée ou non à l'atropine.

**Chez les chlorotiques ou anémiques** : prescrire le traitement approprié de la chlorose ou de l'anémie aiguë.

**Chez les dyspeptiques** : combattre la constipation chronique. Rechercher et traiter la dilatation stomacale.

Suppression absolue du tabac, cessation des occupations ordinaires, séjour à la campagne.

*Régime sec* au premier déjeuner du matin.

Administrer, avant le repas, de la macération de *quassia*, et, après le repas, un paquet de *magnésie* et de *bicarbonate de soude* (Trousseau).

Ou bien prescrire :

℞ Magnésie calcinée........ 30 cgr.
Craie préparée...... } ãã 20 —
Bicarbonate de soude }
Poudre de noix vomique.. 3 —
— de racine de bella-
done.................. 3 —
Pour 1 paquet, à prendre aussitôt après le repas (Guéneau de Mussy).

En cas de dyspepsie nerveuse, instituer le *traitement général de la neurasthénie* et prescrire celui de la neurasthénie abdominale.

Au moment de la crise vertigineuse, administrer une *potion bromurée et éthérée*, ou bien prescrire le *valérianate d'ammo-*

*niaque,* ou les *bols antispasmodiques de Buchon :*

℞ Serpentaire de Virginie.... 4 gr.
  Camphre pulvérisé..... ⎫
  Asa fætida............. ⎰ ãã 50 cgr.
  Extrait thébaïque ......... 5 —
  Rob de sureau ........ Q. S. p. f.
Pour 24 bols; 3 ou 4 bols toutes les heures.

**Chez les épileptiques :** insister sur le *traitement bromuré.*

**Chez les neurasthéniques ou hystériques :** instituer le traitement général de la neurasthénie, en insistant sur le traitement approprié de la cérébrasthénie.

Chez les hystériques, recourir au traitement général de la névrose.

**Chez les paludéens :** combattre l'anémie et la cachexie paludéennes par le *quinquina,* donné à la dose de 6 à 8 gr. de poudre, dans du café ou sous forme d'électuaire. Prescrire aussi l'*arsenic,* sous forme de liqueur de Fowler (V à X gouttes), d'arséniate de soude (5 à 15 mgr.), d'acide, arsénieux (1 à 5 mgr.), ou de *cacodylate de soude* (5 à 15 cgr.).

Pratiquer des injections souscutanées d'*arséniate de fer ci-*tro-ammoniacal (voy. *Chlorose*).

*Régime reconstituant. Séjour à la montagne,* 1500 à 2000 *mètres,* pendant 2 à 4 mois.

*Hydrothérapie* tiède ou froide. Voy. *Fièvres intermittentes.*

**Chez les syphilitiques :** instituer un *traitement spécifique intense.*

**En cas de bouchon de cérumen dans l'oreille :** commencer par verser dans le conduit auditif externe et jusqu'à en remplir la conque de l'*eau tiède savonneuse* ou de l'*huile;* puis pousser dans le conduit trois ou quatre petits tampons de coton hydrophile. Après 12 heures, (lorsque le cérumen est ramolli), pratiquer des *irrigations tièdes,* jusqu'à ce que toute la masse cérumineuse soit sortie (Lubet-Barbon).

**En cas de métrite ou de déviation utérine :** recourir au traitement médicamenteux ou opératoire approprié.

Traiter le nervosisme, l'hystérie ou la neurasthénie secondaires.

**Chez les enfants :** traiter l'helminthiase (santonine, extrait éthéré de fougère mâle).

## VERTIGE DE MÉNIÈRE

**Au moment des paroxysmes :** *position horizontale,* repos au lit ; ne pas faire parler le malade, éviter tout bruit.

Administrer un *purgatif;* défendre les boissons alcooliques.

**En dehors des accès :** Instituer le traitement par le *sulfate de quinine,* donné *à dose suffisante :* faire prendre le premier jour, 1 gr. de sulfate de quinine, en cachets de 25 cgr. chacun; puis augmenter tous les jours d'un nouveau cachet (25 cgr.), jusqu'à la dose de 1 gr. 25 à 2 gr. 25, au maximum, en tenant compte de la tolérance et de la susceptibilité du malade. Les bourdonnements d'oreilles, les vertiges s'exagèrent pendant les premiers jours de ce traitement, aussi ne faut-il pas cesser la médication quinique, mais persévérer dans son administration à la dose suffisante, pendant au moins dix à douze jours. Diminuer alors progressivement de un cachet (25 cgr.), tous les jours ou tous les deux jours, et supprimer complètement le médicament au bout de 25 à 30 jours.

**S'il persiste, après ce traitement, un léger état vertigineux, intermittent,** reprendre l'administration de la quinine pendant sept à huit jours, à la dose de 75 cgr. en trois doses.

**En cas de récidive :** prescrire un *nouveau traitement quinique* (la guérison définitive ne s'obtient parfois qu'après deux ou trois traitements quiniques) (Gilles de la Tourétte).

**Dans la forme angio-spasmodique :** recourir à la *galvanisation* du grand sympathique (Politzer).

**En cas d'exsudats dans l'oreille moyenne :** pratiquer des injections sous-cutanées de *pilocarpine.*

Chercher à diminuer la pression dans le labyrinthe à l'aide de la *paracentèse du tympan* ou de la *ponction de la fenêtre ronde* (Botey, Cozzolino).

**Chez un syphilitique :** instituer le *traitement mixte* spécifique.

**Chez les névropathes :** ordonner les *bromures* à hautes doses.

## VITILIGO

Contre l'hyperchromie, prescrire des lotions au *sublimé* à 1 p. 500 et des applications d'*emplâtres hydrargyriques* (emplâtre de Vigo, emplâtre hydrargyrique de Unna).

Voy. *Chloasma, Lentigo, Xéroderma pigmentosum.*

## VOLVULUS

(Voy. *Occlusion intestinale*).

## VOMISSEMENTS

*Traitement causal :* maladies du tube digestif (ulcère, cancer, dyspepsies, gastrites) ; altération des organes abdominaux (coliques hépatiques et néphrétiques, occlusion intestinale, péritonites, lésions de l'appareil utéro-ovarien, grossesse) ; affections de l'axe encéphalo-médullaire (méningites, encéphalites, tumeurs cérébrales, tabès, etc.), névroses (hystérie, neurasthénie) ; intoxications (Debove).

En général, ordonner la *suppression des aliments*, prescrire les *boissons glacées* ou *gazeuses* (eau de Seltz, mélange de glace pilée et d'eau de Seltz, champagne frappé), prises par petites quantités à la fois.

Prescrire la *potion de Rivière*, composée d'une potion alcaline nº 1 :

℞ Bicarbonate de potasse...    gr.
Eau.....................50 —
Sirop de sucre..........  15 —

et d'une potion acide, nº 2 :

℞ Acide citrique ou tartrique..    2 gr.
Eau.....................  50 —
Sirop de limons ..........  50 —

Faire prendre successivement et sans intervalle une cuillerée de la potion acide et de la potion alcaline.

**En cas d'indigestion** : faciliter les vomissements, en faisant boire de l'eau tiède ; administrer l'*ipéca* (50 cgr. à 1 gr., chez les enfants ; 2 à 4 gr. chez l'adulte).

**En cas d'empoisonnement :** administrer un *vomitif*, pratiquer le *lavage de l'estomac*.

**En cas de fermentations stomacales** (dilatation gastrique, cancer de l'estomac) : recourir au *lavage de l'estomac*, et donner les *antiseptiques internes* (voy. *Antisepsie intestinale*).

**Dans les autres cas** : ordonner la *glace* intus et extra, les *applications très chaudes* à l'épigastre ou l'application de *révulsifs* (sinapismes, cataplasmes sinapisés, vésicatoires, pointes de feu).

Administrer la *cocaïne*, les mélanges d'*acide phénique*, de *teinture d'iode* et de *chloroforme*, pour anesthésier la muqueuse gastrique.

℞ Chlorhydrate de cocaïne .    50 cgr.
Eau distillée............  300 gr.

HERZEN.

1 cuillerée à bouche toutes les 2 heures, jusqu'à effet (Dujardin-Beaumetz).

℞ Teinture d'iode....  )
Acide phénique ...  } āā  5 gr.
Alcool pur........  )

V à VI gouttes, dans un peu d'eau, au début de chacun des 2 principaux repas (Marfan).

℞ Teinture d'iode.......  | āā 5 gr.
Chloroforme.........  |

V gouttes au moment des repas (Huchard).

℞ Chloroforme.........    1 gr. 50 cgr.
Teinture de valériane éthérée...........  10 —

X à XX gouttes toutes les heures.

Donner l'*eau chloroformée*, le *menthol* :

℞ Menthol ...............•    1 gr.
Alcool..................•  20 —
Sirop de fleurs d'oranger..  80 —

1 cuillerée à café, toutes les heures.

℞ Chloroforme............    1 à 2 gr.
Menthol ...............  2 —
Alcoolat de mélisse ......  20 —

V à VIII gouttes dans une cuillerée à bouche d'eau glacée, plusieurs fois de suite (Herzen).

℞ Menthol dissous dans l'alcool  50 cgr.
Chlorhydrate de cocaïne....  10 —
Eau chloroformée..........  250 gr.
Sirop simple ou de codéine.  50 —

1 cuillerée avant chaque repas (chez les tuberculeux) (Lyon).

Utiliser l'*opium*, la *belladone*, les *bromures*, le *chloral*, en ayant recours, lorsque ces remèdes ne sont pas tolérés par l'estomac, à la voie rectale (voy. pour les formules à *Gastralgies*).

℞ Hydrate de chloral.......    2 à 4 gr.
Jaune d'œuf.............  Nº 1.
Eau tiède ou lait .........  200 —

Pour 1 lavement.

**En cas de vomissements nerveux** (vomissement hysté-

-rique) : instituer le traitement général hygiénique et psycho-thérapique de la névrose.

Prescrire les *antispasmodiques*, les *préparations de valériane*, le *menthol*, la *cocaïne*, l'*eau chloroformée*.

℞ Chlorhydrate de cocaïne.. 15 cgr.
Eau distillée ............... 100 gr.
Alcool rectifié ............. 11 gttes.

1 cuillerée à café toutes les demi-heures (Immermann).

Ou bien recourir au *lavage de l'estomac*.

Enfin utiliser l'*électrothérapie* : employer le courant galvanique et appliquer l'électrode positive représentée par une large plaque, entre les deux insertions sterno-claviculaires du sterno-cléido-mastoïdien gauche, le pôle négatif et l'épigastre. Durée de la séance 10 à 30 minutes (Toloni).

Dans les cas graves, recourir à l'*isolement complet* du malade.

Contre les crises de vomissements périodiques ou gastroxie de Rossbach et Lépine, prescrire le *repos absolu* et quelques *boissons tièdes* (Rossbach).

Une fois la crise passée, combattre la neurasthénie et proscrire le surmenage physique ou intellectuel.

**En cas de vomissement périodique de Leyden** : prescrire la *médication bromurée*, combattre le neuro-arthritisme, le surmenage.

(Voy. *Arthritisme, Herpétisme*).

Combattre aussi la constipation habituelle ; régler l'alimentation.

Au moment où surviennent les vomissements, faire coucher le malade dans une chambre tranquille et bien aérée, le tenir dans l'isolement complet, et le soumettre à une *diète sévère* (eau et lait glacés), lui donner quelques lavements alimentaires ; faire ingérer des fragments de *glace* et appliquer la *vessie de glace* sur la région épigastrique. Pratiquer, matin et soir, un *lavage de l'intestin* avec 1 à 2 litres d'eau bouillie.

Contre la douleur, employer la *morphine*.

(Voy. *Vomissements incoercibles de la grossesse*).

## V. INCOERCIBLES DE LA GROSSESSE.

Tous les médicaments ont réussi et échoué à la première période (voy. les médications indiquées ci-dessus).

℞ Acide phénique ......... 10 à 30 cgr.
(Ou menthol .......... 1 gr.)
Eau chloroformée ... ⎫ āā 150 —
Sirop de sucre....... ⎭

1 cuillerée à bouche toutes les 2 heures (faire boire, si l'on prescrit la potion contenant l'acide phénique, un peu d'eau après chaque dose).

Donner l'*oréxine basique* à la dose de 1 gr. par jour, en trois cachets (Frommel).

Respecter les caprices alimentaires de la malade.

Application locale de *révulsifs; pulvérisations d'éther* ou de *chlorure de méthyle* le long de la colonne vertébrale.

Prescrire les *inhalations d'oxygène*, répétées plusieurs fois par jour et continuées pendant plusieurs jours, combinées avec l'emploi du *chloral* à hautes doses (Pinard).

Ou encore, pratiquer des injections sous-cutanées de *cocaïne*, à la région épigastrique (solution au 1 ou 2 p. 100, injecter une seringue de Pravaz, 1 à 2 fois par jour, quelques instants avant les repas (A. Pozzi, Tibone).

Prescrire :

℞ Chlorhydrate de cocaïne.... 1 gr.
Eau filtrée................ 10 —

V à X gouttes dans un peu d'eau au moment des nausées (Auvard).

Ou encore :

℞ Chlorhydrate de cocaïne... 20 cgr.
Eau distillée............. 20 gr.

XX gouttes toutes les 1/2 heures, jusqu'à effet (Herzen).

Pratiquer aussi des badigeonnages de la cavité nasale, remontant aussi haut que possible, avec une solution de cocaïne à 20 p. 100 (Herzen).

Proscrire l'alimentation solide et les boissons.

Conseiller les *aliments demi-solides* (potages épais, œufs à la coque). Permettre le lait coupé d'eau faiblement alcaline, le consommé froid, le bouillon de bœuf, le lait de poule, le thé léger pur ou coupé avec du lait, le café au lait, pris en petites quantités.

Ou bien prescrire une *alimentation exclusivement liquide*, de laquelle on proscrit les boissons alcooliques et, au besoin, le thé et le café.

Donner aussi des *boissons gazeuses et froides*.

Conseiller à la malade le *repos au lit*, au moins pour la matinée, si le cas n'est pas grave et prescrire le *repos absolu et perma-*nent au lit dans les cas graves, en ne permettant à la malade de se lever que trois jours après que les vomissements auront complètement cessé.

De plus, soumettre la malade à *l'isolement*, et, si au bout d'une semaine de ce traitement, il ne se produit pas d'amélioration, parler devant la malade de la nécessité de la placer dans une *maison de santé*, et mettre cette menace à exécution lorsqu'elle sera restée sans effet.

Ne pas oublier de pratiquer la *réduction de l'utérus rétroversé*, s'il existe une rétroversion.

**Si tous ces moyens échouent** : recourir, surtout au moment de la seconde période (caractérisée par l'accélération du pouls) et lorsque il faut considérer la situation comme grave, à la *cautérisation du col utérin* au thermocautère, ou mieux à la *dilatation du col* par la méthode de Copeman : introduire l'index dans le col, jusqu'au niveau de l'orifice interne, qu'on franchit ; puis promener le doigt circulairement, essayer de dilater le col et de décoller les membranes aussi loin que possible.

Comme dernières ressources, pratiquer *l'avortement* ou *l'accouchement prématuré* (avant d'exécuter l'une ou l'autre de ces opérations, prendre l'avis d'un ou de deux confrères, rédiger une consultation signée de tous et prévenir le maire et le commissaire de police).

Remonter les forces de la malade et combattre l'inanition à l'aide de *lavements alimentaires* et d'*injections rectales de sérum artificiel* à la dose de 300 c. c., répétées 5 à 10 fois dans les 24 heures et continuées pendant une dizaine de jours (Condamin).

**A la troisième période,** *combattre les phénomènes nerveux* (la mort est presque certaine, quoi qu'on fasse) (Demelin).

## V. CHEZ LE NOUVEAU-NÉ.

Combattre la faiblesse congénitale, lorsqu'elle existe.

*Régler l'allaitement ;* administrer un *purgatif* (1 cuillerée à café d'huile d'amandes douces, ou 5 centigr. de calomel).

En cas de vomissements incoercibles faisant supposer une sténose congénitale du pylore, recourir à la laparotomie suivie de *dilatation digitale du pylore* ou de *gastro-entérostomie.*

# VULVITES.

**Période aiguë.**
Ordonner les *grands bains* de son, d'amidon, pris une fois tous les jours.

Prescrire les *lotions* pratiquées avec des solutions antiseptiques faibles et répétées plusieurs fois par jour.

Ou bien faire mettre sur la vulve des *compresses* trempées dans une solution antiseptique faible, ou imbibées d'acétate de plomb à 1 p. 10 (voy. *Leucorrhée*).

Interposer entre les parties malades un tampon imbibé de *glycérine* ou de *vaseline phéniquée* à 1 p. 100.

**Après la période aiguë :** toucher, tous les 2 ou 3 jours, les surfaces malades avec un pinceau imbibé d'une solution de *nitrate d'argent* à 1 p. 50 ou 1 p. 30.

Injecter des *solutions désinfectantes* (sublimé) dans les follicules enflammés, puis cautériser les follicules par la chaleur.

**S'il existe de petits trajets fistuleux** : recourir d'abord à la *cautérisation*, pratiquer ensuite l'*excision complète,* suivie de suture.

**S'il y a des ulcérations** : appliquer quotidiennement une *poudre antiseptique :*

℞ Salol pulvérisé...... } āā 10 gr.
Xéroforme.........

Ou une *pommade antiseptique :*

℞ Iodoforme.............. 2 à 4 gr.
Baume du Pérou........ 3 —
Vaseline................. 10 —

(Voy. *Vaginites*).

# VULVO-VAGINITE DES PETITES FILLES.

**CAS AIGUS** (Blennorragie).
Traitement par les *lavages au* sublimé à 1 p. 2000 ou 1 p. 4000, au *permanganate de po-*

*tasse* à 1 p. 1000 ; et au *lysol* à 1 p. 200.

Badigeonner les surfaces malades avec une solution de *nitrate d'argent* à 1 p. 50.

Saupoudrer les lèvres de *salol* finement pulvérisé, interposer ensuite, entre les parties malades, un tampon d'ouate.

**Contre la vaginite,** faire des injections abondantes de solutions de *permanganate de potasse* à 1 p. 1000 ou 1 p. 4000, ou bien pratiquer, à l'aide d'une petite poire en caoutchouc, munie d'une canule fine, des injections intra-vaginales avec une solution de *nitrate d'argent* à 1 p. 50, ou de *protargol* à 1 p. 100, ou de *sublimé* à 1 p. 2000.

**CAS CHRONIQUES** (LEUCORRHÉE).

Traiter la scrofule, le lymphatisme (huile de foie de morue, sirop de iodure de fer).

Lavages fréquents avec une *décoction de feuilles de noyer* (30 gr. pour 500 gr. d'eau), ou bien avec du *sulfate de zinc* à 1 p. 500.

℞ Alun.................⎫ ãã 5 gr.
Sulfate de zinc........⎭
Eau................. 1 litre.

Employer aussi les *antiseptiques* ci-dessus indiqués et recourir aux cautérisations avec des solutions de *nitrate d'argent* variant du 1 p. 100 ou 1 p. 40.

## XANTHÉLASMA.

*Râcler* les tumeurs avec la curette, les *exciser* au bistouri ou les détruire au *thermocautère* ou à l'*électrocautère*.

## XÉRODERMA PIGMENTOSUM.

Prescrire les *toniques* (huile de foie de morue, sirop iodotannique, arsenic).

Faire des lotions quotidiennes ou biquotidiennes avec une solution de *sublimé* à 1 p. 1000.

Recouvrir ensuite d'*emplâtres mercuriels* (au calomel, de Vigo, rouge de Vidal, hydrargyrique de Unna) ; ou bien enduire les parties malades d'une des pommades suivantes :

℞ Oxyde jaune d'hydrargyre    1 gr.
Vaseline................. 50 à 30 —
(Brocq).

℞ Calomel ................ 1 gr.
Vaseline................. 40 à 20 —
(Brocq).

**Si les taches sont peu confluentes, bien isolées** : essayer des applications d'*acide phénique concentré*, exactement localisées sur chaque tache, applications faites en tendant la peau avec les doigts. Laisser la croûte se détacher spontanément sans l'arracher (Gaucher).

*Masquer les taches* par l'application d'une mince couche de pommade à l'oxyde de zinc, recouverte d'une poudre inerte quelconque (poudre d'amidon, de talc, d iris, de sous-nitrate de bismuth) (Gaucher).

**Lorsque les taches deviennent saillantes, prolifèrent**

HERZEN.                    38.

et subissent la transformation cancroïdale : destruction
avec le *thermocautère* et pansements avec une pommade au
*chlorate de potasse* :

℞ Chlorate de potasse........ 6 gr.
  Vaseline ................. 30 —

Ou bien les badigeonnages
avec une solution de *violet de
méthyle* (Gaucher).

**Si la peau s'ulcère** : panser
avec une *poudre antiseptique*
(iodoforme, xéroforme, aristol,
iodol, amyloforme, crurine).

Chez les enfants des familles
dans lesquelles des frères ou des
sœurs sont déjà atteints de la
maladie, défendre l'exposition
aux rayons solaires, faire porter
des chapeaux à larges bords.

# ZONA.

## Z. INTERCOSTAL.

Large application de *poudre
isolante* (amidon, talc) et de
*coton hydrophile.*

℞ Salol finement pulvérisé.... 10 gr.
  Poudre d'amidon....... } āā 20 —
  — de talc......... }

Protéger la peau contre les
irritations extérieures, par exemple celle résultant de l'usage
du corset.
**Une fois les vésicules sé-
chées,** appliquer des *pommades*
(vaseline boriquée) :

℞ Acide borique........... 2 gr.
  Chlorhydrate de cocaïne... 50 cgr.
  Vaseline............. } āā 12 gr.
  Lanoline........... }

Ou bien, recourir aux pansements à l'*acide picrique*, comme
s'il s'agissait d'une brûlure au
second degré : imbiber d'une
*solution aqueuse d'acide pi-
crique* à 12 p. 1000, des compresses de tarlatane ou un
gâteau de coton hydrophile et
après avoir exprimé compresse
ou coton, en recouvrir la région
où siègent les vésicules. Appliquer au-dessus une couche
de ouate sèche et une bande

sans jamais recouvrir d'une
étoffe imperméable. Renouveler
ce pansement tous les 3 jours.

Ou encore, ouvrir les vésicules à l'aide d'un instrument
bien aseptisé et sans exercer
aucune pression pour faciliter
l'écoulement de leur contenu,
badigeonner toute la région
atteinte avec :

℞ Acide picrique............ 5 gr.
  — citrique............ 10 —
  Eau distillée............ 50 —
                    (Alger).

Ou avec l'*acide picrique en
solution alcoolique* à 1 p. 10,
ou en *solution éthérée* à 1 p. 20.
Les parties badigeonnées une
fois sèches, se servir de pommades ou de poudres destinées
à combattre les sensations douloureuses.

Intérieurement, administrer
l'*antipyrine*, l'*exalgine*, le *pyramidon*, la *quinine*, l'*aconitine*.

℞ Exalgine .............. 15 à 20 cgr.
  Bromhydrate de quinine  20 —
  Pour 1 cachet : 3 par jour (Herzen).

℞ Sulfate de quinine ........ 25 cgr.
  Extrait d'opium.......... 2 —
  Pour 1 pilule : 3 à 4 par jour.

Employer les *courants continus* : appliquer le pôle positif
au niveau de l'origine des nerfs
malades, et promener le pôle
négatif autour des placards
éruptifs ainsi que sur les placards eux-mêmes, une fois
qu'ils sont secs.

Se servir de courants dont
l'intensité varie de 5 à 15 milliampères, suivant les dimensions des électrodes.

**Si les douleurs sont très
fortes** : injection de *morphine*
ou de *dionine* ; application d'un
*vésicatoire*, au niveau de l'émer-
gence du nerf malade.

℞ Sulfate neutre d'atropine. 3 à 5 mgr.
  Chlorhydrate de morphine   10 cgr.
  Eau distillée de laurier-
    cerise................. 10 gr.
  Injecter 1 c. c., 2 fois par jour.

**Chez les paludéens** : donner
la *quinine* à hautes doses.

**Chez les syphilitiques** :
recourir au *traitement spécifique
mixte*.

(Voy. *Névrites, Névralgies*).

## Z. OPHTALMIQUE.

Ordonner l'*antifébrine*, l'*acétopyrine*, l'*aspirine*, la *lactophénine*.

Pratiquer une *saignée* (60 à
80 gr.) autour du point d'émer-
gence du nerf nasal externe.

Appliquer des *poudres desséchantes* (amidon, talc).

**Contre les douleurs** : prescrire une pommade à la *cocaïne*
ou à la *morphine* ; pratiquer des
instillations de *cocaïne* à 2 p. 100,
ou des *injections de morphine* à
la tempe.

℞ Chlorhydrate de morphine.   2 gr.
  Axonge benzoïque........  30 —
  Pour onctions.        (Landolt).

En outre, recourir à l'application de *compresses chaudes* imbibées de la solution suivante :

℞ Acétate neutre de plomb..   3 gr.
  Alun en poudre..........   2 —
  Eau distillée............ 150 —
                    (Landolt).

Utiliser enfin l'*électrothérapie*
(courants continus, sédatifs).

# TABLE ALPHABÉTIQUE

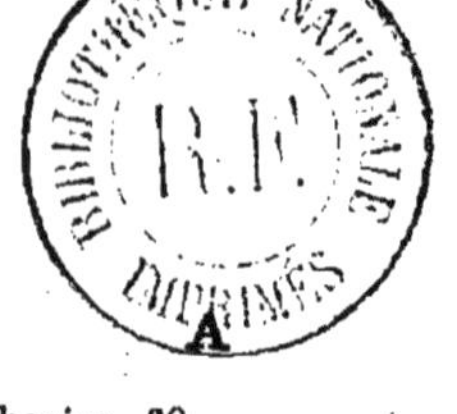

## A

Abasies, 60.
Abattement dans la coqueluche, 152.
Abcès, 1.
— chaud, 1.
— de la cornée, 401.
— dentaire, 1.
— du foie, 360.
— froid, 1.
— de la glande de Bartholin, 2.
— — de Cowper, 2.
— dans la lymphangite, 421.
— d. le mal de Pott, 423.
— de la marge de l'anus, 2.
— migrateurs, 2.
— multiples, 2.
— — dans la pelvi-péritonite, 508.
— dans la paramétrite, 504.
— des paupières, 3.
— pelvien, 3.
— de la prostate, 3.
— rétro-pharyngien, 3.
— du sein, 4.
— urineux, 4.
Acare. Voy. *Gale.*
Accès spasmodiques dans l'adénopathie trachéo-bronchique, 13.
Accouchement, 5.
— (dystocie pendant l'), 222.
Acétanilide (emp. par l') 236.
Acétonémie. Voy. *Coma diabétique.*
Acétonurie dans les dilatations de l'estomac, 200.
Acides (emp. par les), 236.
Acné, 8.

Acné ponctuée. Voy. *Comédons.*
— rosacea, 9.
— varioliforme, 10.
— vulgaire, 8.
Aconit (emp. par l'), 236.
Acromégalie, 11.
Acroparesthésie, 11.
Actinomycose, 11.
— abdominale, 11.
— cérébrale, 11.
— externe, 11.
— thoracique, 12.
Adénite, 12.
— aiguë, 12.
— chronique simple, 12.
— scrofulo-tuberculeuse externe, 12.
Adénopathie trachéo-bronchique, 13.
Adéno-phlegmon puerpéral. Voy. *Abcès pelviens.*
Adhérences pelviennes d. la paramétrite, 506.
— périgénitales chez la femme, 14.
— périovariennes dans la dysménorrhée, 243.
— placentaires. Voy. *Hémorragie pendant la délivrance*
— pleurales, 14.
— dans la pleurésie, 547.
— sans suppuration d. l'appendicite, 518.
Adipose cardiaque, 173. Voy. *Dégénérescence grais. du myocarde.*
Adynamie d. la diarrhée, 185.
— d. la fièvre jaune, 289.
— d. la fièvre typhoïde, 301, 304.
— dans la grippe, 337.
— dans l'ictère, 382.
— d. les oreillons, 489

Adynamie d. la pneumonie, 553.
— dans la suette miliaire, 615.
— dans le typhus, 649.
Affaiblissement du cœur dans la broncho-pneumonie, 98.
— — dans la fièvre typhoïde, 300, 304.
Age critique. Voy. *Ménopause.*
Agitation dans la broncho-pneumonie, 98.
— dans la coqueluche, 152.
— dans le délire des pyrexies, 175.
— dans la fièvre typhoïde, 300, 304.
— maniacale dans l'insomnie, 390.
— dans la méningite, 433, 434.
— nerveuse dans la neurasthénie, 470.
— d. les oreillons, 489.
— d. la scarlatine, 597.
— dans la sclérose du cerveau, 603.
Aïnhum, 15.
Albuminurie, 15.
— alimentaire, 15.
— brightique. Voy. *Néphrite.*
— des cardiaques, 15.
— des chloro-anémiques, 15.
— cyclique intermittente, 15.
— des diabétiques, 15.
— des dilatés, 15.
— des dyspeptiques, 15.
— d. l'éclampsie, 223.
— des enfants débilités, 15.

Chlorose dans la constipation opiniâtre, 117.
— dyspeptique, 117.
—. dans la gastralgie, 117.
— avec lipothimies, 118.
— avec névralgies, 117.
— chez les surmenées, 117.
Chlorotiques, vertige, 670.
Choléra, 118.
— infantile. Voy. *Diarrhée cholériforme.*
Chorée, 121.
— chronique, 123
— fausse électrique, 124.
— des femmes enceintes, 124.
— molle, 124.
— saltatoire. Voy. *Hystérie.*
— de Sydenham, 121.
Chromique (acide) (emp. par l'), 239.
Chute du rectum, 124.
— de l'utérus. Voy. *Prolapsus utérin.*
Cicutine (emp. par la), 239.
Ciguë (emp. par la), 239.
Cirrhoses, 125.
— alcoolique, 125.
— biliaire, 127.
— calculeuse, 127.
— cardiaque. Voy. *Asystolie, Congestion passive du foie, Insuffisances et Rétrécissements valvulaires.*
— chez l'enfant, 128.
— graisseuse, 127.
— pigmentaire paludéenne, 127.
— syphilitique, 128.
— tuberculeuse, 128.
— veineuse, 125.
Cocaïne (emp. par la), 239.
Coccygodynie, 128.
Colchique (emp. par le), 232.
Coliques, 128.
— hépatiques, 128.
— intestinales, 130.
— néphrétiques, 131.
— nerveuses. Voy. *Entéralgie.*
— de plomb, 131.

HERZEN.

Coliques post-partum, 132
— salpingiennes. Voy. *Salpingites*
— spasmodiques dans l'entéralgie, 251.
Colite, 132.
— dysentériforme 132.
— muco-membraneuse. Voy. *Entérite, muco-membraneuse.*
Collapsus, 133.
— dans l'avortement spontané. Voy. *Collapsus.*
— dans le choléra, 120.
— dans la diarrhée cholériforme, 194.
— dans la diphtérie, 202.
— dans la fièvre typhoïde, 300. 304.
— dans l'hémorragie intestinale, 355.
— dans la morphinomanie, 443.
— d. la myocardite, 448.
— dans la péritonite, 515.
— dans la pneumonie lobaire, 554.
Coloquinte (emp. p. la), 239.
Coma, 133.
— apoplectique. Voy. *Hémorragie cérébrale.*
— dans le coup de soleil, 158.
— diabétique, 133, 183.
— d. l'éclampsie, 224.
— dans le paludisme aigu, 284.
— urémique, 134, 658.
Comédons, 9, 134.
Commotion cérébrale, 134.
Condylomes, 134.
— acuminés. Voy. *Végétations vénériennes.*
— plats 134, 627.
Congélation, 135.
Congestion, 135.
— dans l'angine érythémateuse, 31.
— dans l'angine herpétique, 32.

Congestion dans les bourdonnements d'oreille, 82.
— broncho-pulmonaire dans la phtisie, 537.
— cérébrale, 135.
— — dans l'hypersystolie, 317.
— du foie, 136.
— -- dans l'insuffisance mitrale, 292.
— dans les hémorroïdes, 358.
— hépatique dans le diabète, 182.
— — d. la goutte, 330.
— de la moelle, 137.
— pulmonaire, 137.
— — dans la bronchite, 91.
— — dans l'emphysème, 233.
— — dans l'hypersystolie, 371.
— — dans l'insuffisance mitrale, 392.
— — dans la pleurésie, 545.
— — dans le pneumothorax, 557.
— — dans la rougeole, 591.
— — dans la variole, 667.
— rénale, 139.
— utéro-ovarienne, 139
— viscérale dans le rétrécissement mitral, 580.
Conjonctivite, 139.
— blennorragique, 139.
— catarrhale, 139.
— diphtéritique, 140.
— folliculaire, 141.
— granuleuse, 141.
— hyperhémique, 142.
— — aiguë, 142.
— — chronique, 142.
— phlycténulaire, 142.
— purulente, 143.
— d. de la rougeole, 592.
— de la varicelle, 663.

39

Syphilis des enfants, 617, 620, 621
— gommeuse, 628.
— héréditaire, 617, 618.
— — dans la sclérose, 602.
— dans l'ictère, 381.
— de la langue. Voy. *Glossite.*
— du larynx. 628.
— maligne précoce, 624.
— dans la myélite, 447.
— osseuse, 628.
— secondaire, 626.
— tertiaire. 628.
— tuberculo - gom - meuse à progres - sion excentrique, 628.
Syphilitiques, anémie chronique, 25.
— cachexie, 623.
— diabète, 183.
— épilepsie, 259.
— hémoglobinurie, 346.
— névralgies, 474.
— paralysie faciale, 501.
— rhumatisme, 588.
— tachycardie, 635.
— vertige, 671.
— de Menière, 672.
— zona, 679.
Syringomyélie, 633.

### T

Tabac (emp. par le), 244.
Tabes, 633.
— dorsal. Voy. *Ata - xie locomotrice.*
— spasmodique. Voy. *Maladie de Little.*
Tabétiques, gastralgie, 315.
Tachycardie. 633.
— essentielle p a r o - xystique, 633.
— de la ménopause, 635.
— dans la neurasthé - nie. Voy. *Neuras - thénie.*
— symptomatique, 634.
Tænias, 635.
Taies de la cornée, 637.

Tarsalgie des adolescents 637.
Tartre stibié (emp. par le). Voy. *Antimoine.*
Tartrique (acide) (emp. par l'). Voy. *Oxalique (acide).*
Teigne tondante, 637.
Télangiectasies, 638.
Ténesme, 638.
— dans la cystite, 167.
— d. la dysenterie, 509.
— menstruel. Voy. *Dysménorrhée, Spasme du col uté - rin.*
— rectal. Voy. *Dy - senterie.*
— utérin. Voy. *Dys - ménorrhée, Spas - me du col utérin.*
— vésical, 638.
Térébenthine (emp. par la), 244.
Terreurs nocturnes des enfants, 639.
Tétanie, 639.
— chez l. accouchées, 640.
— épidémique, 640.
— chez les femmes enceintes, 640.
Tétanos, 640.
Tetées, 19.
Thoracentèse, 546.
Thrombus de la vulve, 642.
Thyroïde (corps), absen - ce du, 382.
— atrophie du, 640.
Thyroïdite aiguë Voy. *Abcès chaud, Goitre enflammé.*
Tic douloureux de la face 642.
— de Salaam, 643.
Torticolis, 643.
— aigu, 643.
— chronique, 643.
— à frigore, 643.
— mental, 644.
Toux, 644.
— aboyante, 592.
— d. la bronchite 84, 85, 87, 88.
— gastrique dans la phtisie, 540.
— nerveuse, 644.
— périodique noctur - ne, 644.

Toux dans la phtisie, 535, 542.
— dans la pleurésie, 545.
— quinteuse, 98, 334.
— d. la rougeole, 591.
— spasmodique suffo - cante dans la bron - chite, 92.
— utérine, 644.
Trachéite. Voy. *Bron - chites, Laryngites.*
Trachéo-bronchite dans la grippe, 334.
Tractions rythmées de la langue, 54.
Tranchées après accou - chement, 7.
Travail de l'accouche - ment, 5.
— placenta prævia, 454.
Tremblement dans le goî - tre exophtalmique, 324.
— nerveux hystéri - que 644.
Trichinose, 645.
Trichophytie, 645.
— de la barbe, 645.
— du cuir chevelu 637, 645.
— cutanée, 361, 645.
Troubles trophiques dans la syringomyélie, 633.
Tuberculeux, hématurie, 345.
Tuberculose, 645.
— articulaire. Voy. *Arthrite tubercu - leuse.*
— du col, 645.
— cutanée. Voy. *Lu - pus tuberculeux, Ulcérations tuber - culeuses.*
— des enfants, 542.
— génitale, 645.
— glandulaire. Voy. *Abcès froids, Adé - nite chronique, Adénite scrofulo - tuberculeuse.*
— intestinale. Voy. *Diarrhée d. tuber - culeux, Entérite.*
— avec méningite, 433
— miliaire, 541.
— des ovaires, 646.
— pleurale. Voy. *Pleurésie séro - fibrineuse, tuber - culeuse, purulente.*

## X



## Z



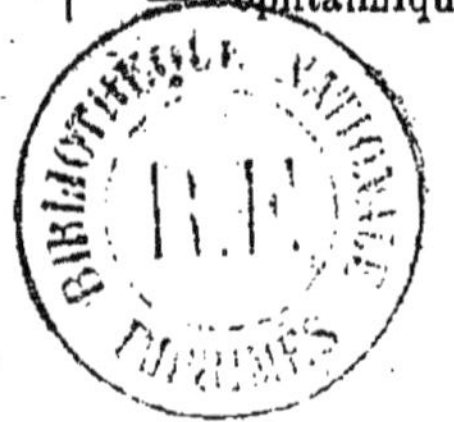

**Traité de Dermatologie,** par les D<sup>rs</sup> *HALLOPEAU* et *LEREDDE.*
1900, 1 vol. gr. in-8 de 996 pages, avec 24 planches coloriées, d'après
les aquarelles photographiques de *M. MÉHEUX,* cart......... **30 fr.**

**Atlas-Manuel des Maladies de la Peau,** par les D<sup>rs</sup> *MRACEK* et
*L. HUDELO,* médecin des hôpitaux de Paris, ancien chef de clinique
à Saint-Louis. 1 vol. in-8 de 350 p., avec 63 pl. coloriées, relié **20 fr.**

**Diagnostic et traitement des Maladies de la Peau,** par le
D<sup>r</sup> *BARBÉ.* 1900, in-18, 350 p., cart...................... **5 fr.**

**De la Dermatite herpétiforme** de Dühring chez l'enfant, par le
D<sup>r</sup> *THILLIEZ.* 1895, gr. in-8, 94 pages, avec 1 pl. col..... **3 fr. 50**

**Épithéliome et Lupus,** par *DESBONNETS.* 1894, gr. in-8. **3 fr. 50**

**Les Psoriasis anomaux,** par le D<sup>r</sup> *BONNET.* 1900, in-8, 160 p. **4 fr.**

**L'Herpétisme,** par *GIGOT-SUARD.* 1870, 1 vol. gr. in-8 de 468 p. **8 fr.**

**Des Brûlures,** par les D<sup>rs</sup> *BOYER* et *GUINARD.* 1895, in-8..... **4 fr.**

**Traité pratique des Maladies vénériennes,** par le D<sup>r</sup> *JULLIEN.*
*Nouvelle édition.* 1899, 1 vol. in-8 de 1271 pages, avec 248 fig. **20 fr.**

**Atlas-Manuel des Maladies vénériennes,** par les D<sup>rs</sup> *MRACEK* et
*EMERY.* chef de clinique à l'hôpital Saint-Louis. 1899, 1 vol. in-16 de
410 pages, avec 71 planches coloriées, relié............... **20 fr.**

**Précis des Maladies vénériennes,** par le D<sup>r</sup> *AUDRY.* 1901, 1 vol.
in-18 cart........................................... **5 fr.**

**La Pratique dermatologique et syphiligraphique** dans les hôpitaux de Paris, par le prof. *P. LEFERT.* 1893, 1 vol. in-18, cart. **3 fr.**

**Aide-Mémoire de Dermatologie,** par le professeur *P. LEFERT,*
1900, 1 vol. in-18 de 300 pages, cart................ ......... **3 fr.**

**Traité pratique et descriptif des Maladies de la Peau,** par
le professeur *Alfred HARDY.* 1886, 1 vol in-8 de 1228 pages. **18 fr.**

**Iconographie photographique des Maladies de la Peau,** par
*G.-H. FOX.* 1882, 1 vol. in-4, avec 48 pl. coloriées, cart..... **100 fr.**

**Leçons sur les Maladies vénériennes,** par le D<sup>r</sup> *MAURIAC. Sy-*
*philis primitive et secondaire.* 1883, 1 vol. in-8 de 1072 p... **18 fr.**

**Nouvelles leçons sur les Maladies vénériennes,** par le D<sup>r</sup> *MAU-*
*RIAC. Syphilis tertiaire et héréditaire.* 1890, 1 vol. in-8 de 1168 p. **20 fr.**

**Leçons sur la Syphilis,** faites à l'hôpital de Lourcine, par le professeur *CORNIL.* 1876, 1 vol. in-8 de 482 pages, avec 9 pl.... **10 fr.**

**Lettres sur la Syphilis,** par *RICORD.* 1883, 1 vol. in-18.. **3 fr. 50**

**La Syphilis,** par le D<sup>r</sup> *TARTENSON.* 1 vol. in-18 de 238 pages. **3 fr.**

**Des Maladies vénériennes et leur traitement homœopathi-**
**que,** par le D<sup>r</sup> *SIMON.* 1860, 1 vol. in-18 jésus de 774 pages... **6 fr.**

**Traitement de la Syphilis,** par le D<sup>r</sup> *EMERY,* 1900 1 vol. in-18 de
100 pages, cartonné........................................ **1 fr. 50**

**Traitement hypodermique de la Syphilis** par les sels mercu-
riels, par le D<sup>r</sup> *EUDLITZ.* 1893, gr. in-8, 175 pages............ **4 fr.**

**Syphilis du système nerveux,** par *GAJKIEWICZ.* 1892, in-8 **5 fr.**

**Danger de la Syphilis,** par le D<sup>r</sup> *A. FOURNIER.* 1899, in-8 **1 fr. 50**

**Syphilis et Santé publique,** par *T. BARTHÉLEMY,* médecin de Saint-
Lazare. 1890, 1 vol. in-16 de 352 pages, avec 5 pl......... **3 fr. 50**

**Blennorragie et Mariage,** par le D<sup>r</sup> *L. JULLIEN,* chirurgien de
Saint-Lazare. 1898, 1 vol. in-16 de 320 pages............. **3 fr. 50**

## PATHOLOGIE EXTERNE

*Nouveaux Éléments de Pathologie chirurgicale*, par *Fr. GROSS*, et *J. ROHMER*, professeurs de clinique, *A. VAUTRIN* et *ANDRÉ*, professeurs agrégés à la Faculté de médecine de Nancy. Nouvelle édition. 1900, 4 vol. in-8 de chacun 1,000 pages, reliés en maroquin souple, tête dorée............................................ **60 fr.**
*Séparément : Nouveaux Éléments de Pathologie chirurgicale générale*, 2 vol. in-8 de 800 pages............................................ **14 fr.**
*Aide-Mémoire de Pathologie externe et de Chirurgie des régions*, par le professeur *Paul LEFERT, 4e édition*. 1899, 3 vol. in-18, de 930 pages, cart............................................ **9 fr.**
Le même en 1 volume relié maroquin souple, tête dorée.. **10 fr.**
*Tableaux synoptiques de Pathologie externe*, par le Dr *VILLEROY, 2e édition*, 1899, 1 vol. gr. in-8 de 200 pages, cart..... **5 fr.**
*Encyclopédie internationale de Chirurgie*, par *DUPLAY, GOSSELIN, VERNEUIL*, professeurs à la Faculté de médecine de Paris; *BOUILLY, P. SEGOND, NICAISE, Ed. SCHWARTZ, G. MARCHANT, PICQUÉ*, chirurgiens des hôpitaux de Paris; *OLLIER, PONCET*, professeurs à la Faculté de médecine de Lyon; *POUSSON* (de Bordeaux), *Maurice JEANNEL* (de Toulouse), etc. 1888, 7 vol. gr. in-8, comprenant ensemble 6680 pages, à 2 colonnes, avec 2758 figures.......... **70 fr.**
Chaque volume se vend séparément............................ **10 fr.**

## CLINIQUE CHIRURGICALE

*Aide-Mémoire de Clinique chirurgicale*, par le professeur *Paul LEFERT*, 1 vol. in-18 de 300 pages, cart....................... **3 fr.**
*La Pratique journalière de la Chirurgie dans les Hôpitaux de Paris*, par le prof. *Paul LEFERT,* 1894, 1 vol. in-18, cart. **3 fr.**
*Consultations chirurgicales*, à l'usage des praticiens, par les Drs *BRAQUEHAYE* et de *ROUVILLE*. 1900, 1 vol. in-8......... **6 fr.**
*La Chirurgie journalière*, par le Dr *A. DESPRÈS*, chirurgien de la Charité. *4e édition*, 1894, 1 vol. gr. in-8 de 900 pages..... **12 fr.**
*Clinique chirurgicale*, par *U. TRÉLAT*, professeur à la Faculté de médecine de Paris. 1891, 2 vol. gr. in-8 de 800 pages....... **30 fr.**
*Clinique chirurgicale*, par *A. RICHET* (de l'Institut). 1893, 1 vol. gr. in-8 de 700 pages...................................... **12 fr.**
*Clinique chirurgicale de l'Hôtel-Dieu de Lyon*, par le Dr *VALETTE.* 1875, 1 vol. in-8 de 620 pages, avec figures.......... **12 fr.**
*Chirurgie journalière des Hôpitaux de Paris*, par le Dr *GILLETTE.* 1877, 1 vol. in-8 de 772 pages, avec 662 fig., cart.... **12 fr.**
*Éléments de Chirurgie clinique*, par *Félix GUYON*, professeur à la Faculté de médecine de Paris. 1873, 1 vol. in-8 de 662 pages, avec 63 fig........................................... **12 fr.**
*Chirurgie orthopédique*, par le Dr *DE SAINT-GERMAIN.* 1873, 1 vol. in-8 de 651 pages, avec 129 fig....................... **9 fr.**
*Leçons cliniques de Chirurgie orthopédique*, par le Dr *PHOCAS.* 1895, 1 vol. in-8 de 524 pages................................ **8 fr.**
*Tableaux synoptiques d'Exploration chirurgicale des organes*, par le Dr *CHAMPEAUX.* 1901, gr. in-8, cart................ **5 fr.**

**Atlas-Manuel d'Obstétrique**, par *SCHAEFFER*. Édition française, par le D<sup>r</sup> *POTOCKI*, accoucheur des hôpitaux de Paris. 1900, 1 vol. in-16 de 300 pages, avec 145 planches coloriées, relié..... **20** fr.

**Tableaux synoptiques d'Obstétrique**, par les D<sup>rs</sup> *SAULIEU* et *LEBIEF*, 1900, 1 vol. gr. in-8 avec 200 photographies, cart.... **6** fr.

**Aide-Mémoire d'Accouchements**, par le professeur *Paul LEFERT*. 1 vol. in-18 de 300 pages, cart......... .................... **3** fr.

**La Pratique Obstétricale dans les Hôpitaux de Paris**, par le prof. *P. LEFERT*. 1896, 1 vol. in-18 de 300 pages, cart........ **3** fr.

**Traité pratique des Accouchements**, par le D<sup>r</sup> *A. CHARPENTIER*, agrégé à la Faculté de médecine de Paris. 2<sup>e</sup> édition, 1889, 2 vol. gr. in-8 de 1 100 pages, avec 752 fig. et 1 pl. col............... **30** fr.

**Traité pratique de l'Art des Accouchements**, par *NAEGELÉ* et *GRENSER*. 2<sup>e</sup> édition, 1880, 1 v. in-8 de 800 pages, avec 207 fig. **12** fr.

**Cours d'accouchements**, par le D<sup>r</sup> *N. CHARLES*. 1897, 2 v. in-8. **15** fr.

**Guide pratique de l'Accoucheur et de la Sage-Femme**, par les D<sup>rs</sup> *PÉNARD* et *ABELIN*. 8<sup>e</sup> édition, 1896, 1 vol. in-18 de 712 pages, avec 207 fig., cart.................................... **6** fr.

**Manuel complet des Sages-Femmes**, par le D<sup>r</sup> *C. FOURNIER*, prof. à l'École de médecine d'Amiens. Préface par *M. MAYGRIER*, agrégé à la Faculté de médecine de Paris. 4 vol. in-18, cart......... **12** fr.
I. — *Anatomie, physiologie et pathologie*. 1 vol.. ..............·......... **3** fr.
II. — *Accouchement normal*. 1 vol......................... **3** fr.
III. — *Accouchement pathologique*. 1 vol...................... **3** fr.
IV. — *Nouvelles accouchées et nouveau-nés*. 1 vol..................... **3** ·.

**Manuel de la Sage-Femme** et de l'élève sage-femme, par le D<sup>r</sup> *E. GALLOIS*. 1886, 1 vol. in-18 jésus de 640 pages, avec fig. **6** fr.

**Précis de Médecine opératoire Obstétricale**, par le D<sup>r</sup> *REMY*, professeur agrégé à la Faculté de médecine de Nancy. 1893, 1 vol. in-16 de 460 pages, avec 185 fig., cart..................... **6** fr.

**L'Art des Accouchements**, par *SIEBOLD*. 1 v. in-16 de 268 p. **2** fr.

**L'Art d'apaiser les Douleurs de l'enfantement**, par le D<sup>r</sup> *FAGET*. 1880, in-8............................. **2** fr.

**La Pratique des Accouchements chez les peuples primitifs**, par le D<sup>r</sup> *ENGELMANN*. 1886, 1 vol. in-8, avec 83 fig.......... **7** fr.

**Technique de l'Accouchement provoqué**, par le D<sup>r</sup> *GRINDA*. 1891, 1 vol. gr. in-8, 180 pages...... ........................ **4** fr.

**De la Rétention du Placenta** et des membranes dans l'avortement, par le D<sup>r</sup> *GERBAUD*. 1886, 1 vol. gr. in-8, 224 pages..... **4** fr.

**Mécanisme de la Parturition**, par *PARISOT*. 1893, gr. in-8. **5** fr.

**Du bassin vicié par Obstruction**, par *VAILLE*. 1891. gr. in-8 **3** fr.

**L'Accouchement dans les Rétrécissements du bassin**, par le D<sup>r</sup> *LITZMANN*. 1889. 1 vol. gr. in-8 de 104 pages............. **3** fr.

**Fonctions du forceps**, par le D<sup>r</sup> *CHASSAGNY*. 1891, 1 v. in-8. **8** fr.

**Des divers Forceps**, par le D<sup>r</sup> *POULLET*. 1883, 1 vol. in-8... **6** fr.

**La Version bi-polaire**, par le D<sup>r</sup> *LASKINE*. 1891, in-8, 109 p. **3** fr. **50**

**Placenta prævia**, par le D<sup>r</sup> *VIVIEN* 1892, gr. in-8........ **3** fr. **50**

**Procédés de Dilatation du col chez les Primipares dans les Accouchements naturels**, par le D<sup>r</sup> *FRARIER*. 1899, in-8.. **7** fr.

**Symphyséotomie**. par le D<sup>r</sup> *RUBINROT*. 1899, in-8.......... **4** fr.

**Traité élémentaire de Pathologie générale,** par *H. HALLOPEAU,* prof. agrégé à la Fac. de méd. de Paris, 5e *édition,* avec la collaboration de *A. CAVASSE,* 1898, 1 vol. in-8 de 800 p., avec 180 fig.   **12 fr.**

**Tableaux synoptiques de Pathologie générale,** par le Dr *COUTANCE.* 1899, 1 vol. gr. in-8, cart.........................   **5 fr.**

**Aide-mémoire de Pathologie générale,** par le professeur *P. LEFERT.* 2e *édition.* 1 vol. in-18 de 300 pages, cart.............   **3 fr.**

**Éléments de Pathologie,** par le professeur *RINDFLEISCH.* Traduit par *J. SCHMITT,* professeur à la Faculté de médecine de Nancy. 1 vol. in-8 de 395 pages.........................   **6 fr.**

**Nouveaux éléments de Pathologie générale,** par le Dr *BOUCHUT.* 4e *édition.* 1 vol. gr. in-8 de 900 pages, avec 250 fig...   **16 fr.**

**La Vie et ses Attributs,** par le Dr *BOUCHUT.* 1 vol. in-16....   **3 fr. 50**

**La Vie.** Études et problèmes de biologie générale, par le professeur *CHAUFFARD.* 1878, 1 vol. in-8 de 525 pages.............   **7 fr. 50**

**Traité de Diagnostic médical et de Sémiologie,** par le Dr *MAYET,* professeur à la Faculté de médecine de Lyon. 1898, 2 vol. gr. in-8 de 1700 pages, avec 300 fig.........................   **24 fr.**

**Atlas-manuel de Diagnostic clinique,** par les Drs *JAKOB, LETIENNE* et *CART.* 3e *édition.* 1901, 1 vol. in-16 de 356 pages, avec 68 planches coloriées, et 74 fig., relié en maroquin souple..   **15 fr.**

**Tableaux synoptiques de Diagnostic et de Sémiologie,** par le Dr *COUTANCE.* 1898, 1 vol. gr. in-8, 208 pages, cart........   **5 fr**

**Tableaux synoptiques de Symptomatologie,** par le Dr *M. GAUTIER.* 1900, 1 vol. gr. in-8 de 200 pages, cart. (*Collection Villeroy*).   **5 fr.**

**Aide-mémoire de Clinique médicale et de Diagnostic,** par le professeur *P. LEFERT.* 1 vol. in-18 de 300 pages, cart........   **3 fr.**

**Traité de Diagnostic et de Sémiologie,** par le Dr *BOUCHUT.* 1883, 1 vol. gr. in-8 de 920 pages, avec 150 fig.................   **12 fr.**

**Arsenal du Diagnostic médical,** instruments d'exploration employés en sémiologie et en thérapeutique, par le Dr *M. JEANNEL.* 1877, 1 vol. in-8, 440 pages, avec 262 fig.....................   **7 fr.**

**Précis d'Auscultation,** par le Dr *COIFFIER.* 4e *édition.* 1897, 1 vol. in-18 de 189 pages, avec 93 fig. col., cart.................   **5 fr.**

**Traité de Thermométrie médicale,** par le Dr *P. REDARD.* 1 vol. in-8 de 700 pages.........................   **12 fr.**

**La Température du Corps** et ses variations dans les maladies, par les professeurs *LORAIN* et *BROUARDEL.* 1878, 2 vol. in-8.....   **30 fr.**

**Marche de la Température** dans les fièvres intermittentes, par le Dr *GUÉGEN.* 1878, in-8.........................   **5 fr.**

**Considérations sur la Fièvre,** par le Dr *GIRBAL.* 1878, in-8.   **2 fr. 50**

**Le Pouls et ses Variations dans les Maladies,** par le professeur *LORAIN.* 1870, 1 vol. gr. in-8 de 312 pages, avec 488 fig.....   **10 fr.**

**La Circulation et le Pouls,** par le Dr *OZANAM.* 1886, 1 vol. gr. in-8, 1,060 pages, avec 493 fig.........................   **20 fr.**

**Radioscopie et Radiographie cliniques,** par le Dr *RÉGNIER.* 1899, 1 vol. in-16 de 96 pages, avec 10 fig., cart.................   **1 fr. 50**

**Sémiologie pratique des Poumons et de la Plèvre,** par le Dr *BARBIER,* médecin des hôpitaux. 1901, 1 vol. in-18 avec fig. col. cart.........................   **5 fr.**

***Nouveaux Éléments de Pathologie médicale***, par *A. LAVERAN*, membre de l'Académie des sciences et de l'Académie de médecine, et *J. TEISSIER*, professeur à la Faculté de médecine de Lyon, 4e *édition*. 1894, 2 vol. in-8 de 1866 pages, avec 125 figures............ **22 fr.**

***Aide-mémoire de Pathologie interne***, par le professeur *Paul LEFERT*. 6e *édition*. 1899, 3 vol. in-18 de 858 pages cart...... **9** fr.
Le même en 1 volume relié maroquin souple, tête dorée... **10 fr.**

***Tableaux synoptiques de Pathologie interne***, par le Dr *VILLEROY*. 2e *édition*. 1899, 1 vol. gr. in-8 de 208 pages, cart....... **5** fr.

***Le Premier Livre de Médecine***, manuel de propédeutique pour le stage hospitalier, par les Drs *BOUGLÉ*, chirurgien des hôpitaux de Paris et *CAVASSE*, ancien interne des hôpitaux. 1897, 2 vol. in-16 de 900 pages, avec figures............ ..................... **10 fr.**

***Consultations Médicales***, thérapeutique et clinique, par le Dr *HUCHARD*, membre de l'Académie de médecine, médecin de l'hôpital Necker. 2e *édition*, 1901, 1 vol. in-8 de 500 pages............ **8** fr.

***Clinique médicale de l'Hôtel-Dieu de Paris***, par les professeurs *TROUSSEAU* et *PETER* 9e *éd*. 1898, 3 vol. in-8, ensemble 2616 p. **32** fr.

***Clinique médicale de l'Hôtel-Dieu de Lyon***, par le Dr *S. PERRET*. 1887, 1 vol. in-8 de 504 pages....................... **8** fr.

***Clinique médicale de l'Hôtel-Dieu de Rouen***, par le Dr *LEUDET*. 1 vol. in-8 de 650 pages.................................... **8** fr.

***Clinique médicale de la Pitié***, par le Dr *GALLARD*. 1 vol. in-8 de 656 pages.................................................. **10** fr.

***La Pratique journalière de la Médecine dans les Hôpitaux de Paris***, Maladies microbiennes et parasitaires. — Intoxications. — Affections constitutionnelles, par le professeur *Paul LEFERT*. 1895, 1 vol. in-18 de 300 pages, cart.............................. **3** fr.

***Lexique-Formulaire des Nouveautés médicales***. Nouvelles maladies, nouveaux remèdes, nouvelles opérations, par le professeur *Paul LEFERT*. 1898, 1 vol. in-18 de 336 pages, cart............ **3** fr.

***Aide-Mémoire de Médecine hospitalière***. — Anatomie. — Pathologie. — Petite chirurgie, par le professeur *Paul LEFERT*. 1895, 1 vol. in-18, cart ........................................... **3** fr.

***Conférences pour l'Externat*** des hôpitaux de Paris (*Anatomie, pathologie et petite chirurgie*), par *J. SAULIEU* et *A. DUBOIS*, internes des hôpitaux de Paris. 1900, 1 vol. gr. in-8 de 720 pages, avec 400 figures....................................... **16** fr.

***Conférences pour l'Internat*** des hôpitaux de Paris, par *J. SAULIEU* et *A. DUBOIS*. 1901, 30 fascicules gr. in-8 avec fig. Chaque... **1** fr.

***Le Carnet du médecin***, tableaux du pouls, de la respiration et de la température, comptabilité. 1 cahier oblong cartonné...... **1** fr.

***Dictionnaire de médecine domestique***, comprenant la médecine usuelle, l'hygiène journalière, la pharmacie domestique, par le Dr *BONAMI*. 1 volume grand in-8 de 950 pages à 2 colonnes, illustré de 702 figures................................ **16** fr.

*Traité élémentaire de Thérapeutique,* de matière médicale et de pharmacologie, par le D<sup>r</sup> *A. MANQUAT,* professeur agrégé à l'Ecole du Val-de-Grâce. 4<sup>e</sup> *édition,* 1899-1900, 2 vol. in-8 de 1050 pages chacun  ............................ **24** fr.

*Tableaux synoptiques de Thérapeutique,* par le D<sup>r</sup> *DURAND,* 1899, 1 vol. gr. in-8 de 224 pages, cart. (*Collection Villeroy*). **5** fr.

*Guide et formulaire de Thérapeutique,* par le D<sup>r</sup> *HERZEN.* 1898, 1 vol. in-18 de 500 pages, cart.................... **5** fr.

*Aide-mémoire de Thérapeutique,* par le professeur Paul *LEFERT.* 1 vol. in-18 de 300 pages, cart.................... **3** fr.

*Nouveaux Éléments de Matière médicale et de Thérapeutique,* par les professeurs *NOTHNAGEL* et *ROSSBACH.* Introduction par *Ch. BOUCHARD,* professeur à la Faculté de médecine de Paris, membre de l'Institut. 2<sup>e</sup> *édition,* 1889, 1 vol. gr. in-8 de 920 pages.................... **16** fr.

*Commentaires Thérapeutiques du Codex medicamentarius,* Histoire de l'action physiologique et des effets thérapeutiques des médicaments inscrits dans la pharmacopée, par les D<sup>rs</sup> *GUBLER* et *LABBÉE.* 5<sup>e</sup> *édition.* 1896, 1 vol. gr. in-8 de 1061 pages...... **18** fr.

*Cours de Thérapeutique,* par *GUBLER.* 1880, 1 vol. in-8.... **9** fr.

*Principes de Thérapeutique générale,* par le professeur *FONSSAGRIVES.* 2<sup>e</sup> *édition.* 1884, 1 vol. in-8 de 590 pages.... **9** fr.

*Études de Thérapeutique* générale et spéciale (Injections hypodermiques), avec application aux maladies les plus usuelles, par le professeur *LUTON.* 1882, 1 vol. in-8 de 472 pages.............. **6** fr.

*Travaux de Thérapeutique expérimentale,* par *HENRIJEAN, VAN AUBEL* et *CORIN.* 1884, gr. in-8, 343 pages, avec 64 fig... **5** fr.

*Médecine et Thérapeutique rationnelles,* par le D<sup>r</sup> *COIFFIER.* 1 vol. in-18.................................... **6** fr.

*De la Prudence en Thérapeutique,* par le D<sup>r</sup> *GUERMONPREZ.* 1893, in-8, 69 pages.................................... **1** fr. **50**

*Formulaire Officinal et Magistral international,* comprenant environ 4000 formules tirées des Pharmacopées légales de la France et de l'étranger, suivi d'un mémorial thérapeutique. 4<sup>e</sup> *édition,* par le professeur *J. JEANNEL.* 1887, 1 vol. in-18 de 1044 p., cart.. **6** fr.

*Formulaire de l'Union médicale. Douze cents formules* favorites des médecins français et étrangers, par le D<sup>r</sup> *GALLOIS.* 4<sup>e</sup> *édition,* 1888, 1 vol. in-32 de 662 pages, cart.............. **3** fr.

*Formulaire des Spécialités pharmaceutiques,* composition, indications thérapeutiques, mode d'emploi et dosage, par les D<sup>rs</sup> *GAUTIER* et *RENAULT.* 1900, 1 vol. in-18 de 300 p., cart... **3** fr.

*Étude sur la Révulsion,* par le D<sup>r</sup> *BESSON.* 1892, 1 vol. gr. in-8 de 177 pages.................................... **4** fr.

*La Transfusion du Sang,* par le D<sup>r</sup> *ORÉ.* 1870, 1 vol. in-8 de 704 pages.................................... **12** fr.

*Le Chloral et la Médication intraveineuse,* par le D<sup>r</sup> *ORÉ.* 1877, 1 vol. gr in-8 de 383 pages.................... **9** fr.

*Les Médicaments oubliés.* La Thériaque, par *J. BERNHARD.* 1893, 1 vol. in-16 de 150 pages .................... **2** fr.

www.ingramcontent.com/pod-product-compliance
Ingram Content Group UK Ltd.
Pitfield, Milton Keynes, MK11 3LW, UK
UKHW022231080726
13614UKWH00007B/14